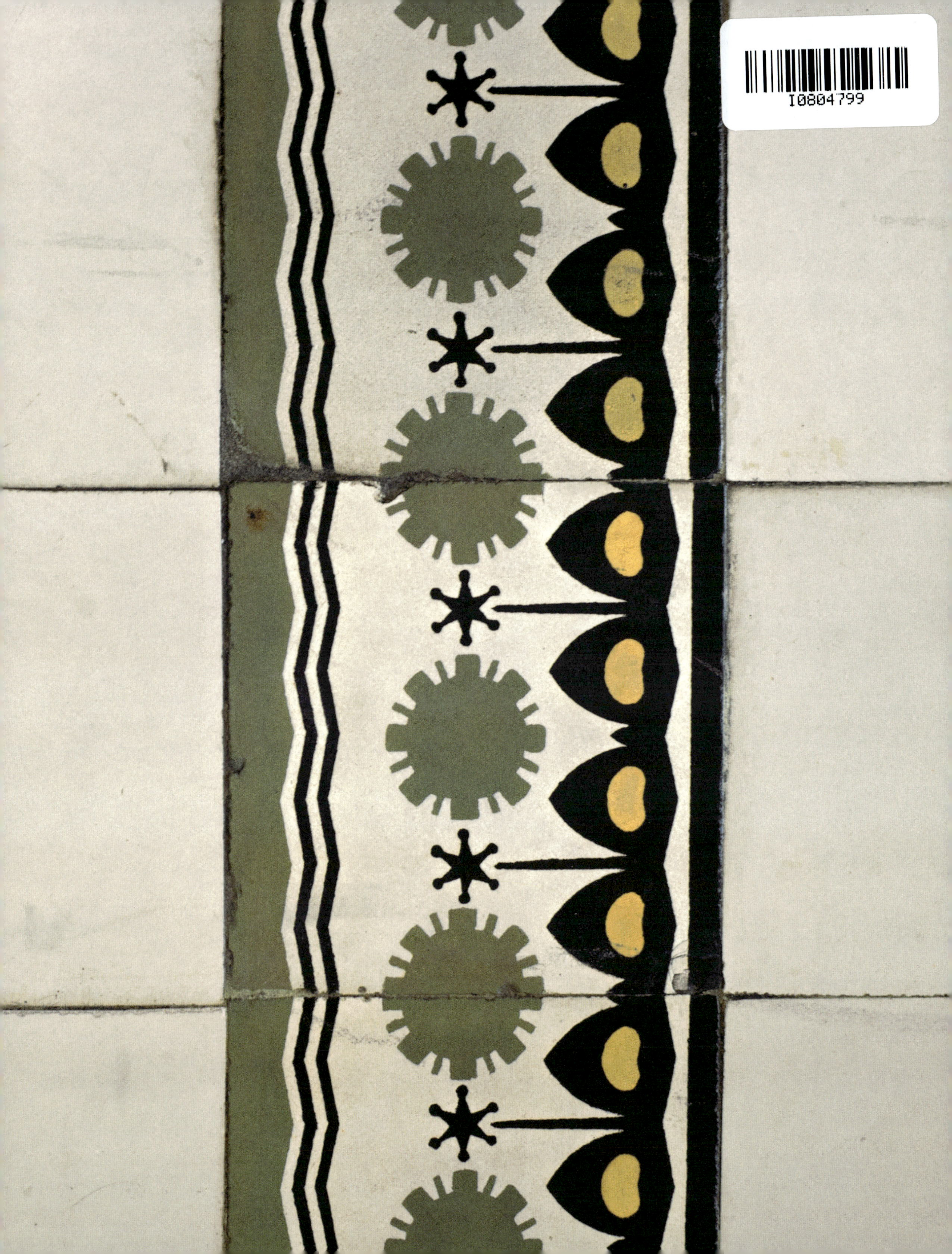

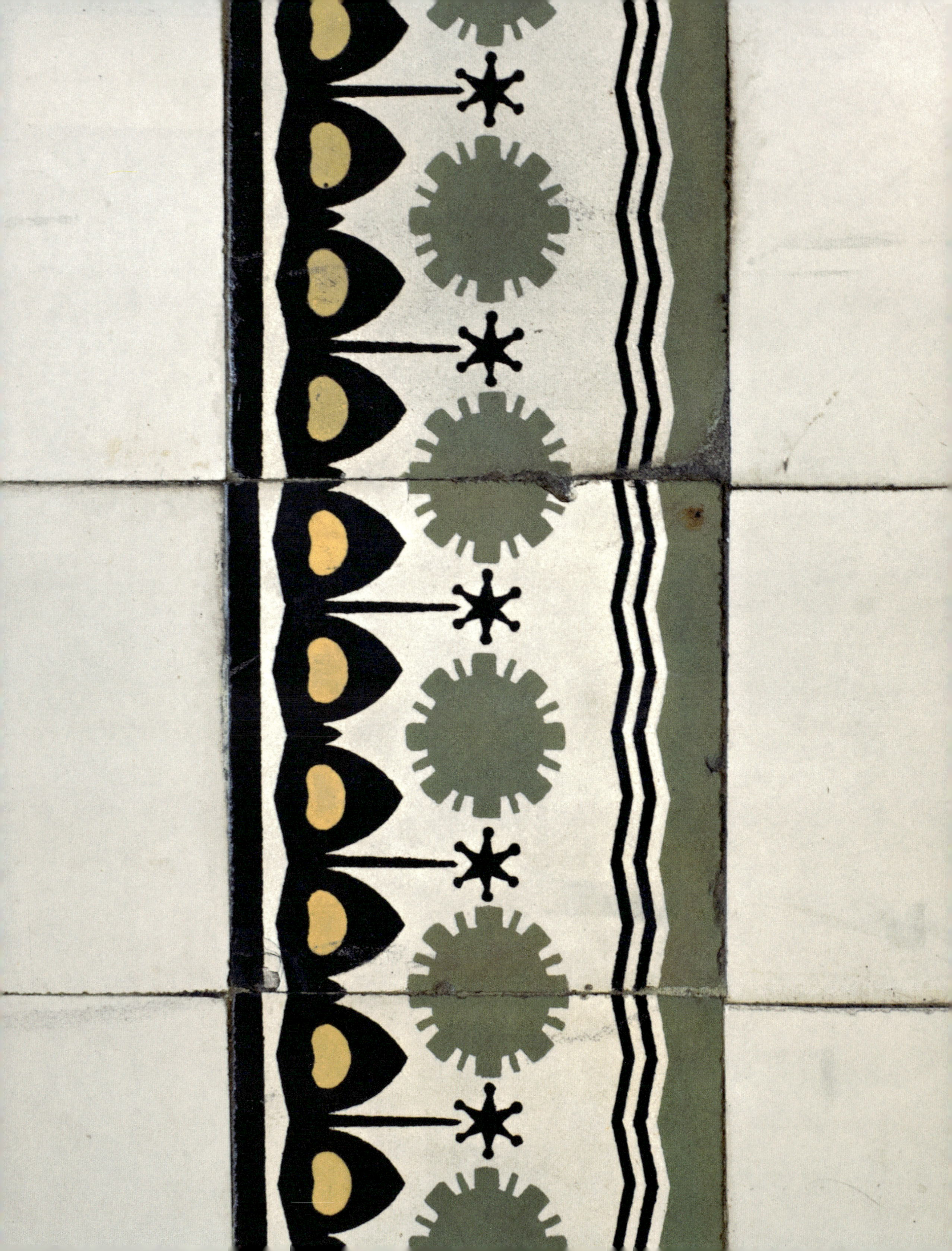

# Die Stadt außerhalb.

Zur Architektur der ehemaligen Niederösterreichischen Landes-Heil- und Pflegeanstalten für Geistes- und Nervenkranke Am Steinhof in Wien.

Herausgegeben von
Caroline Jäger-Klein und Sabine Plakolm-Forsthuber
Fotografien von Wolfgang Thaler

Birkhäuser
Basel

# Wissenschaftliche Textbeiträge



# Fotografien Steinhof



# Katalog



# Anhang

# Vorwort

Das Zustandekommen dieses Buches verdankt sich im besonderen Maße Herrn Senatsrat Dipl.-Ing. Josef Aumayr, dem umsichtigen und an der Kulturgeschichte des Otto Wagner-Spitals interessierten Technischen Direktor sowie seinem Verwaltungsdirektor, Herrn Oberamtsrat Rainer Miedler: Vor circa zehn Jahren begann Josef Aumayr systematisch alle in den einzelnen Pavillons befindlichen Planunterlagen zu sammeln und zu verwahren. Durch seine Initiative konnten an die 5.000 historische Pläne von Herrn Dipl.-Ing. Johann Retzl und seinem Team inventarisiert, gescannt und gemeinsam mit dem noch nicht digitalisierten Planbestand, der nochmals mehrere tausend Pläne umfasst, dem Wiener Stadt- und Landesarchiv zur archivgerechten Lagerung übergeben werden. Hier möchten wir uns für die Bereitschaft und das Vertrauen, diese außergewöhnliche Plansammlung erstmals sichten und, unter Einbeziehung von Studierenden der Technischen Universität Wien wissenschaftlich bearbeiten zu dürfen, ganz herzlich bedanken.

Für jede Forscherin und jeden Forscher ist die Arbeit an einem bislang unbekannten Planbestand, noch dazu wenn er einen für die Architekturgeschichte so spannenden Zeitraum wie den in „Wien um 1900" betrifft, eine große Herausforderung und Freude. Den Hinweis auf diesen Fundus verdanken wir Herrn Walter Juraschek, der als staatlich geprüfter Fremdenführer das Areal betreut und die Bedeutung dieser Pläne erkannte, sowie der Kulturbeauftragten, Frau Katharina Baier, die uns bei der Forschungsarbeit vor Ort unterstützte. In zahlreichen gemeinsamen Begehungen der Anstalt lernten wir das Areal sehr gut kennen.

Dass die Bearbeitung der Architekturgeschichte von Steinhof und vergleichbarer Anstalten in den Kronländern der Monarchie ein längst überfälliges Thema war mag man auch daran erkennen, dass Dr. Andreas Nierhaus zusammen mit den Fotografen Wolfgang Thaler – parallel zu dieser Publikation – eine ähnliche vorbereitete. Wir sind Herrn Dr. Nierhaus zu Dank verpflichtet, dass er zugunsten unseres Projektes darauf verzichtet und uns mit Wolfgang Thaler bekannt gemacht hat, der dieses Buch mit Fotografien aus Steinhof und anderen, historisch bedeutenden psychiatrischen Anstalten bereichert hat.

Die Vermittlung wissenschaftlicher Inhalte lebt von der grafischen und visuellen Aufbereitung der Texte und des Abbildungsmaterials. Hier haben Natalie Dietrich und Michael Jung vom Studio für Kommunikationsformen METAPHOR eine wunderbare Arbeit geleistet. Ihnen gilt unser ganz besonderer Dank sowie auch jenen Personen, die sie bei der aufwendigen Bildbearbeitung unterstützten, im speziellen Katharina Bauer, BSc., die als Redaktionsassistentin eine unschätzbare Hilfe war, sowie Herrn Wolfgang Streic.

Das mit großer Genauigkeit und sachkundigem Wissen durchgeführte Lektorat lag in den Händen von Frau Mag. Maria Feher und die sorgfältige Drucklegung übernahmen Frau Mag. Angelika Heller und Herr David Marold vom Birkhäuser Verlag. Bei der organisatorischen Abwicklung des Projektes stand uns das Institut für vergleichende Architekturwissenschaften, IVA-IVCRA mit seiner Geschäftsführerin, Frau Dr. Ulrike Herbig hilfreich zu Seite.

Besonderer Dank gebührt all jenen Institutionen und Unterstützern, die die finanziellen Mittel für die Realisierung dieser Publikation zur Verfügung stellten: Genannt seien die Kunstsektion im Bundeskanzleramt, das Amt der Niederösterreichischen Landesregierung, Abteilung Wissenschaft und Forschung und die Kulturabteilung der Stadt Wien. Mit der Firma Wienerberger Ziegelindustrie, dem Verband der Österreichischen Ziegelwerke und der Tondach Gleinstätten AG konnten wir Sponsoren finden, die dem Areal historisch besonders eng verbunden sind.
So lieferte die Firma Wienerberger für den Bau von Steinhof über 30 Millionen Ziegel und unzählige dekorative Boden- und Wandplatten. Für die Vermittlung bedanken wir uns bei Herrn Univ.-Prof. Dipl.-Ing. András Pálffy. Ein ganz großer Dank geht an die Technische Universität Wien, vor allem an die Fakultät für Architektur und Raumplanung und an Dekan Univ.-Prof. Dipl.-Ing. Rudolf Scheuvens sowie an Frau Univ.-Prof. Dr. Marina Döring-Williams vom Institut für Kunstgeschichte, Bauforschung und Denkmalpflege, die diese Publikation großzügig förderten.

All jenen Institutionen, die Abbildungsmaterial zur Verfügung gestellt haben, wie dem Wiener Stadt- und Landesarchiv, dem Niederösterreichischen Landesarchiv und der Niederösterreichischen Landesbibliothek in St. Pölten, dem Wien Museum, dem Bildarchiv der Österreichischen Nationalbibliothek, dem Bezirksmuseum Penzing, der MA 21 u. v. a. m. möchten wir unseren Dank aussprechen. Weitere historisch bedeutsame Unterlagen des Otto Wagner-Spitals wie Fotos, Glasdias, Inventar, Bilder, Möbel oder die im Rahmen der Arbeitstherapie entstandenen Architekturmodelle aus den 1920er-Jahren verwahrt Herr Robert Hutfless, der die gemeinnützige, soziokulturelle Initiative „Projekt Museum Steinhof" leitet.

Die sorgsame Restaurierung der verschiedenen Objekte erfolgte durch ehemalige, handwerklich talentierte Patienten. Einige Abbildungen aus der Sammlung durften wir freundlicherweise in dieser Publikation reproduzieren.

Zum Schluss gilt unser Dank allen Autorinnen und Autoren sowie ganz besonders dem Architekturfotografen Wolfgang Thaler, die zum Gelingen dieser spannenden Publikation beigetragen haben.

Caroline Jäger-Klein und Sabine Plakolm-Forsthuber
Wien, im März 2015

# Wissenschaftliche Textbeiträge

Mit Beiträgen von
Maria Auböck, Herwig Czech, Mathias Groisböck, Caroline Jäger-Klein, Monika Keplinger, Richard Kurdiovsky, Franziska Leeb, Stefan Melwisch, Sabine Plakolm-Forsthuber, Gustav Schäfer.

Sabine Plakolm-Forsthuber

# Einleitung

„Auf dem Wilhelminenberg mit seiner ungeheuren Ausdehnung im Westen von Wien, der seit Jahrzehnten in zwei Teile geteilt ist, eben in den für die Lungenkranken, der kurz als *Baumgartnerhöhe* bezeichnet wird und der mein Areal war und in den der Geisteskranken, den die Welt als Am Steinhof kennt, der kleinere als *Baumgartnerhöhe*, der größere als *Am Steinhof*, haben die Pavillons männliche Vornamen."

Der Verfasser dieser Zeilen, Thomas Bernhard, schildert in seiner ins Jahr 1967 verlegten Erzählung *Wittgensteins Neffe* (1982) in wenigen Worten die topografische Situation und die auf 1923 zurückgehende Trennung der Anstalt in zwei Therapiebereiche. Ist die Bezeichnung Am Steinhof weit über die Grenzen Österreichs hinaus bekannt geworden, so hat das seine Gründe nicht primär in dem von Bernhard beschriebenen Schrecken der Anstalt, als vielmehr in dem eher banalen Faktum der langen ordentlichen Benennung und in ihrem in der Tat begründeten, sehr guten Ruf.

Der offizielle Name „Niederösterreichische Landes-Heil- und Pflegeanstalten für Geistes- und Nervenkranke Am Steinhof in Wien, XIII" benennt verwaltungstechnisch exakt die Situierung der Anstalt im Kronland Niederösterreich und gibt deren Widmung in einer für die damalige Zeit auffallend politisch korrekten Form Ausdruck. Wien hatte zum Zeitpunkt der Errichtung der Anstalt noch nicht den Status eines eigenen Bundeslandes, sondern fungierte als Reichshaupt- und Residenzstadt und bis zum Inkrafttreten des Trennungsgesetzes am 1. Jänner 1922 als Landeshauptstadt des Erzherzogtums Österreich unter der Enns (Niederösterreich). Bemerkenswert ist, dass man sich in der Namensgebung von der im 19. Jahrhundert üblichen, stigmatisierenden Bezeichnung psychiatrischer Einrichtungen als „Irrenanstalt" abgrenzte. Die Erwähnung der medizinischen Aufgaben des Heilens und Pflegens im Titel signalisierte eine geänderte Einstellung gegenüber den Kranken, wenngleich der Zusatz „für Geistes- und Nervenkranke" unmissverständlich die Funktion der Anstalt zum Ausdruck brachte. Der Umdenkprozess, der hier im Gange war, entging der zeitgenössischen Presse nicht. Die Wiener Montags-Post etwa meinte in ihrem Bericht vom 14. Oktober 1907 anlässlich der Schlusssteinlegung, dass damit wohl „das ominöse Wort Irrenhaus aus dem Sprachgebrauche des Volkes verdrängt werden" solle. Schon im Vorfeld meinten die politisch Verantwortlichen, dass der ungewohnte Anstaltsname „für den Volksgebrauch zu langatmig" sei. Da zu befürchten stand, dass auf die neue Institution der „für die Wiener Irrenanstalt eingebürgerte Lokalausdruck ‚Narrenturm' angewendet werden könnte", wurde, wie den Jahresberichten von 1908 zu entnehmen ist, nach einer kurzen Bezeichnung gesucht: „Im Volksmund wird der der Anstalt zunächst gelegene Eingang in die Waldungen am Galitzinberge kurzweg der ‚Steinhof' genannt." Durch den Zusatz Am Steinhof hegte man also die Hoffnung, dass die Anstalten „in der Bevölkerung der Kürze halber der ‚Steinhof' genannt werden dürften". So war es dann auch. *Am*, *in* oder *der* Steinhof meint seither den Ort und das Areal, in dem psychisch Kranke behandelt werden.

Die Errichtung von Steinhof geht auf die Mitte des 19. Jahrhunderts notwendig gewordene Neuorganisation der „Irrenpflege" zurück. Zwar war der 1783–86 erbaute, gefängnisartige Narrenturm von der 1853, ebenfalls im 9. Wiener Gemeindebezirk errichteten, „Irrenanstalt am Brünnlfeld“ abgelöst worden, doch konnte auch sie den stark gestiegenen Bedarf an Betreuungsplätzen nicht abdecken. Zudem entsprach sie hinsichtlich der baulichen Konzeption und der medizintechnischen Ausstattung nicht mehr den gewünschten hygienischen Standards und therapeutischen Möglichkeiten. Aufgrund des rasanten Bevölkerungswachstums Ende des 19. Jahrhunderts, der Eingemeindungen sowie infolge des Ausbaus der Stadt Wien zur Metropole war es unabdingbar geworden, auch die Wohlfahrts- und Versorgungsanstalten neu zu planen; das bedeutete, sie aus der Innenstadt an den Stadtrand zu verlegen. Um 1900 verfolgte man das raumplanerische Konzept der Zentralisierung von kommunalen Einrichtungen.

Eine der Besonderheiten von Steinhof besteht darin, dass die denkmalgeschützte Anlage nahezu intakt erhalten ist und nach wie vor medizinische Aufgaben in erweiterter und veränderter Ausrichtung erfüllt. Beindruckend sind ihre enorme Dimension und das gelungene Zusammenspiel von Architektur und Freiraum. Steinhof hat urbane Ausmaße und funktionierte wie eine Stadt. Man kann darin auch Ansätze einer idealen, beinahe sozialutopischen Stadtplanung erkennen: sie galt einer ausgewählten Gruppe von Personen, in dem Fall psychisch Kranke, die hier abgeschieden leben und auf Basis einer weitgehend autarken Versorgung eine Art Mikrokosmos bilden sollten. Neben den Wohnbauten, den Pavillons, verfügt das Areal über alle notwendigen Einrichtungen der Infrastruktur, ein Straßennetz, eine eigene Verwaltung, Kirche, Theater, Wirtschaftsgebäude und eine ausgedehnte Grünanlage, die heutigen Steinhofgründe. Die 4,3 Kilometer lange Mauer markiert die gebaute Grenze dieser entrückten Stadt, die den Raum der Kranken von dem der vermeintlich Gesunden scheidet. Am Rande des Wienerwaldes gelegen, beeindruckt sie bis heute; namhafte Schriftstellerinnen und Schriftsteller haben Steinhof ein literarisches Denkmal gesetzt.

Ludwig Hevesi prägte 1909 das Schlagwort von der „weißen Stadt“, was angesichts der Dominanz der ziegelsichtigen, rötlich schimmernden Bauten doch sonderbar anmutet. Möglicherweise nimmt seine Charakteristik auf die mit weiß glänzenden Marmorplatten verkleidete Kirche Otto Wagners Bezug, vielleicht aber gab er damit nur seiner Faszination für das zeitgemäße Bauen überschießend Ausdruck. Mit dem Attribut „weiß“ assoziierte er vermutlich Begriffe wie Hygiene und Modernität, und eben diese hatte er am kurz zuvor eröffneten, tatsächlich weißen Purkersdorfer Sanatorium von Josef Hoffmann bewundert. Während Hevesi vor allem die moderne Architektur auf dem noch weitgehend unverbauten Hügel oberhalb Baumgartens im Blick hatte, rückten spätere Schriftsteller den betreuten und kranken Menschen in den Mittelpunkt.

Genannt sei Joseph Roth, der 1919 in seiner *Die Insel der Unseligen* titulierten Reportage Steinhof als „Gartenstadt der Irrsinnigen“ und „Heimstätte der Narren und Propheten“ beschrieb. Einfühlsam schildert er das Verhalten und die Versorgung einzelner Patientinnen und Patienten. Während er die Anstalt immerhin besucht hat, genügte Elias Canetti in seinem 1980 erschienenen autobiografischen Roman *Die Fackel im Ohr* der „Blick auf Steinhof“. Von seinem Studentenzimmer in der Nähe des Lainzer Tiergartens ging sein Ausblick auf die andere Seite des Wien-Tals: Dort sah er „auf einem Hügel die Stadt der Irren, Steinhof: von einer langen Mauer umgeben, innerhalb deren in früheren Zeiten Platz für eine Stadt gewesen wäre. Sie hatte ihren eigenen Dom, die Kuppel der Kirche von Otto Wagner glänzte bis zu mir herüber, die Stadt bestand aus vielen Pavillons, die aus der Ferne wie Villen wirkten.“ Von Canetti ist außer der Bezeichnung „Stadt der Irren“ die Meinung überliefert, dass in ihr „sechstausend Menschen lebten“. Obwohl die Anstalt tatsächlich oft an Überfüllung litt, ist diese Zahl stark überzogen; 4.000 Kranke waren die absolute Obergrenze. Mit der topografischen Beschreibung dieser anderen Seite des Wien-Tals gibt Canetti jedoch einen klaren Hinweis auf die Andersartigkeit oder die Besonderheit dieser spezifischen städtischen Struktur und ihrer Bewohner.

Thomas Bernhard, zeitlebens chronisch lungenkrank, kannte die Anlage von seinen Aufenthalten in der Pulmologischen Abteilung auf der Baumgartner Höhe. Die in Steinhof verortete, 1982 erschienene Erzählung hat die Freundschaft zu dem psychisch kranken Paul Wittgenstein, Neffe des Philosophen Ludwig Wittgenstein, zum Inhalt. Der im Pavillon Hermann stationierte Bernhard beschreibt einen an seiner eingeschränkten physischen Konstitution gescheiterten Versuch, den im fiktiven Pavillon Ludwig untergebrachten Freund zu besuchen. Die beiden Anstalten seien durch „hohe Gitter abgetrennt", und diese „zum Teil so verrostet, daß sie nicht mehr dicht waren", weshalb die Kranken durch deren Löcher zueinander „*wenigstens kriechen*" konnten. Die Durchlässigkeit der im Westen aneinander grenzenden, lediglich durch einen Grünstreifen getrennten, jedoch nicht abgezäunten Anstalten war ursprünglich gegeben; 1923, mit der Errichtung der Anstalt für die TBC-Kranken, dürfte der Trennzaun eingezogen worden sein, der Dezennien später nicht mehr ganz dicht war: „Die Geisteskranken im sogenannten Lungenareal waren mir später eine tagtägliche Vertrautheit, am Abend mußten sie von den Wärtern eingefangen werden, in Zwangsjacken gesteckt, mußten sie mit Gummiknüppeln, wie ich mit eigenen Augen gesehen habe, aus dem Lungenareal in das der Geisteskranken zurückgetrieben werden, das ging nicht ohne erbärmliche Schreie ab, die mich bis in die nächtlichen Träume hinein verfolgten." Bei Thomas Bernhard ist Am Steinhof ein unangenehmer Ort der Krankheit, der Gewalt, der Übergriffe und des Todes.

Eine ähnlich klamme Stimmung zeichnet Gerhard Roth in seinem Roman *Am Abgrund* (1986), in dem sich der Untersuchungsrichter Sonnenberg an einem Winternachmittag auf der Suche nach einem bestimmten Pavillon in der verschneiten Anlage von Steinhof verirrt: „Er durchschaute nicht, in welcher Reihenfolge die einzelnen Gebäude numeriert waren und scheute sich davor, einen Spaziergänger danach zu fragen." Nach einem neugierigen Blick ins „Anstaltstheater", wo eine Vorstellung für Patienten und Wärter im Gange war, erkundigt er sich nach dem Pavillon, in dem er einen Oberarzt zu treffen beabsichtigt. Die Beschreibung der lethargischen und dementen Patienten ist erdrückend: „Der ganze Pavillon vermittelte ihm den Eindruck von Trauer, Melancholie und Tagträumen [...]. Er wusste, daß sein Eindruck nicht stimmte, und doch schien es ihm, als wiesen ihn die Kranken darauf hin, daß es noch etwas Wichtigeres gab als die Außenwelt." Auf dem Weg zu einem gesuchten Patienten, schreiten Sonnenberg und der Arzt über die schneebedeckten Freiteppen zur Anstaltskirche hinauf, den „Krähenschlafplatz der Stadt". Die riesigen Schwärme der Krähen sind „ihm wie ein Symbol, des Todes", zugleich „so etwas wie Gedankenschwärme, fliegende Ideen [...] dann wiederum schläfrige Niedergeschlagenheit." Nach dem Versuch, den abwesenden und verschlossenen jungen Patienten zu verhören, verlässt er unter „dem lauten Geschrei der Krähen" Steinhof und flüchtet sich in ein warmes, verrauchtes und überfülltes Innenstadtcafe, um sich der bedrückenden Atmosphäre und Stimmung, in die ihn der Besuch in Steinhof versetzt hatte, zu entziehen und mit „Schnapstee" zu betäuben.

Der literarisierte Topos Steinhof steht demnach für zwei Bedeutungen, einmal für die über die Jahrzehnte zunehmend als unwürdig empfundene Behandlung der Kranken, zum anderen aber für den Vergleich mit einer Stadt, sei es die der „Irren" oder eine Gartenstadt. Eben diesem Bild setzte ein Bericht der deutschen Autorin und Literaturwissenschafterin Christiane Zintzen eine weitere Nuance hinzu. Unvoreingenommen von biografischem Erleben, gab sie unter Einbeziehung historischer Fakten, Quellen und literarischer Beschreibungen in der Neuen Zürcher Zeitung (2000) eine treffende und doch poetische Darstellung dieses ambivalenten Ortes der Ab- und Ausgrenzung. Steinhof ist für sie der Ort einer entrückten Institution, „die die geistige Verrücktheit in räumliche Entfernung übersetzt". Es ist dies eine subtile Charakterisierung, an die der Titel dieser Publikation – „Die Stadt außerhalb" – anknüpft.

Abseits der literarischen Verortung von Erzählungen oder Beschreibungen über Steinhof gibt es im

Großen und Ganzen zwei sehr unterschiedlich fokussierte Forschungsinteressen, die dieser Anlage gelten: Der Kirchenbau St. Leopold von Otto Wagner und die NS-Verbrechen in der Tötungsklinik „Am Spiegelgrund".

Viele Publikationen befassen sich mit der „Jugendstilikone", der Kirche Otto Wagners, die meist im Zusammenhang mit der Wiener Architektur der Jahrhundertwende oder dem Gesamtœuvre Otto Wagners thematisiert wird. In der Anstaltskirche verwirklichte Wagner seine Vorstellungen von einem idealen Sakralbau, was sich in der Form, der Ausstattung und der Lage im Areal, die besonders die Fernwirkung berücksichtigt, niedergeschlagen hat. Sie dominiert und beherrscht die Anstalt in der Tat wie eine „Stadtkrone".

Das zweite Forschungsinteresse in Zusammenhang mit Steinhof gilt den Geschehnissen während der Zeit des Nationalsozialismus. Seit den 90er-Jahren erfolgte eine intensive Aufarbeitung der Medizinverbrechen der NS-Zeit, die im Areal unzählige Tötungen von Kindern und Kranken im Rahmen der T-4 Aktionen zur Folge hatten. Eine Dauerausstellung vor Ort und das 2003 errichtete Mahnmal vor dem Theater gedenken der Ermordung der Kinder im Zuge der NS-Euthanasieaktionen.

In jüngerer Zeit haben internationale Studien, namentlich jene von Leslie Topp und ihrer Forschungsgruppe in Großbritannien, zur intensiven Auseinandersetzung mit Steinhof beigetragen. Topps Publikationen zu Otto Wagner, zu Themen wie Psychiatrie und Kunst oder zu einzelnen Aspekten der psychiatrischen Anstalten der Monarchie kulminierten in der 2009 in London (Austrian Cultural Forum) und in Wien (Wien Museum) gezeigten Ausstellung *Madness & Modernity*.

Dieses Interesse ist in jüngster Zeit durch zwei Ereignisse vor Ort sowohl neu entfacht wie auch vertieft worden: Ein umfangreicher Fundus mehrerer tausend Pläne, die im Areal des heutigen Otto Wagner-Spitals lagerten, wurde durch glückliche Umstände ab 2011 der Forschung zugänglich gemacht. Er erlaubt, den Planungsprozess jedes Gebäudes von der ersten Ideenfindung bis zum kleinsten Detail, also von den Lageplänen bis zu den Türschnallen, präzise nachzuvollziehen. Das zweite Ereignis, das insbesondere die Aufmerksamkeit der Öffentlichkeit auf Steinhof lenkte, war ein 2011 publik gewordenes Wohnbauprojekt für das Ostareal. Es hatte die Gründung einer Bürgerinitiative zur Folge. Die Begehrlichkeiten der Immobilien- und Projektentwicklung an diesem einzigartigen Areal sind freilich nicht neu. Schon 1981 verhinderten engagierte Bürgerinnen und Bürger die geplante Errichtung von Wohnbauten auf den Steinhofgründen hinter der Kirche, indem sie eine Volksbefragung initiierten. Einen ähnlichen Erfolg verzeichnete die aktuelle, durch die Medien unterstützte, Bürgerinitiative, der es gelang, einen politischen Umdenkprozess zu erwirken. Jeder Eingriff ins denkmalgeschützte Areal von Steinhof, ob es sich um Umbauten oder Neuplanungen handelt, erfordert hohe Sensibilität und die intensive Auseinandersetzung mit dem Bestand auf Basis bauforscherischer Erkenntnisse. Diese Voraussetzungen sind nun durch die neu aufgetauchten Planunterlagen gegeben. Auch historische Pavillons können saniert und für den modernen, hochtechnisierten Krankenhausbetrieb unter Berücksichtigung von Auflagen seitens des Denkmalamtes adaptiert werden, wie dies die als vorbildlich zu bezeichnenden Umbauten einiger Pavillons in den Jahren 1997–2002 zeigen.

Ergänzend zum umfassenden Planbestand, auf den diese Publikation im Wesentlichen aufbaut, geben die Berichte (Landtagsberichte, Jahresberichte, Sitzungsprotokolle, Zeitungsartikel, Festschriften etc.), Archive (Niederösterreichisches Landesarchiv, Wiener Stadt- und Landesarchiv) und zeitgenössische Publikationen einen optimalen Einblick in den Planungsablauf. Dass das Bauvorhaben ein recht außergewöhnliches war, das weit über die Grenzen der Monarchie Aufmerksamkeit erregte, folgt aus den umfangreichen und detaillierten Berichten der zeitgenössischen Medien wie aus den Amtsberichten. Man war sich der Fortschrittlichkeit und Vorbildfunktion der Anlage in therapeutischer wie auch in architektonischer Hinsicht wohl bewusst. Besonders erwähnenswert ist der gedruckte Schlussbericht von 1909, ein Paradebeispiel des k. k. Beamtentums und aus heutiger Sicht ein vorbildliches Dokument in Sachen Transparenz. Er informiert über die erste Planungsabsicht, alle notwendigen Gesetzesbeschlüsse, Verträge, Finanzierung, Grunderwerb sowie über das Zusammenwirken der politisch Verantwortlichen, namentlich des christlichsozialen Politikers Leopold Steiner vom Nö. Landesausschuss, mit Ärzten und Architekten. Die organisatorische Abwicklung der gigantischen Baustelle wird darin ebenso ausführlich beschrieben wie die Beauftragung der Firmen oder der Künstler. Aufschlussreich sind die beinahe akribischen Abrechnungen, die über die Kosten für die heftig umstrittenen Terrassierungen des Areals, die Ausgaben für die Unmengen an Ziegeln oder Eisenbeton oder das Honorar für die am Bau beschäftigten Arbeiter und Arbeiterinnen informieren, auch über den Ankauf von Pflanzen oder Mobiliar. Der Schlussbericht gibt ferner Auskunft über die am Bau beteiligten Architekten, Ingenieure und Künstler und bietet in Zusammenschau mit den Planunterlagen die Möglichkeit, bislang fälschlich erfolgte Zuschreibungen zu korrigieren. So ist die häufig tradierte (und durch die aktuelle Namensgebung „Otto Wagner-Spital“ nahezu zementierte), auch populärwissenschaftlich vertretene Meinung, das gesamte Areal verdanke sich der Planung Otto Wagners, zurecht zu rücken; neben der Kirche verantwortete er die wichtige, das Areal strukturierende Achsensymmetrie. In umgekehrter Hinsicht gilt es, die Leistungen der an der Gesamtanlage planenden Ingenieure und Architekten des Nö. Landesbauamtes, Experten im Bereich des Spitalsbaus wie Carlo von Boog und Franz Berger, zu würdigen. Kolo Moser lieferte zwar Entwürfe für die Glasfenster der Anstaltskirche und ursprünglich auch für den Hochaltar, jedoch keinesfalls für die des Winterschwimmbades im Kurhaus des Sanatoriums oder für die der Kapelle in der Prosektur. Eine Beteiligung der Wiener Werkstätte ist nicht belegbar. Für die Anstalt am Steinhof war es nicht opportun, sich mit den großen Namen der Kunst der Jahrhundertwende zu schmücken; sie wollte eben keine elitäre Krankenanstalt sein, sondern eine kommunale Einrichtung von hoher architektonischer, künstlerischer Qualität und fortschrittlicher medizinischer Versorgung. Letztere beruhte auf den neuen Erkenntnissen der universitären Psychiatrie, nicht jenen der Psychoanalyse. Auch hat sich Sigmund Freud über den Steinhof und die dortigen Behandlungsmethoden bedeckt gehalten.

Die wissenschaftlichen Beiträge der Publikation geben auf Basis der historischen Pläne und Quellen einen umfassenden Einblick in die Architekturgeschichte des Areals, die aus ganz unterschiedlichen Blickwinkeln und Interessenlagen beleuchtet wird; sie verweilt nicht bei der gut erforschten Gründungsgeschichte, sondern verfolgt die Umstrukturierungen, die Um- und Zubauten, Projekte und Planungen bis heute.

Den Herausgeberinnen war es wichtig, den Fokus weg von der Kirche hin zu den einzelnen Gebäuden zu lenken und deren Funktion und Stellung im Gesamtareal zu untersuchen. Die Ergebnisse dieser unter aktiver Mitwirkung von Studierenden der Technischen Universität Wien erfolgten Forschungen sind im Katalogteil nachzulesen, der jedes der ehemals über 60 – darunter alle bestehenden, aber auch bereits abgetragene – Gebäude beschreibt und mit historischen Plänen oder Fotografien illustriert.

Die Fotografien von Wolfgang Thaler ergänzen und erweitern den Blick auf Steinhof aus gegenwärtiger Perspektive, vermitteln neue Sichtweisen auf das Areal, rücken bislang unbeachtete Details ins Bild, verharren nicht im Außenraum oder an den Fassaden, sondern zeigen es aus der inneren Konstruktion. Auch sie legen deshalb die Spuren und die Geschichte des Areals und der hierin betreuten Kranken frei. Der fotografische Vergleich mit anderen Anstalten der Kronländer (Mauer-Öhling, Kremsier oder Triest) oder Deutschlands, wie beispielsweise mit der Musteranstalt Alt-Scherbitz, vermittelt eine Vorstellung von dem erstaunlichen Bauboom psychiatrischer Anstalten bis 1914, macht aber gerade dadurch deutlich, dass Steinhof unter diesen Bauten eine einzigartige Stellung einnimmt.

Monika Keplinger

# Turm und Schloss, Zelle und Saal

Im Hinblick auf die Bauten am Steinhof sind es in Wien vor allem zwei Anlagen, die als Vorgängerinstitutionen zur Unterbringung psychisch Kranker Bedeutung besitzen: Der sogenannte „Narrenturm", und die „Irren"-Heilanstalt am Brünnlfeld.[1] Ihre spezifischen Bautypen und Raumqualitäten spiegeln die Veränderungen im Umgang mit psychisch Kranken vom späten 18. bis zur Mitte des 19. Jahrhunderts wider und sind zugleich Beispiele für architektonische Leitideen, die zu ihrer Zeit von allgemeiner Bedeutung waren.

## Der „Narrenturm"

Als Joseph II. die Weichen für den Umbau des Großarmenhauses zum Allgemeinen Hauptspital und für den Neubau des Militärspitals stellte, dachte er zunächst nicht daran, für die so genannten „Wahnwitzigen" einen Neubau zu errichten.[2] Erst als sich das Gebäude der alten Quarantänestation („Kontumazhof") als zu baufällig für eine Adaptierung erwies, wurde an seine Stelle 1783–84 der so genannte „Narrenturm"[3] gesetzt, den der Kaiser aus seinen Privatmitteln finanzierte.[4] Abseits der öffentlichen Straßen gelegen, übernimmt der zur Zeit seiner Eröffnung auch als „Narrenhaus"[5] oder „Tollhaus"[6] bezeichnete Rundbau die Rolle eines „Scharniers" zwischen den angrenzenden Bauten des Allgemeinen Krankenhauses und des Militärspitals.[7]

Die Architektur des „Narrenturms" dürfte wesentlich von Joseph II. geprägt worden sein. Markus Swittalek verweist in seiner Dissertation über das Josephinum auf eine Publikation von Giovanni Alessandro Brambilla, kaiserlicher Leibchirurg und Direktor des Josephinums, aus dem Jahr 1790: Laut Brambilla kam Joseph II. die Idee zur Errichtung eines Gebäudes mit Einzelzellen nach einem Besuch der „Irrenanstalt" in Pest, wo zumeist mehr als acht Kranke in einem Raum, ohne jegliche Trennung nach Krankheitsbildern, untergebracht waren. Brambilla berichtet vom Fall eines erkrankten Unter-Chirurgen, der wieder gesund wurde, nachdem er sich fünf Wochen in einem Einzelzimmer erholen konnte. Der Kaiser hätte sich durch dieses Beispiel so beeindruckt gezeigt, dass er beschloss, für Wien eine Anstalt mit Einzelzellen zu bauen.[8] Als Beteiligte an der Planung des Wiener Narrenturms stehen aber auch der kaiserliche Leibarzt Joseph von Quarin und der Architekt Isidore Canevale zur Debatte, während Joseph Gerl die Funktion des ausführenden Baumeisters zugeschrieben wird.[9]

Der fünfgeschoßige Rundbau nützt den verbliebenen Restraum zwischen den beiden großen Krankenanstalten ökonomisch aus, da in dem ringförmigen Baukörper eine große Anzahl von Zellen auf minimaler Grundfläche untergebracht werden konnte. Zur Erschließung der einzelnen Geschoße dient ein Quertrakt im Inneren des Zylinders, in dem sich auch die Wohnungen von Portier, Pflegepersonal und „subalternen" Ärzten befanden. Ursprünglich war der Quertrakt von einer Laterne abgeschlossen, die angeblich von Joseph II. häufig als Aussichtsplattform genutzt wurde.[10]

Woher bezog Joseph II. seine Anregungen für die ungewöhnliche Gestaltung dieses Baus? Alfred

Stohl und Markus Swittalek weisen auf den Einfluss der Entwürfe Claude Nicolas Ledoux' hin, von denen Joseph II. seit seiner Paris-Reise im Jahr 1777 Kenntnis hatte.[11] Darüber hinaus entstanden Spitalsentwürfe auf kreisförmigen Grundrissen in der Folge des Großbrandes des Pariser Hôtel Dieu von 1772.[12] Und obwohl der Zusammenhang zwischen den panoptischen Entwürfen Jeremy Benthams und dem „Narrenturm" äußerst umstritten ist,[13] stechen einige morphologische Ähnlichkeiten ins Auge: Insbesondere durch seinen zylindrischen Baukörper und die ringförmige Zellenanordnung ist der „Narrenturm" ein Verwandter des Bentham'schen Panopticons, obgleich er dessen wichtigstes Merkmal, die gleichzeitige Sichtbarkeit aller Insassen von einem zentralen Überwachungspunkt aus, nicht erfüllt.[14] Ob der Wiener Bau von den Brüdern Samuel und Jeremy Bentham rezipiert wurde, konnte jedoch bisher nicht festgestellt werden.[15] Trotz der philanthropischen Absichten Josephs II. macht der „Narrenturm" eher den Eindruck eines Gefängnisses als den einer Heilanstalt, und die therapeutischen Versuche standen zunächst noch hinter der Funktion der Verwahrung der Kranken zurück. Allerdings handelte es sich um einen „aufgeklärten" Gefängnistypus: Anstelle eines unterirdischen Kerkers traten Zellen mit Tageslichtzufuhr, in welche die Insassen sorgfältig kategorisiert und mit einem Mindestmaß an Betreuung gesperrt wurden. Letztendlich verweist die Morphologie des „Narrenturms" auf eine experimentelle Phase in der Unterbringung von psychisch Kranken im Zuge der Aufklärung ebenso wie auf die architektonischen Idealentwürfe des so genannten „Revolutionsklassizismus".

Im Inneren des Turmes fanden 139 Zellen Platz, allerdings war von Anfang an vorgesehen, die Zellen bei Bedarf auch doppelt zu belegen. Die Einweisung der Kranken legte Joseph II. höchstpersönlich und akribisch fest: Sein Handschreiben vom 10. April 1784 erweckt den Eindruck, als würde er die bisher auf mehrere Institutionen verstreuten Kranken genau kennen, und durch die Bestimmungen, welche Personen einzeln, welche zu zweit in einer Zelle verwahrt werden sollten, und welche Bewegungsfreiheit ihnen zugestanden wurde, griff er auch in ärztliche Agenden ein. Auf Wunsch des Kaisers sollten das vierte und fünfte Geschoß mit „unreinen" und „unruhigen", das erste Obergeschoß mit „ruhigen" Kranken belegt werden, während das Erdgeschoß und das dritte Geschoß zunächst leer blieben und für „Militär-Irre" und allfälligen „Zuwachs" reserviert waren.[16] Bereits zur Zeit der Eröffnung war vorgesehen, die „ganz ruhigen Wahnsinnigen" in einem nahe gelegenen Gebäude, dem so genannten „Lazarett" unterzubringen.[17]

Neben der räumlichen Differenzierung nach Krankheitsbildern galten auch bei den Insassen des „Narrenturms" die unterschiedlichen Verpflegungsklassen des Allgemeinen Krankenhauses, wobei zwölf Zellen für Personen mit besonders hohen Ansprüchen reserviert waren: Für einen Gulden täglich hatten sie die Zelle für sich alleine und erhielten eine eigene Bedienung.[18]

Schon kurz nach Fertigstellung des „Narrenturms" wurde dessen Raumkonzept fundamental kritisiert, unter anderem 1786 von John Howard, dem europaweit anerkannten Gefängnis-Experten: „It is too confined, ill-constructed, and not well managed."[19]

Jene Kranken, denen das Verlassen der Zellen erlaubt wurde, konnten sich nur in den schmalen Gängen und in dem kleinen, durch den Quertrakt geteilten Innenhof aufhalten. Erst 1796 ließ Johann Peter Frank als Direktor des Allgemeinen Krankenhauses um den Turm einen Garten für die Kranken anlegen und durch eine Mauer gegen Neugierige schützen.[20]

Der Arzt Anselm Martin stellte in seiner Beschreibung der bereits als „Irrenheilanstalt" bezeichneten Institution aus dem Jahr 1832 die Therapieerfolge der baulichen Gestalt gegenüber:

„In der Mehrzahl ist man in der Behandlung der Geisteskrankheiten in diesem Institute sehr glücklich, was um so mehr zu wundern ist, da das Lokale derselben wohl sehr gut für ein Kriminalgefängniß, nie aber zu einer Anstalt für Geisteskranke passend seyn kann. Bedenkt man die niedern Zimmerchen,

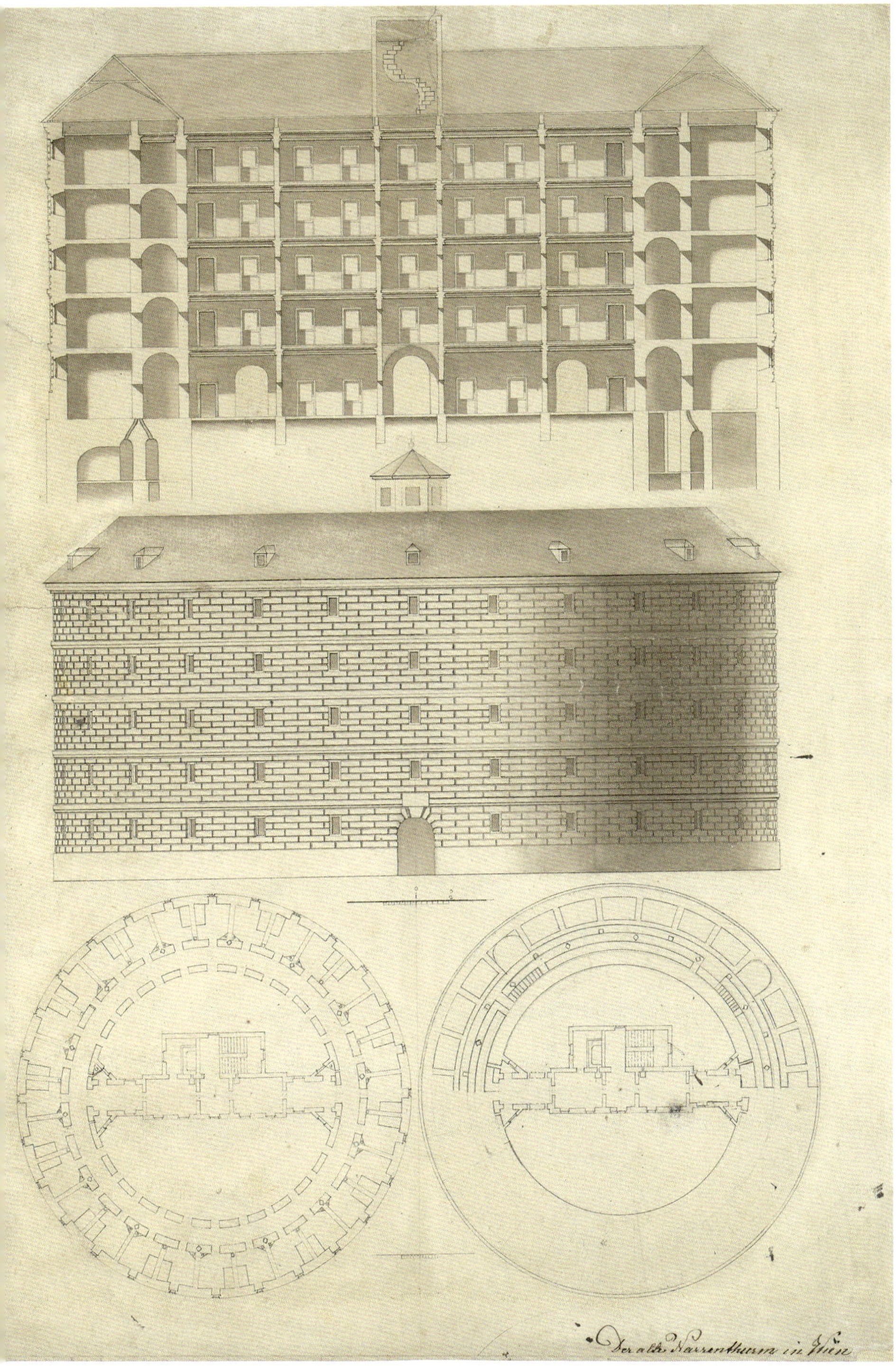


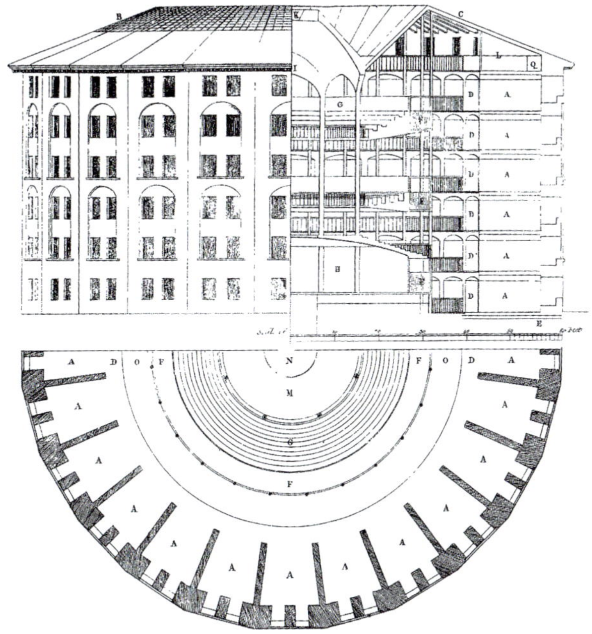

← Der fünfgeschoßige Rundbau des unter Joseph II. 1783–84 erbauten „Narrenturms" im Areal des Allgemeinen Krankenhauses in Wien besaß eine ringförmige Zellenanordnung. Die Erschließung erfolgte über einen Quertrakt im Inneren des Zylinders.

↑ Zwischen Jeremy und Samuel Benthams Entwurf für das Panopticon (publiziert 1791) und dem gefängnisartigen „Narrenturm" bestehen morphologische Ähnlichkeiten.

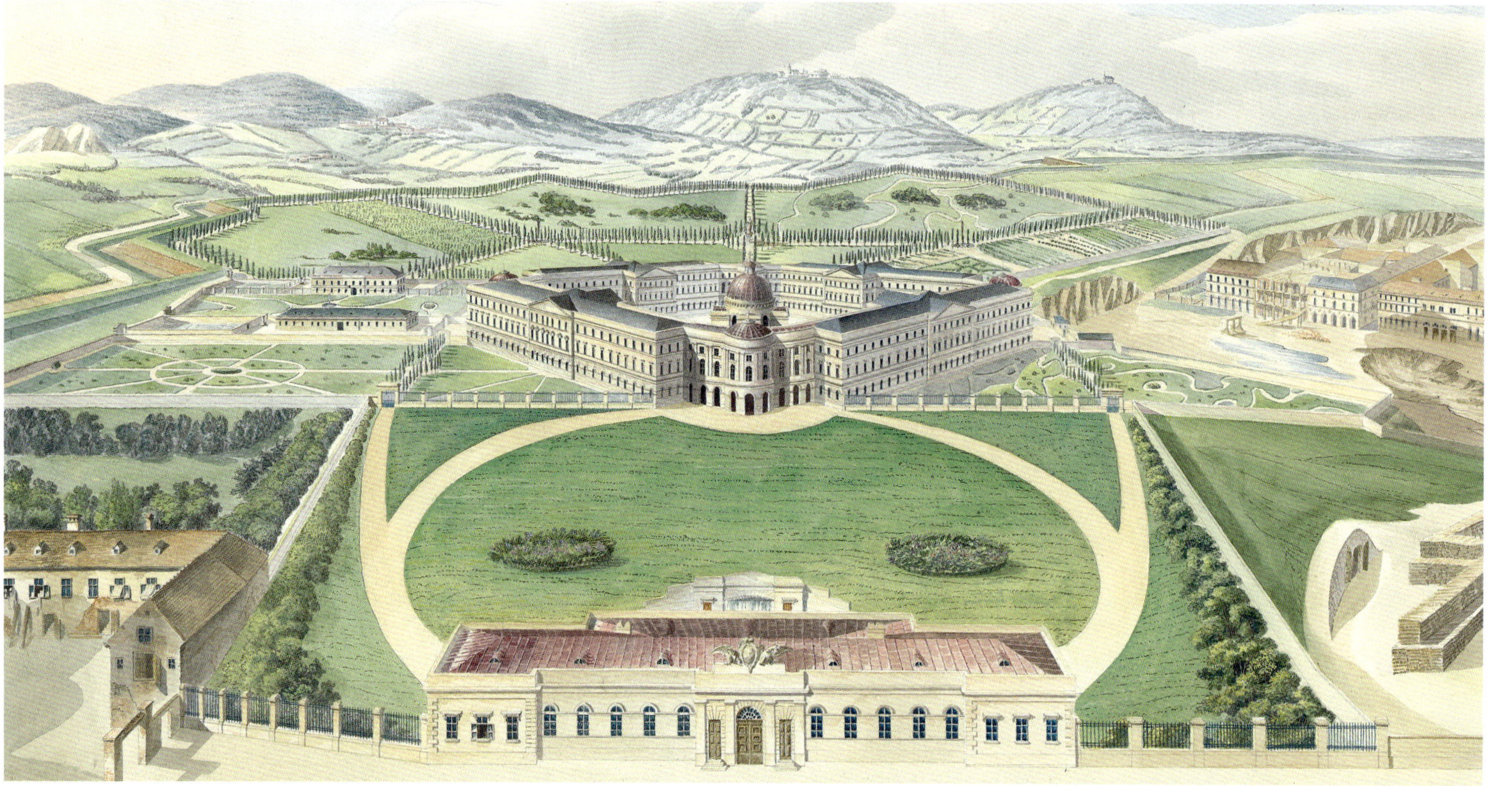

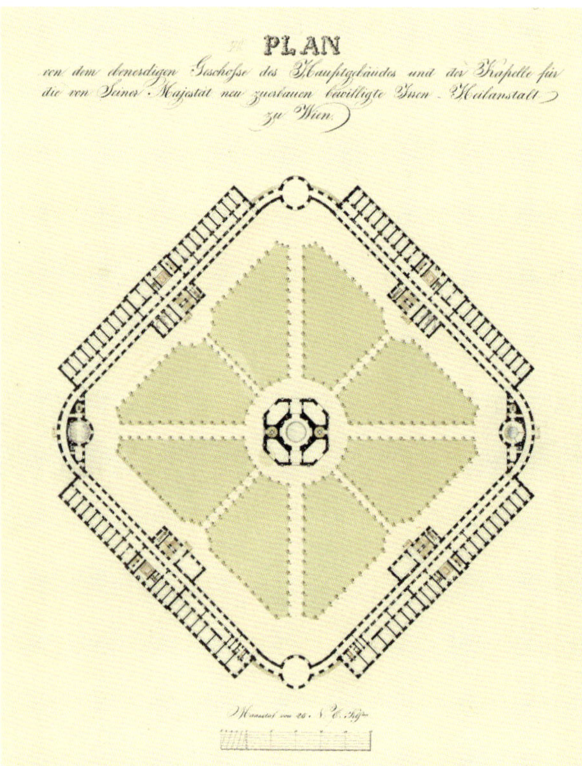


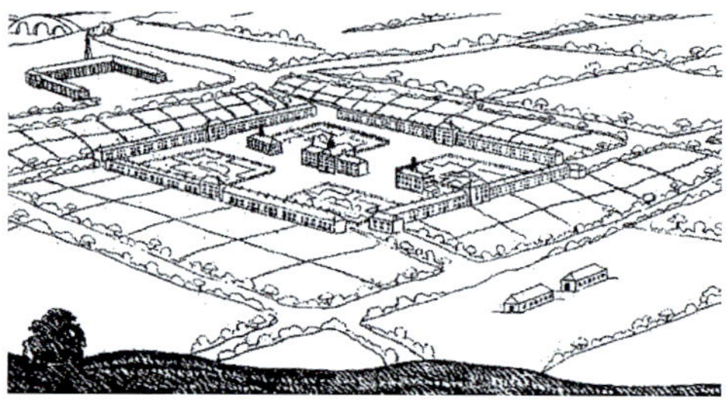

↑ Cajetan Schiefers Projekt für eine „Irren“-Heilanstalt auf dem Brünnlfeld von 1823 war in eine Parklandschaft eingebettet. Im Vordergrund ist das Einfahrtsgebäude zu erkennen.

↑ Karreeartige Anlagen abseits der Städte findet man auch bei den städtebaulichen Entwürfen der Sozialutopisten, wie beispielsweise in den „Villages of Unity and Mutual Co-Operation“ von Robert Owen, um 1817.

← Cajetan Schiefers Projekt für die „Irren“-Heilanstalt von 1823 bestand aus vier mit zylinderartigen Gebäuden verbundenen Krankentrakten. Inmitten des quadratischen Hofes sollte eine Kapelle stehen.

die kleinen [...] Fenster [...], die eisernen Gitter an den Thüren, sowie die Hand- und Fußschellen an den Betten der Kranken, dann die abschreckende, festungsartige Bauart des Ganzen, so möchte man sich wohl wundern in einer Kaiserstadt, welche des Schönen und Guten so vieles aufzuweisen hat, noch eine Anstalt dieser Art aufzufinden."[21]

### Die „Irren"-Heilanstalt auf dem Brünnlfeld: Das Projekt von 1823

Bereits 1820 hatte Johann Nepomuk von Raimann als Direktor des Allgemeinen Krankenhauses den Antrag für den Bau einer neuen „Irrenanstalt" gestellt.[22] Als Baugrund erwarb der Staat 1822 das Brünnlfeld im heutigen neunten Bezirk, nahe des Allgemeinen Krankenhauses und am damaligen, noch locker verbauten Vorstadtrand gelegen.[23] Der beamtete Architekt Cajetan Schiefer setzte Raimanns Programm für eine über 300 Kranke fassende Anstalt in ein Architekturprojekt um.[24] Die mit 1823 datierten Pläne Schiefers erhielten im Jahr 1826 die kaiserliche Genehmigung, jedoch scheiterte ihre Ausführung an der fehlenden Finanzierung.[25]

Schiefer bettete die Anstalt in eine weite Parklandschaft ein. Sein Projekt sah vier Krankentrakte vor, die zusammen das so genannte „Hauptgebäude" bilden und sich um einen quadratischen Hof mit einer Kapelle im Zentrum gruppieren sollten. Zylinderförmige Gebäude („Rondelle") und Korridore waren als Verbindung der Trakte untereinander gedacht. Am damals noch offen fließenden Alserbach plante Schiefer ein Eingangsgebäude („Vorgebäude"), außerdem noch Wohn- und Wirtschaftsgebäude sowie einen Bau mit Sektions- und Totenkammer.

Die Idee der Heilanstalt als Ort abseits der Stadt, inmitten einer idealen Landschaft, ist in diesem Projekt bereits ausgeformt. Diesen Rückzug von der Stadt teilt die „Irren"-Heilanstalt nicht nur mit einigen Klostertypen, sondern auch mit den um diese Zeit geplanten sozialen Utopien, wie den Villages of Unity and Mutual Co-Operation von Robert Owen. Auch diesen Produktionskommunen gab man die Gestalt von Karrees, deren Gemeinschaftsleben sich im großen Innenhof entfalten sollte.[26]

In den vier Trakten war die Unterbringung der Kranken nach Geschlecht und Krankheitsbildern („Nicht-Tobende" und „Tobende") getrennt geplant. Wie im „Narrenturm" sah man überwiegend Zellen mit Einzel- oder Doppelbelegung vor, lediglich Rekonvaleszente sollten in größeren Räumen mit bis zu 15 Personen untergebracht werden.[27] Aber der Entwurf von 1823 zeigt bereits eine fundamental gewandelte Einstellung zur Unterbringung psychisch Kranker: Ein umfangreiches Angebot an Unterhaltungs- und Erholungsräumen – Wandelgänge, Gartenanlagen, Säle für Konversation, Spiel und Musik, eine Bibliothek, ein Badebassin und Wannenbäder – sollten den Kranken zur Verfügung stehen.[28] Auch in der Formensprache der Gebäude mit sparsam eingesetztem klassizistischen Dekor und heller Farbgebung war das Projekt Schiefers sichtlich bemüht, sich vom abweisenden Festungscharakter des „Narrenturms" zu distanzieren.

Nach dem Scheitern des Projektes von 1823 dauerte es noch ein Vierteljahrhundert, bis man mit dem Bau einer neuen Heilanstalt auf dem Brünnlfeld beginnen konnte.[29]

### Das ausgeführte Projekt von 1848

Das realisierte Projekt für die „Irren"-Heilanstalt am Brünnlfeld wurde von Architekt Ferdinand Fellner d. Ä. nach einem Raumprogramm von Regierungsrat Ignaz Ritter von Nadherny geplant, das 1847 die kaiserliche Genehmigung erhielt.[30]

Die Erdarbeiten begannen im Mai des Revolutionsjahres 1848 unter Einsatz von 4.000 bis 5.000 Arbeitslosen, ab 1851 fanden die Arbeiten an der inneren Einrichtung statt und 1853 konnte die „Irren"-Heilanstalt eröffnet werden.[31] Im selben Jahr wurde die Institution aus dem Allgemeinen Krankenhaus herausgelöst und erhielt mit Joseph Gottfried Riedel, zuvor Direktor der Prager „Irrenanstalt", einen eigenen Direktor.[32]

Der Neubau musste auch dem mittlerweile weiter gestiegenen Bedarf an Heil- und Pflegekapazitäten für psychisch Kranke gerecht werden: Die Heilanstalt am Brünnlfeld war zur Zeit der Eröffnung für 480 Betten ausgelegt. Dazu kamen noch die 370 Betten der Pflegeanstalt, die im „Narrenturm“ (270 Personen) und im Lazarettgebäude (100 Personen) untergebracht waren, somit konnten in der Heil- und Pflegeanstalt insgesamt 850 Kranke Aufnahme finden.[33]

Wie schon im Projekt Schiefers vorgesehen, betrat man die Heilanstalt durch ein Einfahrtsgebäude, das neben dem nunmehr eingewölbten Alserbach situiert war.[34] Nach Durchqueren eines weitläufigen, ansteigenden Parkgeländes erreichte man den zentralen Karreebau, der von zwei ebenerdigen Wirtschaftsgebäuden flankiert wurde und an den sich rückwärtig lang gestreckte Flügelbauten anschlossen.

Ein entscheidender Unterschied zu den späteren Pavillonanlagen ist die Konzentration der Funktionen in großen, zusammenhängenden Bautrakten, während das umliegende Parkgelände größtenteils unverbaut blieb. Um Binnen- oder Ehrenhöfe organisierte Baukörper wurden im 19. Jahrhundert für eine Vielzahl von Funktionstypen, für Heilanstalten ebenso wie für Kasernen und Gefängnisse, Regierungs- und Verwaltungsbauten eingesetzt, aber auch für die architektonischen Konzepte sozialer Utopien wie den Phalanstère-Projekten von Charles Fourier.[35] Hinter den bautypologischen Ähnlichkeiten stehen Paläste, Schlösser und Klöster als ältere gemeinsame Vorbilder. Die Formensprache, die Ferdinand Fellner d. Ä. für die „Irren“-Heilanstalt wählte, entstammte überwiegend dem zeitgenössischen, für öffentliche Bauten üblichen Rundbogenstil, in den sich neugotische Details mischten.

Auf die Zeitgenossen machten die neuen Raumangebote, die komfortable Ausstattung und die repräsentative Erscheinung der Heilanstalt besonderen Eindruck. So schilderte die Oesterreichische Illustrirte Zeitung bereits 1851, noch vor der Fertigstellung, den Bau mit enthusiastischen Worten: „Arbeitssäle, Konversationssäle, Wannen-, Dampf- und Schwimmbäder, laufendes Wasser in jeder Abtheilung der verschiedenen Etagen und Springbrunnen gewähren, hinzugerechnet zu dem imposanten Äußeren des Gebäudes, welches auf einer die Stadt beherrschenden Anhöhe liegt, einen Eindruck, welchen wohl kaum eine Anstalt der Welt hervorrufen dürfte.“[36]

Im breiten Vordertrakt des Karreebaus („Direktionstrakt“) waren Kanzlei und Wohnung des Direktors, Verwaltungsfunktionen, diverse Personalwohnungen, eine Kapelle und die Anstaltsküche verortet. Seitentrakte und Hintertrakt des Karrees sowie die anschließenden Flügelbauten beherbergten die von den Kranken genutzten Räume.

Die Binnendifferenzierung der Patientinnen und Patienten erfolgte, wie schon in den älteren Bauten und Entwürfen, und wie auch später in den Anlagen am Steinhof, nach den Kriterien des Geschlechts, des Vermögens und der Krankheitsbilder:[37] Entlang der Mittelachse der Anlage wurden die Bereiche der weiblichen und männlichen Kranken getrennt. Die soziale Differenzierung in drei sogenannte „Verpflegsklassen“ und zusätzlich in Pensionäre manifestierte sich auch in den Abstufungen des Komforts der Krankenzimmer: Den Pensionären wurden jeweils bis zu zwei Zimmer und zwei sogenannte „Wärter“ oder „Wärterinnen“ zur Verfügung gestellt, den Pfleglingen der ersten Klasse je ein Zimmer und eine Warteperson. Die Kranken der zweiten Verpflegsklasse mussten sich ein Zimmer und eine Warteperson mit zwei bis vier anderen Kranken teilen, und die Kranken der dritten Verpflegsklasse erhielten ihr Bett in einem Raum mit sieben bis achtzehn Personen. Die Zimmer der teuersten Verpflegsklassen waren überwiegend im 2. Stock situiert, während die meisten Krankenzimmer der zweiten und dritten Klasse in den unteren Geschoßen lagen.[38] Schließlich trennte man die unterschiedlichen Krankheitsbilder – „Ruhige“, „Unruhige“, „Tobsüchtige“ und „Unreine“ – voneinander: Die an den Direktionstrakt anschließenden Abschnitte des Karrees sowie die vorderen Seitenflügel belegte man mit ruhigen Kranken, den rückwärtigen Karreeflügel mit körperlich Kranken. Die

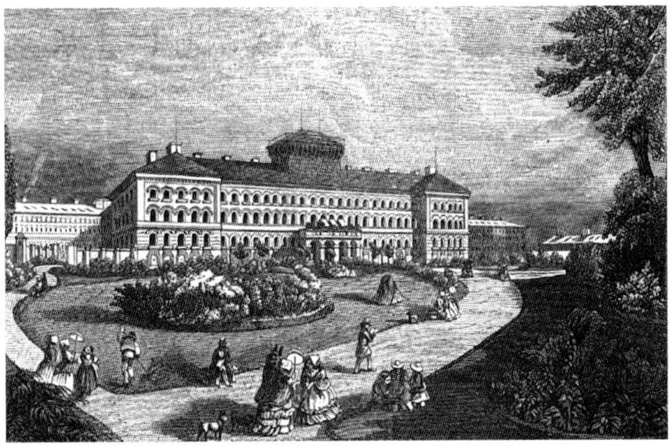

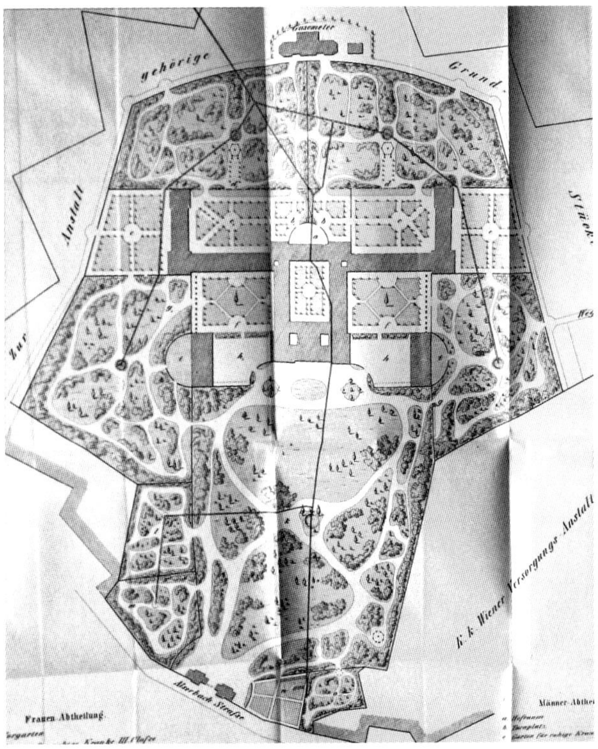


↑ Die nach dem Schlossbautypus errichtete „Irren"-Heilanstalt auf dem Brünnlfeld entstand 1848–52 nach den Plänen von Ferdinand Fellner d. Ä. und wurde erst 1974 abgebrochen (Ansicht publiziert 1851).

↑ Die Anstalt am Brünnlfeld stand in einer großen, in Sektoren für Frauen und Männer sowie verschiedene Krankengruppen und Verpflegsklassen unterteilten Gartenanlage. Dieser Lageplan wurde 1858 publiziert.

„Tobsüchtigen" und „Unreinen" wurden in den beiden hintersten zweigeschoßigen Flügeltrakten in Zellen untergebracht, denen breite Gänge („Beobachtungssäle") vorgelagert waren.[39]

Auch der große Park war in Sektoren für verschiedene Krankengruppen und Verpflegsklassen unterteilt.[40] Neben den Gärten und den schon erwähnten Bädern, Arbeits- und Konversationssälen wurden auch Speisesäle und eine Bibliothek eingerichtet, und man bemühte sich, den Kranken eine breite Palette von Beschäftigungen und Unterhaltungen zu bieten.[41] Ein Teil der benötigten Lebensmittel wurde in der Anstalt selbst hergestellt: In einem Gartenbereich wuchsen Obstkulturen und im Osten der Anlage ließ man ein Feld von Kranken bearbeiten. Auch die Reinigung der Wäsche wurde von weiblichen Kranken übernommen.[42] Die Wasserversorgung erfolgte durch die Kaiser Ferdinands-Wasserleitung, das Gas für die Beleuchtung der Anlage wurde anfangs in einem eigenen Gasometer erzeugt. So war zumindest der Ansatz einer autarken Versorgung gegeben.[43]

Für die weitere Geschichte des „Narrenturms" und der Heilanstalt auf dem Brünnlfeld ist ein Wechsel in den Zuständigkeiten von Bedeutung: 1865 gingen die bisher staatlichen „Irrenanstalten" in Eigentum und Aufsicht des Landes Niederösterreich über, 1869 wurde die Pflegeanstalt im Turm geschlossen und das Land Niederösterreich verkaufte das Gebäude an den k. k. Krankenhausfonds, der es für Dienerwohnungen und Magazine des Allgemeinen Krankenhauses adaptierte.[44] Ein um die Wende zum 20. Jahrhundert geplanter Abbruch wurde mehrmals hinausgezögert, seit 1923 steht der „Narrenturm" unter Denkmalschutz und wird seit 1971 zur Unterbringung der Sammlungen des Pathologisch-anatomischen Universitätsinstituts genutzt.[45]

Nach Fertigstellung der Landes-Heil- und Pflegeanstalten am Steinhof im Jahr 1907 wurden die Kranken aus der Heilanstalt am Brünnlfeld in die neuen Anlagen übersiedelt. In die Gebäude auf dem Brünnlfeld transferierte man ab 1911 verschiedene Einrichtungen des Allgemeinen Krankenhauses, unter anderem die psychiatrisch-klinische Beobachtungsabteilung und die Nervenklinik sowie eine Apotheke.[46] Im Rahmen des Neubaus des Allgemeinen Krankenhauses wurden die Gebäude der Heilanstalt auf dem Brünnlfeld im Jahr 1974 abgebrochen.[47]

1 Die Charakteristika dieser Bauten und ihre Bezüge zu jenen am Steinhof wurden bereits mehrmals in Publikationen abgehandelt, siehe unter anderem BERZE 1907. – HAIKO/LEUPOLD-LÖWENTHAL/REISSBERGER 1981. – WYKLICKY 1997.

2 Laut den Direktivregeln vom April 1781 wollte Joseph II. die psychisch Kranken zusammen mit einigen anderen als unheilbar geltenden Krankheitstypen von den als heilbar geltenden Kranken getrennt unterbringen: „jene, die Schaden oder Ekel verursachen, Wahnwitzige und mit Krebsen oder solchen Schäden behaftete Personen, welche aus der allgemeinen Gesellschaft [...] müssen entfernt werden."; im September 1782 und im März 1783 ordnete er an, die „Wahnwitzigen" zusammen mit den „venerisch kranken [sic], den Siechen und den ekelhaften incurablen Personen" in den Altbauten des Kontumazhofes einzuquartieren; zit. n. HAUSNER 1998, S. 18. Die kaiserliche Entschließung vom 17.3.1783 sah schließlich die Unterbringung der Geschlechtskranken im Kontumazhof vor, während zu diesem Zeitpunkt für die „Wahnsinnigen der rückwärtige Hof des Großarmenhauses, wo bisher die Armeleutkasse ihre Pfründner versorgt hatte", bestimmt war; zit. n.: KNOEDL 1935, S. 83.

3 „Der Narrenthurn [sic]": Prospect des für alle Kranken und Gebährenden gewidmeten Neuen Allgemeinen Spitals in Wien, 1784, publiziert z. B. in: HOFMOKL 1910, S. 7, Abb. 2.

4 BRAMBILLA 1790, S. 20. – HAUSNER 1998, S. 18.

5 „Plan zu Ebener Erde Des für alle Kranke und Gebährende Gewidmeten Neuen Allgemeinen Spitals in Wien", 1784, siehe BM FÜR SOZIALE VERWALTUNG 1935, Faltplan.

6 QUARIN 1784, S. 21.

7 LORENZ 1998, S. 52.

8 BRAMBILLA 1790, S. 18–20. – SWITTALEK 2011, S. 124–125. Auch Alfred Stohl entwickelte die These, dass der Entwurf des „Narrenturms" unter dem wesentlichen Einfluss Josephs II. unter Verwendung von Zahlensystemen entstand; siehe STOHL/PATZAK 2000, S. 42.

9 Bereits Michael Viszánik nennt in seinem 1845 herausgegebenen Bericht Joseph v. Quarin als planenden Arzt des „Irrenturms", siehe VISZÁNIK 1845, S. 2. Ernst Hausner gibt an, dass Baumeister Joseph Gerl die Vorstellungen Joseph Quarins umgesetzt hätte, siehe HAUSNER 1998, S. 18. Hellmut Lorenz erwähnt Isidore Canevale als planenden Architekten, siehe LORENZ 1998, S. 50–52. Alfred Stohl nimmt Joseph Gerl als ausführenden Baumeister an; siehe STOHL/PATZAK 2000, S. 42.

10 Zur Nutzung des Quertraktes siehe VISZÁNIK 1845, S. 9. Bezüglich der Frequentierung der Laterne durch Joseph II. beruft sich Alfred Stohl auf den Bericht des Adolph Wilhelm Schack von Staffeld, der 1796, also bereits nach dem Tod Josephs II., eine Wienreise unternommen hatte, siehe STOHL/PATZAK 2000, S. 276.

11 Markus Swittalek verweist insbesondere auf einen Entwurf für ein ringförmiges Erholungsheim von Ledoux aus dem Jahr 1783; SWITTALEK 2011, S. 56, Abb. 18; S. 125. – STOHL/PATZAK 2000, S. 262. Auch der Entwurf Ledoux' für die Salinenstadt Chaux 1774 kann in diesem Kontext nicht unerwähnt bleiben siehe SCHIFFCZYK 1985, S. 129–131.

12 Einen Radialplan entwarfen z. B. Antoine Petit und Pierre-C. Lagardette (1774) sowie Bernard Poyet und Claude-Philibert Coqueau (1785), siehe SCHIFFCZYK 1985, S. 136–145.

13 Für Dieter Schiffczyk stellt der „Narrenturm" geradezu „das Gegenteil eines panoptischen Systems" dar, SCHIFFCZYK 1985, S. 79. – Siehe auch STOHL/PATZAK 2000, S. 43–44, S. 259–260.

14 Die grundlegende Idee des Panopticons war, die Insassen einer Anlage in Zellen unterzubringen, die von einem zentralen Überwachungsraum ständig beobachtbar waren; diese Anordnung schlug Jeremy Bentham für viele verschiedene Funktionen vor: „Penitentiary-Houses, Prisons, Houses of Industry, Work-Houses, Poor-Houses, Manufacturies, Mad-Houses, Lazarettos, Hospitals, and Schools", siehe BENTHAM 1843, S. 37. Zum Ursprung des panoptischen Konzeptes aus dem Kontext von militärischen Einrichtungen der Marine siehe FORTIER 1979, S. 49. Zum Kontext des „Überwachens und Strafens" siehe FOUCAULT 1994, S. 251–292.

15 Soweit bekannt ist, reiften die Panopticon-Entwürfe ab dem Jahr 1786, als Jeremy Bentham, einer der Hauptvertreter des Utilitarismus, seinen Bruder Samuel im weißrussischen Chrecheff besuchte, der dort mit ähnlichen Ideen experimentierte. Im Jahr 1787 legte Jeremy Bentham sein Konzept in Briefen dar, die Publikation folgte 1791, siehe BENTHAM 1843 (1791); zu der Entstehung der Panopticon-Entwürfe siehe die Aufsätze von Philip Steadman: STEADMAN 2007 und 2012; Steadman nennt neben dem Bruder Samuel Bentham auch den Architekten Willey Reveley als Beteiligte am Planungsprozess, siehe STEADMAN 2007, S. 9–10.

16 In den vier Obergeschoßen des Turmes befanden sich je 28 Zellen, im Erdgeschoß war die Anzahl durch die Toröffnung auf 27 reduziert; In einem Handschreiben an den Direktor des Allgemeinen Krankenhauses Joseph Quarin vom 10.4.1784 gab Joseph II. genaue Anweisungen zur Belegung des Narrenturms: „[...] 1. In die 28 Zimmer des obersten Stockes des Irrenhauses kommen aus dem spanischen Spitale die 3 unreinen und die 10 von St. Marx zu zwei und zwei also, in 7 Kammern, jeder angeschmiedet. In den übrigen der 21 Kammern kommen von den 48 unruhigen, 21 hinauf, jeder einzelweis. 2. In den darunter befindlichen niederen Stock kommen dann die übrigen 27 ebenfalls unruhigen und müssen auch einzelweis verbleiben. 3. Der tiefere Stock bleibt ganz leer. 4. In den folgenden 1. Stock kommen die 40 ganz ruhigen und theilweise incurablen Männer und Weiber sowohl von St. Marx als vom spanischen Spitale zu stehen die in jede Kammer zu zwei und zwei Männer und Weiber immer von nemlichem Geschlechte zusammengesperrt werden. 5. Die Kammern zu ebener Erde bleiben ebenfalls noch leer und werden diese zweien leeren Stöcke für die Militär-Irren oder Zuwachs reserviert, die noch kommen [...] In den beiden oberen Stöcken bleiben die Irren versperrt, können als [sic] nicht zusammenkommen und werden nicht herausgelassen. Von den unteren Stöcken, wo zwei und zwei beisammen liegen, werden wechselweise Männer und Weiber zu unterschiedlichen Stunden in dem Hof hinabgelassen. Die zweien reservierten Stöcke bleiben einstweilen gänzlich versperrt." zit. n. HAUSNER 1998, S. 18.

17 QUARIN 1784, S. 21.

18 Siehe STOHL/PATZAK 2000, S. 278; Kranke der ersten und zweiten Verpflegsklasse wurden auch in Trakten des Allgemeinen Krankenhauses („Dreiguldenstock") und im Lazarett betreut, siehe VISZÁNIK 1845, S. 5, S. 8, S. 12–14.

19 TAYLOR 1836, S. 290. Howard äußerte seine Kritik direkt gegenüber Joseph II. anlässlich einer Audienz am Christtag (25.12.) 1786, siehe TAYLOR 1836, S. 292.

20 FRANK 1802, S.163. – MARTIN 1832 S. 73.

21 MARTIN 1832, S. 73–81, Zitat S. 78.

22 WITTELSHÖFER 1856, S. 187.

23 Carl Hofbauer nennt das Datum des Kaufvertrags mit 14.2.1822, siehe HOFBAUER 1861, S. 166. Karl Weiss gibt hingegen das Jahr 1820 als Kaufjahr an, siehe WEISS 1865, S. 130.

24 Cajetan Schiefer: k. k. Zivil-Bau-Inspektor bei der steiermärkischen Provinzial-Bau-Direction und ab 1835 Stadt-Unterkämmerer, bzw. 1835–64 erster „Stadtbaudirektor" von Wien, siehe MAGISTRATSDIREKTION 1985, S. 26, S. 40. Zur Zeit des Entwurfs für die „Irren"-Heilanstalt war er Erster Zivilbau Direktions-Amts-Zeichner der k. k. n.ö. Zivilbau-Direktion; die Kapazität ergibt sich aus der Projekt-Beschreibung von Cajetan Schiefer, siehe Wien Museum, Inv.Nr. 105.717: „Beschreibung des Planes der in Wien neu zu erbauenden Irren-Heilanstalt, welcher von Sr. Majestät mit a. h. Entschließung von 6ten August 1826 genehmiget wurde", gezeichnet Cajetan Schiefer, datiert mit 28.11.1823, im Folgenden: Wien Museum, Schiefer 1823; Leopold Wittelshöfer berichtet von 200 Geisteskranken, zählt aber die Pensionäre und die zahlenden Kranken nicht mit, siehe WITTELSHÖFER 1856, S. 187.

25 Wien Museum, Schiefer 1823. WITTELSHÖFER 1856, S. 187. Zum Projekt siehe KASSAL-MIKULA 1999a, S. 44–47.

26 Robert Owen publizierte ab 1817 Konzepte für „Villages of Unity and Mutual Co-Operation", die ideale Produktionskommunen sein sollten; aufbauend auf diesen Konzepten entstand um 1824 ein (nicht realisierter) Idealentwurf für New Harmony, Indiana, als Zusammenarbeit Owens mit dem Architekten Thomas Stedman Whitwell; siehe BOLLEREY 1991, S. 35–85.

27 Wien Museum, Schiefer 1823.

28 Wien Museum, Schiefer 1823.

29 Der beständig steigende Platzbedarf wurde durch die Unterbringung psychisch Kranker in verschiedenen Institutionen gedeckt: Ab 1816 wurden im Versorgungshaus Mauerbach 30 bis 40 Kranke aufgenommen, 1817 richtete man eine Abteilung für 280 ruhige, unheilbare Geisteskranke im Versorgungshaus Ybbs ein, und auch im Allgemeinen Krankenhaus wurden zusätzliche Zimmer als Beobachtungsstationen reserviert, siehe VISZÁNIK 1845, S. 6–7. – WITTELSHÖFER 1856, S. 186.

30 Zuvor waren mehrere Projekte ausgearbeitet worden, die jedoch nicht umgesetzt wurden: Protomedicus Joseph Johann Knolz verfasste 1840 einen Vorschlag für die Errichtung von zwei Irrenanstalten, davon eine für Wien, die andere für die ländlichen Bezirke Niederösterreichs; Primararzt A. Leopold Köstler sprach sich für den Kauf und die Erweiterung der Döblinger Privat-Heilanstalt des Dr. Bruno Goergen aus. In den 1840er-Jahren arbeiteten

die Architekten Ferdinand Fellner und Paul Sprenger sowie der Primararzt der „Irren"-Anstalt Michael Viszánik jeweils ein eigenes Projekt aus. 1845 wurde eine Regierungskommission, zu der Direktor Joseph Gottfried Riedel aus Prag (ab 1851 Direktor der Wiener „Irren"- Heil- und Pflegeanstalt), Direktor Anton Haindl aus Lemberg (ab 1851 Direktor des Wiener Allgemeinen Krankenhauses) und Primararzt Dr. Karl Spurzheim aus Ybbs beigezogen wurden, mit der Überprüfung des Sprenger'schen Projektes beauftragt. Zur Beurteilung der drei Projekte ließ die Hofkanzlei außerdem Gubernialrat Ignaz Ritter von Nadherny aus Prag kommen. Doch Nadherny zeigte sich mit den ihm vorliegenden Plänen so wenig einverstanden, dass er stattdessen ein neues Projekt entwickelte. Er ließ in sein Programm die Erfahrungen einfließen, die er bei den Planungen für den Ausbau der Prager „Irrenanstalt" gemacht hatte: die 1790 eröffnete Prager Anstalt wurde mehrmals, u. a. 1822, 1827 und 1839–46, erweitert; siehe FISCHEL 1853, S. 2–11. – WITTELSHÖFER 1856, S. 78, S. 187–189.

31 Der Bau war im Oktober 1852 vollendet, die ersten Kranken wurden am 1.8.1853 aufgenommen; siehe WITTELSHÖFER 1856, S. 189–190. – HOFBAUER 1861, S. 167.

32 Die Berufung Riedels nach Wien erfolgte bereits 1851, siehe WITTELSHÖFER 1856, S. 78, S. 185.

33 WITTELSHÖFER 1856, S. 194.

34 Der Alserbach wurde 1840–45 zwischen dem Linienwall und seiner Einmündung in den Donaukanal eingewölbt, siehe GANTNER 1991, S. 12–28.

35 Zu den Phalanstère-Entwürfen BOLLEREY 1991, S. 86–167.

36 Oesterreichische Illustrirte Zeitung, 6.10.1851, S. 113. – KONOPITZKY 2002, u. a. S. 47–50.

37 Zu dem Thema der Binnendifferenzierung siehe STOLLBERG/ TAMM 2001.

38 Lediglich bei den Zellen der „Tobsüchtigen" war die Stockwerkszuordnung umgekehrt: Im Erdgeschoß lagen die Zellen der ersten und zweiten Verpflegsklasse, im 1. Stock die Zellen für die Kranken der dritten Verpflegsklasse; WITTELSHÖFER 1856, S. 193–194, S. 197. – RIEDEL 1858, Legenden Tafeln II bis V. – WEISS 1865, S. 131.

39 WITTELSHÖFER 1856, S. 192. – RIEDEL 1858, Legenden Tafeln II bis V. Nachträgliche Ergänzungen mit pavillonartigen Baukörpern führten zu einer Veränderung des ursprünglichen Konzeptes: 1877–78 wurde je eine Isolierabteilung für Männer und Frauen für Kranke 1. und 2. Verpflegsklasse angebaut und ein „detachiertes Gebäude" für „unreine", pflegebedürftige Kranke errichtet, im Jahr 1888 ein weiteres kleines Gebäude für Infektionskranke; siehe KORTZ 1906, S. 255–256.

40 Die Gärten wurden zunächst wiederum entlang der Längsachse in Frauen- und Männerbereiche getrennt, und innerhalb dieser Gartenhälften nochmals differenziert in Gärten „für ruhige Kranke III. Classe", „für ruhige Kranke I. u. II. Classe", „für unruhige Kranke I. II. u. III. Classe, und „für Reconvalescente". Männliche Kranke konnten außerdem einen Turnplatz und eine Kegelbahn frequentieren. Auch der Direktor, der Verwalter und der Kontrollor der Anstalt verfügten jeweils über eigene Gartenbereiche, und zwischen dem Einfahrtsgebäude und dem Verwaltungstrakt befand sich ein „gemeinschaftlich" zugänglicher Park; siehe RIEDEL 1858, Legende Tafel II. – WEISS 1865, S. 131.

41 Wittelshöfer erwähnt „zwei große Badebassins in den Gärten für Frei- und Vollbäder", siehe WITTELSHÖFER 1856, S. 192–193, S. 207 (Zitat S. 193). Siehe auch Oesterreichische Illustrirte Zeitung, 6.10.1851, S. 113.

42 WITTELSHÖFER 1856, S. 193, S. 212. – RIEDEL 1858, Legende Tafel II.

43 RIEDEL 1858, Legende Tafel I – HOFBAUER 1861, S. 167. – WEISS 1865, S. 131.

44 Gesetz vom 17.2.1864 (Reichsgesetzblatt Nr. 22), § 8; 31.12.1864: Übergabe der Anstalten und Fonds der Gebär- und Irrenanstalten in die Landesverwaltung; Beschluss des Nö. Landtages vom 21.9.1869: Genehmigung zur Veräußerung der Realitäten des Irrenturms und der Gebäranstalt samt Zubehör an den k. k. Krankenhausfonds; siehe JAHRBUCH 1892, S. 28–29, S. 35. – CHROBAK/SCHAUTA 1911, S. 24–25. – GROIS 1965, S. 102, S. 111–112.

45 HAUSNER 1998, S. 20.

46 KNOEDL 1935, S. 109.

47 Bau des neuen Psychiatriegebäudes: 1968–74, siehe VAMED 1994, S. 36–37.

Caroline Jäger-Klein

# Moderne Irrenanstalten in den Kronländern der Monarchie

Heinrich Schlöss stellte 1912 im Vorwort zu *Die Irrenpflege in Österreich in Wort und Bild* klar, dass „das Werk aber auch ein Denkstein" ist, „auf dem die Leistungen der einzelnen Kronländer Oesterreichs auf dem Gebiete der Irrenfürsorge zu dauerndem Gedächtnis verzeichnet sind, und liefert den Beweis, dass in diesen Ländern für die Behandlung und Pflege der Geisteskranken Grosses geschaffen wurde." Sanitätsrat Eugen Hofmokl belegte dies mit einer Statistik: Österreichs Irrenanstalten konnten im Jahre 1910 mit 23.583 öffentlichen und 720 privaten Betten aufbieten. Die Anlage Am Steinhof war mit 2.400 Betten die größte der Monarchie und versorgte den Großraum Wien, gefolgt von Dobřzan bei Pilsen mit 1.744 und Bohnitz bei Prag mit 1.600 Betten für Böhmen, Feldhof bei Graz mit 1.550 Betten sowie Mauer-Öhling bei Amstetten mit 1.430 Betten. Kulparkow bei Krakau bediente mit 1.111 Betten West-Galizien und Kremsier mit 1.100 Betten Mähren. Dann folgte größenmäßig Kierling-Gugging bei Klosterneuburg mit 1.020 Betten.[1] Mit Ausnahme des Feldhof bei Graz sind alle der hier genannten Anlagen bereits dem modernen Pavillonsystem zuzuordnen, und nennen sich „Landes-Heil- und Pflegeanstalten". Diese Bezeichnung geht auf die sogenannte Kronländerregelung und den politischen Ausgleich mit Ungarn 1867 zurück. „Land" ist somit die verkürzte Bezeichnung für Kronland, und erklärt, weshalb die Anlage am Steinhof in der Statistik von 1913 zwar unter der Adresse Wien XIII, aber als niederösterreichische Anstalt geführt wurde. Jedes Kronland hatte einen Landtag, der nach dem Kurienwahlrecht gewählt wurde, und für die Errichtung und den Betrieb der „Irrenanstalten" auf seinem Territorium zuständig war. Zu „Österreich" zählten zu diesem Zeitpunkt u. a. die heutigen Bundesländer Niederösterreich, Oberösterreich, Steiermark, Kärnten, Salzburg, Tirol und Vorarlberg sowie weiter Krain, Küstenland, Böhmen, Mähren, Österreich-Schlesien, Galizien, Bukowina und Dalmatien.

## Von der adaptierten Kaserne zum Korridorsystem mit Tagräumen

Für Wien wie für Prag war auf dem Sektor einer zentral koordinierten Irrenpflege Kaiser Joseph II. der erste Monarch, der sich aus privatem Interesse darum kümmerte, und „die bisherigen kleinen, durch private Wohltätigkeit ungenügend ausgehaltenen Spitäler, welche mehr Armenhäuser als Krankenhäuser waren", aufließ „und an ihrer Stelle neue, für verschiedene Krankheiten entsprechend eingerichtete Anstalten"[2] errichtete. In Wien legt über diesen Entwicklungsschritt der „Narrenturm" am Areal des alten Allgemeinen Krankenhauses bis heute Zeugnis ab, in dem die psychisch Kranken endlich als Patientinnen und Patienten behandelt wurden, die nicht mehr angekettet, sondern nur mehr überwacht (Panoptikum), in Doppelzimmern untergebracht waren. Auch in Prag wurde 1790 die Eröffnung des allgemeinen Krankenhauses samt „Tollhaus" der Öffentlichkeit bekannt gegeben.

Doch schon bald reichten der Wiener „Irrenturm" und die zu seiner Entlastung errichtete Filiale in der Lazarettgasse nicht mehr aus. Daher richtete man in der ältesten niederösterreichischen Landes-

Pflegeanstalt für Geisteskranke in Ybbs, der 1778 zu einem Versorgungshaus der Stadt Wien adaptierten maria-theresianischen Kavalleriekaserne eine Abteilung für Geisteskranke ein, in die 1817 100 Patienten aus Wien einzogen.[3] Selbstverständlich war eine derartige Anlage nicht von Anfang an für die speziellen Bedürfnisse ihrer Insassen konzipiert. Das zwei- bis dreigeschoßige, geschlossene Geviert aus zwei Höfen mit freistehender Kapelle in einem davon wurde im 19. Jahrhundert sukzessive zu einer den modernen Ansprüchen genügenden Anlage mit Wirtschaftsgebäuden und Bauten für die Arbeitstherapie sowie Lazarett, Leichenhaus und Infektionsgebäude im angrenzenden Park entlang der Donau ergänzt.[4] Ybbs repräsentiert das typische Entwicklungsmuster stellvertretend für viele derartige Anstalten, bis im Laufe des 19. Jahrhunderts „das von reinster Humanität beseelte Streben immer mehr zu Tage [trat], den Kranken mit allen Errungenschaften moderner Technik und comfortabler innerer Einrichtung ausgestattete Anstalten zu widmen und die alten als Hospitäler benutzten Gebäude durch neue, sozusagen palastartige Bauten zu ersetzen".[5]

Für die frühesten Entwicklungen zu modernen Anlagen zeichnen Böhmen und Mähren verantwortlich. Mit dem 1856 aufgekauften und 1860 belegten, ehemaligen Serviten-Kloster in Slup entstand in Prag die erste Kolonie der Irrenpflege auf dem Kontinent, in der „die Geisteskranken bei der Arbeit in der Landwirtschaft und Gärtnerei systematisch und in recht ausgiebigem Masse verwendet"[6] wurden. 1861–63 folgte mit dem Bau der mährischen Landes-Irrenanstalt die erste Versorgungsanstalt im Korridorsystem[7], dem auch der 1873 bezogene Feldhof bei Graz folgte.[8] Im selben Jahr übernahm dort Professor Richard von Krafft-Ebing die Direktion, der sehr viel später eine wesentliche Rolle in der Konzeption des Sanatoriums Westend in Purkersdorf spielte. Dieses ab 1904 durch Josef Hoffmann gestaltete Bauwerk ist das international wohl bekannteste „Irrenhaus" der österreichischen Architekturgeschichte, weil sich in ihm so deutlich die Zuwendung der Baukunst zur internationalen Moderne abbildet. Dennoch verkörpern sowohl die Brünner wie die Grazer Anstalt nach außen hin noch das alte Bauschema des Palastes mit einer mehrgeschoßigen, zentralen Hofanlage als regelmäßigem Viereck und Flügelbauten für die Krankentrakte. In diesen durften die Patientinnen und Patienten sich nun wenigstens untertags nach dem Prinzip der Offentür-Behandlung auf den langen, einseitig belichteten Korridoren aufhalten. Dass dieses Korridorsystem von Anfang an in Kombination mit Tagsälen gedacht war, schildert die Planungsgeschichte von Brünn.[9] Allerdings wurden diese Tagsäle dann zwecks Reduktion der Kubatur eingespart, und die Korridore in den Plänen als „Tagräume" beschriftet, um den Insassen eine vollwertige Offentür-Behandlung zuteilwerden zu lassen.

### Das Vorbild Dobřzan – Pavillons mit gedeckten Verbindungsgängen

Der nächste Entwicklungsschritt vollzog sich mit der seit 1876 „auf einer leichten Anhöhe nahe Dobřzan, zwei Eisenbahnstationen von Pilsen entfernt im Pavillonsystem mit einem Kostenaufwande von 4 000 000 K. erbaut[en] und am 13. April 1880 mit 200 Kranken eröffnet[en] königlich böhmischen Landesanstalt für Geisteskranke."[10] Hofmokl notiert: „Das hier vertretene Prinzip der Irrenunterbringung war für manche später entstandene Irrenanstalt in Österreich richtungsgebend gewesen."[11] Die vormals noch kompakt unter einem Dach vereinten, einzelnen Krankentrakte wurden hier nun zu voneinander getrennten, als Pavillons bezeichneten, Einzelbauwerken, doch noch nicht ganz voneinander abgenabelt: „Die erstgenannten 3 Gebäude sind sowohl auf der Männer-, als auch auf der Frauenseite durch gedeckte Gänge mit dem Administrationsgebäude, und mit der Anstaltsküche und Kirche verbunden".[12] Dieses so auffällige Merkmal der Verbindungsgänge sollte bei keiner einzigen der nachfolgenden Anstalten je wieder angewandt werden. Albrecht Paetz, Direktor von Alt-Scherbitz, begründete dies damit, dass sie zwar „die Annehmlichkeit des Schutzes gegen ungünstige

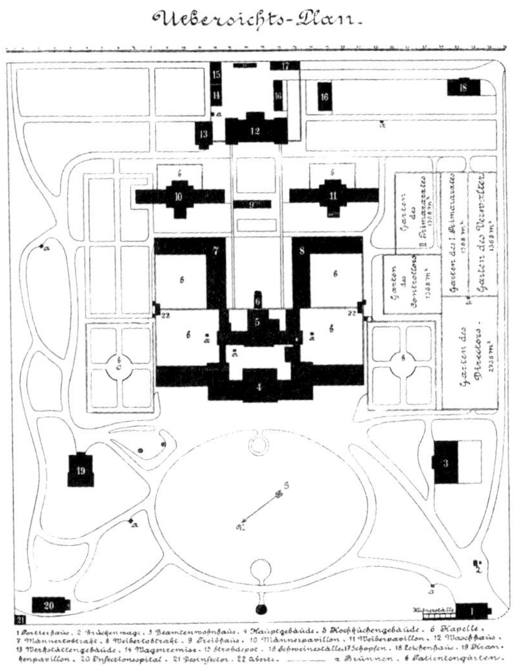


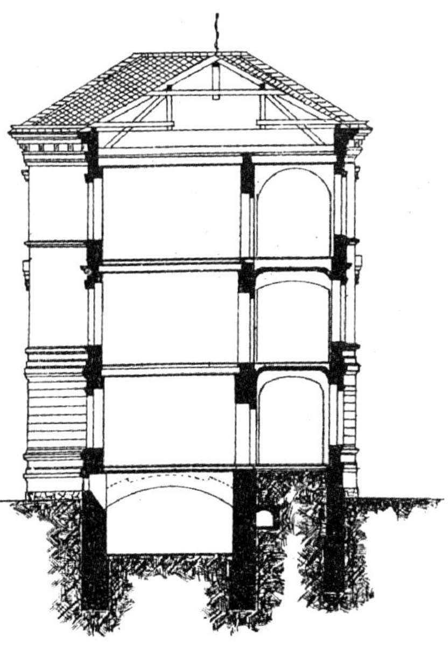

Witterung gewähren, geben aber der Anstalt den Charakter der Geschlossenheit, den eine solche nicht haben soll, und sind theils deshalb, theils wegen der durch sie ohne Noth bedingten Vertheuerung der Baukosten zu verwerfen".[13]

Dennoch blieb Dobřzan lange Zeit fixer Programmpunkt für alle Studienreisenden, und zwar wegen der generellen Disposition der Einzelbauten auf dem Areal, mit einer Mittelachse der breit gestreckten Anlage aus Administration, Kirche, Küche, zentraler Badeanlage, je zwei Werkstätten- und Lagergebäuden sowie Leichenhaus und Portiershaus als flankierende Bauten des rückwärtigen Anschlusses. Die daran beidseitig, mit großer Distanz zueinander angeordneten, sehr großzügigen Pavillons beinhalten noch Schlafsäle mit bis zu zwanzig Betten pro Raum, aber schon einen vom Korridor abgetrennten Tagraum im Mittelrisalit des klassischen Flügelbaues. Ob dies allerdings eine Planung aus der Anfangszeit ist, lässt sich anhand der Darstellung der Anlage von 1912 nicht exakt ermitteln. Eindeutig geht jedoch hervor, dass die um 1880 errichteten Bereiche als „große Räume ohne Plafond bis unter das Dach reichen und reichliche Ventilationen am Dachfirst besitzen."[14]

Im November 1878 hielt der Wiener Architekt und Baumeister Carl Schlimp (1834–1901) in der Fachversammlung für Architektur und Hochbau des Österreichischen Ingenieur- und Architektenvereins einen Vortrag über den Baufortschritt, die verwendeten Materialien und deren Beschaffung in Dobřzan. Die „Acquirierung" der Bruchsteine erfolgte aus Steinbrüchen in einem Umkreis von sechs Kilometern, aber „einen bei Weitem schwierigen Theil der Materialbeschaffung bildete die Beistellung einer so grossen Quantität guter Mauerziegel in der entsprechend kurzen Zeit".[15] Schlimp berichtete zudem von der Sorgfalt bei der Auflagerung und der Vermauerung der Tramhölzer, „da uns die Anwendung von Tramkasteln, des Kostenpunctes wegen, nicht gestattet wurde".[16] Das verwendete Holz wurde „vor seiner Verwendung am Baue [...] mit äusserster Sorgfalt auf seinen Gesundheitszustand und seine Trockenheit untersucht. [...] Doch damit ist bekanntlich für das Holz noch nicht alles gethan. Einen beinahe ebenso wichtigen Factor als gesundes Holz bildet auch das zur Verwendung kommende Beschüttungs-Materiale", das Schlimp sogar vom Chemieprofessor „am deutschen Polytechnikum in Prag" bezüglich „Hygroskopicität und Beimengung von organischen Bestandtheilen"[17] untersuchen ließ. Diese Sorgfalt bei der Erstellung der Holztramdecken mit Beschüttung erklärt hinlänglich einen offensichtlich bekannten Schwachpunkt bei den sehr hygienisch zu haltenden, und dadurch andauernd nass aufzuwaschenden Fußböden im Krankenhausbau allgemein, dem erst Carlo von Boog mit der Verwendung des neuen und gegen Nässe unempfindlichen Materials Beton etwa zehn Jahre später im Zuge der Errichtung einzelner Pavillons in Kierling-Gugging bei Klosterneuburg beizukommen versuchte.

↑ Die mährische Landes-Irrenanstalt in Brünn war die früheste bauliche Anlage im Korridorsystem. Der Übersichtsplan zeigt noch deutlich das traditionelle Bauschema eines Palastes mit mehrgeschoßigen Höfen und angehängten Flügelbauten, auf deren Gängen sich nun jedoch die Kranken wenigstens untertags frei aufhalten durften (Offentür-Behandlung).

↖ Schwachpunkt der eigentlich soliden Gründerzeitbauweise war der Eintrag von Feuchtigkeit in Holzdecken mit Beschüttung, insbesondere im Krankenhausbau. Der erhaltene Querschnitt durch einen Gebäudetrakt in Dobřzan stellt diese Schwachstelle bei der Auflagerung der Holzträme ohne „Tramkasteln" als zusätzlicher Feuchtigkeitsisolierung zum aufgehenden Mauerwerk dar.

## Die Kolonie in Salzburg nach dem Vorbild von Alt-Scherbitz

Die Landesheilanstalt für Geistes- und Gemütskranke in Salzburg dürfte ähnlich wie die Anlage in Kierling-Gugging durch ihre Entstehung aus Umbauten bestehender Gutshöfe auf dem Areal die Chance gehabt haben, auf das Koloniesystem nach dem Vorbild von Alt-Scherbitz umzusteigen, was zudem noch andere Vorteile brachte: „Durch zufällige Umbauten ergab sich die Möglichkeit, Arbeit für die Kranken zu finden und die dabei gemachten günstigen Erfahrungen beseitigten die Bedenken, welche man anfangs noch den Kolonisierungsvorschlägen entgegengebracht hatte. So war es möglich geworden, die 2 angekauften Bauernhöfe schon vor Beginn der Bauarbeiten für die neue Anstalt mit Kranken zu belegen und den Betrieb derselben während der 3 jährigen Bauperiode nahezu ganz allein mit den Kranken zu führen."[18]

Im Lageplan der 1898 eröffneten Anstalt mit eingegliederter Kolonie bildet sich anhand der Disposition und des Grundrissabdruckes der Gebäude sehr genau der Unterschied zwischen den angekauften Gutshöfen, deren Haupt- und Nebengebäude organisch gewachsen den nordöstlichen Teil der Gesamtanlage als offene Männerabteilung prägen, und dem südwestlich davon liegenden, schon symmetrisch um eine Mittelachse komponierten Anstaltsbereich für unruhige und ruhige Kranke und Pensionäre ab. Die offene Frauenabteilung, die die Planlegende speziell als Kolonie ausweist, liegt dennoch gemeinsam mit der Kirche im ansonsten geometrisch komponierten Anstaltsteil, und wird als „Offenes Landhaus für Frauen" betitelt. Auch die stilistische Ausgestaltung mit laubsägegeschnitzten und holzvertäfelten Giebelfeldern, nicht nur bei der Frauen-, sondern ebenso bei der neu errichteten Männerabteilung, zollt der ländlichen Architektur des Bestandes und der Umgebung durchaus Tribut.

## Mauer-Öhling als politisch motiviertes Modellprojekt

Im Jahr 1898 wurde nach einer längeren Projektierungsgeschichte der Bau der „ersten modernen

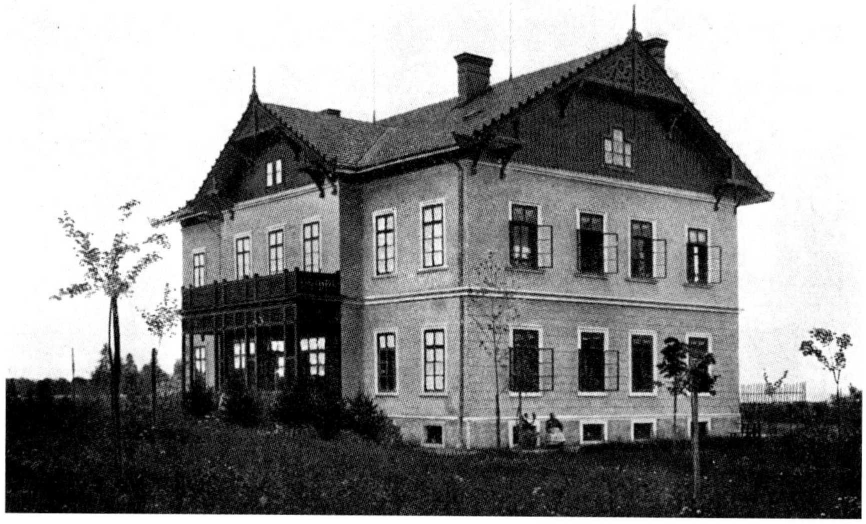

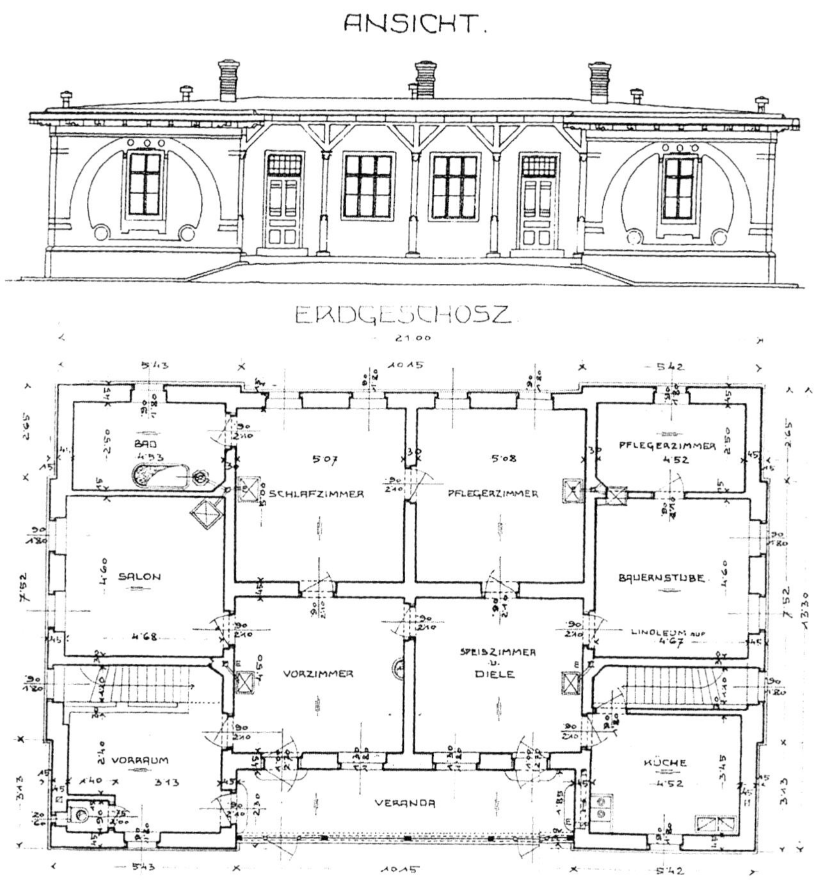

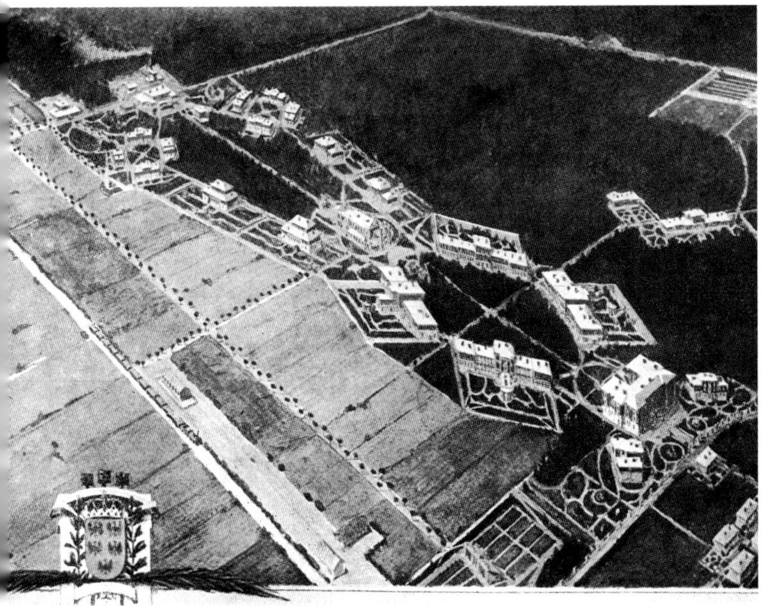

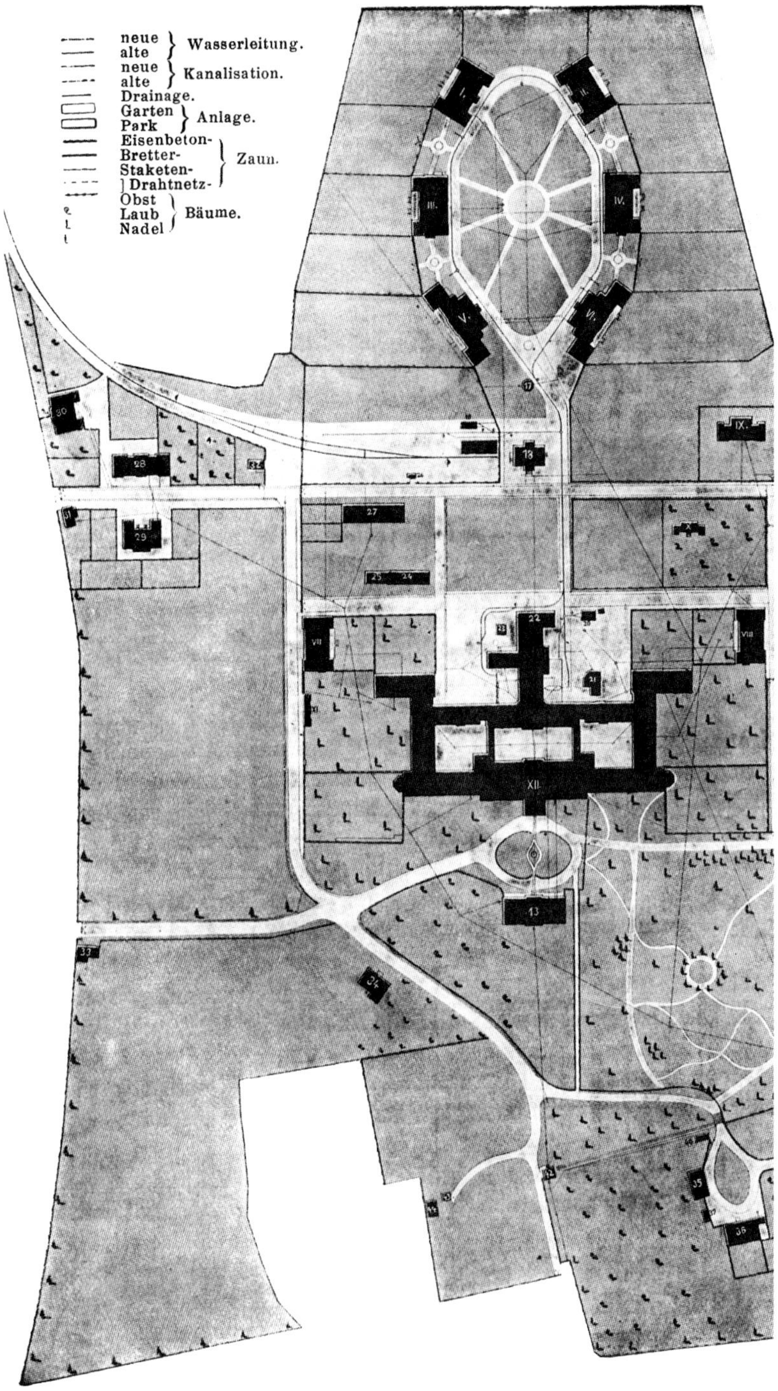


↖ Dieses historische Foto der Frauenabteilung von Salzburg dokumentiert den „Landhausstil" als Angleichung der neuen Bauwerke der Anlage an die ländliche Architektur des Bestandes und der Umgebung.

← Grundriss und Ansichtszeichnung eines Pflegerhauses von Mauer-Öhling bilden die Modernität des rein funktionell bestimmten Entwurfes für die Wohnbauten dieser Anlage ab.

↑ Das Kristalline eines transparenten Modellprojektes aus politischen Gründen lässt sich an der aquarellierten Vogelschau von Mauer-Öhling ebenso ablesen wie die hierarchische, geometrische Gesamtdisposition sowohl der barocken Fürstenresidenzen wie frühen Produktionsstätten, auf die Caltana als potentielle Vorbilder hinweist.

↗ Die Disposition der neuen Pavillons der östlichsten Anstalt der Monarchie in Kulparkow bei Lemberg erweist dem Vorbild Mauer-Öhling unübersehbar Referenz.

Heil- und Pflegeanstalt des Landes Nieder-Oesterreich" begonnen, die neben dieser Bestimmung die Aufgabe zugeteilt bekam, bei der öffentlichen Armenpflege von Wien und Niederösterreich „in der Weise mitzuwirken, dass unheilbaren harmlosen, aber beschäftigungsfähigen, in der öffentlichen Armenversorgung stehenden Geistessiechen, die einer Irrenanstaltsbehandlung eigentlich nicht bedürfen, Aufnahme in der Anstalt zur Pflege und Beschäftigung gewährt wurde".[19] In Mauer-Öhling entstand also ein Modellprojekt für alle Kronländer, das aus der Sicht des verantwortlichen Landesausschuss-Mitgliedes Leopold Steiner und seines politischen Ziehvaters, des Wiener Bürgermeisters Karl Lueger, die Vorrangigkeit der christlichsozialen Partei längerfristig sichtbar untermauern sollte. Es ging um den Beweis, dass eine starke Provinzverwaltung effizient und auf der Basis nüchterner wissenschaftlicher Erkenntnis ein Projekt zustande bringen konnte, das der noch im Geiste des Absolutismus agierenden, zentralen Regierung des Habsburgerreiches den politischen Anspruch auf eine konstitutionelle Monarchie mit starker regionaler Autonomie vorführen sollte.

Die Studienreisen der für die Anstalten verantwortlichen Ärzte und Politiker brachten Erkenntnisse, die dann in Zusammenarbeit mit den beamteten Planern zu Neuem umgesetzt wurden, auch im Gestalterischen. Aus der baukünstlerischen Tradition heraus wären für zentral gelenkte Projekte des Kaiserhauses ausschließlich neobarocke bis neoklassizistische Stilsprachen angemessen gewesen. Völlig undenkbar waren für die niederösterreichischen Anlagen aber auch „Kolonien" im Heimatstil wie Salzburg, weil die Bauten aus dem Selbstbewusstsein Leopold Steiners heraus als staatstragende Verwaltungsprojekte anzusehen waren. Daher musste zwingend Neues gefunden werden, und mit Carlo von Boog trat die geeignete Persönlichkeit dazu auf den Plan. Boog konnte in Kierling-Gugging ausreichende Erfahrungen sammeln, bevor er das eigentlich früher „geborene" Projekt für Mauer-Öhling in die Tat umsetzen musste. Steiner und Fedor Gerényi, der administrative Leiter der Wohltätigkeitsanstalten Niederösterreichs, verhinderten, dass das Projekt in Mauer-Öhling von den aufkeimenden Nationalismen vereinnahmt wurde, was im Küstenland den Bau einer modernen Irrenanstalt unendlich verzögert und letztendlich zum Bau von zwei verschiedenen Anstalten, einer in Görz und einer in Triest, mit aus diesem Grunde völlig unterschiedlichen Architektursprachen führte.

Hinsichtlich der idealen Gesamtanlage bot Gugging jedoch aus den topografischen wie historischen Voraussetzungen nicht die Möglichkeit zum Experiment, und präsentiert sich daher heute noch als organisch gewachsene Anlage. Mauer-Öhling musste als Modellprojekt ein gesamtdispositorisches Statement abgeben. Diego Caltana stellt dazu fest, dass zwar die „städtebaulichen Barock-Richtlinien für Fürstenresidenzen" noch Pate gestanden haben, aber auch die Produktionsstätten und Arbeitersiedlungen eines Claude-Nicolas Ledoux mit ihrer „eher hierarchischen als geometrischen Struktur" als Referenz dienten.[20] Letztendlich ging es nach wie vor um eine hierarchisierte Überwachung, allerdings mehr in einer symbolischen denn einer tatsächlichen Kontrollfunktion wie noch beim Wiener „Narrenturm". Die staatliche Ordnung in ihrer verwaltungstechnischen Delegation spiegelt in Mauer-Öhling „die dominante Zentralachse – das Direktionsgebäude mit dem Landeswappen im Eingangsbereich, die Kirche mit der aufgesetzten habsburgischen Krone an der Hauptfassade und das große Küchengebäude –"[21] wider. Peter H. Kunerth führt diesen Aufbau, den Boog im Unterschied zu echter, konvex-konkaver Barockdisponierung nicht auf gekurvten Grundrisslinien basiert, sondern aus wirtschaftlicheren und damit geraden Geometrien zusammensetzt, auf den Einfluss Otto Wagners im Denken Boogs zurück.[22] Boog muss gerade deshalb von Wagners Einflussnahme auf seine aus rationalen Überlegungen zur Topografie entstandene Planung für den Steinhof umso mehr getroffen gewesen sein. Aus seinem Weltbild heraus konnte er nicht verstehen, dass Wagners Streben nach vollständiger Anerkennung als Künstler-Architekt ihn förmlich zum Verrat an seinen eigenen Doktrinen trieb. Boogs höchstes Ziel hingegen lag in der Anerkennung seiner Leistung auf dem Gebiet der Rationalität und vollkommenen Wirtschaftlichkeit.

Leslie Topp schließt sich der Meinung an, dass Boog die aktuellen Tendenzen der Wiener Architektur, „that of the self-professed modernists around Otto Wagner"[23] intensiv beobachtete, was sich in den formalen Qualitäten des Lageplanes durch – „its symmetry, axiality, and geometric coherence"[24] niederschlüge. Im Pflegerdorf aber, „in which married couples working as asylum nurses could live together with selected ‚quiet' patients ... [to] serve as a demonstration to the local community of how well the ‚family care' of patients could work",[25] nahm er die moderne Siedlung der Zwischenkriegszeit (im Unterschied zur romantischen, familiär-heimeligen, vernakulären Erscheinung von Alt-Scherbitz) vorweg, und ging damit weit über Wagner hinaus. Boog entwarf in radikaler Modernität eingeschoßige, weiße Kuben mit weit überstehendem Flachdach und einer zurückversetzten Eingangslaube ohne jeden Jugendstil-Dekor oder andere Zugeständnisse an Wohnlichkeit, getragen von drei simplen, hölzernen Pfeilern mit Streben.

Diese Radikalität der leider mittlerweile abgerissenen Pflegerhäuser von Mauer-Öhling sollte keine der nachfolgenden Anstalten der Monarchie je wieder aufnehmen. Aber die Gesamtdisposition wurde sehr wohl ihrem von Steiner und Gerényi intendierten Modellcharakter gerecht und animierte zur kreativen Adaption an die jeweils individuellen Verhältnisse, wie am deutlichsten in den 1904–06 errichteten neuen Pavillons (Pav. I–VI) der galizischen Landesanstalt in Kulparkow bei Lemberg festzustellen ist.

## Kremsier und die architektonische Handschrift eines Otto Wagner Schülers

Kurz nach 1900 waren die mährischen Irrenanstalten in Brünn und Sternberg wieder ständig überfüllt, weshalb in Kremsier eine dritte Institution installiert werden sollte. Vom architekturgeschichtlichen Standpunkt höchst interessant ist, dass hier mit Hubert Gessner ein Schüler Otto Wagners nachweislich in die Planungen involviert war, den aber der Direktor Vincenc Návrat in all seinen ausführlichen Darstellungen der Anstalt 1908, 1912 und 1913 mit keinem Wort erwähnt. „Obwohl man aber auf vielen Plänen Gessners Unterschrift findet, ist sein Anteil am Projekt bis heute eher unklar. Bedenklich sind das ungewöhnlich niedrige Architektenhonorar sowie die fehlende Aufmerksamkeit in den damaligen Architekturzeitschriften. Aus diesen Gründen vermutet man heute, dass Gessner nur die Rolle des geistigen Schöpfers des Entwurfes und nicht des wirklichen Projektanten übernommen hat."[26] Für Gessner war dies einer seiner größten Aufträge, den er allerdings nicht über Vermittlung Otto Wagners, der zum Errichtungszeitpunkt von Kremsier (1905–07) mit den Bauarbeiten der 1902 projektierten und 1907 eröffneten Kirche St. Leopold am Steinhof befasst war, bekam, wie häufig angenommen wird, sondern wohl eher, weil Gessner aus der unweit von Kremsier liegenden Gemeinde Wallachisch-Klobouk stammte.[27]

„Bei ihren einzelnen Bauten wurde er durch Werke von Otto Wagner, Josef Hoffmann, der Wiener Werkstätte, des Klassizismus, des Barockklassizismus und der byzantinischen Architektur inspiriert",[28] meint Markus Kristan zur Formensprache allzu breit. Jindřich Vybíral trifft den gestalterischen Charakter der Anstalt viel eher, die amtliche Beschreibung zitierend: „Laut einer allgemein geteilten Überzeugung sollten Geisteskranke ‚in mehreren kleinen Lustschlößchen' untergebracht werden. [...] ‚Die Gebäude [...] sind pavillonartig, ähnlich den Gebäuden der Sommerfrische erbaut'".[29] Und tatsächlich, der „Pavillon für bessere Stände" weist klare Affinitäten zu den Kurhäusern und Kurpavillons der bekannten Sommerfrischeorte der Monarchie (Bad Ischl u. a.) auf, so deutlich, wie kein anderer.

Vybíral stellt dennoch fest, dass sich die Anlage „von einem nach und nach gewachsenen Kurort [...]

freilich durch seine regelmäßige Anordnung“[30] unterschied, wie sie sich spätestens seit der böhmischen Modellanlage in Dobřzan auszubilden begonnen hatte. Kremsier ist hinsichtlich seiner Gesamtdisposition wohl ebenso die Synthese aus Boogs und Wagners Handschrift wie der zeitlich parallel errichtete Steinhof. Nur die Disposition der Bauten entlang der zentralen Mittelachse bildet neben der viel stärkeren Hanglage des Steinhof, die nicht zum Versetzen der Pavillons zwecks Optimierung der Belichtung wie in Kremsier zwang,[31] den Unterschied. Gessner realisierte diesen Umstand ebenfalls, der ihm keine Gelegenheit bot, „einen ähnlichen Blickfang wie die St. Leopolds-Kirche Am Steinhof zu errichten. Wohl aus diesen Überlegungen heraus hatte Gessner ursprünglich über dem gleich zu Beginn der Mittelachse gelegenen Gesellschaftshaus mit seinem Festsaal einen quadratischen hohen Aufbau mit flacher Kuppel geplant, der jedoch nicht ausgeführt wurde. Daraus erklärt sich vielleicht auch der Unterschied im Gessner'schen Lageplan, die Kirche aus praktischen Erwägungen heraus schon unmittelbar nach dem Verwaltungsgebäude im Zentrum der Gesamtanlage zu errichten“[32], meint Kristan.

Gessner konnte sich mit der Anstaltskirche schneller als Wagner den Wunschtraum erfüllen. Es sollte aber auch bei ihm sein einzig verwirklichter Sakralbau bleiben. „Im Prinzip ist die Kirche eine rationalisierte, aktuell angepasste Version von Gessners zehn Jahre zuvor für die Wagnerschule entstandenem Kirchenprojekt für den ehemaligen Währinger Friedhof in Wien. [...] Sie erinnert beispielsweise an die allerdings stärker byzantinisch beeinflusste St. Blasius-Kirche in Agram [...]“,[33] und selbstverständlich an die Steinhofkirche von Wagner, insbesondere im Altarbereich, ohne allerdings Wagners Konsequenz aus den sich ankündigenden, neuen Bauweisen mit den so deutlich abgehängten Platten zur Bildung der inneren Raumschale des Zentralbaues zu ziehen. Typisch „secessionistisch“ geben sich auch die Innengestaltung der Pavillons der besseren Stände und des Festsaales sowie die Eingangsfassade des „Secierhauses“ – die Innenräume mit den für den späten Wagner typischen, zarten Flächenumrahmungen wie „Zierstiche“ sowie multiple Wellenmotive als obere Raumbordüren. Die Schaufront des „Secierhauses“, das auch als Einsegnungshalle diente, vermengt eine völlig verflachte und geometrisierte Tempelfront im unmittelbaren Eingangsbereich mit einem römischen Thermenfenster, das allerdings von einem zentralen Kreuzmotiv als Giebelbekrönung der Tempelfront kreisförmig in das Giebelfeld ausstrahlt, und somit einen tonnenüberwölbten Einsegnungsraum dahinter ankündigt.

Der Einfluss Josef Hoffmanns hingegen zeigt sich deutlich bei der Baukörperproportionierung und Außengestaltung des Administrationsgebäudes und der Wohngebäude mit ihren nicht sehr steilen, aber doch deutlich ausgebildeten Walmdächern über den mehrgeschoßigen mittleren Eingangsbaukörpern. Auch der äußerst reduzierte Fassadendekor ist schon die Vorwegnahme des Neo-Biedermeier, wie ihn Hoffmann noch bei der von 1919–24 entworfenen Villa Knips in Wien anwendete. Hoffmann hatte diese Biedermeier-Rezeption allerdings schon nach der Jahrhundertwende aufgenommen.[34] Gessner könnte davon beeinflusst gewesen sein. Daneben replizieren die Pavillons eine Art von sehr nüchternem und flachem Neo-

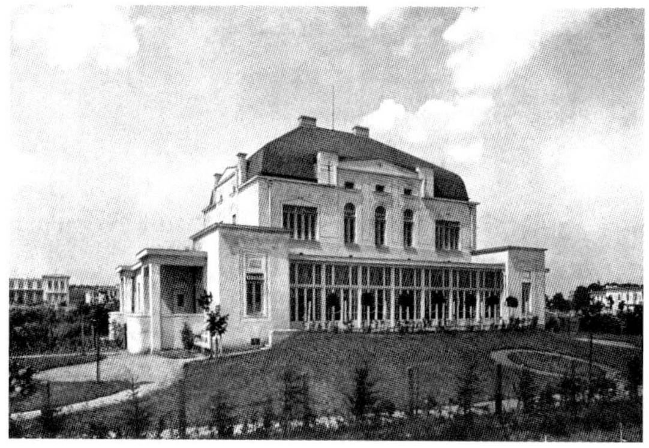

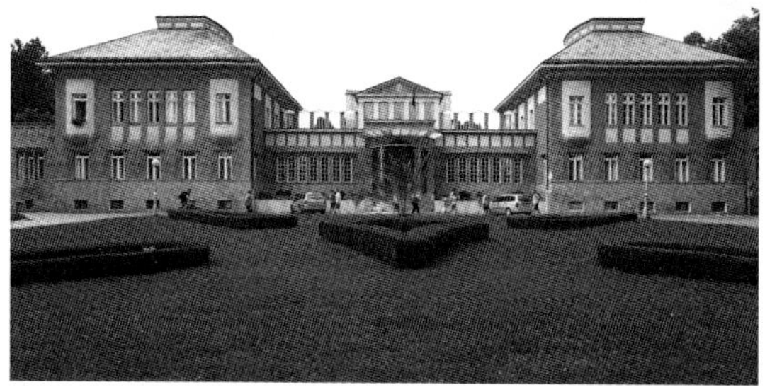

↑ Der „Pavillon für bessere Stände“ der mährischen Anlage in Kremsier interpretiert die Bauaufgabe aus der Tradition des barocken Lustschlösschens und lehnt sich damit an die zeitgleichen Strömungen für Sommerfrischearchitektur an.

↑ Gestalterisch jedoch geht der Wagner Schüler Hubert Gessner bei den einzelnen Baukörpern getrennte Wege. Das Administrationsgebäude dokumentiert eine gewisse Nähe zu Josef Hoffmann.

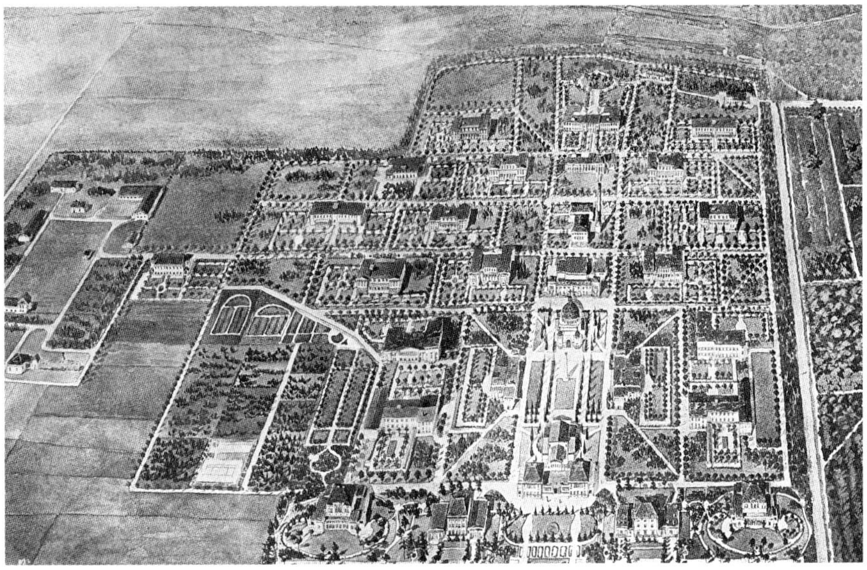

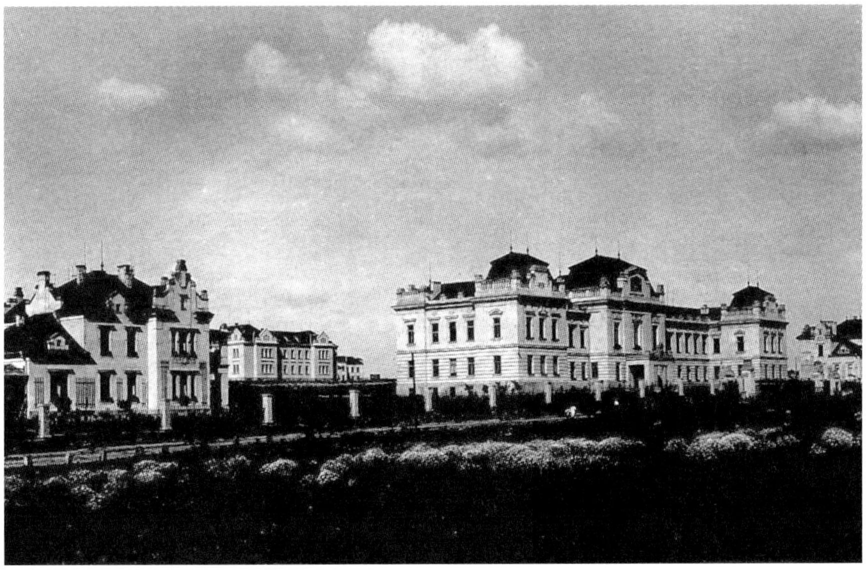

↑ Am besten lassen sich die Ähnlichkeiten in der Gesamtanordnung zwischen den zeitgleich errichteten Anlagen am Steinhof und in Kremsier an der aquarellierten Vogelschau ablesen.

↑ Bohnitz bei Prag versucht durch eine komponierte Schaufront mit schloss- und villenähnlichen Baukörpern zur Stadt hin den Charakter einer Anstalt gründlich zu verbergen. (Wiener Stadt- und Landesarchiv)

Klassizismus, der in seiner Fassadensprache eher den nun zusehends asymmetrischen Flügelbautypen im Grundriss entspricht. Hier war Gessner gestalterisch seiner Zeit weit voraus und kündigte die Formensprache der frühen Zwischenkriegszeit an.

### Bohnitz bei Prag und Kobierzyn bei Krakau als Nachfolger des Steinhof

Im Gegensatz zu Kremsier beziehen sich die neue böhmische Landes-Anstalt für Geisteskranke in Bohnitz bei Prag und die neue west-galizische in Kobierzyn südlich von Krakau beide sehr deutlich in ihrer Situierung wie in ihrem Dreistrahl-Layout auf das Vorbild des Steinhof: „Die Zentralanstalt ist erbaut auf zwei parallelen und zwei diagonalen Strassen und einer senkrechten Mittelachse, welche den Winkel der beiden diagonalen Strassen schneidet",[35] lautete die nüchterne Direktionsbeschreibung für Bohnitz. Entlang der Mittelachse, die selbstredend die Anstalt in die rechte Hälfte für die Frauen und die linke für die Männer teilt, stehen nacheinander aufgefädelt das Administrationsgebäude, die kleine, klassisch längsrechteckige Kirche, die Zentralküche, Wäscherei, Zentralbad und Elektrizitätswerk mit Nutzwasserreservoir, Kesselhaus und Desinfektions-Station sowie Werkstätten. Anschließend an das breit gelagerte Administrationsgebäude als klassische, kurzflügelige Ehrenhofanlage mit drei Stockwerken und Zeltwalmdächern auf Mittel- und Seitenrisaliten reihen sich beidseitig „längs der vorderen parallelen Strasse die Villen für die Aerzte und einige Verwaltungsbeamte", wohingegen sich die Pavillons „längs der diagonalen und der hinteren parallelen Strasse"[36] gruppieren. Dies ergibt in den frühen Aufnahmen von 1912 eine unendlich horizontale Schaufront aus einem schlossähnlichen Mittelbaukörper und den begleitenden Villen, alle in einem recht einheitlichen Neobarock bis Neorenaissance-Historismus der gehobenen gesellschaftlichen Klassen gestaltet. In der Architektursprache der Bauten bleibt also nichts von der Rationalität und Moderne der Anlagen im Nahebereich der Residenzhauptstadt (Mauer-Öhling, Steinhof), aber dafür der Eindruck gediegener, ja reicher Großbürgerlichkeit. Der Thronfolger und für Architektur zuständige Erzherzog Franz Ferdinand muss jedenfalls seine Freude an der aus seiner Sicht intakten Stadtsilhouette dieser Anstalt gehabt haben.

Für die Anstalt Kobierzyn bei Krakau prägt sich die schöne Schauzeichnung der Kirche einschließlich Grundriss-Vignette, die sowohl Schlöss wie Hofmokl für ihre Kompendien verwendeten, ins Gedächtnis. Sie zeigt eine längsrechteckige Einraum-Kirche mit Orgelempore und fast kreisrundem, eingezogenen Altarbereich, die im Lageplan in ein diagonal zur Hauptachse gerichtetes Straßensystem eingebunden ist, was letztendlich das Dreieck des Grundrisses bedingt. Die Längsachse der Kirche ist somit auf den prominenten Verteilerkreis im Norden der Mittelachse der Anlage ausgerichtet. Die im Text der Anstaltsdirektion nicht näher beschriebene Kirche pflegt jedenfalls eine sehr nationalromantische Formensprache, eine Art von organischem, weichen Heimatstil, der sowohl auf die mitteleuropäische Barocktradition, die spät aber doch die Gegend erreichte, wie auf die autochthonen Kompositionen der Holzkirchen der Karpaten Bezug nimmt.

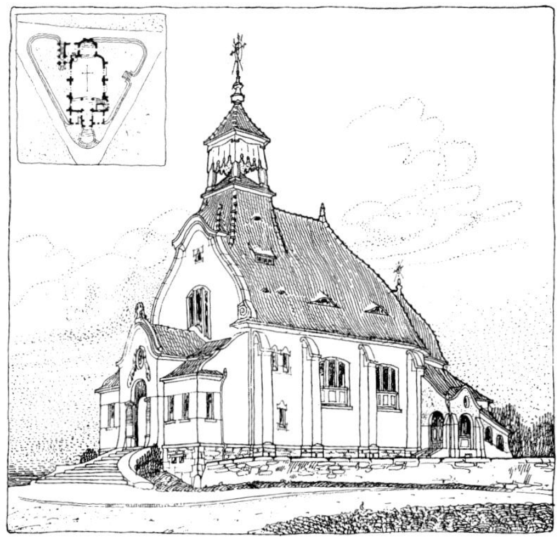

↑ Für die Krakauer Anlage in Kobierzyn hat sich eine Schauvignette für die Kirche im nationalromantischen Heimatstil erhalten.

### Zwei sehr verschiedene Anstalten für das Küstenland

Der Süden der Monarchie erhielt kurz nach 1900 zwei neue Anstalten der Irrenpflege, die von völlig unterschiedlichen politischen und gestalterischen Einflüssen bestimmt sind. Der Bau der Landes-Irrenanstalt Franz Josef I. in Görz wurde vom Landesausschuss von Görz und Gradisca 1902 beschlossen und der Ankauf des erforderlichen Baugrundes „mit allerhöchster Entschliessung aus dem Erträgnis einer Wohltätigkeitslotterie“ finanziert. Damit konnte endlich der bereits 1862 gereifte Plan einer allgemeinen Irrenanstalt für Istrien, Triest und Görz im Friaul zum Ziel geführt werden, nachdem sich die in Frage kommenden Landesverwaltungen lange nicht einig werden konnten.[37] Der Landesausschuss ernannte die klassische Kommission, die den k. k. Landeschefingenieur Artur Glessig auf Reise „durch die modernsten Irrenanstalten der Monarchie und des benachbarten Deutschen Reiches schickte, [...] zwecks Studium der Details [...] in Salzburg, Mauer-Oehling, Alt-Scherbitz, Dösen bei Leipzig und Egelfing“.[38] Somit erhielt Görz „unter Verwertung der von Dr. Paetz gemachten Vorschläge“, der in Görz höchstpersönlich den ausgewählten Bauplatz besichtigt und die bis vor der Studienreise von Glessig erstellten Planungen kommentiert hatte, eine typische, sehr ausgereifte und selbstverständlich hochmoderne Irrenanstalt nach dem bewährten Muster der genannten Vorbilder, die im März 1905 begonnen und im Dezember 1908 übergeben wurde.

Ein weiterer prominenter Berater war der „bestbekannte Direktor der Landesirrenanstalt in Udine, Prof. Dr. Antonini“,[39] der 1909 nach einem Besuch des Steinhof folgenden, von Topp ins Englische übersetzten, Vergleich zwischen den Anstalten Italiens und Österreichs anstellte: „It is pointless to be patriotic at all costs; that which is true must be said, even if it offends our *amour propre*, and even if it speaks well, as is the case here, of Austria. The strongest impression I received on my visit to the asylum in Vienna was that of humiliation, of shame in the face of our

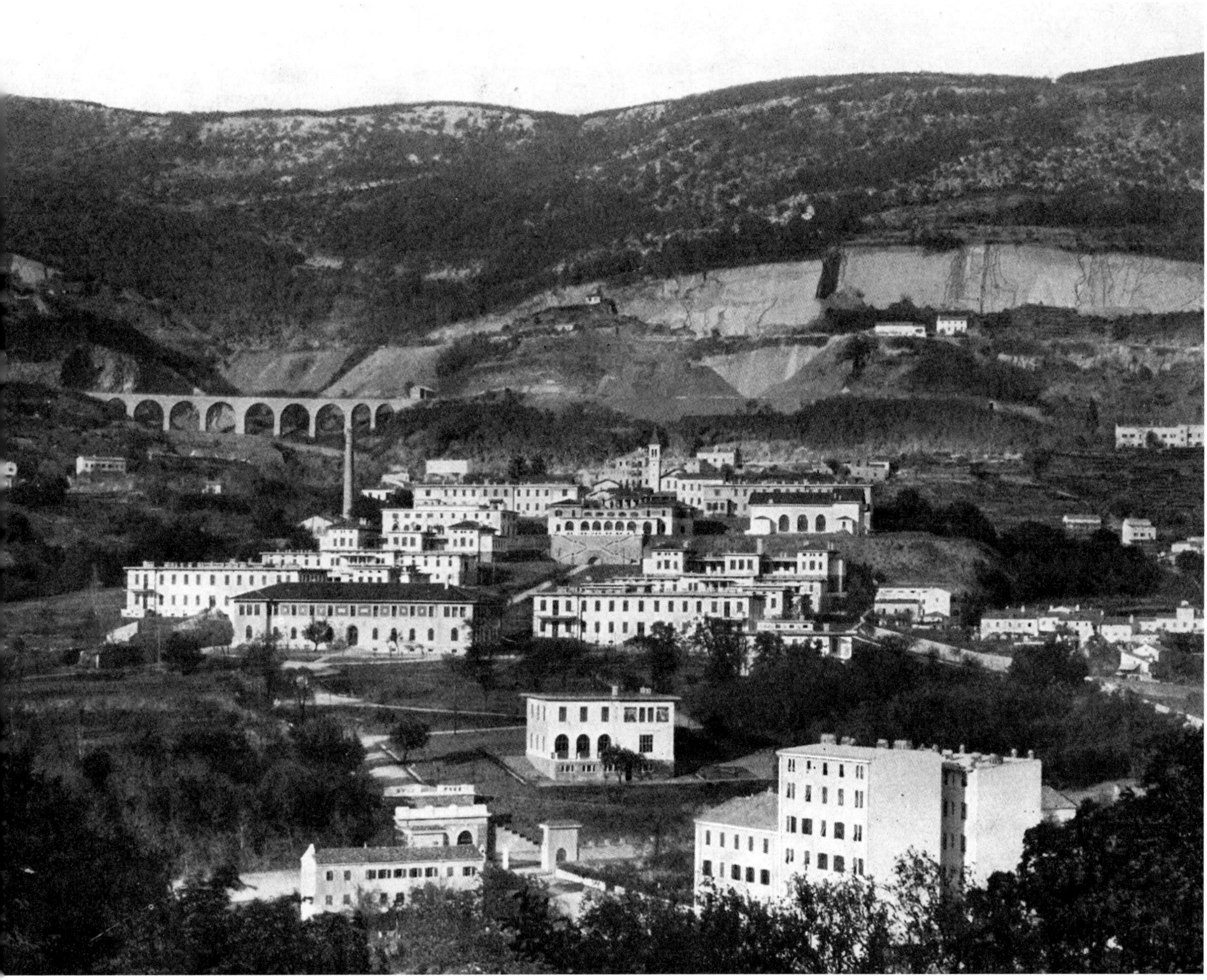

↑ Nur noch alte Aufnahmen geben die spektakuläre Naturlage der Triestiner Anstalt im mittlerweile verdichteten und eingewachsenen Stadtgefüge preis.

enormous economic inferiority. We are truly paupers in comparison to the Viennese. The whole thing is grand, magnificent, elegant, and modern [...].“[40] Was Guiseppe Antonini (1864–1938) noch 1909 so wütend machte, ist der blockierende italienische Nationalismus, der den Bau einer auch behandlungstechnisch modernen Anstalt für das österreichische Küstenland beinahe verhindert hatte. Glücklicherweise konnten auch in Triest die Verantwortlichen von Studienreisen überzeugt werden, die 1895 zwar vorerst durch die noch völlig zurückgebliebenen, psychiatrischen Institutionen in Italien führten, aber auch Kierling-Gugging und selbstverständlich Alt-Scherbitz in ihr Besichtigungsprogramm einschlossen. Nach dieser Studienreise wogte die Diskussion zwischen den beiden Vorbildmustern – einerseits der geschlossenen, zentralistisch geführten, symmetrisch komponierten, italienischen Anstalt, andererseits der offenen, asymmetrischen nach deutschem Vorbild – nach wie vor hin und her, bis der designierte Direktor der Anstalt Luigi Canestrini in der Präambel zu dem 1896 verabschiedeten Bauprogramm zu einem Trick griff. Die italienische Psychiatrie würde mittels „Rassentheorie“ argumentieren, dass die italienische Psyche durch ihr lebendiges und impulsives Temperament zu Chaos und Gewalttätigkeit neige, was die moderne Offentür-Behandlung nach dem deutschen Vorbild ausschließe. Canestrini, der selbst kein Anhänger der „Rassentheorie“ war, setzte dem entgegen, dass es nicht der deutsche Grundcharakter wäre, der die deutschen psychisch Kranken befähige, mit einem höheren Maße an Freiheit zu leben, sondern ihr Training durch die Offentür-Behandlung assimiliere sie mit der Freiheit. Mit dem expliziten Gebrauch des Wortes „Freiheit“ (als Synonym für die politische Loslösung von Wien) traf er den Nerv der nationalistischen Diskussion in Triest, und setzte somit den Bau endlich durch.

Mit der Fixierung des Bauprogrammes zugunsten des modernen Pavillonsystems wurde ein internationaler Architektenwettbewerb beschlossen, um der besagten starken Konkurrenz zwischen Österreich-Ungarn

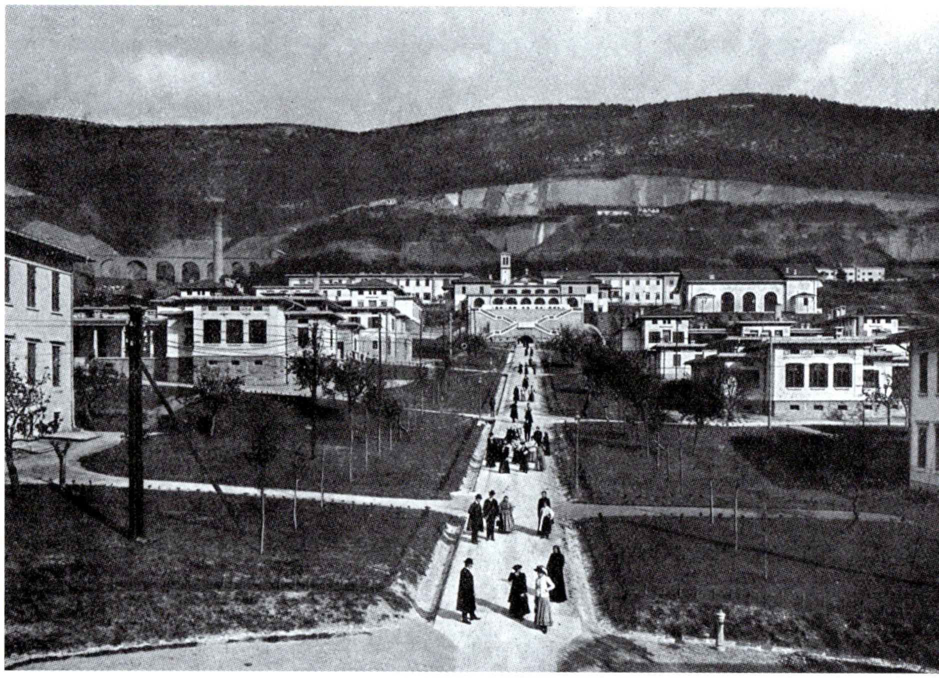

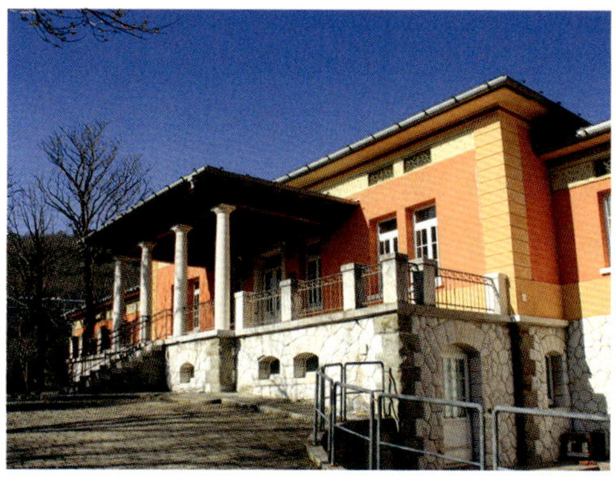

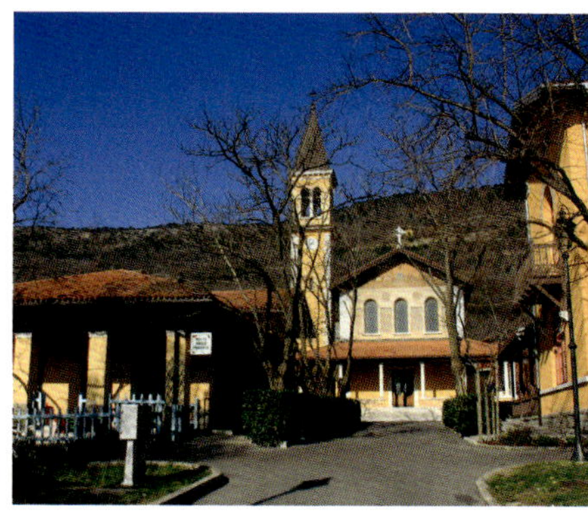

↑ Die Hauptallee bildet auch in Triest die zentrale Sicht- und Erschließungsachse des gesamten Areals, hier mit einer eindrucksvollen Steintreppe zur Überwindung des spektakulären Höhenunterschiedes zum oberen Plateau.

↖ Aus der Nachahmung römisch-antiker Landvillen ergibt sich für die Anlage in Triest eine ebenso fröhliche wie charakteristische Architektursprache.

↗ Heimeliger Mittelpunkt der Anlage in Triest ist die Baukörpergruppierung rund um die rustikale alpine Kirche, bewusst als „Arbeitsdorf“ konzipiert.

und Italien aus dem Wege zu gehen. Zwölf internationale Beiträge u. a. aus Italien, Frankreich, Deutschland und Belgien liefen anonym ein, jedoch wurde kein Siegerprojekt offiziell nach außen gekürt, weil die Projekte nicht adäquat auf das Offentür-System reagiert hatten. Ein Typoskript gibt jedoch preis, dass drei Projekte besonders belobigt wurden, u. a. das des postwendend von der Kommission beauftragten Lodovico Braidotti (1865–1939), eines einheimischen Triestiner Architekten. Braidotti entstammte einer italienischen Familie in Görz und hatte 1882–87 an der Technischen Hochschule in Wien studiert. Als künstlerischer Planer dürfte er mit dem Ingenieur-Architekten des Rathauses gemeinsam in guter Beamtenarchitekturmanier das existierende Bauprogramm, das ohnedies die Anzahl und Funktion der Bauwerke sowie ihr Verhältnis zueinander vorgab, durch Gruppierung der Bauwerke, ihre Einbettung in die spektakuläre Landschaft, ihre Massierung und die Oberflächenartikulation der Einzelbauwerke visualisiert haben.[41]

Der Besucher betritt die Anstalt am tiefsten Punkt der Anlage durch Passieren der Portiersloge, um sofort in engen Kurven ein reich bepflanztes Areal mit den Renaissance-Villen der zahlenden Patienten zu durchqueren. Das Administrationsgebäude im Stil der Neo-Renaissance am zentralen Punkt des Abhanges markiert den Übergang zu einem flacher ansteigenden Hangteil, der von einer zentralen Erschließungsstraße mit Alleebäumen in der Fall-Linie durchlaufen wird. An ihr reihen sich mit größerem Abstand zueinander beidseitig die üblichen Krankenpavillons. Die eingeschoßigen Pavillons, auf in den Hang geschlagenen Plattformen errichtet, sind kreative Nachahmungen römisch-antiker Landvillen. Die axiale Hauptstraße führt direkt auf eine doppelläufige Monumentaltreppe zu, die den Besucher auf eine spektakuläre Aussichtsebene über Stadt und Adria bringt. An dieser Geländekante fädeln sich in einfachen römischen Volumina quer zur Hauptachse Wäscherei, Küche und Theater auf. In Verlängerung der Erschließungsstraße, nun aber als Fußpfad weitergeführt, passiert man zwei symmetrisch angeordnete Renaissance-Pavillons für die ruhigen Patientinnen und Patienten. Die Achse beendet schließlich eine rustikale, alpine Kirche mit informell rundumgelagerten Wohn- und Werkstättenhäusern, die ein alpines Dorf widerspiegeln. Dahinter, und dadurch schon leicht verdeckt, befinden sich die Infektionspavillons sowie Leichenhaus und Aufbahrungskapelle. Über ein rustikales Portal erreicht man die öffentliche Straße, die unterhalb des Bergkammes parallel verläuft.

Die Architektursprache setzte sich nun sehr bewusst von den anderen Landesirrenanstalten der Monarchie ab: „Braidotti drew on the nineteenth-century toolkit of historicism and regional vernacularism. This allowed him to be both specific and subtle in his reference to national traditions of architecture. In the context of a city in which the architectural orientation was towards Central Europe and specifically Vienna, the asylum looked distinctly ‚Italian', while in no way resembling the Italian asylums visited on the two study trips and criticized by Canestrini."[42] Für die Mehrheit der Insassen spielte diese Frage nach einer nationalen, italienischen Architekturtradition keine Rolle, sondern sie fühlten sich im Abbild der Wohnhäuser der Vororte und Landdörfer schlicht geborgen.

Caltana brachte für diese Dorfidylle den Einfluss Camillo Sittes als Städtebauer ins Spiel, mit dessen Ansichten zum *Städtebau nach seinen künstlerischen Grundsätzen*, 1889 in Wien publiziert, Braidotti noch in seiner Studienzeit in Berührung gekommen sein könnte.[43] Sicherlich aber übernahm der Architekt viele Prinzipien des sogenannten Heimatstiles: „In der Architektur der ganzen Anstalt wurden Kriterien der Einfachheit befolgt und man nahm darauf Bedacht, durch Variationen des Rohmaterials, der Farben und des Stils in den äusseren Verzierungen, also durch sehr einfache, aber die Harmonie mit der umgebenden Landschaft ins Auge fassenden Mittel, das Eintönige zu vermeiden und ein belebtes heiteres Ganzes zu errichten."[44]

Die abschließende Beschreibung der übrigens durch den Nachlass eines Philanthropen finanzierten Triestiner Anstalt durch ihren Direktor klingt nun tatsächlich schon nach einer endgültigen Überwindung der „Anstalt": „Die Arbeitsstätten für die verschiedenen Gewerbe – Schuster, Tischler, Schneider, Matratzenmacher usw. – gruppieren sich an dieser Stelle um einen Platz und bilden das sogenannte villagio del lavoro (Arbeiterdorf). Ganz abseits vom klinischen Teil der Anstalt, mit einer herrlichen, nach allen Richtungen offenen Aussicht, im Hintergrunde den Berg mit einem Eisenbahnviadukt, in der Ferne den herrlichen Anblick des Meeres darbietend, mitten unter Wiesen und Küchengärten, entbehrt das Dorf jeden Charakter eines Krankenhauses und gibt mit seinen vielen in der grössten geregelten Freiheit lebenden Handwerkern den vollkommenen Eindruck eines gesunden, von der Arbeit belebten ruhigen Daseins."[45]

1 Siehe HOFMOKL 1913, Verzeichnis der Irrenanstalten, Beilage 3.
2 SCHLÖSS 1912, S. 2.
3 SCHLÖSS 1912, S. 227. – HOFMOKL 1913, S. 254.
4 SCHLÖSS 1912, S. 229.
5 BERICHT BÖHM. LANDESIRRENANSTALTEN, 1899, S. 1.
6 SCHLÖSS 1912, S. 6.
7 SCHLÖSS 1912, S. 6.
8 SCHLÖSS 1912, S. 297.
9 SCHLÖSS 1912, S. 140.
10 SCHLÖSS 1912, S. 33.
11 HOFMOKL 1913, S. 267.
12 SCHLÖSS 1912, S. 33.
13 PAETZ 1893, S. 69.
14 PAETZ 1893, S. 69.
15 SCHLIMP 1878, S. 221.
16 SCHLIMP 1878, S. 221.
17 SCHLIMP 1878, S. 222.
18 SCHLÖSS 1912, S. 264.
19 SCHLÖSS 1912, S. 217.
20 CALTANA 2008, S. 10–11.
21 KUNERTH 2013, S. 56.
22 KUNERTH 2013, S. 18.
23 TOPP 2007a, S. 752.
24 TOPP 2007b, S. 257.
25 TOPP 2007a, S. 752.
26 BÜCHLEROVÁ 2013, S. 8.
27 BÜCHLEROVÁ 2013, S. 8.
28 KRISTAN 2011, S. 88.
29 VYBÍRAL 1999, S. 52. zit. n. KRISTAN 2011, S. 90.
30 KRISTAN 2011, S. 90.
31 BÜCHLEROVÁ 2013, S. 14.
32 KRISTAN 2011, S. 89.
33 KRISTAN 2011, S. 93.
34 ACHLEITNER 2010, S. 91.
35 SCHLÖSS 1912, S. 9.
36 SCHLÖSS 1912, S. 10.
37 SCHLÖSS 1912, S. 108.
38 SCHLÖSS 1912, S. 110.
39 SCHLÖSS 1912, S. 110.
40 TOPP 2007a, S. 753.
41 TOPP 2007a, S. 740.
42 TOPP 2007a, S. 742.
43 CALTANA 2008, S. 12.
44 CALTANA 2008, S. 12.
45 SCHLÖSS 1912, S. 135.

Gustav Schäfer

# Dem Schöpfer der Anstalt – Leopold Steiner

Am 15. Juni 1908 enthüllte man unterhalb der Anstaltskirche zum Hl. Leopold der Nö. Landes-Heil- und Pflegeanstalten für Nerven- und Geisteskranke Am Steinhof ein Denkmal. Die Inschrift auf dem Denkmal lautet: „Dem Schöpfer der Anstalt – Leopold Steiner – Mitglied des N.Ö. Landesausschusses 1907".[1] Wer war dieser Leopold Steiner, dessen Schaffen schon zu Lebzeiten mit einem Denkmal an prominenter Stelle der Anstalt gewürdigt wurde? Was hat er bewirkt, ermöglicht, bewegt, veranlasst und geschaffen?

Leopold Steiner wurde am 18. Oktober 1857 in Prag geboren, und übersiedelte als 14-Jähriger mit seinen Eltern nach Wien, wo er das Malerhandwerk erlernte und die Meisterprüfung ablegte. Seine christlichsoziale politische Laufbahn begann er als Gewerbe- und Weinbauvertreter in Grinzing. Als enger Vertrauter Karl Luegers stieg er vom Gemeinderat in Unter-Döbling über den Wiener Gemeinderat in den Nö. Landtag und alsdann in den Reichsrat auf. Aufgrund seiner herausragenden Fähigkeiten übernahm Steiner für den Nö. Landesausschuss[2] im Jahr 1896 das Ressort Wohlfahrtspflege und Gewerbeförderung. In dieser Funktion erwarb er besondere Verdienste um die Errichtung der Nö. Landes-Heil- und Pflegeanstalten Mauer-Öhling und Am Steinhof. Als Oberkurator der Landes-Hypothekenanstalt trat er 1905 aus dem Landesausschuss zurück. Seine Agenden übertrug er, ausgenommen der Bauoberleitung für die Landes-Heil- und Pflegeanstalten Am Steinhof, an Hermann Bielohlawek.[3] Steiners Leistungen wurden 1916 mit der Verleihung des Prädikats „Edler von" gewürdigt. 1917/18 war er Stadtrat in Wien und nach Ausrufung der Republik 1918/19 erster Landeshauptmann von Niederösterreich. Steiner starb am 16. Jänner 1927 in Wien.[4]

Der Nö. Gewerbeverein richtete anlässlich des 50-jährigen Regierungsjubiläums von Kaiser Franz Joseph I. von Mai bis Oktober 1898 auf dem Rotundengelände im Wiener Prater eine Jubiläumsausstellung aus.[5] Für die 337 Aussteller errichtete man ein 25 Meter hohes Gebäude mit einer Grundfläche von 5.000 Quadratmetern sowie zusätzlich acht Pavillons und etliche Nebengebäude. Ein Großteil der Ausstellung war den „Humanitätsanstalten zur Pflege Kranker und Gebrechlicher" mit Krankenanstalten, Kinderspitälern, Sanatorien, Pflegeasylen und Versorgungsanstalten gewidmet. Der Nö. Landesausschuss gestaltete zusammen mit der federführenden Wiener Irrenanstalt am Brünnlfeld den umfangreichen Bereich des „Irrenwesens".[6] Sowohl im detaillierten Ausstellungskatalog als auch im Schlussbericht von Anton Loew[7] finden sich Hinweise auf einzelne Ausstellungsobjekte. Ziel der eher populärwissenschaftlich ausgerichteten Kollektivdarstellung war es, die von der Landesverwaltung auf dem Gebiet der Wohlfahrtspflege vollbrachten Leistungen vorzuführen, Einblick in die innere Gestaltung und den Betrieb der Landeswohlfahrtsanstalten zu geben und durch Veranschaulichung früherer und neuer Behandlungsmethoden den immer noch herrschenden Vorurteilen gegenüber der „Irrenpflege" entgegen zu wirken. Die Durchführung der erforderlichen Vorarbeiten lag bei Landesausschussreferent Leopold Steiner, der seinerseits seinen engsten Mitarbeiter Fedor Gerényi, den

„administrativen Inspector der nö. Landeswohltätigkeitsanstalten" und damit einen der höchsten Beamten der für die Anstalten in Niederösterreich zuständigen Landesbehörde, mit der unmittelbaren Leitung der Ausstellungsarbeiten betraute. Der Raum, der für die „Irrenpflege" zur Verfügung stand, maß 26 x 10 Meter. Ausgestellt wurden Erzeugnisse von Kranken, historische und aktuelle Behandlungsgegenstände, Gebrauchsgegenstände, grafische Darstellungen und Fotos von Krankheiten und deren Ursachen. Bemerkenswert ist auch die Präsentation von Modellen des „Narrenturms" sowie der „Irrenanstalten" Ybbs, Wien, Kierling-Gugging und Klosterneuburg.[8] Das monumentale, um 1907 von Erwin Pendl ausgeführte Steinhof-Modell entstand vermutlich ebenfalls für eine derartige Ausstellung oder facheinschlägige Tagung.[9]

Anlässlich dieser Wohlfahrts-Ausstellung 1898 wurde ein vierbändiges Werk *Oesterreichs Wohlfahrts-Einrichtungen 1848–1898. – Festschrift zu Ehren des 50jährigen Regierungs-Jubiläums Seiner k.u.k. Apostolischen Majestät des Kaisers Franz Josef I.* herausgegeben. In Bezug auf das „Irrenwesen" publizierte man im Band III durchaus kritische Texte von Adalbert Tilkowsky („Das öffentliche Irrenwesen in Österreich"), Fedor Gerényi („Die Versorgungsanstalten Österreichs") und Heinrich Obersteiner („Private Irrenanstalten").[10] Tilkowsky, Direktor der Wiener Irrenanstalt, thematisierte in seinem Beitrag beispielsweise die Überbelegung in den niederösterreichischen Landes-Irrenanstalten Wien, Ybbs und Klosterneuburg und die daraus resultierenden schlechten Arbeitsbedingungen der Ärzte.[11]

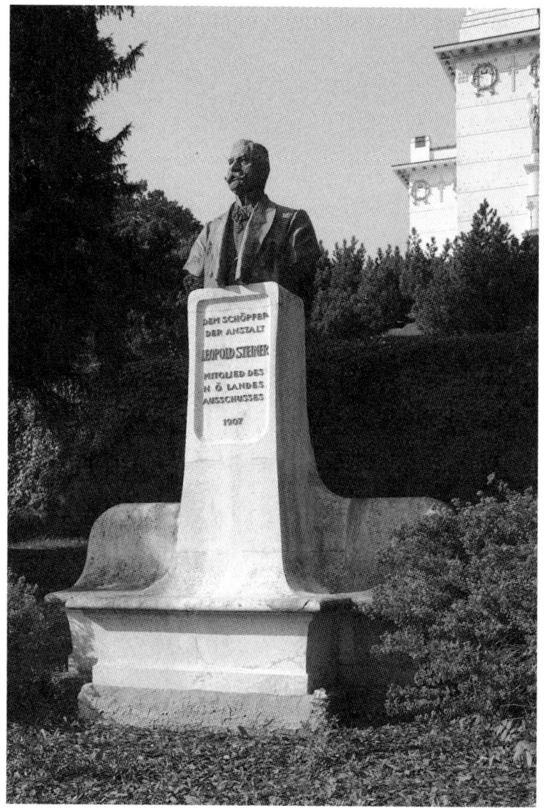


### Josef Krayatsch und das „irrenärztliche Baufach"

Die Anregung des Nö. Landesausschuss-Referenten Leopold Steiner im Jahre 1884 zum Bau einer Irrenanstalt im Westen Niederösterreichs führte im Landtag unmittelbar zu einem Grundsatzbeschluss für die Errichtung einer „Irrenkolonie", 1896 beschloss man den Bau der „Landessiechenanstalt". Daraufhin unternahmen Steiner und Gerényi eine Studienreise zu „mehreren für die damalige Zeit als sehr fortschrittlich bekannten Anstalten in Deutschland (Alt-Scherbitz in Sachsen) und Böhmen (Dobran)".[12]

Neben den Landesbeamten bestritten vor allem die Direktoren und leitenden Ärzte Bildungsreisen zu deutschen und schweizerischen „Irrenanstalten" sowie zu jenen anderer Kronländer, um sich über die modernsten Entwicklungen im medizinischen und architektonischen Bereich zu informieren und anschließend detailliert Rechenschaft darüber abzulegen. Als Beispiel sei der 1888 von Josef Krayatsch[13] verfasste *Reisebericht über den Besuch einiger Deutscher Irrenanstalten* genannt, den dieser in seiner Funktion als Direktor der Anstalt Kierling-Gugging publizierte. Am Ende des Berichtes schreibt Krayatsch: „Es wäre ungerecht, in einem Reisebericht ausschließlich jener Eindrücke Erwähnung zu thun, welche nur Lobenswerthes enthalten. Demnach sei es gestattet, auch vom Gegentheile zu sprechen".[14] So kritisiert er die hygienischen Zustände mancher Fußböden und die Bettausstattung, wenn er schreibt: „Fast überall sind Federbetten, die von menschlichem Schweiss

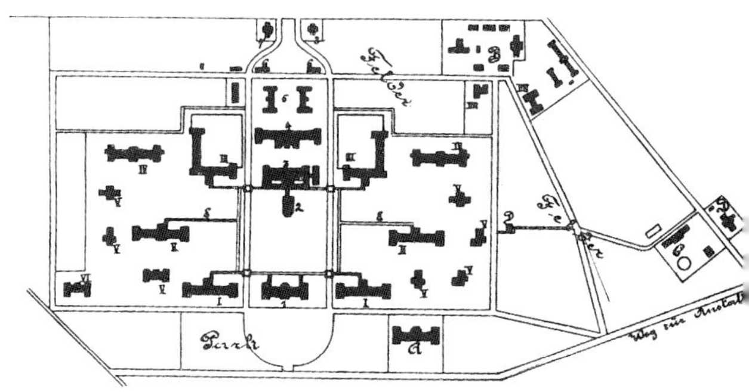


Fig. 282. Dobrzan, Lageplan der Landes-Irrenanstalt.
Zwei Pavillons für Ruhige; *II* zwei Pavillons für Minderruhige; *III* zwei Pavillons für Unruhige; *IV* Pavi
somatische Kranke; *V*, *VI* und *VII* acht Villen für arbeitende Pfleglinge.
*1* Administrationsgebäude; *2* Kirche; *3* Küche; *4* Maschinenhaus, Waschanstalt, Bäder.
*A* Beamtenhaus; *B* Wirtschaftsgebäude; *C* Gasanstalt; *D* Pumpenhaus; *E* Verbindungsgänge.

↑ Leopold Steiner war die maßgebliche politische Persönlichkeit, die das Projekt Steinhof binnen weniger Jahre realisierte. Sein Denkmal wurde 1908 enthüllt.

↑ In die 1880 eröffnete, symmetrisch konzipierte Anstalt im böhmischen Dobřzan führten zahlreiche Studienreisen von Politikern und Ärzten. Das Pavillonsystem galt als Vorbild.

etc. nur schwer zu reinigen sind und der Zimmerluft einen eigenthümlichen unbehaglichen Duft verleihen, im Gebrauche."[15] Hinsichtlich der Verpflegung meint er: „Eine kleine Hausrevolution wäre die Folge wollte man ein solches Menü unserem niederösterreichischen und insbesondere dem großstädtischen Krankenmateriale vorsetzen".[16] Als Beispiel führt er für Mittag einen halben Liter saurer Milch, einen halben Hering und „Kartoffel in der Montur" an. Die Verköstigung wird in deutschen Anstalten in Eigenregie, in Österreich auch in Anstalten mit landwirtschaftlichen Betrieben von Pächtern durchgeführt.

Zum Thema der Entlohnung arbeitender Kranker führt Krayatsch an: „[...] ist der in den deutschen Anstalten übliche Grundsatz, die Kranken nicht mit Geld zu entlohnen, gewiss nachahmenswerth und wird derselbe auch durch die Anwendung der Beschäftigten als Heilmittel unterstützt." In österreichischen Anstalten erhielten die Patientinnen und Patienten offenbar Entlohnungen, die, wie Krayatsch schreibt, zum Großteil verzehrt und von den Alkoholikern nach deren Entlassung in „krankmachenden Schnaps" umgesetzt werden.[17] Am Steinhof folgte man deshalb dem deutschen Vorbild, indem man arbeitenden Kranken keinen Lohn, sondern eine Kostaufbesserung gewährte.

In einer Vergleichsrechnung stellt Krayatsch fest, dass in den Irrenanstalten in Wien und Niederösterreich der Belagraum für 170 Patienten fehlt. Ein weiterer Ausbau der Nö. Landes-Irrenanstalt in Wien am Brünnlfeld sei jedoch aus verschiedenen Gründen, insbesondere ökonomischen, nicht sinnvoll. Deshalb empfiehlt er aus dem Verkaufserlös der Wiener Anstalt in nächster Nähe von Wien ein psychiatrisches Krankenhaus nach den neuesten Erkenntnissen und Erfahrungen anderer Staaten und Städte zu errichten. Als nachahmenswertes Beispiel führt er Berlin an.[18] Die Ausgliederung der damals häufig in „Irrenanstalten" untergebrachten Epileptiker und die Schaffung eines Trinkerasyls könnten zudem den Überbelag vieler Anstalten reduzieren. Krayatsch schlägt auch den Ankauf eines Bauernhofes vor, in dem durch „Colonisierung" fünfzig Pfleglinge untergebracht werden könnten. Als Musteranstalten führt er Zschadrass und Alt-Scherbitz an. Ein Vorschlag – der heute im Bestreben der Regionalversorgung der Patienten-Betreuung besondere Aktualität hat – war für Krayatsch vordergründig: Zur gleichmäßigen Verteilung der „Geisteskranken" sollte das Land Niederösterreich in Aufnahmebezirke eingeteilt werden, die die Zuteilung der Kranken zu den einzelnen „Irrenanstalten" vornehmen. Einerseits das „flache Land" mit drei Aufnahmebezirken und andererseits die Haupt- und Residenzstadt Wien mit ihren Vororten mit einer großen Landes-Irrenanstalt.[19] Krayatsch unternahm nicht nur mehrere Studienreisen, er veröffentlichte darüber hinaus eine Reihe von Arbeiten über das Irren- und Anstaltswesen. Seine Erfahrung und Expertise durch seine Studien und „seine Vorliebe für das irrenärztliche Baufach qualifizierten ihn so recht zum ärztlichen Bauberater im nö. Landesanstaltswesen."[20]

In der Folge wurde die Hochbauabteilung des Nö. Landesbauamtes unter ihrem Leiter Carlo von Boog beauftragt, „unter Beihilfe von informierten ärztlichen und administrativen Fachorganen mit Benutzung einiger Anregungen [...] ein Project zu erarbeiten." Gemeinsam mit Krayatsch und Josef Starlinger, Primararzt in der Wiener Irrenanstalt,[21] erstellte Boog ein bauliches Konzept, das später noch als „Markstein in der Geschichte der Irrenpflege" bezeichnet werden sollte:[22] Erstmalig in Österreich entstand eine Anstalt nach dem „Open-door-System", eine Form der Behandlung, die ihren Ursprung im belgischen Dörfchen Gheel und in Schottland genommen hatte. Die Patientinnen und Patienten betreute man in Familien- und Anstaltspflege, und es erfolgte dort eine erste Form der landwirtschaftlichen „Arbeitstherapie" in einer „Irrenkolonie". Als „extramurales" Therapieangebot von Mauer-Öhling waren 95 Pflegestellen für 240 Personen für die Familienpflege vorgesehen. Dieses sogenannte „Pflegerdorf" mit vier Pflegerhäusern lag außerhalb der Einfriedung. „Jedes dieser Häuser enthält je zwei Wohnungen, bestehend aus: einer Küche (gleichzeitig Speiseraum) mit Emailanstrich und Terrazzoboden, einem Schlafzimmer für drei Pfleglinge, einem Zimmer sammt Cabinet für das Pflegerpaar, einer Geräthekammer,

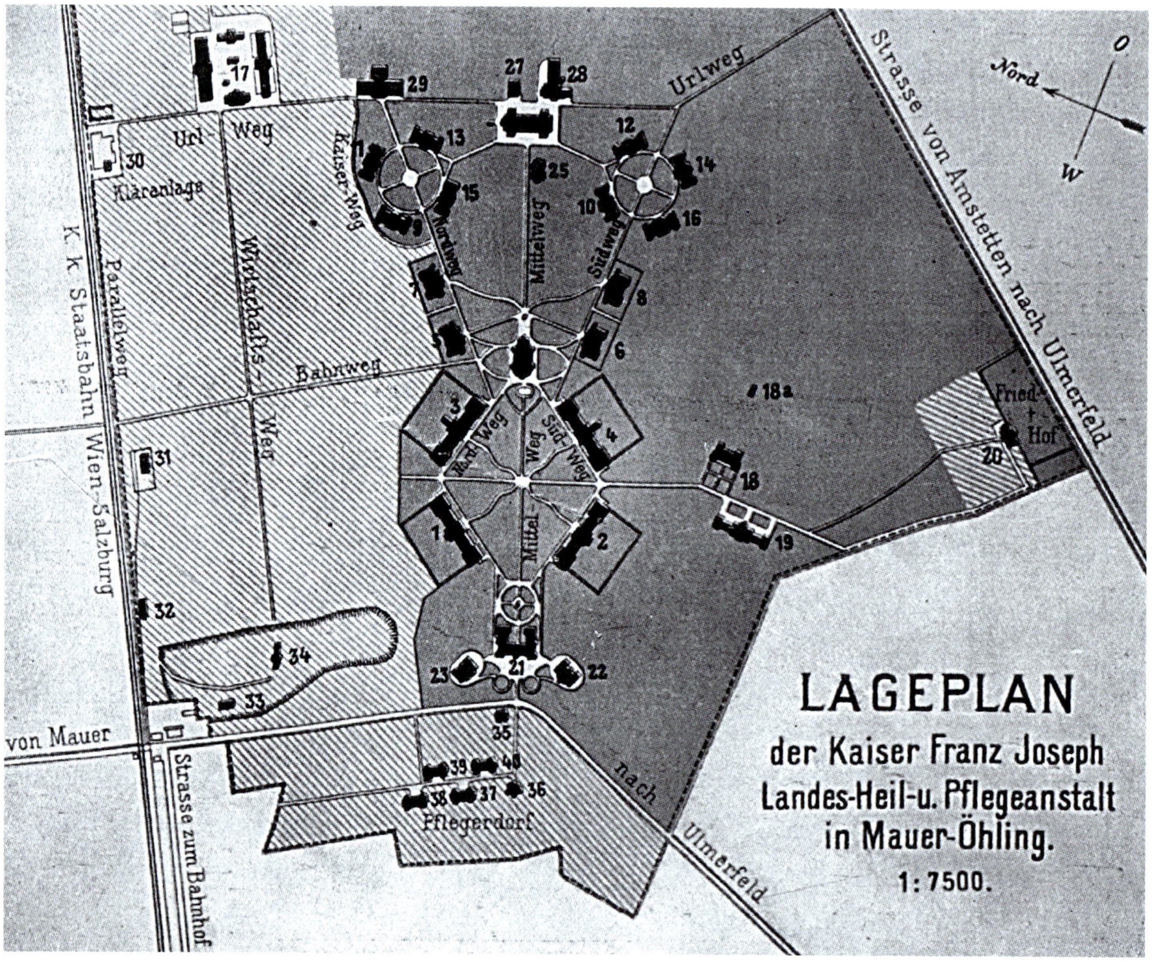


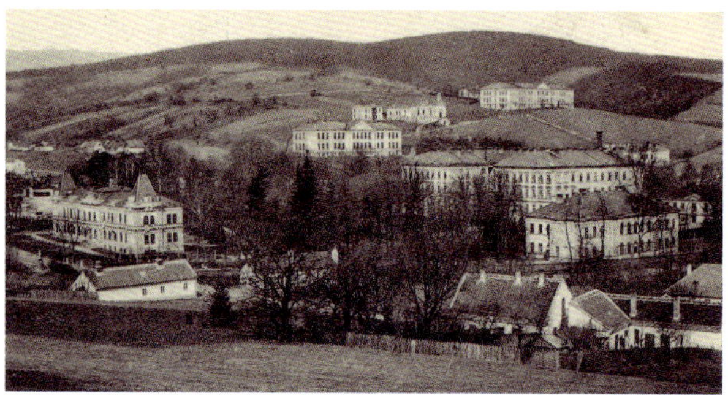

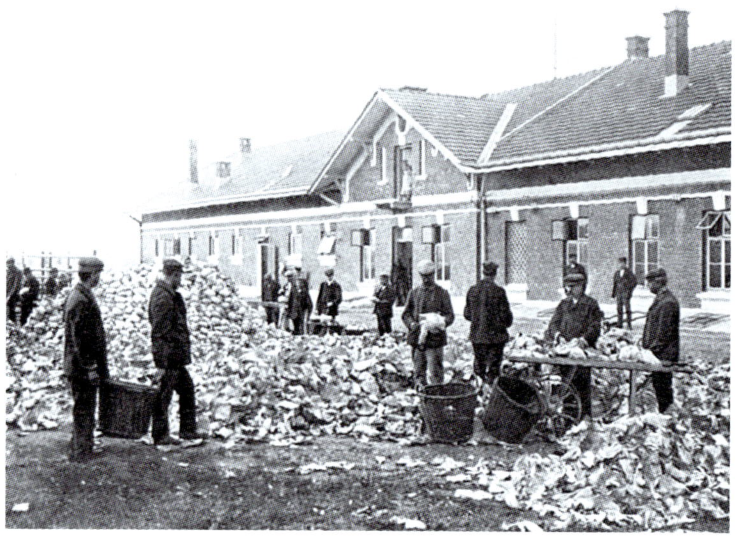

↑ In der von Carlo von Boog konzipierten Heil- und Pflegeanstalt in Mauer-Öhling wurden therapeutische Neuerungen eingeführt, wie die Arbeitstherapie und die Familienpflege, die in dem kleinen Pflegerdorf außerhalb des umgrenzten Areals stattfand.

↑ Beim Bau der Landesirrenanstalt Maria-Gugging stütze sich Direktor Josef Krayatsch auf seine bei den Studienreisen gemachten Erfahrungen und griff auch in die Planungen ein.

→ Die Beschäftigung der Kranken, wie hier bei der Krauternte in Mauer-Öhling, war Teil der Therapie.

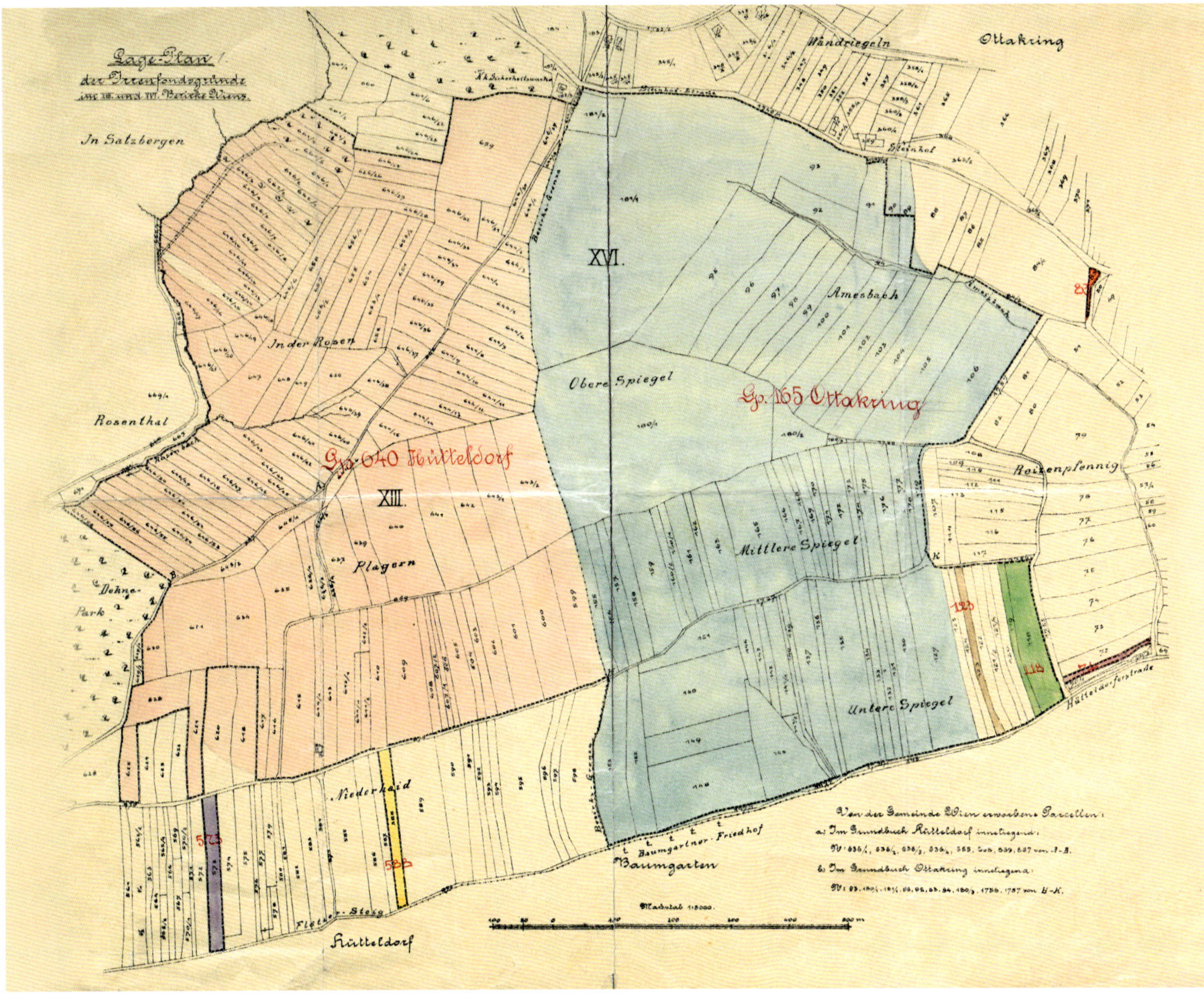


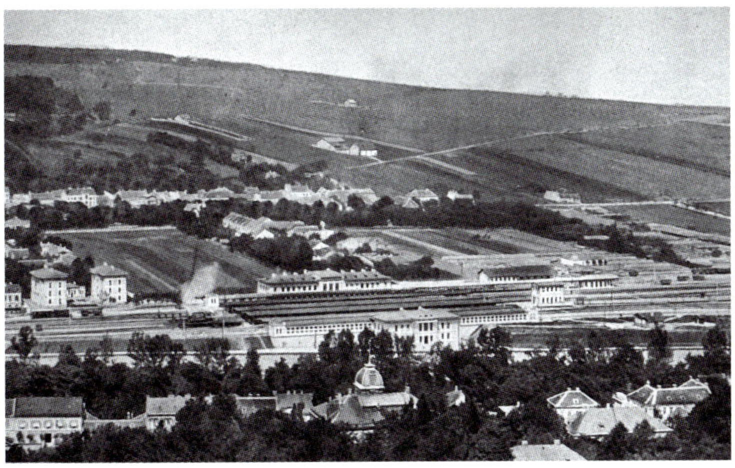

↑ Das für den Bau von Steinhof angekaufte Areal lag in zwei verschiedenen Bezirken (Hütteldorf, Ottakring) und umfasste 110 einzelne Grundstücke.

← Dieses historische Foto zeigt den Bahnhof Hütteldorf, das Straßendorf Baumgarten und das noch unverbaute, hügelige Areal, auf dem Steinhof errichtet werden sollte.

der Abortanlage und einem Keller".[23] Damit wurde ein weiterer und wesentlicher Teil der „Reform des Irrenwesens" in Niederösterreich verwirklicht.[24]

Der Ausbau der niederösterreichischen Betreuungseinrichtungen für Geisteskranke ging zwar zügig voran, konnte aber mit der ständig steigenden Zahl an erkrankten Personen nicht mithalten. Ein großes Problem stellte daher die Überfüllung der niederösterreichischen Irrenanstalten dar. Eine Stichtag-Erhebung durch den Nö. Landtag ergab beispielsweise nach 1900, dass auf 3.735 Anstalts-Betten 4.877 stationär aufgenommene Kranke kamen. Sie wurden in „Nähstuben, Tagräumen [...untergebracht...] und erfüllen durch ihren Lärm, durch ihre Unruhe die Anstalt, in welcher die größte Ruhe herrschen sollte."[25] Deshalb war allen Beteiligten klar, dass diese unzumutbare Situation nur durch den Neubau einer Anstalt an der Peripherie der Stadt gelöst werden konnte, wobei man auf die Erfahrungen beim Bau und Betrieb von Mauer-Öhling zurückgreifen wollte.[26] Der Erlös des Liegenschaftsverkaufs der Anstalt am Brünnlfeld war für die Finanzierung dieses Neubaus zu verwenden.[27]

Im Jahr 1901 gründete sich das Bau-Komitee bestehend aus Gerényi, Boog, Tilkowsky, Starlinger, Krayatsch und dem Landesrechnungsrat Josef Bertgen. Die Mediziner sollten ihre Erfahrungen und Erkenntnisse aus den Studienreisen und Boog jene aus dem Bau von Mauer-Öhling einbringen.[28] Boog erstellte den Entwurf für einen Lageplan einer axialsymmetrischen Anlage. Der Entwurf wäre nicht so rasch entstanden, hätte Boog nicht auf die Ausführungen von Mauer-Öhling zurückgreifen können, was im Bauprogramm von 1903 und im Schlussbericht von 1909 ausdrücklich erwähnt ist.[29]

## Leopold Steiner – Seine Rolle als Spiritus Rector und seine Verdienste um die Landes-Heil- und Pflegeanstalten Am Steinhof

Steiner sorgte in Kenntnis der Situation der psychiatrischen Versorgung in Niederösterreich und in seiner Funktion als Vorsitzender des Nö. Landesausschusses in kürzester Zeit dafür, dass im Landtag die Beschlüsse zur Errichtung der Anstalt getroffen wurden. Außerdem trieb er die Erstellung des Verkaufsvertrags der alten Wiener Irrenanstalt am Brünnlfeld voran, sodass aus deren Mitteln die Finanzierung der Grundstücksankäufe und die Errichtung gesichert waren.[30] Darüber hinaus gelang ihm ein Husarenstück, das die Spekulation um die Grundstücksankäufe verhinderte: zwei Mittelspersonen wurden auf Basis von Pauschalhonoraren angeworben, die in knapp zwei Wochen Vorverkäufe von 110 Grundstücken mit den Besitzern abschlossen.[31] Steiner führte auch die Verhandlungen mit der Staatsbahndirektion wegen eines Bahnanschlusses beim Stadtbahnhof Ottakring. Er verstand sich eben als oberster Bauleiter, der die wichtigsten Verhandlungen selbst führte.[32]

Steiners gekonnter Umgang mit schwierigen Situationen und die Herbeiführung eines Ausgleichs zeugt auch von seiner Menschenkenntnis: Der Situationsplan von Otto Wagner über die gesamte Anlage hätte neue Grundeinlösungen erfordert. Diese wurden jedoch vermieden, da Steiner den Bauinspektor des Wiener Stadtbauamtes Heinrich Goldemund[33] zur Erstellung eines Gutachtens ersuchte, das Otto Wagner bewog, seinen Situationsplan über die Hauptdispositionen zu überarbeiten, um damit neuerliche Grundeinlösungen zu verhindern.[34]

In den stenografischen Protokollen der Landtagssitzungen vom 12. November 1903 und vom 18. Oktober 1904 fällt besonders Steiners Verhandlungsgeschick, sein Taktieren, sein beredtes Argumentieren und die Suche nach Lösungen, Auswegen und Kompromissen auf. In diesen Sitzungen, die die Größe der Anstalt, die Terrassierung des Geländes und die Kirche thematisierten, kam es mitunter zu untergriffigen Äußerungen von Abgeordneten gegenüber Steiner und auch den Entwürfen Otto Wagners.[35] Steiner ging der Reihe nach auf die Ausführungen seiner Vorredner ein, argumentierte die Größe der Anstalt – die eigentlich drei Anstalten sind – mit einem Vergleich zu einem geplanten noch viel größeren Neubau (6.000 Betten) und erwähnte die in der Anstalt Mauer-

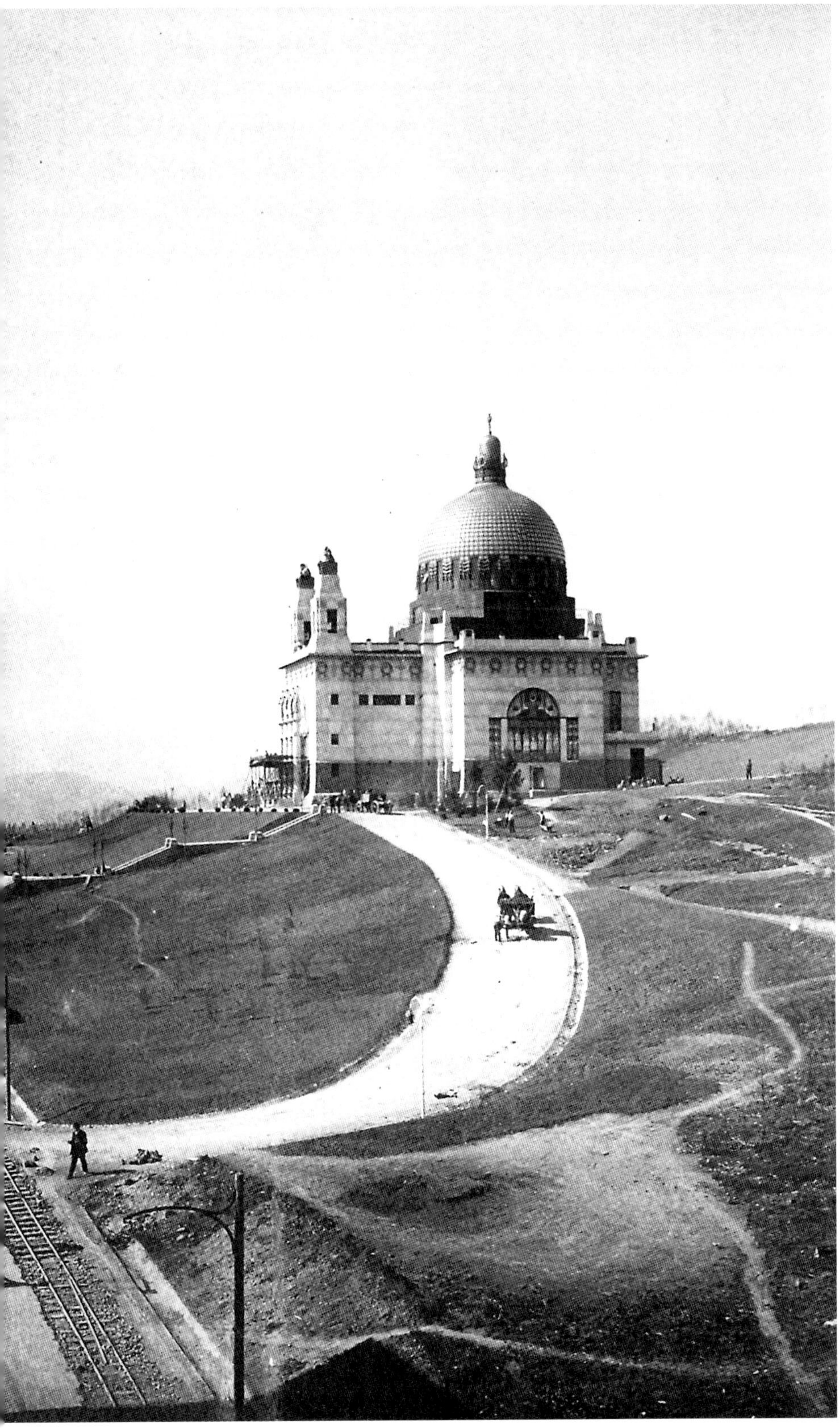

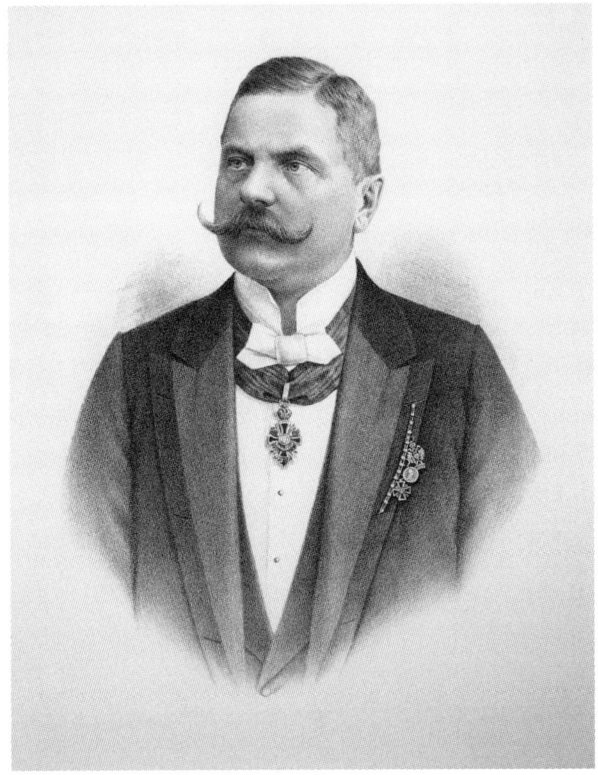

← Die architektonische und künstlerische Gestaltung von Otto Wagners Kirche führte im Nö. Landtag zu polarisierenden Kontoversen und Debatten.

↑ Der christlichsoziale Politiker Leopold Steiner setzte das Projekt Steinhof und die Beauftragung Otto Wagners im Nö. Landtag gegen alle Widerstände durch. 1918/19 war er der erste Landeshauptmann Niederösterreichs.

Öhling bewährte Familienpflege, die in Zukunft die Neubauten von Anstalten verhindern sollte. Zu den Erdbewegungen der Terrassierungen stellte er den gewagten Vergleich der Gesamtkosten der Anstalt von 14 Millionen Kronen zu einer Krone pro Kubikmeter Erdbewegung auf und vertrat den Standpunkt, „[...] daß bei Erbauung einer solchen Anstalt nicht allein die Bausumme entscheidet, sondern auch der Betrieb, weil er für immerwährende Zeit das Land belastet. Ob das Projekt eine halbe Million mehr oder weniger kostet, das gestehe ich offen, kommt bei der Erbauung einer solchen Anstalt nicht in Betracht.“[36]

Die Sitzung des Landtages am 18. Oktober 1904 befasste sich zum wiederholten Male mit der Kirche, ihrem Grundriss und der Ausgestaltung der Kuppel und der Fassaden. Der Abgeordnete Baron Freudenthal verglich Wagners Kirchenentwurf mit Kuppelbauten Michelangelos, Fischers von Erlach oder mit der Polnischen Kirche am Rennweg und befand, dass jene Kuppelbauten „[...] zur Verschönerung des Baues nicht erst kupferne Schuhnägel gebraucht haben, wie dies für diese Kirche projektiert ist.“[37] In seiner Stellungnahme zur Kritik am Kirchenbau entgegnete Steiner, dass das Projekt dem Fürsterzbischof von Wien übergeben worden sei und von der Bischofskonferenz kein Widerspruch kam. Zudem wurde in einem Brief am 4. März 1904 an das fürsterzbischöfliche Ordinariat um die Delegierung des k. u. k. Hofkaplans und Universitätsprofessors Heinrich Swoboda als Beirat für die liturgische Ausstattung der Kirche gebeten. Außerdem müsse die Kirche als Kunstwerk die im Gelände darunter liegenden zum Teil dreistöckigen Gebäude überragen.[38]

Die Sitzung des Landtages am 12. Oktober 1909 wurde vollends zur Abrechnung mit der Tätigkeit Steiners als Bauoberleiter. Sogar wohlgesonnene Parteifreunde sparten in dieser Sitzung nicht mit Kritik. Als Berichterstatter zum Schlussbericht und den Kostenüberschreitungen (8 Millionen Kronen zu den bewilligten 18 Millionen Kronen) brachte der prominente Abgeordnete Viktor Silberer ein denkwürdiges Zitat zur Person von Steiner: „Und so entstand anstatt einer den Irren gewidmeten Anstalt ein Denkmal für dessen Erbauer, ein Werk, das dessen Ruhm verkünden sollte, statt der Humanität zu dienen.“[39] Unterschwellig kommt in dieser Bemerkung wohl auch ein gewisses Maß an Missgunst auf den Erfolg des christlichsozialen Parteikollegen zum Ausdruck. Denn dass die Heil- und Pflegeanstalten Am Steinhof auf Basis der modernsten medizinischen Erkenntnisse der Zeit errichtet wurden, blieb über die Parteigrenzen hinweg unbestritten. Die Kostenüberschreitungen argumentierte Steiner mit dem erweiterten Bauprogramm: Es wurden 64 statt 53 Objekte gebaut und vorausblickend auf die Entwicklung der psychischen Erkrankungen für 3.200 statt für 2.000 Kranke geplant. Deshalb waren eine größere Dimensionierung der Küche und der Wäscherei für eine vorauszusehende künftige Erweiterung der Anstalt vonnöten. Diese Maßnahmen hatten eine überdurchschnittliche allgemeine Verteuerung und höhere Kapitalbeschaffungskosten als bei der Planung präliminiert, zur Folge.

Wirtschaftliche Überlegungen von Steiner und Gerényi führten zudem zur Einbeziehung eines „Pensionats“ in die Planung und Ausführung der Gesamtanlage. Diese dritte Anstalt mit Abteilungen für die I. und II. Klasse sollte den Bedürfnissen des Mittelstandes und der vermögenden Bevölkerungskreise entgegenkommen. Der im „Pensionat“ erwirtschaftete Überschuss war für die Finanzierung des Betriebes in der niedrigeren Gebührenklasse vorgesehen.[40] Eine gute Hand bewies Steiner 1905 nach dem Ableben des Vorstandes des Hochbauamtes des Landes Carlo von Boog. Steiner berief den k. k. Baurat Franz Berger in den niederösterreichischen Landesdienst, der in dieser schwierigen Situation den Bau zu Ende brachte.[41]

## Studienreisen und Wissenstransfer

Im letzten Quartal des 19. Jahrhunderts gab es Fortschritte durch neue Erkenntnisse in der Medizin, in der Krankenhaushygiene und in der Bautechnik, die in eine neue Phase des Krankenhausbaus und seiner Ausstattung führten. Steiner erkannte die Zeichen der Zeit, indem er leitenden Ärzten Bildungsreisen ermöglichte, deren Berichte den Behörden und

Kollegen zur Verfügung standen. Er schuf die administrativen Voraussetzungen – wie Sonderurlaube und finanzielle Dotationen – für diese Studienreisen, deren Erkenntnisgewinn in den niederösterreichischen Wohlfahrtseinrichtungen umgesetzt werden sollte.

In dem 1906 verfassten Bericht über eine Studienreise, die den Arzt der Nö. Landesirrenanstalt Wien, Anton Hockauf, sogar in die Vereinigten Staaten Nordamerikas führte, werden interessante Details über die Handhabung von Erkundungsreisen erwähnt: Hierin erfährt man, dass Steiner „unter anderen wichtigen Reformen im Wohlfahrtswesen dieses Kronlandes auch die Studienreisen für Aerzte an den Landesanstalten eingeführt" hat. „Jedes Jahr besuchen zwei Aerzte, denen 600 Kronen als Reisestipendium und ein 42 tägiger Urlaub hierzu bewilligt werden, eine Reihe von bedeutenden Anstalten in fremden Ländern und liefern darüber einen Reisebericht. Manche nützliche Institution wurde dadurch in den niederösterreichischen Irrenanstalten neu eingeführt."[42]

Erkundungsreisen europäischer Nervenärzte waren in der zweiten Hälfte des 19. Jahrhunderts sehr verbreitet. Sie dienten dem Transfer medizinischen Wissens sowie dem Austausch ärztlicher Praxis und therapeutischer Erfahrungen. Die vordergründige Motivation für ärztliche Reisen war der „Fortschritt suchende Erkenntnisdrang".[43] Die Studienreisen waren aber keineswegs ein österreichisches Spezifikum, sondern erfolgten auch von ausländischen Fachleuten wie Medizinern, Architekten und Technikern in Anstalten auf dem Gebiet der österreichischen Monarchie. So hatten beispielsweise die Teilnehmer am III. Internationalen Kongress für Irrenpflege (vom 7. bis 10. Oktober 1908) in Wien Gelegenheit, die genau ein zuvor Jahr eröffnete und für die damalige Zeit modernste Anstalt, die Heil- und Pfleganstalt Am Steinhof zu besichtigen.

Hervorzuheben ist, dass Steiner im Vorfeld und in der Planung für die Errichtung von – vor allem psychiatrischen – Anstalten einen Paradigmenwechsel vollzog, da er großen Wert auf die interdisziplinäre Zusammenarbeit zwischen Ärzten auf der einen Seite und Architekten, Bautechnikern, technischen Landesbeamten und Landespolitikern auf der anderen Seite legte. Somit ermöglichte er, dass die Interessen der Nutzer in Gestalt der Ärzte in die Planungsarbeit der Techniker und Ökonomen einbezogen wurden.[44] Ludwig Hevesi hat Leopold Steiner erkannt und gewürdigt, wenn er in einem Essay über „Otto Wagners moderne Kirche" schreibt: „Landesausschuß Steiner setzte seine ganze kraftvolle Persönlichkeit für die Sache ein, mit der er sich förmlich identifizierte. Sein rasch erkennender Geist und seine praktische Tatkraft [...] bewährten sich auch in diesem Falle auf das glücklichste. Er ist noch einer der Männer, die der Begeisterung für das in ihrem Sinne Richtige fähig sind und denen es eine Herzensfreude ist, dem als schön und gut Erkannten zum Sieg zu verhelfen."[45]

Und wie empfand Leopold Steiner die berechtigten Danksagungen für sein unermüdliches und herausragendes Wirken für die Psychiatrie und die Errichtung der Anstalt Am Steinhof? Nach der Laudatio bei der Enthüllung seines Denkmals meinte Steiner in seiner Dankesrede: „[...] daß die Ehrung, welche mir hier zuteil wurde, weit das Maß meiner Mitwirkung bei der Errichtung der Anstalt überschreitet."[46]

1 Reichspost, 16.6.1908, S. 6.
2 Landesausschuss: Im Kaiserreich Österreich wurden als Landesauschüsse ständige Organe mit Exekutivbefugnissen bezeichnet. Sie waren die Vorgänger der ab 1920 bestehenden Landesregierungen. Den Landesausschüssen standen die Landmarschälle (später Landeshauptleute) vor. (44. Gesetz vom 18.5.1868 über die Einrichtung der politischen Verwaltungsbehörden, RGBl. 44/1868). Als Vertreter des Kaisers und der k. k. Regierung in Wien standen die k. k. Statthalter, bzw. k. k. Landespräsidenten den Landesausschüssen gegenüber.
3 Hermann Bielohlawek (1861–1918), war Gemeinderat und Stadtrat in Wien, Abgeordneter im Nö. Landtag und Landesausschuss und 1897–1911 mit Unterbrechungen Reichstagsabgeordneter. 1905–18 wurde er mit der Leitung der Landeshumanitätsanstalten im Nö. Landesausschuss betraut und machte sich sehr um Wohlfahrtsanstalten (Steinhof, Kinderheim in Gersthof, Säuglingsfürsorge, etc.) verdient. Siehe Bielohlawek unter ÖBL http://www.biographien.ac.at [zuletzt abgerufen am 8.4.2015].
4 siehe Steiner unter ÖBL [zuletzt abgerufen am 8.4.2015].
5 SCHÄFER 2012, S. 47.
6 SCHÄFER 2012, S. 47.
7 LOEW 1898.
8 BNÖLA 1898, S. 414–420.
9 Das 247 x 154 x 138 cm große Modell stand bis 2003 im Vorraum der Direktion des Otto Wagner Spitals und befindet sich heute im Technischen Museum, Wien. Möglicherweise entstand das Modell im Rahmen des III. Internationalen Kongresses für Irrenpflege, der vom 7. bis 10.10.1908 in Wien abgehalten wurde.
10 GABRIEL 2009, S. 68.
11 TILKOWSKY 1900, S. 20–23.
12 FESTSCHRIFT 1902, S. 12.
13 Josef Krayatsch (1849–1903) promovierte 1881. Ab 1882 war er Sekundararzt der Nö. Landesirrenanstalt in Wien, 1885 übernahm er die Leitung der Filiale Kierling-Gugging. 1890 wurde er zum Primararzt ernannt, 1897 erfolgte die Bestellung zum Direktor bis 1902. Ab 1902 war er Direktor der Kaiser Franz Joseph-Landes-Heil- und Pflegeanstalt Mauer-Öhling, bei deren Errichtung er als Sachverständiger mitwirkte (Organisation des ärztlichen Dienstes und des Pflegedienstes, Entwürfe für die Inneneinrichtung). Als Mitglied der Baukommission für den Bau der Nö. Landes-Heil- und Pflegeanstalten Am Steinhof konnte er sein umfangreiches – nicht nur medizinisches, sondern auch bautechnisches – Wissen einbringen, das in vielen Fachpublikationen seinen Niederschlag fand.
14 KRAYATSCH 1888, S. 24.
15 KRAYATSCH 1888, S. 25.
16 KRAYATSCH 1888, S. 25.
17 KRAYATSCH 1888, S. 27.
18 KRAYATSCH 1888, S. 29.
19 KRAYATSCH 1888, S. 30.
20 BNÖLA 1903, S. 199.
21 Josef Starlinger (1862–1943): Primararzt der Nö. Landes-Irrenanstalt in Wien, ab 1903 Direktor der Nö. Landes-Heil- und Pflegeanstalt Mauer-Öhling.
22 KUNERTH 2009, S. 101.
23 FESTSCHRIFT 1902, S. 45.
24 LEDEBUR 2011, S. 50–52.
25 LEDEBUR 2011, S. 51–52.
26 SCHÄFER 2012, S. 92.
27 SCHLUSSBERICHT 1909, S. 5–11.
28 GABRIEL 2007, S. 25.
29 KOLLER-GLÜCK 1988, S. 36.
30 SCHLUSSBERICHT 1909, S. 5–11.
31 SCHLUSSBERICHT 1909, S. 14.
32 SCHLUSSBERICHT 1909, S. 74.
33 Heinrich Goldemund (1863–1947), Absolvent der Technischen Hochschule Wien, Vorstand des Regulierungsbureaus des Wiener Stadtbauamtes ab 1902. Von 1913–21 Baudirektor des Bauamtes der Stadt Wien.
34 SCHLUSSBERICHT 1909, S. 29.
35 Vgl. Beitrag von Richard Kurdiovsky.
36 STPNÖ 1903, S. 1261–1264.
37 STPNÖ 1904, S. 219.
38 STPNÖ 1904, S. 220–221.
39 STPNÖ 1909, S. 535–547.
40 SCHLUSSBERICHT 1909, S. 25.
41 SCHLUSSBERICHT 1909, S. 29.
42 HOCKAUF 1906, S. 371.
43 MÜLLER 2004, S. 265.
44 SCHÄFER 2012, S. 11.
45 HEVESI 1909, S. 252.
46 Deutsches Volksblatt, 15.6.1908, S. 2.

Sabine Plakolm-Forsthuber

# Die „weiße Stadt" entsteht. Die Baustelle Am Steinhof

Die Abwicklung und Einrichtung der Baustelle Am Steinhof war sicherlich eine der größten Herausforderungen hinsichtlich Organisation, Dimension und Zahl der beschäftigten Arbeiter (bis an die 5.100) seit dem Bau der Wiener Weltausstellung 1873.[1] Vorerst noch unbemerkt von der Öffentlichkeit, erbrachte das niederösterreichische Landesbauamt – anfangs unter der Leitung Carlo von Boogs (1855–1905) und seinem bewährten Team aus Mauer-Öhling[2], ab 1904 unter derjenigen von Franz Berger – eine außergewöhnliche Leistung im Bereich des Baumanagements und der Projektdurchführung.

Aufgrund der schlechten Erfahrungen, die man bei dem 1896 ausgeschriebenen Wettbewerb für die „Kaiser Franz Joseph-Landes-Heil- und Pflegeanstalt in Mauer-Öhling" gemacht hatte,[3] erging der Auftrag für Steinhof direkt an das niederösterreichische Landesbauamt. Immerhin hatte sich in Mauer-Öhling die Zusammenarbeit der Ingenieure, Politiker, Beamten und Ärzte bestens bewährt.[4] Für die Errichtung der Anstalt in Steinhof wollte man sich der Synergien bedienen und setzte, auch angesichts der engen zeitlichen und ökonomischen Rahmenbedingungen, auf Kontinuität. Die Leitung des Baukomitees überantwortete man erneut Leopold Steiner. Die in Mauer-Öhling gewonnenen technischen Erkenntnisse sollten weiter optimiert werden: Dies betraf den Einsatz von Bahn und Schienenanlagen zum Materialtransport sowie die Anwendung von „Portlandzement-Stampfbeton" und Eisenbeton, der bei Zwischendecken sowie bei der Überspannung großer stützenfreier Räume zur Anwendung kommen sollte.

## Die Suche nach einem geeigneten Bauplatz

Noch ehe am 9. Juli 1901 der offizielle Auftrag an Steiner erging, ein geeignetes Grundstück zu suchen, hatte dieser begonnen, sich kundig zu machen. An das Areal wurden ganz konkrete Anforderungen gestellt. Der Anschluss an die gemeindeeigenen Gas-, Elektrizitäts-, Wasser- und Kanalleitungen war Bedingung; trotz der präferierten, isolierten Stadtrandlage musste das nach Süden ausgerichtete Terrain öffentlich gut erreichbar sein und eine landschaftlich schöne Lage aufweisen. Gesucht wurde weiters ein Areal mit einem hohen Anteil gemeindeeigener Baugründe, um einerseits Kosten zu sparen, aber andererseits den Ankauf angrenzender Grundstücke zu erschwinglichen Preisen zu erwirken, gegebenenfalls auch mittels Enteignung im öffentlichen Interesse zu erzwingen.

Da eine Situierung der Anlage im Norden Wiens aufgrund der nahegelegen „Irrenanstalten" in Klosterneuburg und Kierling-Gugging nicht in Frage kam, und das Gebiet über der Donau (Floridsdorf) erst 1904 eingemeindet wurde, richtete sich die Aufmerksamkeit auf Areale im Westen bzw. Südwesten der Metropole, die nicht nur klimatisch (Luftqualität), sondern auch durch den Grüngürtel des Wienerwaldes wesentlich besser geeignet waren als der von Industrien geprägte Süden. Die Bewahrung des Wald- und Wiesengürtels als Erholungs- und Luftreservoir war im Zuge der Eingemeindung der Vororte 1890–92 festgeschrieben worden und bildete so gesehen eine natürliche Grenze der Stadtentwicklung und etwaiger Bauvorhaben.

Obzwar sich Otto Wagner in seinem preisgekrönten Generalregulierungsplan von 1892–93 für eine gleichmäßige Verteilung der Spitäler über das gesamte Stadtgebiet ausgesprochen hatte, konzedierte er, dass aufgrund des enormen Platzbedarfs, den diese beanspruchen, wohl nur an der Peripherie geeignete Gründe zu finden seien. Einzig für das „Irrenhaus", das seiner Meinung nach „abseits vom großen Verkehr, in der Nähe unserer Wälder und in hoher Lage placiert" sein sollte, schlug er in weiser Voraussicht, dass der Standort am Brünnlfeld nicht zu halten sein würde, ein zwischen dem „Liebhartsthale" und Hütteldorf gelegenes Areal vor, also nördlich des späteren Standorts.[5] Die weitgehend unverbauten Gründe in Ottakring und Hütteldorf, darunter jene neben dem ab 1890 errichteten Wilhelminenspital, gerieten immer wieder ins Visier der Stadtplaner, beispielsweise als man einen geeigneten Baugrund für die Errichtung der Neuen Kliniken suchte.[6]

Steiners Interesse richtete sich im Mai 1901 zuerst auf Grünflächen nahe dem kaiserlichen Lainzer Tiergarten, die Großteils dem Wiener Bürgerspitalfonds gehörten. Da Steiner erwähnte, dass sich das in Frage kommende Grundstück nahe dem Wiener Versorgungsheim befindet, das 1902–04 errichtet wurde, ist zu vermuten, dass es sich um jenes Grundstück gehandelt hat, auf dem 1908–13 das Kaiser-Jubiläums-Spital zum Bau gelangte. Das Offert wurde im Juni 1901 aber abschlägig behandelt.[7]

## Der Bauplatz am Steinhof

Das Areal am Steinhof, für das sich Steiner entschied (Ermächtigung vom 9. Juli 1901), erfüllte alle Anforderungen und war in jeder Hinsicht ideal. Ein kleinerer organisatorischer Nachteil bestand vielleicht darin, dass durch das riesige Areal eine Bezirksgrenze verlief (Ottakring/Hütteldorf, ab 1938 ein Teil von Penzing);[8] mit den im Gemeindebesitz befindlichen Grundstücken im „Oberen Spiegel" verfügte man jedoch über einen beachtlichen Grundstock, den es zu erweitern galt. Steiner und seine beiden Mittelsmänner bewerkstelligten die 110 Grundankäufe von 144 Besitzern in kaum mehr als einer Woche.[9]

Die Steinhofgründe, die erst im Zuge der zweiten Stadterweiterung 1892 eingemeindet worden waren, lagen nördlich des Zeilendorfes Baumgarten. Verkehrstechnisch war Baumgarten seit 1898 an die Stadtbahn Otto Wagners angeschlossen (über die Vorortelinie sowie die Wiental-Donaukanallinie). Trotz vereinzelter Monumentalbauten war das vom Wienfluss aus gegen Norden ansteigende Terrain noch nicht urbanisiert. Einzig der 1874 angelegte, mehrfach erweiterte, südlich des damals noch unregulierten Flötzersteigs gelegene Baumgartner Friedhof setzte eine städtebauliche Zäsur. Deshalb stand von Anfang an fest, dass die Konzeption dieser neuen großen Krankenhausanlage nur in enger Abstimmung mit dem Regulierungsplan für diesen Bezirk erfolgen konnte.

Das angekaufte Terrain war ein traditionelles Weinbaugebiet, bestehend aus langgestreckten, schmalen Weingartenstreifen. Da zum Zeitpunkt des Grunderwerbs noch intensiv über den endgültigen Lageplan und die Situierung der Bauten diskutiert wurde, ging Steiner beim Ankauf des Baugrundes eher großzügig vor; er wollte den Planern einen gewissen Spielraum lassen. Auch seine weiteren Argumente waren schlüssig: Zum einen wäre ein späterer, eventuell notwendiger Grunderwerb deutlich teurer, zum anderen könnten die überschüssigen Grundstücke in einer beträchtlichen Größenordnung zu einem späteren Zeitpunkt gewinnbringend abgestoßen werden.[10] Noch ein Argument ist beachtenswert: Durch die großzügige Anlage sollte einerseits „eine Belästigung der Kranken durch das Naherücken von Wohnhäusern, wie dies bei der bestehenden n.ö. Landes-Irrenanstalt im IX. Wiener Gemeindebezirke so unangenehm empfunden wird, für immerwährende Zeiten ausgeschlossen" werden.[11]

## Steinbruch und Rollbahn im Rosental

Noch ehe die definitiven Ergebnisse des Expertenkomitees vorlagen, beschloss der Landtag am 22. Juli 1902 mit Vorbereitungsarbeiten zu beginnen. Nach ersten Probebohrungen im gesamten Areal wurde festgestellt, dass vor Ort kein Sand- oder

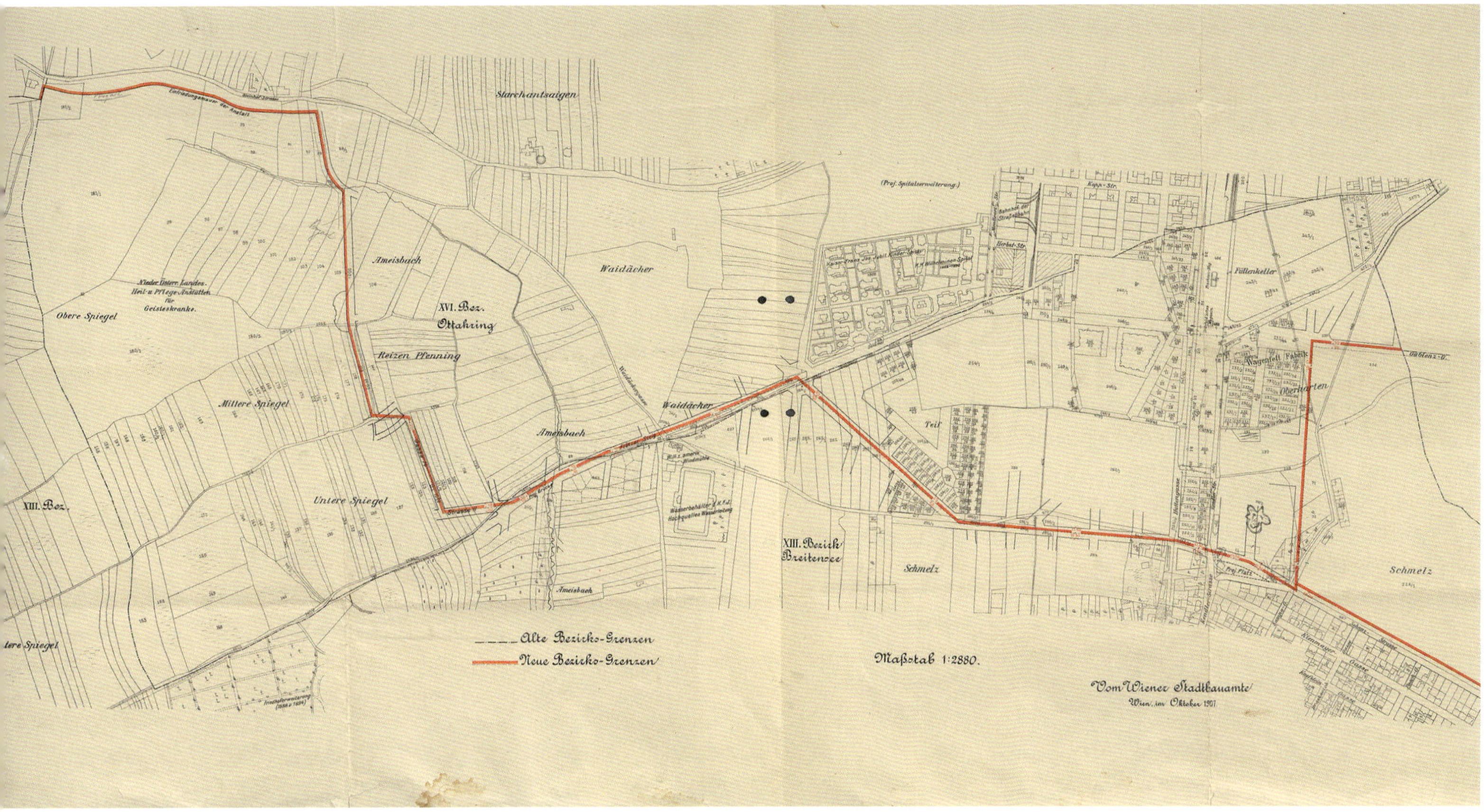


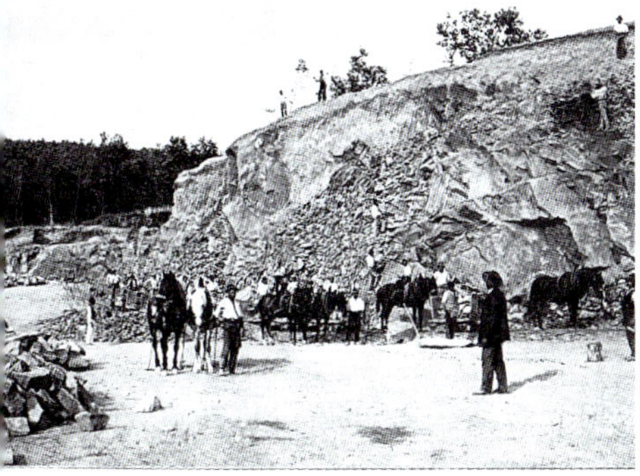

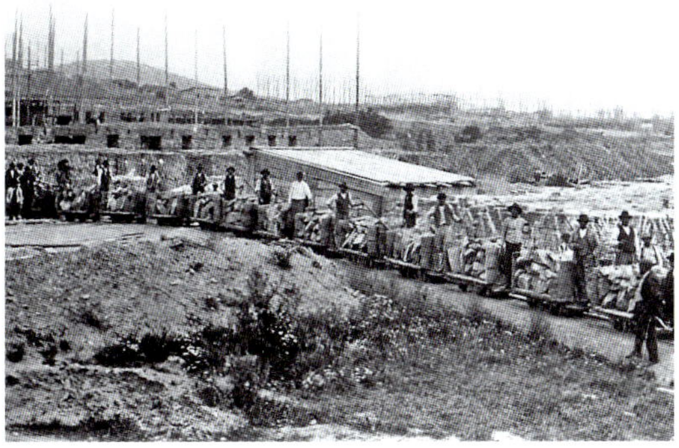

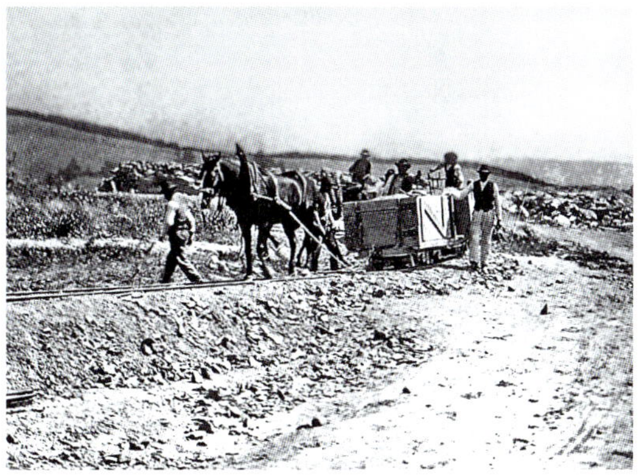

↑ Die rote Linie markiert die Bezirksgrenze zwischen Hütteldorf und Ottkaring, die im Zuge des Baus der Anstalt an die östliche Umfriedungsmauer verschoben wurde.

↖ Die schwere Arbeit in der oberen Etage des Steinbruchs erfolgte nach den täglich vorgenommenen Sprengungen ausschließlich manuell (Foto von 1905).

↑ Die im Steinbruch gewonnen Steine transportierte eine Rollbahn zur jeweiligen Baustelle. Im Hintergrund sieht man die abgesteckten Baugründe und die Unmengen an aufgestapelten Ziegeln.

↗ Die Beförderung der abgebauten Steine vom Steinbruch zur Baustelle erfolgte durch eine schmalspurige Rollbahn, die für den Hintransport das abschüssige Terrain nutzte. Die leeren Wägen wurden von Pferden zurückgezogen.

Schottermaterial vorhanden war. Hingegen wurde im Westen in geringer Tiefe Sandstein, der sich für Stützmauern oder als Bruchstein für Fundamente eignete, geortet. Auf Anraten Boogs wurde deshalb nordwestlich und außerhalb der späteren Anstalt auf den miterworbenen Rosentalgründen an einem Abhang der Satzberge ein Steinbruch und ab 1904 auch eine Schotterquetsche eingerichtet. Die Gewinnung von Bausteinen, Schotter und Sand vor Ort war erheblich billiger als der Ankauf und eine Anlieferung von außerhalb des Areales. Die Lage erwies sich insofern zweckmäßig, als die Abbauschicht circa 20 Meter über dem durchschnittlichen Anstaltsniveau lag. Die Höhenlage (325 Meter) ermöglichte zudem, eine Einschienenbahn anzulegen, die die Beförderung der abgebauten Steine ohne motorische Hilfe, einzig „mittels Gravitation", zu den benötigten Bauplätzen bewerkstelligte. Im Zuge des Baufortschrittes wurden dann stetig höher gelegene Schichten abgebaut.

Die Vorarbeiten für den Steinbruch, dessen Umzäunung, Rodungen und die Errichtung von Arbeiterbaracken begannen schon am 27. Februar 1903. Am 9. Mai 1903 erfolgte die Trassierung für die Geleise der Einschienenbahn, einer schmalspurigen Rollbahn vom „System Lehmann und Leyrer". Dieses besonders widerstandsfähige und zugleich billige Transportsystem erwies sich als optimal. Die einzelnen Wägen wurden von drei Mann oder Pferden in Bewegung gesetzt und von je einem Bremser begleitet. Durch die Anlage von Parallelgeleisen konnten die 103 verkehrenden Wägen auch miteinander verkuppelt werden. Im Vollausbau besaß die Rollbahn eine Länge von 7,2 Kilometern. Nach dem Entladen an den Bauplätzen wurden die Wägen von den Pferden zurück- bzw. hinaufgezogen. Die mit dieser einfachen Rollbahn verfrachtete Materialmenge war gewaltig, sie betraf nicht nur Steine und Sand, sondern diente auch zum internen Transport von Erdmaterial und Ziegeln.[12] Die Anlage reduzierte die veranschlagten Förder- und Materialkosten erheblich.

Am 9. Mai 1903 begannen die ersten Sprengungen, die bis einschließlich 25. November 1907 zwei- bis dreimal täglich stattfanden. Parallel zur Einrichtung des Steinbruchs wurden die Gebäudeachsen nach dem Vorprojekt Carlo von Boogs abgesteckt.[13] Zugleich erfolgten die Nivellierungen für die Hauptwasserleitung, die Anlage der beim Flötzersteig gelegenen Sammelzisterne für die Mengen an benötigtem Bauwasser und der Aushub für die ersten Straßenunterbauten. Wie ökonomisch vorausblickend die Planung war, ergeht auch daraus, dass die ersten abgebauten Steine sogleich für die Einfriedungsmauer im Norden zur Verwendung gelangten, um das Areal nach außen abzugrenzen und den Lagerplatz im Steinbruch freizuhalten.

Eine Entscheidung zur Einrichtung einer Schotterquetsche ab März 1904 fiel gleichfalls aus ökonomischen Gründen. Auch hier ergab sich ein enormes Einsparungspotential: Mittels eines Ottomotors wurden die Maschinen angetrieben, die aus einem Steinbrecher, Sandwalzen und Schüttelsieben zum Sortieren oder Quetschen bestanden. Die Sandquetsche stand im südlichen, unteren Abschnitt des Steinbruchs und war ab Juni 1904 zusätzlich nachts in Betrieb.

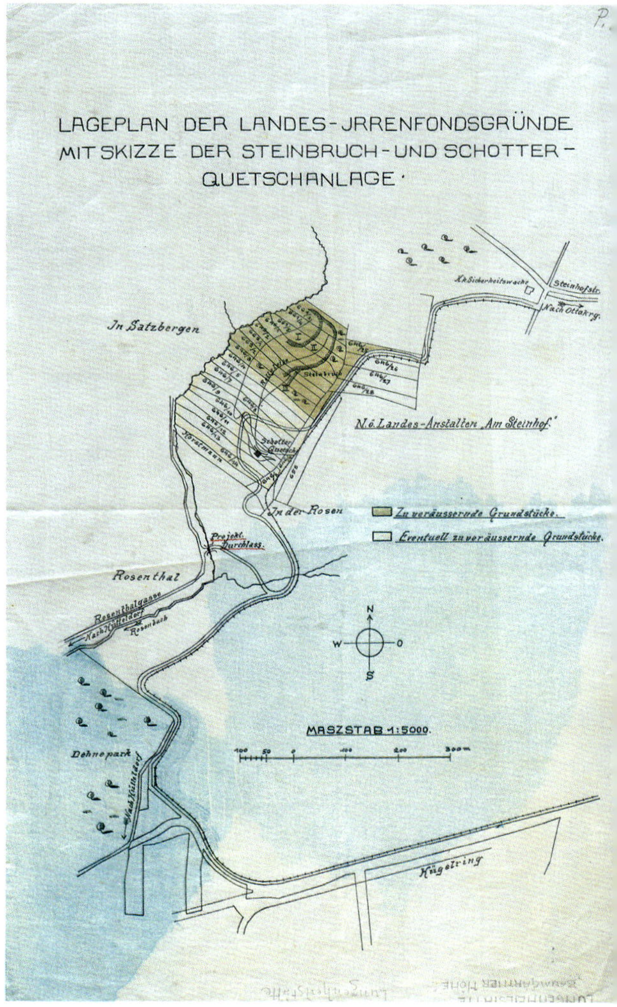


↑ Auf den miterworbenen Rosentalgründen im Nordwesten der Anstalt wurden ab 1902 ein Steinbruch und eine Schotterquetsche eingerichtet, die Steine, Schotter und Sand für die Baustelle lieferten.

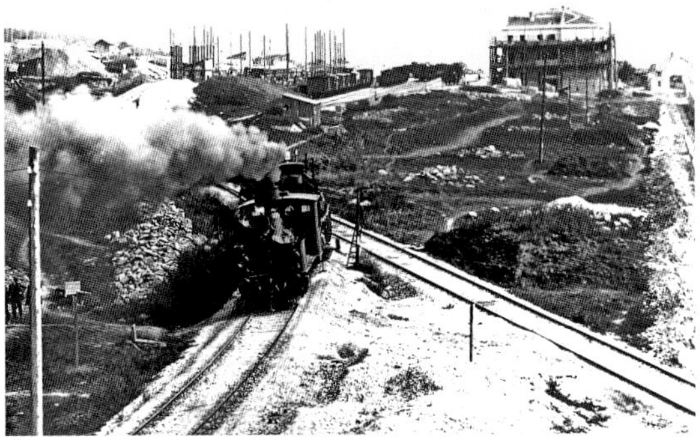

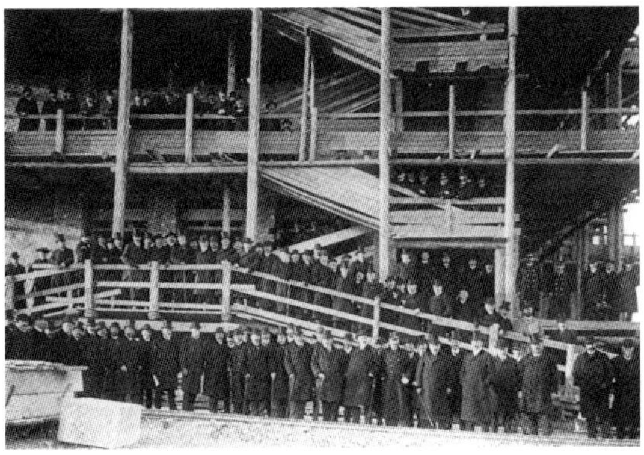

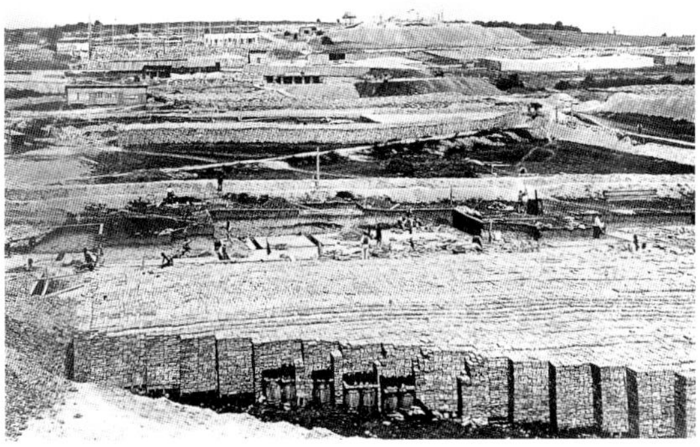

↑ Die zwischen dem Bahnhof Ottakring und Steinhof angelegte 2,7 km lange Materialbahn transportierte das benötigte Baumaterial (Ziegel, Kalk, Zement Bauholz, Eisen etc.) auf die Baustelle. In der Bauzeit von 1904–07 wurden 27.395 Waggons be- und entladen.

↑ Am 30.10.1905 erfolgte die Besichtigung der Baustelle durch Bürgermeister Karl Lueger und die Mitglieder des Nö. Landtags. Für das Foto nahmen sie auf dem Baugerüst der Kirche St. Leopold Aufstellung.

↑ Um sich eine Vorstellung der verarbeiteten Ziegelmenge zu machen, berechnete das Baubüro, dass sich aus diesen Ziegeln eine 2,5 Meter hohe und 60 cm starke Mauer errichten ließe, mit der man alle damals eingemeindeten 21 Bezirke umschließen hätte können.

### Die Materialbahn zwischen Ottakring und Steinhof

Grundlegend waren die Überlegungen, wie die gewaltigen Mengen an Ziegeln und sonstigen Baumaterialien (Kalk, Zement, Bauholz, Eisen etc.), die auf 300.000 Tonnen geschätzt wurden, zur Baustelle gelangen konnten. Berechnungen zufolge wären dafür täglich 400 Fuhren nötig gewesen, außerdem hätte man dazu Straßen von sechs Kilometern Länge herstellen müssen. Da man Kutscherstreiks und Preistreiberei der Fuhrwerksunternehmer befürchtete, entschieden sich Boog und Steiner für den maschinellen Transport durch die Bahn.

Während die auf ebenem Terrain erbaute Anstalt in Mauer-Öhling an die k. k. Elisabeth-Westbahn grenzte,[14] über die die Anlieferung erfolgte, war die Situation in Steinhof insofern schwieriger, als ein Niveauunterschied von 139 Metern zwischen den im Wiental gelegenen nahen Bahnhöfen in Hütteldorf oder Baumgarten bestand. Da sich hier eine neue Trasse als zu kostenintensiv erwies, erwog man eine Verbindung mit der Stadtbahnstation Ottakring herzustellen. Hierbei galt es, Geleise teilweise auf öffentlichen Straßen zu errichten und das Ameisbachtal sowie das starke Gefälle des Flötzersteigs zu überwinden. Dennoch schien dies die praktikabelste Lösung zu sein, da durch die direkte Anlieferung im Bahnhof Ottakring auch das Umladen des Materials entfiel. Steiner konnte sich mit dem k. k. Eisenbahnministerium und der Gemeinde einigen und erlangte auch die Bewilligung zur Durchquerung der für die Volkswohnungen der Kaiser-Franz-Joseph-Jubiläumsstiftung bereits reservierten Gründe.[15] Die bautechnische Durchführung oblag Franz Woraczek.

Die Distanz zwischen dem Bahnhof Ottakring und dem Steinhof betrug 2,7 Kilometer. Die künftige Trasse querte viele Straßen, auch Rohre der Hochquellenleitung in Breitensee; zudem musste das Ameisbachtal überbrückt werden. Dafür wurde eine 57 Meter lange, bis zu 7,8 Meter hohe Holzbrücke errichtet, ein „Provisorium",[16] das 1908–09 durch die eiserne Flötzersteigbrücke ersetzt wurde. Die Trasse war am 25. April 1904 fertig und bis zur Einfahrt in den Anstaltsbahnhof befahrbar (Bauzeit 56 Tage). Innerhalb der Anlage verlegte man noch einmal 5.146 Meter Bahngeleise, die bis auf fünf, darunter die hochgelegene Kirche, zu allen Hochbauten führte. Die Länge des Baubahnhofes betrug 374 Meter; er besaß sechs parallel mit Weichen verbundene Geleise, deren Schienen gebraucht erworben wurden, und bot circa 1.700 Meter an Abstellgeleisen.

Der regelmäßige Betrieb, der von der k. k. Staatsbahn durchgeführt wurde, begann in der Nacht des 13. September 1904. Der Fahrplan sah vor, dass die Materialien, die tagsüber im Bahnhof Ottakring eintrafen, nächtens nach Steinhof transportiert wurden. Die Fahrzeit betrug 15 Minuten. Die Wägen wurden am jeweiligen Verwendungsort von einer Arbeiterpartie entladen, was je nach Material (Schotter, Sand oder Ziegel) 15 bis 30 Minuten dauerte. Am 30. Oktober 1905 übernahm die Materialbahn die Beförderung der Mitglieder des Niederösterreichischen Landtages sowie des Bürgermeisters Karl Lueger, die die Baustelle besichtigten. Bis zu Betriebsende am 16. April 1907 verkehrten täglich durchschnittlich 66 Waggons (insgesamt 27.393), die vor allem die 32 Millionen Ziegelsteine der Firma Wienerberger anlieferten. Anschließend wurden die Schienen abgebaut, erneut veräußert und der ursprüngliche Straßenzustand wieder hergestellt.

### Zur Situation der Arbeiter

Der Aufwand an benötigten Arbeitskräften war hoch. Abgesehen vom Schienentransport wurden alle anderen Arbeiten noch händisch erledigt. Besonders anstrengend mussten die Arbeiten im Steinbruch gewesen sein, aber auch auf der weitläufigen Baustelle selbst waren die Bedingungen schwierig. Die Arbeiter lebten und wohnten über Jahre vor Ort in einfachen Holzbaracken; hier wurden sie versorgt (Arbeiterküchen) und bei Bedarf auch ärztlich betreut. Die Baustelle lief rund um die Uhr, Ruhe herrschte de facto nie, auch nicht in der Nacht, während welcher die Dampflokomotiven mit den voll beladenen Waggons zu den jeweiligen Bauobjekten vorfuhren und entladen werden mussten. Widrige Arbeitsbedingungen herrschten bei Regenwetter, wenn sich die noch unbefestigte Baustelle in einen „fußhohen Morast"[17] verwandelte, oder im Winter bei Frost und Schneeverwehungen. Probleme bereiteten das bereits in geringer Tiefe zu Tage tretende Sickerwasser oder der Mangel an Bauwasser im Jahre 1906. Da überall gleichzeitig gearbeitet wurde, erfolgte die Inspektion der riesigen Baustelle per Reitpferd.

Die Hochbauten errichtete man in traditioneller Ziegelbauweise, weshalb in Spitzenzeiten an die 1.200 Maurer beschäftigt wurden. Im Sommer betrug die tägliche Arbeitszeit zwölf Stunden, im Winter neun, bei Bedarf wurde auch an Sonn- und Feiertagen gearbeitet. Lohnerhöhungen auf dem Gebiet des Bauwesens führten innerhalb der Arbeiterschaft zu Unruhen. Im Frühjahr 1906 kam es zu ersten Streiks, die schließlich zu einer Generalaussperrung der Bauarbeiter seitens der Baumeister (man arbeitete mit privaten Bauunternehmern) führte. Die Aussperrungen, die 407 Baustellen in Wien und über 31.000 Arbeiter, insbesondere Maurer, betrafen, hatten sich schon länger abgezeichnet.[18] Der Streik dauerte vom 14. Mai bis 2. Juli 1906, auch der Materialbahnbetrieb ruhte. Nach Beilegung dieses siebenwöchigen Streiks gab es einen Arbeitermangel. Da die meisten Maurer sofort nach der Aussperrung abgereist waren, um zwischenzeitlich eine andere Arbeitsstelle anzutreten, gelang es dann nicht mehr, die gewünschte Zahl an Facharbeitern zu requirieren. Ein zweiter Streik der Glaser ab 21. September 1906 dauerte elf Tage.

### Die Lagepläne von Carlo von Boog und Otto Wagner

Auch wenn die Ausdehnung des zu verbauenden Areals zum Zeitpunkt der ersten Vorarbeiten ab 22. Juli 1902 weitgehend feststand, gab es, bezogen auf die Situierung der Bauten, einige Unstimmigkeiten. Nachdem man zuerst vom Lageplan Boogs ausgegangen war, kamen mit dem Vorschlag Otto Wagners, die Anlage nicht den topografischen Gegebenheiten anzupassen, sondern streng axial auszurichten, erhebliche Probleme auf die Bauleitung zu. Im Zuge des eingeschränkten Kirchenwettbewerbs, der vermutlich in der zweiten Jahreshälfte 1902 abgehalten

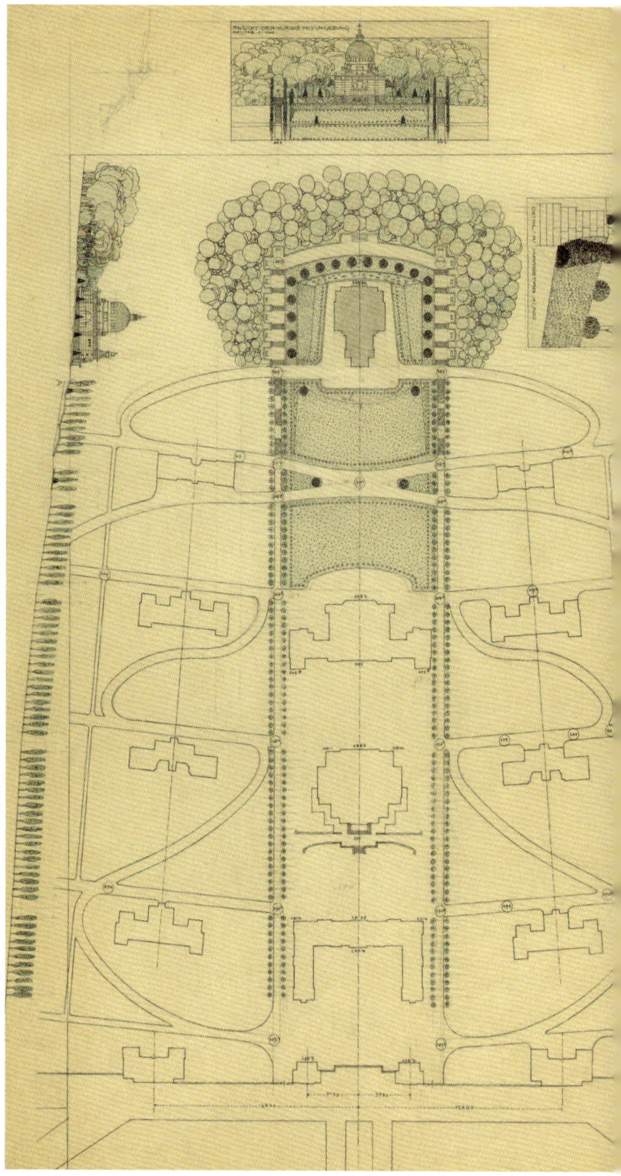

↑ Mit dem 1902 von Otto Wagner vorgelegten Situationsplan begann die Diskussion um die topografische Ausrichtung der Anstalt: Die von Wagner vorgeschlagene Achsensymmetrie sollte, ausgehend von der Hauptachse und den dazu leicht verschwenkten Pavillons auf die gesamte Anlage übertragen werden. Dazu waren umfangreiche Terrassierungen vonnöten.

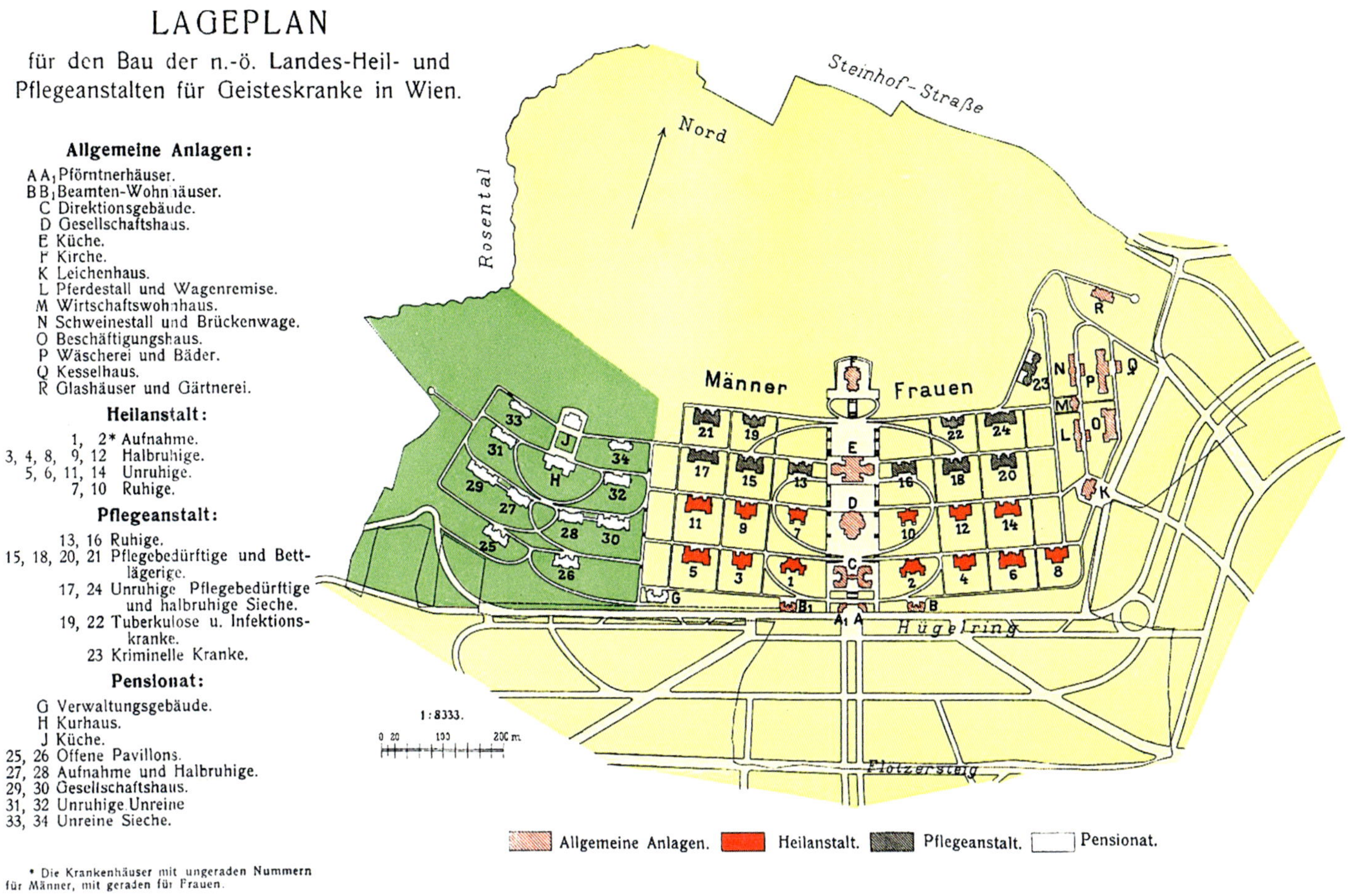


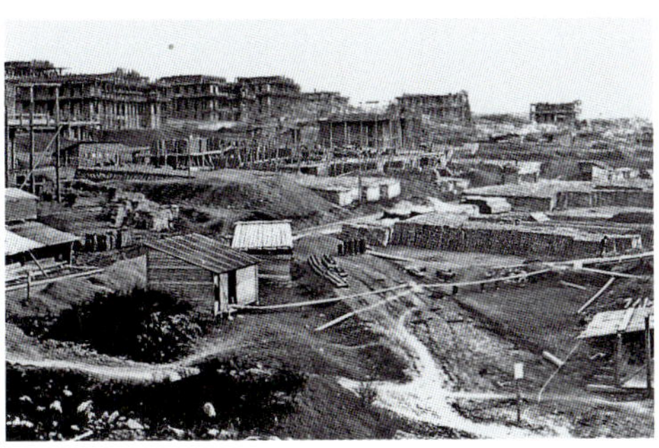

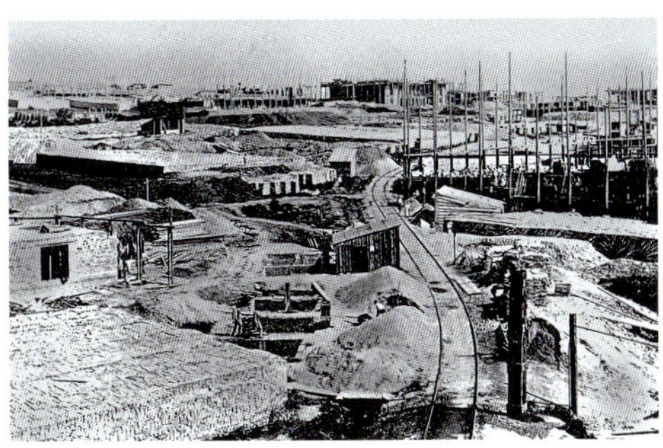

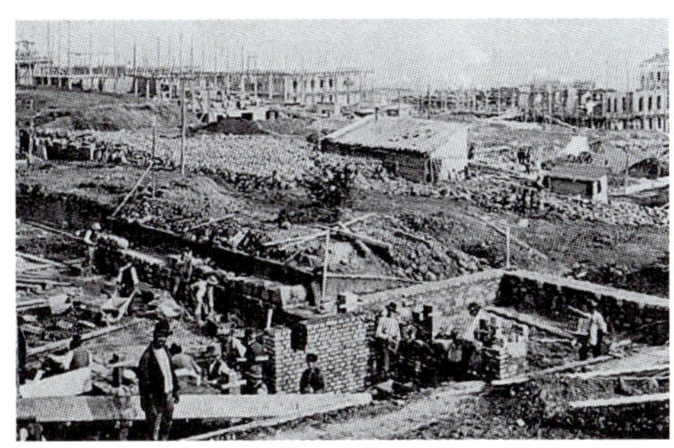

↑ Dieser am 18.10.1904 im Nö. Landtag genehmigte Lageplan zeigt die Situierung der Bauten nach der Überarbeitung des von Otto Wagner eingebrachten Vorschlags durch den Bauinspektor Heinrich Goldemund.

↑ Diese Fotos dokumentieren die Situation auf der Baustelle. Zwischen den Holzbaracken, die als Arbeiterunterkünfte dienten, lagerten die Ziegel. Das unbefestigte Terrain verwandelte sich bei schlechtem Wetter in einen Morast.

wurde, legte Wagner auch einen Plan von „Situation und Geländeschnitt"[19] vor. Sollte sich der Landtag für den Plan Wagners entscheiden, bestand dringender Handlungsbedarf, da alsdann die aufwendigen und kostenintensiven Terrassierungen schleunigst in Angriff genommen werden mussten. Dies geschah, mit Vorbehalten, am 11. November 1903.[20]

In planerischer und ästhetischer Hinsicht konnte Boogs Plan mit Wagners Vorschlag nicht mithalten, einzig der ökonomische Aspekt wurde im Landtag positiv bewertet. So heißt es etwa, dass sich sein Projekt „unter Verzichtsleistung auf alle Schönheitsrücksichten dem Terrain an[schmiegt], um bei der Erdbewegung sich auf das unbedingt notwendige Ausmaß zu beschränken."[21] Boog erwies sich als verantwortungsvoller, nachhaltig planender, Ressourcen schonender Landesbeamter.

Zehn Tage nach der vorbehaltlichen Entscheidung für das Projekt Wagners, am 21. November 1903, erschien Heinrich Goldemund als Leiter des Wiener Stadtbauamtes mit seinen Beamten auf der Baustelle, um die beantragten Baulinien und die Verschiebung der Bezirksgrenzen zu überprüfen, künftige Straßenbreiten zu bestimmen und eine Parzellenverbauung im Süden und Osten durch „einzeln stehende oder höchstens zu zweien gekuppelte Wohnbauten" festzulegen. Zudem erfährt man, dass „mit Rücksicht auf die erst kürzlich gefassten Beschlüsse des h.n.ö. Landtags, wonach neuerlich Studien über die Disposition der Gebäudeanlagen für den Bau der neuen Irrenanstalt angeordnet wurden, eine bindende Erklärung hinsichtlich des vorliegenden Regulierungsprojektes heute nicht abgegeben werden kann. Sobald die gegenständliche Fixierung des Lageplanes für den Bau der neuen Irrenanstalt als definitiv angesehen werden könne, wird der Magistrat ungesäumt in Kenntnis gesetzt werden."[22] Bis es letztendlich so weit war, verging nahezu ein Jahr, währenddessen aber die Baustelle in vollem Gange war.

Da Boog sich nicht so leicht geschlagen geben wollte und seinerseits Änderungen an seinem Plan vornahm, musste Steiner zur Schlichtung des Konflikts einen erfahrenen Fachmann beiziehen. Erneut war es Heinrich Goldemund; er konkretisierte „unter Verwendung des Wagnerschen Grundgedankens, sowie der vom Landes-Wohlfahrtsbaudepartement gegebenen Anregungen" in einer Skizze die „neue Situation", die sich als „Kompromiss zwischen den beiden Anschauungen" darstellte und von beiden als „glückliche Lösung akzeptiert wurde".[23] Sein Gutachten wurde vermutlich im Frühsommer 1904 erstellt (jedenfalls vor dem 18. Juni 1904);[24] die endgültige Genehmigung des überarbeiteten Lageplans erfolgte in der Landtagssitzung vom 18. Oktober 1904.[25]

Nachdem am 18. Juni 1904 die kommissionelle Festlegung der Anstalts- und Pensionsachse erfolgt war,[26] musste sich Boog geschlagen geben. Dies war vermutlich mit ein Grund, weshalb der völlig überarbeitete Boog Ende Sommer 1904 schwer erkrankte und die Baustelle nicht mehr betrat, obwohl er im September 1904 noch eine genaue handschriftliche Beschreibung aller Gebäude vorgelegt hatte.[27] Boog, der herzleidend war, war bei der Grundsteinlegung des Kaisers am 29. September 1904 nicht anwesend, er verstarb am 26. November 1905.[28]

### Die Regulierung des Areals außerhalb der Heil- und Pflegeanstalt

Die axiale Ausrichtung des Spitals wurde seitens des Stadtbauamtes in engem Kontext mit der Regulierung der Umgebung gesehen. Die Vorschläge sind dem 1904 datierten Regulierungsplan zu entnehmen. Auch wenn der hierin abgebildete Situationsplan der Anstalt hinsichtlich Lage und Grundrissausbildung einzelner Baukörper noch einige Änderungen erfahren sollte, liegt ihm bereits die Disposition Wagners zugrunde.

Bemerkenswert ist, dass die Zu- und Auffahrt nahezu imperial inszeniert wurde. So war eine auch heute noch vorhandene 50 Meter breite Zufahrtsstraße (Raimannstraße) mit mittigem Grünstreifen (Stephan Rudas Park) axial auf die Anstalt ausgerichtet. Sie bildete das Zentrum eines Dreistrahls, der, ausgehend von den Beamtenwohnhäusern und dem

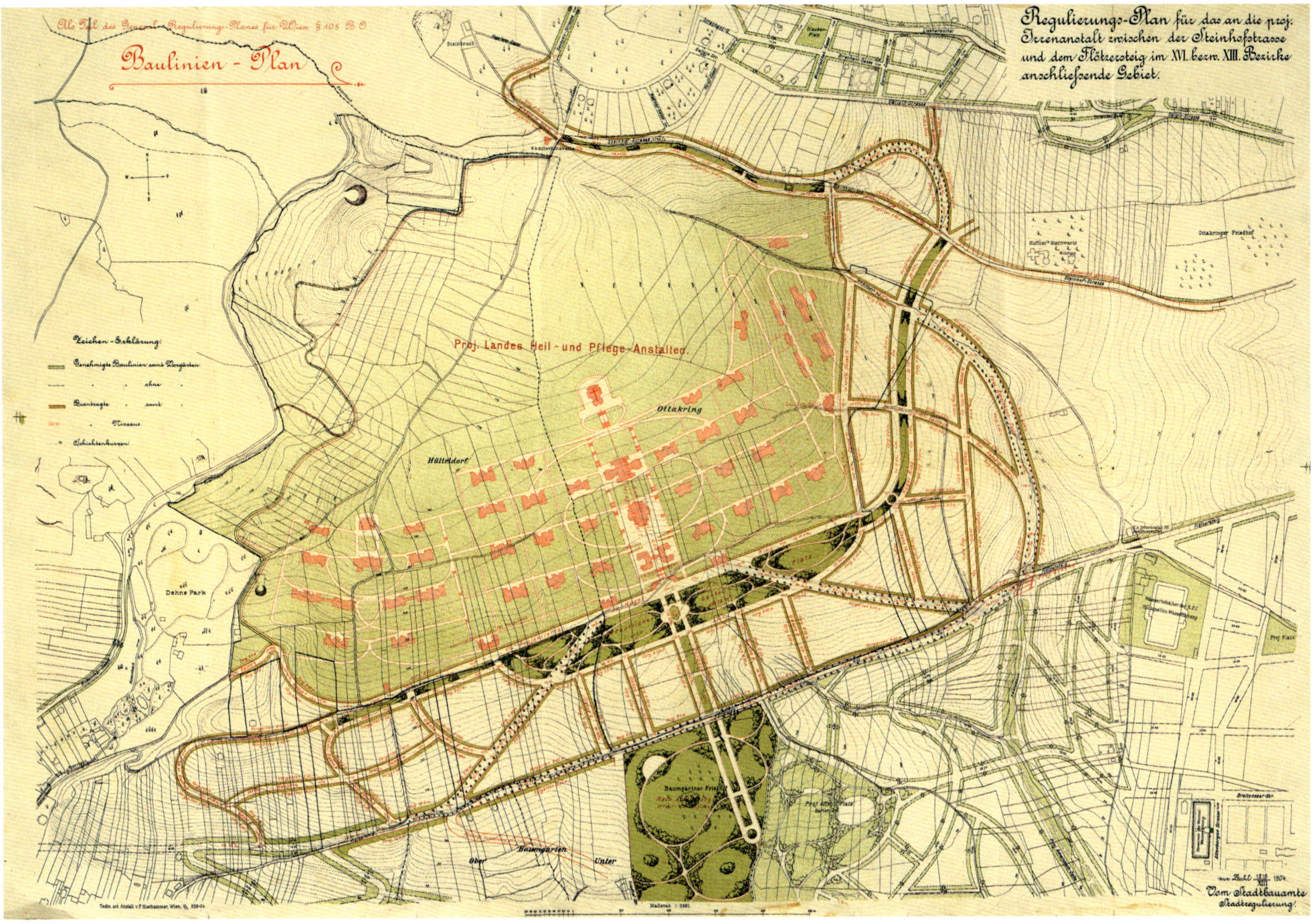


↑ Der Regulierungsplan aus dem Jahre 1904 befasst sich mit der Situierung der Anstalt in Zusammenhang mit der Außenraumgestaltung. Interessant ist die nahezu barocke Inszenierung der Anstalt durch eine breite Auffahrtsstraße, die in den bestehenden Baumgartner Friedhof verlegt hätte werden sollen.

Haupttor, das südliche Areal Richtung Friedhof erschließen sollte. Der Dreistrahl, ein Element barocker Stadtbau- und Gartenkunst, vermittelte zwischen der Mauer und dem noch zu urbanisierenden Umland. Dieser Vorbereich, aber auch die Konzeption und Inszenierung der Gesamtanlage nach dem Plan Wagners, lassen das Areal – in Analogie zu Hetzendorf von Hohenbergs Konzept für eine Gloriette von Schönbrunn (um 1770) – durchaus als „barockisierende ‚moderne' Architekturlandschaft"[29] erscheinen.

Der östliche (Spiegelgrundstraße) und der mittlere Straßenarm des „patte d'oie" wurden gemäß dem Regulierungsplan angelegt, nicht hingegen der westliche. Die Erklärung ist einfach; dieser lag eben nicht auf den von Steiner mitangekauften Gründen. Anders verhielt es sich mit den streng parzellierten Gründen im Südosten, die zwar nicht nach dem projektierten Rasterschema verbaut, auf denen aber, wie vorgeschlagen, Einzelgebäude mit Gärten errichtet wurden. Interessant ist, dass die Zufahrtsachse bis in den Baumgartner Friedhof verlegt hätte werden sollen. Dieser wäre, den Planungen zufolge, aufgelöst und im Zuge einer Erweiterung zu einer öffentlichen Grünanlage umgestaltet worden. Prägend war ferner die parallel zur Umfassungsmauer verlaufende Straße, der circa 45 Meter breite, sogenannte Hügelring (Sanatoriumsstraße), der durch fünf Meter breite Vorgärten samt niedrigen Abfriedungsgittern von der Mauer getrennt wurde. Auf ihr sollten die öffentlichen Straßenbahnen verkehren. Die Erdarbeiten, die „anlässlich der Niveauherstellung des Hügelrings und der Hauptzufahrtsstraßen, welche teils in Eigenregie, teils im Submissionswege durchgeführt wurden und eine Materialbewegung von zirka 100.000 Kubikmetern umfaßten" waren erheblich.[30]

## Die Bauleitung

Nach der Erkrankung Boogs im Sommer 1904 übernahm Oberbaurat Franz Berger im Dezember 1904 interimistisch die Bauleitung. Unter großem Druck galt es nun, die Detailpläne auszuarbeiten. Am 6. April 1905 erfolgte die erste Grundsteinlegung

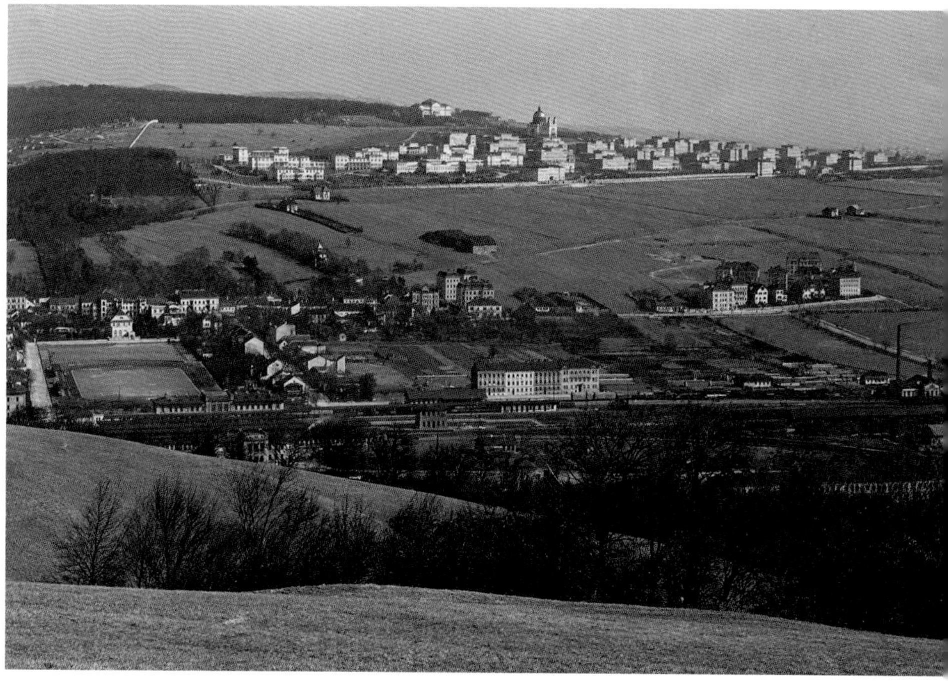

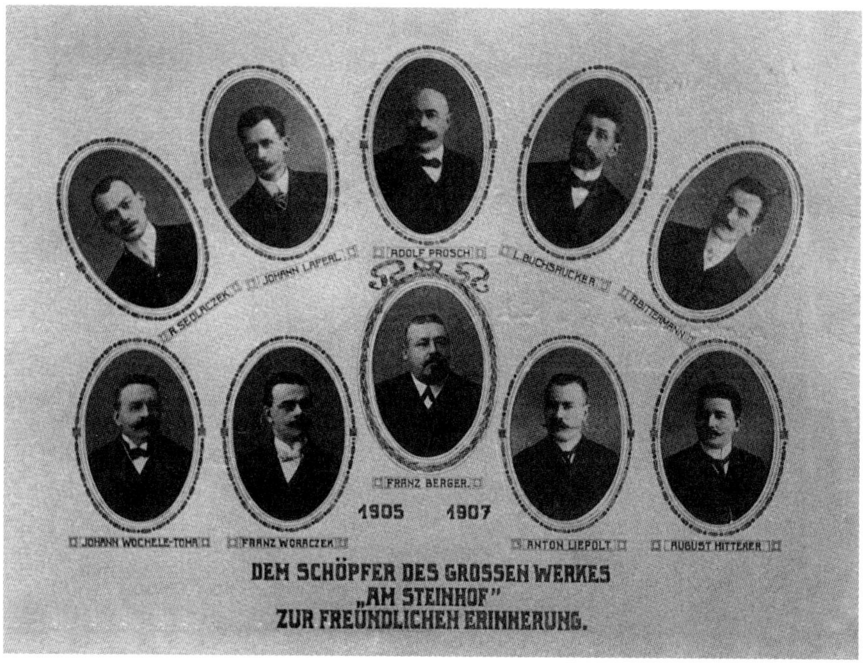


↑ Auf diesem außergewöhnlichen Foto sind die gewaltige Ausdehnung der Anstalt auf der Hügelkuppe, das noch weitgehend unverbaute Areal im Südwesten und der Bahnhof Hütteldorf gut zu erkennen.

↑ Die leitenden Architekten der Anstalt: Franz Berger, der die Baustelle im Sommer 1904 von Carlo von Boog übernommen hatte und seine Mitarbeiter.

für das westliche Beamtenwohnhaus (B1); schon in der Zeit von Juni bis September 1905 war fast die Hälfte aller Rohbauten fertiggestellt.

Offiziell wurde Berger erst am 2. Juni 1905 mit der Bauoberleitung betraut. Diese bestand aus drei Abteilungen: Das „Architekturbureau" (Verfassung der Projektpläne für die Hochbauten, Ausschreibungen: Berger, Baurevisor Adolf Prosch), der Bauinspektion (Verfassung der Polierpläne, Geschäftskorrespondenz, Außendienst, Aufnahmen, Bau- und Planjournale, Bauten in Eigenregie: Franz Woraczek, der für das Westareal und Anton Liepolt, der für das Ostareal zuständig war) sowie der Baurechnungsabteilung (August Hitterer, Johann Wochele-Thoma). Die wichtigsten Techniker neben Berger waren Woraczek und Prosch, von dem die meisten Detailzeichnungen, darunter die für das Kurhaus oder das Theater, stammen. Von der Bauleitung wurden über 4.000 Pläne hergestellt. Als Bautechniker arbeiteten ferner Carl Zaoral, Johann Laferl, Rupert Bittermann, Rudolf Sedlaczek, Walter Werner sowie an die 40 Hilfstechniker.[31] Die Auflösung der Bauleitung erfolgte erst am 30. März 1908.

Nicht zu vergessen ist, dass simultan zur Baustelle der Anstalt diejenige für die Kirche abgewickelt wurde. Deren Spatenstich erfolgte am 6. Juni 1905; am 12. Juli 1906 stand das Gerüst für die Kuppeleindeckung und schon am 15. September 1906 war die Vergoldung der Kuppel abgeschlossen. Die Abwicklung der Baustelle der Kirche oblag Otto Wagner und seinem Büro (Otto Schönthal, Marcell Kammerer).[32]

### „Die weiße Stadt"

Trotz aller Schwierigkeiten und unter hohem Zeitdruck konnten die Nö. Heil- und Pflegeanstalten für Geistes- und Nervenkranke am 8. Oktober 1907 in Anwesenheit des Thronfolgers Erzherzog Franz Ferdinand eröffnet werden. Das Ergebnis war mehr als beeindruckend, Besucher und Presse lobten die Anlage in höchsten Tönen und Superlativen. Man schrieb etwa von der größten Anstalt, „welche jemals am Kontinent erbaut wurde. Unendlichen Segen wird das großartige Werk der Nächstenliebe verbreiten, welches Medizin und Technik der leidenden Menschheit geschenkt haben."[33] Einen ähnlichen Tenor schlug das Neue Wiener Journal an, in dem zu lesen war, dass die Anstalt „mustergültig nicht nur für Österreich, sondern für alle zivilisierten Länder überhaupt sein wird."[34]

Die schönste Beschreibung stammt aber von dem bekannten Wiener Kunstschriftsteller Ludwig Hevesi, der, mit der k. k. Elisabeth-Westbahn kommend, seinem Reisebegleiter, einem Pariser Bildhauer, erklärte, was dieser staunenden Blicks aus dem vorbeifahrenden Zugfenster wahrnahm: „Auf dem langen Hügelrücken über dem Örtchen Baumgarten – Gustav Klimt ist da geboren; modernes Omen – schimmert in der hellen Sommersonne eine weiße Stadt. Überragt von der goldenen Kuppel einer weißmarmornen Kirche. Weithin über das grüne Hügelgelände, über das reizvolle Gemisch von Stadt und Land hinweg, flammte der helle Goldblink eines ‚Bauobjekts' von ungewohnter Anmut des Umrisses. [...] Eine in der Welt einzig dastehende Schöpfung."[35]

1 ROSCHITZ 1989, S. 64. Dort heißt es: „1872 beschäftigte das Wiener Weltausstellungsbüro bereits über 5000 Arbeiter, später sogar noch mehr". – Auch wenn man im Jahr 1898 beim Bau der Wiener Verkehrslagen 10.598 Arbeiter zählte, war dieses Infrastrukturprojekt nicht wirklich mit einer räumlich konzentrierten Baustelle vergleichbar. Siehe WEHDORN 1979, S. 15.

2 Darunter befanden sich schon Adolf Prosch, Erich Gschöpf, August Hitterer.

3 WETTBEWERB MAUER-ÖHLING 1897, S. 152–154. – FESTSCHRIFT 1902. – BNÖLA 1899, S. 357–385.

4 Zu dem Vorbereitungskomitee für Steinhof gehörten Carlo von Boog, Leopold Steiner, Fedor Gerényi, Josef Bertgen, Adalbert Tilkowsky, Josef Krayatsch und Josef Starlinger. Die erste Beratung erfolgte am 6.11.1901 und eine erste gemeinsame Terrainbesichtigung am 20.11.1901. Vgl. Beitrag von Gustav Schäfer.

5 GRAF 1985, S. 114–115.

6 KEPLINGER 2010, S. 32–33. 1899 trat Franz Berger für eine Errichtung der „Neuen Kliniken" neben dem Wilhelminenspital ein, deren Gründe 1894 vom Wiener Krankenanstaltsfonds 1894 erworben worden waren. Das Ministerium für Kultus und Unterricht sprach sich jedoch gegen das sogenannte „Ottakringer Projekt" aus.

7 Nö. Landesarchiv (im Folgenden NÖLA), Landesregistratur 1793–1904, Irrenwesen, Box F 2, Fasz. 29592, 23.5.1901 und Fasz. 33598, 3.6.1901.

8 Im Zuge des Baus der Anstalt wurde die Bezirksgrenze aus verwaltungstechnischen Gründen an die östliche Umfriedungsmauer gelegt. DEHIO 1996, S. 265. NÖLA, Landesregistratur 1793–1904, Irrenwesen, Box F 5, Fasz. 76366, Augenschein-Protokoll vom 21.11.1903.

9 Vgl. Beitrag von Gustav Schäfer.

10 Der Überschuss an nicht umbauten Grundstücken betrug 364.784 m². Siehe SCHLUSSBERICHT 1909, S. 24. Große Areale außerhalb der Umfriedungsmauer befanden sich im Nordwesten (Rosental), im Südosten südlich der heutigen Sanatoriumsstraße sowie nordöstlich der Prosektur.

11 STEINER 1905, S. 676.

12 „Diese Gleise verblieben durch fast vier Jahre und vermittelten nicht bloß den Transport von Steinen, Schotter und Sand zur Baustelle, sondern auch die örtliche Verführung von Ziegeln und Erdmaterial und dienten teilweise auch den Bauunternehmern zum Transport von Holz, Stufen, Zement u. dgl." SCHLUSSBERICHT 1909, S. 64. Die Schienen wurden für die elektrische Anstaltsbahn wiederverwendet, für die ab September 1907 die Trassierung begann.

13 SCHLUSSBERICHT 1909, S. 46 ff.

14 Die Verbindung von der k. k. Elisabeth-Westbahn ins Baugelände erfolgte gleichfalls über eine Schleppbahn in der Länge von 3,5 km. Hier waren nur 550 Arbeiter beschäftigt.

15 NÖLA, Landesregistratur 1793–1904, Irrenwesen, Box F 5, Fasz. 28602/03, vom 21.4.1903. Genehmigung und Plan der Gleisführung durch das Areal.

16 NÖLA, Landesregistratur 1793–1904, Irrenwesen, Box F 4, Fasz. 62852/904 vom 3.10.1903. Auflagen zur Errichtung des Provisoriums (Brücke).

17 SCHLUSSBERICHT 1909, S. 91.

18 Vgl. Tägliche Berichte in der Arbeiter-Zeitung, z. B. 12.5.1906, S. 9; 14.5.1906, S. 3; 15.5.1906, S. 9.

19 GRAF 1985, S. 411. A: Wettbewerbsprojekt 1902.

20 NÖLA, Landesregistratur 1793–1904, Irrenwesen, Box F 3, Akt ohne Kennzahl, Handschriftlicher Erläuterungsbericht zur Kirche von Otto Wagner, 9.3.1903.

21 SCHLUSSBERICHT 1909, S. 28.

22 NÖLA, Landesregistratur 1793–1904, Irrenwesen, Box F 5, Fasz. 76366, Augenschein-Protokoll vom 21.11.1903.

23 STEINER 1905, S. 700. Dieser Plan erfuhr noch mehrfache Änderungen, vor allem wurde die Situierung der Männer- und Frauenseite getauscht.

24 NÖLA, Landesregistratur 1793–1904, Irrenwesen, Box F 6, Fasz. 47119. Beschwerde Goldemunds vom 5.7.1904 über das zu geringe Honorar für „seine gutachterliche Äußerung über den von Oberbaurat Otto Wagner und vom Landesbauamt verfaßten Lageplan", für das ein „reichlich technisches Elaborate zur Ausführung gebracht" wurde.

25 STPNÖ 1904, S. 218 „Das Departement für Wohlfahrtseinrichtungen konnte sich dieser Abänderung nicht anschließen und der Referent Steiner war daher bemüßigt, einen dritten unparteiischen Sachverständigen zu Rate zu ziehen. Dazu wurde der durch die Regulierung von Straßenzügen allgemein als tüchtig anerkannte, städtische Bauinspektor Goldemund bestimmt. Derselbe hat diese Terrainpläne, welche auch ausgestellt waren, ausgezeichnet befunden und ich empfehle Ihnen dieselben daher zu Annahme."

26 SCHLUSSBERICHT 1909, S. 48.

27 NÖLA, Landesregistratur 1793–1904, Irrenwesen, Box F 3, Fasz. 64744, Carlo von Boog: Erläuterungen zu dem Projekte für die Erbauung der n.ö. Landes-Heil -und Pfleganstalt für Geisteskranke in Wien, 28.9.1904.

28 Deutsches Volksblatt, 28.11.1905, S. 7. – Neue Freie Presse, 28.11.1905, S. 9. – Wiener Zeitung, 28.11.1905, S. 8.

29 HAIKO/LEUPOLD-LÖWENTHAL/REISSBERGER 1981, S. 26–27.

30 SCHLUSSBERICHT 1909, S. 51.

31 SCHLUSSBERICHT 1909, S. 44.

32 Vgl. Beitrag von Richard Kurdiovsky.

33 BAUTECHNIKER 1908, S. 161.

34 Neues Wiener Journal, 6.10.1907, S. 4–5.

35 HEVESI 1909, S. 249.

Sabine Plakolm-Forsthuber

# Das Pavillonsystem – ein Zeichen des Kulturfortschritts der Moderne

Die Nö. Landes-Heil- und Pflegeanstalten für Geistes- und Nervenkranke Am Steinhof in Wien bildeten das größte, modernste und architekturhistorisch bedeutendste psychiatrische Pavillon-Krankenhaus der Zeit um 1900 in Europa. Diese außergewöhnliche Stellung verdankt es dem produktiven Ineinandergreifen mehrerer politischer, sozialer, medizinischer und letztlich auch architektonisch-künstlerischer Voraussetzungen.

Mit Gesetzesbeschluss vom 17. Februar 1864 wurden mit Jahresbeginn 1865 die „Gebär- und Irrenanstalten" von der Staatsverwaltung in diejenige der Kronländer übertragen.[1] Dieser Beschluss löste spätestens mit dem Österreichisch-Ungarischen Ausgleich bis 1914 einen regelrechten Bau-Boom von 26 „Landesirrenanstalten" in den Kronländern aus.[2] Der Bau landeseigener Anstalten ermöglichte die regionale Betreuung psychisch Kranker ohne Sprachbarrieren und gab den Landespolitikern Gelegenheit, sich in der Sozialpolitik zu profilieren sowie die lokale Bautätigkeit anzukurbeln.[3]

Auch die Erkenntnisse und Reformbewegungen auf dem Gebiet der Psychiatrie und ihrer Etablierung als medizinische Fachdisziplin um 1870 beförderten den Anstaltsbau. Immerhin fanden sich schon ab den 1840er-Jahren unter den Wiener Ärzten (Michael von Viszánik, Karl Spurzheim) Anhänger der um 1800 in Frankreich, England und Italien forcierten „No-restraint-Bewegung", die den Einsatz von mechanischen Zwangsmaßnahmen aus humanitären Gründen ablehnte und von dem Grundsatz einer möglichen Heilung der „Geisteskrankheit" ausging. Eine der wesentlichsten Voraussetzungen für die neue Behandlung bestand in der Transferierung der in „Zucht- und Tollhäusern" oder Versorgungsanstalten weggesperrten psychisch Kranken in eine Heil- und Pflegeanstalt. Ergänzt wurden die gesetzlichen Regelungen von 1864 im Jahre 1898, als man anlässlich des 50-jährigen Regierungsjubiläums des Kaisers beschloss, unheilbar „Geistessieche" nicht mehr der öffentlichen Armenpflege zu überantworten, sondern, wie schon die heilbaren psychisch Kranken, der Obsorge der Länder zu unterstellen. Dies hatte zur Folge, dass nunmehr jeder zu gründenden „Irrenanstalt" eine Pflegeanstalt anzugliedern war.[4] In dieser sollten neben den harmlosen auch die als gefährlich geltenden Geisteskranken Aufnahme finden.

### Wohlfahrtsbauten im Fokus der Politik

Der Druck auf die Wiener Politik, in Sachen „Irrenpflege" tätig zu werden, stieg mit den Eingemeindungen von 1857 und 1893 und dem Bevölkerungszuwachs. Wien war auf dem Weg zu einer Zwei-Millionenstadt, für die die nötige Infrastruktur, wie eine ausreichende Wasserversorgung, Kanalisation, Elektrifizierung, Gasversorgung oder der Ausbau des öffentlichen Verkehrs, hergestellt werden musste. Nach der ersten Eingemeindung lag die „Irrenanstalt" am Brünnlfeld von 1853 unpassender

Weise in unmittelbarer Nähe des Pracht-Boulevards der Ringstraße. Da die Stadt zudem auf die Gründe zur Errichtung der Neuen Kliniken reflektierte, bestand Handlungsbedarf, diese Anstalt abzusiedeln.

Seit der Schleifung der Stadtmauern, dem Ausbau der Ringstraße, der Ausrichtung der Weltausstellung 1873 und den Stadterweiterungen war Wien eine ständige Baustelle. Der Zuzug von meist mittellosen Arbeitssuchenden aus den Kronländern war enorm, auch nahmen die Polarisierungen zwischen den Gesellschaftsschichten und Nationalitäten zu. Spätestens mit dem Aufkommen der Christlichsozialen Ende der 1880er-Jahre und ihrer populären Leitfigur Karl Lueger geriet die liberale Ära des Bürgertums unter Druck. Der neuen politischen Kraft gelang es, Wähler aus der Mittel- und Unterschicht zu mobilisieren. Die fortschreitende Modernisierung und Technisierung, die Schnelligkeit und Hektik des Alltags, die politischen Radikalisierungen, der zunehmende Antisemitismus und das Aufbrechen der Geschlechterrollen beförderten soziale Verwerfungen und die Verunsicherung der Individuen. Zum Ausdruck gelangte dies unter anderem in den diversen „Nervenkrankheiten“, darunter Erschöpfungszustände, Neurasthenie oder Hysterie, die das gehobene Bürgertum meist in Privatsanatorien und Kurhäusern behandeln ließ. Es war sicherlich ein kluger Schachzug, Steinhof ein Mittelstands-Sanatorium anzugliedern, in dem die Zivilisationskrankheiten dieses „nervösen Zeitalters“[5] kuriert werden sollten.

Seit ihren Wahlerfolgen in Wien ab 1895 und im Kronland Niederösterreich ab 1896 waren die Christlichsozialen unter Karl Lueger auch im Nö. Landtag die bestimmende Macht. Im Nö. Landesausschuss, dem gewählten Exekutivkomitee, saß einer der verlässlichsten Parteigänger des erst 1897 zum Wiener Bürgermeister ernannten Luegers, Leopold Steiner, Referent für Wohlfahrtspflege und die Gewerbeförderung. In dieser Funktion wickelte Steiner den Bau von Steinhof fristgerecht ab. Ziel der Christlichsozialen war es, an die großen kommunalen Projekte der Liberalen anzuschließen. Allerdings verlegten sie ihren Fokus weg von den Monumentalbauten der Ringstraßenära hin zu „symbolischen Repräsentationsbauten“ in den Vororten, die im Bau von Straßen, der Errichtung des Gaswerks oder von Wohlfahrtsbauten, wie des Versorgungshauses Lainz, ihren Ausdruck fanden.[6] Unter dem Stichwort „kommunaler Sozialismus“ wurden die Bauindustrie angekurbelt und Arbeitsplätze geschaffen.

Am Beispiel von Lainz konnte John W. Boyer überzeugend darlegen, was Lueger unter Wohlfahrt verstand. Hierbei ging es weniger um soziale Verantwortung für die Ärmsten und Schwächsten der Gesellschaft, sondern um einen Akt „paternalistischer Barmherzigkeit“. Ausschlaggebend für den Großbau war, dass eine zentral organisierte Armenversorgung finanziell wesentlich günstiger war als eine über die Stadt verteilte punktuelle Betreuung. Armen und „Irren“ wurde ein Platz am Stadtrand zugewiesen, sie verschwanden aus dem alltäglichen Stadtbild. Interessanterweise kamen beim Bau der von Rudolf Helmreich und Johann Nepomuk Scheiringer 1902–04 errichteten, mit modernster Technik ausgestatteten Pavillonanlage nur politisch wohlgesinnte Unternehmen und Handwerker zum Zug; in der zentral gelegenen neoromanischen, mit Spendengeldern finanzierten Kirche wurde der Stifter im Rahmen der Kirchenausstattung gedacht. Lueger gelang es bestens, Projekte wie Lainz medienwirksam für seine Politik zu inszenieren und an den „Bürgerstolz“ zu appellieren.[7] Steinhof, das wie Lainz auf Wiener Territorium lag, fiel jedoch nicht in den Aufgabenbereich Luegers, sondern in denjenigen des Landes Niederösterreich. Hier konnte sich Steiner für die Christlichsozialen profilieren.

### Alt-Scherbitz als Vorbild

Eine für das Habsburgerreich als vorbildlich erachtete Anlage war die 1876 in der Nähe von Leipzig gegründete „Provinzial Irrenanstalt“ auf dem Rittergut Alt-Scherbitz. Hier wirkte der angesehene Psychiater Albrecht Paetz (1851–1922), der als vehementer Vertreter des „Offen-Tür-Systems“ der

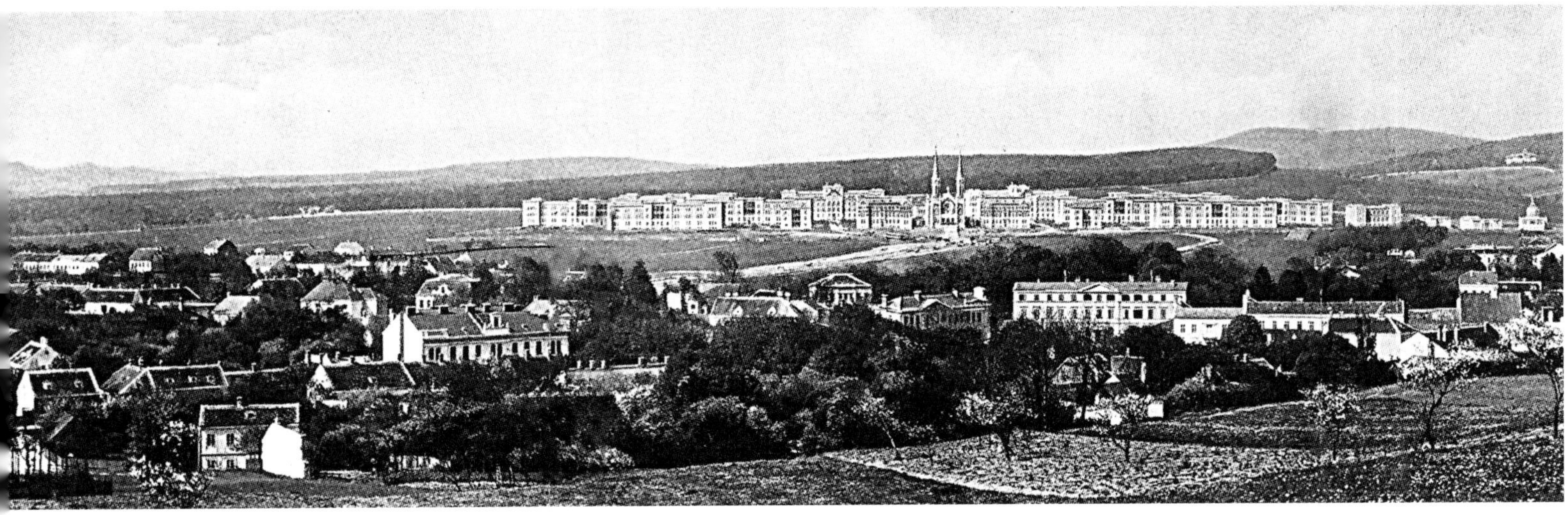

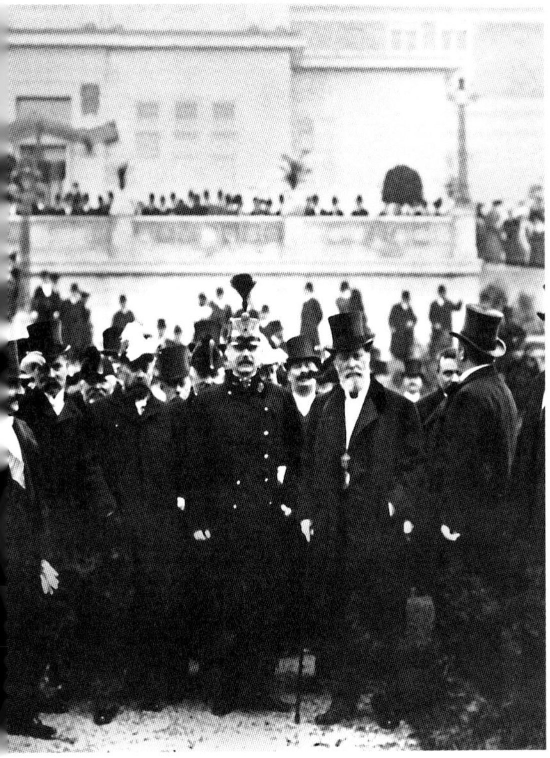

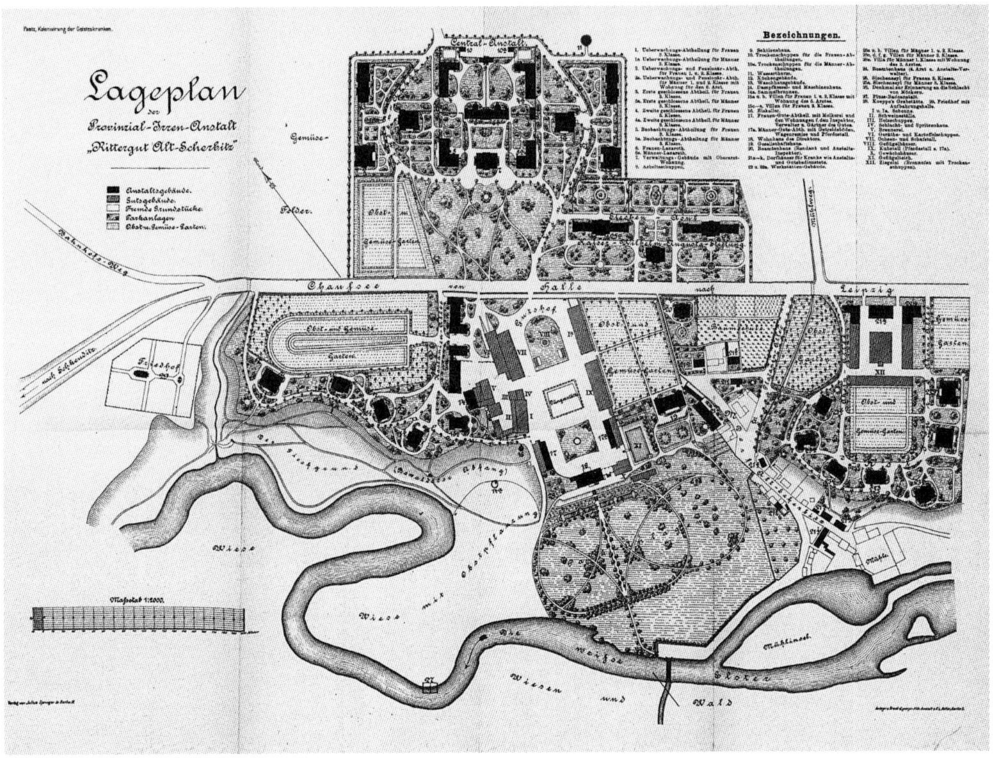


↑ Das im Pavillonsystem 1902–04 errichtete Versorgungshaus Lainz war das Vorzeigeprojekt der christlichsozialen Wohlfahrtspolitik.

↖ Die Eröffnungsfeierlichkeiten der Anstalt am 8.10.1907 erfolgten im Beisein von Thronfolger Franz Ferdinand, Bürgermeister Karl Lueger und Landesausschuss Leopold Steiner.

↗ In der 1876 nahe Leipzig gegründeten Anstalt Alt-Scherbitz wurden die Grundlagen für die Arbeitstherapie und fortschrittliche psychiatrische Behandlungsmethoden gelegt.

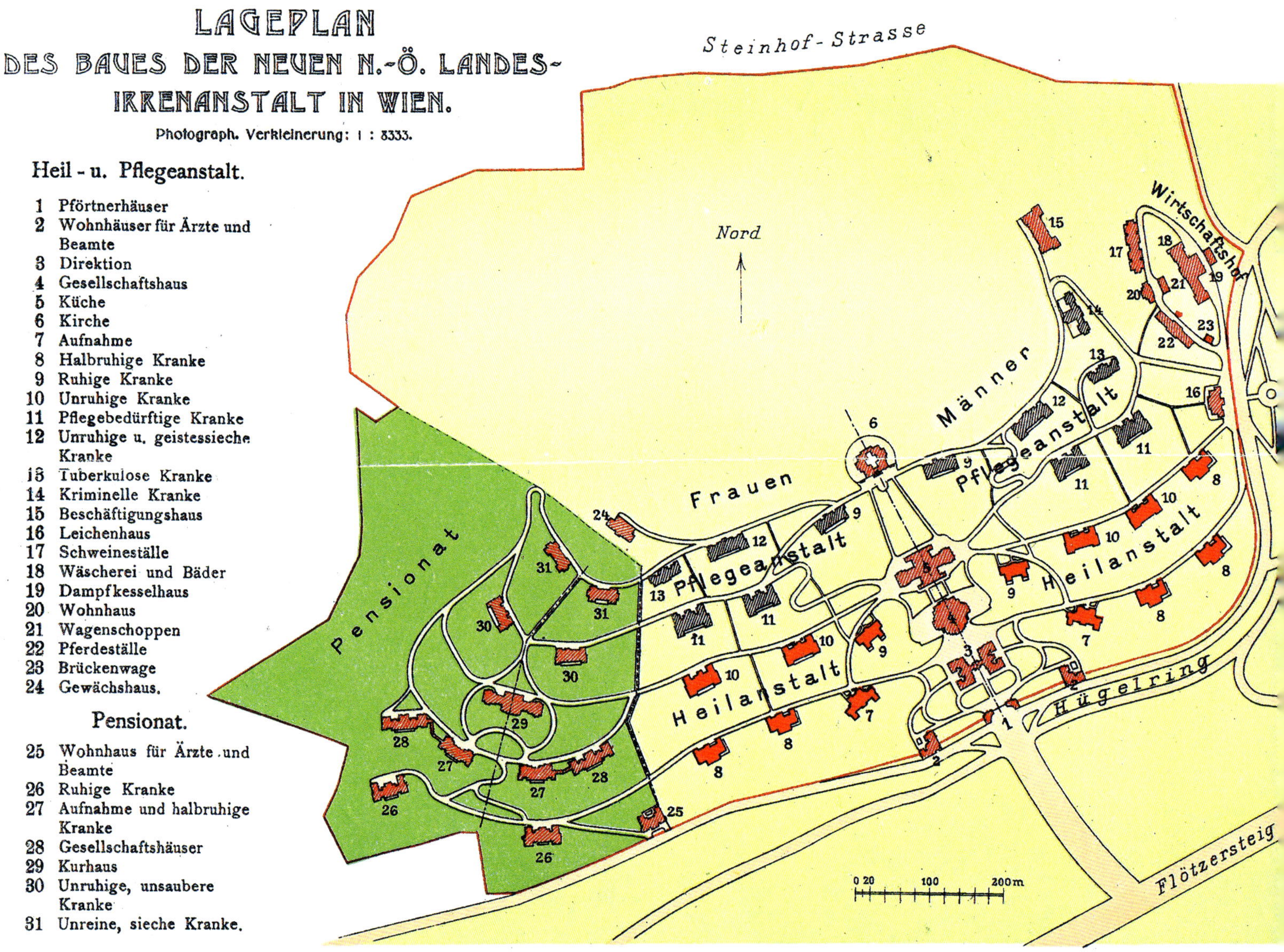


↑ Carlo von Boogs Lageplan von 1902/03 war der hügeligen Topografie angepasst und nahm die endgültige Gliederung der Anstalt im Wesentlichen vorweg.

Kolonialisierung, d. h. der Einrichtung agrikoler Kolonien, der Arbeitstherapie, der Familienpflege und des Wachsaalsystems galt.[8] Ein Besuch in Alt-Scherbitz war für alle österreichischen Psychiater und Politiker, die eine Anstalt planten, Pflichtprogramm.

Die 1912 großzügig erweiterte Anlage gliederte sich ursprünglich in drei Bereiche: Erstens in die in einer Parkanlage gelegene „Central-Anstalt", in der die akuten und problematischen Fälle behandelt und überwacht wurden. Eine Mittelachse mit der Verwaltung, dem Lazarett und dem Sektionshaus trennte die Männer- von der Frauenseite, die aus je fünf zweigeschoßigen, ziegelsichtigen Pavillons mit Satteldach, Veranden oder Balkonen bestanden. Zweitens in das Herzstück der Anstalt, einen im Süden situierten Wirtschaftshof, der in lockerer Verbauung um das ehemalige Herrenhaus, in dem der Direktor wohnte, angeordnet war. In den Remisen, Stallungen, Glashäusern, Scheunen, Werkstätten oder in der Ziegelei arbeiteten ausgewählte Patientinnen und Patienten. Die zwischen ausgedehnten Feldern und Gemüsegärten eingestreuten kleinen Bauernhäuser erinnerten an eine gewachsene Dorfstruktur. Hier lebten nach Geschlechtern getrennt die in der agrikolen Kolonie beschäftigen Kranken unter Aufsicht ihrer Betreuer nach dem „Offen-Tür-System". In Alt-Scherbitz gingen der medizinische Fortschritt und die Architektur des Pavillonstils eine produktive und erfolgreiche Synthese ein. Ganz bewusst war man von den „schloss- und kasernenartigen Monumentalkomplexen" abgegangen und hatte einer „aufgelockerten Anlage unter Einbeziehung der Natur oder landwirtschaftlichen Betrieben" den Vorzug gegeben.[9] Zur dritten, zwischen der „Central-Anstalt" und der Kolonie gelegenen Abteilung zählten die drei Gebäude der 1880 eröffneten „Kaiser Wilhelm Augusta Stiftung", in der unheilbar Kranke betreut wurden. Das Mischsystem unterschiedlicher Betreuungsformen, verteilt auf einzelne Pavillons, sollte für die künftige Struktur der Anstalten der Kronländer verbindlich werden. Als erste auf diesen Erkenntnissen basierende Neuplanung sei auf die ab 1880 erbaute königlich-böhmische „Landes-Irrenanstalt" in Dobřzan erinnert, die aufgrund ihrer großzügigen und symmetrischen Anlage aus österreichischer Sicht als Musterbeispiel angesehen wurde.

Anregungen aus Alt-Scherbitz, die man in den Kronländern übernehmen wollte, waren die Familienpflege und die Einrichtung landwirtschaftlicher Kolonien. In Niederösterreich wurden die beiden therapeutischen Konzepte beim Neubau von Mauer-Öhling erfolgreich angewandt, ansatzweise auch in Kierling-Gugging. Dieser unter der Leitung Boogs ab 1885 sukzessiv erbauten und deshalb von Steiner als „verstümmelte Anstalt" bezeichneten Anlage gliederte man mit dem 1901 von Erich Gschöpf erbauten Haschhof eine landwirtschaftliche Kolonie an.[10] Landwirtschaftliche Betriebe waren nicht nur therapeutisch sinnvoll,[11] sondern auch ökonomisch. Sie förderten die wirtschaftliche Autarkie der Anlage und sparten Kosten.

## Das Pavillonsystem als Erfolgsmodell

Aufgrund der in den Kronländern gemachten Erfahrungen und dem erfolgreichen Neubau in Mauer-Öhling stand für Steiner die bauliche Struktur der künftigen Gesamtanlage Steinhof von Anbeginn fest, wenn er schreibt: „Will man die bisherigen Errungenschaften auf dem Gebiet der Irrenpflege praktisch verwerten und den Weg des Fortschrittes wandeln, dann gibt es in den baulichen Anlagen nur einen Weg: der ist das Pavillonsystem, die Auflösung der verschiedenen, früher in einem gemeinsamen Gebäude untergebrachten Abteilungen in eine Gruppe von Einzelgebäuden mit den einer jeden Kategorie von Kranken angemaßten Einrichtungen. Eine solche Anlage entspricht nicht nur dem humanitär-modernen Zuge, der Irrenanstalt den Charakter des Zwangsmäßigen und Kasernenhaften zu nehmen, sondern, was noch viel höher anzuschlagen ist, sie allein bietet die Möglichkeit, die Kranken schärfer zu trennen, und ist dadurch in hohem Grade geeignet, die individualisierende Behandlung derselben zu fördern".[12]

Die Auflösung der Großstrukturen hatte sich im Wiener Krankenhausbau erstmals beim Kaiser-Franz-

Joseph-Spital 1887 (Ernst Hranatsch) durchgesetzt.[13] Hierin folgte man einer Tendenz, die sich schon im Ausstellungsbau als zukunftsweisend abgezeichnet hatte. Anlässlich der Wiener Weltausstellung von 1873 erhoben sich, verstreut in der weitläufigen Anlage des Praters, neben den großen Ausstellungshallen und Galerien zahlreiche kleinere Pavillons; den Ausstellern wurde eine objektzentrierte Präsentation ermöglicht und damit das Untergehen in der Masse der Ausstellungsobjekte verhindert. Analog dazu waren Vermeidung von Monumentalität, Überschaubarkeit, Differenzierung nach Krankheitsformen sowie die Reduzierung der Ansteckungsgefahr die wesentlichsten Beweggründe für die Anwendung des Pavillonsystems im Spitalsbau. Schon aus Platzgründen konnte dieses Vorhaben nicht im dicht verbauten Stadtraum, sondern nur an der Peripherie verwirklicht werden.

Carlo von Boogs 1903 publizierter Lageplan für den Steinhof, dem andere vorangegangen sein mussten,[14] wandte das Pavillonsystem als Grundkonzept an. Die Schwierigkeit im Vergleich zu dem weitgehend symmetrisch ausführten Lageplan für Mauer-Öhling bestand darin, dass er aufgrund des ansteigenden Baugrundes nicht, wie ursprünglich intendiert, einfach adaptiert werden konnte. Zwar legte Boog eine klare Hauptachse fest, an der auch im Ausführungsplan festgehalten wurde, allerdings folgten die einzelnen Bauten den jeweiligen Geländekanten. Deshalb entstand der Eindruck, die Gebäude würden so gruppiert, „als wenn sie aus einer Spielschachtel auf grünes Papier ausgestreut“ worden wären, wie es der Landtagsabgeordnete Viktor Silberer formulierte.[15] Im Osten situierte Boog die Wirtschaftsgebäude und die Prosektur, im Westen das Sanatorium. Letzteres erfuhr in seinem Plan noch keine räumliche Trennung und war insofern an die Hauptanstalt angebunden, als die bestehenden Wege einfach verlängert wurden. Die verschlungenen Wegeführungen zeigen eine gewisse Willkür, die nicht funktional begründet war. In Misskredit geriet Boogs Plan auch durch ausländische Experten, die auf die negative Auswirkung einer zu engen Anbindung des Sanatoriums an die Hauptanstalt hinwiesen. „Besitzende Kreise der Bevölkerung“ hegten, so Steiner, „eine Scheu davor, erkrankte Angehörige in einem, wenn auch nur äußerlich mit einer öffentlichen Irrenanstalt in Verbindung stehenden Sanatorium unterzubringen“.[16]

### „...und so entstand das Projekt Wagner“

Otto Wagner setzte sich erstmals 1902 im Zuge des geladenen Wettbewerbs für die Kirche mit der Anlage auseinander.[17] In dem erhaltenen Situationsplan konzentrierte er sich im Wesentlichen auf die Kirche, wobei er Ansätze eines ersten Geländeschnittes, in dem zumindest drei Pavillons als Referenzobjekte skizziert waren, vorlegte. Die Erschließung der Kirche sollte über eine zentrale, dreiarmige Treppenanlage erfolgen, die zu einem als Terrasse angelegten Vorplatz mit einer Pergola führte. Aufgrund der vorgebrachten Kritik, die Gesamtanlage sei aufgrund der projektierten Positionierung der Kirche zu weit gegen Süden gerückt, was zusätzliche Grundstücksankäufe erfordern würde, verschob Wagner die Kirche weiter

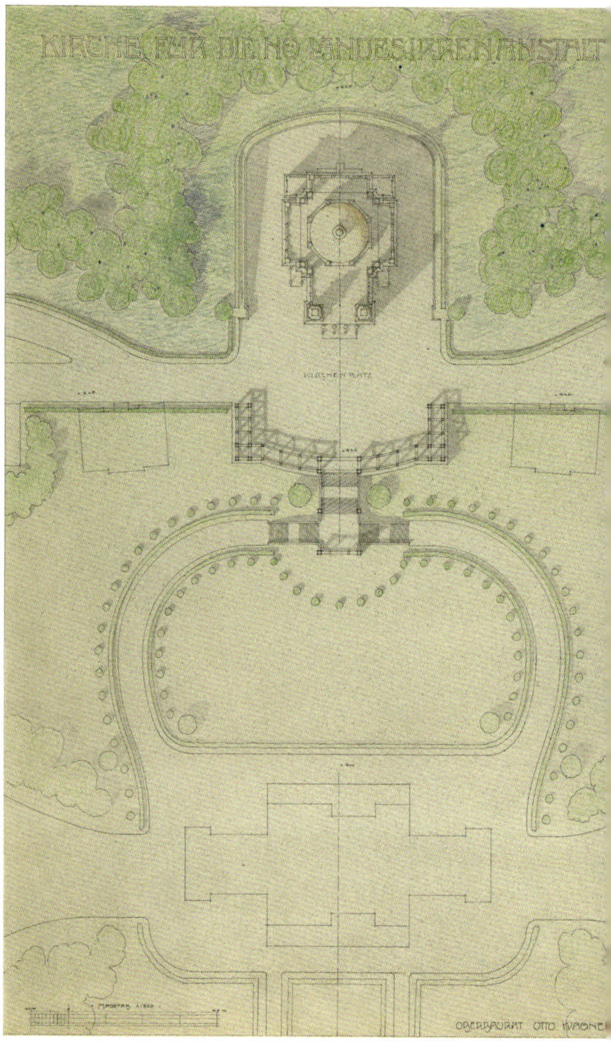


↑ Otto Wagner, der 1902 den Wettbewerb für die Anstaltskirche gewann, legte 1903 auch einen regulierten Situationsplan für die Hauptachse vor.

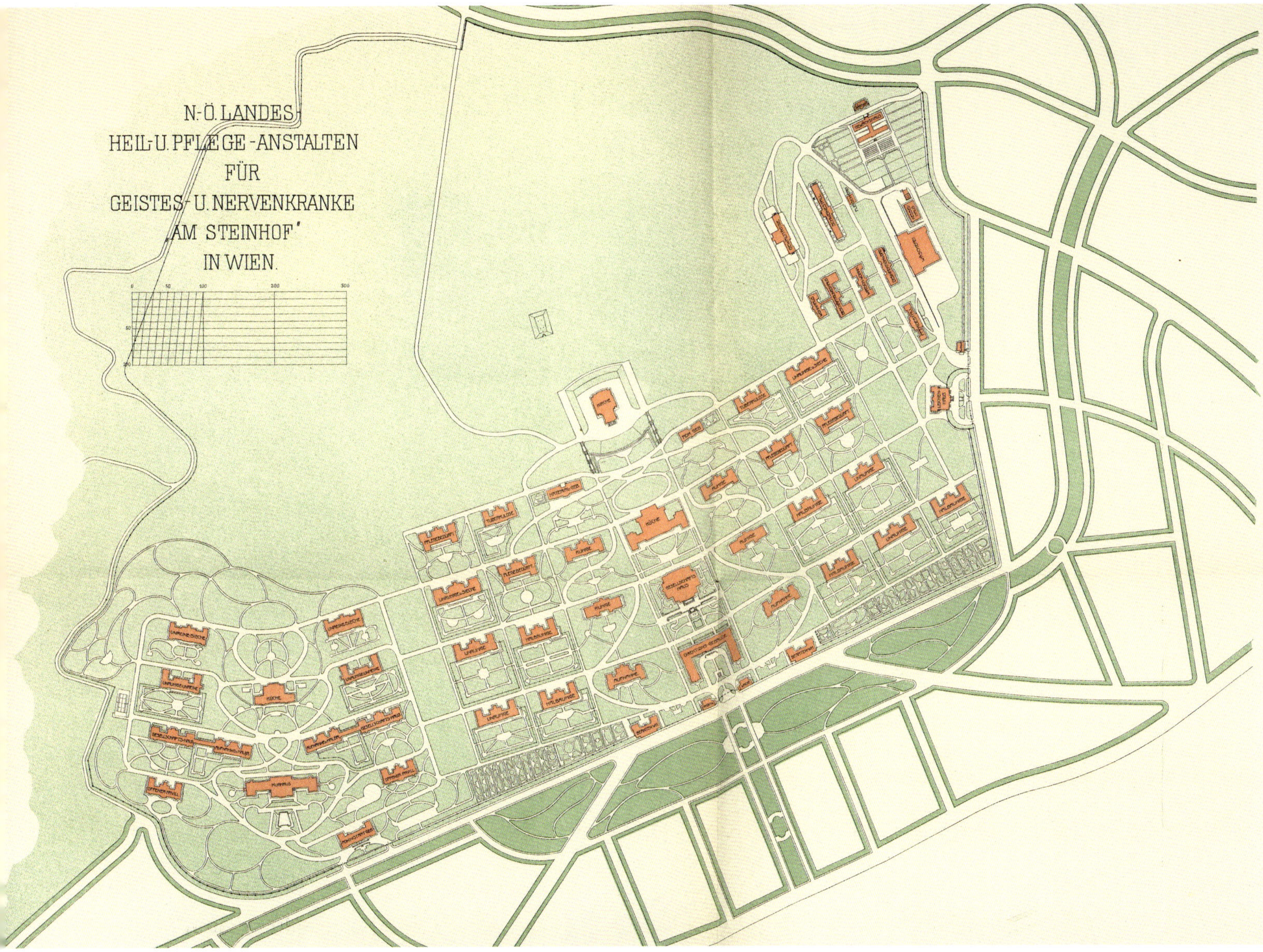


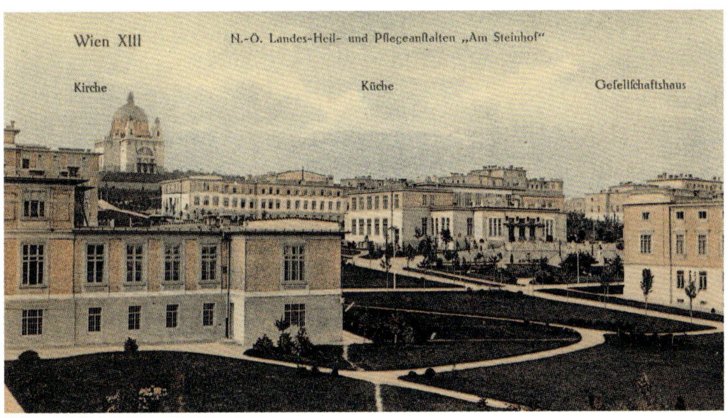


↑ Der von Otto Wagner präsentierte, streng symmetrische Situationsplan wurde nach einer Überarbeitung durch Heinrich Goldemund 1904 vom Landtag genehmigt.
← Die einzelnen Pavillons mit ihren rot schimmernden Ziegelfassaden sind von großzügigen Gartenanlagen umgeben.

nach Norden. Er änderte die Erschließung 1903 insofern, als diese nun in Fortführung der beiderseits entlang der Hauptachse ansteigenden Wege verlaufen sollte. Um seine Kirche auch repräsentativ zu inszenieren, war es nur naheliegend, für die Mittelachse einen regulierten Situationsplan vorzulegen.

Ein Lageplan Otto Wagners für die gesamte Anlage ist nicht überliefert. Erhalten ist jedoch die von Heinrich Goldemund überarbeitete Version aus dem Jahre 1904, die auf Basis der Vorschläge Wagners entstand und weitgehend zur Ausführung gelangte. Abgesehen von den klaren Symmetrieachsen, die das Areal mit den Pavillons vertikal und horizontal strukturierten, wies dieser Lageplan wesentliche Neuerungen auf. Die Heil- und Pflegeanstalten wurden im Westen und Osten von breiten, mit Bäumen bepflanzten Grünstreifen eingefasst, sodass das Sanatorium und der Wirtschaftsbetrieb, wo sich auch der Pavillon 23 für die kriminellen Geisteskranken befand, die gewünschte optische Abschirmung erhielten. Die großzügigen und zahlreichen Wirtschaftsbauten, die in Verbindung mit den weitläufigen Gründen nördlich der Kirche die Autarkie der Anstalt garantieren sollten, wurden – ausgenommen der Gärtnerei – symmetrisch in einer um 90 Grad gedrehten, west-östlichen Achse angeordnet. Einzig die Prosektur mit separatem Zugang und Umzäunung fiel als Sondergebäude aus dem strengen axialen System heraus und wurde in einer um 45 Grad gedrehten Achse optisch und symbolisch auf die Kirche ausgerichtet. Der Zusammenhang von Leben und Tod wird dadurch offenbar.

Warum Wagner sich nicht auf die Vorlage eines Kirchenprojektes beschränkte, erklärt sich folgendermaßen: 1903 seien, wie Steiner im Landtag berichtete, Künstlerkreise an ihn herangetreten, bei der Erbauung der Anstalt „auf die zukünftige Entwicklung der Stadt Wien Rücksicht zu nehmen“ und auch die Meinung von Künstlern einzuholen, „und so entstand das Projekt Wagner“.[18] Durch die Verschiebung der Hauptachse gelang es Wagner seine Kirche wirkungsvoller in Szene zu setzen und mit den strengen Achsenführungen ein deutliches Statement zu dem am gegenüberliegenden Hang des Wienflusstales situierten Schloss Schönbrunn zu geben. Deshalb war es nur konsequent, dass er für das erste Gebäude der Hauptachse, der Administration, anstelle des von Boog intendierten H-förmigen Grundrisses eine traditionelle Ehrenhofanlage vorschlug. Es ist dies zudem das einzige Gebäude, bei dem, abgesehen von der Kirche, im Portikus eine Säulenordnung zur Anwendung kam und dessen Fassade eine aufwendigere ornamentale Ausgestaltung erhielt. Dahinter lag das mit Logen und einer Guckkastenbühne versehene, repräsentative Theater, ein Bautypus, der sich in nahezu allen großen Barockschlössern wiederfindet, der aber auch fixer Bestandteil jeder modernen Heil- und Pflegeanstalt war. Zerstreuung und Unterhaltung bildeten eine wichtige therapeutische Maßnahme. Weitere Analogien folgten auch aus den parkähnlichen, mit bunten Blumenrabatten versehenen Abteilungsgärten sowie der Kirche, die hier jedoch als eigenständiger Bau und nicht als integrierte Schlosskapelle, wie sie in den schlossartigen „Irrenanstalten“ des 19. Jahrhunderts üblich war, die Anlage als quasi sakrale Gloriette abschloss. Vis-à-vis der imperialen Schlossanlage erhob sich nun die von der vergoldeten Kirchenkuppel überragte, von weitem sichtbare Humanitätsanstalt für die Schwächsten des Habsburgerreiches – ein symbolischer Akt, der allseits verstanden und goutiert wurde. So schrieb etwa der deutsche Psychiater Johannes Bresler anlässlich der Eröffnung der Anstalt: „Das Beste ist gerade gut genug für die unglücklichen Geisteskranken. Was Architekt, Ingenieur und Hygieniker Neues und Vollkommenes zu geben wissen, wird zum Anstaltsbau verwendet“.[19] Für ihn, wie die meisten Kritiker, war die Anstalt ein Ausdruck des Kulturfortschritts der Moderne.

### Änderungen im Laufe der Planungen

Während der erste Plan um 1900 nur von zwei großen Anstalten ausgegangen war, nämlich einer Heilanstalt und einer Kolonie, wies das Konzept um 1901 die Heil-, die Pflege- und eine dritte Anstalt auf, ein Sanatorium, von dem man sich zusätzliche Einnahmen erwartete. Von den 38 Pavillons waren ursprünglich 22 für die Heilanstalt und 16 für die Pflegeanstalt

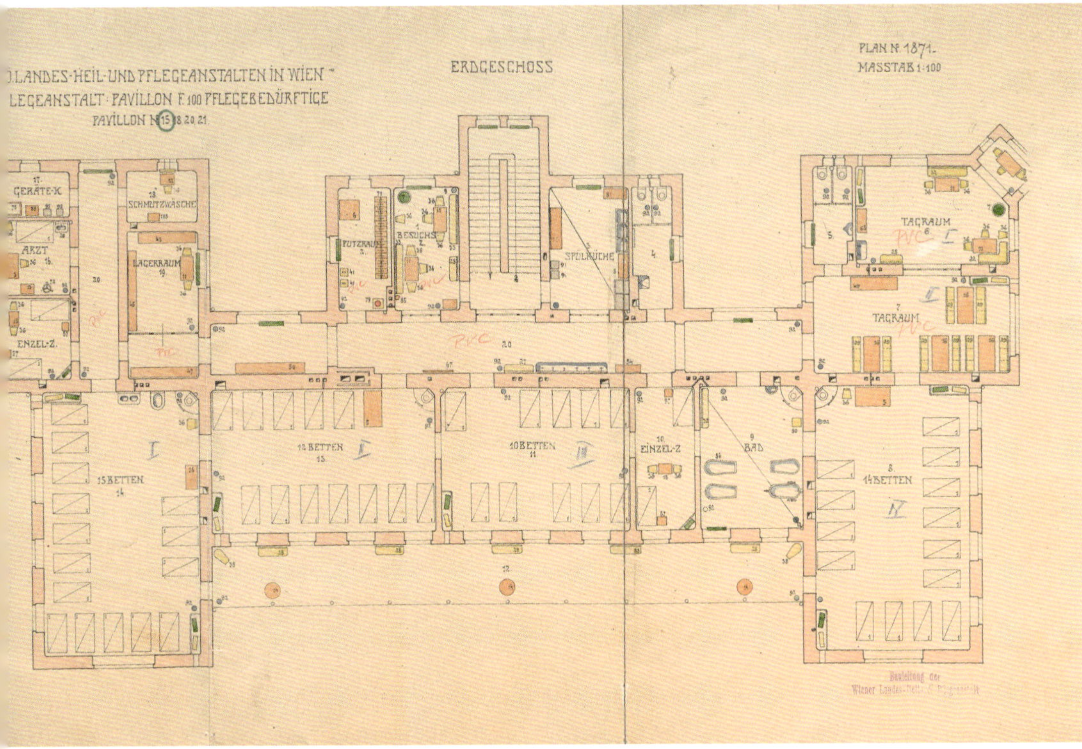


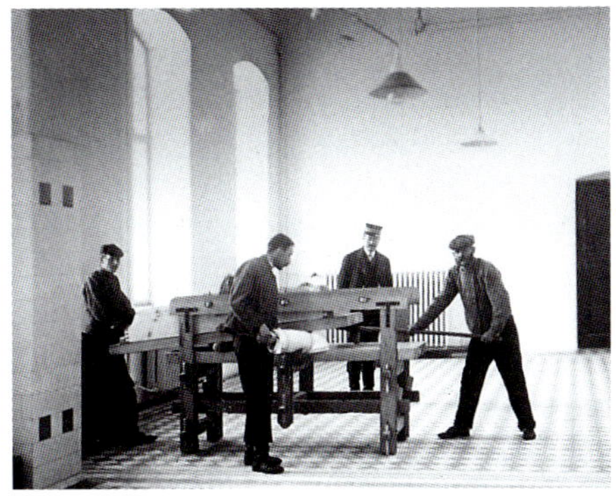

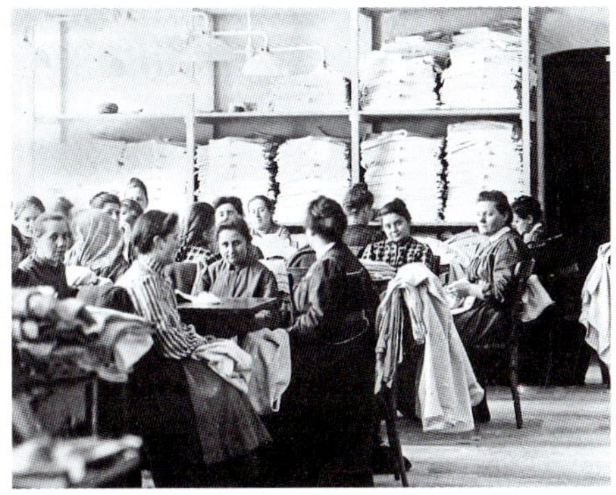

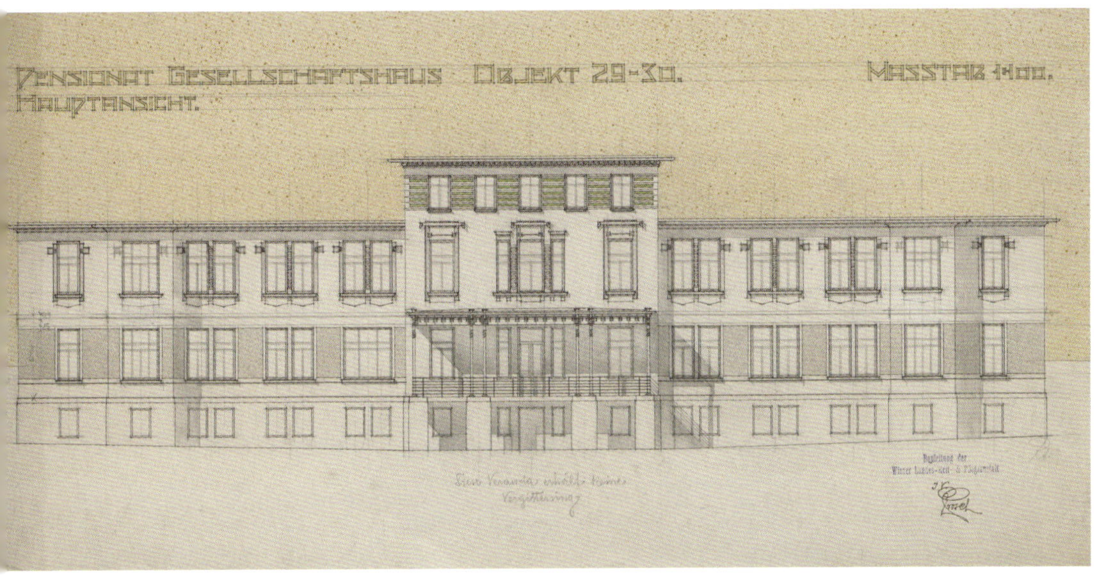


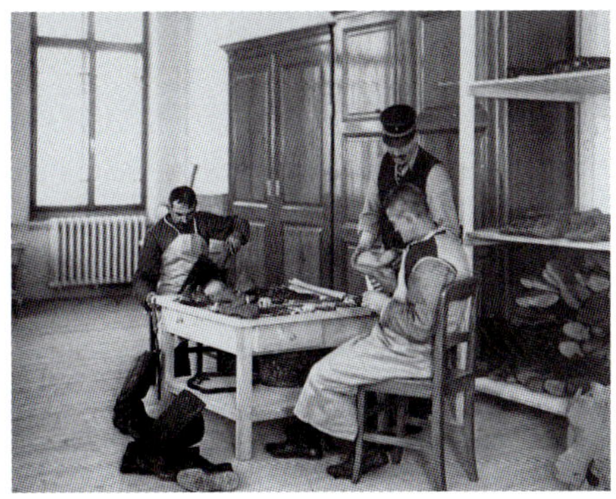

↖ Dieser Pavillon für Pflegebedürftige zeigt die dichte Bettenaufstellung, die schlichte Möblierung der Tagräume und die der Fassade vorgelagerte großzügige Veranda.

↑ Die Beschäftigung der Kranken in den Werkstätten der Anstalt war ein zentraler Bestandteil der Therapie.

← Das Gesellschaftshaus des Sanatoriums war der zentrale Ort der gehobenen Unterhaltung und Beschäftigung für die Privatpatienten.

vorgesehen. Trotz ständiger Erhöhung der projektierten Bettenkapazität – man plante für 2.200, dachte aber schon an 3.000, und in den Anfangsjahren waren es oft mehr als 4.000 – sprengte diese Menge den Finanzrahmen, weshalb man sich für eine Aufstockung der als ebenerdig geplanten Pavillons der Heilanstalt entschied. Möglich wurde dies, da aufgrund des steilen Terrains die südorientierten Untergeschoße gut belichtet waren und durchaus als Materiallager oder Tagräume genutzt werden konnten. Das erlaubte eine Reduzierung der Pavillons der Heilanstalt auf 15. Anders die Situation bei den von vornherein als zweigeschoßig angelegten Bauten der Pflegeanstalt. Da hier Bettlägerige betreut wurden, die sich kaum im Gebäude bewegen konnten, stellte die Mehrgeschoßigkeit von vornherein kein Hindernis dar. Der fehlende Freiraumbezug wurde durch großzügige, sich über die gesamte Fassadenbreite erstreckende Veranden kompensiert.

Heiße Diskussionen entzündeten sich um das Für und Wider der „Isolierräume". Während manche Ärzte, die „Zellenabstinenzfanatiker", für zellenlose Anstalten wie in Mauer-Öhling eintraten, waren andere der Meinung, dass man ohne „Isolierräume" nicht auskommen könne.[20] Letztendlich gab es am Steinhof 204 Einzelräume, darunter auch zellenartige. Einzig hinsichtlich der intendierten Bettenbehandlung, also dem in Alt-Scherbitz propagierten Wachsaalsystem, das allseits als Ausdruck moderner Therapie gewertet wurde, herrschte jedoch Einigkeit. Vom Bau eines Pflegerdörfchens für die Familienpflege im Westen (Richtung Rosental) nach dem Vorbild von Mauer-Öhling wurde schon 1903 aus finanziellen Gründen abgesehen.

Einen wesentlichen Beitrag zur Arbeitstherapie leisteten die Anlagen im Wirtschaftsareal, das ökonomische Rückgrat der Anlage. Zentraler Ort der Therapie war das Beschäftigungshaus mit seinen umfangreichen Werkstätten, die Gärtnerei sowie die monumentale Wäscherei, in der vorzugsweise Patientinnen Beschäftigung fanden. Im Prinzip handelte es sich hier um eine an das nahe städtische Umfeld angepasste landwirtschaftliche Kolonie.

Das großzügige Sanatorium im Westen spiegelte das Konzept der Hauptanstalt im kleineren Maßstab wieder. Im zentralen Kurhaus wurden die modernsten therapeutischen Behandlungsmethoden wie die Elektro-, Hydro- oder Wassertherapie angeboten. Im Zentrum lagen ein auch als Turnsaal genutzter Festsaal und ein exklusives, beheiztes Winterschwimmbad. Sonnenterrassen auf dem Dach trugen zum Wohlbefinden der Patientinnen und Patienten bei. Das zweite zentrale Gebäude der mit zehn Pavillons deutlich kleiner dimensionierten Anlage bildete die Küche, die eine gehobene Verköstigung gewährleisten sollte. Ein reichhaltiges Angebot an Freizeitgestaltungen erfolgte in den Gesellschaftshäusern. Sportliche Betätigungen im Freien wie Kegeln oder Tennis sowie Eislaufen und Rodeln im Winter ergänzten das Freizeitangebot. Aus finanzieller Sicht war die Sanatoriumsanlage eine gute Investition und ein typisches Beispiel des „christlichsozialen Fiskalismus", dem ein profitabler Betrieb näher lag als die bloße Wohlfahrtsinstitution.

### „Baukunst von Amtswegen"

Auch wenn Steiner für Vorschläge aus Künstlerkreisen zugänglich war und Wagners Projekt samt Kirche im Landtag durchbrachte, lag die Ausführung der einzelnen Gebäude, abgesehen von der Kirche, in den Händen des Nö. Landesbauamtes. Die Grundrisse stammten noch weitgehend von Boog, die Detail- und Ausführungsplanungen sowie alle nachfolgenden Änderungen ab 1904 von Franz Berger und dessen Team. Während die Bauten des Sanatoriums verputzt waren und Fliesendekor trugen, waren alle anderen Gebäude in Sichtziegelbauweise ausgeführt. Über einem verputzten Bruchsteinsockel erhob sich eine ein- bis zweigeschoßige Ziegelfassade, die von einzelnen weiß verputzten Dekor- oder Rahmenfeldern oder Gesimsen und Veranden aufgelockert wurde. Sichtziegelbauten waren in Wien keineswegs auf Nutz- oder Industriebauten beschränkt, sie fanden sich auch im Monumentalbau der Ringstraßenzone oder im Sakralbau. Die Verbindung von Ziegeln und verputzten

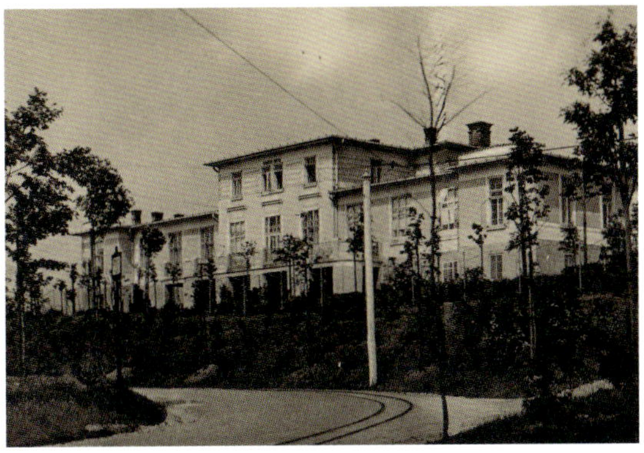

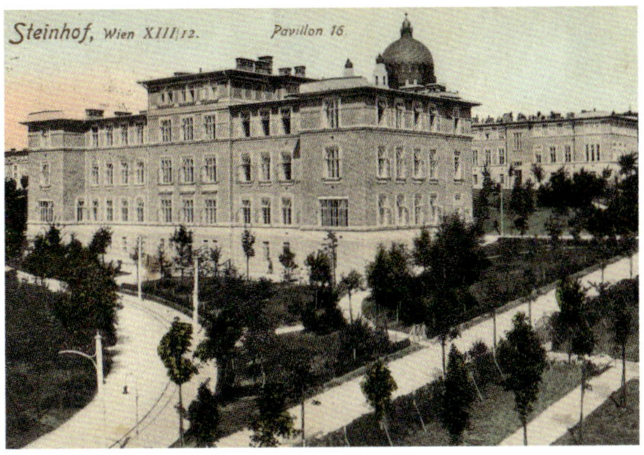


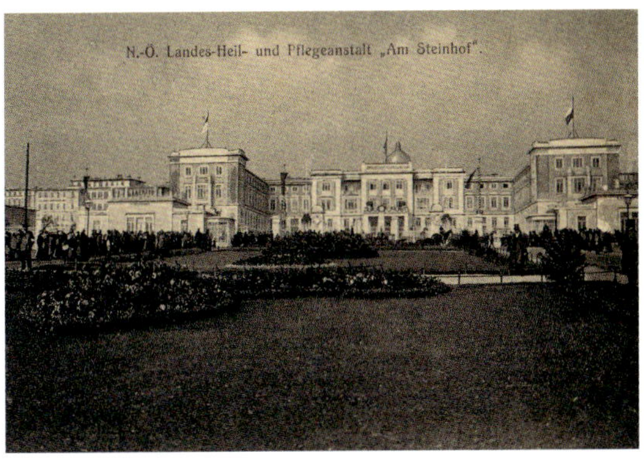


↑ Die Fassaden der Gebäude des Sanatoriums waren verputzt und mit grünem Fliesendekor verziert. Im Vordergrund des Annen-Heims verliefen die Geleise der Anstaltsbahn.
↑ Die durch Risalite aufgelockerte Fassadengestaltungen der unterschiedlich hohen Pavillons der Hauptanstalt folgten einem einheitlichem Schema: Über einem verputzten Bruchsteinsockel erhob sich die Sichtziegelfassade, die von kleinen attikaartigen Aufsätzen betont wurden.
↑ Besucheransturm am Eröffnungstag der Anstalt, am 8.10.1907.

Flächen kam im Spitalsbau in Mauer-Öhling oder beim nahegelegen, ebenfalls im Pavillonstil errichtete Wilhelminenspital, für dessen Erweiterung als Kinderspital 1900–02 ebenfalls Franz Berger verantwortlich zeichnete, zur Ausführung. Während die Ziegelsichtigkeit also nicht automatisch den Konnex zum Nutzbau nach sich zog, verhalf sie im Gesamtareal des Steinhof gleichwohl dazu, dass sich das Sanatorium davon abheben konnte.

Dass seitens der nicht beteiligten Architekten Kritik an der Ausführung geübt wurde, erstaunt nicht. Obwohl sie die Modernität und Hygiene der Anstalt lobten, nahmen sie an der äußeren Erscheinung Anstoß: „Über die gewöhnliche Mittelmäßigkeit erhebt sich kaum eines der Gebäude und man kann sich des Eindrucks nicht erwehren, daß sich hier der Geist der ‚Baukunst von Amtswegen' wieder einmal ein Denkmal gesetzt hat. Über einige sogenannte moderne Motivchen, die sich ins Unendliche wiederholen, kommt die Phantasie des Bureaus nicht hinaus, womit wieder einmal die völlige Impotenz derartiger Amtsbaubureaux in künstlerischen Fragen erwiesen ist."[21] Auch Josef August Lux bedauerte die vergebene Chance, die gesamte Anlage von Wagner errichten zu lassen, die eben nicht in „seinem Geist geleitet wurde. Man hat ihn mehr schlecht als recht kopiert".[22] Zur Ehrenrettung der Beamtenbaukunst muss jedoch gesagt werden, dass sie keineswegs schablonenhaft oder vom künstlerischen Standpunkt eklektizistisch war, sondern durchaus funktional, dem Zeitgeist entsprechend modern und mitnichten modisch.

Immerhin trugen der repetitive Dekor aus Kränzen, Schlaufen oder Girlanden sowie die durchgängige Materialität dazu bei, ein einheitliches Gesamtbild zu erzeugen. Die Dekoration hatte aber auch noch eine andere Funktion. Indem sie schmückte und behübschte, verbrämte sie den Blick auf Krankheit und Pflege. Es war eine ästhetisierte Kulisse, die die Kranken beruhigen sollte und bei den zahlreichen Besuchern den Eindruck unterband, sich in einer „Irrenanstalt" aufzuhalten.

## Blickbezüge und „Narrenschauen"

Die Stadt der „Irren" lag zwar außerhalb der Metropole, war mit dieser aber in vielerlei Hinsicht sowohl verkehrstechnisch wie auch symbolisch verbunden. Das über dem Bühnenraum des Theaters befindliche Gemälde Erwin Pendls zeigt eine panoramaartige Vogelschau von der Kirche St. Leopold auf die Stadt und Teile des Sanatoriums, d. h. dass die Kranken, aber auch die Angestellten, bei den diversen Veranstaltungen die Stadt im Blick hatten und sich demnach nicht ganz ausgegrenzt, sondern als Bürger ihr zugehörig fühlen mochten. Ähnliches galt für das Kronland Niederösterreich. Die den Festsaal des Kurhauses schmückenden großformatigen Landschaftsbilder des Malers Emerich Schaffran boten Ausblicke auf die Donau, auf Melk, Rax oder die Mariazellerbahn und wollten vermutlich die Kranken des Sanatoriums auch zum Kuraufenthalt in Niederösterreich anregen.

Der visuellen Verbindung mit dem Umland im Inneren entsprach in umgekehrtem Sinne, dass sich bald ein reger Ausflugstourismus des „Narrenschauens" der Bevölkerung nach Steinhof entwickelte. Der erste Direktor Heinrich Schlöss beschwerte sich bereits 1908 über das rücksichtslose Verhalten der 700–800 sonntäglichen Besucher, die sogar ins Sanatorium eingedrungen seien, „geisteskranke Pensionäre in zudringlichster Weise begafft", Gartenanlagen verwüstet und „durch ihr unqualifiziertes Benehmen" Patienten „in hochgradige Erregung" versetzt hätten, „sodaß z.B. viele auf Pav. XXIV internierte Pfleglinge gestern in tobsüchtige Gereiztheit verfielen und vom Garten hereingeschleppt werden mussten"; er bat daher um eine „Einschränkung der Besucherbewilligung". Mögliche Maßnahmen dürften sich als wirkungslos erwiesen haben, beklagte er doch 1910 erneut, „dass in den meisten dieser Fälle bloss Sensationsbedürfnis die Triebfeder des Besuchs ist"; er führte dies auf den Umstand zurück, dass „auffallend viele Frauen die Anstalt besichtigen kommen, häufig selbst Kinder mitgenommen werden und alle diese Besucher hauptsächlich ‚Narren' zu sehen wünschen".[23] Die Anbindung an die Stadt erfolgte im Zuge der „Wiener Rundfahrten" der städtischen Straßenbahn, die von Juni bis Oktober 1907–14 jeden Dienstag mit anschließender Besichtigung der Anstalt angeboten wurden.

Trotz dieser Störungen des Anstaltsbetriebes waren die Auftraggeber und Ärzte mit dem Ergebnis mehr als zufrieden: „Wenn es wahr ist, daß man an dem Ausbau von Wohlfahrtseinrichtungen den Kulturfortschritt einer Zeit erkennen kann, dann darf Wien und Niederösterreich mit dem neuesten Werke auf dem Gebiete der Wohlfahrtseinrichtungen [...] mehr als zufrieden sein. Im Westen Wiens [...] ist in der Zeit von zweieinhalb Jahren ein Bauwerk, oder besser gesagt eine kleine Stadt entstanden: die neue Landes-Heil- und Pflegeanstalt für Geistes- und Nervenkranke."[24]

1 Die Wiener Anstalten und die „Irrenanstalt in Ybbs" wurden deshalb an den „Gebär- und Irrenhausfonds" der niederösterreichischen Landesvertretung übergeben. STEINER 1905, S. 651.
2 SCHLÖSS 1912 – http://www.psychiatrische-landschaften.net/ [Letzer Zugriff am 18.8.2014]
3 TOPP 2007a.
4 BRESLER 1907, S. 6. Mauer-Öhling, das ohne Pflegeanstalt geplant wurde, wurde durch die Angliederung der in Ybbs installierten Pflegeanstalt dem geforderten Programm gerecht.
5 KRAFFT-EBING 1909, S. 7.
6 BOYER 2010.
7 BOYER 2010, S. 193–200.
8 PAETZ 1893.
9 PAETZ 1893, S. 10.
10 PLAKOLM-FORSTHUBER 2009, S. 130–133. – SCHLUSSBERICHT 1909, S. 4.
11 „Einer der wichtigsten Factoren in der Behandlung der Geisteskranken ist Bewegung und Beschäftigung im Freien, Bethätigung der noch vorhandenen psychischen und physischen Kräfte, sowie die daraus resultirende heilsame Ablenkung der Kranken von den auf sie einstürmenden Wahnvorstellungen und Vermeidung der oft folgeschweren Stimmungszustände", in: KRAYATSCH 1888, S. 1.
12 SCHLUSSBERICHT 1909, S. 100.
13 KEPLINGER 2010, S. 87–90.
14 In der Landtagssitzung vom 12.11.1903 berichtet Steiner vom ersten Projekt des Landesbauamtes, in dem das Pensionat isoliert, an der Steinhofstraße gelegen sei. Dieser Entwurf sei aufgrund der Waldrandlage zwar ideal, aber zu teuer gewesen, weshalb dieses nicht bekannte Projekt zurückgestellt wurde. STPNÖ, 1903, S. 1262.
15 STPNÖ, 1903, S. 1256.
16 STEINER 1905, S. 680.
17 Eingeladen wurden ferner Leopold Bauer und Franz Neumann. Ein weiteres Projekt seitens des Landesbauamtes wurde unaufgefordert eingereicht, in der Debatte des Landtages 1903 jedoch rhetorisch vernichtet. Es stammte vermutlich von Erich Gschöpf, der die Kirche in Mauer-Öhling entworfen hatte. Der namentlich nicht genannte Architekt des Landesbauamtes wird als „junger, sehr talentierter, begeisterter strebsamer Mann" beschrieben. Dies traf auf Boog nicht zu. STPNÖ, 12.11.1903, S. 1263.
18 STPNÖ, 12.11.1903, S. 1262.
19 BRESLER 1907, S. 1.
20 SCHLUSSBERICHT 1909, S. 96, S. 108.
21 BAUTECHNIKER, Nr. 11, 1908, S. 203.
22 LUX 1914, S. 76.
23 Wiener Stadt- und Landesarchiv, M. Abt. 209, Otto Wagner-Spital (Baumgartner Höhe; Steinhof) Direktionsregistratur A1/3, 18.5.1908 (GZ.1665/15-XXVI/423) und A1/4, 27.7.1910 (ohne Nummer).
24 Neues Wiener Journal, 6.10.1907, S. 4.

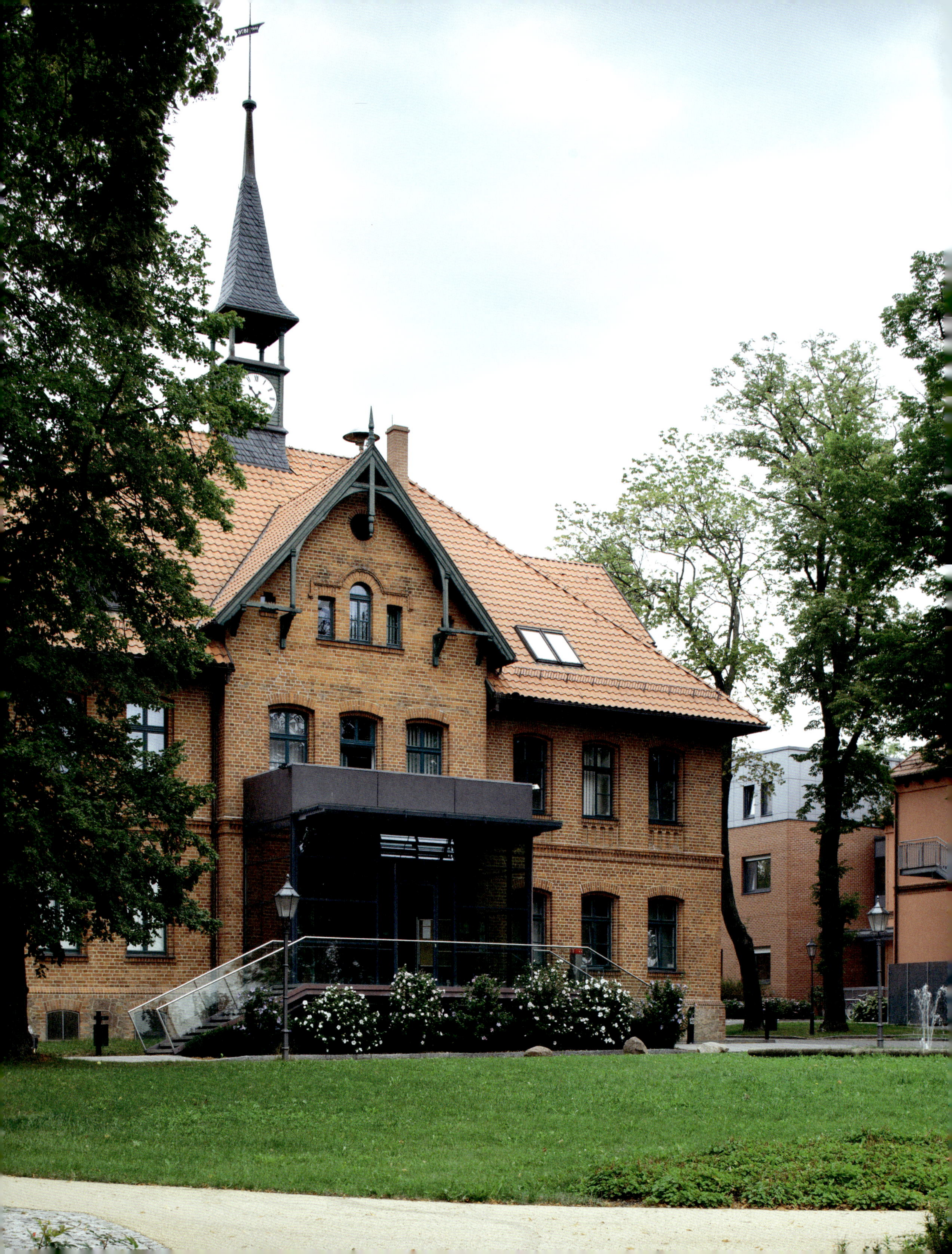

# Alt-Scherbitz

Wolfgang Thaler

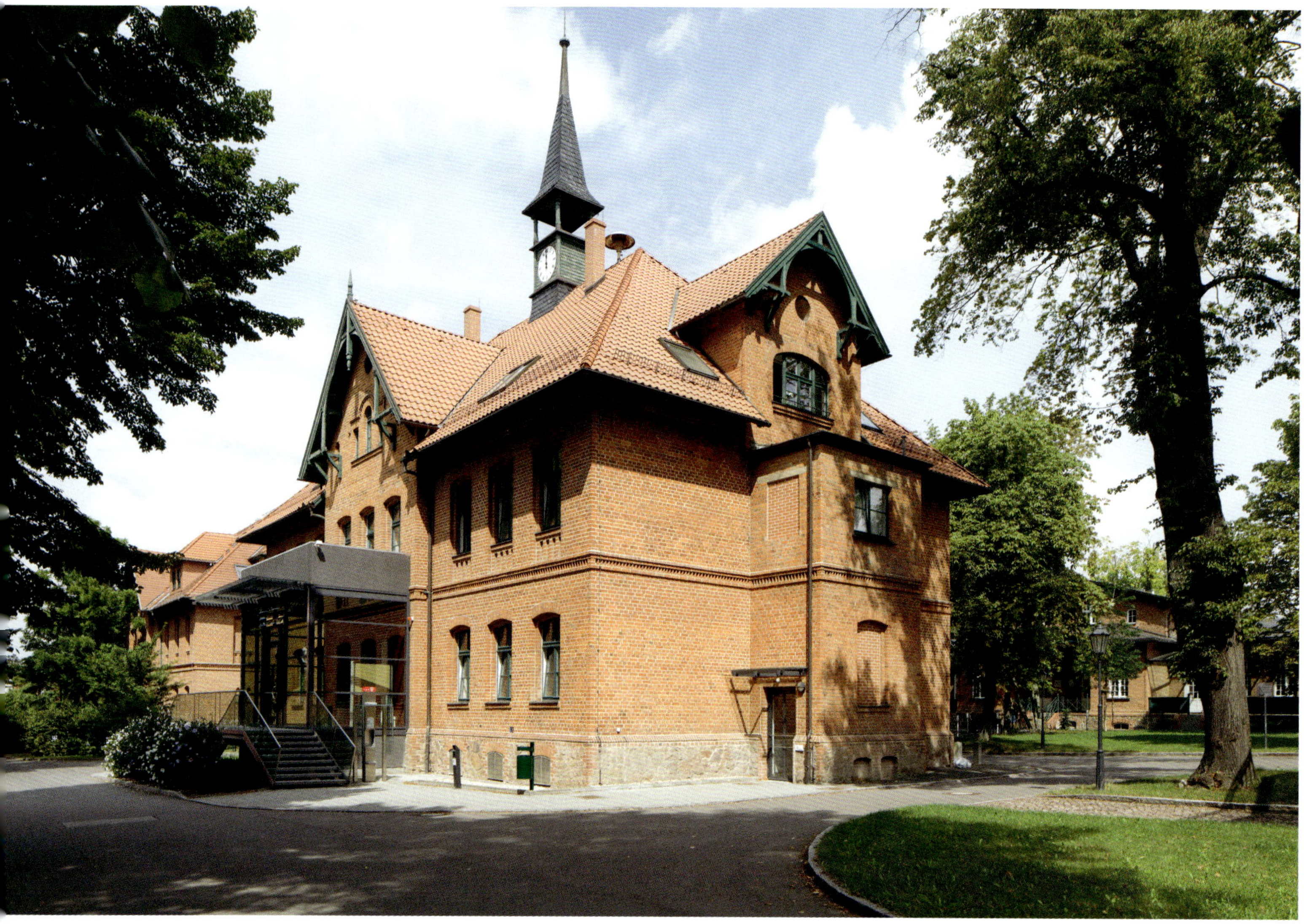

← S. 74 Verwaltungsgebäude.
↑ Verwaltungsgebäude, Schräganansicht.

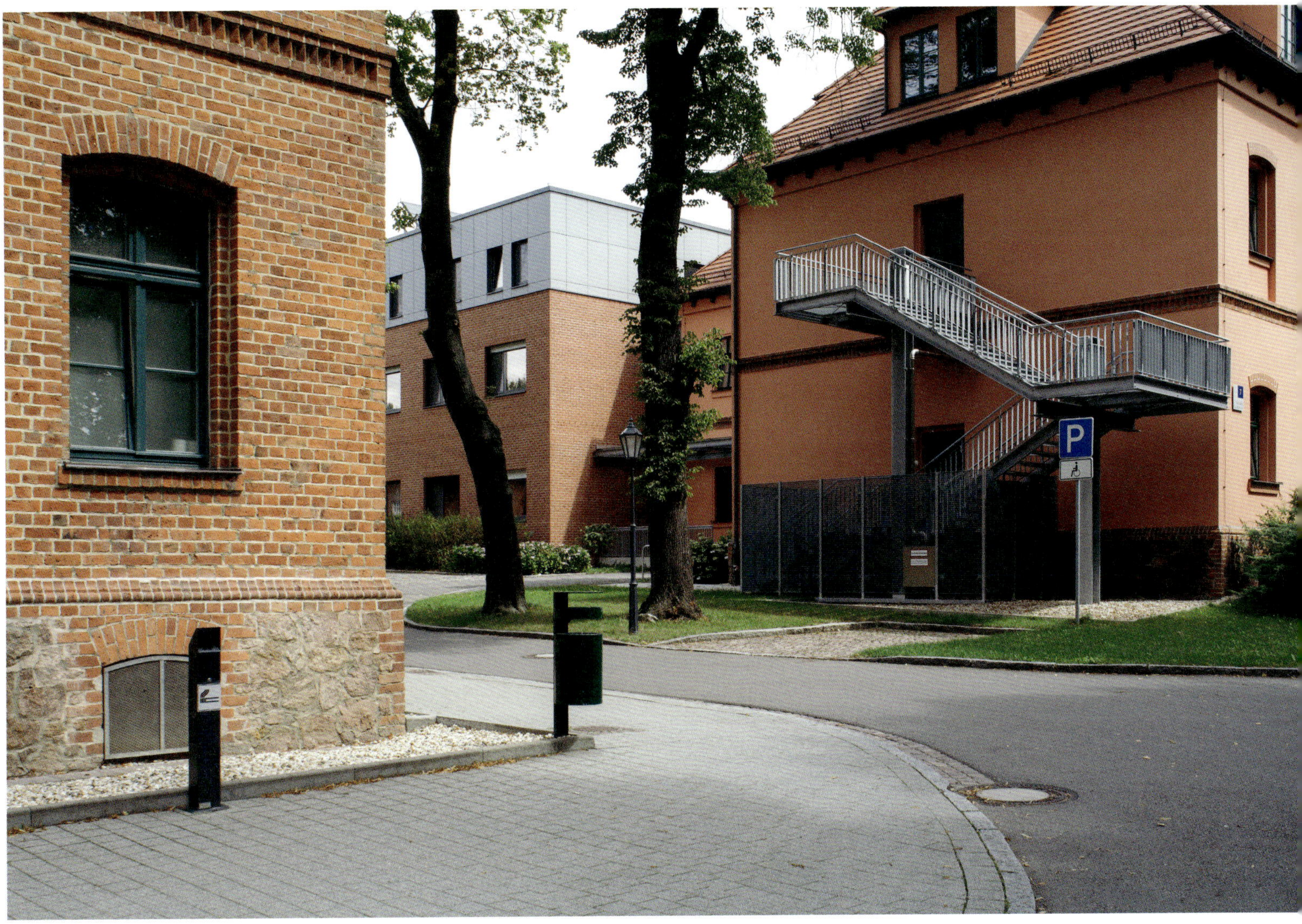

↑ Blick vom Verwaltungsgebäude auf das rekonstruierte Haus 7 und den Anbau des Suchtzentrums.

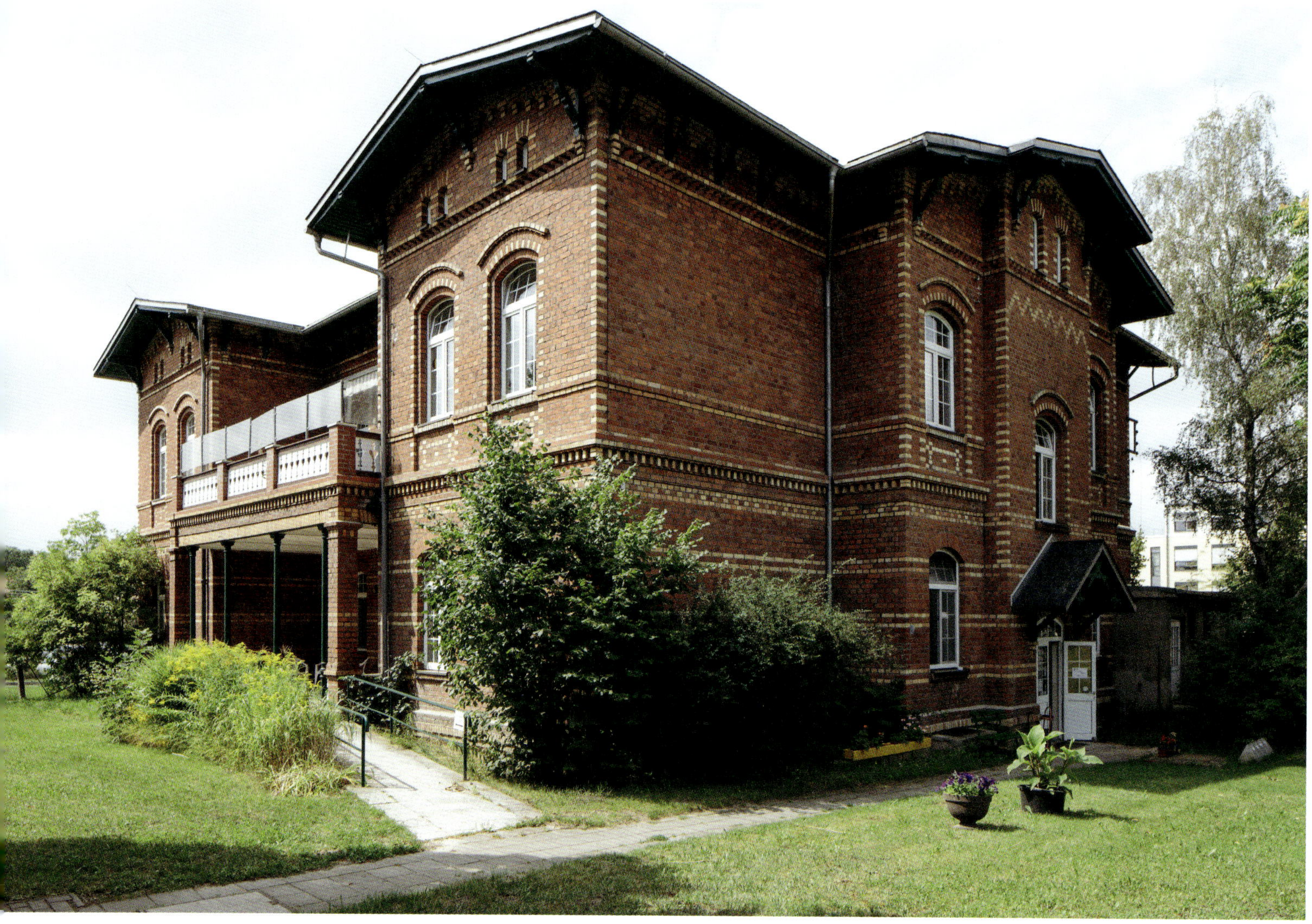

↑ Ehemalige Überwachungs- und Pensionärsabteilung für Frauen.

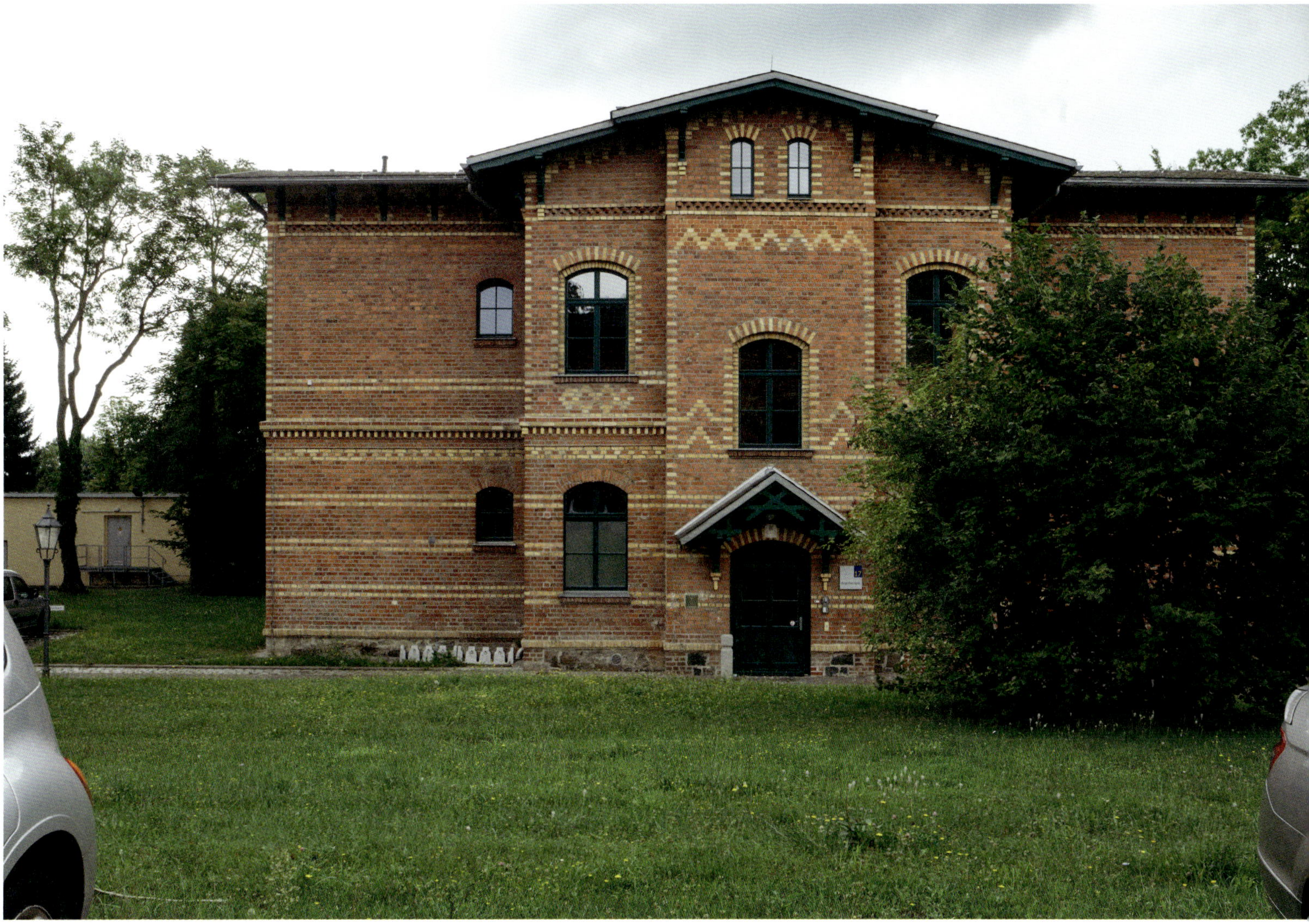

↑ Ehemalige Überwachungs- und Pensionärsabteilung für Männer.

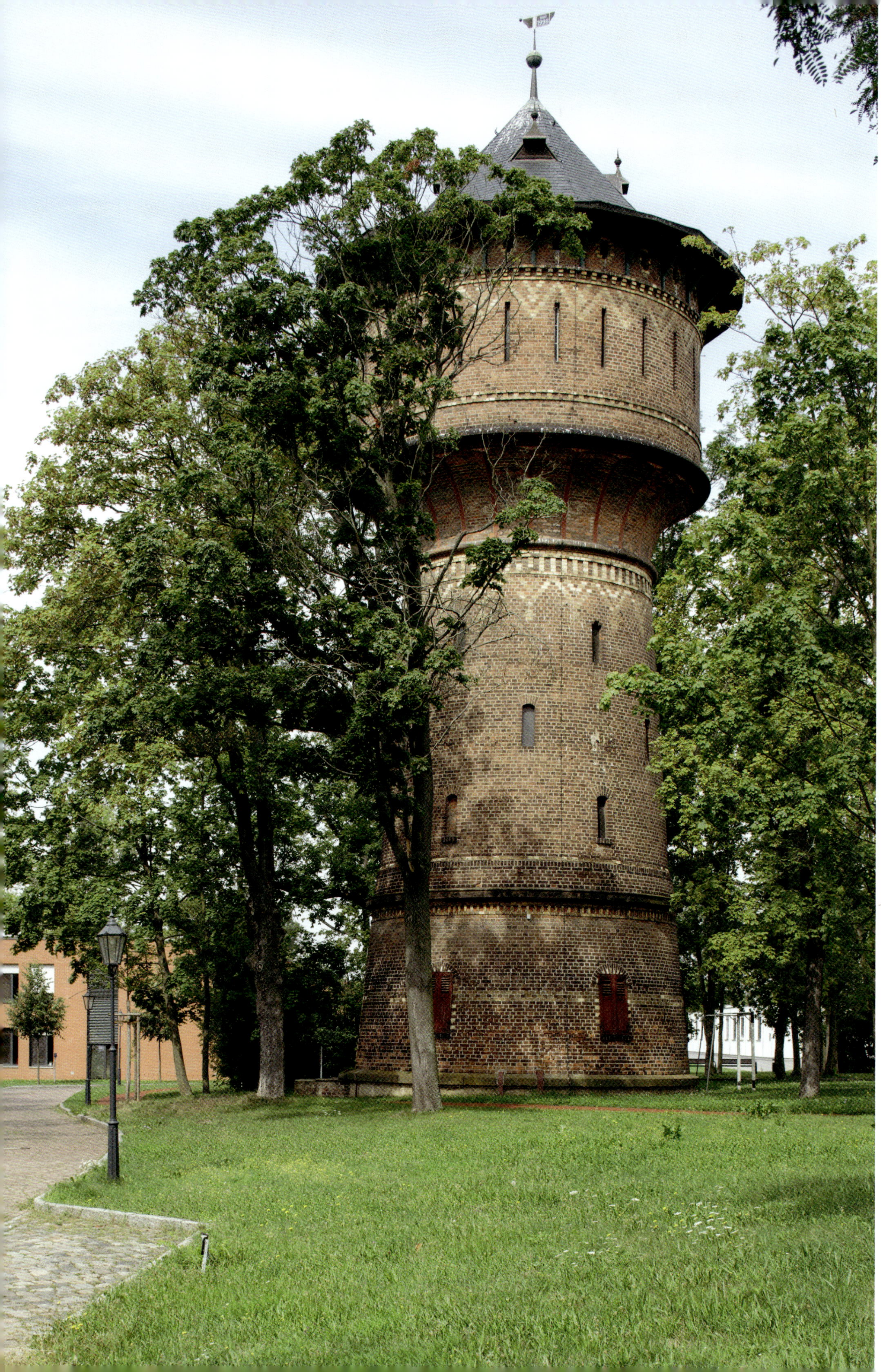

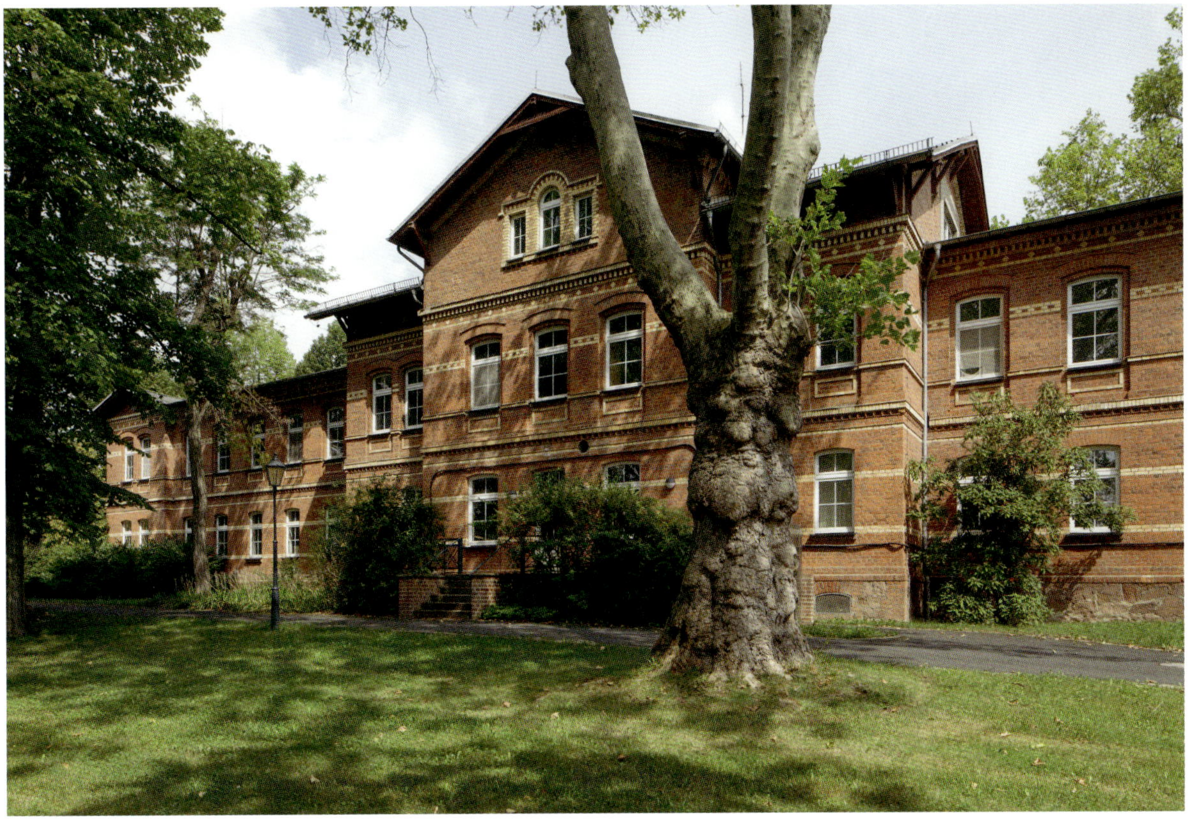

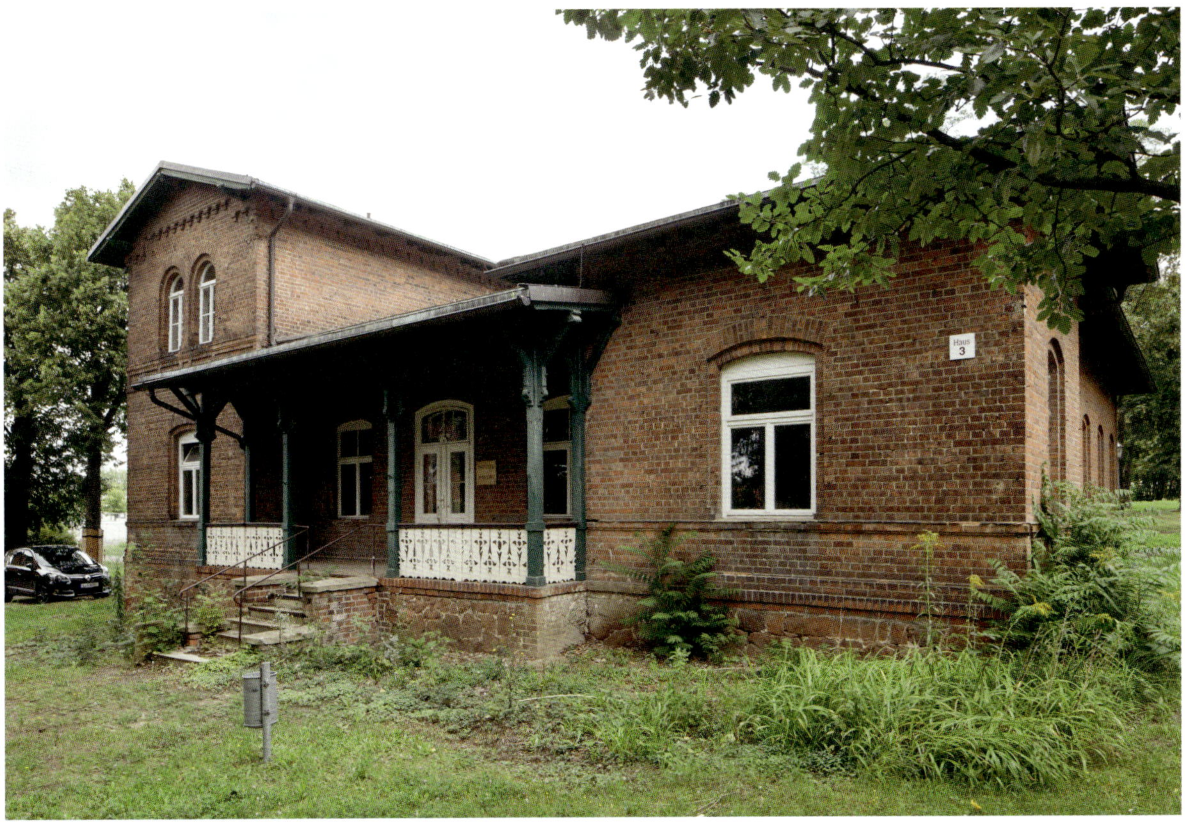

← Wasserturm.

↑ Ehemaliges Siechenasyl für Frauen, 3. Klasse.
↑ Ehemalige Überwachungsabteilung für Frauen, 3. Klasse.

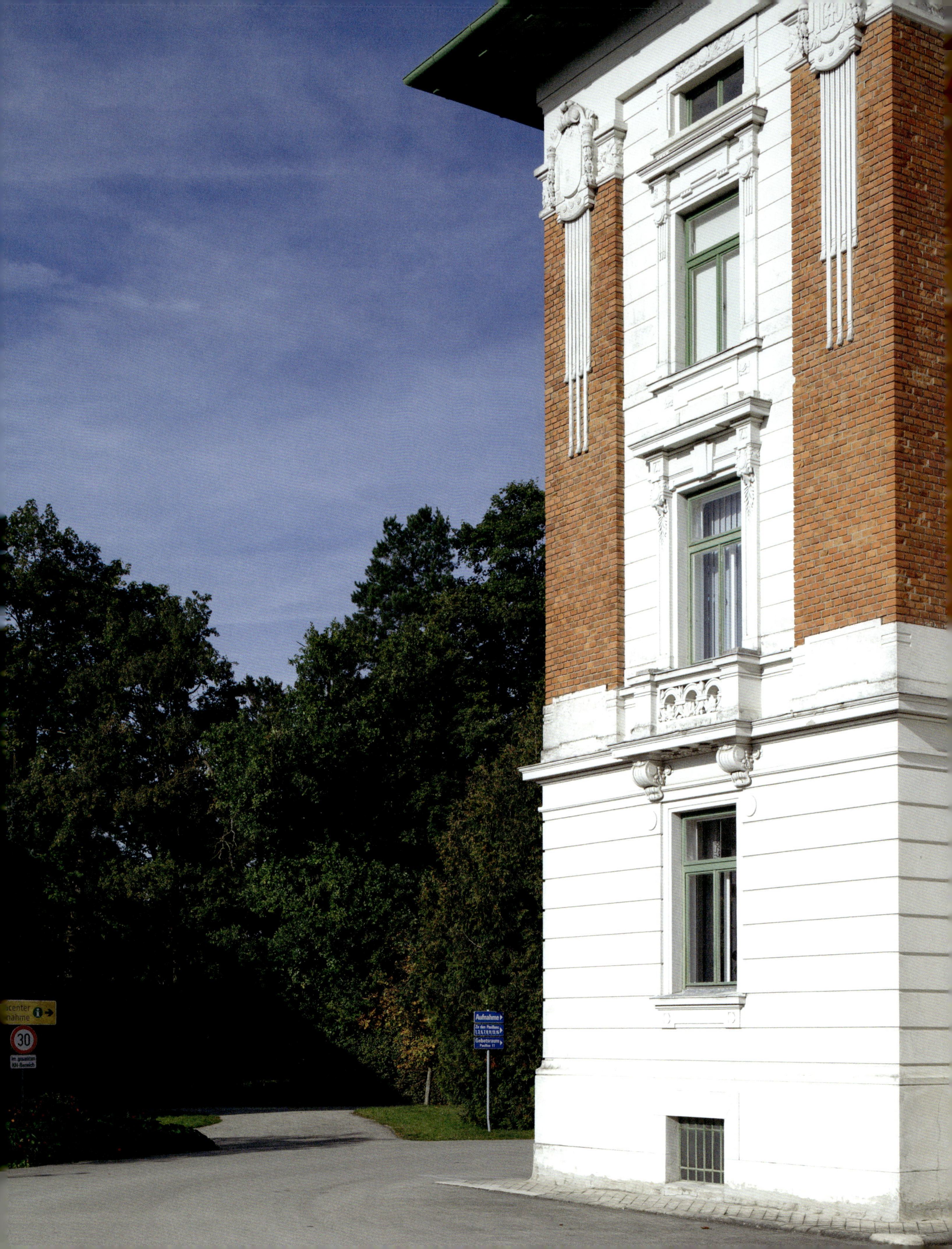
center
nahme
30
Im gesamten
KH-Bereich
Aufnahme
Gebetsraum
Pavillon 11

# Mauer-Öhling

Wolfgang Thaler

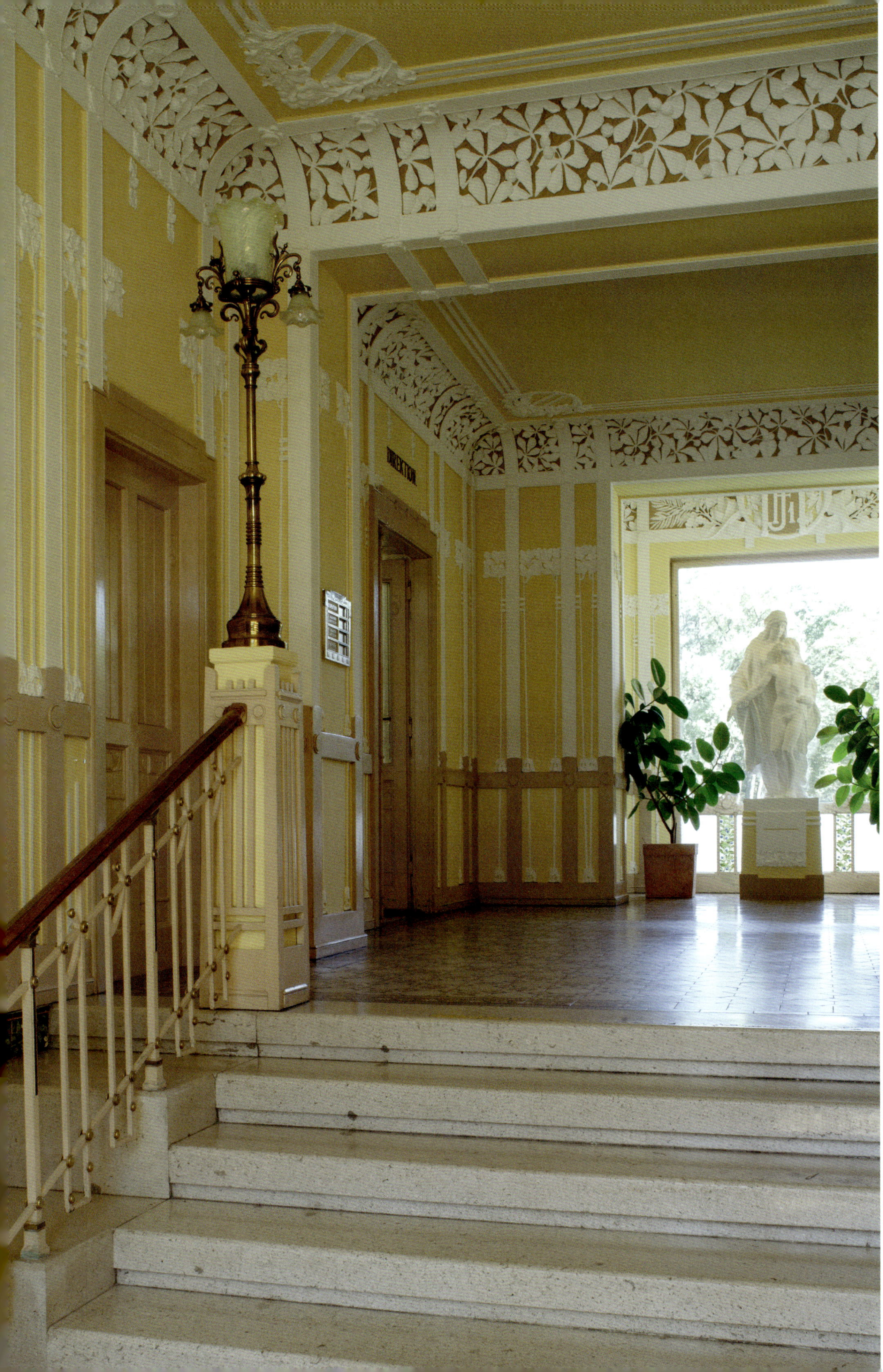

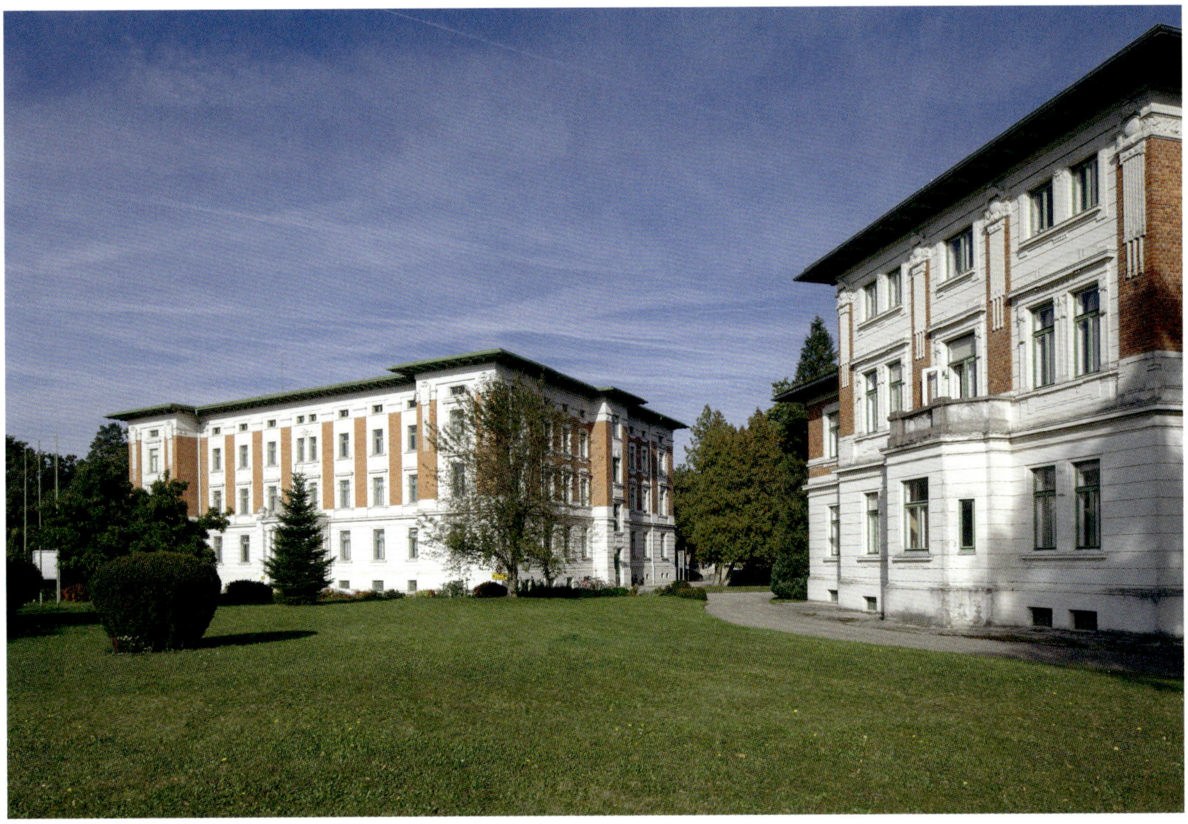

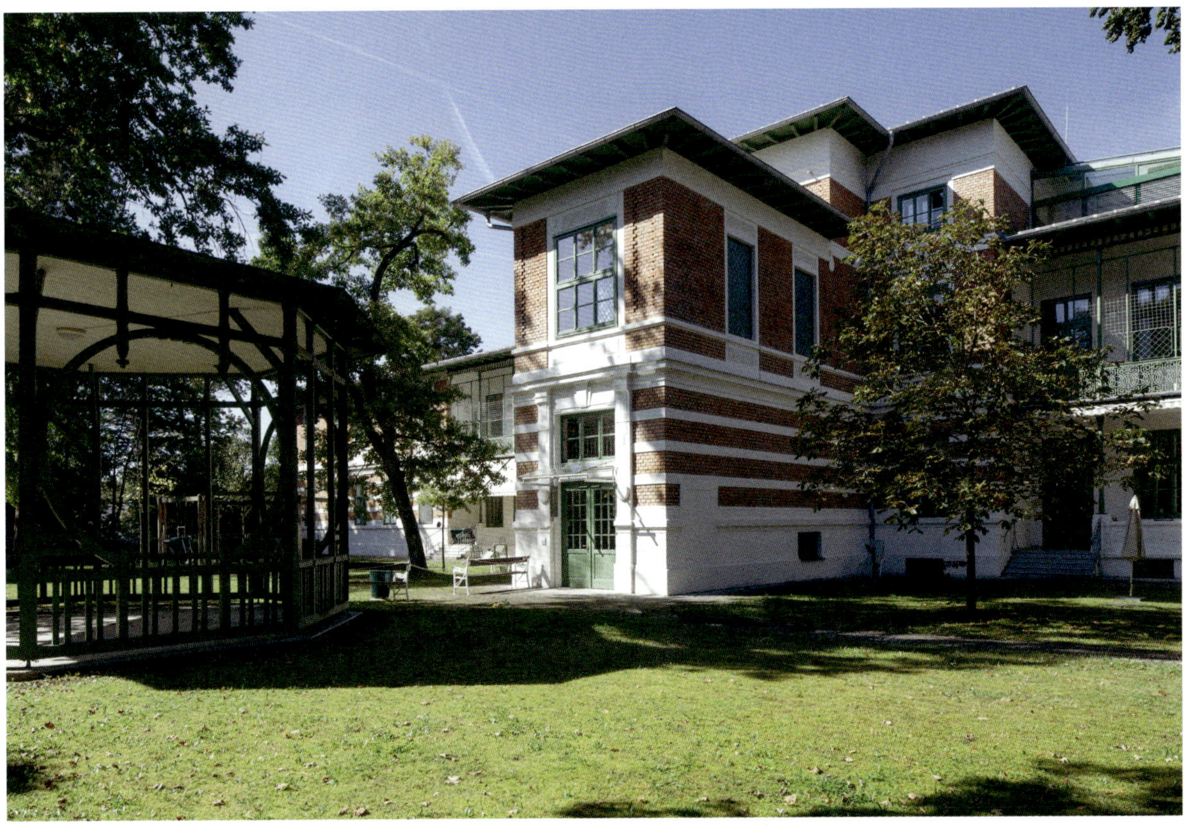

← S. 82 Direktionsgebäude, Details in Gussbeton.
← Direktionsgebäude, Vestibül.

↑ Blick vom Ärztewohnhaus auf das Direktionsgebäude.
↑ Ehemaliger geschlossener Pavillon.

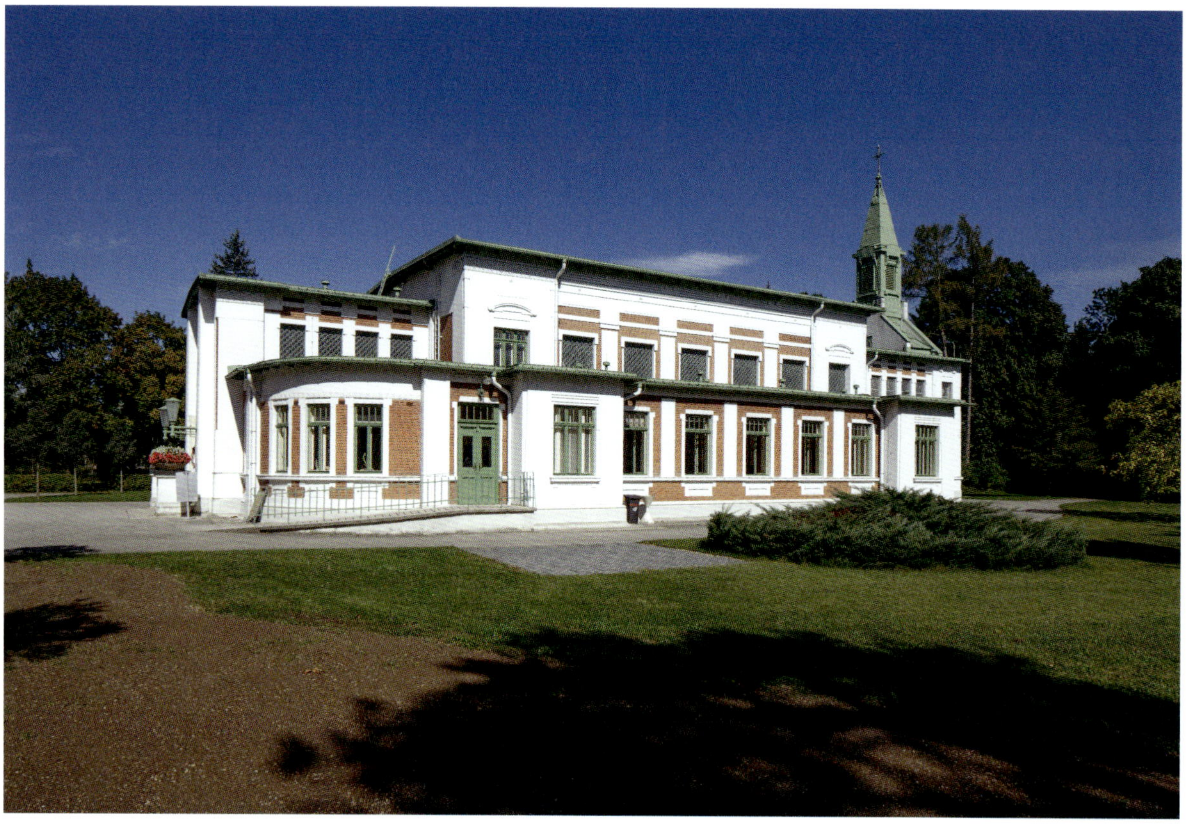

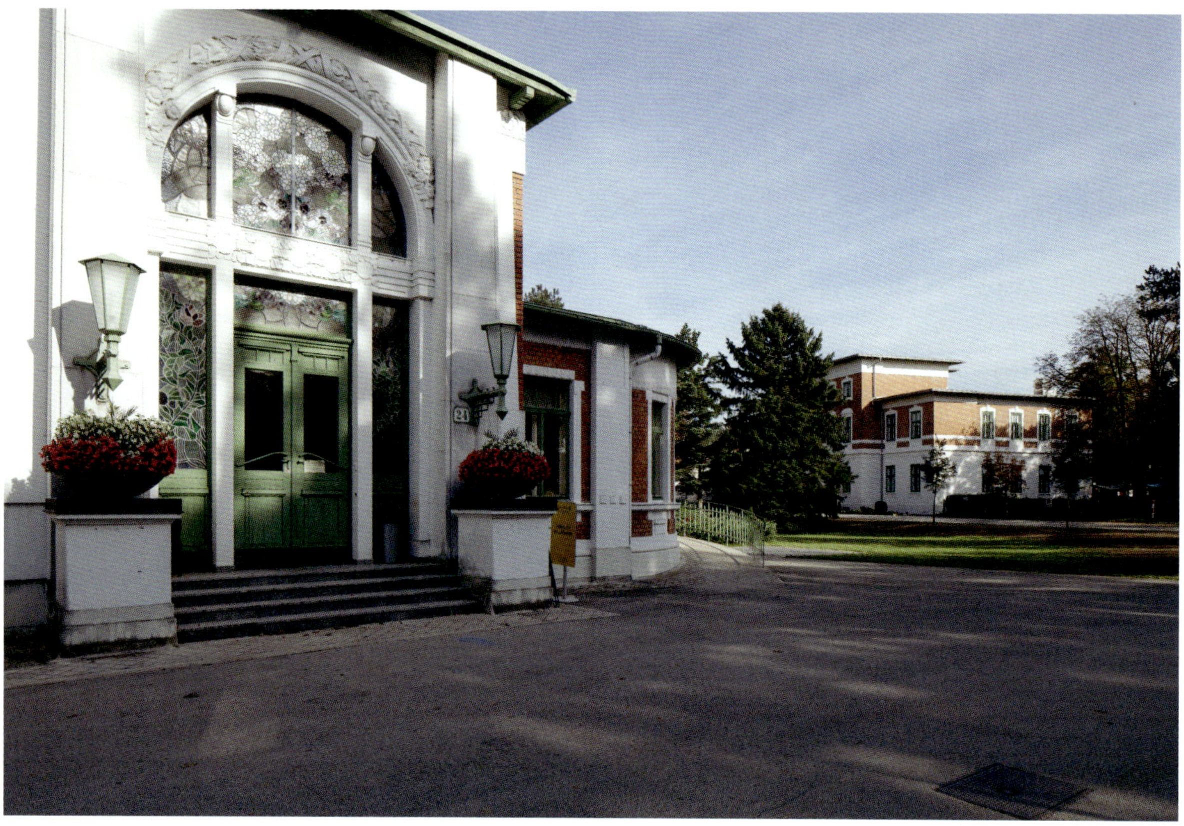

↑ Gesellschaftshaus und Kapelle.
↑ Gesellschaftshaus, Eingangsportal.

→ Gesellschaftshaus, Vestibül mit Kaiserbüste.
→ S. 88 Waldstück nordöstlich des Gesellschaftshauses.
→ S. 89 Direktionsgebäude, Vestibül, Fliesendetail.

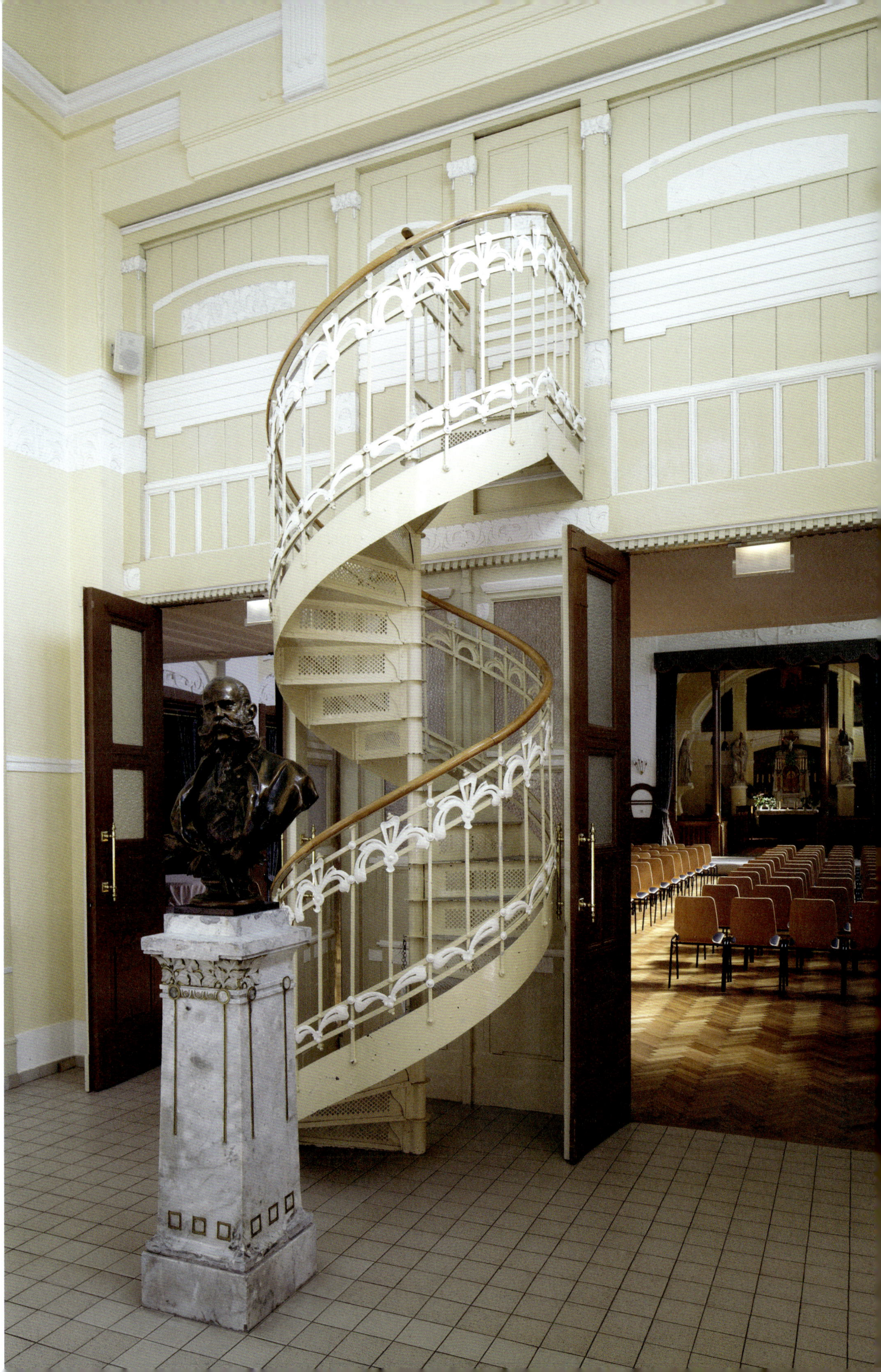

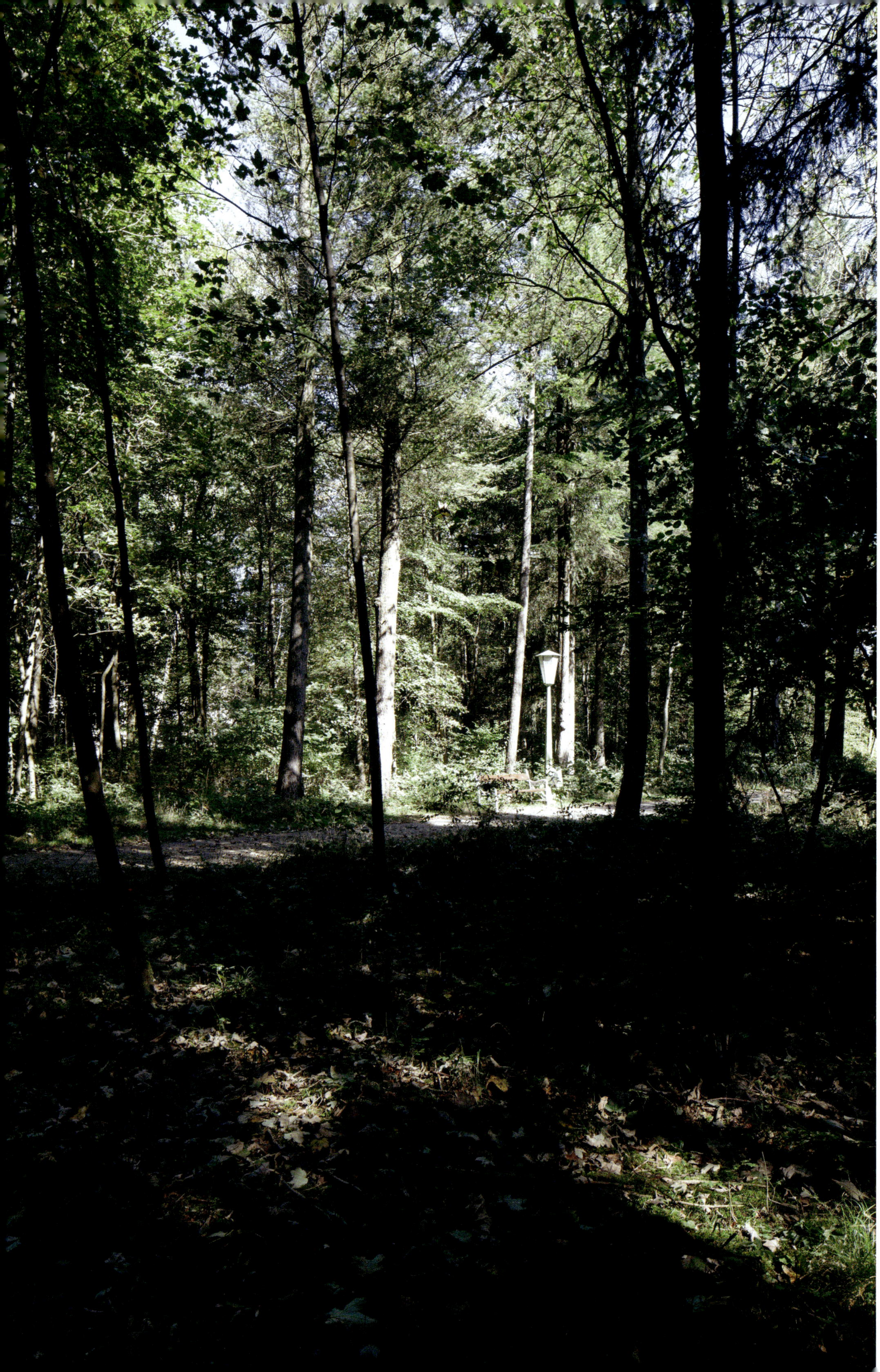

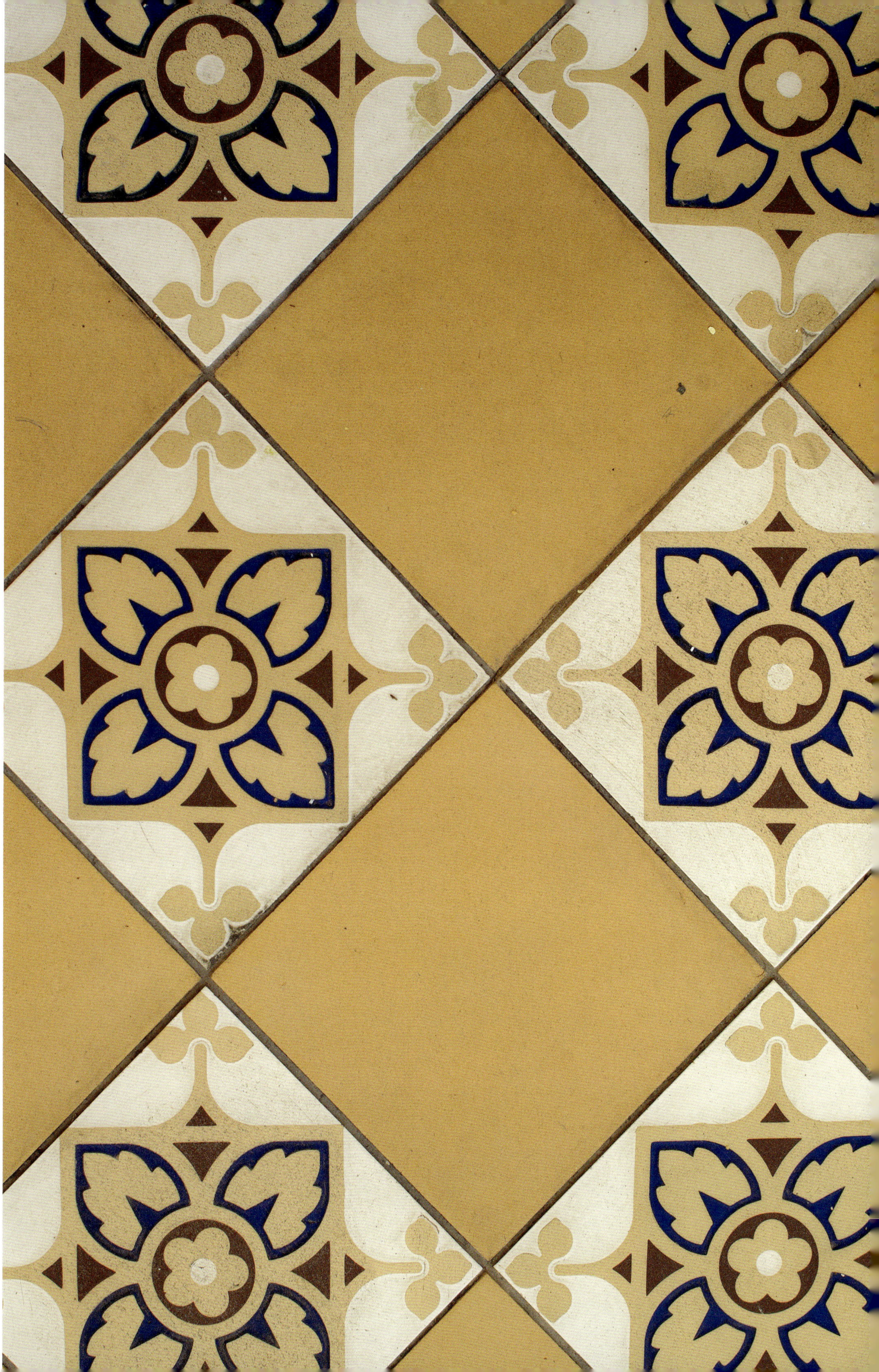

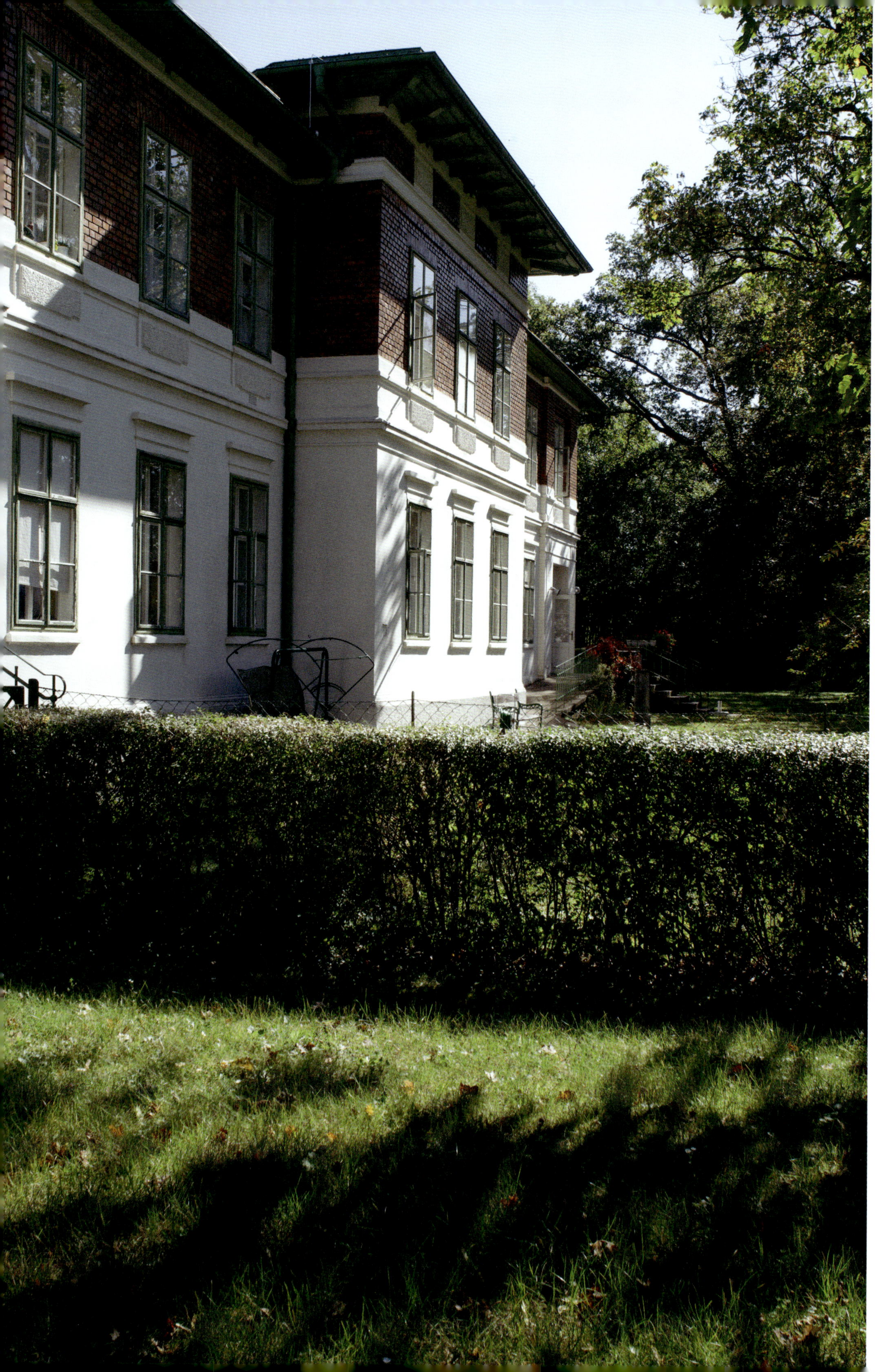

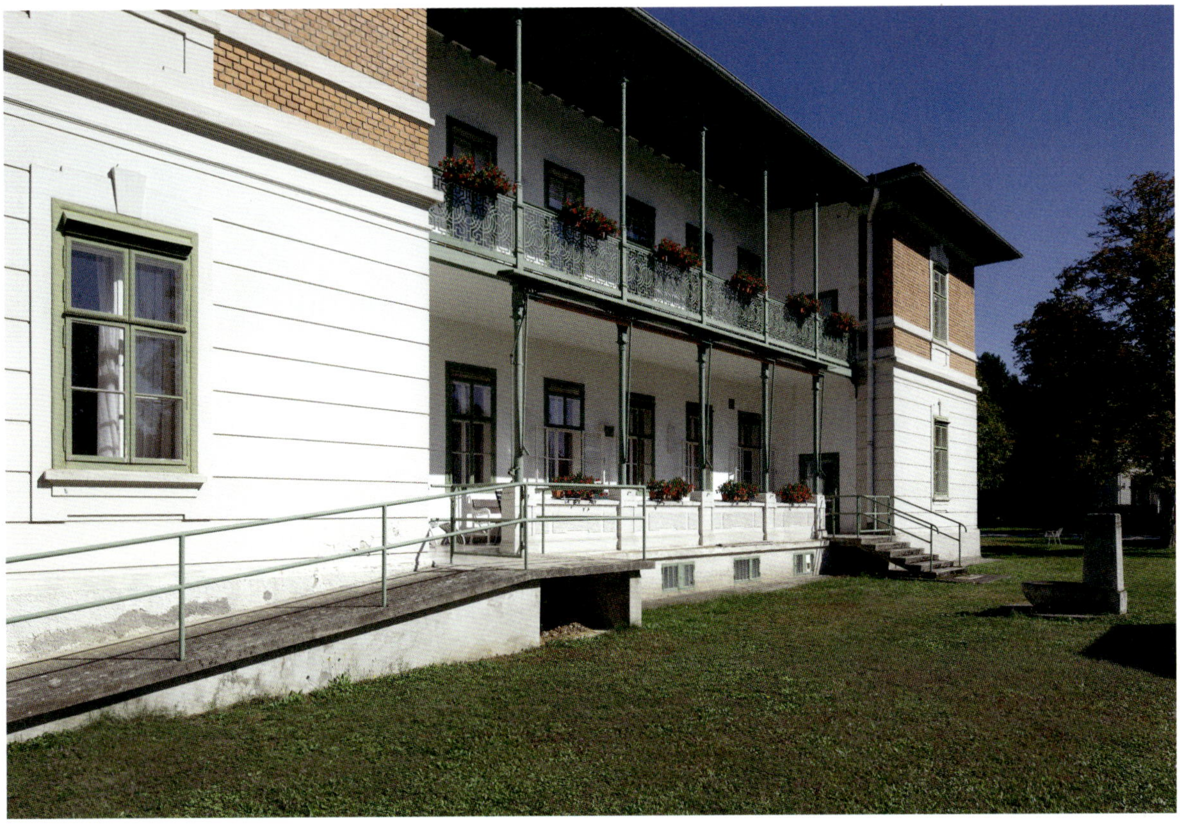

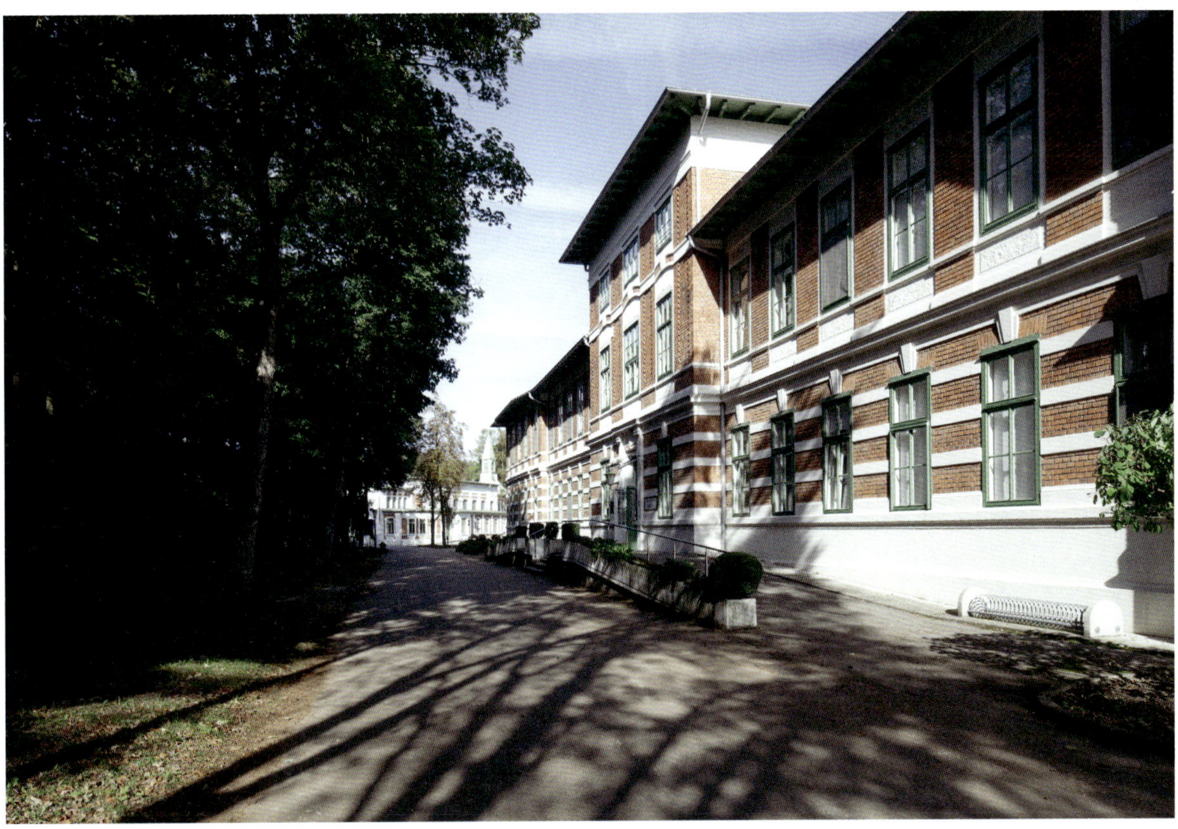

← Ehemaliger Pavillon der Kolonie.

↑ Ehemaliger Pavillon für zum Teil überwachungsbedürftige Patienten der besseren Stände.

↑ Ehemaliger geschlossener Pavillon.

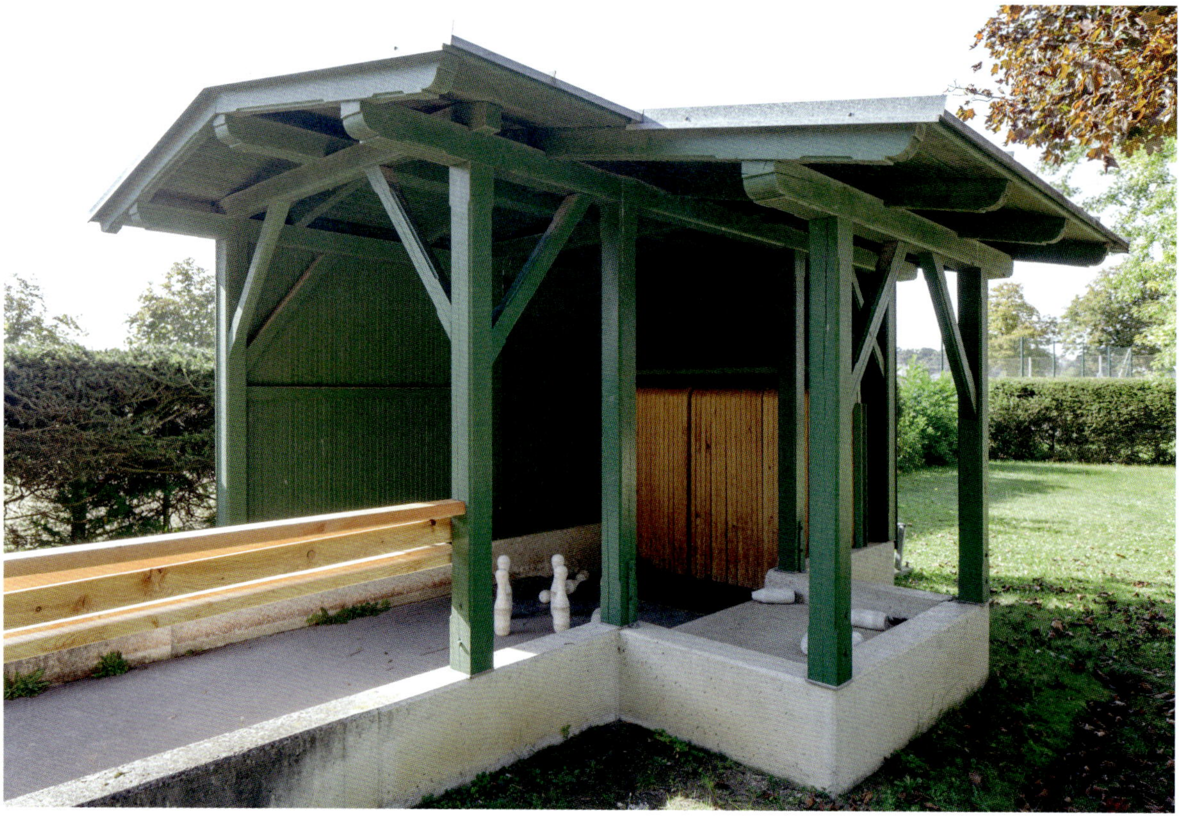

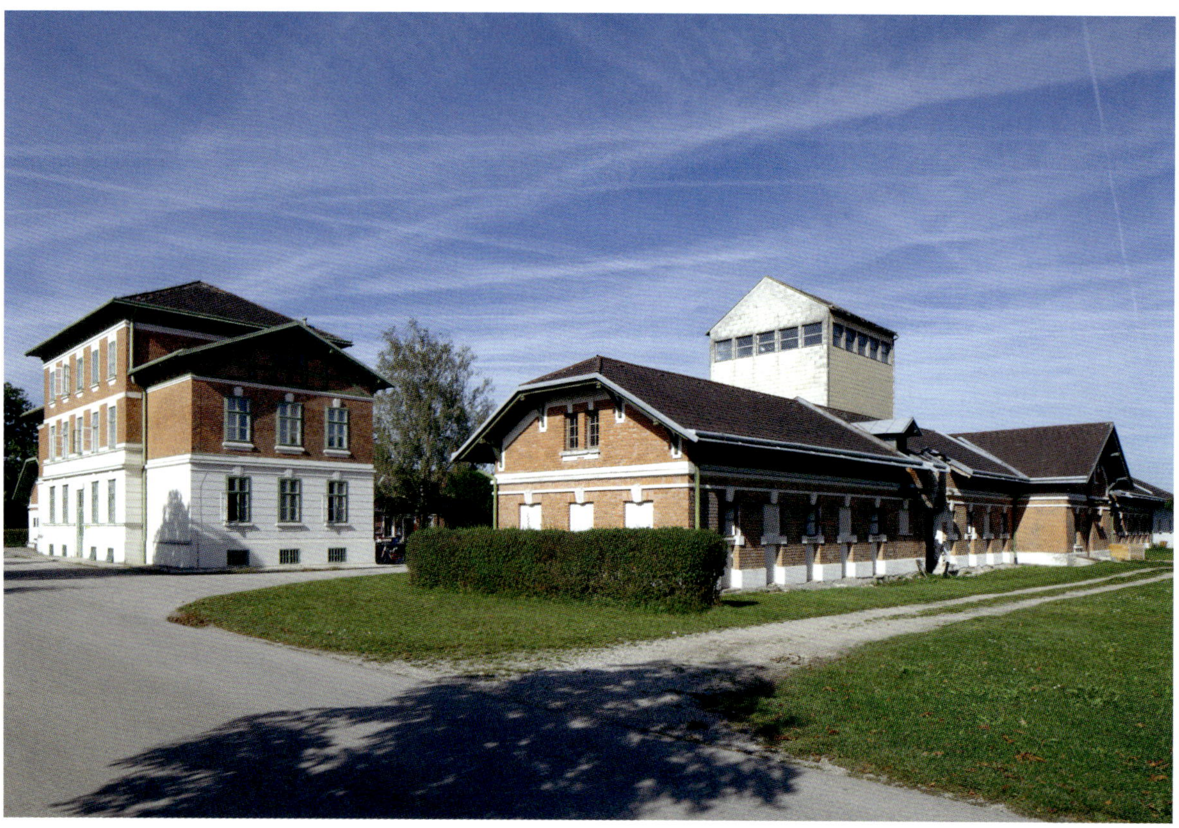

↑ Kegelbahn.
↑ Ehemaliger Wirtschaftshof, Schweinestall.

→ Aufbahrungshalle.

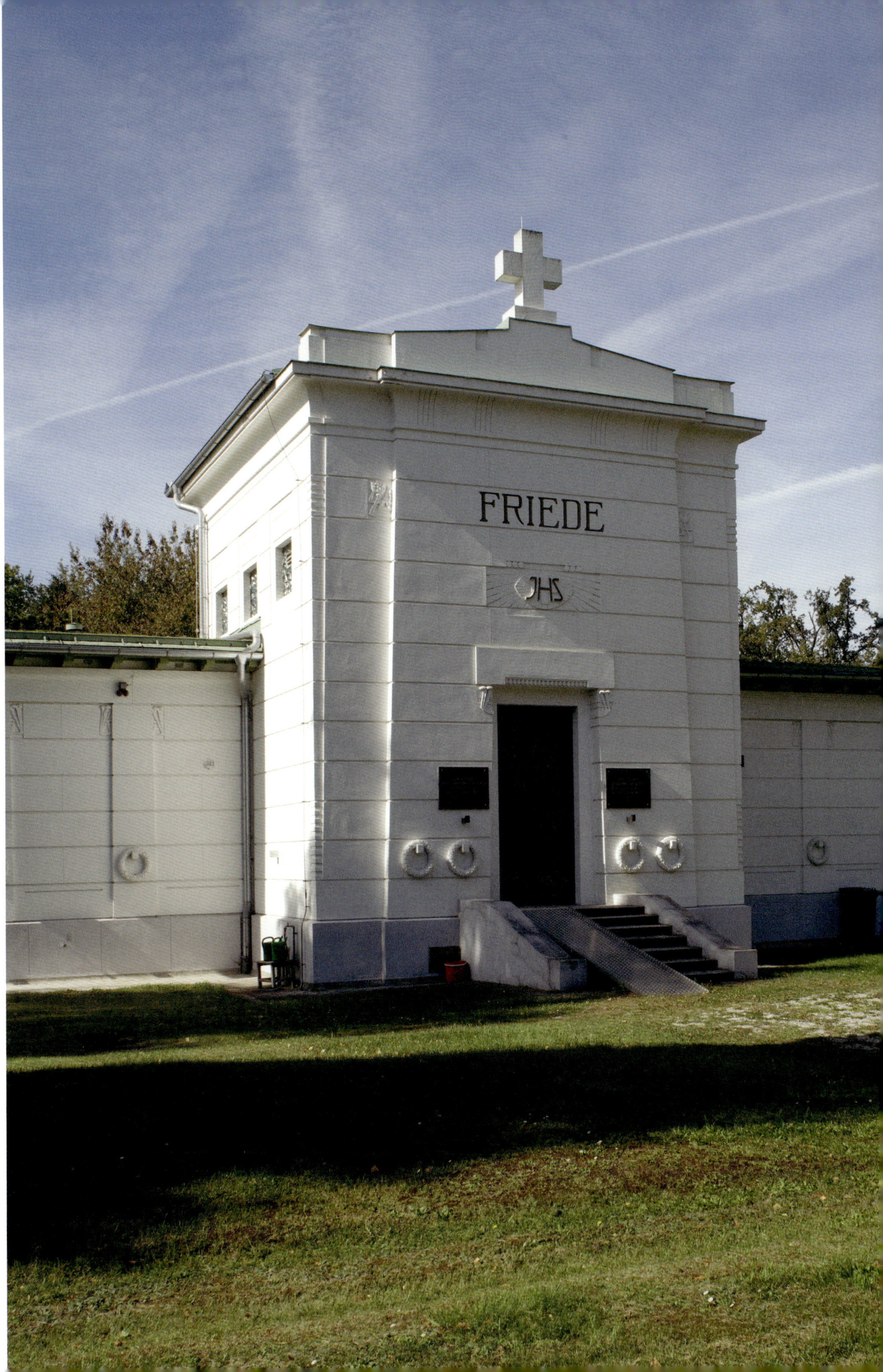
FRIEDE
JHS

Richard Kurdiovsky

# Die Anstaltskirche Otto Wagners – Idealvorstellungen am Präsentierteller

Die zeitgenössischen Texte zu Wagners Kirche am Steinhof[1] machen bereits in den ersten Absätzen klar, dass es sich um die Kirche einer psychiatrischen Anstalt handelt. Wagner selbst schrieb 1904: „Der Zweck dieser Kirche wird dadurch besonders erweitert, weil dieselbe hauptsächlich Kranke der Heilanstalt (zirka 700) aufnehmen soll."[2] In der Broschüre zur Vollendung der Kirche von 1907 heißt es: „Der Kirchenraum ist für die Anstaltskranken und ihre Pfleger bestimmt [...]",[3] und für die Zeitschrift *Der Architekt* formulierte der Wagner-Schüler und Mitarbeiter an der Kirche Otto Schönthal: „Sie [Wagners Kirche] ist der Brennpunkt der neuen Landes-Heil- und Pflege-Anstalt [...]".[4] Ganz auf die Bedürfnisse dieser konkreten Bauaufgabe zugeschnitten – und Wagners viel zitiertem Leitsatz *Artis sola domina necessitas* folgend – wurde in diesen Artikeln Wagners Kirchenbau präsentiert: ein von modernen Vorstellungen von Licht, Luft, Hygiene, Effizienz in Konstruktion, Funktion und Ökonomie geradezu determinierter Bau. Die speziellen Anforderungen einer medizinischen Anstalt sollten mustergültig befriedigt werden – daher der von oben herab rinnende Strahl des Weihwassers zur Vermeidung von Infektionen, der leicht abschüssige Boden zur Optimierung der Sicht auf Altar und Kanzel und zur leichteren Reinigung, der auch die Marmorverkleidung der Wände geschuldet ist, und nicht zuletzt das „Rettungszimmer mit Zubehör".[5]

Liest man aber zum Vergleich andere Texte Wagners, in denen er seine Vorstellungen eines zeitgemäßen Kirchenbaues beschreibt, wie zum Beispiel die *Studie für eine Pfarrkirche in Währing* vom August 1899, könnte man in Verwirrung geraten, zu welchem Bau Wagner sich gerade äußert.[6] Das war kein Zufall, sondern von Wagner bewusst intendiert. Denn er forderte ausdrücklich zum Vergleich beider Kirchen auf, weil sich so zeige, dass seine einst geäußerten Ansichten nun ihre Verwirklichung gefunden hätten.[7] Letztlich dürfte es Wagner nicht (oder nicht nur) um eine spezielle Anstaltskirche gegangen sein, sondern er wollte seine Idealvorstellung eines zeitgemäßen Kirchenbaues so verwirklichen, dass auch seine Zeitgenossen dessen Qualitäten erkennen und anerkennen mussten.

Der beschreibende Text von 1907 ist dabei so verfasst, dass er sich ganz auf die Anstaltskirche bezieht; doch viele der für eine medizinische Anstalt notwendigen Einrichtungen sollte auch seine Währinger Pfarrkirche enthalten. Auch jene wenigen Details, die nur am Steinhof vorkommen, wie die erstaunlichen Weihwasserbecken, verändern am Grundkonzept beider Kirchenbauten nichts.[8] Das gelingt Wagner, indem er sich in seinen Texten auf funktionale, technische und ökonomische Qualitäten beschränkt bzw. auf ästhetische, sofern sie eine funktionale Begründung haben (wie z. B. die Bevorzugung von Glasmosaik gegenüber Leinwandbild oder „unverläßliche[m]"[9] Fresko).[10] Indem er die Notwendigkeiten erfüllt, die das Alltagsleben je nach Zeit mit unterschiedlichen Ansprüchen fordert, präsentiert sich Wagner als modern – nicht als Vertreter der Secession. Die stilistische Seite der Moderne klammert er wohl sehr bewusst aus. Diesen Kampf überlässt er anderen Menschen[11] bzw. anderen Medien, nicht dem gedruckten Wort, sondern dem gedruckten Bild.

### Währing und Steinhof: die schöpferische Entwicklung des idealen Kirchenbaues

Ausgangspunkt sind Wagners Kritikpunkte am eklektischen Kirchenbau seiner Zeit, als gerade der Wettbewerb um die Kaiser Franz Joseph-Jubiläumskirche ausgetragen wurde:[12] konstruktionsbedingt (weil man ja unbedingt gotisch etc. bauen wolle) von „Stützen, Streben, Vorlagen" verstellte Innenräume, schlechte Belüftung, Beheizung und Belichtung, unbequeme Erschließung (explizit dem Regen ausgesetzte Treppen), fehlende Sanitärräume, schlechte Reinigungsmöglichkeiten, hohe Reparaturbedürftigkeit, ungenügende Zahl an Ein- und Ausgängen, schlecht positionierte Kanzeln und Altäre (v. a. in Bezug auf Sichtbarkeit und Hörbarkeit) usw.[13] Systematisch eliminiert Wagner diese Fehler, indem die Währinger Kirche neben einem Haupteingang „zwei gedeckte Nebeneingänge" erhält, deren Dach das „Ausgleiten auf nassen oder schneebedeckten Stufen" verhindere. Im Fall der Kirche am Steinhof findet er außerdem funktional auf die Anstalt bezogene Gründe, indem jeweils ein Eingang für die beiden, in der Anstalt streng voneinander geschiedenen Geschlechter vorgesehen ist.[14] Neben dem Kultraum und technischen Infrastrukturräumen wie Heizkammern umfasst das Raumprogramm für Währing Depots, Toiletten und einen „Raum für [die] Rettung von Menschen",[15] um den bei eklektischen Kirchen kritisierten „Mangel eines Raumes bei Unglücksfällen"[16] zu beheben: Was für die Kirche einer psychiatrischen Anstalt zwingend notwendig und konsequent gedacht erscheint (so erlauben ja auch die kurzen Kirchenbänke ein schnelles „Eingreifen" auf die Patienten „im Falle von Erregungszuständen oder Üblichkeiten"[17]), ist in Wagners Augen also auch für Kirchen

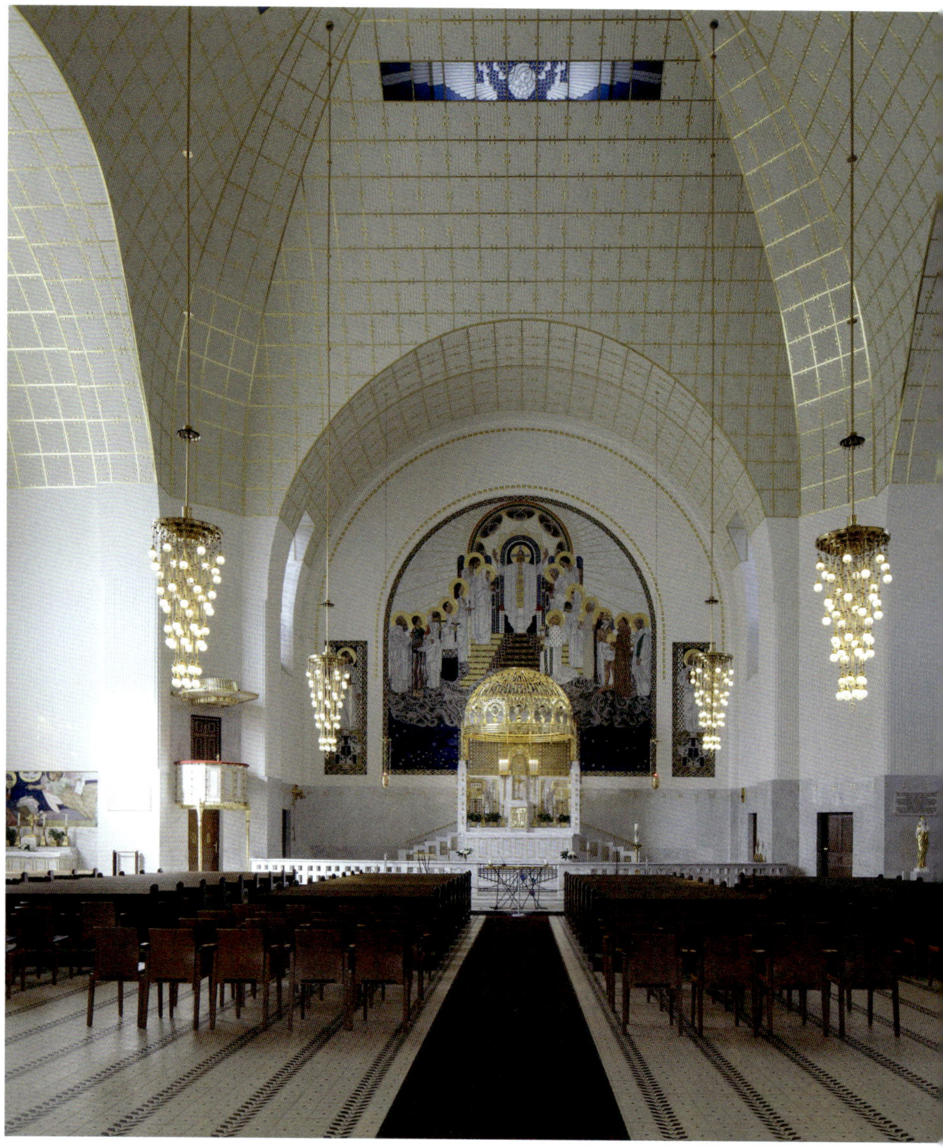

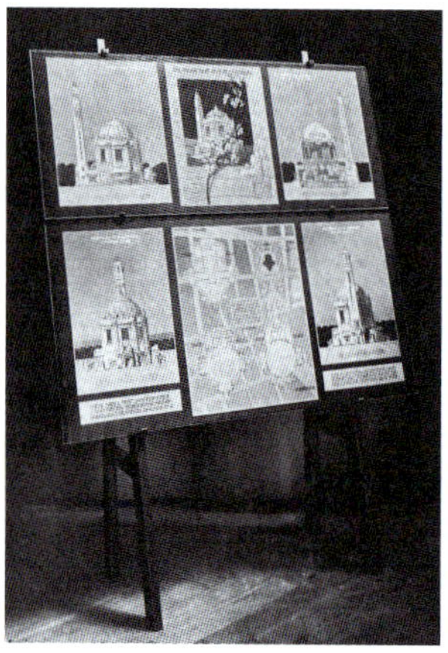

↑ Aufgrund des leicht abschüssigen Bodens und des stützenfreien Innenraums ist die Sicht auf den Altar in Otto Wagners Kirche St. Leopold optimal gelöst.
← Präsentationstafel mit Otto Wagners Entwürfen für die Pfarrkirche Währing, die 1899 in der Secession ausgestellt wurde.

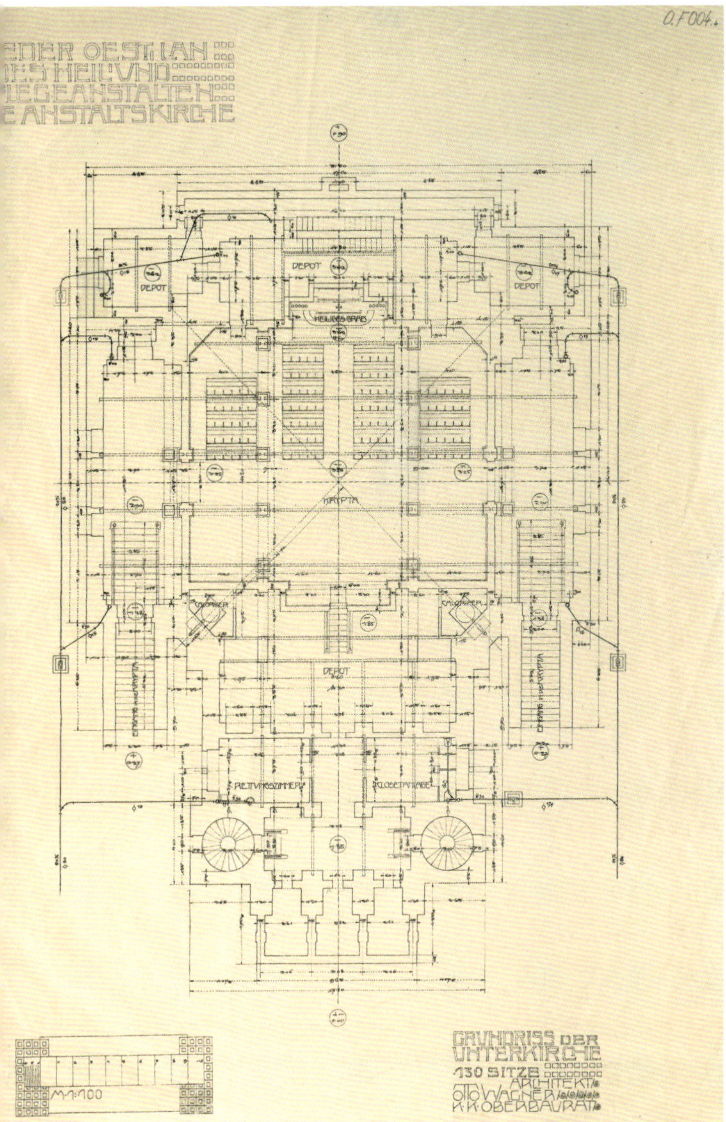


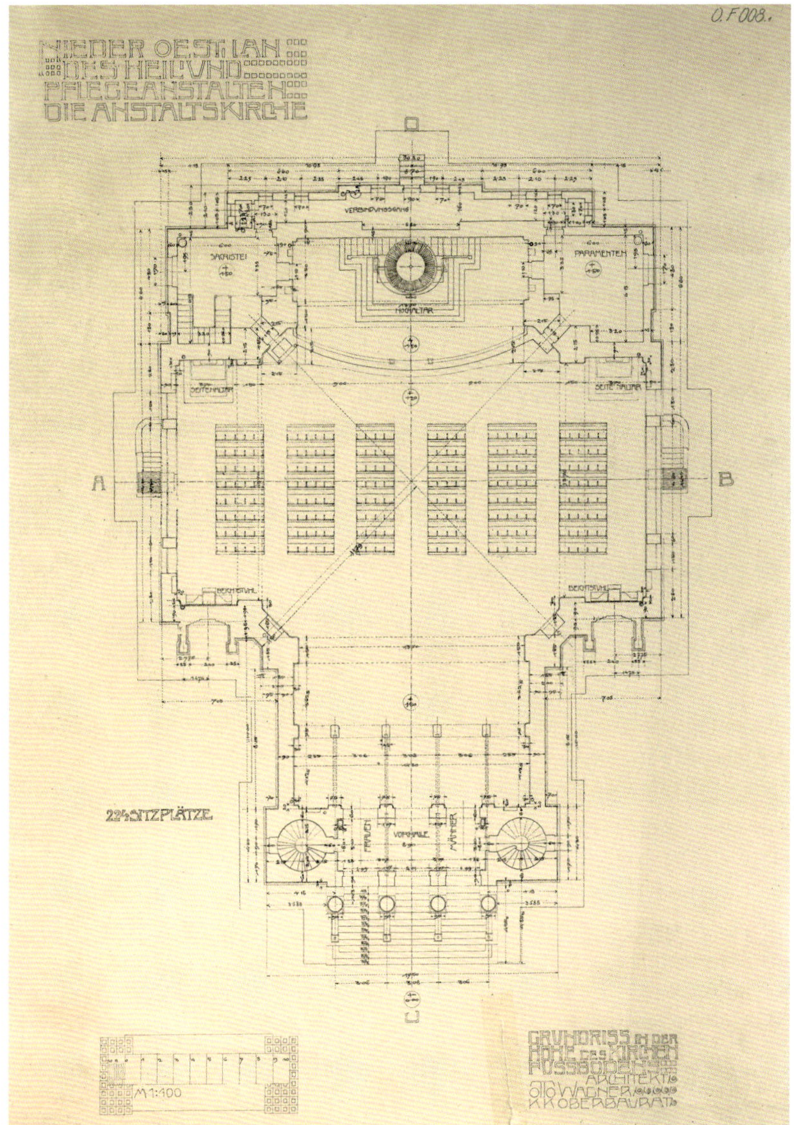


↑ Otto Wagners Vorschläge für die geplante, jedoch nicht realisierte Unterkirche einer Krypta mit Heiligem Grab, Rettungszimmer und WC-Anlage.

↗ Obwohl Otto Wagner als Grundrissform ein lateinisches Kreuz wählte, hat seine Kirche einen Zentralbaucharakter.

mit gewöhnlicher Pfarrfunktion erforderlich. In der Währinger Studie ist die Kanzel direkt von der Sakristei zugänglich, um den „unbequemen Zutritt für den Prediger" bei den „freistehende[n] Kanzeln" der eklektischen Kirchen zu vermeiden. Aufgrund ihrer hohen Lage von 3,2 Metern gewährt Wagners Kanzel optimale Bedingungen in Bezug auf Sicht und Hörbarkeit; genau so verfährt er bei seiner Anstaltskirche.[18]

Selbst die Beichtmöglichkeit für Schwerhörige in der Paramentenkammer neben dem Chor finden wir in der Währinger Pfarr- wie in der Anstaltskirche am Steinhof.[19] Das Heilige Grab ist in beiden Bauten in die Krypta verlegt. Während in Währing nur dort der Boden abschüssig ist, „um es allen Betenden zu ermöglichen, das Christusbild [...] zu sehen", wird der geneigte Boden am Steinhof auch im Hauptraum eingesetzt[20] – und nebenbei von Wagner für seine innerstädtische Friedenskirche von 1917/18 wieder verwendet. Die Raumform ist in Währing und am Steinhof zwar grundverschieden (in Währing kreisförmig mit Anräumen auf den Achsen eines griechischen Kreuzes, am Steinhof ein lateinisches Kreuz), die Konstruktion des aufgehenden Mauerwerks aber erlaubt als „moderne Construction"[21] bei geringen Baukosten[22] die größtmögliche Weiträumigkeit: interne Stützen, die die Sicht behindern könnten, sind nicht vonnöten.[23]

Darüber erhebt sich die Eisenkonstruktion der inneren Kuppel, in deren Gitterstruktur jeweils Rabitzplatten eingehängt sind. Im Falle Währings ist diese „Zierdecke" teilweise vergoldet, während am Steinhof die Unterseiten der Eisenkonstruktion sichtbar bleiben[24] und sogar vergoldet werden, um die Kassettierung der Decke zu erzeugen. In beiden Fällen sind die elektrischen Beleuchtungskörper von diesem Gerüst abgehängt und können über Vorrichtungen am Zwischenboden darüber bewegt bzw. kann an ihrer Stelle ein Schwebegerüst zur Reinigung der gewölbten Flächen montiert werden.

Die Baumaterialien sind gleich (Ziegel, Steine als Platten oder Werkstücke, Weißputz, Kupferabdeckungen), ihre Widerstandsfähigkeit gegen die Witterung erlaubt eine „lange Reparaturfreiheit"[25], die vor allem für die plastischen Arbeiten und Ornamente an den Fassaden wichtig sei. Die Wände beider Kircheninnenräume sind im unteren Teil mit Marmorplatten verkleidet und darüber weiß verputzt, die schmückenden Bilder und Fenster beider Kirchen sind in Glasmosaik gestaltet und so „zu einer gemeinschaftlichen Wirkung vereint".[26] In der Zusammenschau beider Bauprojekte macht sich vor allem die Vorstellung einer Idealkirche bemerkbar und nicht so sehr, oder nicht ausschließlich, die Vorstellung, wie eine Anstaltskirche unter speziellen funktionalen Gesichtspunkten zu gestalten sei.[27]

## Richtig und falsch konzipierte Architektur: Wagners Kirche als Kritik am zeitgenössischen Kirchenbau

Die „Raumabschlüsse" beider Innenräume können sich „dem Auge ohne Anstrengung darbieten", weil sie vergleichsweise niedrig sind.[28] Im Bezug auf die schon mehrfach thematisierte Akustik seien die hohen „Kuppelschläuche"[29] mit ihren „abnormen Höhenverhältnisse[n]" nicht nur „unschön" (weil oft nicht ausreichend belichtet), sondern gar „verwerflich" – Wagner bittet hier doch „jener Besucher der Peterskirche in Rom" zu gedenken, die „mit Spiegeln in den Händen die Decke des Raumes zu besichtigen bestrebt sind".[30] Gerade diese heftige Kritik ist angesichts zeitgleicher Großbauprojekte sehr aufschlussreich: Den 1899 ausgelobten Wettbewerb um die Kirche des Wiener Zentralfriedhofs, eines der größten Kirchenneubauprojekte der Jahrhundertwende, hatte Max Hegele (1873–1945) gewonnen,[31] dessen gemauerte Tambourkuppel automatisch einen hohen Innenraum entstehen ließ und wegen ihres Gewichts massive Substruktionen erforderlich machte.

So sehr der Einsatz von Glasmosaiken und geometrischen Dekorationen eine große zeitstilistische Nähe suggeriert,[32] so diametral waren die Raumkonzeptionen beider Architekten ausgerichtet: In die Kreuzarme seiner kreisförmigen Kirche stellte Hegele mächtige Säulenpaare als Stützen von Emporen, die

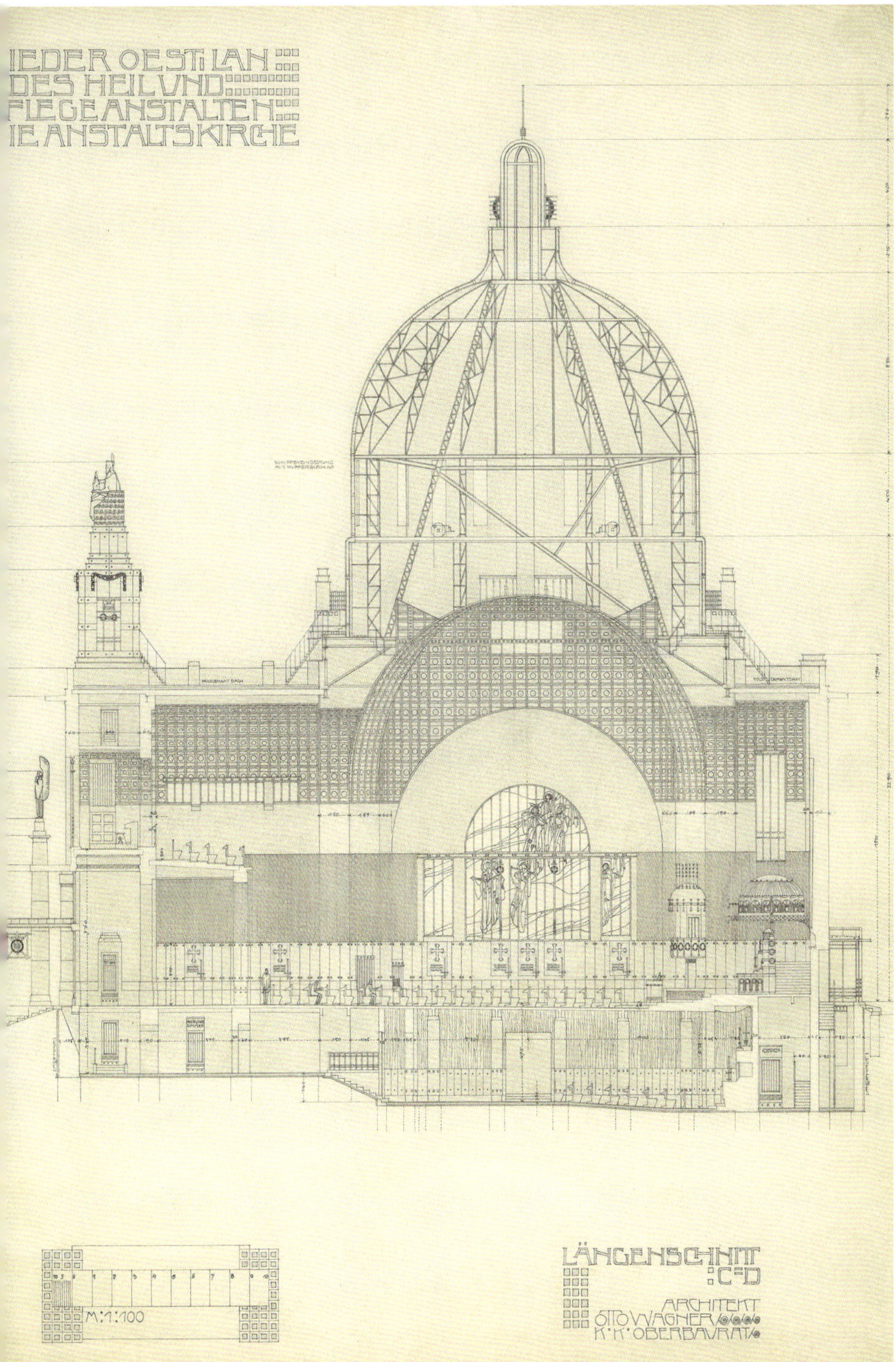


↑ Im Schnitt sind die zweischalige Kuppelkonstruktion, die Situierung der Glasfenster und die projektierte Unterkirche gut zu erkennen.

zwar an die Idealentwürfe aus Otto Wagners Akademie-Schule denken lassen (etwa Josef Hoffmanns Forum Orbis, Insula Pacis oder Leopold Bauers Fürstensitz für Monaco), aber vor allem hinsichtlich der Belichtung Wagners Forderungen widersprechen. Lediglich Fenster im Kuppeltambour, die naturgemäß sehr hoch positioniert sind, geben dem Innenraum direkt Licht, während die Fenster der Kreuzarme das Licht nur durch diaphane Raumvorhänge aus Säulen- und Pfeilerpaaren einlassen, die darüber hinaus in doppelter Reihung angeordnet sind.

Demgegenüber kann Wagner auf die weiträumige Grandezza seines Innenraums verweisen, der unmittelbar durch Serlianen in den Kreuzarmen hell bzw. mit seinen eigenen, wohl bewusst untertreibenden Worten „mehr als ausreichend" belichtet wird.[33] Zwar stellt auch Wagner eine Reihe von Pfeilern in seinen Kirchenraum – sie befinden sich als Stütze der Orgelempore immer im Rücken aller Eintretenden –, aber argumentativ rechtfertigt er ihre Existenz mit einem Stimmungsgefühl: „Das Tor und die Vorhallen dämpfen durch ihre Höhe und Lichtwirkung absichtlich den sinnlichen Eindruck auf den Kirchenbesucher, um ihm nach Durchschreiten dieser Schauvorbereitung den vollen Eindruck der Raumwirkung zu bieten [...]".[34]

Dass Hegele überdies die Belichtung seiner Friedhofskirche unter anderem durch die „über dem Altare angeordneten großen Fenster" erfolgen lässt,[35] erscheint wie ein gefundenes Fressen: Am Steinhof befindet sich „hinter dem Hochaltar [...] keine Lichtöffnung, weil die Kranken hiedurch unangenehm beeinflusst würden".[36] „Falscher" hätte man in den Augen Wagners einen Kirchenraum also nicht planen können...

### Bedeutung und Wirkung der medialen Präsentation

Gerade angesichts dieser Konkurrenzsituation beim Entwurf eines zeitgemäßen Kirchenbaues mit weithin sichtbarer Kuppel lässt sich der polemisierende Charakter mancher Aussagen Wagners, aber auch die große Hinwendung zur medialen und präzise

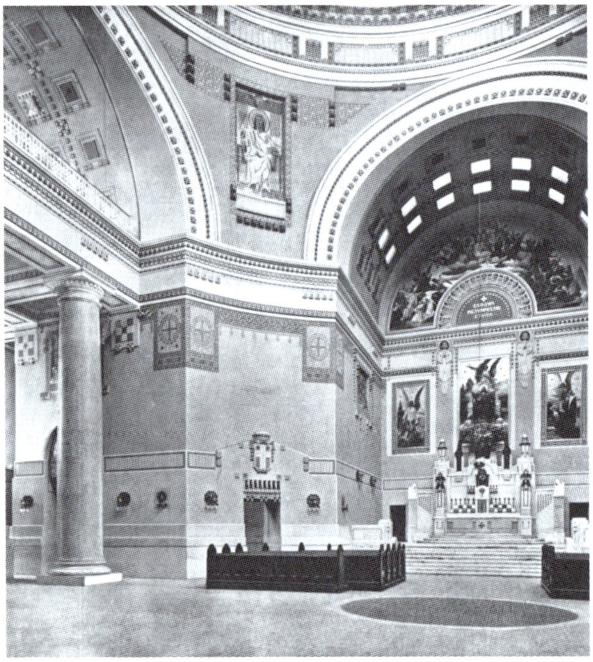

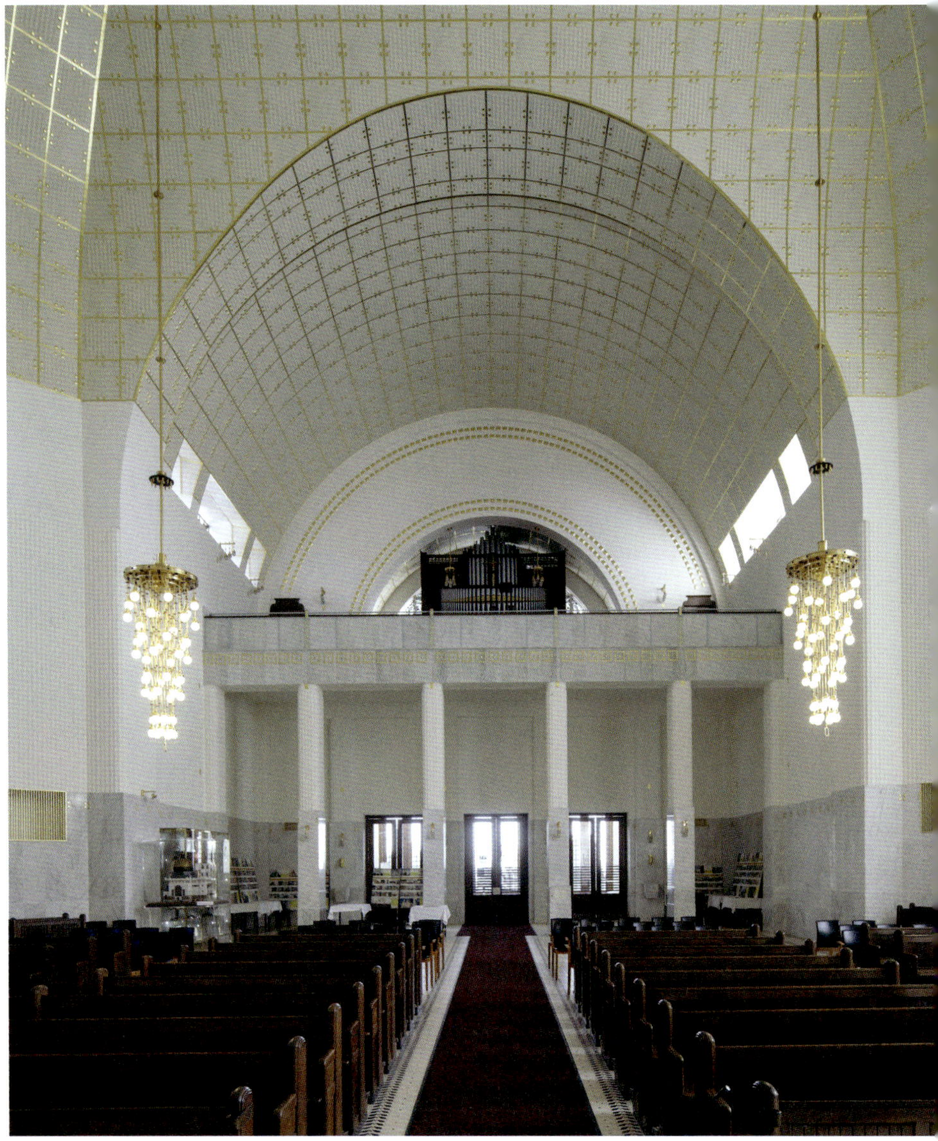

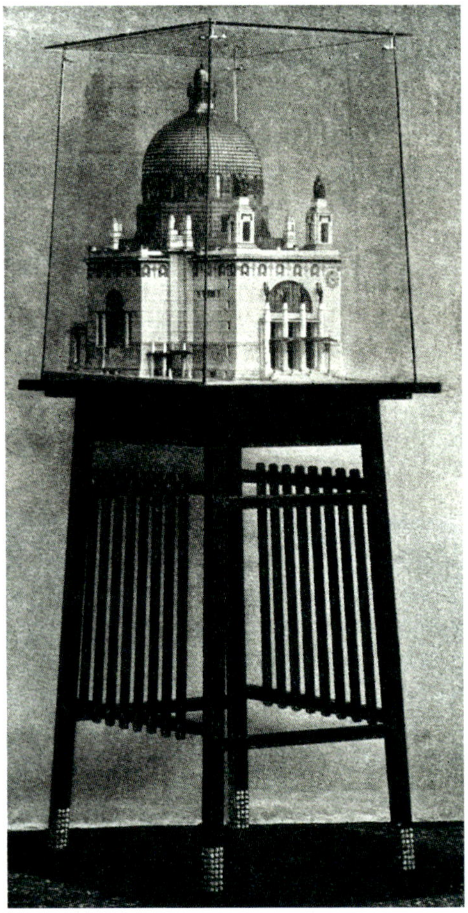

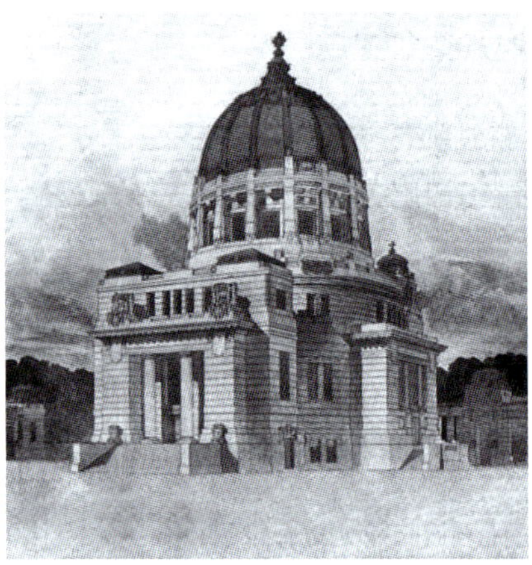

↖ Historisches Foto von Max Hegeles Kirche am Wiener Zentralfriedhof (1911). Neben dem durchfensterten Kuppeltambour erlauben die mächtigen, die seitlichen Emporen stützenden Säulen nur eine indirekte Lichtführung.

↑ Blick gegen die Eingangsempore der hell durchlichteten Kirche St. Leopold.

← Das Vorliegen eines Modells der Kirche St. Leopold war für die endgültige Beschlussfassung zugunsten Otto Wagners im Nö. Landtag von zentraler Bedeutung.

← Zeichnung von Max Hegeles erstem Entwurf für die Kirche am Wiener Zentralfriedhof.

inszenierten Präsentation seiner mustergültigen modernen Kirche am Steinhof gut verstehen. Dazu zählte vor allem die für architektonische Laien größtmögliche Anschaulichkeit des Geplanten.

Die „orthogonale Projektion eines nur durch einfache Formen wirkenden Bauwerkes [bleibt] für Laien und selbst für Fachleute leider ziemlich unverständlich [...]"; daher müsse man ein Modell des Bauwerks anfertigen, „wo so viele das Werk vor seiner Ausführung der Beurteilung unterziehen sollen, [...] da eben durch ein Modell die Verhältnisse klar zum Ausdruck gelangen".[37] Die Strategie, dem Publikum ein einfach rezipierbares Modell zu zeigen, hatte Wagner im Rahmen von Secessions-Ausstellungen schon bei seinem Projekt der Akademie-Aula eingesetzt – und dafür sogar denselben Schaukasten verwendet wie später für seine Kirche am Steinhof, allerdings ohne die schmückende Schabracke.[38] Der für die Errichtung der Anstalt am Steinhof verantwortliche Landesausschuss Leopold Steiner sorgte nun dafür, dass einige niederösterreichische Landtagsabgeordnete „ein großes, sehr schön ausgeführtes Modell des Kirchenbaues [...] bewundern" konnten und erklärte vor diesem Modell die Vorzüge des Wagnerschen Projektes – wenig später genehmigte der Nö. Landtag Wagners Projekt zur Ausführung.[39] Und Wagner vergaß nicht, eine Fotografie dieses Modells auch im Druck zu veröffentlichen.[40]

Ludwig Hevesis Kritik *Otto Wagners moderne Kirche* von Oktober 1907 dient der Forschung gern zur Eröffnung von Texten über die Kirche am Steinhof. Nicht grundlos, denn Hevesi formuliert darin zahlreiche Parameter, die die intendierte Außenwirkung von Wagners Entwurf erahnen lassen. Die „weiße Stadt", die von der „weißmarmornen Kirche" mit ihrer „goldenen Kuppel" überragt wird, hat zu Überlegungen über den Charakter der Heil- und Pflegeanstalt als formaler und sozialer Konzeption einer idealen Stadt angeregt.[41] Zusätzlich ist es vor allem die signalhafte Sichtbarkeit, die aus Hevesis Text spricht und die Wagners Anstaltskirche einem Publikum wie auf dem Präsentierteller darbietet – als Botschaft an eine nota bene westlich orientierte[42] Kunstwelt: Es ist bei Hevesi nicht nur ein Fachmann, nämlich ein Künstler, der wohl eine kompetente Beurteilung garantiert, sondern dieser Fachmann verfügt über einen internationalen, quasi unvoreingenommenen Horizont, weil es sich um einen Ausländer handelt, der aus einer der wichtigsten Kunstzentralen der Jahrhundertwende stammt. „Vor einigen Wochen kehrte ich mit der Westbahn nach Wien zurück. Ein Pariser Bildhauer war mein Coupégenosse. Als wir in das Weichbild einfuhren, deutete er plötzlich nach links zum Fenster hinaus, mit dem Schrei der Überraschung. ‚Was ist das?! [...] das muß ich mir ansehen.'"[43] Naturgemäß von Westen anreisend mussten alle Reisenden als ersten Eindruck der Reichshaupt- und Residenzstadt Wien die neue „Stadt" mit der goldenen Kuppel erblicken, die sich zur Zeit ihrer Errichtung oberhalb von weitgehend unverbautem Gelände und frei von Baumbewuchs in erhöhter, gut sichtbarer Position erhob. Vergleichbare Anlagen wie etwa das Städtische Versorgungsheim Lainz mit der hoch aufragenden Doppelturmfassade seiner Anstaltskirche[44] befanden sich auf seichter ansteigendem, weiter abgelegenem und viel weniger exponiertem Terrain und konnten wesentlich weniger stadtbildprägend wirken. Oder sie lagen wie die Kirche des Zentralfriedhofs in der Ebene – und vor allem nicht an der Westbahn, wären also einem aus der Kulturmetropole Paris anreisenden Bildhauer überhaupt erst durch Umwege bei seiner Anreise nach Wien ins Auge gesprungen. Der Bauplatz, auf dem Otto Wagner seine Idealvorstellung eines zeitgemäßen Kirchenbaues verwirklichen konnte, besaß folglich die Qualitäten eines Schaufensters an einer prominenten Straße einer modernen Großstadt.

In diesem Schaufenster war die Kirche effektvoll arrangiert. Vielleicht lag es gar nicht im Interesse Wagners, den gesamten Steinhof-Komplex bis ins Detail zu planen; aber er griff genau dort radikal ändernd in die Gesamtanlage ein, wo sein Kirchenbau unmittelbar berührt wurde: in die Hauptachse und die Unterordnung des gesamten übrigen Areals unter diese „Dominante der Bauanlage" durch deren gezielte Axialisierung.[45] Wagner musste nur sicherstellen, dass seine Kirche ihre ideale Position im Gesamtgefüge erhielt, wie er selbst formulierte: „Nur zu oft muss sich die Composition [die architektonische Formfindung] auf das entstehende Gesammtbild ausdehnen und dann ist dem Architekten die gewiss erwünschte Gelegenheit geboten, mit seinem Können jene Dinge zu beeinflussen und festzustellen, welche mit Steigerung der Effecte, Schauvorbereitung, Schaffung der Augruhepunkte etc. zu bezeichnen sind."[46] Wagner gelang es zu überzeugen, da selbst einige niederösterreichische Landtagsabgeordnete seinem Plan zustimmten und sogar seine Argumentation übernahmen: „Wenn wir aber die Situation von diesem Mann annehmen, so gehört dazu, daß auch der krönende Aufbau in seinem Sinne geschaffen wird, der dieser Situation entspricht."[47] Ein Blick auf andere Nervenheilanstalten der Monarchie lehrt, dass Sakralbauten zwar fast immer einen zentralen Platz einnahmen (vorzugsweise auf der Mittelachse der Gesamtanlage als Abschluss einer mittig positionierten Freifläche beispielsweise in Görz, Bohnitz, Dobřzan oder Kremsier),[48] dass sie aber, weil es sich meist um flaches Baugelände handelte, nie eine so dominierende Stellung einnehmen konnten wie die Kirche am Steinhof.

Wagner wählte die Position seiner Kirche und gestaltete ihre räumliche Umgebung[49] einschließlich ihrer Hintergrundbepflanzung, für die Rotbuchen als typische Baumart des Wienerwaldes vorgesehen waren. Diese Pflanzenfolie wurde aber nur für die Kirche und nicht für die Gesamtanlage wirksam.[50] Wie Erwin Pendls Vogelschau von 1907[51] eindrucksvoll belegt, lagen hinter den Pavillons der Anstalt nur die leeren Wiesen des Oberen Spiegelgrundes – Wagners Fokus lag offensichtlich auf seiner Kirche und nicht auf der Gesamtanlage, die sich seiner Kirche unterordnen musste und von ihr geradezu überstrahlt wurde.[52] Aber auch die weitere Umgebung dürfte Wagner in seine Überlegungen eingeschlossen haben: Auf fotografischen und grafischen Inszenierungen[53] seiner Kirche ist im Hintergrund regelmäßig das Schloss Wilhelminenberg zu sehen, wohl weil im korrespondierenden Blick von Osten nach Westen nur die unakzentuierten Bergrücken des gleichmäßig bewachsenen Wienerwaldes sichtbar geworden wären.[54] Denkt man nun an Wagners Pläne, das Äußere Burgtor vom Heldenplatz auf die Höhen des Wienerwaldes zu versetzen,[55] so dürfte der kubische Baublock des Schlosses Wilhelminenberg eine ähnlich optimal gesetzte Silhouettewirkung erzeugt haben: Wagner wusste um Fernwirkungen unleugbar Bescheid! Diese „Fernwirkung"[56] sicherte er seiner Kirche am höchsten Punkt des Geländes und „in der Hauptachse der Anlage" als ihr „optischer Ruhepunkt" über dem „Häuserkonglomerat", das seiner eigenen Wortwahl folgend also gar nicht aus individualisierbaren Teilen zusammengesetzt gedacht war.

Weil die Kirche am Steinhof nicht groß dimensioniert sei, brauche sie aus ästhetischen Gründen, um als „Hauptmittelpunkt"[57] fungieren zu können, „eine stark überhöhte Kuppelform" – dass oberhalb der Pavillons „etwas Schweres" sein müsse, dem konnten Techniker wie Landtagsabgeordnete unumstritten zustimmen.[58] Die Fokussierung einer Anlage mit Hilfe von Axialsymmetrie und dem Einsatz eines Kuppelbaues hatte Wagner für ein ebenes Gelände schon in seinem Artibus-Projekt erprobt, wo der hinter dem Kulturkomplex ansteigende Hang nur als Folie gedient hatte. In seiner Studie für den Neubau der Akademie der bildenden Künste hatte er den Einsatz für eine ausgedehnte Anlage bereits im Pavillonsystem erprobt,[59] den Hauptakzent des Kuppelbaues aber an die vordere Front verschoben. Doch bereits in der Materialwahl für diesen Kuppelbau und seine Dekoration, nämlich Vergoldung und Kupfer, hatte er einen weiteren Schritt getan. Die Vergoldung der Steinhofer Kuppel, der durch „Licht- und Materialeffekt" resultierende „Glanzpunkt",[60] gewährleiste nun von jedem beliebigen Standpunkt die Sichtbarkeit dieser optischen Dominanten – und zwar nicht nur von der Ferne, sondern auch aus der unmittelbaren Nachbarschaft wie beispielsweise auf der gesamten Länge der „Zufahrtsstraße"[61], der heutigen Raimannstraße, bis knapp

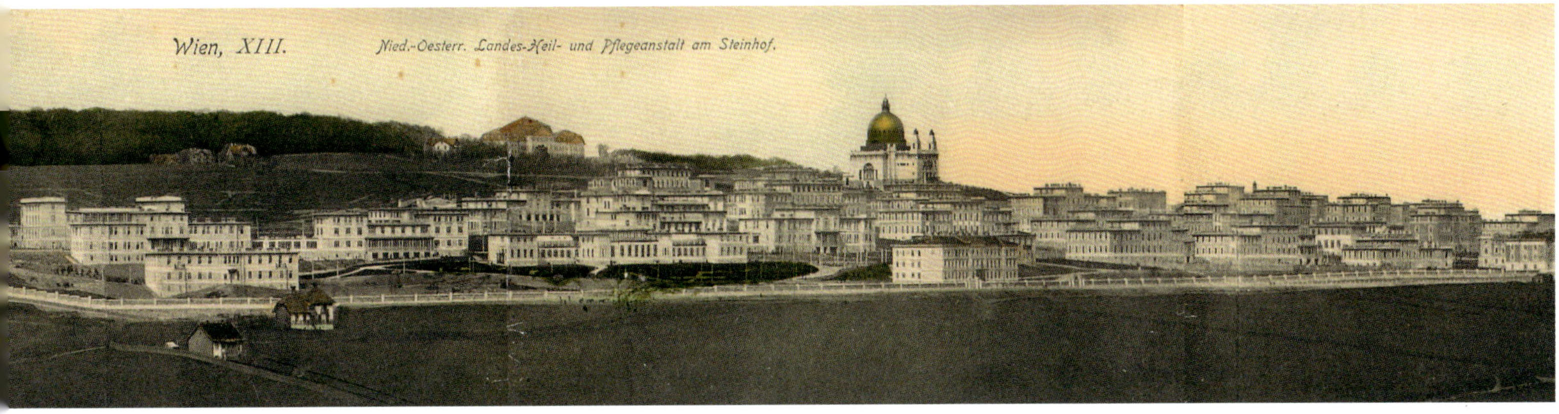
Wien, XIII.
Nied.-Oesterr. Landes-Heil- und Pflegeanstalt am Steinhof.

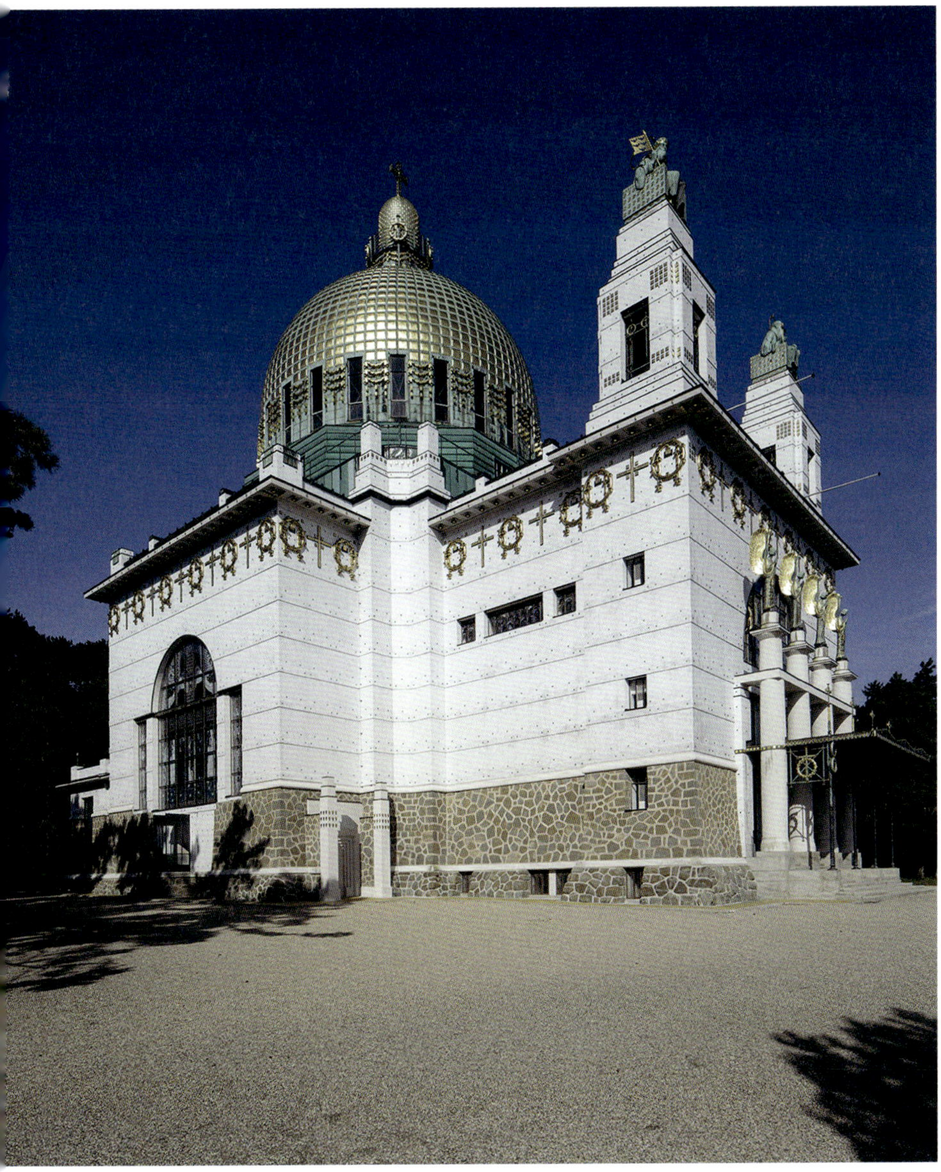

↑ Diese Panoramaaufnahme vermittelt eine sehr gute Vorstellung von der städtischen Anlage von Steinhof und der konglomeratartigen Anhäufung von Bauten, über denen sich die weiße Kirche mit der vergoldeten Kuppel Otto Wagners erhebt.

← Die Fassade der Kirche am Steinhof ist über einem geböschten Bruchsteinsockel mit weißen Marmorplatten verkleidet, die symbolisch durch Kupfernägel mit sichtbar belassenen Köpfen in dekorativer Anordnung fixiert erscheinen.

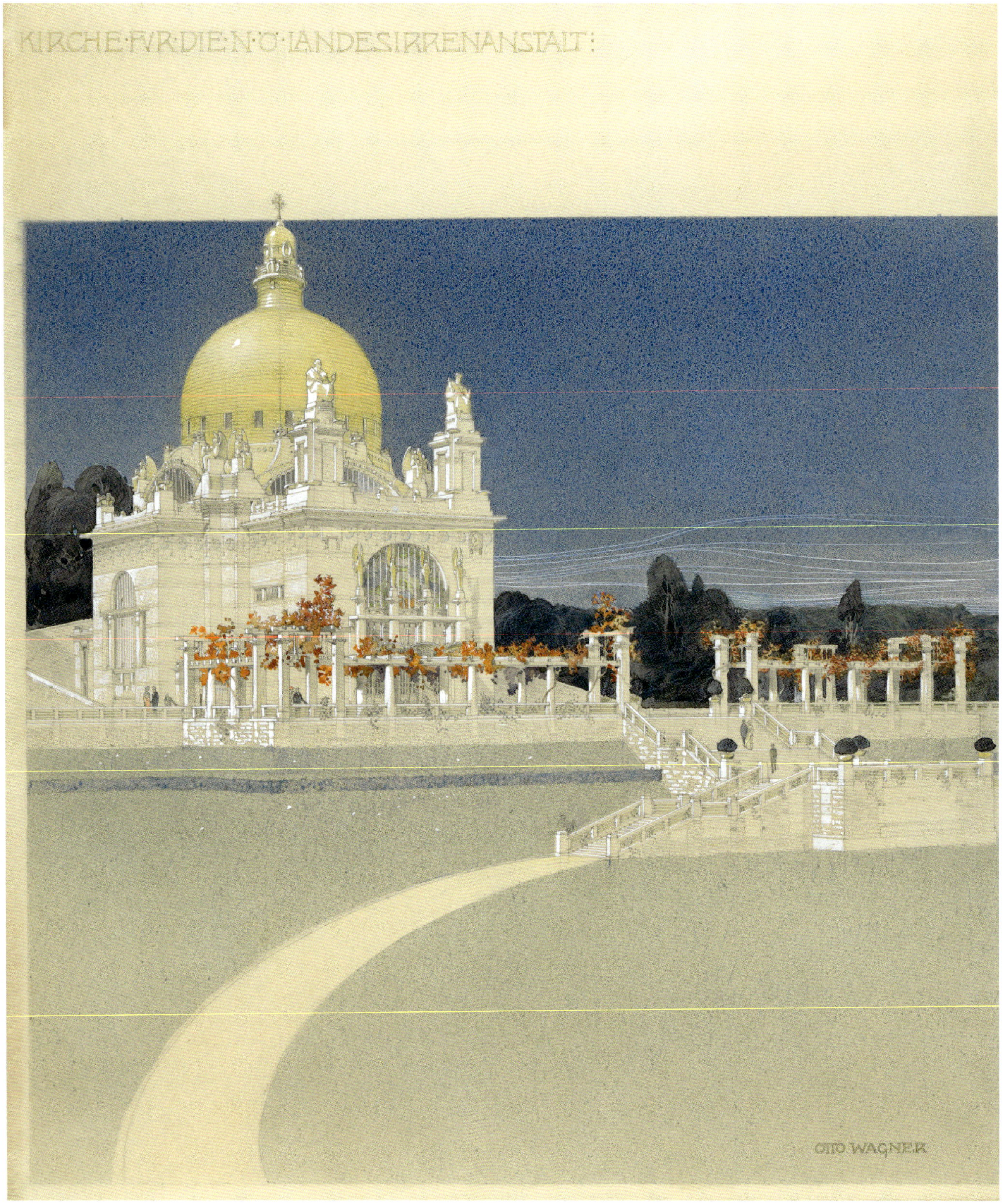
KIRCHE·FÜR·DIE·N·Ö·LANDESIRRENANSTALT:
OTTO WAGNER

vor dem Haupteingang zur Anstalt. Erst aufgrund von Wagners Eingriff ins Gesamtkonzept des Steinhof erhielt seine Kirche den richtigen Präsentationsplatz,[62] und zwar einerseits landschaftlich in Bezug auf die Präsenz der Kirche in der weiteren stadträumlichen Umgebung, und zum anderen in Bezug auf die Anstalt selbst als ihr optischer, krönender Abschluss.

Wagner, dem der „Schaupunkt"[63] als jener Standort, von dem aus der Architekt seinen Entwurf gesehen haben will,[64] so wichtig war, dass er ihn auf den Situationsplänen seiner Präsentationsblätter stets absichtlich verzeichnete,[65] wählte auf seiner bis heute viel publizierten Perspektive der Steinhofer Kirche[66] den Blickwinkel nicht zufällig genau so, dass nichts als die Kirchenarchitektur und die ihr vorgelagerte Terrasse mit den erschließenden Freitreppen zu sehen ist. Nur in der Beschriftung der Zeichnung: „KIRCHE.FÜR. DIE.N.Ö.LANDESIRRENANSTALT:." ist die Funktion als Kirche einer psychiatrischen Einrichtung zu erkennen. Von der Anstalt selbst, von ihrer physischen Erscheinung, wird nichts sichtbar. Nur im Wissen um die Funktion der Anlage (und damit der Kirche) erschließt sich ihr eigentlicher Zweck. Selbst der Bauplatz der Kirche ist, weil auf der Zeichnung topografische Angaben fehlen, nicht eindeutig und insofern austauschbar. Dagegen wird dem Publikum Wagners Idealvorstellung eines zeitgemäßen, modernen Kirchenbaues in der grafischen Präsentation vorgeführt – und vor Ort in der realen Sichtbarkeit.

Otto Wagner und die Schar seiner Schüler besaßen ein schier unerhörtes Selbst- und Sendungsbewusstsein[67] und verstanden, mediales Marketing für die in ihren Augen moderne Architektur gezielt einzusetzen: „Welche gigantische Arbeit ist dadurch der modernen Kunst vorbehalten, und mit welchem Feuereifer müssen wir Künstler zugreifen, um der Welt zu zeigen, dass wir der gestellten Aufgabe gewachsen sind!"[68] Und das – wie von Hevesi textlich inszeniert – vor den Augen nicht nur der renommierten Pariser Kunstwelt, sondern vor denen der ganzen Welt, denn die Landes-Heil- und Pflegeanstalt am Steinhof war „die größte Anstalt der Welt".[69]

1 Allgemein dazu siehe HAIKO/LEUPOLD-LÖWENTHAL/REISSBERGER 1981. – KOLLER-GLÜCK 1984. – GRAF 1985, S. 400–420. – TOPP 2005.
2 WAGNER 1906a, S. 3.
3 ERLÄUTERUNG 1907, o. S.
4 SCHÖNTHAL 1908, S. 2.
5 ERLÄUTERUNG 1907, o. S. – SCHÖNTHAL 1908, S. 2.
6 WAGNER 1906b. – SCHEIDL 1999. – SCHEIDL 2003, S. 195–205.
7 HAIKO/LEUPOLD-LÖWENTHAL/REISSBERGER 1981, S. 29.
8 Insofern sind Leslie Topps Thesen (TOPP 2005), wonach eine starke Übereinstimmung zwischen den Vorstellungen der Mediziner und der Architekten zur adäquaten baulichen Lösung für Gesundungszwecke bestand, um weitere Kontexte wie gezielte Medialität zu ergänzen.
9 WAGNER 1906a, S. 8.
10 HAIKO/LEUPOLD-LÖWENTHAL/REISSBERGER 1981, S. 30. Zum resultierenden Fehlen religiös-auratischer Aspekte in Wagners Kirchenbauten: SCHEIDL 2003, S. 194–205.
11 Vgl. die abschließende Passage von: SCHÖNTHAL 1908, S. 5.
12 GRAF 1985, S. 326. – SCHEIDL 2003, bes. S. 279–345. Den Kirchenbau führte Wagner auch bezeichnenderweise zuerst an, um die falsche Herangehensweise des Historismus an die Formfindung für bestimmte Bauaufgaben aufzuzeigen (WAGNER 1898, S. 41).
13 WAGNER 1906b, S. 3–4.
14 WAGNER 1906b, S. 5–6. – WAGNER 1906a, S. 3.
15 WAGNER 1906b, S. 6.
16 WAGNER 1906b, S. 4.
17 ERLÄUTERUNG 1907, o. S. – SCHÖNTHAL 1908, S. 2.
18 WAGNER 1906b, S. 5. – WAGNER 1906a, S. 4–5. Fragen nach guter Sichtbarkeit und Akustik stellten aber auch für historistische Architekten wie Franz Neumann bei der Antoniuskirche oder Alexander Wieleman bei der Breitenfelder Pfarrkirche zentrale Anliegen dar (SCHEIDL 2003, S. 149 und 169).
19 WAGNER 1906a, S. 3. – WAGNER 1906b, S. 5.
20 WAGNER 1906b, S. 9. – WAGNER 1906a, S. 4.
21 WAGNER 1906b, S. 3.
22 Der kreisförmige Kirchenraum kann bei größter Raumdimension die geringste Mauerstärke haben (WAGNER 1906b, S. 4), am Steinhof reduziert sich die Konstruktion auf die Vierungspfeiler (WAGNER 1906a, S. 6), die als Doppelpfeiler im rechten Winkel zueinander ausgeführt die reine Eisenkonstruktion der Kuppel tragen, ohne weiteren Schub auf angrenzende Bauteile zu verursachen, die dementsprechend schlank dimensioniert werden können.
23 Wagners Entwurf sei laut Landtagsabgeordnetem Pattai auch der einzige gewesen, der wegen seiner Konstruktion auf sichtbehindernde Pfeiler im Inneren habe verzichten können (STPNÖ 1903, S. 1254).
24 WAGNER 1906b, S. 8. – WAGNER 1906a, S. 6.
25 WAGNER 1906b, S. 8. – WAGNER 1906a, S. 5.
26 WAGNER 1906b, S. 8. – WAGNER 1906a, S. 8.
27 Nach SCHEIDL 2003, S. 220, hätte Wagner für seine Anstaltskirche auch „eine Zweckmäßigkeit für Begräbnisfeierlichkeiten herbeizitieren können".

← Wettbewerbsentwurf Otto Wagners für die Kirche am Steinhof, 1902.

28 WAGNER 1906b, S. 5. – WAGNER 1906a, S. 4.
29 WAGNER 1906a, S. 4–5.
30 WAGNER 1906b, S. 5.
31 Eine vergleichende Darstellung von Wagners Steinhofkirche, Hegeles Friedhofskirche und Jože Plečniks Ottakringer Pfarrkirche bei SCHEIDL 2003, S. 205–240.
32 Lediglich zwei Künstler waren an der Ausstattung beider Bauten beteiligt: Leopold Forstner schuf die Kuppelpendentif-Glasmosaiken und die Glasfenster am Zentralfriedhof sowie die Glasmosaiken der Hl. Petrus und Paulus am Steinhof; Othmar Schimkowitz fertigte die Engelsfiguren der Steinhofer Eingangsfassade und am Hochaltar sowie den Hl. Lukas am südlichen Seiteneingang der Zentralfriedhofskirche.
33 WAGNER 1906a, S. 4. In seinem handschriftlichen „Erläuterungs-Bericht zum Projekte einer Kirche für die N. Ö. Landes-Irren-Anstalt" vom 9.3.1903, der nur zur Information des Nö. Landtages als bewilligender Behörde diente, führte Wagner hingegen an: „Die Kirche ist sehr stark belichtet, ein aus hygienischen Gründen nicht genug empfehlenswerter Umstand." (Niederösterreichisches Landesarchiv St. Pölten, Landes-Registratur 1793–1904, Irrenwesen, Karton F3, Irrenanstalt Errichtung 1902–1904, J-2/1, Akt ohne Kennzahl, fol. 2v).
34 WAGNER 1906a, S. 8.
35 HEGELE 1907, S. 6. Die auf den publizierten Grundrissen noch verzeichneten Lünettenfenster wurden nachträglich vermauert, um Wandmalereien von Hans Zatzka aufzunehmen.
36 ERLÄUTERUNG 1907, o. S. – SCHÖNTHAL 1908, S. 2.
37 WAGNER 1906a, S. 9.
38 Vgl. WAGNER 1906c, S. 7. – WAGNER 1906a, S. 9. Zu Hevesis Beschreibung des Modells vgl. KASSAL-MIKULA 1999, S. 248.
39 STPNÖ 1904, S. 218 (Zitat) und 222.
40 WAGNER 1906a, S. 9 und Blatt 43.
41 HAIKO/LEUPOLD-LÖWENTHAL/REISSBERGER 1981. – TOPP 2005.
42 Diese Einschätzung teilte auf jeden Fall das nicht-künstlerische Publikum wie der niederösterreichische Landtagsabgeordnete Rienössl, dem zufolge die Sezession „von England über Deutschland nach Wien gekommen" sei (STPNÖ 1903, S. 1255).
43 HEVESI 1909, S. 249. Die Frage „Was ist das?" setzten aber auch Gegner der Secession und der Moderne im Wagnerschen Sinn gezielt für ihre polemisierende Argumentation ein wie etwa der niederösterreichische Landtagsabgeordnete Karl Josef Strobach, der dem Secessionsgebäude von Josef Maria Olbrich am Naschmarkt unterstellte, Fremde gezielt verwirren zu wollen, deren Unverständnis dann in eben dieser Frage gipfle (STPNÖ 1903, S. 1261).
44 KORTZ 1906, S. 265–269. – SCHEIDL 2003, S. 129–134.
45 Vgl. HAIKO 1985, S. 104. Siehe auch in diesem Band den Beitrag von Sabine Plakolm-Forsthuber zum Pavillonsystem: „... und so entstand das Projekt Wagner".
46 WAGNER 1898, S. 52.
47 STPNÖ 1903, S. 1253.
48 HOFMOKL 1913, Fig. 271 (ehem. Kaiser Franz Josef-Landes-Irrenanstalt in Gorizia/Gorica/Görz, 1911 eröffnet), 274 (ehem. Königl. Böhmische Landes-Irrenanstalt in Bohnice/Bohnitz bei Prag, 1910 vollendet), 282 (ehem. Königl. Böhmische Landes-Irrenanstalt in Dobřany/Dobrzan bei Plzeň/Pilsen, ab 1883) und 292 (ehem. Kaiser Franz Josef-Landesheilanstalt in Kroměříž/Kremsier, 1908 vollendet).
49 Auch hier bestehen Beziehungslinien zur Währinger Pfarrkirche: Wo hinter der Steinhofer Kirche ein Wäldchen aus Rotbuchen den optischen Zusammenschluss mit dem Wienerwald erzeugen sollte, diente im Fall Währings eine gebaute Pergola als rückwärtiger Abschluss, der sich gemeinsam mit den umgebenden „Platzwänden" (den Nachbarhäusern, den Baumgruppen und dem Pfarrhof) als Hintergrundfolie „zu einem einheitlichen Bilde" vereinigen sollte (WAGNER 1906b, S. 4 und 6).
50 Vgl. Wagners Situationsplan zur Hauptachse der Anstalt am Steinhof (Wien Museum, Inv.-Nr. 96.011/30).
51 TOPP 2009.
52 Auch das deutet Hevesis Formulierung von der „weißen Stadt" an: Denn rein weiß erstrahlte eigentlich nur die Kirche, während die übrigen Anstaltsgebäude in gemischter Bauweise aus Sichtziegeln und verputzten Oberflächen hergestellt waren.
53 Fotografien: Der Architekt, 14. Jg. (1908), S. 1; Grafiken: Erwin Pendl: „The Church.", in: THE PROVINCIAL SANATORIUM [1910], S. 46. Josef von Divéky, Wiener Werkstätte-Postkarte „Wien.Steinhof.Kirche."
54 Bezeichnenderweise ist es die Beschreibung eines Arztes, nämlich L. Vernon Briggs aus Boston, den keine ästhetischen Absichten beim Besuch Steinhofs leiteten und der daher von der Stadt Wien kommend die Anlage zuerst von Osten sah und bei seiner Besichtigung systematisch vorgehend die Kirche nicht als Glanzpunkt gleich zu Beginn seiner Beschreibung erwähnte wie in den meisten Zeitungsartikeln des Eröffnungsjahres 1907, sondern erst, nachdem er die oberste Anhöhe tatsächlich erreicht hatte (BRIGGS 1909, S. 709 und 711).
55 Vgl. GRAF 1984, S. 788, S. 792.
56 Auch für die folgenden Zitate: WAGNER 1906a, S. 7.
57 Auch für das folgende Zitat: WAGNER 1906a, S. 7.
58 STPNÖ 1903, S. 1263.
59 TOPP 2005, S. 144–145.
60 WAGNER 1906a, S. 7.
61 STEINER 1905, S. 694.
62 HAIKO/LEUPOLD-LÖWENTHAL/REISSBERGER 1981, S. 21, S. 26.
63 WAGNER 1898, S. 58.
64 Vgl. HAIKO 1985, S. 104.
65 Vgl. NIERHAUS 2014, S. 28–29.
66 WAGNER 1906a, Frontispiz.
67 HAIKO 1985, S. 88.
68 WAGNER 1898, S. 44.
69 Die Neuen Landesheil- und Pflegeanstalten. Wien, 5. Oktober, in: Neue Freie Presse, 6. Oktober 1907, S. 12–13, hier S. 13.

Caroline Jäger-Klein

# Die Architekten der Anstalt: Carlo von Boog, Otto Wagner und Franz Berger

Seit mehr als zehn Jahren nennt sich das Areal am Steinhof Otto Wagner-Spital, wohl deutlich in der Absicht, das negativ behaftete Image einer psychiatrischen Anstalt mit dem weithin bekannten Wiener Architekten aufzupolieren, der zum Zeitpunkt der Errichtung der Nö. Heil- und Pflegeanstalten am Steinhof als Akademieprofessor in Wien bereits zu den weltweit einflussreichsten Architekten zählte. Otto Wagner (1841–1918) ist jedoch nicht der planerische Urheber der Anlage. „Der Lageplan ist eine Überarbeitung des Beamtenentwurfs durch Otto Wagner, der nicht nur die Pavillons in eine strenge Ordnung, sondern auch die Mittelachse mit Verwaltungsbau, Theater, Küche und Kirche in die endgültige Form brachte", stellte der am meisten gelesene österreichische Architekturkritiker Friedrich Achleitner schon 1995 deutlich klar und bringt mit „dem Spitalbauer" Franz Berger einen zweiten Planer namentlich ins Bewusstsein der interessierten Öffentlichkeit. „Die Architektur des Spitalbauers Franz Berger ist zweifellos an Otto Wagner orientiert, hat aber auch durchwegs eigenständige Qualitäten."[1]

Achleitner meint auch nicht den „falschen" Franz Berger (1841–1919), der zum Errichtungszeitpunkt Stadtbaudirektor von Wien (seit 1883) und Präsident des Österreichischen Ingenieur- und Architektenvereines gewesen war. Der hinsichtlich der Planungen des Steinhof „richtige" Franz Berger (1853–1938) folgte spätestens ab dessen Erkrankung im Sommer 1904 und offiziell nach dem Beschluss des Landtages vom 2. Juni 1905 dem eigentlichen Mastermind der Anlage, Carlo von Boog (1855–1905), als verantwortlichem Bauoberleiter nach. 1908 wurde der „richtige" Berger Landes-Baudirektor von Niederösterreich. Zur vollständigen Verwechslung der beiden Bergers trägt bei, dass der Wiener Stadtbaudirektor eine Expertise zu den Entwürfen Carlo von Boogs für die ebenfalls Nö. Landes-Heil- und Pflegeanstalt Mauer-Öhling verfasst hat, der Anlage, in der Boog definitiv die planerischen Lösungen für die moderne „Irrenanstalt" der Jahrhundertwende entwickelte, die im Großen und Ganzen auch für den Steinhof zur Anwendung kamen. Auf der im Gesellschaftshaus des Steinhof angebrachten Ehrentafel „für alle, die sich um die Errichtung von Steinhof verdient gemacht haben [...]", jedoch wurde auf von Boog – genauso wie in Mauer-Öhling – „vergessen".[2] Peter H. Kunerth führt diesbezüglich süffisant aus, dass allerdings „das Landesbauamt offensichtlich auch Rache für die Kalamitäten übte, die es mit Otto Wagner gegeben hat: In der Bauurkunde, die bei der Schlusssteinlegung und Eröffnung der Kirche am 8. Oktober 1907 eingemauert worden war und die im Jahre 2007 [im Zuge der Sanierung und Restaurierung] wiederentdeckt worden ist, wird sein Name nicht erwähnt".[3]

Der Schlussbericht von 1909 klärt unwiderlegbar, dass „die ganze geistige Führung der technischen Agenden dieses Baues in den Händen von Boog vereinigt"[4] gewesen ist. „Oberbaurat v. Boog vermochte seinen Pflichten nur mit dem Aufgebot der letzten Kräfte nachzukommen; er ist auch tatsächlich zusammengebrochen und in ein Siechtum verfallen, das mit dem Tode endigte." Daher „erfolgte damals die Berufung des gegenwärtigen Landesbaudirektors, des damaligen k.k. Baurates Herrn Franz Berger, in den niederösterreichischen Landesdienst. Herr Baurat Berger übernahm die Leitung des Baues der Anstalten am Steinhof unter den denkbar schwierigsten Verhältnissen. Er musste in die von seinem Vorgänger eingeleiteten Beziehungen ohne jede Information eintreten und unter dem beständigen Druck der größten Eile geradezu Hals über Kopf darauf losarbeiten."[5] Ein recht ähnliches Schicksal wie von Boog scheint übrigens auch den Planer des gleichzeitig errichteten, steiermärkischen Landeskrankenhauses am Leonhardplatz (Auenbruggerplatz) in Graz, das von 1903–12 als damals „schönstes und größtes Spital Europas" mit 1.600 Betten zur Akutversorgung errichtet wurde, Adolf Rosmann, ereilt zu haben.[6] Im Gegensatz zu den „Künstlerarchitekten" waren die beamteten Architekten im Landesdienst der Willfährigkeit politischer Entscheidungen wesentlich stärker ausgesetzt, insbesondere bei Großprojekten hatten sie auf Zuruf und Bedarf zu reagieren. Diese Erfahrung musste bereits Boog machen: Als ihm nach dem Auftreten Otto Wagners die politische Rückendeckung fehlte, war er gezwungen, sich den Entscheidungen des Nö. Landtags zu fügen und das Projekt eines anderen auszuführen. Ähnlich erging es dem Grazer Landesbaudirektor Rosmann beim Bau des Grazer Landeskrankenhauses, das bereits 1888 im steiermärkischen Landtag beschlossen wurde. Erste Pläne datieren von 1892. Nach langen Diskussionen betreffend Lage, Größe und Finanzierung der Anstalt wurde diese ab 1904 in dem sich bis heute als äußerst flexibel erweisenden Pavillonstil auf einem Hochplateau als „weiße Stadt" mit Jugendstil-ornamentierten Flachdachbauten konzipiert. Doch schon um 1906 begannen sich die Befürworter der billigeren Blockbauweise durchsetzen,[7] wodurch ein Mischsystem entstand, das vermutlich nicht den Intentionen des leitenden Baudirektors Rosmann entsprach. In Graz begrüßt das Administrationsgebäude als Ehrenhofanlage auf der Geländekante thronend die ankommenden Besuchenden und früher auch die eingelieferten Patientinnen und Patienten. Von diesem Administrationsgebäude ausgehend sind dann die Krankenpavillons axialsymmetrisch bis zur abschließenden Kuppelkirche im Areal verteilt.[8] Die Grundkonzeption folgt damit dem um die Jahrhundertwende üblichen Dispositionsschema für moderne Krankenhausbauten, das ganz eindeutig nicht auf den Einfluss Otto Wagners zurückzuführen ist, sondern sehr wohl von den „Beamtenarchitekten" der Monarchie entwickelt wurde.

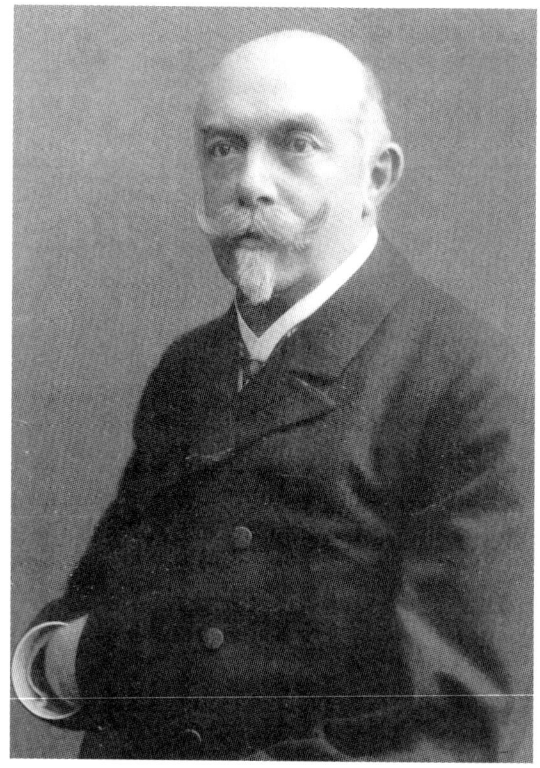

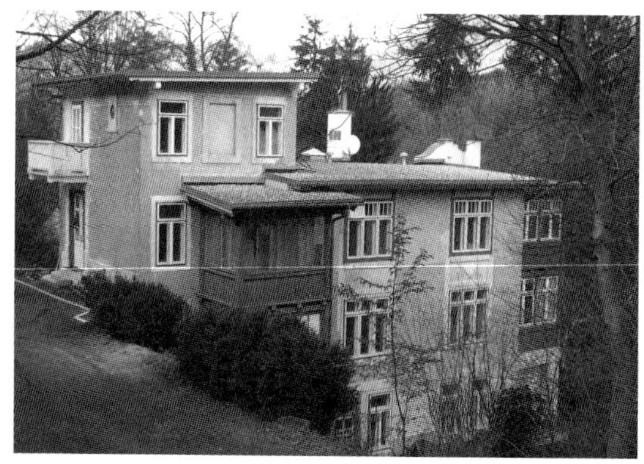

## Carlo von Boog als Entwickler der Nö. Landes-Heil- und Pflegeanstalten für Geisteskranke

Boog entstammte einer altösterreichischen Beamten- und Offiziersfamilie, die anlässlich der Pensionierung des Vaters 1899 in den erblichen Adelsstand erhoben wurde. Karl, der sich aufgrund seiner italienischen Jugendzeit selbst später Carlo nannte, wurde am 14. Jänner 1855 in Magenta bei Mailand als Sohn des Polizeirates

↑ Das einzig erhaltene Porträt von Carlo von Boog.
↑ Für sich selbst erbaute Carlo von Boog eine Villa ganz aus Beton in Kleinwien bei Göttweig.

Wenzel Boog geboren.[9] Nach dem Schulbesuch in Venedig absolvierte er von 1871/72 bis 1875/76 die Ingenieurschule an der Technischen Hochschule in Wien. 1882 tritt er in den Nö. Landesbaudienst ein, und ist zuerst in diversen Tiefbau-Abteilungen für Wasser- und später für Straßenbau zuständig. „Dort dürfte er hervorragende Arbeit geleistet haben, was sich aus einer anlässlich seines Ausscheidens ausgestellten Urkunde schließen lässt, in der eine Reihe von Bürgermeistern bzw. Gemeindevertretern aus dem Bezirk Krems ihre ‚Hochachtung und Dankbarkeit zum beredten Ausdruck' bringen."[10] 1894 brachte er mit dem *Straßengrundbuch* den Leitfaden für einen einheitlichen Standard im Straßenbau bezüglich der Straßenhierarchisierung heraus. 1895 tritt er in die Landes-Hochbauabteilung von Niederösterreich mit physischem Amtssitz im Nö. Landhaus in der Herrengasse von Wien, und zwar in das „Wohlfahrtsdepartement" über, und damit offensichtlich in den Aufgabenbereich ein, der von ihm zweifelsfrei ganz deutlich geprägt wurde – die Errichtung der niederösterreichischen „Irrenanstalten".

Parallel zu den spätestens 1897 konkret in Angriff genommenen Planungen für die Modellanstalt in Mauer-Öhling, baut Boog bereits konkret an der Erweiterung der bestehenden Anstalt in Kierling-Gugging bei Klosterneuburg, einer Anlage, die die beiden Herausgeberinnen dieses Buches schon 2009 gründlich anhand der originalen und vor Ort erhaltenen Baupläne wissenschaftlich erforschen durften.[11] Bezeichnenderweise finden sich für die Baulichkeiten in Kierling-Gugging die ersten amtlichen Unterschriften von Boog 1897 auf dem Plan zur Errichtung einer Waschküche samt Plättraum auf dem Dachboden der Anstalt für geistesschwache Kinder und eine andere auf dem Plan für eine zusätzliche Quellwasserzuleitung in das Areal, die die oft gestörte Wasserversorgung endgültig garantieren sollte.[12]

Boog wurde also in seinem ureigentlichen Spezialgebiet, dem Wasserbau, beziehungsweise für die nicht repräsentativen Hochbauten derartiger Areale, wie der 1886 projektierten und im Oktober 1887 fertiggestellten Anstaltsküche in Kierling-Gugging eingesetzt.[13] Architekten und Bauingenieure wie Carlo von Boog verstanden sich jedenfalls nicht als individuelle Künstler, die aus diesem Grunde ihre Pläne namentlich und sehr bewusst unterzeichneten, sondern als gute ärarische Beamte, die ein Optimum an Funktionalität mit einem Minimum an Geldmitteleinsatz zu erzielen trachteten. Diese grundsätzliche Einstellung, wohl aber auch die frühe und intensive Beschäftigung mit Bränden durch die gemeinsam mit Hans Freiherr von Jonstorff 1882 herausgegebene Publikation *Zur Sicherheit des Lebens in Theatern mit besonderer Berücksichtigung der Theaterbrände*, in der nach dem verheerenden Ringtheaterbrand von 1881 die Problematik der Theater analysiert und Lösungsvorschläge wie von jedermann lesbare Fluchtpläne vorgeschlagen wurden, dürften von Boog auch sehr schnell auf das neue, unbrennbare Baumaterial Beton gebracht haben. Jedenfalls meldet er am 20. Juni 1899 die Patentschrift Nr. 4670 über eine „Betondecke mit Eiseneinlage aus Eisenträgern und hochkant gestellten Flacheisen ohne gegenseitige Verbindung" beim Österreichischen Patentamt an, das mit 1. Juli 1900 Gültigkeit erlangte. Während der Umbauarbeiten der ehemaligen „Irrenanstalt" in Kierling-Gugging zum Institute of Science and Technology Austria 2009 wurden jedenfalls Decken dieser Art am Areal aufgefunden.

Die Festschrift anlässlich der Fertigstellung von Mauer-Öhling 1902 hält eindeutig und mit Stolz auf die deutlich reduzierten Baukosten durch „die Ausführungen in Beton, welche bisher noch immer nicht die gebührende allgemeine Wertschätzung im Bauwesen erringen konnte,"[14] Boogs Begeisterung für dieses ganz neue Material fest. Sie brüstet sich damit, dass in Mauer-Öhling, im Unterschied zum Steinhof übrigens, völlig auf den Einsatz von Holztramdecken verzichtet werden konnte. Stattdessen „kamen die Decken nach einer dem Baurathe v. Boog patentierten Construction als gerade Decken, als flache Tonnen, sowie auch als Cassettendecken in Beton zur Ausführung."[15] Boog hatte sich in der Zwischenzeit seine

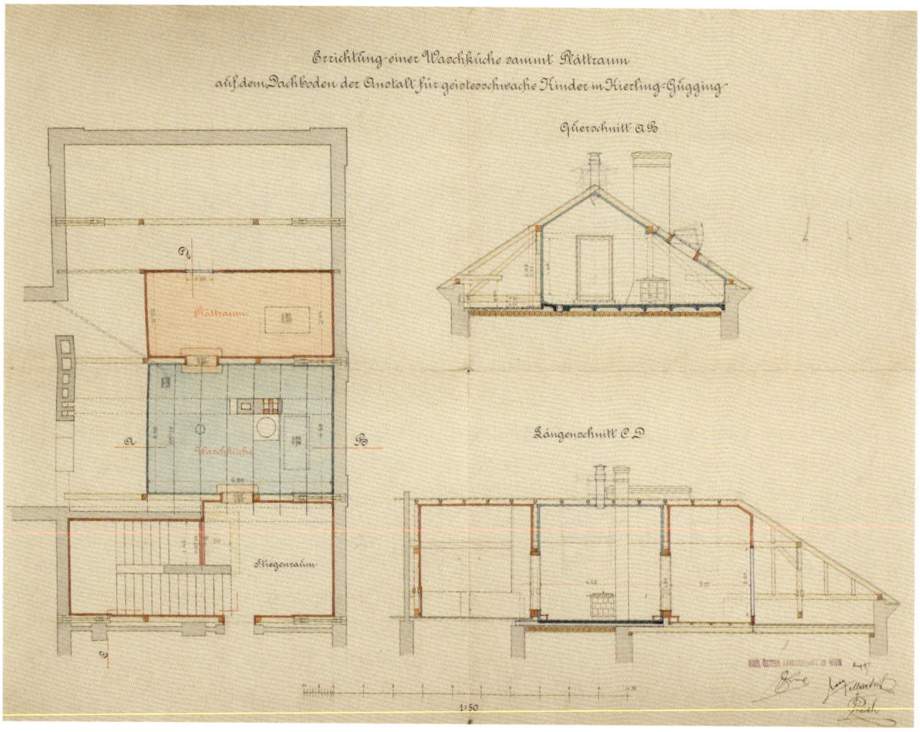


← Der Plan zur Errichtung einer Waschküche samt Plättraum für die Anstalt in Gugging bei Klosterneuburg mit eigenhändiger Unterschrift von Boog und seinen Mitarbeitern von 1897.

↓ Auch die Kinderabteilung des k. k. Wilhelminenspitals ist eine Planung von Franz Berger.

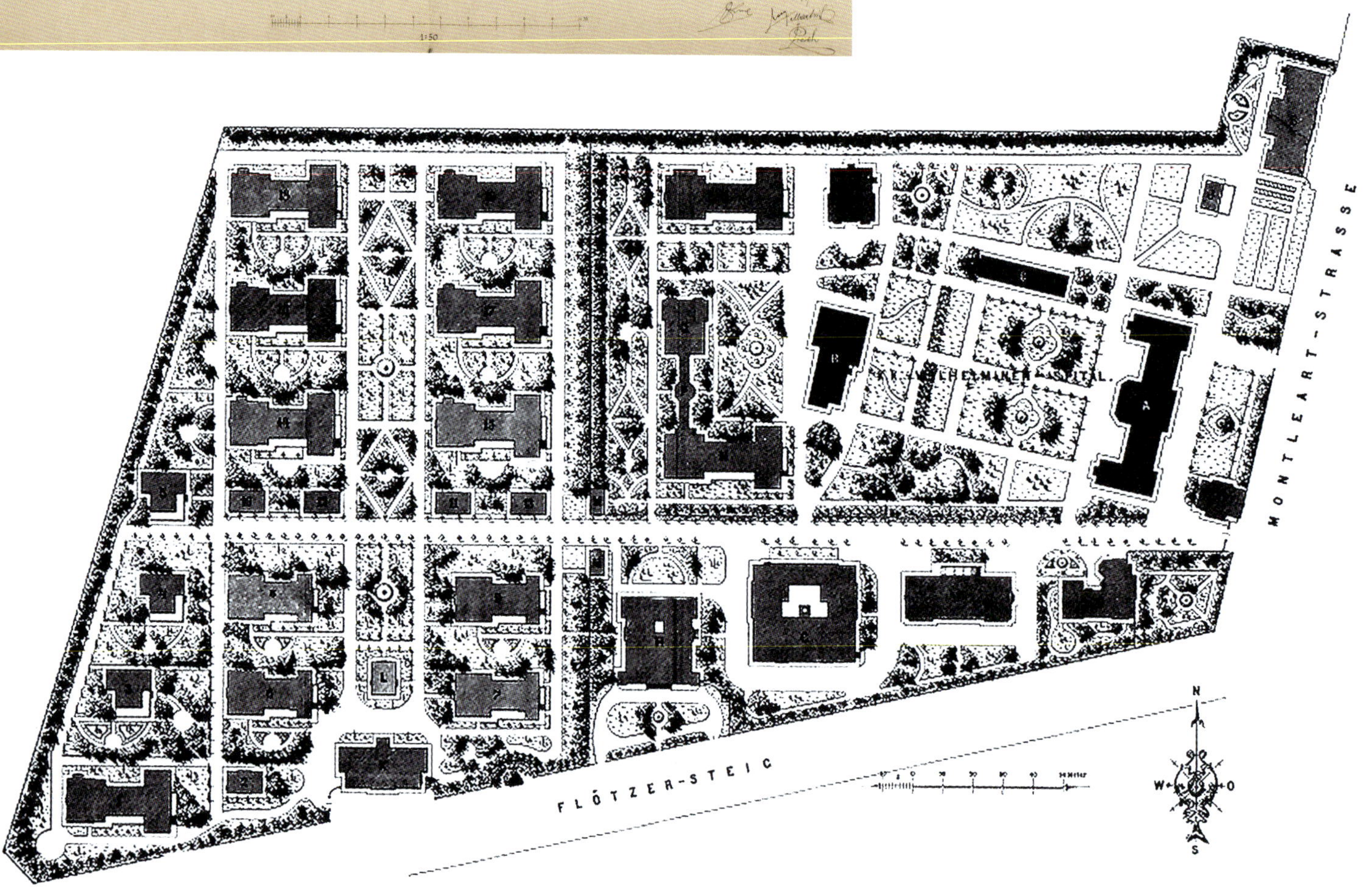

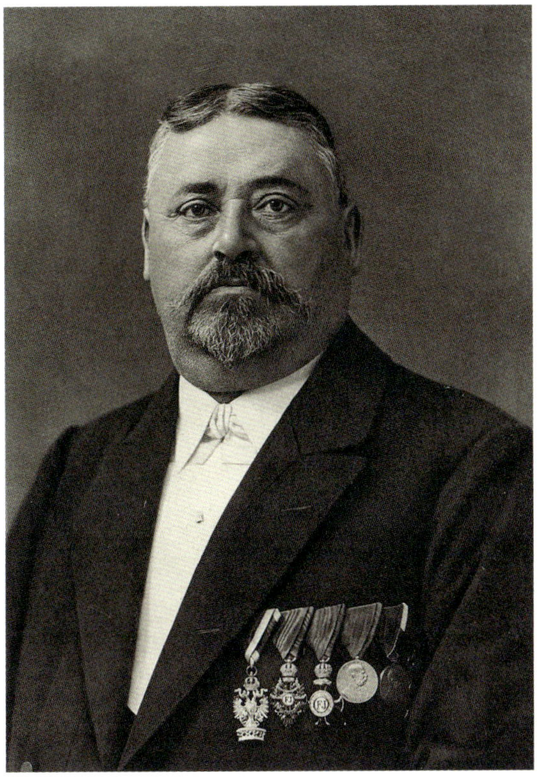

↑ Porträt des Spitalbauers Franz Berger.

eigene „Villa Betonia“ in Kleinwien bei Göttweig komplett in diesem Material errichtet. In Mauer-Öhling lässt Boog für die Repräsentationsbauten einen Teil der unabdingbaren Ornamente an den ansonsten aus Sichtziegeln hergestellten Fassaden aus Beton gießen.

### Der Spitalbauer Fanz Berger

Hinsichtlich seiner Ausbildung ist der Lebenslauf des nur zwei Jahre älteren Franz Berger dem Boogs recht ähnlich. Berger diplomierte 1876 an der Technischen Hochschule in Wien, um dann, wie nach einer derartigen Ausbildung vorgesehen, unmittelbar in den Staatsbaudienst der k. k. Statthalterei Wien einzutreten. Zwei Jahre später wurde er auf die übliche Lehrtour in die Provinz geschickt, zuerst in die Bauabteilung von Horn, 1881 in die Bezirkshauptmannschaft Wiener Neustadt. 1885 durfte er nach Wien zurückkehren und war seit 1894 Vorstand der Bauabteilung des Wiener k. k. Krankenanstaltenfonds. 1904, also noch vor dem Ableben Carlo von Boogs, jedoch in Hinsicht auf dessen Erkrankung, tritt er in den Dienst des Landes Niederösterreich über. „Er wurde jedoch auch weiterhin als beratendes Mitglied zu diversen Sitzungen für die Planungen der Neuen Kliniken [in Wien] beigezogen“.[16] Monika Keplinger führt als Gründe seines Abganges von Wien zwei Versionen an: „Die offizielle betont die Ernennung zum Landes-Oberbaurat und legt den beruflichen Aufstieg als Motiv für Bergers Wechsel in den Landesdienst nahe; die andere Version geht von einer langen Serie an Schikanen seitens des Finanzministeriums aus, denen Berger als Bauleiter der Neuen Kliniken ausgesetzt war und ihn schließlich zum Quittieren des Staatsdienstes bewogen.“[17] Jedenfalls hatte er zum Zeitpunkt seines Übertritts bereits deutliche Spuren im modernen Krankenhausbau Wiens hinterlassen. Berger begründete als Bauinspizient des Kaiser Franz Josef-Spitals in Favoriten ab 1887 seine Expertenschaft im Krankenhausbau. In der Folge war er sowohl beim k. k. Elisabeth-Spital (begonnen 1889 nach Plänen von Eugen Sehnal) in Wien XV, wie beim k. k. Blindeninstitut (begonnen 1898 nach Plänen von Emil von Förster) in Wien II Bauleiter. Als Leiter des Wiener k. k. Krankenanstaltenfonds entwarf er die Kinderabteilung des k. k. Wilhelminenspitals für Infektionskranke, und 1901–04 war er Chef der Baukanzlei der Neuen Kliniken am Alsergrund, für die er „einige (nicht erhaltene) Generalplan-Varianten und Klinik-Typen, den ersten verbindlichen Generalplan und, gemeinsam mit den Klinik-Vorständen Rudolf Chrobak und Friedrich Schauta, die Pläne für die neuen Frauenkliniken ausarbeitete“.[18] Nach dem Projektabschluss des Steinhof wurde nach seinen Plänen 1908–10 das Kinderheim des Landes Niederösterreich in Wien XVIII und 1909–10 das Ambulatorium des Kronprinz Rudolf-Kinderspitals in Wien III errichtet.

So wie für Boog die Adaptierung und Erweiterung der schon bestehenden „Irrenanstalt“ in Kierling-Gugging zum Experimentieren animierte, scheint dasselbe für Berger bei der Adaptierung der „geburtshilflichen und gynäkologischen Kliniken auf den Gründen des ehemaligen Versorgungshauses ‚Zum blauen

Herrgott', 1864–68 durch das Stadtbauamt errichtet, und zwar unter Einbeziehung des Mittelteiles des Versorgungshauses (Abbruch der Seitenflügel) und der Kirche" zuzutreffen. „Dieser dem Pavillontypus angeglichene Torso bildet den Torbau und die Achse zur neuen Bebauung, die man als etwas modifiziertes Pavillonsystem ansprechen könnte. Die architektonische innen- und außenräumliche Qualität der Anlage ist nicht nur mit jener von Steinhof vergleichbar, sie geht sogar noch in der gestalterischen Behandlung der Funktionsgruppen, in der Variation der Baukörper und Trakttiefen [...] und in der präzisen, aber freien Behandlung der Fenstergruppen über diese hinaus,"[19] urteilt Achleitner. Bauhistorisch und architekturgeschichtlich am bedeutendsten erscheinen an diesen Bauten mittlerweile jedoch die Hörsäle in der Tradition der „anatomischen Theater" der altehrwürdigen Medizinuniversitäten Europas in Padua und Uppsala: Je zwei viertelkreisförmig ansteigende, steile Sitzreihensektoren aus vernieteten Walzteilen aus Gusseisen und Lochblechen und eine ausgezeichnete Belichtung durch zarte Eisenfenster ermöglichten den Studierenden optimale Sichtverhältnisse für die Operationen im Zuge ihrer medizinisch-universitären Ausbildung.[20]

### Bergers Motivation für und Urteil über den Steinhof

Berger war zum Zeitpunkt seiner Übernahme der Bauoberleitung am Steinhof also bestens mit der Materie vertraut und im modernen Krankenhausbau mindestens so erfahren wie Carlo von Boog sowie aus humanitären Überlegungen äußert motiviert. In einem Vortrag „Über Bedürfnisse moderner Krankenanstalten", am 22. November 1899 gehalten, erklärt er, dass es „eine heilige Pflicht [sei], den doppelt armen Kranken das Beste in Krankenhäusern zur Verfügung zu stellen." Somit wäre es das wichtigste Ziel, die Ausstattung der Gebäude auf höchstem technischem und medizinischem Niveau zu gestalten. Diese dafür erhöhten Gebäudekosten würden „doppelt reichlich verzinst durch den Segen, den sie durch die Gesundung der Menschen geben, und auch jedes Leben, das dem Tod entrissen, jeder Mensch, der vom Siechtum bewahrt wird, und endlich jeder Tag, um welchen ein Mensch früher die Anstalt verlassen kann, bildet eine reichliche Verzinsung des Anlagenkapitals zum Wohle des Staates, zum Wohle der Menschheit."[21]

Diese Einstellung erklärt hinlänglich Bergers Zutat zu den bestehenden Planungen, in die er sich sehr schnell eingearbeitet haben muss. Er dürfte die bestehenden Pläne mit seinem sogenannten „Architekturverwaltungsteam", einer der drei von ihm geschaffenen Unterabteilungen der gesamten Bauleitung, nochmals deutlich optimiert haben. Unter anderem vermerkt der Schlussbericht zur Rechtfertigung der deutlich über den von Mauer-Öhling liegenden Baukosten, feinsäuberlich Bergers höhere Ansprüche: „Die Erfahrungen, welche mit den Temperaturverhältnissen auf den hoch und frei gelegenen Hängen des Galizinberges gemacht wurden, nötigten zu stärkeren Mauern, die insbesondere an der Wetterseite die veranschlagte Dimension beträchtlich überstiegen; die größeren Krankenräume bedangen aus Rücksicht auf die in den sanitären Forderungen begründeten vermehrten Luftwechsel höhere und kostspieligere Fenster. [...] Auch die Holzzementdächer mussten gegenüber den Mauer-Oehlinger Annahmen wegen der exponierten Lage weit beständiger gemacht werden."[22] Berger bedenkt vorab zudem die Erhaltungskosten, indem er bereits sich abzeichnende Materialschwächen und Bauschäden von Mauer-Öhling von vorneherein zu vermeiden trachtet.

Berger wird 1908 in einem Artikel im Bautechniker zwar für die eindrucksvolle Gesamtleistung und innovative Details gelobt, für die Architektur der Anlage hingegen schlimm kritisiert.[23] Noch können die Kritiker nicht aus der zeitgenössischen Meinung heraustreten, die so deutlich bezüglich Zweckbau und Repräsentationsbau unterscheidet. Nur die Repräsentationsarchitektur ist eben „Baukunst", und „Zweckmäßigkeit", obwohl bereits Vitruv in der Antike dieses Kriterium der „Schönheit" und der „Tragfähigkeit" gleichwertig entgegensetzte,[24] kein

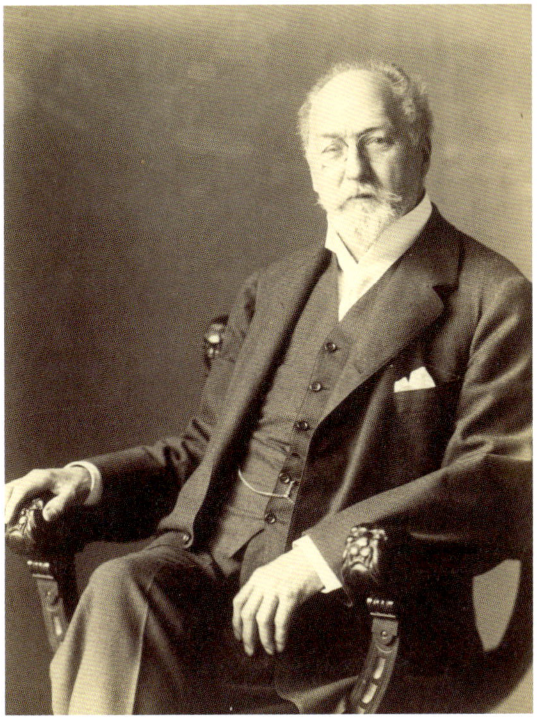

architektonischer Wert. Erst der nachfolgende Funktionalismus der Neuen Sachlichkeit und der Internationalen Moderne stellte die Reputation der Zweckmäßigkeit in der Baukunst wieder her.

Boog hingegen ist offensichtlich fasziniert von den nicht nur technischen Möglichkeiten des völlig neuen Materials Beton, das übrigens auch Wagner sehr schnell einsetzt. Boog sieht darin vor allem ein Mittel zur Kostenreduktion im Bauen, Wagner die Eleganz der Fortschrittlichkeit. Berger hingegen realisiert bereits das Schadenspotential des Neuen und trachtet dies zum Wohle der Nutzer wie der Bauherren zu vermeiden. Berger und Boog handeln als verantwortungsvolle, beamtete Architekten, die mit den ihnen vom Staat anvertrauten Mitteln „Haus zu halten" verstehen. Wagner, der sein ganzes Leben unternehmerisch denken und handeln musste, erkennt in der Zweckmäßigkeit das künstlerische Ausdrucksmittel, einen neuen „Stil" zu kreieren, der sich von den anderen Stilen am Markt deutlich unterscheidet. Dadurch kommt er an die in der Rückschau spektakulärsten Großbauprojekte seiner Zeit wie die „Stadtbahn" heran, ohne jedoch sein Künstler-Ego damit befriedigen zu können.

### Otto Wagners „Moderne Architektur" als „Baukunst unserer Zeit"

Wagner träumt in der klassischen Manier des Künstlerarchitekten von den beiden Bauaufgaben, die aus der Tradition heraus die Krönung jeder Laufbahn bedeuten – von Kirche und Palast. Mit der Kirche St. Leopold, 1902–07 erbaut, erfüllt sich der eine Traum, mit der parallel dazu errichteten Postsparkasse, 1903–06 in der ersten Bauphase durchgeführt, der andere. Doch es nagt an Wagners Selbstbewusstsein, dass sein Sakralbau nur die Kirche einer „Irrenanstalt" ist, und sein Palast nur eine Bank. In der Rückschau ist es aber gerade diese Transformation traditioneller Bauaufgaben in die Anforderungen der modernen Zeit, die ihn so wesentlich für die Architekturgeschichte macht. Und es ist Wagner selbst, der mit seinem untrüglichen Talent zum Formulieren, die entsprechende Diktion dafür findet: So tituliert er sein 1896 erschienenes Hauptwerk mit *Moderne Architektur*, um es nach zwei weiteren Auflagen 1898 und 1902 in *Die Baukunst unserer Zeit*, 1914 erschienen, umzubenennen.

Mit dem Bau der Postsparkasse schließt Wagner die Entwicklung des modernen Bankgebäudes in allen Aspekten ab. Die Serie eröffnet er mit dem Wettbewerbsbeitrag zum „Amtsgebäude des Wiener Giro- und Cassen-Vereines" 1880, vielleicht nicht zufällig in seinem Werkverzeichnis unmittelbar auf das Artibus-Projekt folgend. 1882 ergibt sich für ihn die Chance, dieses Projekt als „Amtsgebäude der k.k. priv. Österreichischen Länderbank" in der Hohenstaufengasse, mit nur geringfügigen Adaptionen an die spezielle Grundstückskonfiguration, in die gebaute Wirklichkeit umzusetzen. Besonders bemerkenswert ist an beiden Projekten die Erfindung der flexiblen Bürotrennwand. „Die strengen Anforderungen an Licht und Luft, die Möglichkeit der leichten Verbindung und Auffindbarkeit der Räume, sowie hauptsächlich der Umstand, dass die jeweiligen Geschäfte einer Bank einmal nach dieser

↑ Porträt von Otto Wagner.

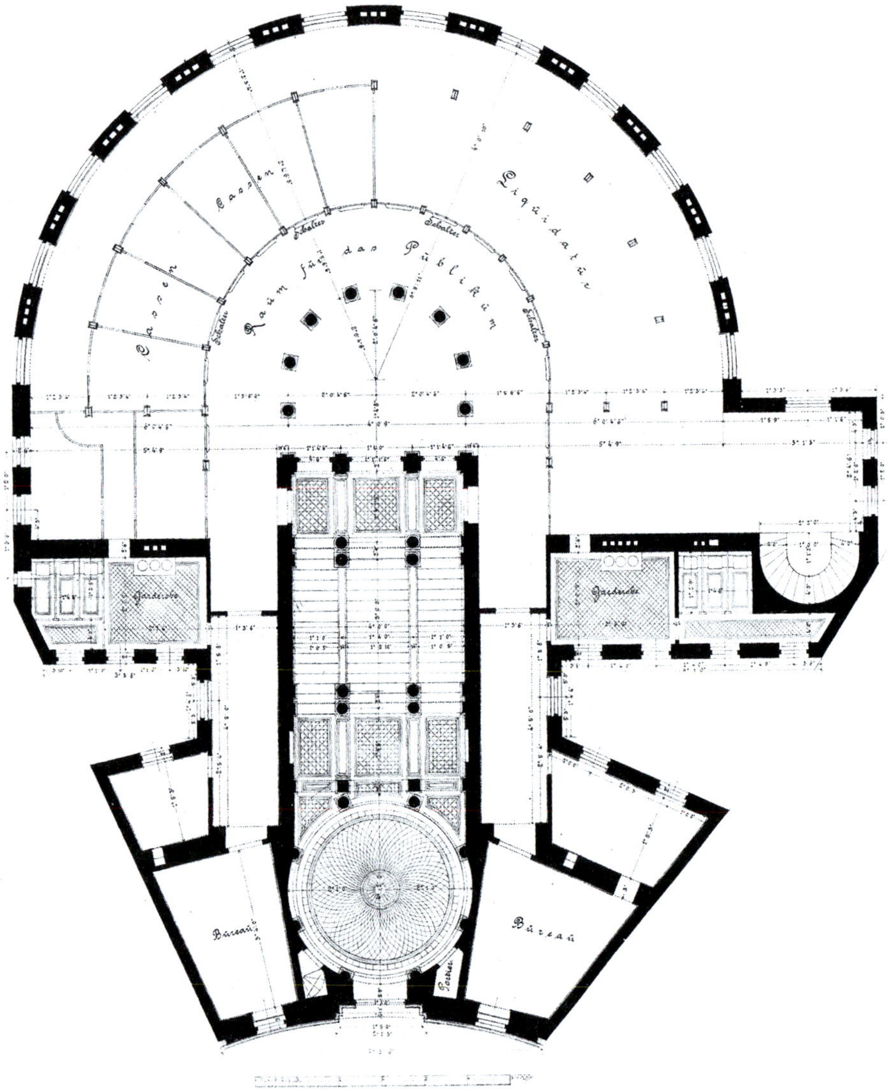


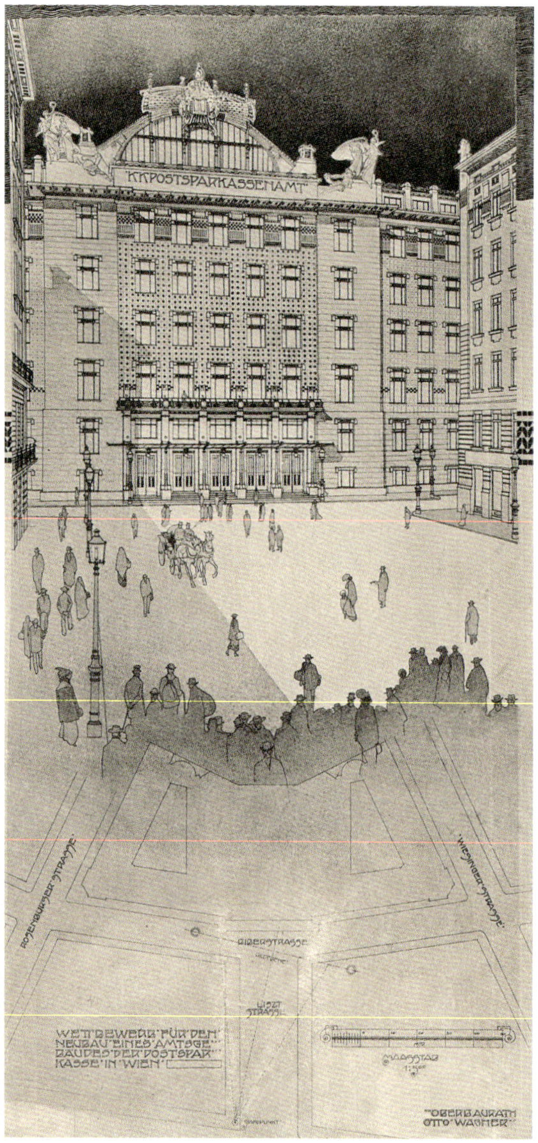


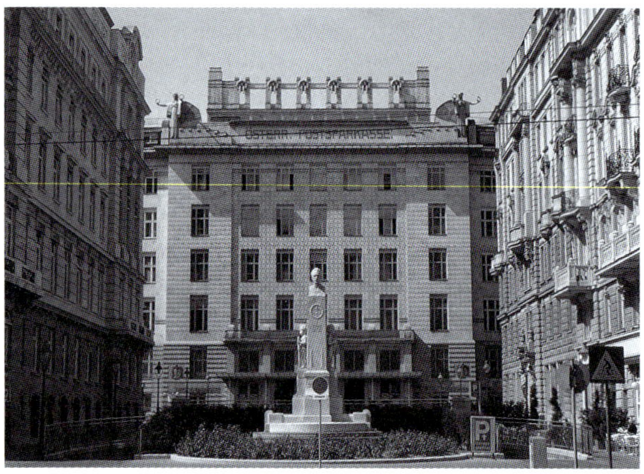

↖ Mit dem Wettbewerb zum „Amtsgebäude des Wiener Giro- und Cassen-Vereins“ 1880 gelingt Otto Wagner der erste moderne Bürobau mit flexiblen Bürowänden und vollkommen lichtdurchfluteten Arbeitsräumen.

↑ Otto Wagners Wettbewerbsprojekt für die Postsparkasse, 1903.

← Die Ringstraßenfassade der Postsparkasse von Wagner ist ein Beispiel für „sprechende Architektur“: Schon die Zeitgenossen assoziierten „Goldregen“ und „beschlagene Schatztruhe“. Heute bewundern die Architekten die symbolhafte Vorhangfassade mit deutlich zur Schau gestellten Befestigungsbolzen.

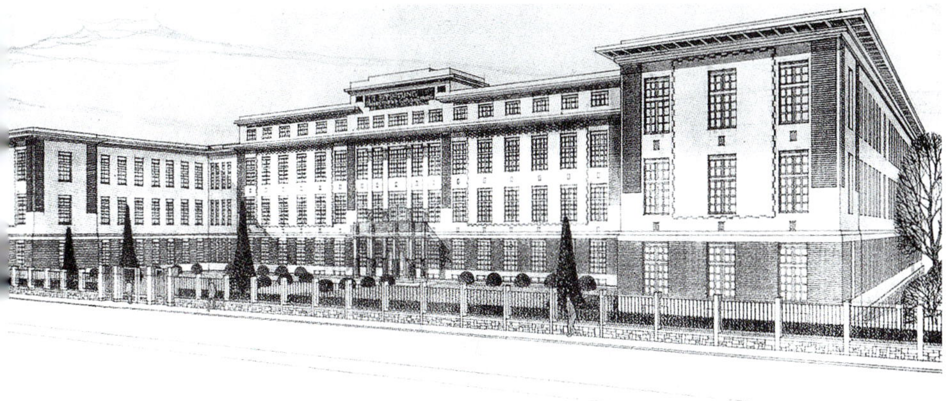

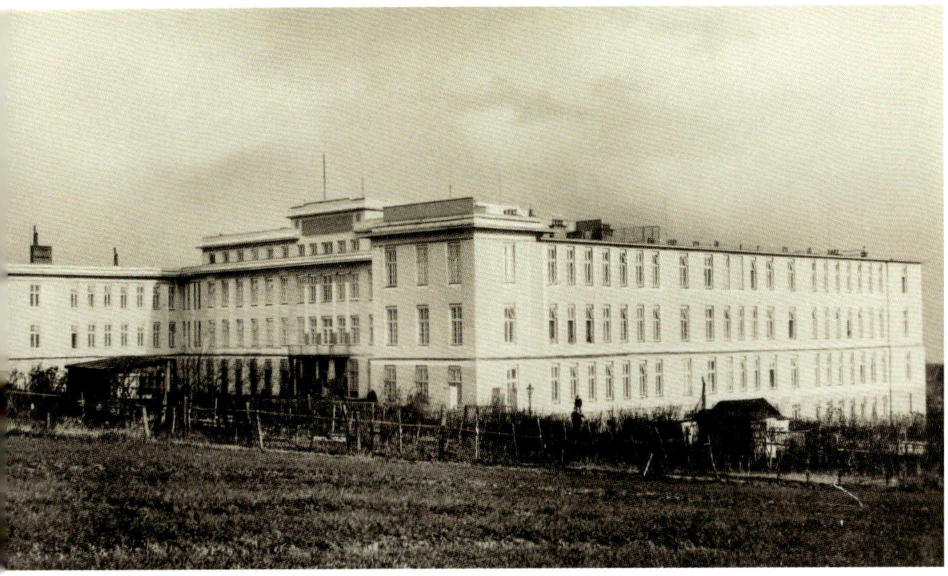

↑ Die Lupusheilstätte am Wilhelminenberg von 1908 ist faktisch der einzige ausgeführte Krankenhausbau von Otto Wagner. Sein Vermächtnis auf diesem Sektor bedarf allerdings schnellstens einer gründlichen Sanierung. Ansichtszeichnung 1908 und historische Aufnahme von 1930.

und einmal nach jener Richtung an Ausdehnung gewinnen, also ein leichtes Verschieben der Bureaux wünschenswerth ist, veranlassten den Architekten, die centrale Anlage zu acceptiren und durch alle Stockwerke durchzuführen", schreibt Wagner dazu selbst in den *Wiener Neubauten*.[25] Licht und Luft sollten die bestimmenden (An-)Forderungen der Architektur der Moderne werden, nicht nur bei Wagner.

Beim Gebäude der Postsparkasse konnte sich dann Wagner sogar selbst den Bauplatz seinen Vorstellungen gemäß vorab im städtebaulichen Regulierungsplan für das Stubenviertel so anpassen, dass er keine Zugeständnisse mehr an die Bauparzelle machen musste. Somit durfte er sich auch mit der Prospektwirkung der Palastfassade, von der Ringstraße aus gesehen, und dem, was wir heute Corporate Identity nennen und damals noch architecture parlante hieß, auseinandersetzen: „Sollen die figuralen Eckbekrönungen und die reichere Durchbildung des Mittelbaues auch symbolisch eine Erklärung erhalten, so mag hier Erwähnung finden, dass die Figurengruppen als ‚Verkehr' und ‚Sparsinn', der Flächendekor als der dadurch hervorgerufene Wohlstand der Bevölkerung (Goldregen) aufgefasst wurde."[26] Damit hatte er endlich auch seinen öffentlichen Monumentalbau an der Ringstraße hinterlassen, nachdem er mit dem Mietshaus am Schottenring (1877) und dem Palais Epstein (1868–71), bei dem er aber nur der umsetzende Baumeister des Entwurfes von Theophil Hansen gewesen war, schon zwei private Wohnbauten am „Prachtboulevard der Monarchie" (mit-)gestaltet hatte.

Interessierte sich Wagner beim Steinhof-Projekt nur für die Mittelachse als Vorfeld seiner Kirche, folgt dann 1908 doch noch ein Werk von ihm, in dem er sich mit dem modernen Krankenhausbau der Zeit auseinandersetzen musste. Es ist ohnedies erstaunlich, dass er nicht schon am Steinhof entdeckte, dass gerade der Krankenhaus- und Sanatoriumsbau sich mit seinen eigenen Forderungen nach Licht und Luft als neue Kriterien der Baukunst deckte. Für die Lupusheilstätte am Wilhelminenberg entwirft Wagner Anfang 1908 ein Vorprojekt, das als doppelter Pavillon auf Basis eines H-förmigen Grundrisses, zusammengefasst durch das zentrale Hauptstiegenhaus und einen oblongen Saal für die Gruppenlichttherapie, charakterisiert werden könnte. Das ausgeführte Projekt vom Juni 1908 jedoch bricht mit der totalen Baukörpersymmetrie und verlängert den Südflügel mit den Liegehallen für Kinder- und Erwachsene ganz deutlich. Außerdem fasst Wagner die eigentliche Heilstätte und das Krankenheim zu einem einzigen, H-förmigen Baukörper von drei vollen Geschoßen zusammen, der mittig in Verlängerung des Vestibüls nun die Gruppenlichttherapie rückwärts an den Spangenteil anfügt, und das Treppenhaus mit Lift unauffällig an die Seite rückt.

## Gemeinsames Vermächtnis

Wie eine Zusammenfassung von Wagners künstlerischer Doktrin mit den Credos von Boog und Berger klingt sein eigener Erläuterungstext zur Lupusheilstätte: „Der künstlerische Teil [...] hatte als Richtlinie die peinlichste Einhaltung der ökonomischen und zwecklichen Bedingungen und die Charakteristik des Hauses ins Auge zu fassen. Demgemäß wurde alles Überflüssige vermieden und beschränkt sich die Formgebung der Außenerscheinung auf das Zeigen des Materials, auf ein kräftiges Hervortreten des die Fassaden schützenden Hauptgesimses, auf einige Aufschriften und jenen ökonomisch ganz unbedeutenden Schmuck, welcher dem Bauwerke ein freundliches, beinahe freudiges Aussehen geben sollte. Es muß in diesem Falle als besondere Aufgabe der Kunst betrachtet werden, im Kranken oder dessen Begleitung beim Erblicken des Bauwerkes das Gefühl wachzurufen, daß der Kranke darin gesunde."[27] Peinlich, wie sehr heute der äußerst schlechte Erhaltungszustand des Gebäudes das gemeinsame Vermächtnis der drei Architekten vom Steinhof, Carlo von Boog, Otto Wagner und Franz Berger vernachlässigt. Auch hier besteht dringender Handlungsbedarf seitens der Stadt Wien, ihr architekturhistorisches Erbe sorgfältiger zu bewahren und zu pflegen.

1 ACHLEITNER 1995, S. 88.
2 KUNERTH 2013, S. 152.
3 KUNERTH 2013, S. 152.
4 SCHLUSSBERICHT 1909, S. 29.
5 SCHLUSSBERICHT 1909, S. 29.
6 ACHLEITNER 1983, S. 371–372.
7 SENARCLENS DE GRANCY 2001, S. 319–334.
8 JÄGER-KLEIN 2010, S. 276.
9 KOLLER-GLÜCK 1980, S. 4.
10 KUNERTH 2013, S. 18.
11 Die Ergebnisse dieser Studien wurden 2009 als Sonderband 3 von „Klosterneuburg. Geschichte und Kultur. – Von der Anstalt zum Campus. Geschichte und Architektur des Krankenhauses in Maria Gugging" publiziert.
12 JÄGER-KLEIN 2009, S. 73.
13 PLAKOLM-FORSTHUBER 2009, S. 100.
14 FESTSCHRIFT 1902, S. 19.
15 FESTSCHRIFT 1902, S. 19.
16 KEPLINGER 2010, S. 39.
17 KEPLINGER 2010, Anm. 104.
18 KEPLINGER 2010, S. 39.
19 ACHLEITNER 1990, S. 240.
20 JÄGER-KLEIN 2010, S. 272. – JÄGER-KLEIN 2009, S. 87–88.
21 BERGER 1900, S. 334.
22 SCHLUSSBERICHT 1909, S. 286.
23 BAUTECHNIKER 1908, S. 203.
24 Vitruv definiert bereits in der Antike utilitas (Zweckmäßigkeit), firmitas (Tragfähigkeit) und venustas (Schönheit) als die drei wesentlichen „Zutaten" guter Architektur.
25 GRAF 1985, S. 49.
26 GRAF 1985, S. 431.
27 GRAF 1985, S. 577.

Stefan Melwisch

# Der Steinhof – Ein frühes Megaprojekt des Eisenbetonbaus in Österreich

Es gibt kaum eine Innovation, welche die europäische Baupraxis so grundlegend veränderte wie der Verbund aus Beton und Eisen[1], dessen Anwendung sich – versuchsweise – bis in die erste Hälfte des 19. Jahrhunderts zurückverfolgen lässt.[2] Im deutschsprachigen Raum wurden Eisenbetonkonstruktionen allerdings lange Zeit kaum beachtet, während sich in Ländern wie Frankreich, Großbritannien oder den USA bereits ein beachtlicher Kenntnisstand entwickelt hatte. Auch in Österreich ging häufig das Desinteresse dem Verbundbaustoff gegenüber mit Skepsis einher. Einerseits mangelte es an der theoretischen Fundierung wie an ausreichenden empirischen Befunden, um die Vorbehalte vor allem seitens der Behörden zu zerstreuen. Andererseits galt es gängige Einwände zu entkräften, die hauptsächlich von den Unsicherheiten des noch kaum erforschten Zusammenwirkens der beiden Baustoffe und den Zweifeln an der Dauerhaftigkeit der Konstruktionen herrührten.[3]

## Die Anfänge des Eisenbetonbaus

Mitte der 80er-Jahre des 19. Jahrhunderts begann im deutschsprachigen Raum eine vertiefte wissenschaftliche Beschäftigung mit dem Eisenbeton. Es wurde eine ganze Reihe von öffentlichkeitswirksamen Versuchen durchgeführt, die über die Fachwelt hinaus Überzeugungsarbeit leisten sollten. Es kam zunächst zu einer wahren Patentflut und damit zu einer unüberschaubaren Situation, die die Durchsetzung der neuen Bauweise im Hochbau behinderte – nicht weniger als 200 verschiedene Systeme sollen 1902 am Markt gewesen sein.[4] In dieser „durch einen hohen Grad an Dilettantismus und das Fehlen einer schlüssigen Theorie"[5] geprägten Zeit waren zahlreiche „Erfinder" und kleinere Firmen, die ein gutes Geschäft witterten, in diesem Feld tätig, was nicht selten zu Lasten der Ausführungsqualität ging. Dazu kam es aus unterschiedlichen Gründen auch bei größeren Firmen immer wieder zu Unfällen, die die gängigen Vorurteile zu bestätigen schienen. Ohne genauere Ursachenforschung wurde dabei meist dem Eisenbeton an sich die Schuld zugewiesen und ihm beschränkte Praxistauglichkeit attestiert. Kurz nach der Jahrhundertwende erschienen schließlich erste wissenschaftlich fundierte Grundlagenwerke mit detaillierten Bemessungs- und Konstruktionsanleitungen und es erfolgte die Anerkennung der Bauweise durch die Behörden: 1904 wurden die ersten offiziellen Richtlinien zum Eisenbetonbau im Deutschen Reich herausgegeben. Das österreichische Pendant folgte dann 1907.[6]

Wie schon der Eisenbau war auch der Eisenbeton zunächst eine Domäne der Ingenieure. Es wurden ihm lange Zeit jenseits von Industriebauten oder solchen der technischen Infrastruktur kaum Marktchancen eingeräumt. Was die Deckenkonstruktionen im Besonderen betrifft, hatte sich der Baustoff gegen zum Teil seit Jahrzehnten etablierte Lösungen für nicht allzu große Lasten und Spannweiten durchzusetzen. Hier waren beim Auftreten der ersten Eisenbeton-Deckenkonstruktionen in Österreich entweder Konstruktionen unter Verwendung von Holz (Tramdecke, Tramtraversendecke, vereinzelt noch Dippelbaumdecke) oder zwischen Eisenträgern gespannte Ziegelkappen die Regel. Um 1900 kann man von einer deutlichen Dominanz von Deckenkonstruktionen mit I-Profilen aus Eisen ausgehen.[7] Entwicklungshemmend für den Eisenbeton erwiesen sich im Bereich der nicht so stark belasteten Decken außerdem der Holzreichtum Österreichs und die daraus resultierenden günstigen Preise für die herkömmlichen Deckenkonstruktionen aus Holz.[8] Anfangs substituierte der Eisenbeton daher häufig nur einen Baustoff wie Holz, wenn dieses beispielsweise durch permanente Feuchtigkeit gefährdet war, ohne jedoch das deutlich höhere Potenzial in Spannweite oder Tragfähigkeit zu erkennen. Eine flache Deckenkonstruktion, welche die wesentlichen Vorteile des Eisenbetons wirklich zu nutzen wusste, war erst mit der Plattenbalkendecke[9] erreicht.

### Eisenbetonkonstruktionen in Steinhof

So kamen am Steinhof bei den Krankenpavillons und den meisten Sondergebäuden als Geschoßdecken in der Regel bereits Plattenbalkendecken mit Spannweiten bis zu 8,5 Metern zum Einsatz, während in den Kellern bzw. Untergeschoßen Ziegelkappen zwischen Eisentraversen vorherrschten. Die Umstellung auf Eisenbetondecken war bereits bei der Anlage der Heil- und Pflegeanstalt in Kierling-Gugging unter dem Einfluss Carlo von Boogs sukzessive in Gang gekommen, der damit auf die Gefährdung der Holzdecken im Krankenhausbau durch das permanente „Aufwaschen" der Fußböden reagierte. Auch die Gänge und die schmäleren Räume in den Krankenpavillons des Steinhof sind aus diesem Grunde meist mit dünnen Eisenbetonplatten (7–10 Zentimeter) überspannt, manchmal mit Ziegelgewölben.

Neben diesen Regellösungen sind einige Deckenkonstruktionen in Sondergebäuden besonders hervorzuheben. So kommt die Plattenbalkendecke über dem Festsaal des Gesellschaftshauses von 1906 auf die bemerkenswerte Spannweite von 16 Metern und übertrifft damit mit annähernder Sicherheit alles, was damals im Hochbau an Eisenbeton-Deckenkonstruktionen in Wien gebaut wurde. Erst einige Jahre später wurde mit der Decke über dem großen Saal der Urania, erbaut 1909/10, „mit 16,50 m lichter Spannweite das damals größte Tragwerk seiner Art in Wien"[10], nämlich jenes des Festsaales des Gesellschaftshauses am Steinhof übertroffen. Die von den Plattenbalken abgehängte, stuckierte Untersicht kaschiert jedoch selbstverständlich bei beiden Bauwerken die Konstruktion. Nur dem Wissenden offenbart sich daher in der bewerbenden Darstellung des Festsaales durch Erwin Pendl um 1910 der heute sonderbare Kontrast zwischen Belle-Époque-Ausstattung und dadurch verhüllter profaner Technik.

Ganz anders verhält es sich mit dem Wäschereigebäude in der Anlage. Die Deckenkonstruktion über den drei Haupträumen will in diesem Falle ihre Herkunft aus dem Industriebau keineswegs verleugnen. Da wir es hier mit einer Wäscherei industriellen Ausmaßes zu tun haben, gibt es keinen Grund, das Tragwerk zu verbergen. Die sichtbaren Betonbalken sind im zentralen Raum frei über 13 Meter gespannt, in den jeweils an den Längsseiten angrenzenden Räumen über 9 Meter. Es handelt sich dabei um ein zweiachsiges System mit Nebenträgern, auf denen die über fast die ganze Länge quer zu den Hauptbalken laufenden, satteldachförmigen Oberlichten mit einer Holz-Eisen-Unterkonstruktion aufliegen. Diese Dachlösung schafft helle, ideal belichtete Räume, die ganz entscheidend zu angenehmen Arbeitsbedingungen beitragen. Nach dem derzeitigen Wissensstand dürfte diese Deckenkonstruktion das früheste Wiener Beispiel für eine Konstruktion dieser Art außerhalb des Industriebaus sein. Betritt man die Wäscherei durch den Haupteingang, so vermittelt einzig der Einsatz von Sichtziegelmauerwerk außen und der Zuschnitt der Fenster im Erdgeschoß zwischen äußerer Erscheinung und dem industriellen Charakter der Räume im Inneren. Der Kontrast

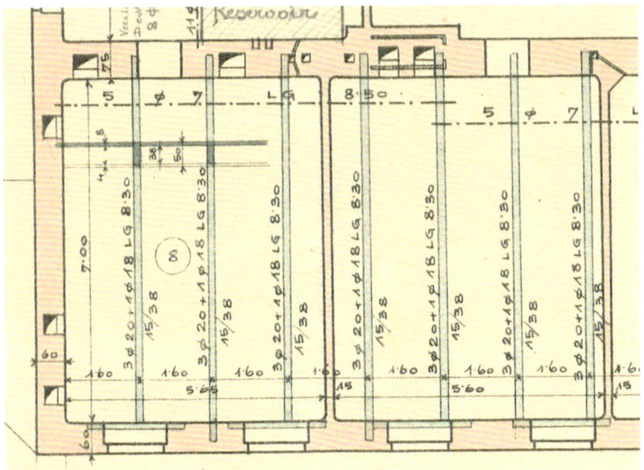

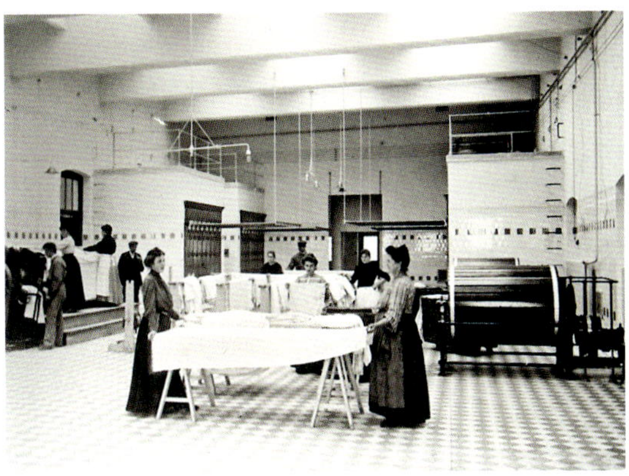

zwischen dem durch den abgefallenen Putz sichtbaren herkömmlichen Ziegelmauerwerk für die aufgehenden Wände und der bei Errichtung äußerst avancierten und selbst heute noch beeindruckenden Deckenkonstruktion sticht ins Auge.

## Die führenden Firmen im Eisenbetonbau

Die ziemlich einheitliche Konstruktionsart der Plattenbalkendecken am gesamten Gelände lässt auf einen einzigen statischen Planer bzw. ein Planerteam schließen, dem die ausführenden Firmen dann zu folgen hatten.[11] Ob es sich dabei um die Beamten der Landesbaudirektion handelte, lässt sich nicht eindeutig feststellen. Jedenfalls gibt es in der detaillierten Kostenaufstellung im Schlussbericht keinen diesbezüglichen Posten für einen externen Zahlungsempfänger, obwohl beispielsweise das Honorar für Otto Wagner separat ausgewiesen ist. Untersucht man die Firmen, auf die die größten Anteile an den Eisenbetonarbeiten entfallen, im Detail, offenbaren sie sich als die vier bedeutendsten Ausführungsfirmen für Eisenbetonbau der damaligen Zeit in Wien. Eduard Ast & Co. war der erste Patentnehmer Hennebiques in Österreich, galt als Unterstützer der Secession und trug durch seine Freundschaft und die damit verbundene Zusammenarbeit mit Otto Wagner etwa bei der Postsparkasse mit Sicherheit zur Verbreitung der Eisenbetonbauweise bei.[12]

Der Deutsche Gustav Adolf Wayss, am Steinhof unter G. A. Wayss & Co. beteiligt, erwarb sich als Eisenbeton-Pionier der ersten Stunde auch in der Erforschung des Baustoffs große Verdienste. Wayss & Freytag galt in den 90er-Jahren des 19. Jahrhunderts als die bedeutendste Eisenbetonfirma Deutschlands. Wayss übersiedelte 1903 endgültig nach Wien.[13] Pittel & Brausewetter wurde 1878 von Baron Adolf Pittel, Besitzer einer Zementfabrik, und Ingenieur Viktor Brausewetter gegründet, wobei letzterer so wie Wayss und Ast eine reiche publizistische Tätigkeit zur Propagierung der neuen Bauweise entfaltete. Brausewetter kam in der Baudirektion der Österreichischen Staatseisenbahngesellschaft schon früh mit Betonbauweisen in Kontakt. Daher blieben Infrastruktur- und Industriebauten das Hauptbetätigungsfeld der Firma.[14] Rella & Neffe als vierte ausführende Firma für Eisenbeton am Steinhof trat im Gegensatz zu den anderen kaum im Zusammenhang mit der wissenschaftlichen Erforschung respektive Belastungsversuchen hervor, war aber schon damals ein umfangreich tätiges, auf Betonbau spezialisiertes Unternehmen mit weiteren Niederlassungen in Böhmen und Mähren. Es besaß dennoch eigene Patente auf dem Feld des Eisenbetonbaus.[15] Den Projektverantwortlichen kam bei der Rechtfertigung für ihre Entscheidung, Eisenbeton in einem derartigen Ausmaß zu verwenden, sicher zugute, dass in Wien ausreichend kompetente Spezialfirmen verfügbar waren, die damals bereits auf mehrjährige Erfahrungen in dieser Bauweise zurückblicken konnten. Es durfte von ihnen eine entsprechende Ausführungsqualität erwartet werden.

↑ Beispiel einer Plattenbalkendecke im Grundriss mit Angaben zur Bewehrung. Diese Regellösung kam bei den Krankenpavillons und den meisten Sondergebäuden als Geschoßdecke zum Einsatz.

↑ In der Wäscherei ist die Betonbalken-Deckenkonstruktion sichtbar. Im zentralen Trocken- und Mangelraum beträgt die Spannweite des abfallenden, über satteldachartige Oberlichten erhellten Raumes 13 m. Im Hintergrund sind die Trockenapparate zu erkennen.

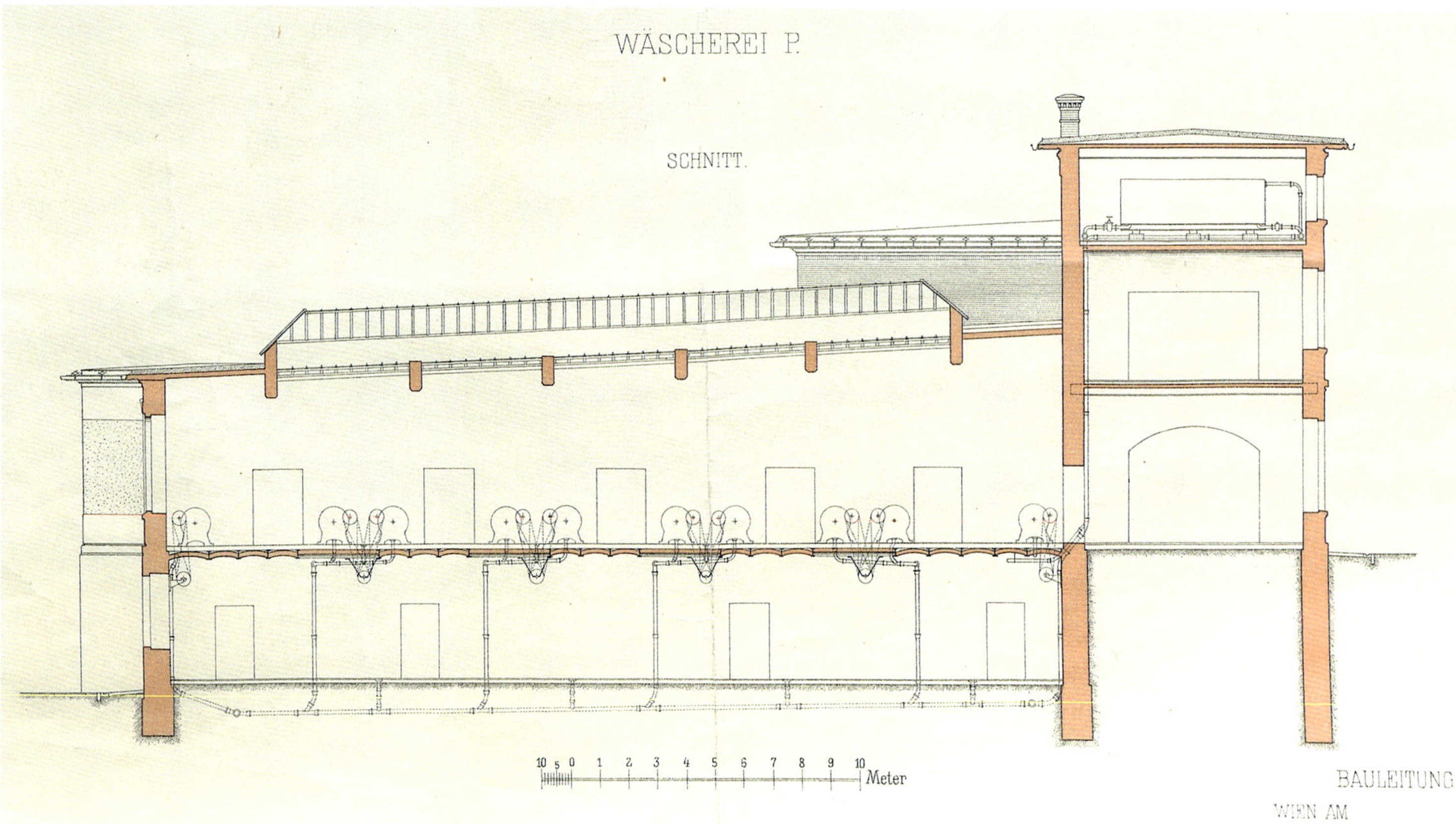


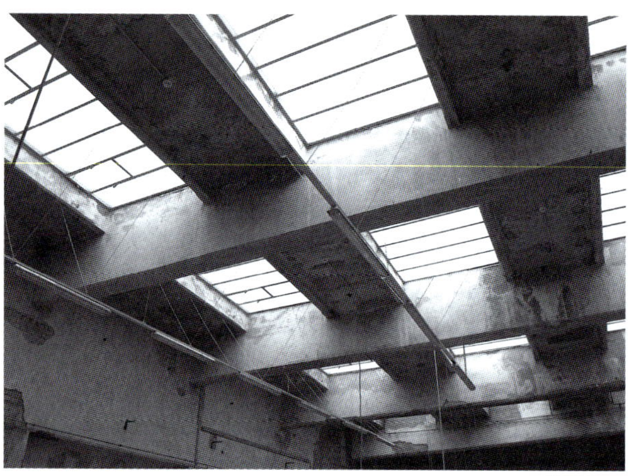

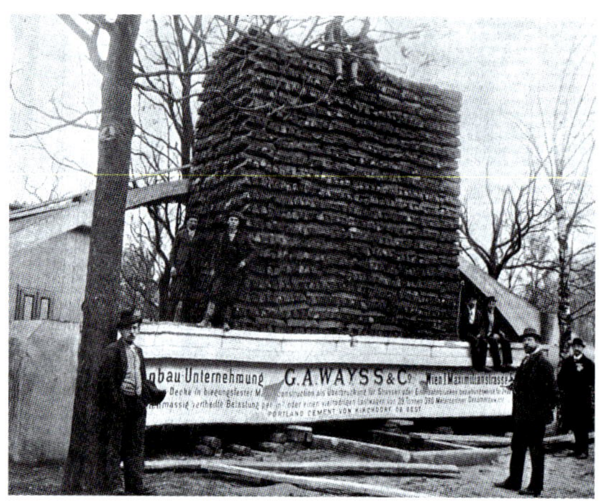


↑ Der Schnitt zeigt die abfallende Plattenbalkendecke, die Oberlichtstreifen und die Transmissionsriemen der Waschmaschinen, die am Ziegelkappengewölbe des Kellers zwischen den Eisentraversen befestigt waren. Im 2. Geschoß des Vordertraktes befand sich ein Wassertank, der die Waschmaschinen mit Wasser versorgte; die Ableitungen erfolgten über den Keller.

↖ Aktuelle Aufnahme der Eisenbetonkonstruktion über dem zentralen Raum der Wäscherei.

↑ Belastungsprobe mit Plattenbalken durch die Firma Wayss & Co. auf der Jubiläumsausstellung 1898 in Wien. Die deutsche Firma Wayss leistete im Eisenbetonbau Pionierarbeit.

### Das Patent Carlo von Boogs

Wie bei einem von der öffentlichen Hand finanzierten Projekt nicht anders zu erwarten, stand die Projektleitung unter einem stetigen Rechtfertigungs- und Sparzwang. Beredtes Zeugnis davon legt der Schlussbericht von 1909 ab, mit dem man eine sehr ausführliche Begründung für die Baukostenüberschreitung anstrebte. Der anfangs veranschlagte Kostenrahmen für die Baulichkeiten und die Einrichtung von 14,1 Millionen Kronen wurde letztendlich um über 7 Millionen überschritten. Immer wieder erklang der Vorwurf, dass man ja bei der Anlage in Mauer-Öhling auch in der Lage gewesen sei, anständig zu wirtschaften und dort den Kostenrahmen nicht einmal ausgeschöpft habe. Bezüglich der Deckenkonstruktionen begründete man die höheren Kosten folgendermaßen: „In Mauer-Oehling war ein neues System von Betonzwischendecken durchgeführt worden, das sich für die dortigen Verhältnisse auch sehr gut bewährt hat. Nachträglich sind aber Bedenken darüber aufgestiegen, ob die Betondecken in der beantragten Ausführung auch den wesentlich größeren Spannweiten und der ungleich größeren Belastung in Wien werden standhalten können, und sind aus diesem Grunde stärkere und darum auch kostspieligere Betondecken in Wien zur Anwendung gekommen."[16]

Dieses „neue System von Betonzwischendecken" in Mauer-Öhling geht ebenfalls auf Carlo von Boog zurück.[17] Bei der patentierten Deckenkonstruktion dort handelt es sich um ein mit Stampfbeton umhülltes Gerippe aus I-Trägern und zwischen diesen eingelegten oder auf diesen aufliegenden, hochkant stehenden Flacheisen, welche die Zugbewehrung der zwischen den Eisenträgern gespannten Platte bilden. Dass Boogs Deckenpatent bzw. der Einsatz von Eisenbetonkonstruktionen mit Steifbewehrung auch am Steinhof anfangs ein Thema gewesen sein dürfte, zeigt ein erhaltener Schnitt, in dem eine Decke mit einbetonierten I-Profilen zu sehen ist. Es lässt sich aber nicht bestimmen, ob es sich bei der Darstellung um das System Boogs handelt, und auch nicht, ob die dann tatsächlich realisierten Lösungen noch unter seiner Projektleitung beschlossen wurden. Fest steht, dass die Auftragsvergabe und die Erarbeitung der dafür notwendigen Unterlagen erst unter seinem Nachfolger Franz Berger erfolgten. Allerdings hat Boog mit seinem technisch bahnbrechenden Projekt in Mauer-Öhling den Weg gewiesen, sodass für ihn sicherlich keine andere Lösung in Frage kam, als die Decken am Steinhof ebenfalls in Eisenbeton auszuführen.

Der gravierendste Nachteil des von Boog entwickelten Deckensystems im Vergleich zu einer echten Plattenbalkendecke mit Rundeisenbewehrung ist die doch sehr eisenlastige Lösung, die bei größeren Spannweiten zunehmend unwirtschaftlich wird.[18] Eines der großen Probleme bei der Durchsetzung von Eisenbeton-Deckenkonstruktionen bestand am Beginn darin, dass bei den üblichen Spannweiten wie etwa im Wohnbau keine Kostenvorteile gegenüber herkömmlichen Tram- oder Tramtraversendecken zu erzielen waren.[19] Während sich die Spannweiten in Mauer-Öhling mit maximal 6 Metern[20] tatsächlich kaum von jenen im Wohnbau unterschieden, hatte man es in den Krankenpavillons am Steinhof mit Raumtiefen zu tun, bei denen eine Konstruktion mit Eisenträgern – und das galt nicht nur für Betondecken mit einer Steifbewehrung, sondern auch für Tramtraversendecken – nicht mehr wirtschaftlich gewesen wäre. Ob die Nutzlasten angesichts der gleichartigen Funktion allerdings wirklich „ungleich höher" anzusetzen waren, darf zumindest angezweifelt werden. Wirtschaftlichkeitsüberlegungen bezüglich der Deckenkonstruktionen bzw. des Einsatzes von Eisenträgern bei Überschreitung der herkömmlichen Spannweiten waren damals wohl an der Tagesordnung, da mit den Eisenbetondecken nun eine wirkliche Alternative zur Verfügung stand. Dies zeigt sich beispielsweise am etwa zeitgleich (Juli 1904 bis Dezember 1906) errichteten Postsparkassengebäude von Otto Wagner. Während dieser im Erläuterungsbericht zu seinem Wettbewerbsbeitrag 1903 noch eine Deckenkonstruktion mit I-Trägern und dazwischen gespannten „Monierplatten"[21] vorschlug, weisen die Ausführungspläne dann Plattenbalkendecken auf, was Wagner folgendermaßen begründet: „Die ganz unmotivierten hohen Eisenpreise ließen die Wahl von Eisenbeton für Deckenkonstruktionen ökonomischer erscheinen und [es] kam dieser deshalb durchwegs zur Verwendung. Diese Art der Deckenkonstruktion deckt sich auch mit meiner Überzeugung, welche dahin geht, daß Decken, welche sozusagen aus einem durchlaufenden Stücke gebildet sind, bei einem Bauwerke von 4225 m² verbauter Fläche viel solider und konstruktiv richtiger sind."[22] Eine Argumentation, die man so auch für den Steinhof gelten lassen kann, auch wenn es sich dort um eine ungleich größere verbaute Fläche handelte. Wagner gestand bei der Postsparkasse nur dem Direktor und den höheren Beamten „aus akustischen und ästhetischen Gründen" eine Rabitzdecke unterhalb der Betonbalken zu.[23] Ansonsten scheute er sich nicht, die Konstruktion, wenn auch in ornamentierter Form, sichtbar zu lassen. In den Pavillons vom Steinhof gab es, zumindest was die ebene Untersicht betrifft, hingegen keinen Klassenunterschied.

Dass die Wirtschaftlichkeit das schlagkräftigste Argument für den Einsatz von Eisenbetonkonstruktionen gewesen sein muss, belegt für die Anlage am Steinhof auch die Tatsache, dass in den Wohngebäuden für die Angestellten Tramtraversendecken, im Gärtnerhaus mit noch geringeren Spannweiten auch normale Tramdecken errichtet wurden. Ein anderes wichtiges Argument, das für Eisenbetondecken sprach, betraf den Brandschutz. Denn der Baustoff galt schon seit den Versuchsreihen in den letzten beiden Jahrzehnten des 19. Jahrhunderts als feuersicher. Zudem hatte sich spätestens seit dem schrecklichen Ringtheaterbrand von 1887 die Erkenntnis durchgesetzt, dass die Feuersicherheit von Eisenkonstruktionen ein Mythos war, von dem man sich schleunigst zu verabschieden hatte. Zwei weitere, besonders für eine Krankenanstalt sehr wesentliche Aspekte sind jene des Feuchteschutzes und der Hygiene. In derartigen Institutionen wird wesentlich öfter nass gereinigt als etwa in Wohngebäuden. Ein großes diesbezügliches Problem bei herkömmlichen Deckenkonstruktionen aus Holz war neben der Anfälligkeit der Tramköpfe für das Verfaulen im feuchten Mauerwerk stets die Beschüttung. Wagner führt als Argument für die gewählte Deckenlösung bei der Postsparkasse die „grosse Unsolidität, welche jede Deckenbeschüttung mit sich bringt" an, die ein „Herd für Ungeziefer und Staub" und „kaum trocken an Ort und Stelle zu bringen"[24] sei. Auch in dieser Hinsicht erwiesen sich die Betondecken als die bessere Lösung, da man – speziell in den Nassräumen – nicht zu befürchten hatte, dass Feuchtigkeit in die Konstruktion eindringen und diese schädigen könnte.

### Der Architektenkongress 1908 in Wien

Handelt es sich bei den Eisenbetonkonstruktionen des Steinhof nun tatsächlich um eine Pionierleistung? Sensationell wie in Mauer-Öhling war die Wahl des Baustoffes nicht mehr. Dennoch gilt es einige Aspekte zu beachten, die den Einsatz der noch nicht vollständig etablierten Bauweise doch zu etwas Bemerkenswertem machen. Erst seit 1907 gab es in Österreich Vorschriften bzw. eine Normierung zur Eisenbetonbauweise von offizieller Seite. Daher könnte man die „Frühgeschichte" des Eisenbetons in Österreich mit diesem Jahr enden lassen und die Errichtung der Anstalt auf der Baumgartner Höhe in diese Periode einordnen. Wirklich besonders war aber die Größe der Anlage, auch in Hinsicht auf den Einsatz des Eisenbetons. Führt man sich die Statistik vor Augen, die Friedrich von Emperger beim Internationalen Architektenkongress 1908 in Wien im Rahmen seines Vortrags über Eisenbeton präsentierte, so wird deutlich, dass es wenige Bauvorhaben in jener Zeit gab, für welche die Bezeichnung Megaprojekt zutreffender gewesen wäre. Emperger schlüsselte die in den Jahren zuvor von den Marktführern errichtete Fläche an Eisenbeton-Deckenkonstruktionen auf. 1905 und 1906, als die Eisenbetonarbeiten am Steinhof ausgeführt wurden, verbaute man insgesamt 265.000 bzw. 305.000 Quadratmeter an Deckenkonstruktionen,[25] auch wenn nicht ganz klar ist, über welchen geografischen Raum die Statistik Aufschluss gibt. Der Schlussbericht zum Steinhof beziffert

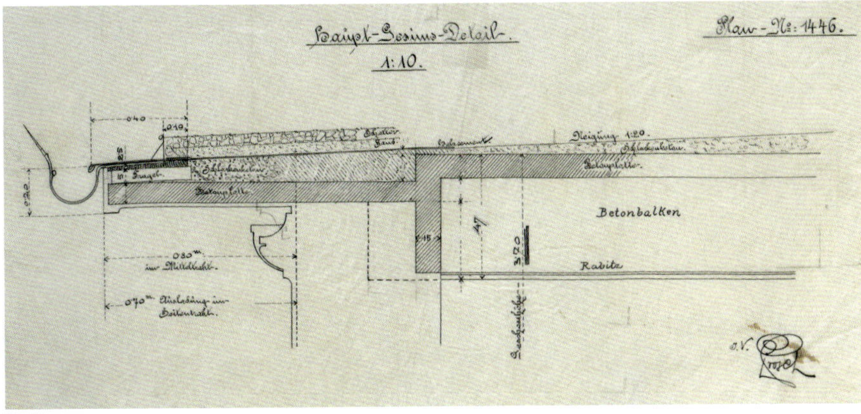


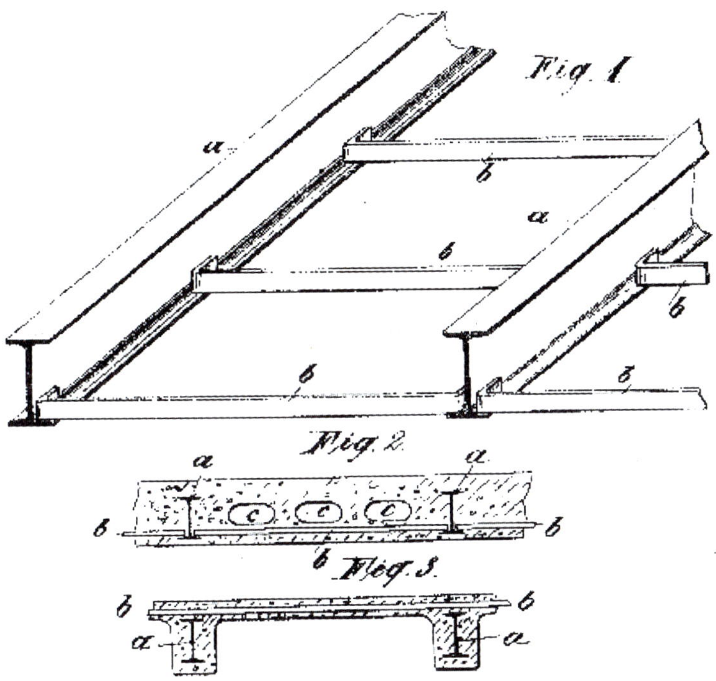


↑ Regeldetail zu den Hauptgesimsen der Krankenpavillons mit durchlaufender austragender Betonplatte.

↑ Schaubild zur Patentschrift für Carlo von Boogs Eisenbeton-Deckenkonstruktion, die in Mauer-Öhling erstmals umfassend zum Einsatz kam (Nr. 4670, 10.7.1901).

135.000 Quadratmeter an Deckenkonstruktionen,[26] von denen wohl gut 100.000 Quadratmeter auf solche aus Eisenbeton entfielen. Somit haben wir es fast mit einem Fünftel der in den Jahren 1905/06 von den führenden Unternehmen des Eisenbetonbaus insgesamt ausgeführten Fläche alleine am Steinhof zu tun!

Selbst mit den offiziellen Richtlinien von 1907 waren nicht alle Bedenken gegenüber der Eisenbetonbauweise mit einem Schlag aus der Welt geschafft worden. Der erwähnte Vortrag Empergers von 1908, der als Lobpreisung des Eisenbetons konzipiert war und die oft tendenziösen Berichte über Bauunfälle ins rechte Licht rücken wollte, rief durchaus gemischte Reaktionen hervor. So meldete sich einer der Teilnehmer, ein in London tätiger Architekt namens Sachs, wie folgt zu Wort: „Aus den Vorträgen von heute hat sich als Hauptpunkt ergeben, daß wir alle am Eisenbeton sehr interessiert sind, daß aber einzelne doch noch immer eine Art Angst davor haben und daß der Eisenbeton noch immer mit einer gewissen Mysterie umgeben ist, die wir aber in der Zukunft vermeiden wollen. Um dieses Mysteriöse zu beseitigen, ist es notwendig, die Wahrheit über die Unfälle zu erhalten."[27] Dies zeigt, dass man dem Eisenbeton auch seitens der Architektenschaft noch mit deutlichen Vorbehalten begegnete. Andererseits sollte dies nicht dazu verleiten, einzelnen Architekten, die schon früh Eisenbeton in ihre Entwürfe miteinbezogen, vorschnell das Attribut des Eisenbeton-Pioniers zu verpassen, wie das allzu oft in der Literatur geschieht. Es ist einigermaßen aufschlussreich, dass Emperger aus der Sicht des Bauingenieurs und Eisenbeton-Apologeten bei einer kleinen Aufzählung besichtigungswürdiger Gebäude für die auswärtigen Teilnehmer am Architektenkongress Josef Plečniks Zacherlhaus und Otto Wagners Postsparkasse ganz selbstverständlich etwa neben Ludwig Baumanns Gebäude der Handels- und Gewerbekammer am Stubenring oder eben die Anlage am Steinhof stellte, wobei letztere im Rahmen des Kongresses auch besucht wurde.[28]

Was die architekturgeschichtliche Bedeutung der Eisenbetonkonstruktionen am Steinhof anbelangt, so lässt sich sagen, dass diese einem Vergleich mit jenen prominenten, etwa zeitgleich errichteten Gebäuden wie der Postsparkasse oder dem Zacherlhaus, bei denen der für solche Bauten frühe Einsatz von Eisenbeton besonders gerühmt wird, durchaus standhalten können. Dennoch darf nicht vergessen werden, dass die Wahl dieses Baustoffs in jener Zeit bei städtischen Bauaufgaben in den seltensten Fällen aus einer Auseinandersetzung mit dem Material in gestalterisch-ästhetischer Hinsicht resultierte. Meist war sie technisch-konstruktiv bedingt oder hatte schlicht wirtschaftliche Gründe.[29] Zu untersuchen wäre noch, welche Rolle den ausführenden Firmen bei den frühen Eisenbetonkonstruktionen tatsächlich zukommt.[30] Denn in der Regel – am Steinhof nicht anders als beim Zacherlhaus und der Postsparkasse – handelt es sich um Gebäude in Mischbauweise, bei denen etwa die Außenwände wie eh und je aus Ziegel gemauert wurden. Wagners Zugang mag reflektierter sein, da er es wagte, die damals neuartige Konstruktion zumindest teilweise sichtbar zu belassen. Gleichwohl stünde es auch der Anlage am Steinhof zu, endlich wieder in die erste Riege der bautechnisch innovativen Vorhaben der Frühzeit des Eisenbetons eingereiht zu werden.

1 In Österreich bürgerte sich erst etwa um die Mitte des 20. Jahrhunderts die Bezeichnung Stahlbeton ein, davor wurde der Baustoff als Eisenbeton oder auch Betoneisen bezeichnet. Siehe KIERDORF/HILSDORF 2010, S. 12.
2 PAUSER 1994, S. 23.
3 Dies betraf sowohl das Zusammenwirken beim Tragverhalten als auch beim Korrosionsschutz. Siehe dazu PAUSER 1994, S. 40–41.
4 SPITZER 1902, S. 74.
5 PAUSER 2007, S. 15.
6 PAUSER 2007, S. 19.
7 PAUSER 1994, S. 50.
8 PAUSER 1994, S. 99.
9 Die Entwicklung der Plattenbalkendecke wird gemeinhin dem Franzosen François Hennebique zugeschrieben, allerdings gab es um die Jahrhundertwende bereits zahlreiche konkurrierende Systeme bzw. Patente, die oft so starke Ähnlichkeiten aufwiesen, dass die Frage nach einer Urheberschaft müßig erscheinen muss. Zur detaillierten Entwicklungsgeschichte des Verbundbaustoffs und der verschiedenen Konstruktionen siehe PAUSER 1994. – PAUSER 2007.
10 WEHDORN 1979, S. 204.
11 Diese Vermutung äußerte auch Andreas Kolbitsch, Universitätsprofessor für konstruktiven Hochbau an der Technischen Universität Wien und ausgewiesener Experte für historische Baukonstruktionen.
12 PAUSER 1994, S. 166.
13 PAUSER 1994, S. 177.
14 Siehe ÖBL Brausewetter unter http://www.biographien.ac.at [letzter Zugriff am 21.9.2013]. – PAUSER 1994, S. 166.
15 In der von Friedrich von Emperger herausgegebenen Zeitschrift Beton & Eisen erschien in jeder Ausgabe ein Verzeichnis der wichtigsten Anwender dieser Bauweise. Anfang 1904 sind dort als ausführende Firmen genau diese vier genannt. Vgl. Beton & Eisen 1. Jg. (1904), Nr. 1, S. 16. Wehdorn nennt als „bedeutende Firmen" in der gesamten Frühzeit des Eisenbetonbaus ebenfalls diese vier, für Sterk gab es „nur drei Firmen in Österreich, die auf dem Gebiet des Eisenbetonbaues Pionierarbeit leisteten", nämlich Wayss, Ast und Pittel & Brausewetter. Siehe WEHDORN 1979, S. 79. – STERK 1985, S. 118.
16 SCHLUSSBERICHT 1909, S. 286.
17 KOLLER-GLÜCK 1988, S. 16. Dort wird auf den Schlussbericht verwiesen bzw. aus diesem zitiert.
18 EMPERGER 1904, S. 147–148.
19 AST 1904, S. 136.
20 KUNERTH 2010, S. 73–75.
21 GRAF 1994, S. 429.
22 GRAF 1994, S. 432.
23 GRAF 1994, S. 433.
24 GRAF 1994, S. 429.
25 ARCHITEKTENKONGRESS 1909, S. 328.
26 SCHLUSSBERICHT 1909, S. 92.
27 ARCHITEKTENKONGRESS 1909, S. 348. Es folgte schließlich eine durch die beim Panel zum Eisenbeton Anwesenden einstimmig angenommene Resolution, in der die Behörden aufgefordert wurden, objektive Berichte über Bauunfälle, und zwar geordnet nach Baustoffen, zu verfassen und der Fachwelt zur Verfügung zu stellen.
28 ARCHITEKTENKONGRESS 1909, S. 329.
29 Übrigens interessierte sich Plečnik beim Entwurf des Zacherlhauses noch überhaupt nicht für Eisenbeton und folgte einer Vorgabe des Bauherren, der von zwei für die technische Seite des Projekts verantwortlichen Architekten auf den Eisenbeton als wirtschaftlichste und technisch beste Lösung für bestimmte Bauteile aufmerksam gemacht wurde. Siehe dazu PRELOVŠEK 1992, S. 64. Bei der Heilig-Geist-Kirche lag die Sache freilich dann schon anders.
30 So führte etwa die Firma Ast sowohl bei der Postsparkasse als auch beim Zacherlhaus und bei weiteren architekturgeschichtlich bedeutenden Bauten die Eisenbetonarbeiten aus – vielleicht sollte der Beitrag der Architekten zur diesbezüglichen Planung gelegentlich hinterfragt werden.

Mathias Groisböck/Sabine Plakolm-Forsthuber

# Techniken der Hygiene am Steinhof

„Unsere großen Fortschritte auf dem Gebiet der Hygiene, der unbestrittene Erfolg aller diesbezüglichen Maßnahmen, das ungeheure, stetig zunehmende Anwachsen der Bevölkerungsziffer in Großstädten, endlich der Umstand, daß baukünstlerische Bestrebungen und Wirkungen von Sauberkeit untrennbar sind, weisen von selbst auf die Notwendigkeit einer peinlichen Reinhaltung unserer Verkehrswege und eines tadellosen und adretten Aussehens unserer öffentliche Anlagen hin.“[1]

Otto Wagner, der sich in seinen Schriften als Anhänger einer sozialen Stadtplanung deklarierte, plante seine Bauten nach den Prinzipien der Zweckmäßigkeit, der modernen Errungenschaften in der Materialverwendung und der Konstruktion, die er mit den Anforderungen der Hygiene zu verbinden wusste. Unter dem Begriff der Hygiene, eines der zentralen Schlagworte des 19. Jahrhunderts, verstand man nicht bloß Sauberkeit und Reinlichkeit, sondern vielmehr das öffentliche Gesundheitsanliegen,[2] das in der Ärzteschaft und verstärkt von Ingenieuren und Architekten thematisiert wurde. Da die Verbesserung hygienischer Zustände in den Großstädten nicht per gesetzlicher Verordnung oder Erziehung in den Griff zu bekommen war, vertraute man in zunehmendem Maße auf die Leistungen der Techniker, die bei der Modernisierung und Assanierung Wiens mitwirken sollten.

## Stadthygiene

Spätestens mit dem für alle österreichischen Kronländer verbindlichen Reichs-Sanitätsgesetz von 1870 und der Einsetzung eines Obersten Sanitätsrates beim Ministerium für Inneres wurde dem Sanitätswesen und hygienischen Prinzipien zunehmend Aufmerksamkeit geschenkt. Dass Fragen der Hygiene von internationaler Relevanz waren, zeigt sich in der Einrichtung erster Lehrstühle für Hygiene (München 1865, Wien 1875) und Hygieneinstitute sowie der regelmäßigen Abhaltung von Hygiene-Kongressen seit 1876 (Brüssel). Obwohl Vertreter der Kronländer an den Kongressen teilnahmen, muss ihr Interesse, im Gegensatz zu Frankreich oder England, als eher gering bezeichnet werden. Das änderte sich mit der Abhaltung des „VI. internationalen Kongresses für Hygiene und Demographie“ 1887 in Wien, der die Gründung einer „Fachgruppe Gesundheitstechnik“ im Österreichischen Ingenieur- und Architektenverein zur Folge hatte: Unter der Leitung Franz Grubers (1837–1918), einem Experten für den Krankenhausbau, übernahm diese Fachgruppe „die führende Rolle in der hygienischen Modernisierung der Stadt“, wie Diego Caltana in seiner grundlegenden Darstellung *Wien und der Anfang einer sozialen Stadtplanung* schrieb.[3] Die Verbesserung der Stadthygiene, also die Reduzierung der gesundheitsschädigenden Missstände in der Stadt war, neben der Wohnhygiene die vorrangige Aufgabe. Der planerische Grundsatz der Gründerzeit war von dem „Leitbild der Zirkulation“ geprägt, das eine „Neuordnung des urbanen Raumes anleitete“ und „auf eine Vermeidung der Stagnation von Luft, Wasser und Abfällen durch geordnetes und ungehindertes Fließen abzielte. Diese Denkfigur bezog die Hygiene ebenso wie die Verkehrsmobilität mit ein.“[4] Durch die Ausweitung der zentralen

Infrastrukturmaßnahmen auf die eingemeindeten Vororte profitierte der Neubau von Steinhof nachweislich.

Mit der Errichtung der Ersten Hochquellenwasserleitung von 1870–73, dem Bau der beiden Hauptsammelkanäle, der Einwölbung des Wienflusses (1895) und dem Ausbau öffentlicher Verkehrsanlagen, wie der Stadtbahn ab 1892 etc., waren bedeutende Ingenieursbauten geschaffen worden, „deren Ausführung zur Befriedigung eines gewaltig angewachsenen Verkehres und zum Schutze der Gesundheit seiner zahlreichen Bewohner schon lange als dringend notwendig empfunden war."[5]

Die Verknüpfung von Architektur und Hygiene spielte beim Bau von Krankenanstalten insofern eine wichtige Rolle, als sich die Erkenntnis durchgesetzt hatte, dass ein keimfreier Raum und eine saubere, lichtdurchflutete Umgebung zur Gesundung von Körper oder Geist beitragen können. Vor diesem Hintergrund muss die auf Basis eines von Ärzten, Technikern und Politikern in vorbildlicher Weise ausgearbeiteten Bauprogramms errichtete Anstalt in Steinhof gesehen werden. Hygienische Aspekte spielten bei der Auswahl des Baugrundes, noch mehr bei der architektonischen Konzeption der Anlage im Pavillonsystem, der Ausrichtung der Baukörper, der sauberen Innenausstattung und der Freiraumgestaltung eine wesentliche Rolle. Angestrebtes Ziel war die Anlage eines großen Grundkomplexes, der, wie Leopold Steiner ausführte, „sanitär einwandfrei (mit der Lagerung der Krankenräume gegen Süden) situiert, gegen das Heranrücken von Wohngebäuden geschützt sein muß, von jedem Punkte der Stadt mit der städtischen Straßenbahn leicht erreichbar sein soll, um den Angehörigen der Pfleglinge die Besuche der letzteren tunlichst zu erleichtern, dabei die Möglichkeit des Anschlusses an die Hochquellenleitung, an das Kanalnetz und die Beleuchtungsanlagen der Stadt Wien ermöglichen und doch eine landschaftlich schöne Umgebung besitzen soll, weil den oft für ihr ganzes Leben eingeschlossenen Kranken als Ersatz für die Freiheit wenigstens der Genuß der Natur geboten werden muß".[6]

Die Vernetzung Steinhofs mit der modernisierten Stadt erfolgte im Hinblick auf eine optimale Wasser- und Energieversorgung sowie durch den Anschluss an das Nahverkehrssystem. Geplant war eine elektrische Straßenbahn mit Oberleitung, mit der man problemlos von der Innenstadt bis vor das Administrationsgebäude fahren konnte. Wie sehr der Steinhof die großstädtischen Infrastrukturbauten im Binnenraum wiederholte bzw. fortsetzte, zeigt sich z. B. auch in der Anlage der elektrisch betriebenen, mit einer Oberleitung geführten Anstaltsbahn, die bis 1964 die interne Mobilität gewährleistete und den Speisen- und Materialtransport übernahm. Die ungepflasterten Verkehrswege, die im Areal eine erstaunliche Länge von 18 Kilometern aufwiesen, waren beschottert, berieselt und gewalzt: Damals sprach man von „makadamisierten" Straßen, was bedeutete, dass der Oberbau aus drei Lagen unterschiedlich verdichteter Gesteinskörnungen bestand, der jedoch bei zunehmender Motorisierung zu einer erhöhten Staubentwicklung beitrug und deshalb ständig gespritzt werden musste. Rinnsale mit Steckkieseln säumten die Wege und sorgten für die optimale Entwässerung insbesondere des abfallenden Geländes.

### Wasserversorgung

Die Versorgung einer Krankenanstalt mit gutem und sauberem Wasser war essentiell. Wassertürme zählten deshalb zu den markanten Bauwerken, die neben den Schloten oder Kirchtürmen als vertikale Baukörper die Anstalten häufig überragten. Aufgrund der topografischen Gegebenheiten und der Inaussichtstellung des Anschlusses an die Zweite Wiener Hochquellenwasserleitung (1900–10), die nördlich des Areals vorbeiführen sollte, war die Errichtung eines Wasserturms oder Reservoirs in Steinhof nicht projektiert. Das Wasser sollte dem natürlichen Gefälle des Areals folgend die einzelnen Bauten mit hochwertigem Trinkwasser versorgen. Das in großen Mengen für die Gartenanlagen, die Wäscherei, das Kurhaus mit dem vorgelagerten Wasserbecken oder für das Aufspritzen des Eislaufplatzes im Winter

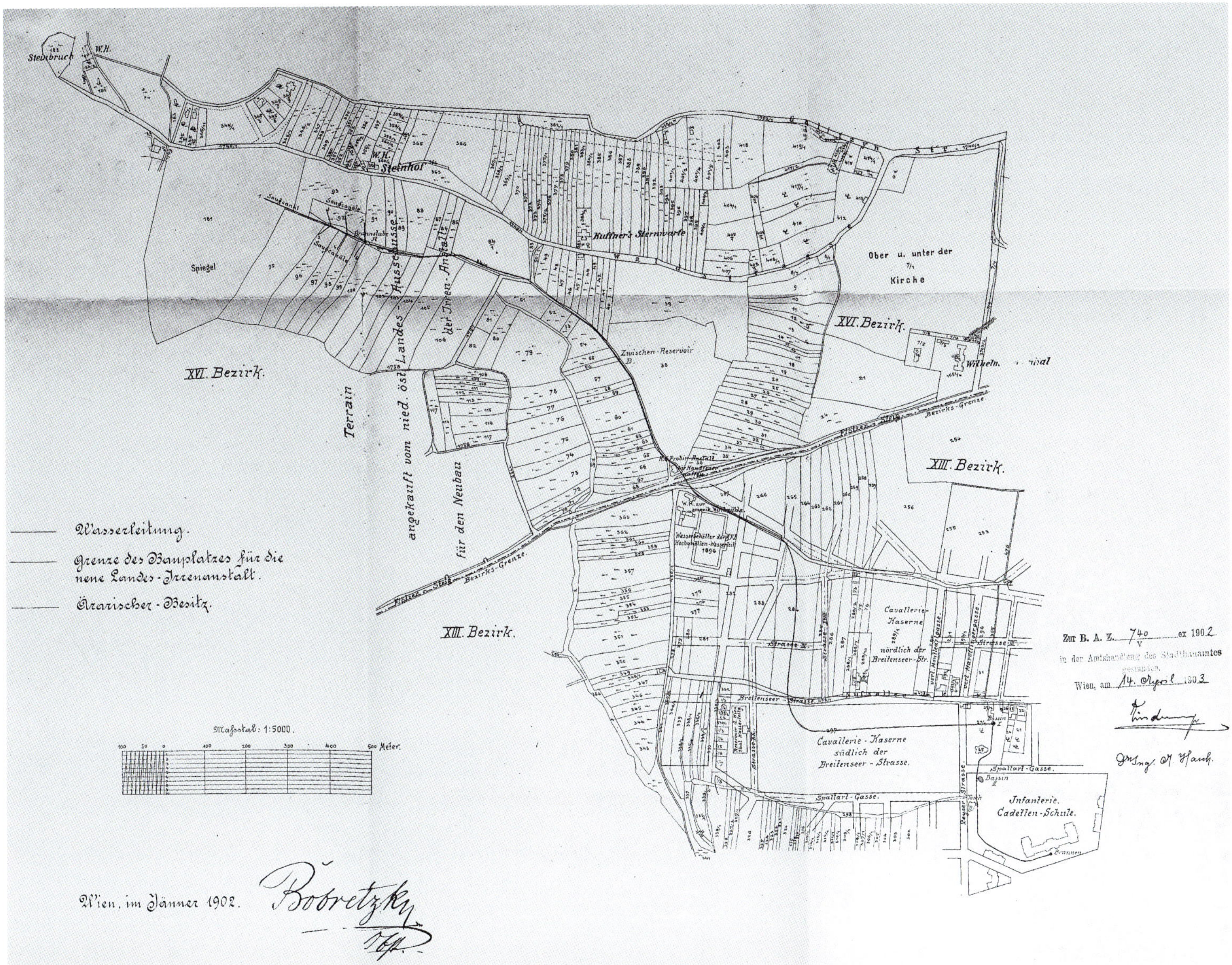


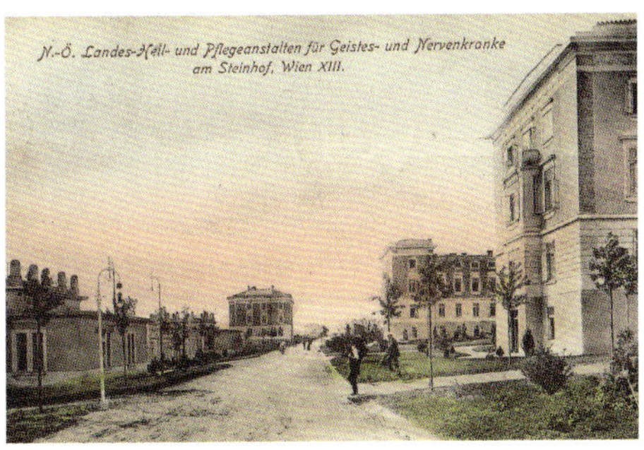


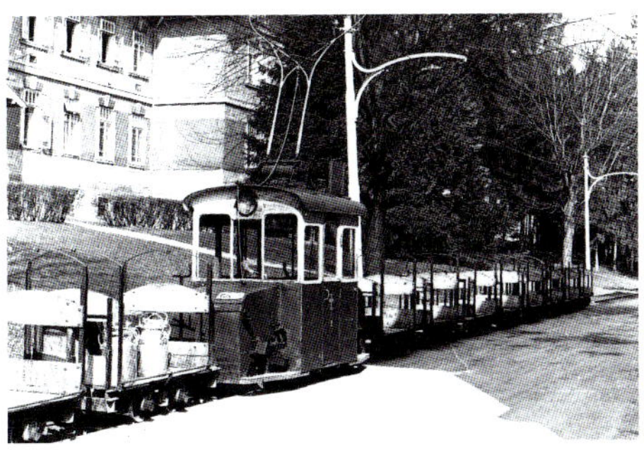

↑ Auf dem 1901 angekauften Terrain befand sich die Arenberg'sche Wasserleitung, die die Nutzwasserzufuhr sicherte.

← Die von Rinnsalen flankierten Straßen waren noch nicht asphaltiert.

← Die bis 1964 betriebene Anstaltsbahn übernahm den Speisen- und Materialtransport im Areal.

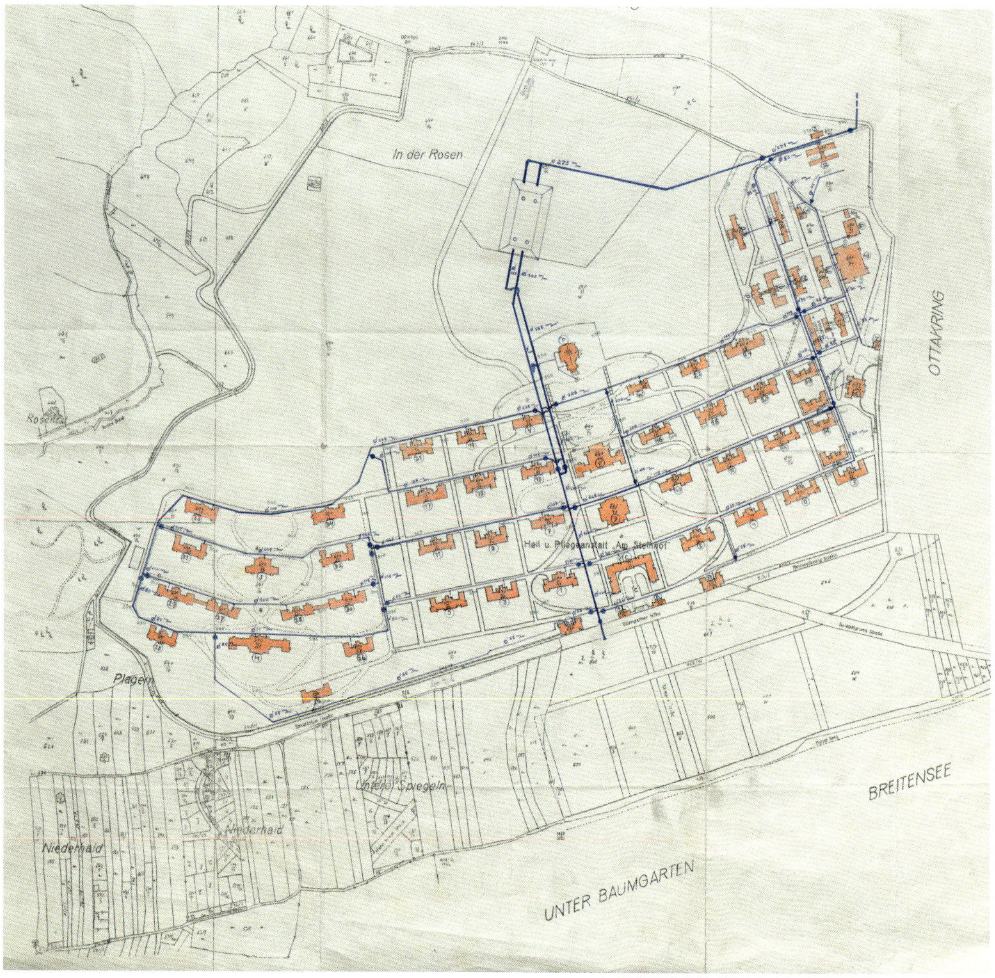


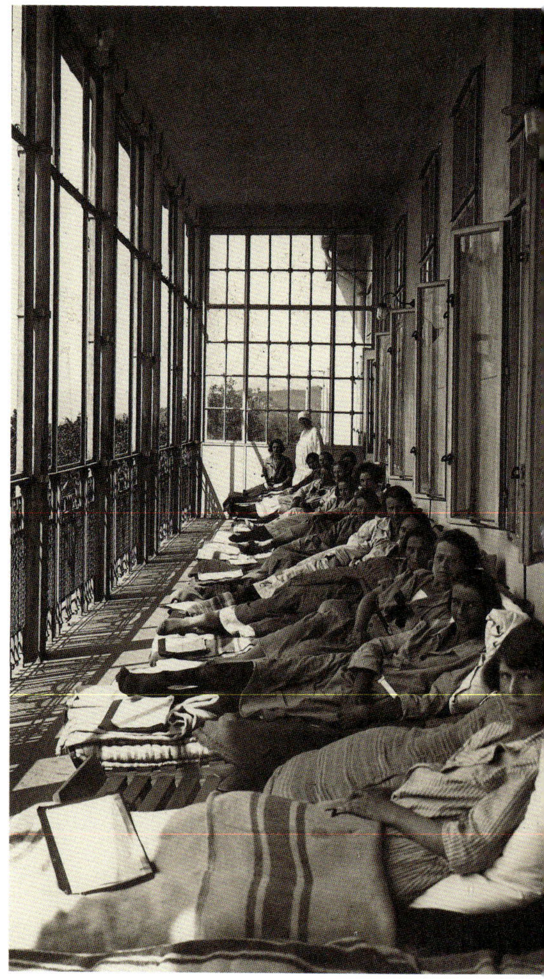

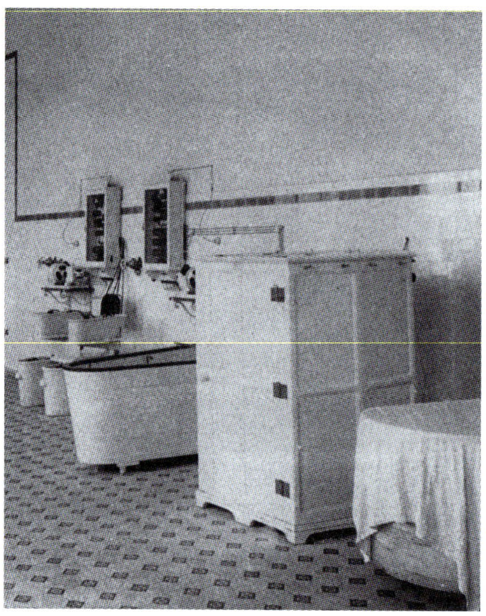

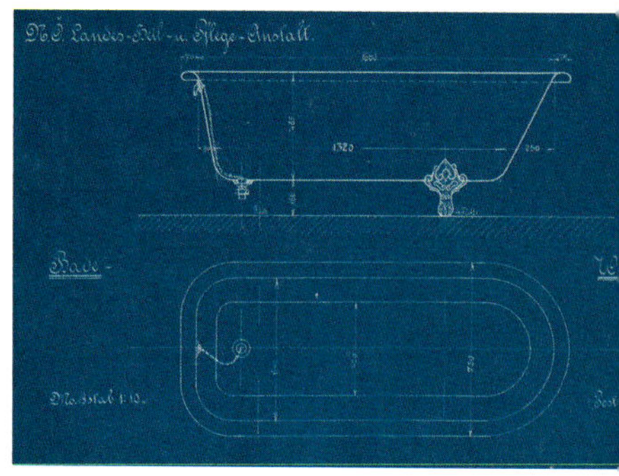

↑ Der Lageplan verzeichnet die vom Hochquellen-Wasserreservoir ausgehenden Hauptwasserleitungen der Anstalt.

↗ Auf den großzügigen, südorientierten Veranden vieler Pavillons konnten die Betten der Kranken aufgestellt werden.

→ Das Kurhaus war das therapeutische Zentrum des Sanatoriums. Von der anerkannten Hydrotherapie versprach man sich auch bei psychischen Erkrankungen eine Heilwirkung.

→ Die in allen Pavillons vorhandenen Badewannen dienten der Hygiene sowie der Therapie.

benötigte Nutzwasser stammte hingegen von der Arenberg'schen Wasserleitung, die sich samt zugehöriger Brunnstube auf dem angekauften Areal in den „Oberen Spiegeln" befand und einst die k. u. k. Infanterie-Kadetten-Schule in Breitensee versorgte.

Nachdem sich die Fertigstellung der Zweiten Wiener Hochquellenwasserleitung verzögert hatte, musste man auf eine Zwischenlösung zurückgreifen. Bis dahin bezog das Gebiet Baumgarten sein Wasser aus dem nahegelegenen Pumpwerk in Breitensee, welches 1896 an die Erste Wiener Hochquellenwasserleitung angeschlossen wurde. Da bei den Bauarbeiten hinreichend Wasser benötigt wurde – der Bedarf an Bauwasser betrug an die 2.300 Hektoliter pro Tag – ging man rasch an die Lösung des Problems. Zu diesem Zweck wurde im Herbst 1904 nahe des Flötzersteigs ein motorisch betriebenes Pumpenhaus mit Sammelbrunnen hergestellt, das mit dem nördlich der Kirche angelegten Hochquellenwasserbehälter über eine 850 Meter lange Leitung verbunden wurde, von wo aus die Verteilung auf dem weitläufigen Grundstück erfolgte. Um das betonierte, zylinderförmig gestaltete Wasserreservoir legte man einen künstlichen Erdwall an, der eine konstante Wassertemperatur garantieren sollte.

Die erhaltenen Installationspläne der einzelnen Gebäude verzeichnen minutiös die Wasserleitungen – die innerhalb der Gebäude verlegten Wasserleitungen hatten die beeindruckende Länge von 47 Kilometern –, die eine Differenzierung zwischen Hochquellenwasser, Kalt- und Warmwasser vornahmen. Die in allen Pavillons vorhandenen Spülküchen, Bäder (in denen 240 emaillierte Stahlblechbadewannen aufgestellt waren) und Waschsäle bedingten einen hohen Wasserbedarf. Das Wasser wurde für die Körperhygiene und die Therapie genutzt, indem man beispielsweise auf die beruhigende Wirkung von Dauerbädern setzte: „Die sehr geräumigen Wasch- und Badegelegenheiten gewinnen in therapeutischer Hinsicht an Bedeutung infolge der leicht gebotenen Durchführung hydriatischer Prozeduren, sowie prolongierter Bäder, speziell bei auftretender Erregtheit."[7]

Den höchsten Wasserverbrauch, neben der Wäscherei, verzeichnete das Kurhaus, wo das 70 Quadratmeter große Becken des Winterschwimmbades gefüllt werden musste und sechs Badekabinen für Einzelbäder, Duschen auf den Sonnenterrassen und Räume für die Hydrotherapie – wo Einfach-, Halb-, Medizinal-, Elektrische-, Kohlesäure- oder Glühlichtbäder zur Auswahl standen – eingerichtet worden waren.

## Kanalisation

Im Zuge der Errichtung der Ersten Wiener Hochquellenwasserleitung wurde auch die Frage des Abwassersystems gelöst, indem in den Jahren 1893–94 der Bau des linken (nördlichen) und 1894–1904 des rechten (südlichen) Hauptsammelkanals zuseiten des Donaukanals sowie die hier einmündenden beiden Wienflusssammelkanäle (1895) erfolgte, wodurch die Verbreitung von Epidemien (Cholera) und die Geruchsbelästigung deutlich zurückgingen. Überall dort im Stadtgebiet, wo technische Schwierigkeiten den Anschluss an das Kanalnetz undurchführbar machten, sammelte man Fäkalien in Senkgruben und ließ diese periodisch leeren.

Beim Bau der Kanalisation in Steinhof wurden fünf Kanalsysteme aus glasierten Steinzeugrohren mit einem maximalen Durchmesser von 50 Zentimetern in einer Länge von jeweils 12,5 Kilometern ausgeführt. Diese mündeten in die bestehenden Betonkanäle der Stadt Wien südlich des Areals. Insgesamt umfasste das fertige Kanalnetz eine Gesamtlänge von über 35 Kilometern. In diese Kanäle wurden sowohl die Fäkalien aus den Aborten als auch alle sonstigen Abwässer eingeleitet. Um einer Verstopfung dieser Abwasserkanäle vorzubeugen und die Geruchsbelästigung an der Oberfläche gering zu halten, wurde beim Pavillon 21 ein hochgelegenes Spülreservoir (Inhalt 72 Kubikmeter Nutzwasser) angelegt; bei den Abläufen der Straßen und der Gehwege brachte man Schlammtöpfe (Schlammfänger) und Geruchsverschlüsse an. Zur Vermeidung von Unfällen versah man sie an der Oberfläche mit gusseisernen, abnehmbaren Einlaufgittern. Dadurch war eine Wartung dieser Ablaufstellen jederzeit gegeben und die Gefahr des Überlaufens und einer möglichen hygienischen Verunreinigung öffentlicher Flächen gebannt.

Die Situierung der Toilettenanlagen erfolgte fast ausschließlich an den Nordseiten der Pavillons. Eine Ausnahme bildeten die Pavillons 7 und 10 für Ruhige, bei denen die WC-Anlagen in den Risaliten an der Südseite angeordnet waren. Da die interne Erschließung in diesen Pavillons nicht über einen quer durchlaufenden Korridor erfolgte und man vom Treppenhaus unmittelbar in die großen Tagräume oder in einen die Bettensäle erschließenden, großen Vorraum mit Aufenthaltsqualität gelangte, verlegte man die Sanitäranlagen in diesen Pavillons an die südliche Hauptfassade. Zu einer anderen Lösung schritt man bei der Ausstattung von Mehrbett-Krankensälen in den meisten anderen Pavillons, wo es neben den zentralen WC-Anlagen einen in die Ecke eingebauten Abort gab, der mittels einer Holzwand vom Bettensaal abgetrennt wurde. Um die Geruchs- und Lärmbelästigung möglichst gering zu halten, erfolgte das „Abströmen der verdorbenen Luft" durch Abortschläuche und Regenrohre über das Dach sowie der Einbau von geräuschlosen Spülungen.[8]

### Lufthygiene

Der Erhalt und die Gewinnung sauberer Luft in den Städten waren eng mit der Lösung der Wasserfrage und der Kanalisation verknüpft. Anders verhielt es sich bei einem Neubau wie Steinhof, der von der Stadtrandlage und der topografischen Situation nahe dem Wienerwald profitierte. Die von Leopold Steiner gepriesene Südorientierung der Anstalt war aus hygienischen und den spezifischen klimatischen Gründen optimal: „Was die Richtung des Pavillons betrifft, wird in Wien hauptsächlich die Stellung der Längsfront zur Südseite vorgezogen, damit die Mittagsstrahlen dem Innenraum nicht verloren gehen; in unserem Klima ist in den fünf kühlen Monaten nur auf die Bestrahlung in den Mittagsstunden zu rechnen. Zur Sommerzeit sind die von Westen einfallenden Sonnenstrahlen durch ihr tiefes Eindringen in das Zimmer blendend und eher lästig".[9] Dass abgestandene oder verunreinigte Luft, ähnlich wie Wasser, die Übertragung von Krankheitskeimen begünstigte war bekannt, ebenso die heilende Wirkung von Licht, die bei der Behandlung von Tuberkulose- oder Lungenkranken die wirksamste therapeutische Maßnahme darstellte und vermutlich auch bei psychisch Kranken zu Heilerfolgen führte. Dafür sprechen die Planungen von großzügigen Veranden und Terrassenbereichen, die den Aufenthalt der Erkrankten und Pflegebedürftigen im Freien gewährleisteten, die Dachterrasse des Kurhauses, die zu lichttherapeutischen Kuren und Sonnenbädern einlud und die Einbeziehung der Gartenanlagen in das Gesamtkonzept. Um eine ungehinderte Sonneneinstrahlung und den vom damaligen Sanitätsrat geforderten Luftkubus pro Krankenbett einhalten zu können, wurden im Vorfeld großzügige Abstände zwischen den Gebäudeachsen und ausreichende Raumvolumina festgelegt.[10] Die notwendigen Dimensionen dieses Luftkubus waren abhängig vom spezifischen Krankheitsbild, dem das Bett zugeordnet war: „Der kubische Luftraum pro Bett schwankt in der Heil- und Pflegeanstalt von 24 bis 67 m$^3$, ist im Sanatorium jedoch wesentlich höher."[11] Der kleinste einzuhaltende Luftkubus von 16 Kubikmetern bei vier Quadratmetern Grundfläche wurde bei den Tagräumen aller Abteilungen gefordert. Den größten einzuhaltenden Luftkubus von 38 Kubikmetern bei acht Quadratmetern Grundfläche galt es bei den Räumlichkeiten für „unreine Kranke" einzuhalten.[12] Das deutschnationale, antisemitische Deutsche Volkblatt beschrieb die Innenausstattung folgendermaßen: „Die Einrichtung der Krankenräume entspricht nicht nur den modernsten hygienischen Anforderungen, sie ist auch überaus praktisch, dauerhaft und geschmackvoll, so dass auch die Abteilungen für unbemittelte Kranke den gefälligen Eindruck hervorrufen. Die reichliche Verwendung von glasierten Glasplatten ermöglicht die reinlichste Sauberkeit, die überdies durch die auffallend zahlreichen Wasch- und Badegelegenheiten noch gefördert wird. Ein *Meer von Licht und Luft* durchflutet alle Räume, in die überdies durch reichlichen Blumen- und Bilderschmuck auch anregende Farbtöne gebracht sind."[13]

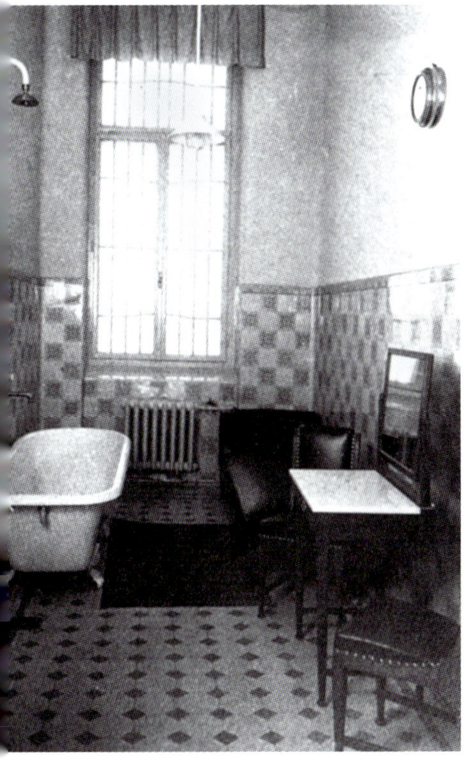

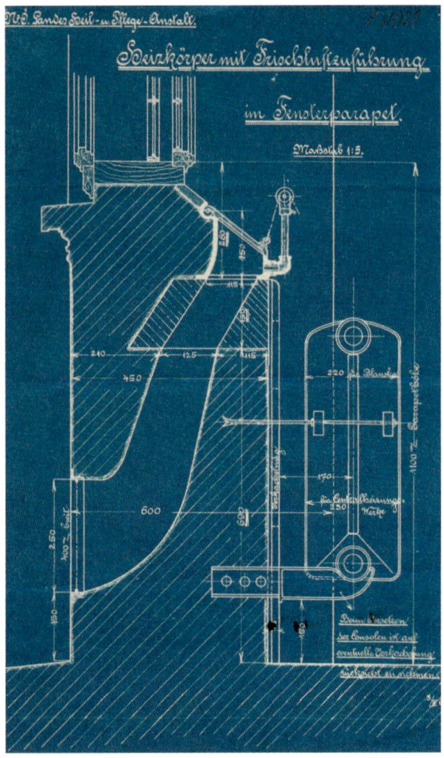


Der Bedarf an frischer Luft für einen optimalen Gesundungsprozess – hier schätzte man das Luftreservoir des Wienerwaldes – konnte nicht ausschließlich durch den Aufenthalt im Freien oder auf den Terrassen gedeckt werden. Schwieriger war es, in den Innenräumen für eine kontinuierliche Luftwechselrate zu sorgen. Verbrauchte oder infizierte Luft, die in dicht belegten Krankenzimmern unweigerlich entstand, musste abgeführt und ausgetauscht werden: „Im Hinblicke auf die durch Ausatmung der Kranken unvermeidlich entstehende Luftverderbnis muß in den Krankenräumen für eine kräftige und regelmäßige Erneuerung der Luft Sorge getragen werden", forderte der damalige Sanitätsrat Eugen Hofmokl.[14]

In den Objekten, die an das Zentralheizungssystem angeschlossen waren, erfolgte die Zufuhr von frischer Außenluft unmittelbar oberhalb der an der Wand angebrachten Heizungsradiatoren. Die von außen einströmende, kältere Luftmasse wurde durch die Heizwärme der Radiatoren erwärmt, „stieg auf", um im hinteren Bereich eines Raumes wieder abzukühlen und „zu Boden zu sinken". Daraus ergab sich eine den Luftwechsel begünstigende Zirkulation. Die verbrauchte Luft wurde über vertikale Dachkanäle abgeführt. In den Veranstaltungssälen des Theaters und des Kurhauses, in den Küchen und der Wäscherei mussten hingegen größere Lüftungsanlagen installiert werden. Hierbei wurde Frischluft durch einen circa halben Meter breiten „im Freien liegenden Schacht und durch einen anschließenden Kanal

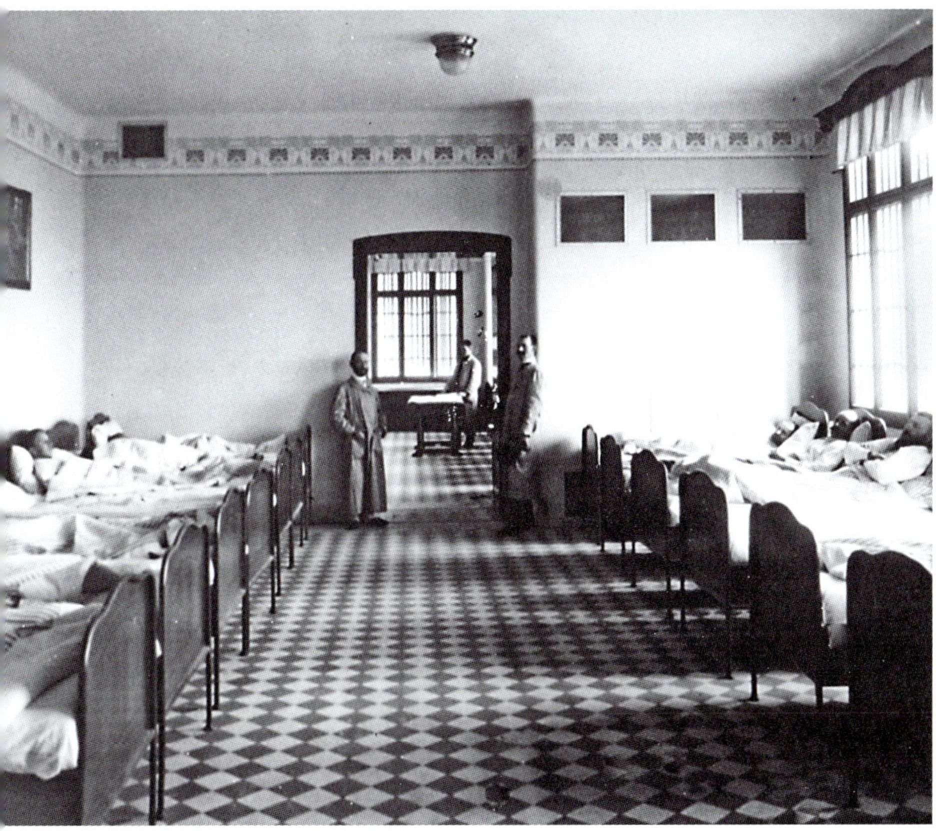

↖ Die Ausstattung der in allen Pavillons vorhandenen, verfliesten Badezimmer zeugen von einem hohen hygienischen Standard.

↗ Zur Verbesserung des Raumklimas wurde über den Heizkörpern die von außen angesaugte Frischluft zugeführt, die die notwendige Zirkulation der Luft beförderte.

← Ein typischer, gut durchlüfteter hoher Mehrbett-Krankensaal mit verfliestem Boden und hellen, mit Bordüren und Bilderschmuck versehenen Wänden.

mittels elektrisch betriebener Exhaustoren angesaugt, winters mit warmer Luft gemischt und durch Mauerschläuche ihrer Bestimmung zugeführt".[15] Ein Gebläse in der Decke sog die verbrachte Luft wieder ein; in der Wäscherei konnten die Oberlichten zudem manuell geöffnet und die Fenster gekippt werden.

In den Gebäuden ohne belüftete Heizungsradiatoren geschah der Luftaustausch über die konventionelle Methode der Fensterlüftung. In den Pavillons für Unruhige und Halbruhige stellte diese insofern ein Problem dar, da hier eine erhöhte Flucht- und Verletzungsgefahr der Patientinnen und Patienten bestand. Aus diesem Anlass sah man sich gezwungen, Fenster einzubauen, die einen nach außen und einen nach innen aufgehenden Flügel besaßen. Im Zwischenraum befand sich ein mit der Sprosseneinteilung der Innenfenster kongruenter Gitterflügel, der vor Ausbruch schützte.[16] Nur so war die Gewährleistung eines vollständigen Luftwechsels und der Frischluftzufuhr gegeben.

### Energieversorgung

Der Anschluss des Areals an das kommunale Wasser-, Kanal-, Elektrizitäts- und Gasnetz war für die Herstellung und Erhaltung einer hygienischen Umgebung grundlegend. Probleme befürchtete man durch die Rauchentwicklung, die bei der Beheizung einer derart großen Anlage entstehen könnte. Die verstärkte Rauch- und Rußentwicklung in den Großstädten, hervorgerufen durch den Hausbrand und die Fabriken, wurde um 1900 als hygienischer Missstand erkannt.[17] Deshalb schrieben die Behörden eine „ausgiebige Rauchverzehrung" vor.[18] Gelöst wurde dieses Erfordernis durch den Bau eines zentralen Kesselhauses, das sich im Bereich des Wirtschaftshofes im östlichen Teil des Anstaltsareals befand und in dem drei Steinmüllerkessel mit je einem „Rauchverzehrungsapparat" aufgestellt wurden. Das Heizhaus produzierte beispielsweise auch den in der Wäscherei, der Zentralküche sowie den im Desinfektionshaus für die Reinigung von Gegenständen benötigten Dampf.[19] Um die Auslastung hinsichtlich einer optimalen Effizienz dieser Anlage zu erhöhen, entschloss man sich für die zusätzliche Einrichtung eines Ferndampfheizsystems, das zehn Gebäude versorgte. Dabei leitete man den mit hoher Spannung über eiserne, in einem Betonkanal verlegte Rohrleitungen transportierten Dampf zumeist in die Untergeschoße der Gebäude ein: An den Zielorten wurde dieser Hochdruckdampf mittels eines Niederdampfdruckkessels umgewandelt und zur weiteren Zirkulation im Gebäude in den dafür installierten Rohrleitungen weiterbefördert. Den unterschiedlichen Anforderungen der jeweiligen Jahreszeit zufolge konzipierte man eine Winter- sowie eine schwächer dimensionierte Sommerleitung. Mit der Installation einer zusätzlichen Kondenswasserrückleitung war das volle Ausmaß an Wirtschaftlichkeit erreicht.[20] Dieses Restwasser wurde in separaten Rohrleitungen zum Kesselhaus zurückgeführt, um anschließend wieder erhitzt und in das Heizsystem eingebracht werden zu können. Ein neben dem Kesselhaus errichteter Verbrennungsofen entsorgte den vorsortierten Anstaltsmüll. In den Räumlichkeiten, wo das interne Heizungssystem nicht verfügbar war, wurden Ofenheizungen aufgestellt. Zu diesen zählten die in den obersten Geschoßen der Pavillons untergebrachten Zimmer und Wohnungen der Angestellten. Zur Verwendung kamen Kachelöfen oder gusseiserne Öfen.

Die Beleuchtung aller Anstaltsräume erfolgte elektrisch, die der Außenanlagen hingegen, wie die gesamte Wiener Straßenbeleuchtung, mit Gas. Die 213 eleganten, hohen entlang der Wege aufgestellten Bogenlichtmasten mussten bei Einbruch der Dunkelheit von drei angestellten Laternenanzündern, die im Souterrain der Wäscherei übernachteten, erhellt werden. Gas wurde zudem für Kochzwecke in den Küchen, den Spülküchen in den Pavillons und für die Bügelanlage der Wäscherei benötigt. Der hohe Technisierungsgrad in Steinhof zeigt sich ferner darin, dass alle Pavillons und Stationen über ein internes Telefonnetz verbunden waren, was angesichts der weiten Distanzen innerhalb der Anstalt sinnvoll war. Mit einigem Stolz verzeichnete man die Aufstellung von 235

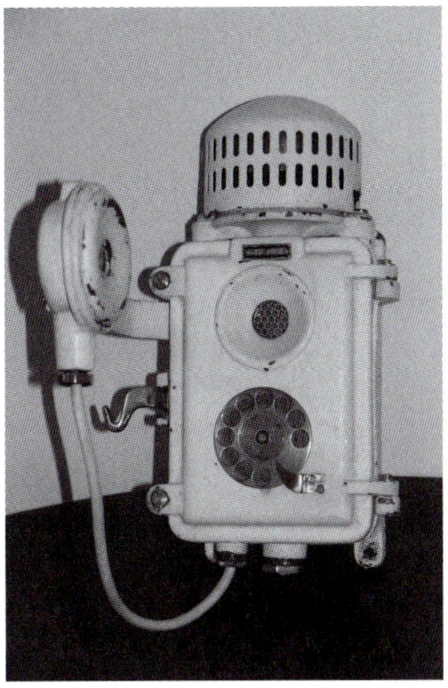

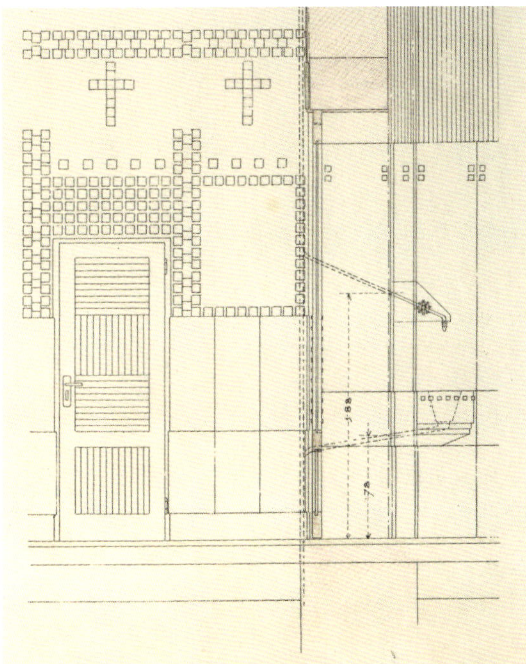

↑ Das aus der Prosektur stammende und im Rahmen des „Projektes Museum am Steinhof" restaurierte Grubentelefon war einer von 235 Telefonapparaten, die die interne Kommunikation gewährleisteten.

↑ Otto Wagner entwarf für die Kirche kein Weihwasserbecken, sondern einen Weihwasserspender, um die Ansteckungsgefahr zu minimieren. Das aus einer Leitung stetig tropfende Wasser wird von einem Becken aufgefangen und abgeleitet.

Telefonapparaten, die von acht Telefonistinnen, die im Durchschnitt täglich 1.200 bis 1.300 Anrufe vermittelten, bedient wurden. Von außen erreichte man die Anstalt unter drei Rufnummern über das öffentliche Netz der staatlichen Telefonanlage, die erst 1890 ihren Betrieb aufgenommen hatte. Auch die Kontrollgänge der Nachtwächter wurden technisch unterstützt, indem an einzelnen Gebäuden außen „eine Reihe von elektrischen Leitungstastern" (Wärterkontrolluhren) angebracht waren, die über eine Zentralstelle beim Pförtner registriert waren.

## Hygienische Oberflächen

Der tägliche Umgang mit Patientinnen und Patienten sowie der Anspruch, die Verbreitung ansteckender Krankheiten weitestgehend zu unterbinden, setzte die Einhaltung größtmöglicher Sauberkeit in der gesamten Anlage voraus. Um die Arbeit der Reinigung zu erleichtern, stattete man Räume, die einen hohen Hygienestandard aufzuweisen hatten, mit leicht zu reinigenden Oberflächen oder auch schmutzresistenten Beschichtungen aus. Diese Maßnahme betraf unter anderem die Zentralküchen, die Wäscherei, das Desinfektionshaus, die TBC-Pavillons oder die beiden Operationsräume im Pavillon W. Aborte und Waschbereiche wurden zumeist mit einer mannshohen Verfliesung mittels robuster Mettlacher Platten ausgeführt, nicht hingegen die Wände der Krankenzimmer. Bei der Ausstattung der Böden kamen Terrazzo- oder Xylolithbeschichtungen, eine Bezeichnung für fugenlose, resistente Steinholzbeläge, zum Einsatz.[21] Diese Materialien hatten den simplen Vorteil, dass sie ohne viel Aufwand leicht zu reinigen waren. Pflegeräume, Tagräume oder auch Zimmer, in denen das Anstaltspersonal untergebracht war, versah man im Randbereich mit einem 15 Zentimeter hohen Sockel aus Terrazzo. Mittels der Ausführung einer fünf Zentimeter hohen Hohlkehle wurde der Randsockel unmittelbar an den Fußbodenbelag angeschlossen, da man in Steinhof, wie in allen anderen Wiener Spitalsneubauten, „auf die Vermeidung von ein- und ausspringenden Ecken und Winkeln" ausnahmslos Rücksicht nahm, indem „glatte Hohlkehlen [...] sorgfältig ausgebildet" werden.[22] Da Terrazzo eine geringe Widerstandsfähigkeit und dadurch auch eine mangelnde Langlebigkeit aufwies, wurden Fußböden meist mit hübsch dekorierten Mettlacher Keramikplatten verfliest oder auch mit Eichenbrettern gedeckt, wie das zum Beispiel in den Tagräumen der Fall war.

## „Größtmögliche Reinlichkeit" als baukünstlerisches Prinzip

Den Anspruch, Gebäude nach den Prinzipien der Hygiene sowie der „größtmöglichen Reinlichkeit" zu konzipieren, führte Otto Wagner insofern konsequent einer Lösung zu, als er ab 1898 begann, die Fassaden seiner Bauwerke mit Fliesen oder dünnen Marmorplatten zu verkleiden. Den reich gegliederten, mit Skulpturen und vielfältigen Architekturelementen geschmückten und verputzten historistischen Fassaden der Gründerzeit setzte er die glatte, schmutzabweisende, reine Oberfläche entgegen. Deshalb war auch die Fassade der Anstaltskirche mit weißen, dünnen Marmorplatten überzogen und mit Kupfernägeln, die nicht konstruktiv bedingt, sondern rein dekorativen Charakter hatten, geschmückt, die seine Vorstellungen von einer „modernen Bauart" zum Ausdruck brachten.[23] Ähnlich nüchtern und kühl geriet der lichtdurchflutete Innenraum, den Wagner gleichfalls bis in drei Meter Höhe mit weißen Marmorplatten und darüber mit gewelltem Stuck versah (zur Verbesserung der Akustik), eine Wandverkleidung die seinen Erläuterungen zufolge, den „modernen hygienischen Forderungen in weitestgehender Hinsicht" entsprach.[24] Dazu zählte selbstverständlich auch die leichte Reinigung des Kirchenraums: „So sind alle Staubwinkel, namentlich das übliche Podium unter den Kirchenstühlen in der Kirche durch stark einströmendes Licht, Steinboden, Spucknäpfe etc. vermieden und die Bakterienfreiheit der Luft etc. gefördert." Aus selbigem Grund sind die kurzen Kirchenbänke am Sockel mit Kupferplatten beschlagen. Unter diese Prämisse fiel auch der gegen den Altar um 30 Zentimeter abfallende, mit Steinfliesen versehene Boden, der einerseits den rückwärts Sitzenden eine bessere Sicht auf das „Allerheiligste" sowie das effiziente Aufwaschen des Bodens ermöglichte. Einzigartig ist die Detaillösung, die Wagner für die Weihwasserspender ersann: „Die beiden an den Eingängen liegenden Weihwasserbecken sind zu Brunnen geformt, so daß der das Weihwasser Benützende nicht in ein Becken greift, sondern seine Hand unter einen dünnen, während des Kirchenbesuchs laufenden Wasserstrahl hält, wodurch Infektionen vermieden werden."[25] Entwurfszeichnungen zeigen deutlich mit welch akribischer Sorgfalt Wagner die schmalen Leitungen für das ein- und ablaufende Weihwassers geplant hatte.

Dieser neuartige, alle Bereiche der modernen Architektur durchdringende Gestaltungsansatz, die Erfordernisse der Nutzer (Pfleger und Kranke), also etwaige praktische Bedürfnisse mitzudenken, wurde in der zeitgenössischen Presse gewürdigt: „Auf die vielen Kranken, die hier weilen werden, um ihrem Herrn zu dienen, hat Otto Wagner in weit größerem Maße Rücksicht genommen: Versteht er es doch wie kein zweiter, die Forderungen einer modernen Hygiene mit baukünstlerischen Prinzipien zu vereinigen. Gerade in hygienischer Beziehung ließen unsere Kirchen bisher wohl vieles zu wünschen übrig. In dem neuen Gotteshause sind aber alle hygienischen Gebote erfüllt. Es genügt, wenn man hervorhebt, daß selbst ein Bad sich in dem Raume neben der Sakristei befindet. [...] Das Gotteshaus, das eigentlich doch nur als Anstaltskirche gedacht, wird weit über die Grenzen der neuen Anstalt hinaus Aufsehen erregen und dem Ruhm der Wiener architektonischen Kunst zu neuem Glanze verhelfen."[26]

1 WAGNER 1914, S. 128.
2 KRAUS 1991, S. 95.
3 CALTANA 2011, S. 36.
4 BÉKÉSI 2014, S. 94.
5 PAUL 1910, S. 64.
6 SCHLUSSBERICHT 1909, S. 4.
7 HOFMOKL 1910, S. 125.
8 BERGER 1907, S. 26.
9 HOFMOKL 1910, S. 156–157.
10 SCHLUSSBERICHT 1909, S. 101.
11 BERGER 1907, S. 25.
12 SCHLUSSBERICHT 1909, S. 109.
13 Deutsches Volksblatt, 6.10.1907, S. 4.
14 HOFMOKL 1910, S. 202.
15 SCHLUSSBERICHT 1909, S. 160.
16 SCHLUSSBERICHT 1909, S. 160.
17 WAGNER 1914, S. 130.
18 BERGER 1907, S. 27.
19 HOFMOKL 1910, S. 127.
20 SCHLUSSBERICHT 1909, S. 159.
21 HOFMOKL 1910, S. 127.
22 HOFMOKL 1910, S. 157.
23 WAGNER 1914, S. 90.
24 Vgl. Den Beitrag von Richard Kurdiovksy.
25 WAGNER 1907, o. S.
26 Neues Wiener Journal, 6.10.1907, S. 4.

Sabine Plakolm-Forsthuber

# Behagliche Wohnstätten für „Nervenkranke". Zur Innenausstattung und Möblierung am Steinhof

Schon im Zuge der Vorarbeiten für den Steinhof war allen Beteiligten klar, dass sie der Innenraumgestaltung eine verstärkte Aufmerksamkeit widmen müssten: „Eine besondere Fürsorge muss der inneren Ausstattung der Landes-Irrenanstalten zugewendet werden, nachdem das Land Niederösterreich der modernen Tendenz, die Irrenanstalten des spitalsmäßigen Charakters zu entkleiden und zu behaglichen Wohnstätten für die Kranken, welche in denselben oft ihr ganzes Leben zubringen müssen, zu gestalten, bisher nur in sehr ungenügendem Maße Rechnung getragen".[1] Eine Konsequenz daraus war die Zurücknahme des nüchternen, an eine Verwahranstalt gemahnenden Charakters; schon in Mauer-Öhling ein Thema, erfolgte dies in noch größerem Ausmaß in Steinhof. So wurden die Krankenzimmer der Hauptanstalt, die in den Abteilungen der Pflegeanstalt vorerst noch das Inventar der alten „Irrenanstalt" beinhaltete, mit einem bläulichgrünen Ölanstrich versehen. Manche Fotos zeigen eine dekorative Abschlussbordüre in der Art, wie es in den als vorbildlich erachteten „englischen Irrenanstalten" Usus war. Vergegenwärtigt man sich die Selbst- und Gruppenbildnisse des ab 1905 in Mauer-Öhling behandelten psychiatrischen Patienten Josef Karl Rädler (1844–1917), so erkennt man den als beruhigend eingestuften farbigen Wandanstrich sowie die floralen Friese in den Schlaf- und Aufenthaltsräumen der Pavillons, die der ehemalige Porzellanmaler mit größter Genauigkeit und Detailverliebtheit wiedergegeben hat.[2]

Der markanteste Unterschied zu den herkömmlichen Anstalten lag sicherlich in der Helligkeit der Räume, der ausreichenden Durchfensterung und der Raumhöhe, um den aus hygienischen und medizinischen Gründen geforderten Luftkubus zu gewährleisten. Zudem befanden sich in allen Pavillons Tagräume, in denen zumindest ein Billardtisch oder ein Piano zur Aufstellung gelangte. Blumentische und einfache Sitzgruppen sowie Bilder an den Wänden ergänzten die einfache Ausstattung. Insgesamt sollten die „Krankenräume wohl ein freundliches und wohnliches Aussehen erhalten, im übrigen aber jeder Luxus vermieden und die größte Einfachheit" eingehalten werden.[3]

### Die Innenräume des Sanatoriums

Bei der Ausstattung des Sanatoriums hatte man höhere Ambitionen, hier sollten sich „Kranke aus den besten Gesellschaftskreisen mit den verwöhntesten Ansprüchen" angesprochen fühlen. Zum einen war die Konkurrenz auf dem Gebiet der Privatsanatorien um 1900 im In- und Ausland groß, zum anderen war man sich bewusst, dass „namentlich für die freiwillig eintretenden und Heilung suchenden Nervenkranken

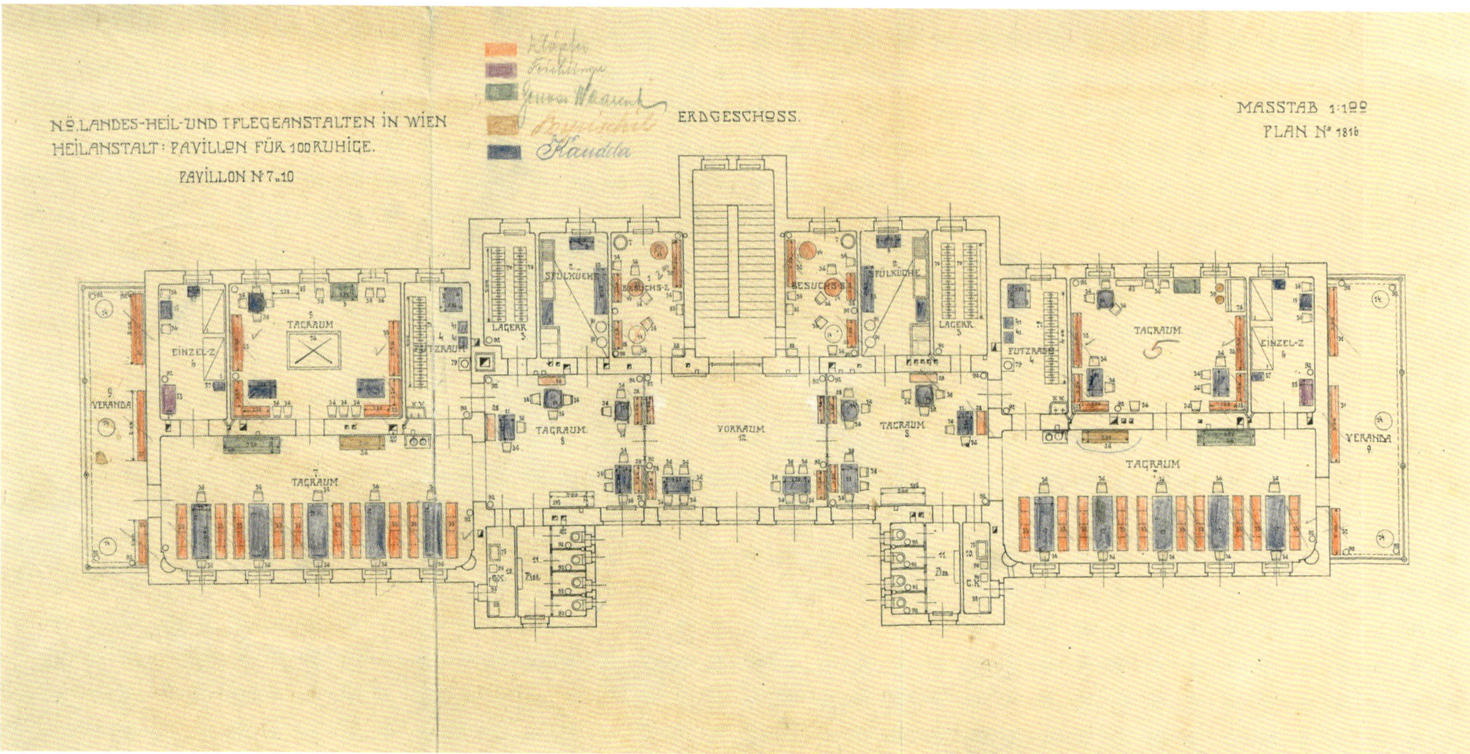


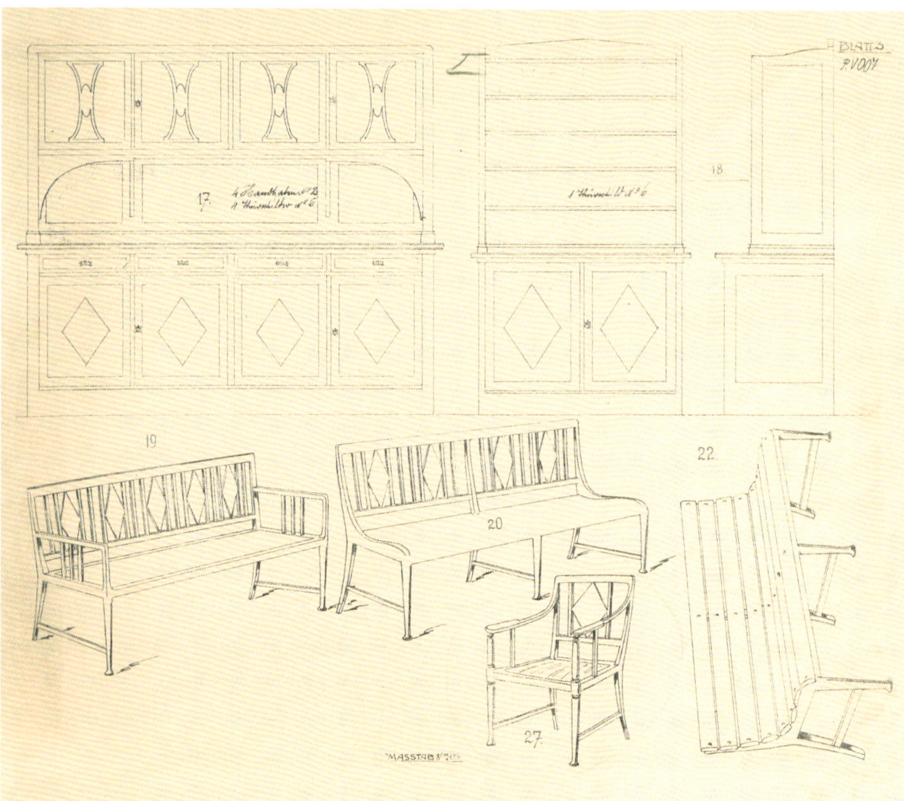

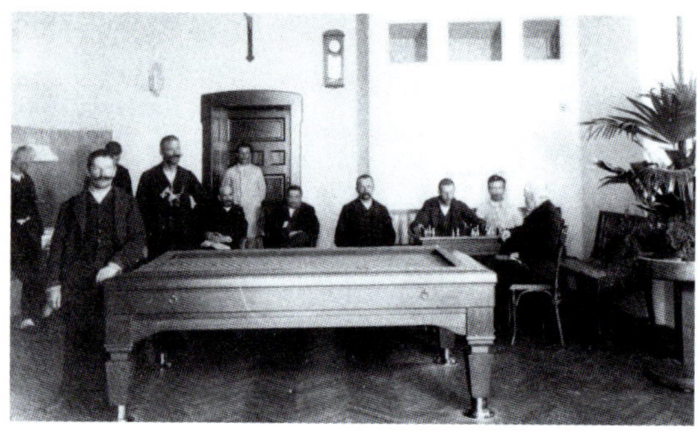

↖ Dieser farbig angelegte Plan eines Pavillons für Ruhige (7, 10) markiert die Vergabe der Tischlereiarbeiten in den Tag- oder Besuchsräumen an verschiedene Firmen wie Klöpfer (rot), Kaudela (blau), Pospischil (braun) u. a.

← Die Möbel für die Anstalt wurden nach Katalogen in den Warenhallen der Tischlermeister bestellt.

↑ Die Möblierung mit Billardtischen, kleinen Sitzgruppen, Blumenarrangements und das Aufhängen von Bildern und Uhren an den mit Bordüren abgeschlossenen Wänden sollten Behaglichkeit erzeugen.

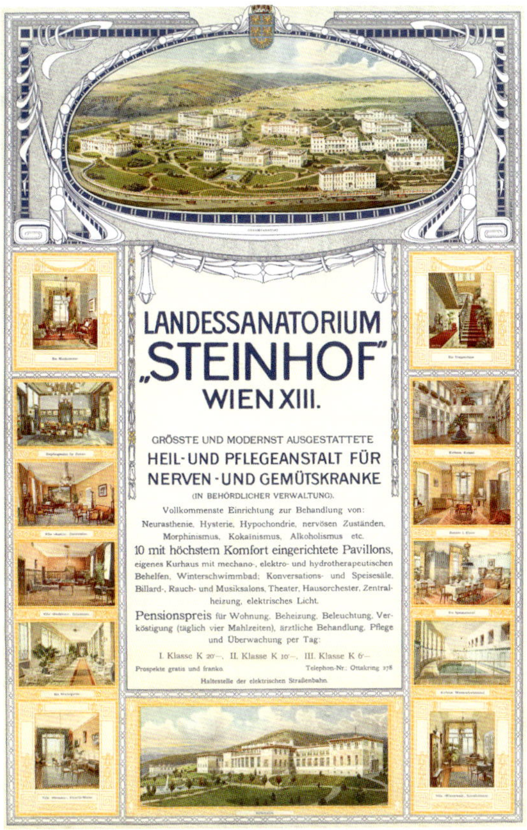
LANDESSANATORIUM
„STEINHOF"
WIEN XIII.
GRÖSSTE UND MODERNST AUSGESTATTETE
HEIL-UND PFLEGEANSTALT FÜR
NERVEN-UND GEMÜTSKRANKE
(IN BEHÖRDLICHER VERWALTUNG).
Vollkommenste Einrichtung zur Behandlung von:
Neurasthenie, Hysterie, Hypochondrie, nervösen Zuständen, Morphinismus, Kokainismus, Alkoholismus etc.
10 mit höchstem Komfort eingerichtete Pavillons,
eigenes Kurhaus mit mechano-, elektro- und hydrotherapeutischen Behelfen, Winterschwimmbad; Konversations- und Speisesäle, Billard-, Rauch- und Musiksalons, Theater, Hausorchester, Zentralheizung, elektrisches Licht.
Pensionspreis für Wohnung, Beheizung, Beleuchtung, Verköstigung (täglich vier Mahlzeiten), ärztliche Behandlung, Pflege und Überwachung per Tag:
I. Klasse K 20·–, II. Klasse K 10·–, III. Klasse K 6·–
Prospekte gratis und franko.
Telephon-Nr.: Ottakring 278
Haltestelle der elektrischen Straßenbahn.

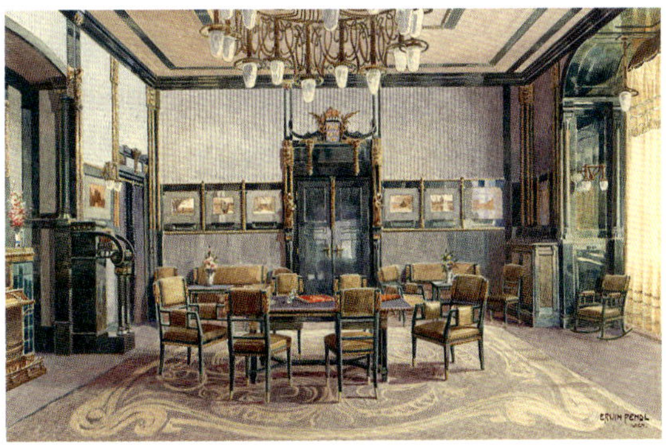

↑ Das Sanatorium warb mit den von Erwin Pendl künstlerisch ausgestalteten Plakaten und Broschüren und versprach höchsten Komfort sowie modernste Therapien.

↑ Der noch weitgehend erhaltene Empfangsraum im Pavillon 26 vermittelt eine gute Vorstellung von der ehemaligen üppigen Innenausstattung und Farbstimmung.

[...] die Beschaffenheit der Wohnräume als Faktor der psychiatrischen und neurologischen Therapie eine wichtige Rolle" spielt.[4]

Broschüren und Plakate warben ganz gezielt mit Bildern aus dem Sanatorium,[5] wobei die Pavillons der sogenannten Unruhigen und Unreinen im Einzelnen nicht dokumentiert wurden; hier war die individuelle Möblierung aus medizinischen Gründen deutlich reduziert und deshalb kein Gegenstand der Werbeoffensive. Man betrieb eine intensive Öffentlichkeitsarbeit in Zeitungen, Journalen und fachspezifischen Zeitschriften; die Anstaltsleitung war sich bewusst, dass man mit der Wien-nahen Lage, dem Wienerwald und vor allem mit einem gediegenen, bürgerlichen Ambiente punkten konnte. Ziel war es, einen den „Bedürfnissen eines Hotels"[6] angepassten Komfort anzubieten. Das bedeutete: Therapien direkt im Kurhaus, kleine Einheiten und unterschiedliche Klassen bei der Zimmerbelegung, Möglichkeiten zum individuellen Rückzug, aber auch Gemeinschaftsräume zum Speisen sowie zur Freizeitgestaltung, Unterhaltung und Zerstreuung im Theater sowie sportliche Aktivitäten im Freien und eine seelsorgerische Betreuung in der Kirche.

Bei der Rekonstruktion der einstigen Ausstattung ist man auf historische Fotos und auf die Aquarelle des Architektur- und Vedutenmalers Erwin Pendl (1875–1945) angewiesen, die eben jene zur Vorlage nahmen. Im Unterschied zu den Schwarz-Weiß-Fotos vermitteln sie immerhin eine Vorstellung von der einstigen Farbstimmung. Problematisch ist jedoch, dass heute nur mehr vereinzelt Möbel oder weitgehend intakte Innenräume erhalten sind. Letztere findet man dort, wo Räume mit hölzernen Wandverkleidungen oder Lambris versehen wurden wie etwa im Konferenzzimmer des Administrationsgebäudes (C) oder im Empfangsraum des Pavillons 26. Wandverbunden sind auch die Wandgemälde im Theater oder im Kurhaus, ferner etliche Glasfenster wie beispielsweise im Kurhaus, den Wandelgängen oder diversen Treppenhäusern.

Bewegliche Möblierung unterliegt naturgemäß am stärksten der Mode und dem Zeitgeschmack und wird am häufigsten ersetzt. Ein weiterer Grund für den raschen Austausch des Mobiliars lag im Funktionswechsel. Im Zuge der Umwidmung zur Lungenheilstätte Baumgartnerhöhe im Jahr 1923 wurden Zimmer zusammengelegt und mit funktional entsprechenden und hygienisch leicht zu reinigenden Möbeln ausgestattet. Das Rote Wien war stolz darauf, dass die ehemals luxuriösen Bauten als hygienische „Heilstättenpavillons" der Allgemeinheit dienten.[7]

## Tischler und Möbelfirmen

Um zeitgerecht eröffnen zu können, kam es spätestens im Dezember 1906, vermutlich aber schon früher, zu Bestellungen bei Möbelfirmen und Tischlern. Seitens der Bauleitung muss es ziemlich konkrete Vorgaben und Vorstellungen bezüglich der künftigen Möblierung gegeben haben. Ein Großteil der Aufträge erging an die genossenschaftlich organisierten Warenhallen und Möbelhäuser der Tischlermeister sowie an Kunst- und Möbeltischler,[8] deren „Kundenkreis sich vornehmlich aus den wohlhabenden Bürgerkreisen zusammensetzt" und in dem viele der „kleinen Wiener Meister" organisiert waren, wie Adolf Loos zu berichten wusste.[9]

Man wollte solide Hand- und Qualitätsarbeit, aber keineswegs extravagante oder modische Möblierungen oder Materialien. Ein Großteil der Möbel mussten naturgemäß Serienmöbel sein, die in größeren Produktionsmengen, wie z. B. die Bestuhlung des Theaters, hergestellt werden konnten. Schon bei der Einrichtung von Mauer-Öhling hatte man bei „Beschaffung der Einrichtung an Möbeln und sonstigen Hausgeräth" Wert darauf gelegt, nach „Thunlichkeit auf die kleineren Gewerbsleute Rücksicht" zu nehmen.[10] So wurde der „gesamte Bedarf an Möbeln der Warenhalle der Tischlermeister Wiens [...] unter der Bedingung übertragen, dass die Anfertigung der Möbel Kleingewerbetreibenden übertragen werden muss."[11] Ähnlich wird man in Steinhof vorgegangen sein.

Als Reaktion auf die 1859 erfolgte Gewerbefreiheit und Gewerberechtsreform, die die alte Zunftordnung abgelöst hatte, schlossen sich viele handwerkliche Betriebe, so auch die Tischler, verstärkt zu Genossenschaften zusammen, um gegenüber der aufkommenden Industrieproduktion wettbewerbsfähig zu sein. Sie besaßen gemeinschaftliche Maschinenbetriebe, Rohstoff- und Musterlager, unterhielten diverse Verkaufs- und Warenhallen[12] und beschleunigten so ihrerseits den Niedergang des Kleingewerbes.[13]

Die finanziell größten Aufträge schöpften bekannte Tischlereien ab wie der Kunstmöbel-Fabrikant Johann Klöpfer, der ab 1883 den Titel eines k. u. k. Hofkammerlieferant trug. Die Firma des 1904 verstorbenen Klöpfer wurde von seiner Witwe Eleonore übernommen und von beider Sohn August bis 1928 weitergeführt.[14] Im etwa gleichen Umfang ergingen Bestellungen an Anton Pospischil, den Besitzer der renommierten, 1871 gegründeten Wiener Kunstmöbelfabrik.[15] In den Auflistungen finden sich auch die Gebrüder Thonet, eine der wichtigsten Firmen für Bugholzmöbel, der k. u. k. Hoftischler- und Möbelfabrikant Ludwig Schmidt (d. Ä., 1849–1906; Ludwig Schmidt d. J., 1880–1957)[16], ferner Aug. & Karl Kaudela oder Josef Feichtinger. Stoffe und Teppiche lieferte die Firma Johann Backhausen, Tapeten und Linkrusta Max Schmidt.

### Der angemessene Stil: Zwischen Wohnlichkeit und Eleganz

Zum Zeitpunkt, als es an die Möblierung dieser großen Anlage ging, hatte die theoretische und künstlerische Auseinandersetzung bezüglich raumkünstlerischer Fragen und des modernen Stils einen Höhepunkt erreicht. Als Reaktion auf die anfänglichen Misserfolge, die das Kunstgewerbe auf den ersten Weltausstellungen hinnehmen musste, war 1863 das k. k. Österreichische Museum für Kunst und Industrie nach dem Vorbild des South Kensington Museums in London gegründet worden. Zugleich wurde die Reform der kunsthandwerklichen Ausbildung in den diversen Fachschulen der Kronländer vorangetrieben. Große Aufmerksamkeit galt dem Tischlereigewerbe, das eben damals immer stärker von Seiten der Architektenschaft vereinnahmt wurde. Der Tischler habe, wie Adolf Loos 1898 zynisch anmerkte, einen „neuen vormund" bekommen: „Das war der architekt."[17] Die Architekten hatten das Interieur als wichtiges Gestaltungsgebiet entdeckt. Das galt im besonderen Maß für Interieurs von gesamtkunstwerklichem Charakter, also der engen gestalterischen Verbindung von Raumkonzept und Mobiliar. An der Wahl der Werkstoffe sowie ihrer materialgerechten oder materialwidrigen Verarbeitung entzündeten sich heftige Kontroversen, namentlich zwischen Josef Hoffmann und Adolf Loos. Eine wichtige Rolle spielte dabei der Tischler, der eng mit dem Architekten kooperierte, dessen Entwürfe umsetzte und seinerseits von der Zusammenarbeit profitierte, wie beispielsweise die auch in Steinhof beauftragten Johann Klöpfer oder Anton Pospischil. Manche Tischlereibetriebe konnten sich so gut profilieren, dass sie eigenständige, moderne Entwürfe für den Markt anboten, die auf Kunstausstellungen oder im k. k. Österreichischen Museum für Kunst und Industrie präsentiert wurden. Hierbei sprach man von Kunstmöbeln (im Gegensatz zu den herkömmlichen Tischlermöbeln).[18]

Um 1900 galt der historistische Stil in der Möbelkunst als weitgehend überwunden bzw. unmodern. Wenn Bedarf an historischen Stilen bestand, so war

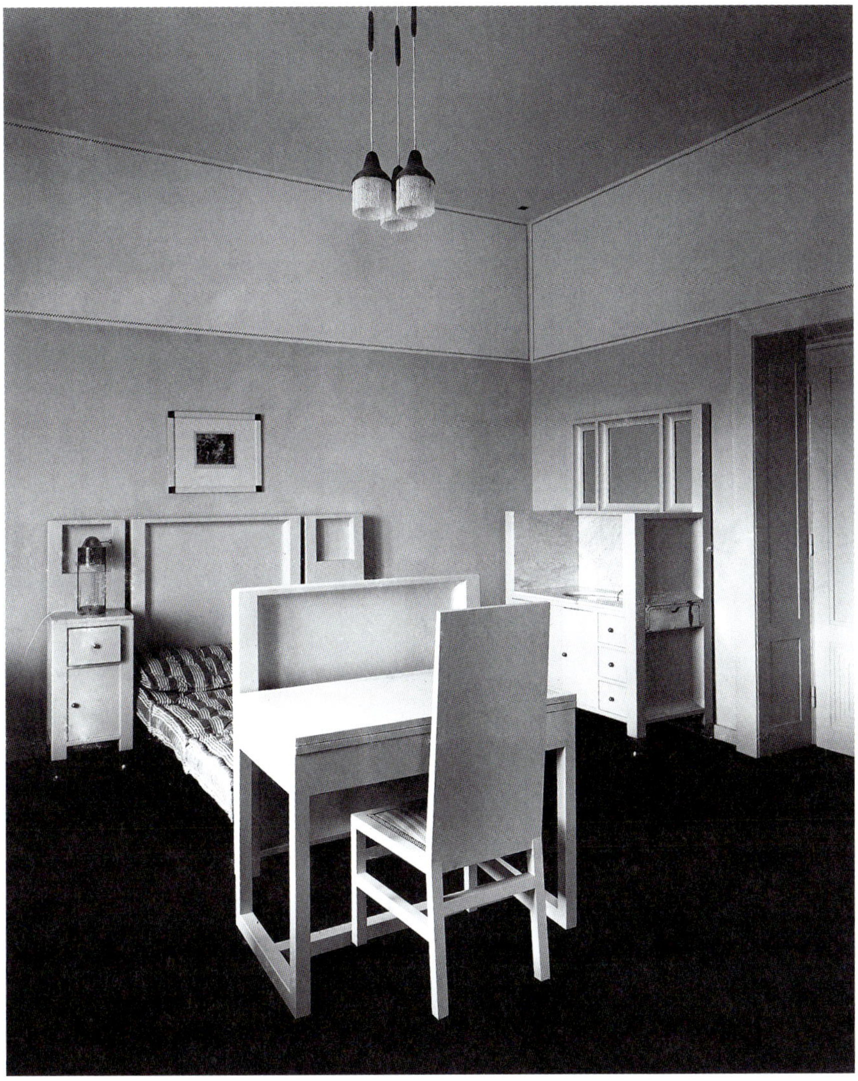

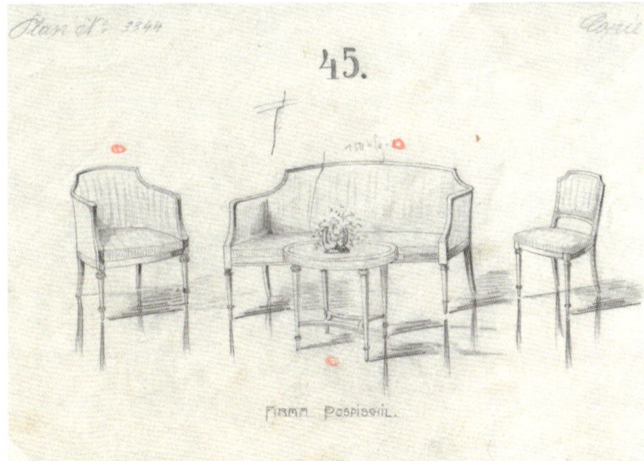


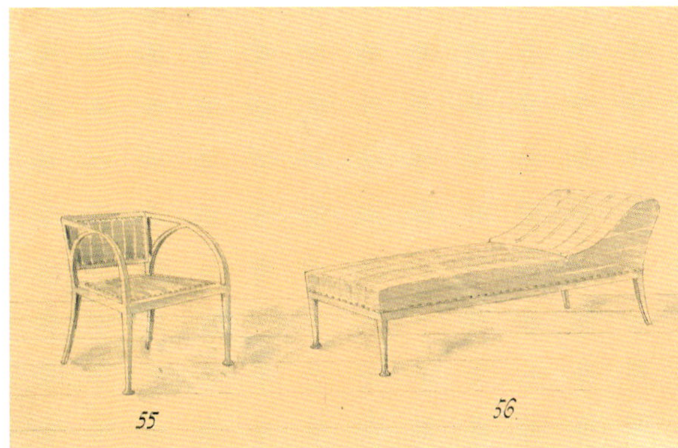


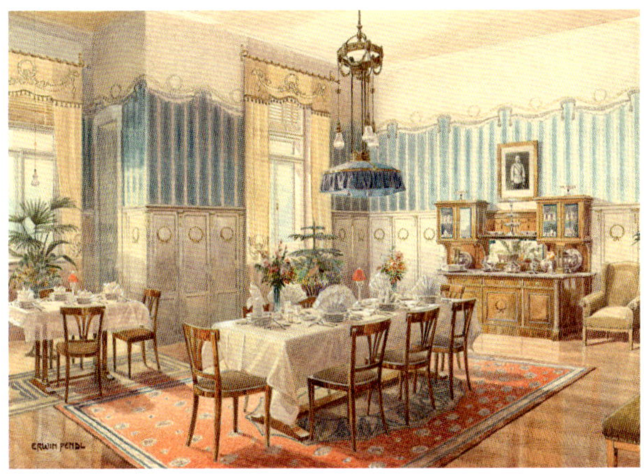

↑ Josef Hoffmanns weiße, kubische, eher klinisch anmutende Möblierung der Krankenzimmer des Sanatoriums Purkersdorf stand im Gegensatz zu jener in Steinhof, die eine vertraute Gemütlichkeit hervorrief.

↗ Eine typische, an den Biedermeierstil angelehnte Sitzgruppe der Firma Pospischil.

→ Einzelmöbel und ausgewählte Möblierungen für das Sanatorium bezog man bei renommierten Tischlern, wie der Firma von Johann Klöpfer.

↘ In den Pavillons, wie hier im Speiseraum der Villa Vindobona, pflegte man eine bürgerliche Wohnkultur.

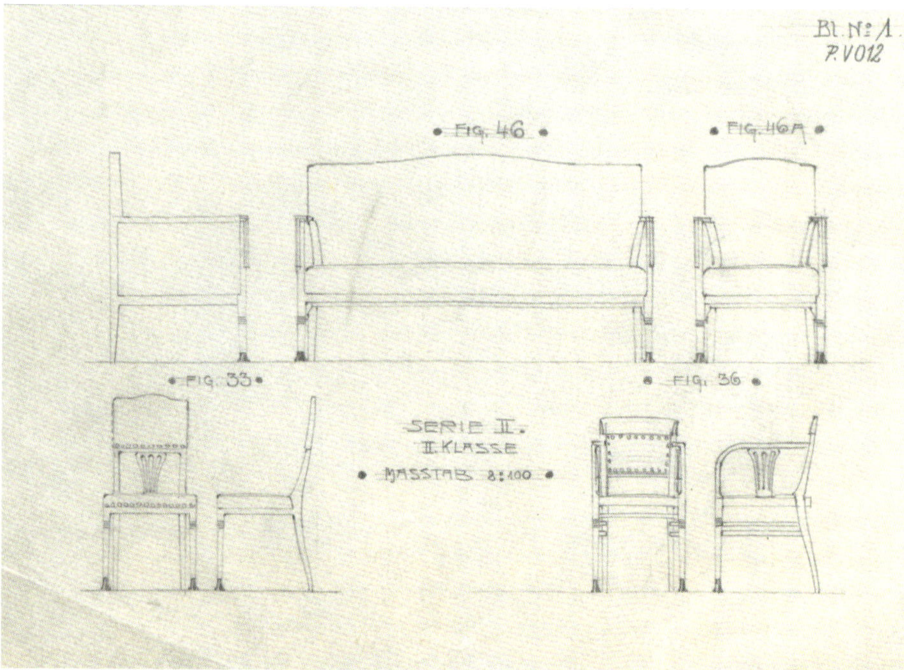


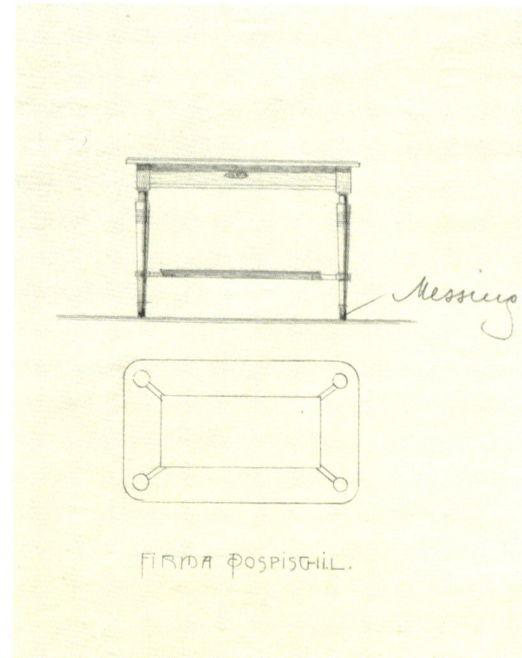


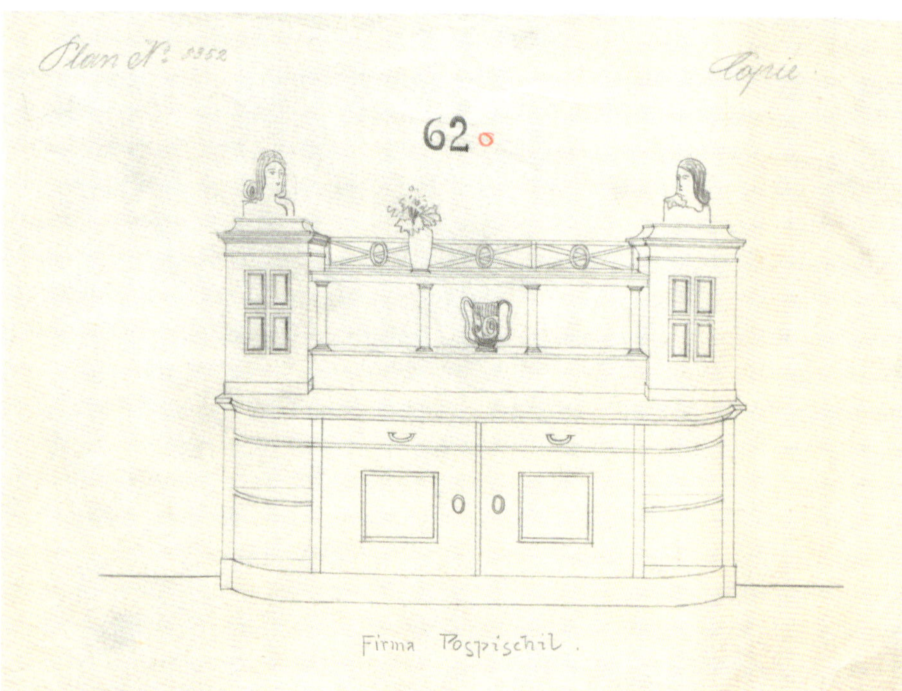


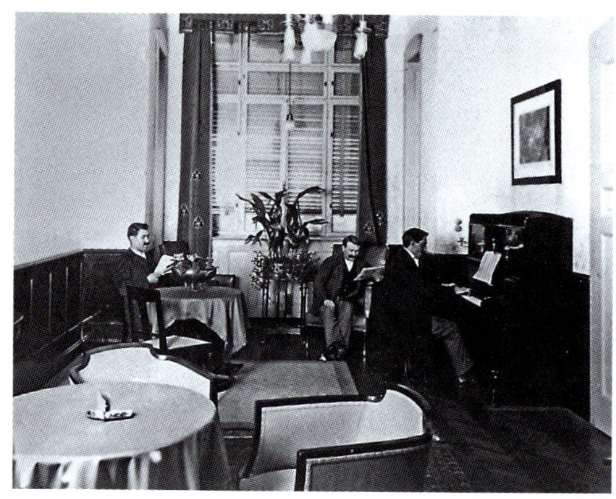

↖ Bei der Möblierung differenzierte man zwischen der 1. und 2. Klasse hinsichtlich Material, Verarbeitung und Dekor.

↑ Die meisten Tisch- und Stuhlbeine wurden durch Messingmanschetten gegen die Nässe beim Aufwaschen geschützt.

← Dieses secessionistisch anmutende Buffet der Firma Pospischil kam in Speisesälen und Tagräumen des Sanatoriums zur Aufstellung.

↑ Patienten beim Klavierspielen und Lesen in bequemen Armlehnstühlen im Musikzimmer der Villa Hermann.

man bestrebt, das Mobiliar korrekt, also stilgetreu nach historischen Vorlagen zu produzieren. Selbst Loos vertrat die Auffassung: „entweder genau kopieren oder etwas neues schaffen. Ein drittes gibt es nicht.“[19] Eine starke antihistoristische Gegenbewegung vertrat die Wiener Secession, deren anfangs floraler und kurvig-linearer Stil nach wenigen Jahren von einem geometrischen, kubisch geprägten abgelöst wurde; beide Tendenzen des Jugendstils fanden auch im Interieur ihren Niederschlag. Ihr Stilgestus orientierte sich an der englischen Arts and Crafts-Bewegung sowie an den schottischen Künstlern im Umkreis von Charles Rennie Mackintosh (1868–1928), die auf der 8. Secessionsausstellung 1900 große Erfolge feierten. Eine zweite wichtige Anregung bot, trotz der Ablehnung jedweder Tradition, das Biedermeier; seine funktionsgerechte Formgebung erfuhr in der Interieurkunst eine Wiederbelebung und konvenierte noch am ehesten mit den als mustergültig erachteten englischen Gebrauchsmöbeln. 1904 versah Joseph August Lux in der Zeitschrift Hohe Warte einen programmatischen Artikel mit dem Titel *Biedermeier als Erzieher*; er beschrieb diese bürgerliche Geschmackskultur als eine zur „Sachlichkeit“ erziehende, die überdies die gesellschaftlichen Klassen zu überwinden helfe.[20]

Festzuhalten ist, dass die Bauleitung des Steinhof bei der Möbelbestellung keinen der hier genannten Architekten beauftragte, obwohl doch z. B. Josef Hoffmann, unter Einbeziehung der Wiener Werkstätte, in eben diesen Jahren 1904–05 das Sanatorium in Purkersdorf ausstattete. Seine weißen, glatten, kubischen Möbel, die den hygienischen Erfordernissen bestens entsprachen, waren für Steinhof kein Vorbild und wären auch nicht finanzierbar gewesen. Das vornehme Purkersdorfer Kurhaus, in dem zwar auch Nervenkrankheiten, aber nicht wirklich schwere psychische Fälle behandelt wurden, war mit der Steinhofer Großanlage nicht vergleichbar. Das folgt auch daraus, dass der dem Psychiater Richard von Krafft-Ebing 1902 nachfolgende Besitzer Viktor Zuckerkandl, ein bekannter Industrieller und Kunstsammler, eine elitäre Klientel ansprach.[21]

Wirft man nun einen Blick auf die für Steinhof angefertigten Entwürfe von Einzelmöbeln oder Darstellungen kompletter Interieurs, so zeigen diese eine Differenzierung nach verschiedenen Klassen (1. oder 2. Klasse) und hinsichtlich der Ausführungsqualität. Auf Basis dieser Musterblätter erfolgten die Auswahl und entsprechend die Bestellungen hinsichtlich Stückanzahl, Materialausführung oder Bespannung (Leinen, Leder, Seide). Auch wenn sich vereinzelt Möbel den Entwürfen zuordnen lassen, scheint es wesentlicher, hier eine allgemeine Beschreibung des Mobiliars zu geben, da sich hierbei ein einheitlicher stilistischer Trend festmachen lässt.

Wollte man einen übergeordneten Stilduktus benennen, so würde man dem am ehesten mit dem Begriff der biedermeierlichen Wohnkultur gerecht werden, die auf Repräsentation verzichtet. Das zeigt sich zum einen in der den Tätigkeitsbereichen entsprechenden Raumaufteilung wie Musik-, Ess-, Speise-, Billard-, Empfangs-, Gesellschafts- oder Rauchzimmer etc., zum anderen im Gestus des Mobiliars, das einfache klare Formen aufweist und auf historisierende Details, auf Dekorelemente oder gedrechselte Teile verzichtet. Das einzige Motiv, das auf Möbeln, Wandlambris, Gardinen oder auf Tapeten wiederkehrt, ist ein ovaler Blumenkranz mit seitlich herabhängenden Bändern, der in unterschiedlichsten Variationen ebenso an Gittern, Toren oder Geländern Verwendung fand. Der weitgehende Ornamentverzicht war wohl kaum Programm im Loos'schen Sinne, sondern das Ergebnis ökonomischer Beschränkungen und vielleicht auch Ausdruck psychohygienischer Überlegungen.

## Die Möbel im Detail

Die Möbel wurden so gewählt, dass sie zu einzelnen Gruppen arrangiert werden konnten. Sie wirken leicht, insbesondere aufgrund der bei Tischen oder Stühlen verwendeten sich verjüngenden Beine, die in Fußmanschetten aus Messing steckten; ein Zugeständnis an das nasse Aufwaschen der Böden. Die Umrisse der Tische, die in diversen Größen und Verarbeitungen bestellt wurden – vom einfachen Blumen-, Beistell-, Schreib- bis hin zum Ess- und Billardtisch –, hatten schmale, rechteckige oder runde Platten. Kästen, Kommoden, Toiletten, Betthäupter oder Nachtkästchen zeigten entsprechend klare Umrisse, kaum Profile; diejenigen der 1. Klasse besaßen Einsätze aus facettiertem Glas. Die meist mit Verstrebungen oder rautenförmigen Motiven durchbrochenen Stuhllehnen und die mit gebogenen, z. T. gepolsterten Arm- und Rückenlehnen versehenen Fauteuils wirken bequem und praktikabel. Insgesamt ergibt sich der Eindruck, dass geschmacklich funktionelle Möbel ausgewählt wurden. Der wohnliche Charakter wird durch die reiche Verwendung von Teppichen, Lüster und farbig gestreiften oder mit Blumenmuster versehenen Tapeten sowie Gardinen erzeugt, die kontrastierend entweder in Blau oder Gelb gehalten waren. Ziel der Anstaltsleitung war es, den Kranken eine gewohnte, ihren bürgerlichen Ansprüchen vertraute, behagliche Umgebung anzubieten und kein klinisches, nur hygienischen Ansprüchen genügendes Spitalsambiente. Der Raum sollte die Nerven nicht erregen, sondern beruhigen, aber nicht gleichsam abfrieren. Auf den Fotos wird deshalb der geordnete bürgerliche Alltag inszeniert; man sieht feierlich gedeckte Tische, ein mit prunkvollem Tafelservice dekoriertes Büffet, Bedienstete, die Speisen servieren oder zeitunglesende Herren am Sofa oder am Klavier.

Die zeitgenössische Presse reagierte einhellig positiv, hob Anton Pospischils Möblierungen als „stilgerecht und vornehm“ und als Ausdruck „modernster Innendekoration“[22] hervor. Exemplarisch zeigt das etwa der Entwurf eines Buffets (Nr. 62) für das Speisezimmer oder die Ausstattung des Malerateliers im Gesellschaftshaus.

Welche Firma die nahezu extravagant wirkenden Korbstühle, -liegen und Strandkörbe auf der Terrasse des Kurhauses oder die Korbsessel in den Wandelgängen lieferte, ist nicht eindeutig festzustellen. Möglichweise stammten sie von der Firma Thonet oder der Korbmöbel-Firma Tiefenbachers Söhne.

An die Firma Backhausen ergingen Bestellungen „für ungefähr 2000 Quadratmeter Teppiche aller Qualitäten, und zwar zumeist Knüpfteppiche in solidester, dauerhaftester Herstellung und in modernsten sowie namentlich zweckentsprechendsten Dessins, die in größter Mannigfaltigkeit in den eigenen Ateliers der Firma entworfen wurden [...]“. Backhausen lieferte zudem einfache „Teppiche für jene Teile der Anstalt, wo die unbemittelten Kranken untergebracht sind“. Insbesondere „hat die Firma [die] für die Räume des Sanatoriums zumeist im Biedermeierstil gehaltenen Prachtstücke beigestellt, wie sie dem vornehmen Charakter dieser Musteranstalt entsprechen.“[23] Die textile Ausstattung trug wesentlich dazu bei, die Zimmer geschmackvoll und zugleich anheimelnd zu gestalten.

Festzuhalten ist, dass kein Detail ungestaltet blieb. Das belegen die vielen Entwürfe für Karniesen, Stangen, Knäufe, Stützen, Türschutzgitter, Schutzgeländer, Türschilder oder Teppichstangen. Von Interesse sind die zahlreichen Uhrentwürfe. In den Pavillons befanden sich diverse Typen, von der einfachen runden Blechuhr bis hin zur aufwendigen Pendeluhr. Nahezu alle Räume waren mit Uhren versehen. Ihre Bedeutung lag in der Reglementierung des Tagesablaufs, also den Visiten, den Ausspeise-, Bade-, Therapie- oder Besuchszeiten; sie repräsentierten aber auch die Kontrollinstanzen. Die größte war die auf einem hohen Sockel, nach allen vier Himmelsrichtungen ausgerichtete Standuhr, die nach wie vor im Garten vor dem Administrations- bzw. Direktionsgebäude steht.

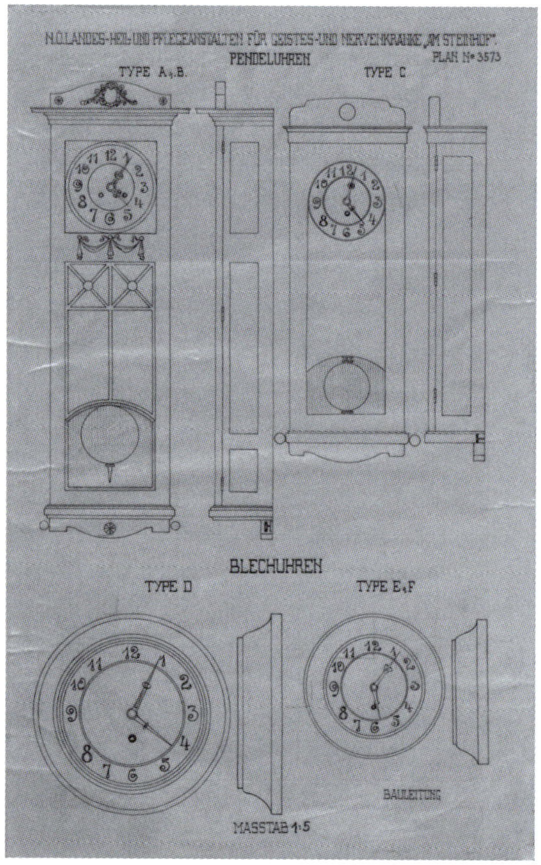


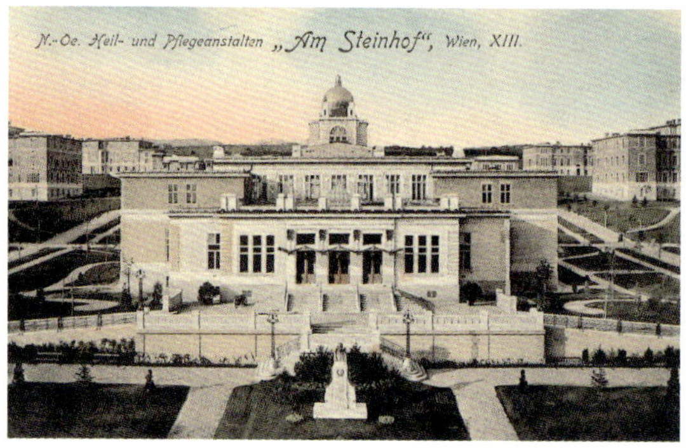


↑ Dem Entwurf von Pendel- und Blechuhren in unterschiedlicher Ausführung wurde besondere Aufmerksamkeit geschenkt. Sie regulierten den Tagesablauf, die Therapie- und Besuchszeiten.

↑ Dieses von der Administration aus aufgenommene Foto visualisiert die lineare, symbolische Hierarchie aus dem Blickwinkel des Direktors über die Kaiserbüste bis hin zur Kirche, also von der institutionellen zur staatlichen bis hin zur göttlichen Macht.

Ikonografisch betrachtet zeichnet sich hier eine lineare, symbolische Hierarchie ab: Die Regulierung des Anstaltslebens erfolgte unter den kontrollierenden Augen des Direktors, der seinerseits unter dem Schutz des Kaisers (Büste in der Achse hinter dem Administrationsgebäude) steht, über dem die Allmacht Gottes waltet (Darstellung Gottes im Glasfenster Kolo Mosers über dem Haupteingang der Kirche).

Wohnlichkeit, Bürgerlichkeit und Eleganz sind die Schlagworte, die bei der Innenausstattung zum Tragen kamen. Ausdrücklich sei festgehalten, dass es hier nicht um die Ausstattung privater Wohnungen ging, sondern um die im weitesten Sinne öffentlich zugänglichen Räume einer Krankenanstalt, die für die Dauer des Aufenthalts die vertraute Umgebung ersetzen sollten. Steinhof nimmt, aus der Distanz betrachtet, eine Mittelstellung zwischen der „weiß lackierten oder verkachelten, ‚waschbaren‘ Welt“[24] des Sanatoriums Purkersdorf und der mit historistischen Möbeln, Teppichen und Kunstobjekten angefüllten Arztpraxis eines Sigmund Freud ein, die dieser seiner Privatwohnung in der Berggasse angeschlossen hatte.

Natürlich gab es in und um Wien einige private Nerven-, Tuberkulose- oder Lungensanatorien,[25] die hinsichtlich Ausstattung und Geschmackskultur oder typologisch durchaus mit dem Sanatorium in Steinhof mithalten konnten. Aber nirgendwo gab es ein so großes, staatlich finanziertes Sanatorium, das sich auf eine psychiatrische Behandlung nach den neuesten medizinischen Erkenntnissen verstand und dennoch einen privaten oder fast häuslichen Charakter offerierte. Es war sicherlich die Kombination aus all den genannten Faktoren, die den Steinhof zu einer Erfolgsgeschichte werden ließen, ehe der Weltkrieg und die veränderten politischen Verhältnisse dieser gehobenen Institution ein Ende setzten.

1 BNÖLA 1896, S. 458.
2 HEIGHTON 2009.
3 SCHLUSSBERICHT 1909, S. 295.
4 SCHLUSSBERICHT 1909, S. 295.
5 THE PROVINCIAL SANATORIUM [1910].
6 SCHLUSSBERICHT 1909, S. 131.
7 DAS NEUE WIEN 1927, S. 492.
8 Die Aufträge gingen an: Genossenschaftliches Warenhaus der Kunst- und Möbeltischler Wiens, 6, Gumpendorferstr. 28 (eröffnet 1892 als Genossenschaftliche Warenhalle der Tischlermeister Wiens, 7, Lerchenfelderstr. Nr. 45, 1897 Übersiedlung in die Gumpendorferstr. 12–14 und Namensänderung); an 1898 Genossenschaftliches Möbelhaus der Wiener Tischlermeister im Kaiserhof, 6, Mariahilferstr. 76; Genossenschaftliches Möbelhaus und genossenschaftliche Warenhalle. Das neue, 1893 erbaute Genossenschaftshaus der Tischler befand sich in 5, Ziegelofengasse 31. JEDLICKA 1894.
9 Loos, Adolf: Der Fall Scala, in: Die Zeit, 9.4.1898, abgedruckt in: LOOS 1997, S. 32–33.
10 BNÖLA 1899, S. 383.
11 BNÖLA 1901, S. 411.
12 In Steinhof ergingen auch Aufträge an die Genossenschaft der Tapezierer, die Produktionsgenossenschaft zur Erzeugung von Luster etc.
13 BOYER 2010, S. 30.
14 Firmensitz: 4, Wienerstr. (Rechte Wienzeile) 37, Niederlassung Kärntnerring 1.
15 POSPISCHIL 1936. Bis 1902 befand sich die Fabrik in 5, Zentagasse 32, ab 1907 in 5, Wiedner Hauptstr. 133.
16 Firmensitz: 8, Florianig. 50, Verkaufsstelle: 1, Stephansplatz 6. 1880 wurde die Firma unter Anton Schmitt's Sohn, Kunst- und Möbeltischlerei registriert.
17 Loos, Adolf: Intérieurs. Ein Präludium, in: Neue Freie Presse, 5.6.1898, abgedruckt in: LOOS 1981, S. 70.
18 BEHAL 1988, S. 16.
19 Loos, Adolf: Kunstgewerbliche Rundschau II, in: „Die Wage“ 1898, abgedruckt in: LOOS 1981, S. 44.
20 LUX 1904, S. 145–155. – MODERNE VERGANGENHEIT 1981.
21 TOPP 1997.
22 Wiener Sonn- und Montags-Zeitung, 14.10.1907, S. 6.
23 Wiener Sonn- und Montags-Zeitung, 14.10.1907, S. 6.
24 HEVESI 1909, S. 216.
25 Private Heilanstalt Oberdöbling, gegründet 1891; Heilanstalt des Dr. W. Svetlin im 3. Bezirk, ab 1883. SCHNABERTH/KOBLIZEK 2012. – KORTZ 1906, S. 258. – SCHLÖSS 1912, S. 232–239, S. 257–263 – LEHNINGER 2012, S. 162–181. Als Lungensanatorium sei jenes im Wienerwald nahe Pernitz von 1903–04 erwähnt.

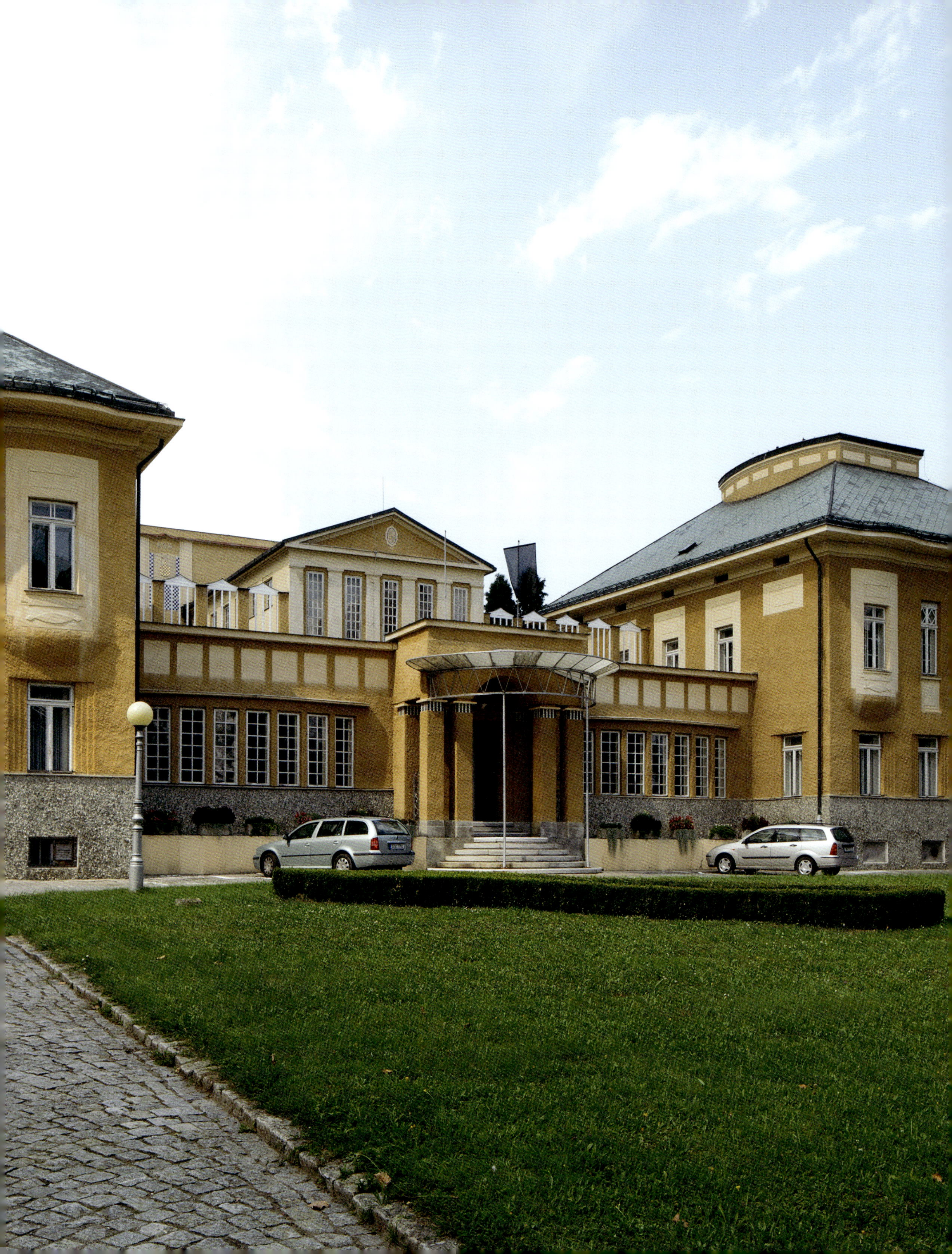

# Kremsier

Wolfgang Thaler

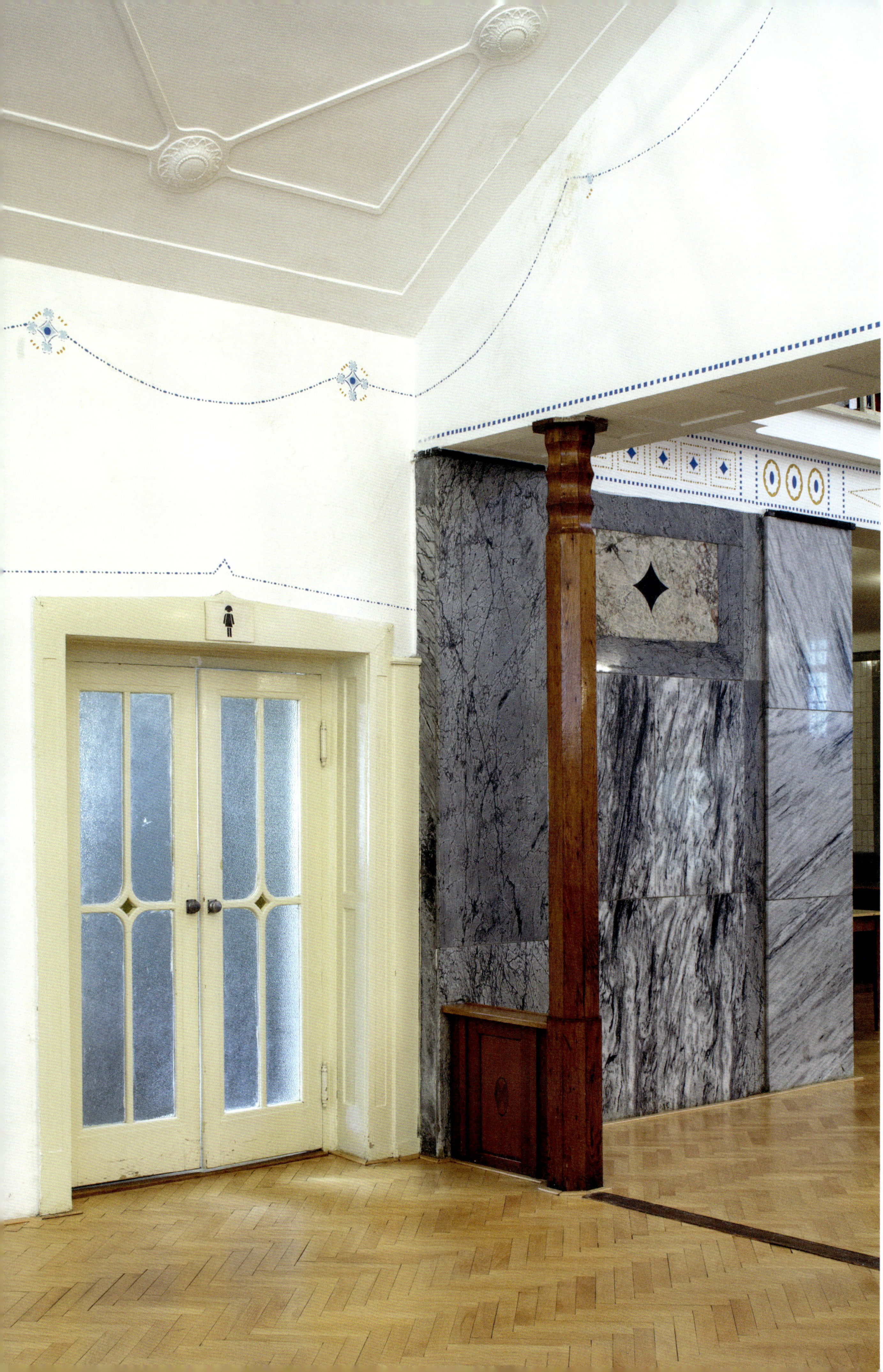

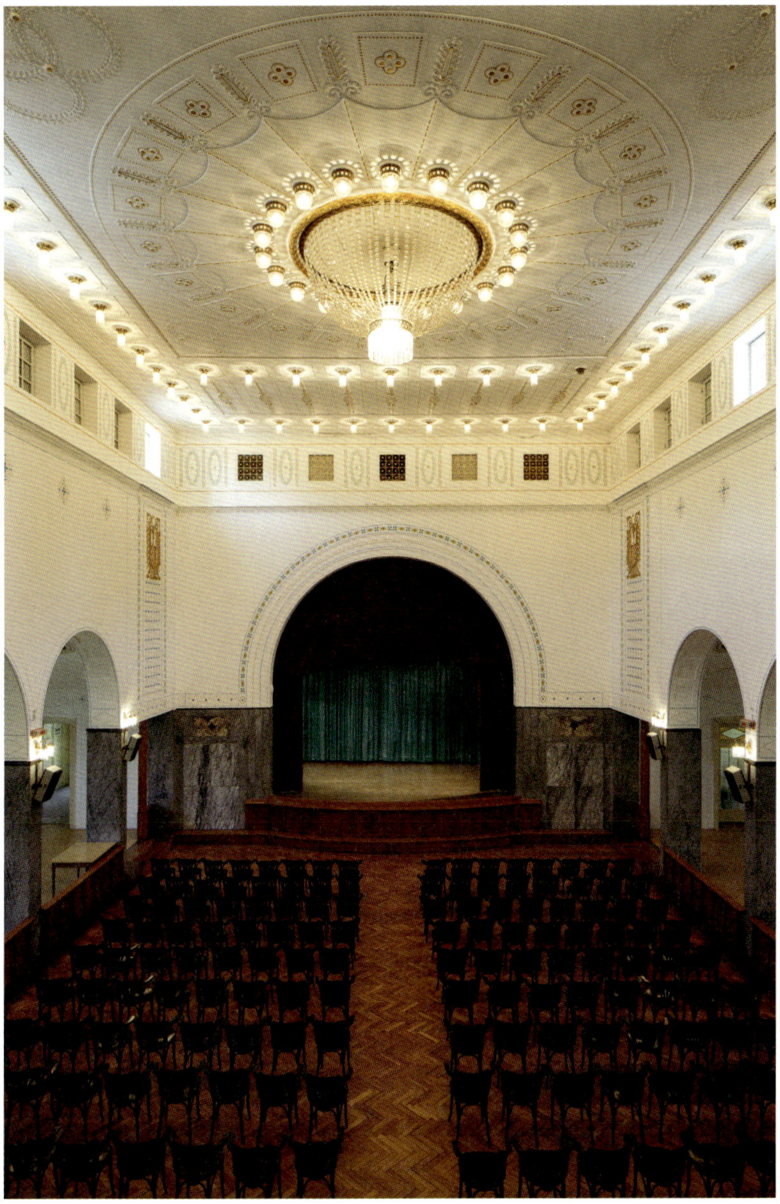

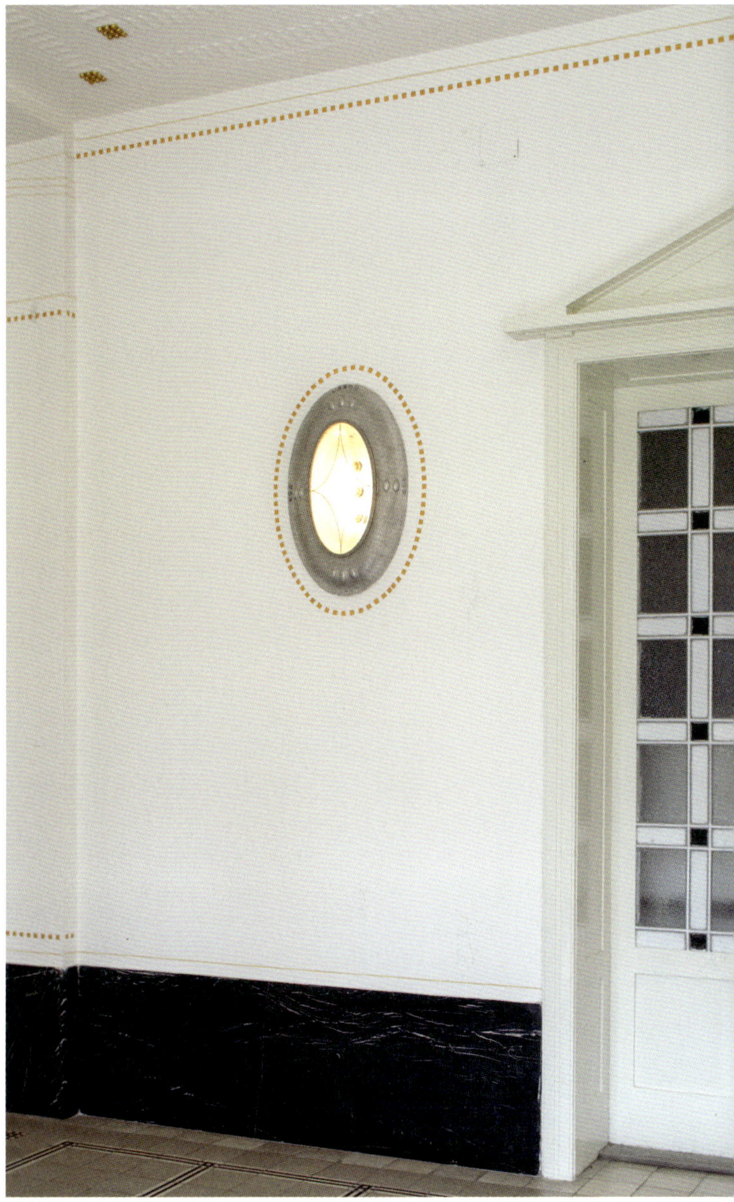

← S. 144 Verwaltungs- und Gesellschaftshaus.
← Verwaltungs- und Gesellschaftshaus, Detail aus dem dreischiffigen Festsaal.
↑ Verwaltungs- und Gesellschaftshaus, Festsaal.
↗ Verwaltungs- und Gesellschaftshaus, Eingangshalle, Detail.

→ S. 148 Kirche.
→ S. 149 Kirche, Innenraum.

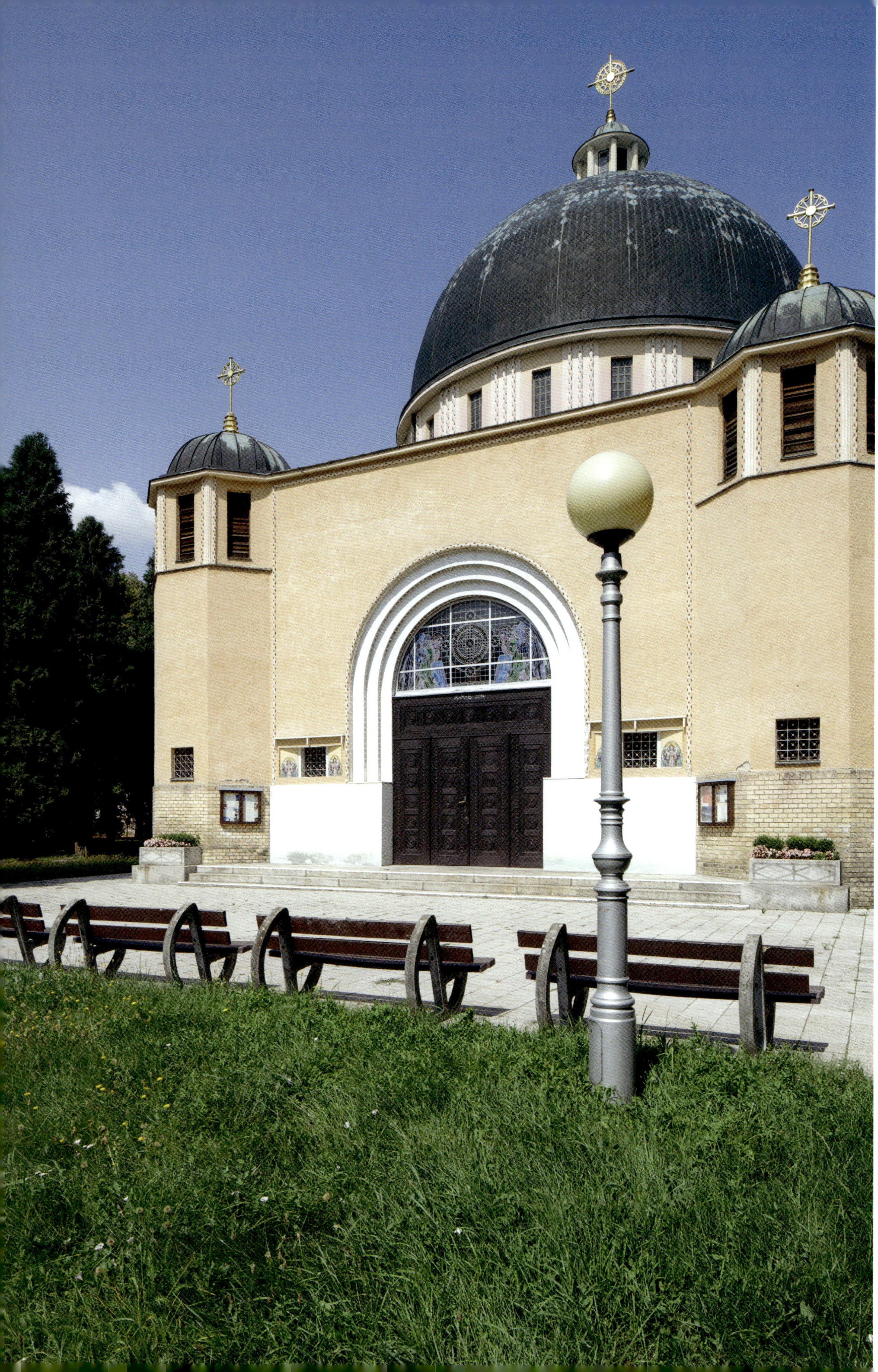

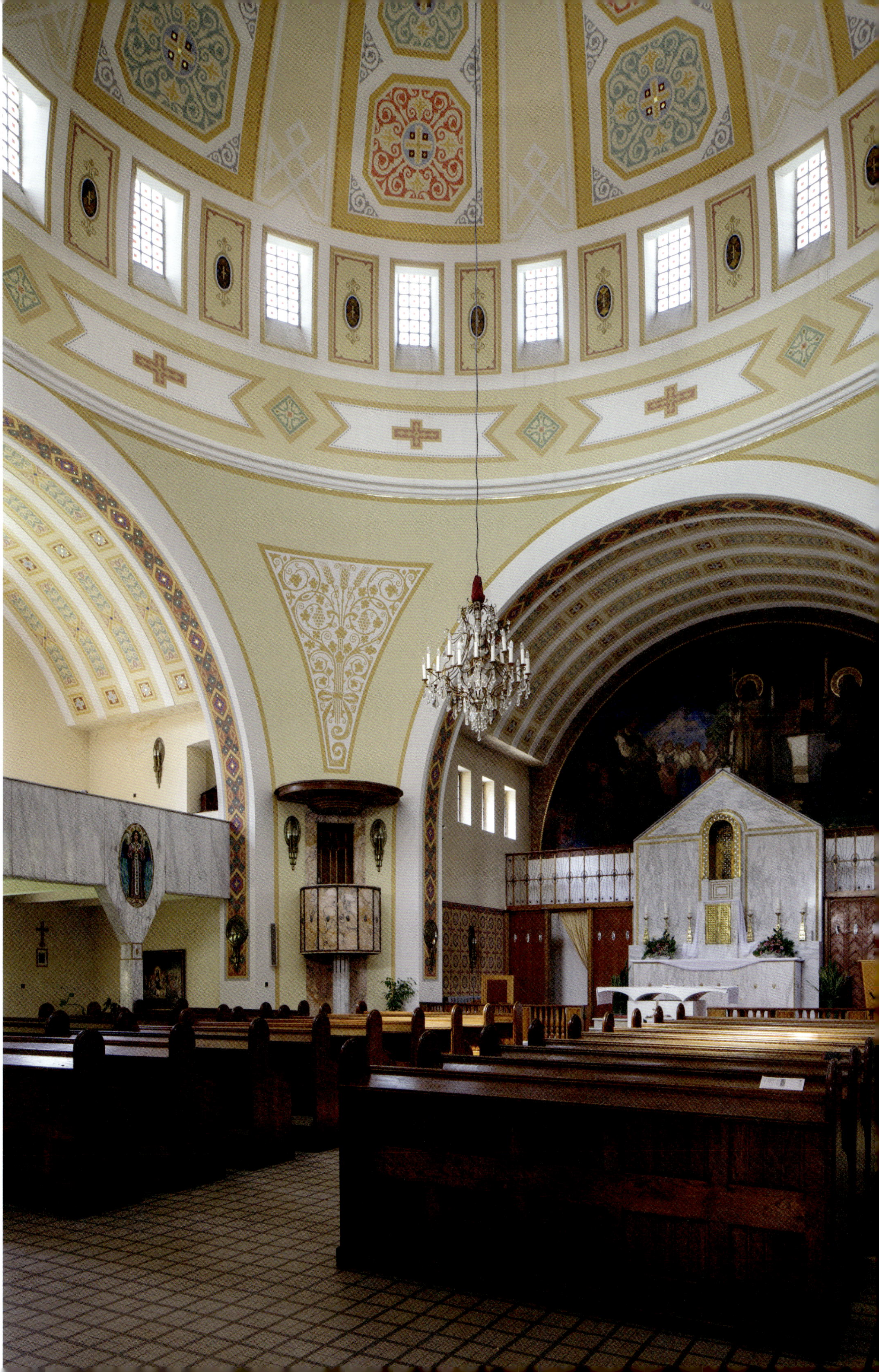

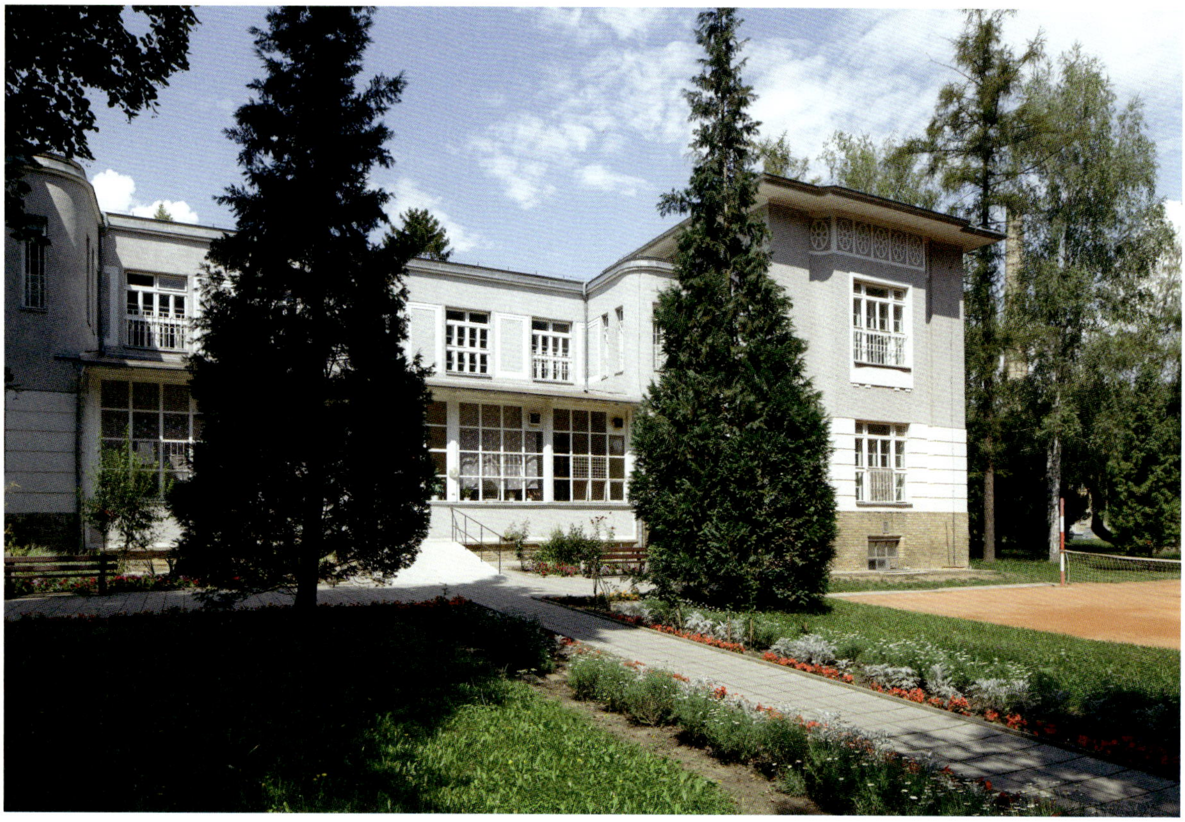

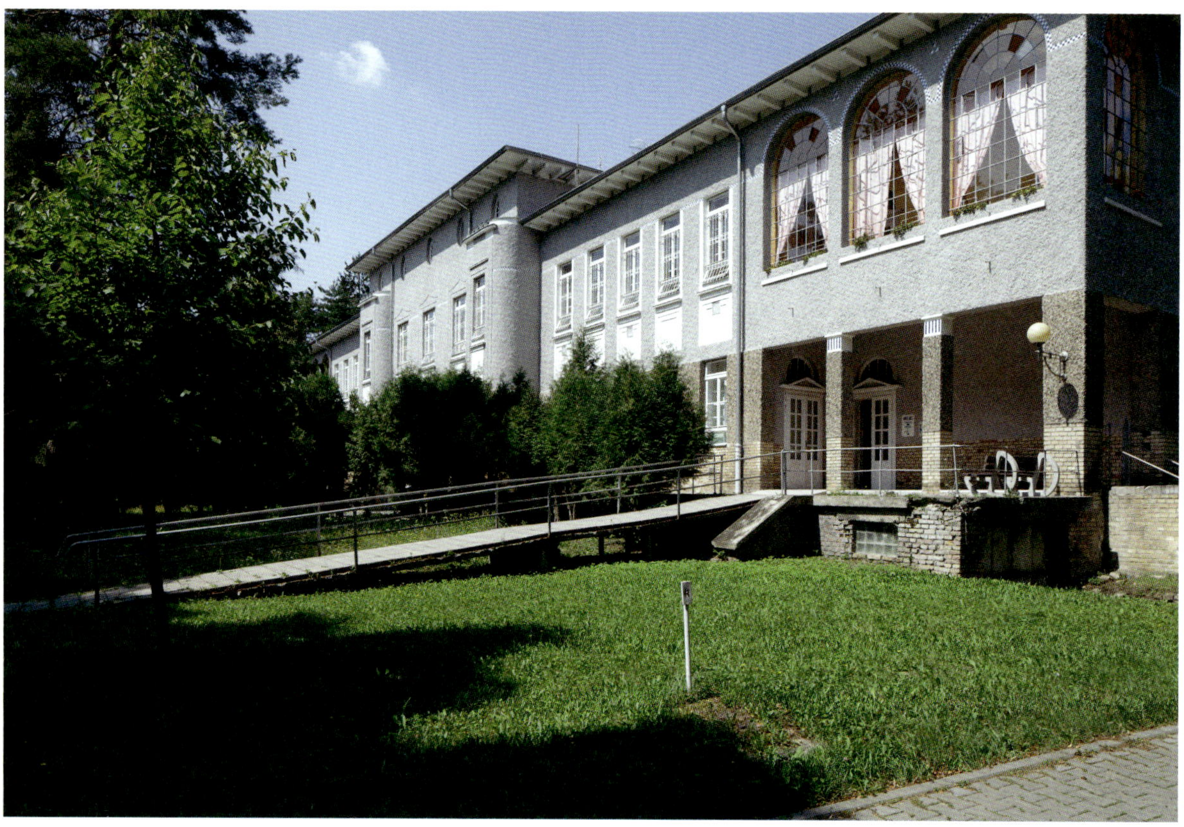

↑ Ehemaliger Pavillon für Pflegebedürftige.
↑ Ehemaliges Lazarett.

→ Ehemaliger Pavillon für Pflegebedürftige.

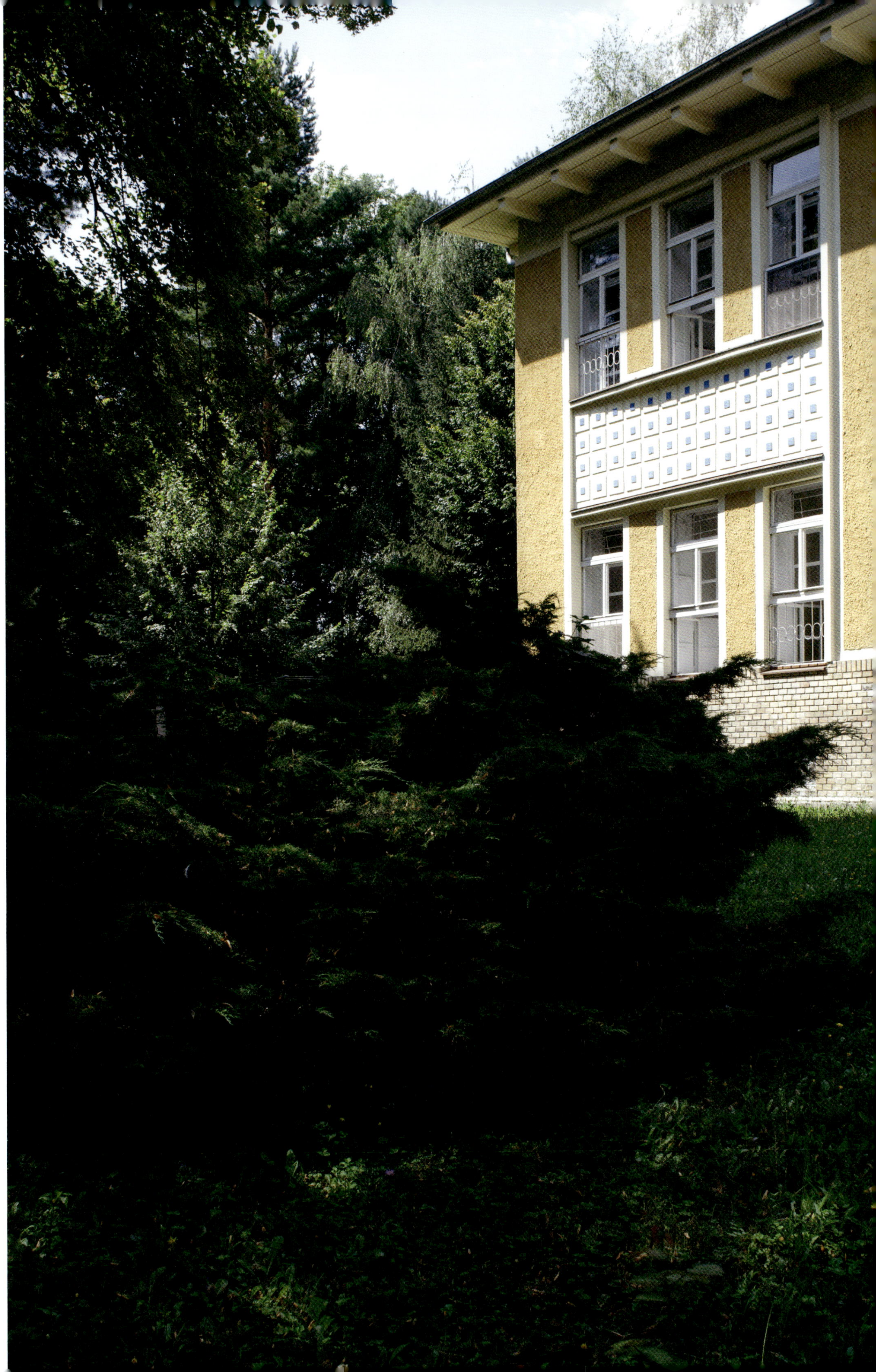

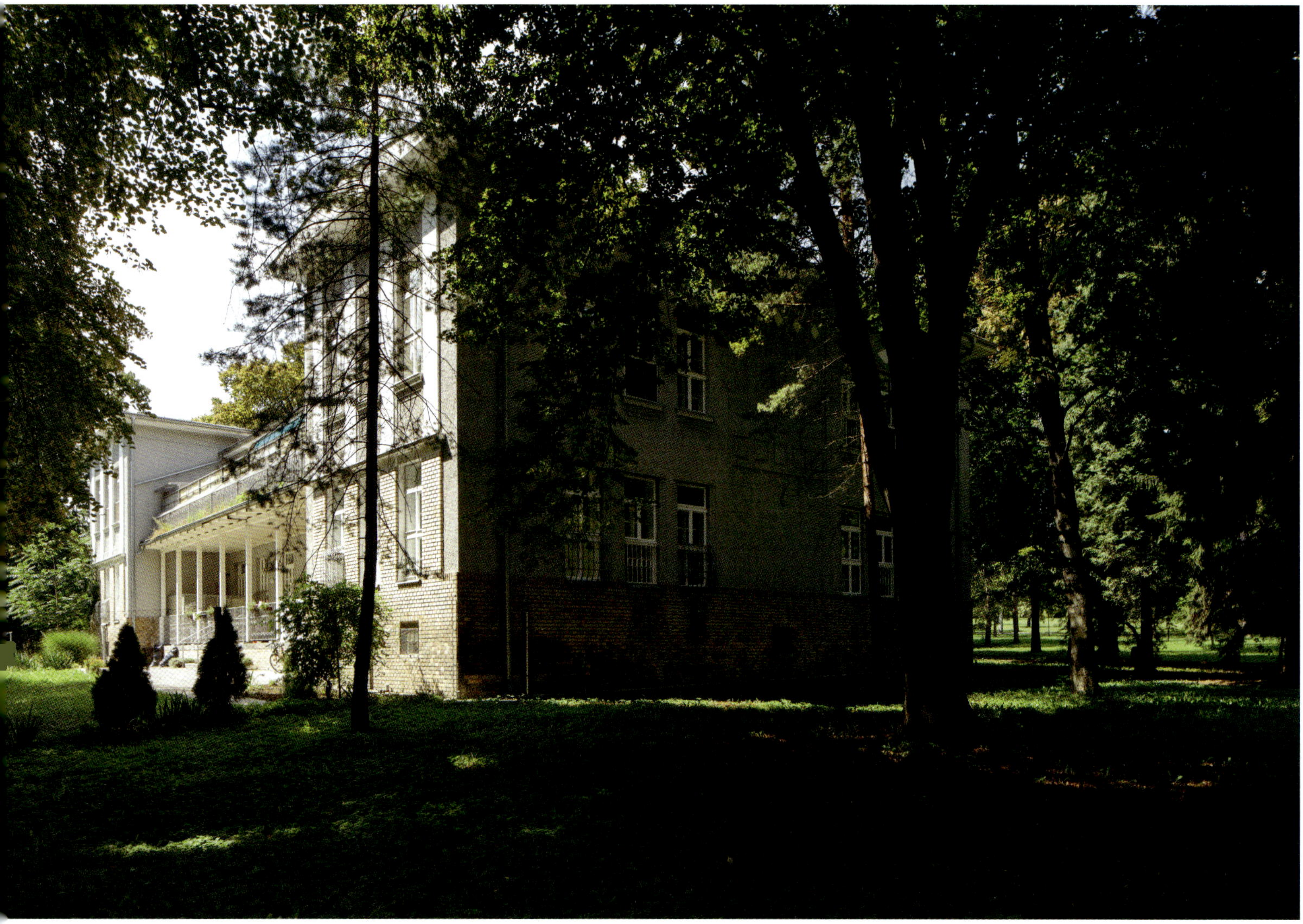

↑ Ehemaliger Pavillon für Pflegebedürftige.

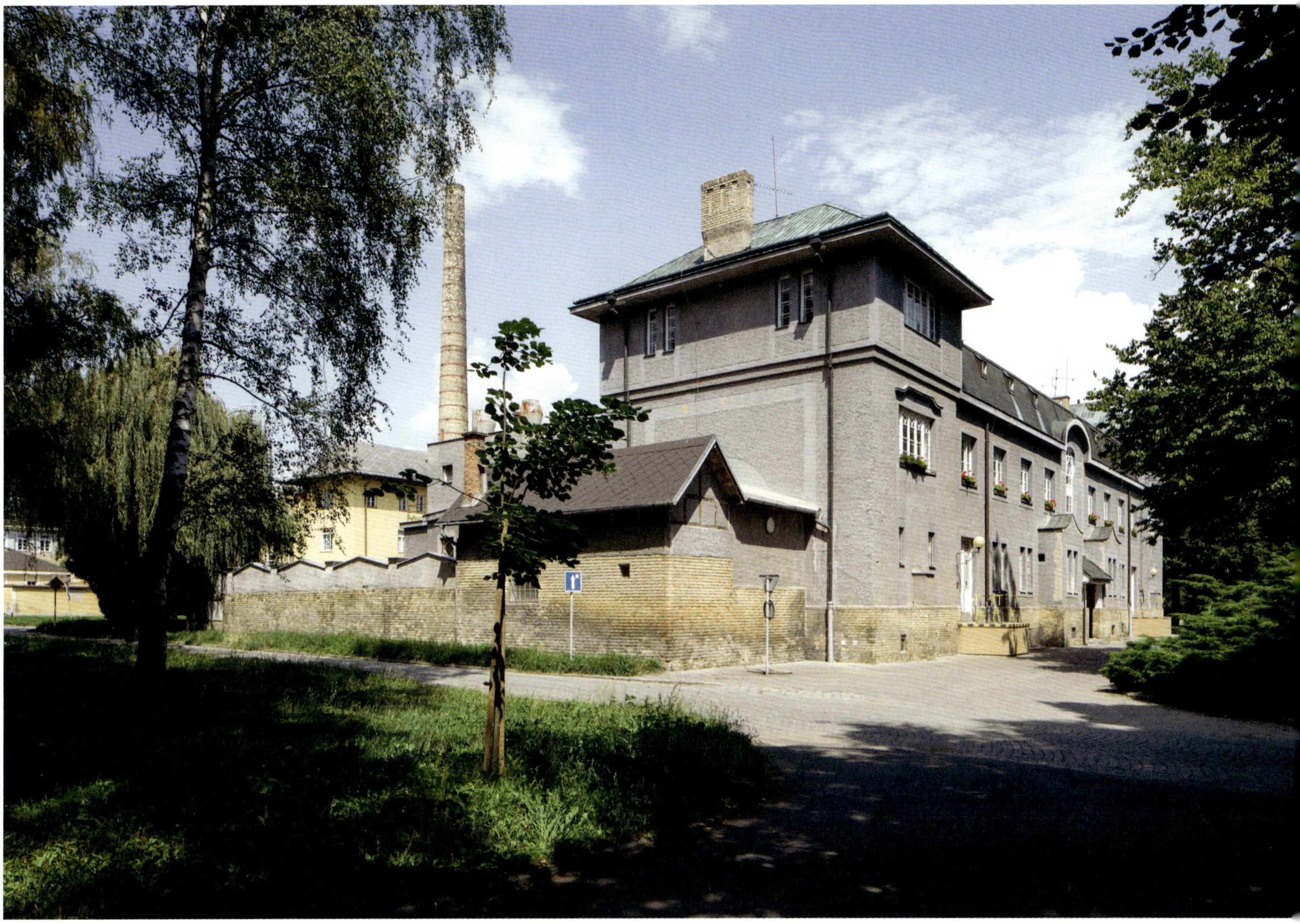

↑ Küchengebäude mit Blick auf den Schornstein des Kesselhauses.

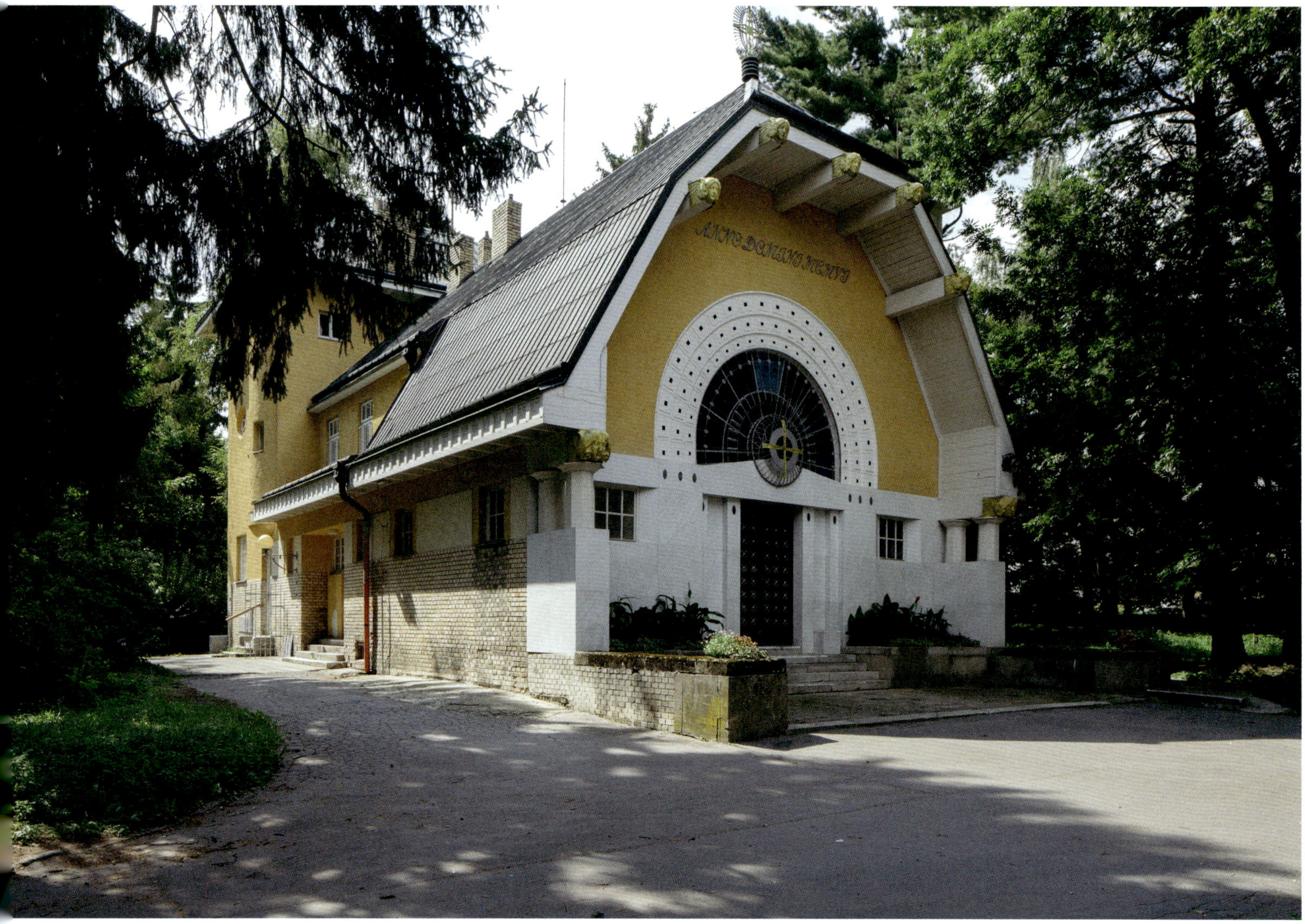

↑ Aufbahrungshalle.

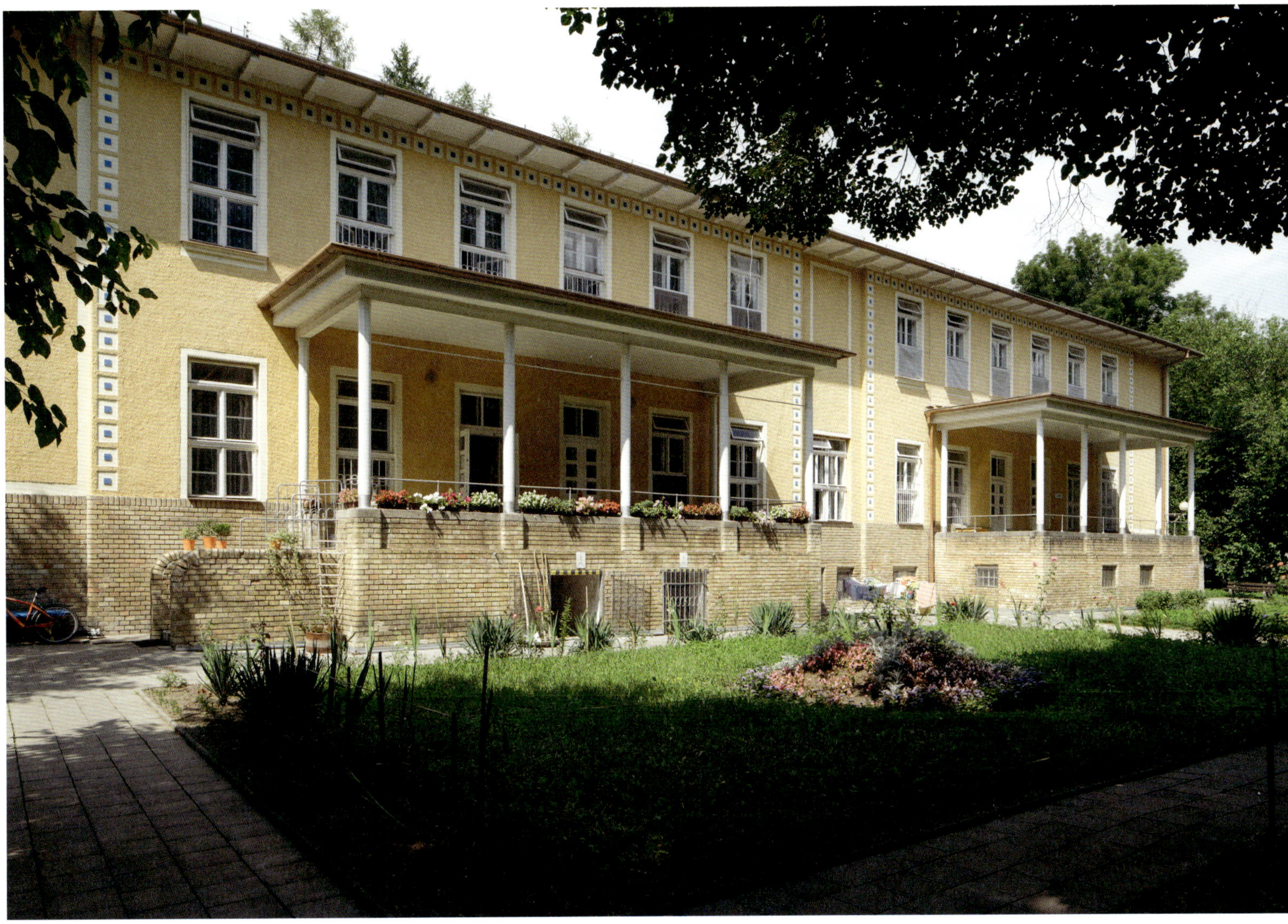

↑ Ehemaliger Pavillon für Ruhige.

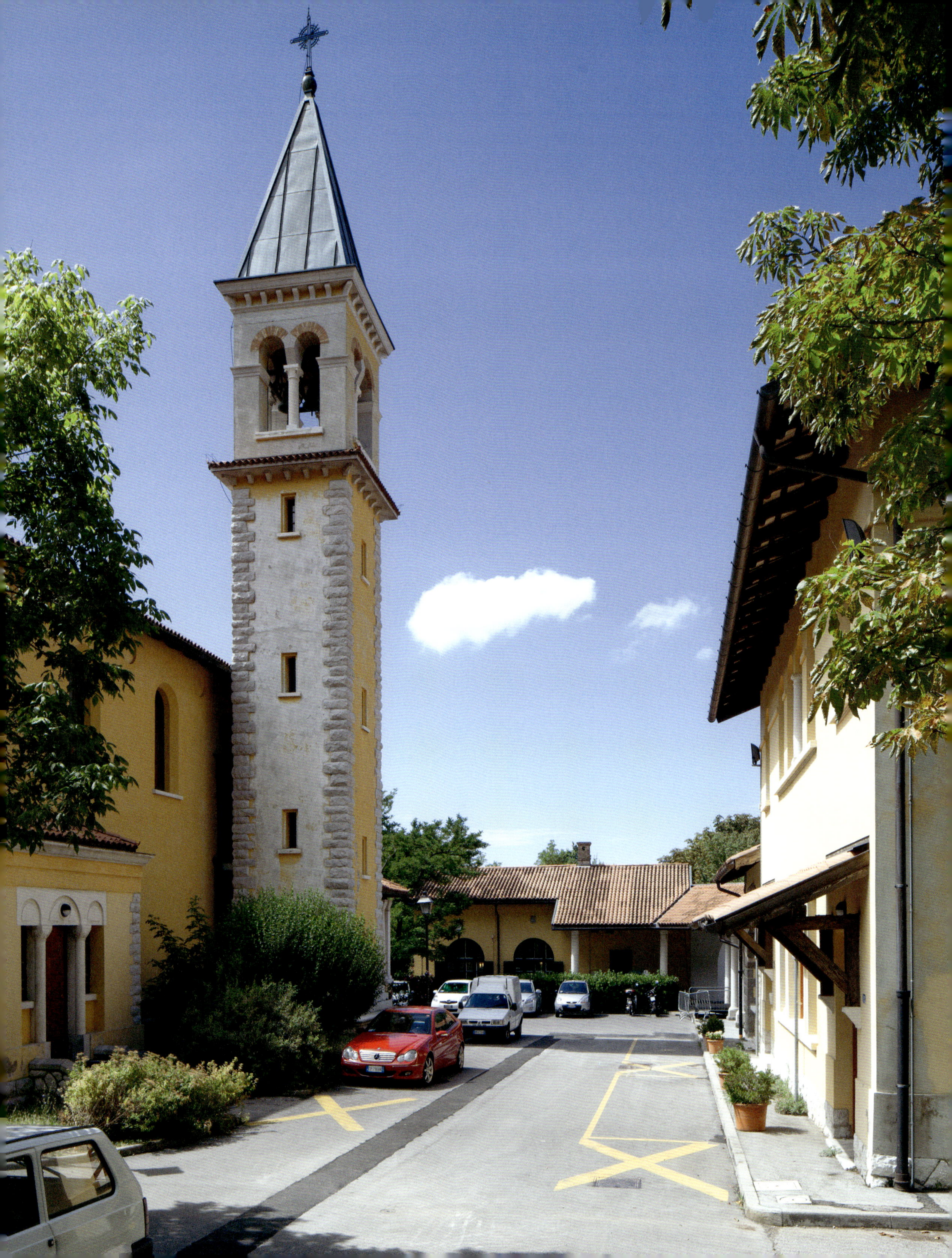

# Triest

Wolfgang Thaler

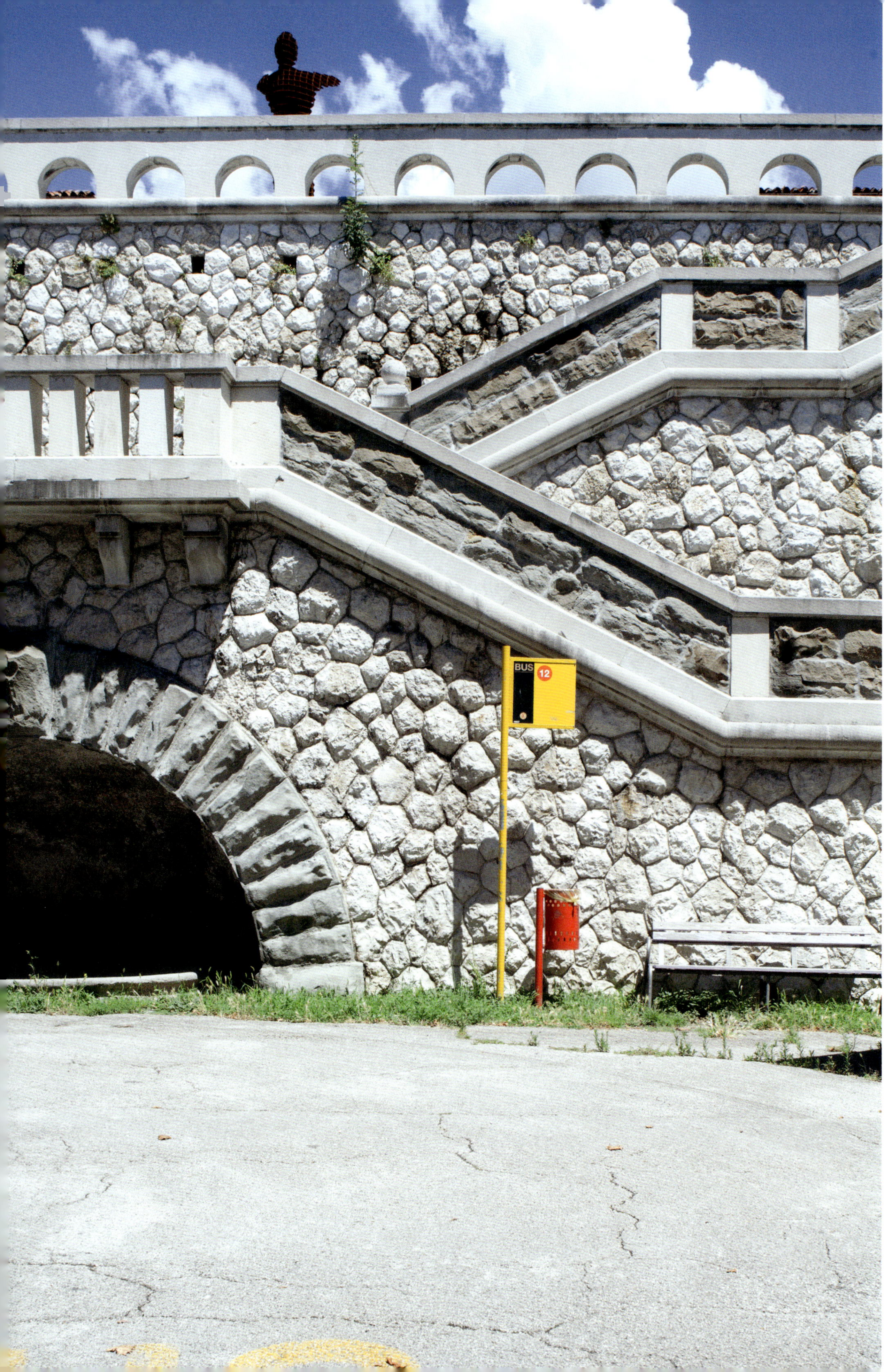
BUS 12

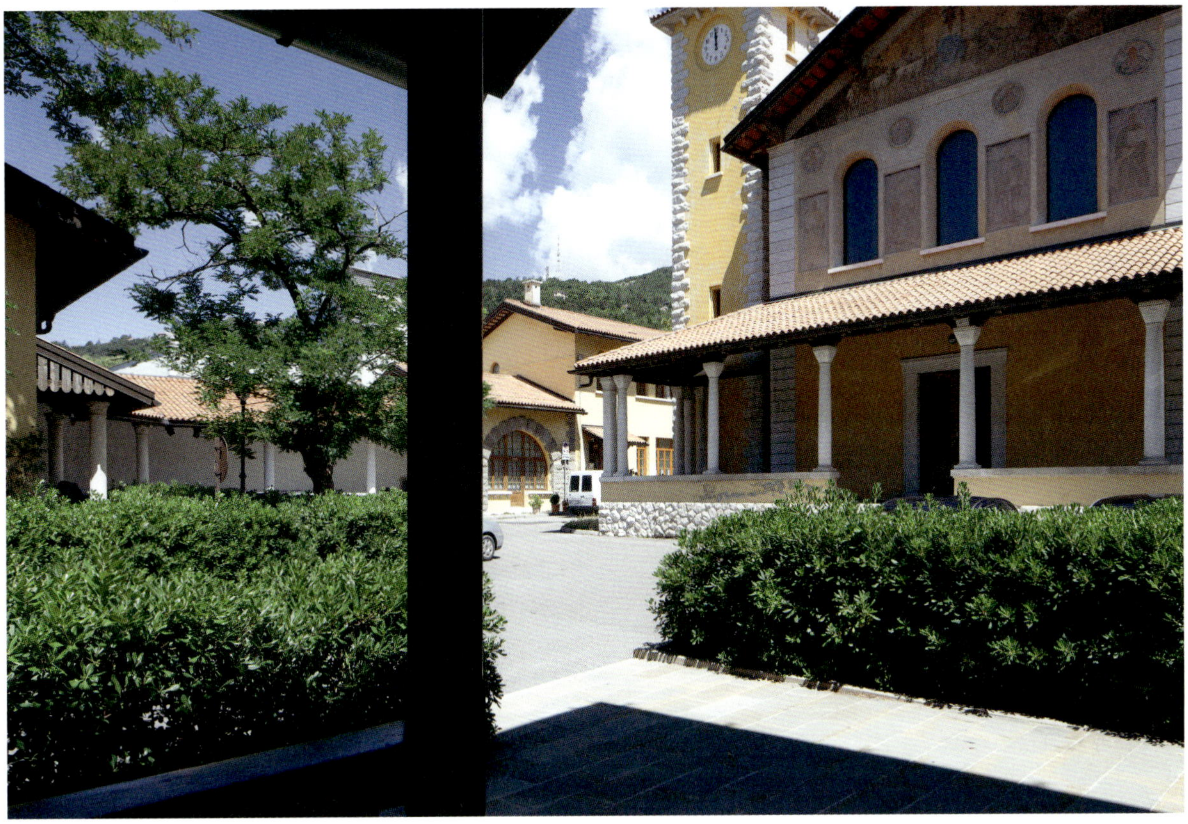

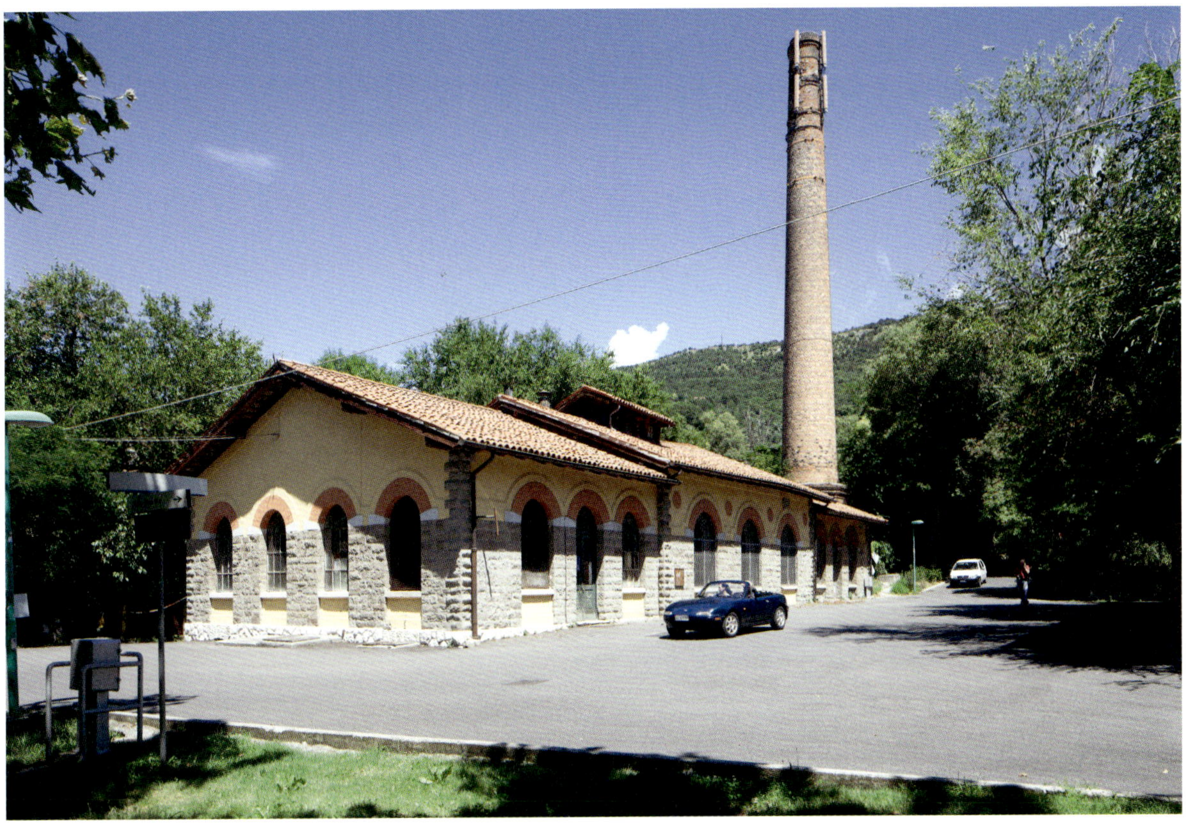

← S. 156 Arbeiterdorf mit Kirche.
← Monumentaltreppe.

↑ Arbeiterdorf.
↑ Heizhaus.

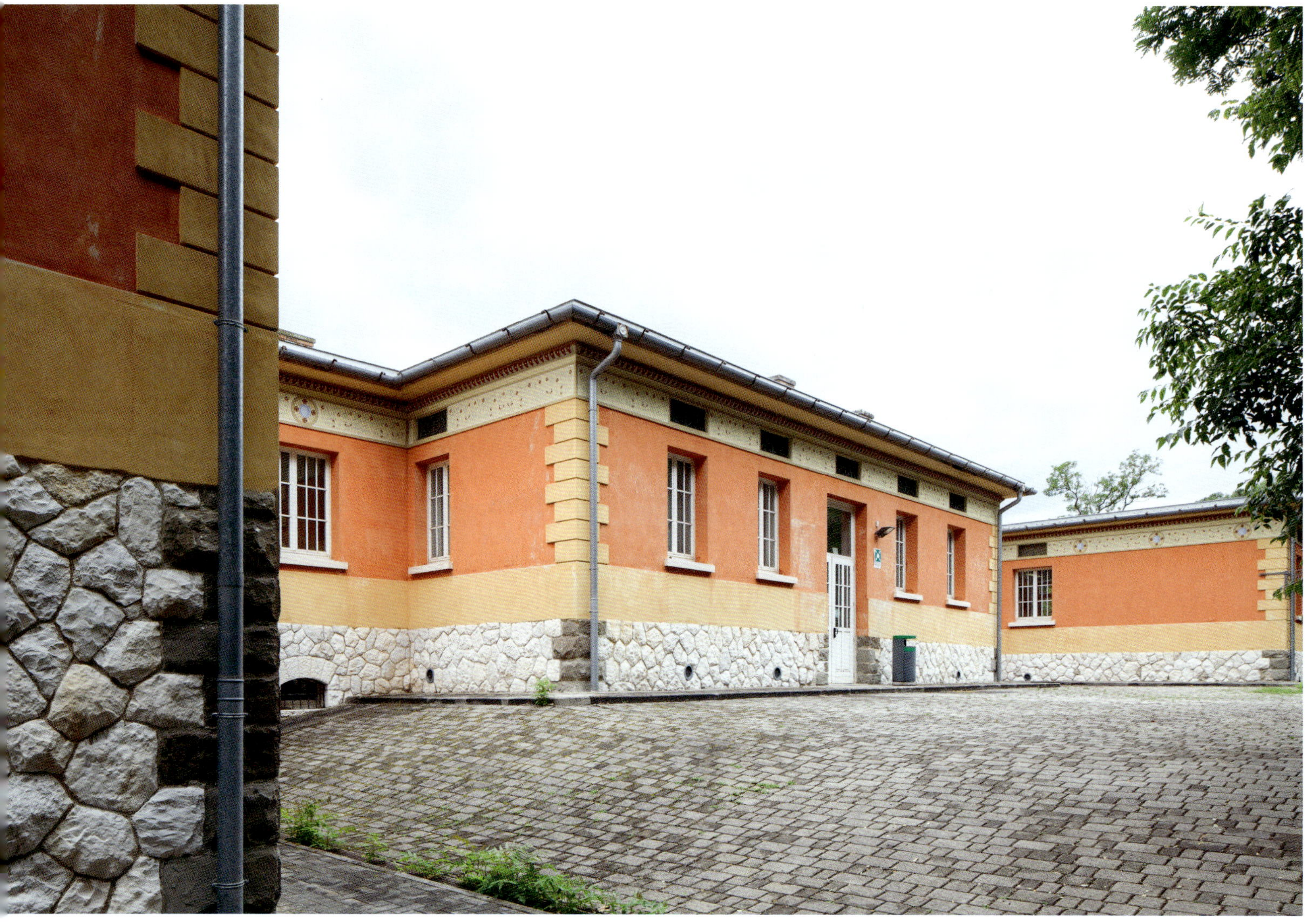

↑ Ehemaliger Pavillon für unruhige Frauen.

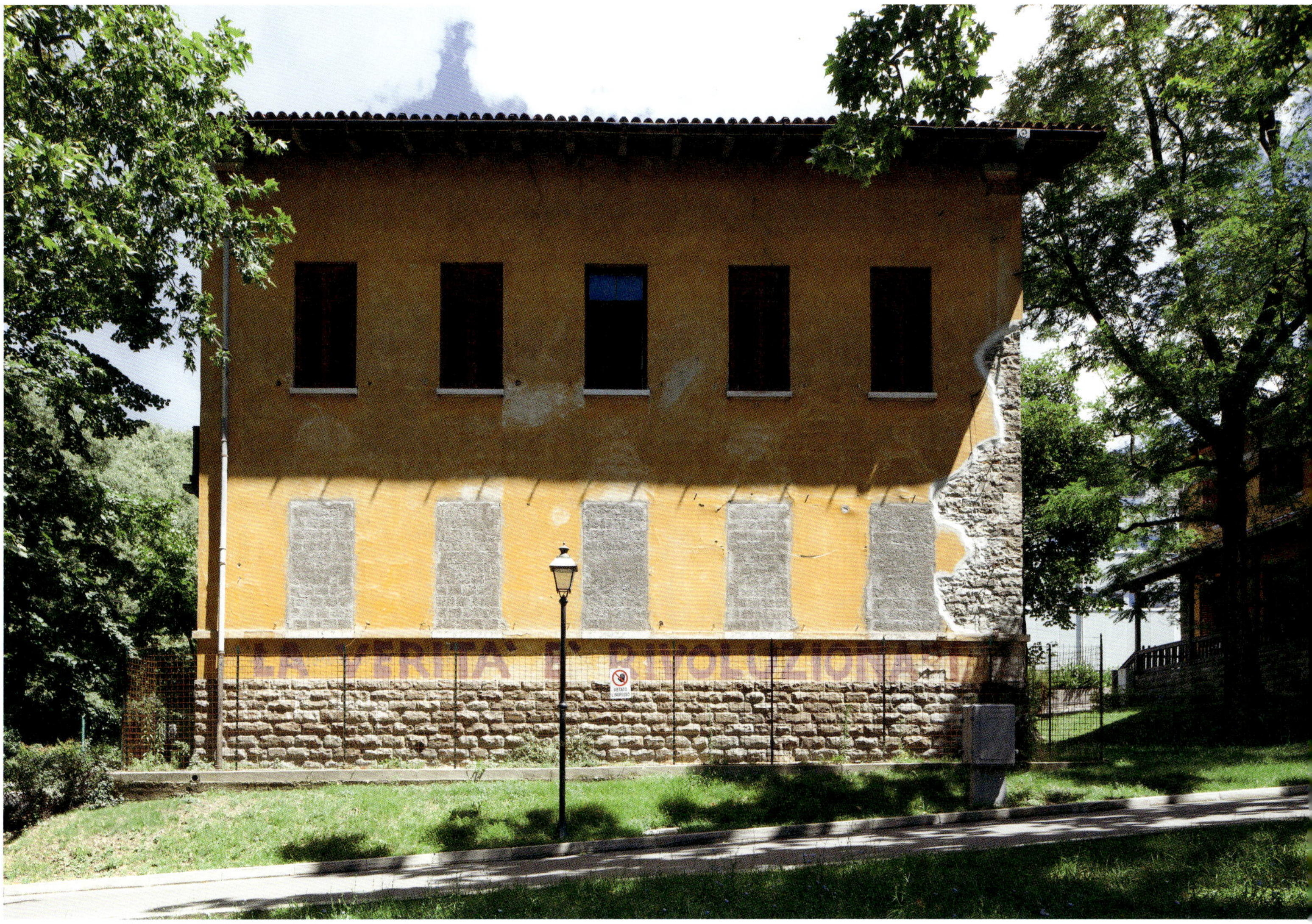


↑ Ehemaliger Pavillon für ruhige Frauen.

→ S. 162–163 Ehemaliges Spital für chronisch Kranke.

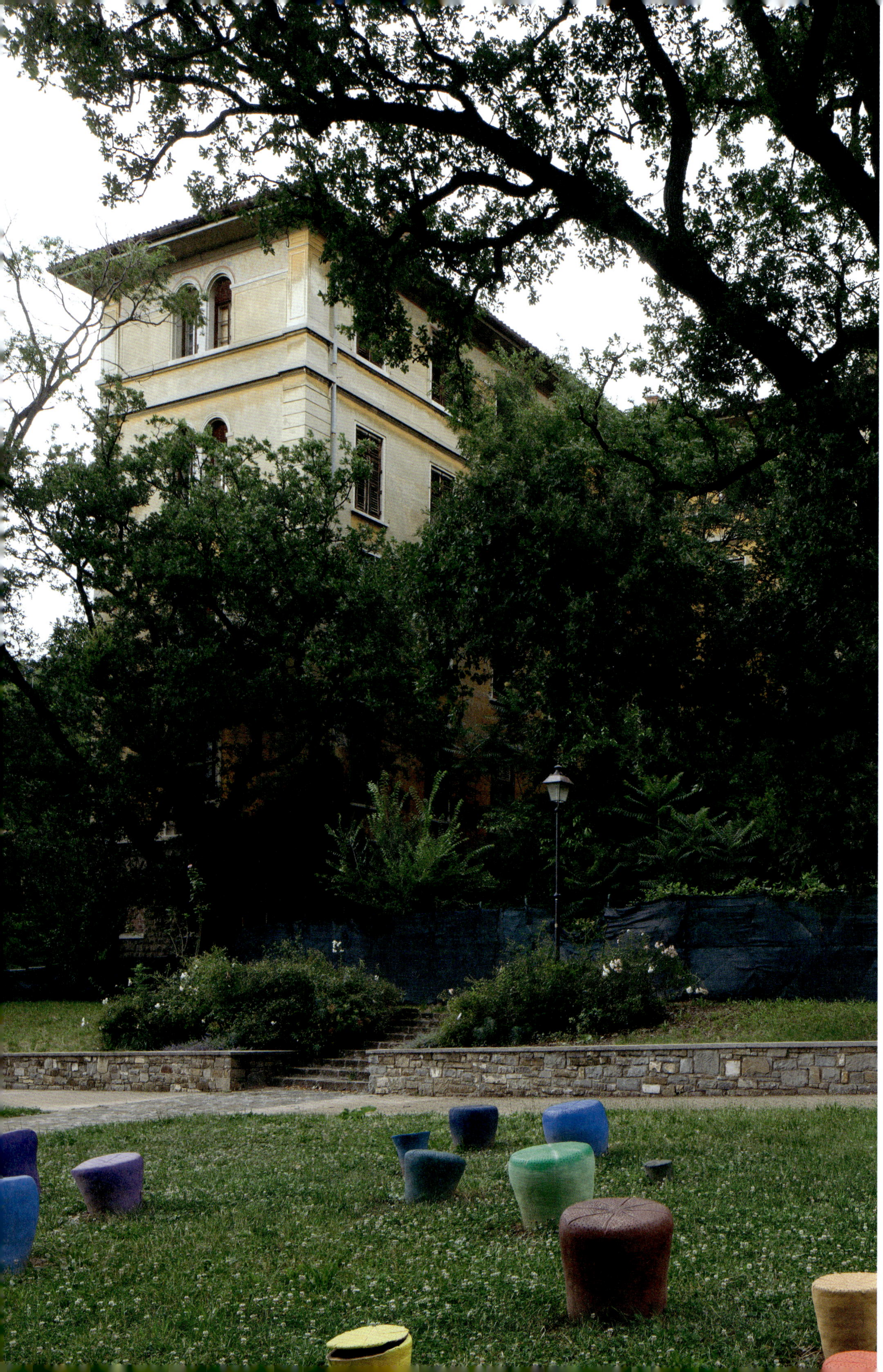

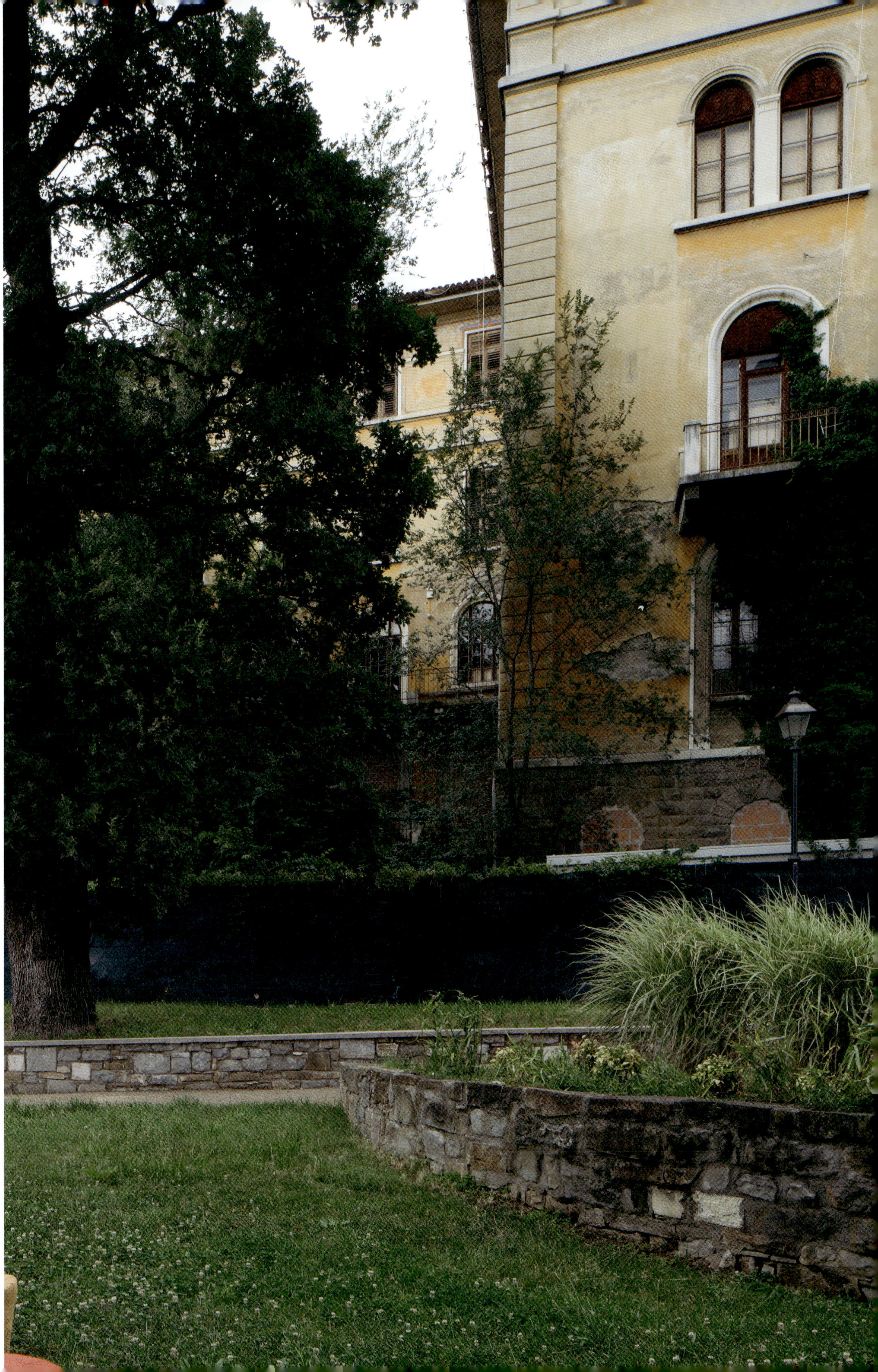

Maria Auböck

# Die Freiraumgestaltung und die Gartenanlagen am Steinhof

„Das ansteigende Terrain der Gärten ermöglicht es den Kranken, über die Einfriedung hinaus den herrlichen Rundblick zu genießen, sie selbst sind lästigen Neugierigen unsichtbar. [...] Wiener Charme, die Freude an lichten Farben und die Vermeidung auffälliger Vorkehrungen, welche bei den Kranken das Gefühl des Eingesperrtseins erwecken könnten, zeichnen die Anlage aus. [...] Jedes Gebäude ist von Gartenanlagen umgeben, welche sich bis an den Wienerwald und den projektierten Wald- und Wiesengürtel hinziehen.“[1]

Die landschaftsarchitektonischen Strukturen der Freiräume sind auf der Baumgartner Höhe gestaltprägend und nach Mara Reissberger „ein einzigartiges Ensemble, [...] da sie einem urbanistischen Gesamtkonzept unterliegen“.[2] Hier sollen die Gartenentwürfe und ihre Herstellung mittels den heute bekannten Archivalien und Planbeständen exemplarisch kommentiert werden.

Die Anlagen am Steinhof sind Zeugnis der Leistungen der Wiener Medizinischen Schule, sie wurden – als therapeutisch nutzbare Grünflächen – kongruent zum Pavillonsystem entwickelt. Bei Durchsicht des umfangreichen Planbestandes der ehemaligen Niederösterreichischen Landes-Heil- und Pflegeanstalten Am Steinhof zeigt sich die präzise und effektive Projektentwicklung durch das Planungsteam unter Franz Berger (1853–1938). Dieses hatte – nach derzeitigem Wissensstand – die Planungsarbeiten für die Freiraumgestaltung des Krankenhauses ab 1905 übernommen, insbesondere sind Rupert Bittermann, Anton Liepolt und Adolf Prosch zu erwähnen. Im Sanatorium wurde der deutsche, spätestens ab 1887 in Wien ansässige, Gartenarchitekt Ferdinand Müller (1858–1945) für die gärtnerische Ausgestaltung beigezogen.[3] Die Fertigstellung der Gartenanlagen dauerte bis Anfang 1914, obwohl der Schlussbericht an den Nö. Landtag zur Errichtung der Anstalten am Steinhof[4] bereits 1909 erschienen ist.[5] In dieser Zeit entstanden alle notwendigen Plangrundlagen, also Lagepläne des Gesamtareals, detaillierte Profilschnitte und Angaben zu den Terrassierungen und Einfriedungen, zu den Straßen und Wegesystemen sowie zur Bepflanzung und zur baulichen Ausstattung der Gärtnerei. Für die Pflanzplanung ist kein Gesamtprojekt vorhanden, jedoch gibt es viele Originalskizzen von Teilbereichen. Der Grund dafür kann die schnelle Durchführung vor Ort sein. Mittels historischer Fotos, dem Schlussbericht von 1909, den Jahresberichten von 1907 bis 1914 und vielen anderen Archivalien kann diese sprunghafte Durchführung einigermaßen rekonstruiert werden.

## Ein bedeutendes Gartendenkmal

Es gibt unterschiedliche Begründungen für Gartendenkmäler, z. B. deren historische Bedeutung, als einzigartige Entwürfe aus dem Geist der Zeit. In Österreich gibt es Hunderte, allein 57 Anlagen

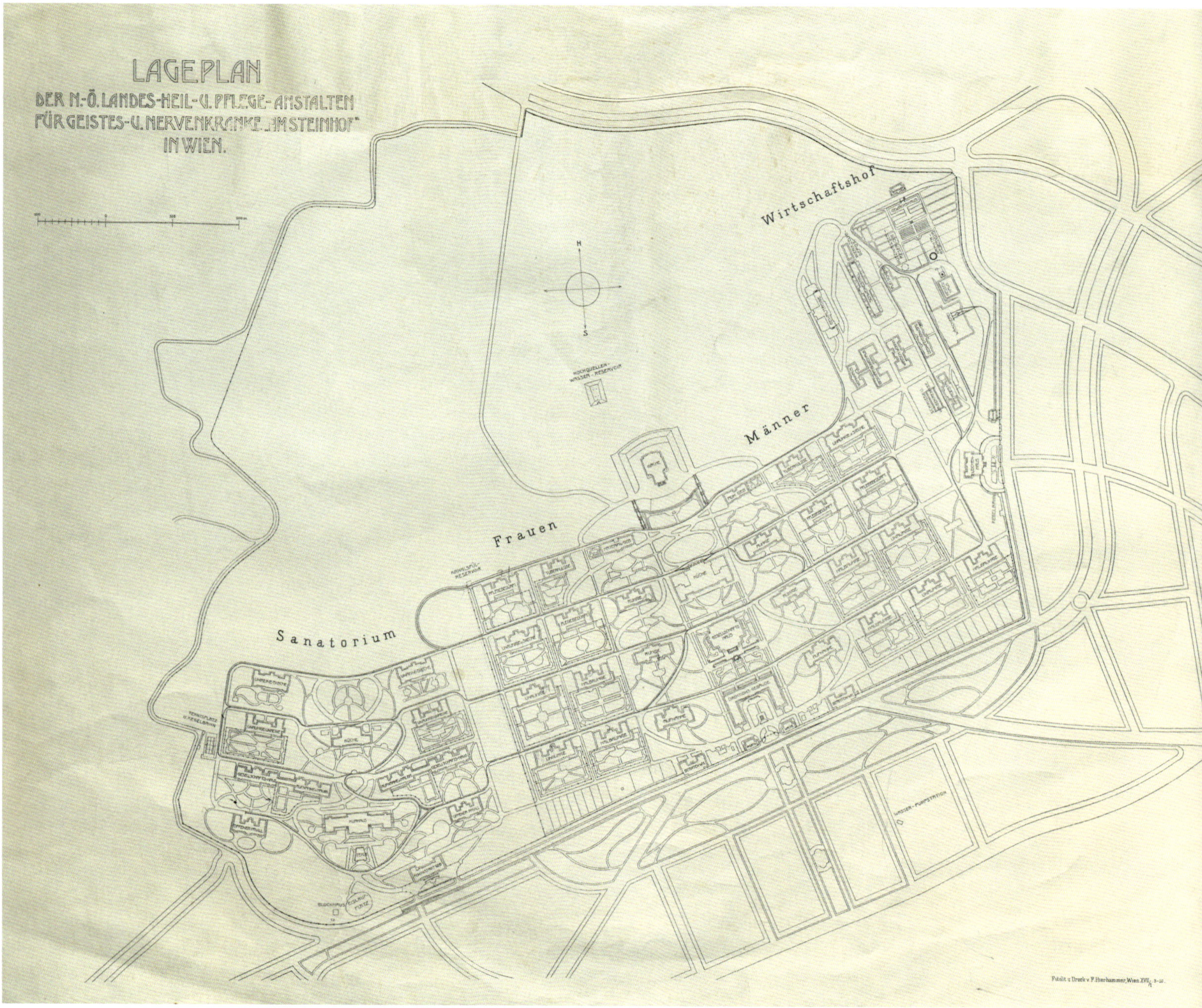


↑ Der Plan dokumentiert die variantenreiche Freiraumgestaltung, die Einfriedungen, die Pavillongärten und verschlungenen Wegeführungen und die Gleisanlagen der Anstaltsbahn.

wurden in die letzte Novellierung des Denkmalschutzgesetzes inkludiert und stehen deshalb unter Schutz. Im Fall der Anlagen am Steinhof ist vor allem ihre ideengeschichtliche Relevanz für die Gartenkunst um 1900 interessant: von den eklektizistischen Parkanlagen mit geschwungenen Wegen und naturräumlichen Akzentuierungen wie Grotten, Wasserfällen, exotischen Baumgruppen etc. führte der Weg zum geometrischen Konzept der Architekturgärten, die im Ensemble mit den Bauten eine binnenräumliche Ästhetik entwickeln konnten.

Marie Luise Gothein schrieb 1914: „Der neue Sieg des architektonischen Gartens ist nicht von den öffentlichen Parks ausgegangen, [...] Wieder kam sie wie jene Eroberung des Landschaftsstils von außen, von Künstlern, [...] diesmal waren es die seit langem hinausgedrängten Architekten, die sich ihres alten Rechtes aufs neue bewußt wurden [...]“.[6]

Das Werk Otto Wagners (1841–1918) ist dafür beispielhaft im Übergang von der Gründerzeit zur Moderne – in seinen Projekten ist die Landschaftsarchitektur immer ein integraler Bestandteil des Entwurfskontextes, sie zeigen oft erstaunliche Raumqualitäten, wie seine frühen Projekte wie „Artibus“ (1880), später das Projekt für das „Kaiser Franz Josef-Stadtmuseum“ (1910) und das Projekt der „Höhen- und Sonnenlichtheilstätte Palmschoss“ bei Brixen (1914).[7] Leider ist keine Zusammenarbeit mit Gartenarchitekten oder Gartenbaufirmen überliefert, jedoch seine Kritik am „Ziergärtnertum“.[8]

Otto Wagner legte mit seinem Projekt für den Kirchenbau am Steinhof einen Situationsplan über die Gesamtanlage vor. Mittels einer Hauptachse, die nicht nach außen, sondern als Bezug nach innen wirkt, wurden die westlich und östlich unterschiedlichen Flügelzonen entwickelt. Mit dieser Geste werden die Funktionen im Gelände organisiert. Dazu Peter Haiko, Harald Leupold-Löwenthal und Mara Reissberger in ihrer Studie von 1981: „Aus der romantischen englischen Parklandschaft macht er eine barockisierende ‚moderne' Architekturlandschaft [...]. Aus der ‚zufällig' in die Natur gebetteten Anlage wird eine streng durchkomponierte Anstalt [...]. Das scheinbar Gewachsene wird zum aus einem Wollen Geplanten [...]“.[9] Wagners Visionen für die Freiraumgestaltung sind nach der Überarbeitung von Heinrich Goldemund (1863–1947) und der Bearbeitung durch Carlo von Boog nur teilweise umgesetzt worden. Seine imposanten Terrassierungen ermöglichen die subtile Einbindung der Bauten in die Topografie. Die Straßenschleifen beidseitig der Hauptachse gemahnen an die Ornamentik des Jugendstils. Als Einführung zum Gesamtareal wurde eine Parkanlage am Haupteingang parallel zur Baumgartner Höhe vorgesehen, als Teil der dort etwas später neu entstehenden Siedlungen. Die noch in den Präsentationsblättern dargestellten Pergolen vor der Kirche und die Rotbuchen dahinter mussten letztlich allerdings Kiefergruppen weichen, entlang der Wege zur Kirche wurden die Pyramidenpappeln durch Silberahorne ersetzt.[10] Dass hier offenbar eine Abweichung von den ursprünglichen Plänen vorgenommen werden musste, war möglicherweise den Bodenverhältnissen und anderen Voraussetzungen der Bauabwicklung geschuldet.

## Die Herstellung der Freiraumgestaltung

Ab 1905 wurde die Freiraumgestaltung der gesamten Anlage durch Franz Berger und sein Team umgesetzt. Die dazu vorgesehenen Freiflächen umfassten:

- Freiraumgestaltung und Pavillongärten der Heil- und Pflegeanstalt
- Grünanlagen des Sanatoriums mit Eislaufplatz und Tennisplätzen
- Straßenbau mit Beleuchtung und Anstaltsbahn, Wegesystem, Böschungen
- Östlicher und westlicher Grünstreifen
- Funktionärsgärten entlang der südlichen Grundstücksgrenze und nordöstlich der Kirche
- Grünanlagen und Gewächshäuser der Gärtnerei entlang der Werkstätten und Stallungen im Nordosten und der Landwirtschaft und Obstplantage nördlich der Pavillons.

Auf der Baustelle waren manchmal mehr als 100 Tagelöhner in der Freiraumgestaltung beschäftigt. Darüber hinaus standen der Projektleitung z. B. im Jahr 1909 ein Obergärtner, ein Gärtner, fünf Gehilfen und zwölf Gärtnereitaglöhner zur Verfügung.[11] Der Entwurf der Gesamtanlage als Pavillonkonzept verlangte eine aufwendige Adaptierung des Geländes, wodurch die Herstellungskosten stiegen und diese Aufwendungen mehrfach in den Jahresberichten und im Endbericht kommentiert wurden. Die Kosten der Herstellung der Terrassierungen (520.285,11 Kronen), der Löhne der Arbeiter in den Gartenanlagen (206.350,90 Kronen) und der Pflanzenlieferungen (388.561,09 Kronen) waren in Summe höher als die Kosten der Kirche am Steinhof (710.858,30 Kronen). Weiters wurden im Schlussbericht ohne Leistungsbeschreibung „Gartenarbeiten" angegeben.[12] Hierin könnten die Kosten für die Arbeiten an Humusierung, Beetherstellung und Verpflanzung der Lieferware etc. zusammengefasst worden sein. Die Pflanzenlieferungen stammten von der Oroszvárer Pflanzenkulturanstalt, den Gutsverwaltungen Neuwaldegg, Frauenburg, Schönborn-Bruchheim, Purkersdorf und Hirschstetten sowie weiteren 15 Lieferanten, darunter die heute bekannte Baumschule Franz Praskac aus Tulln.[13]

In den Jahresberichten der Nö. Landes-Irrenanstalten vom 1. Juli 1907 bis 30. Juni 1908 ist dazu zu lesen: „Die Parkanlagen der Anstalten, welche die Abteilungsgärten und öffentlichen Parterres umfassen, zeigen inklusive der verbauten Flächen ein Ausmaß von 560.000 Quadratmetern, von welchen gegenwärtig 380.000 Quadratmeter bepflanzt, beziehungsweise mit Gras bebaut sind [...]."[14] Die gärtnerischen Anlagen der Anstalt haben eine gewaltige Ausdehnung; sie wurden vorläufig bepflanzt mit: 32.000 Stück Sträuchern, 2.800 Koniferen, 85.000 Stück ein- bis dreijährigen Fichten und weiteren 12.000 Stück Bäumen aller Art. Zur Herstellung der Blumen- und Zieranlagen wurden 150.000 Stück Perennen-, Stauden-, Teppich- und diverse andere blühende Pflanzen verwendet und zur Besämung der Wiesenflächen 3.500 Kilogramm Grassamen verbraucht. Im nordwestlichen, durch die Anstaltsmauer geschützten Teil des Parks bestand bereits eine Anlage von 600 Obstbäumen (Kirschen, Pflaumen, Aprikosen und Pfirsiche).[15]

Der Vergleich mit anderen Projekten aus dieser Zeit – wie z. B. dem Kankanee Hospital, Chicago oder dem Manteno State Hospital, Illinois, dem Hospital de la Santa Creu i Sant Pau in Barcelona oder der ehemaligen „Oberbayerischen Kreisirrenanstalt" Eglfing in Haar bei München – zeigt, dass es bei der Anlage von Krankenhausgärten um robuste und pflegeleichte Anlagen gehen musste, die in ansprechender Weise den Heilungsprozess der Patienten unterstützen sollten. Die Anlagen am Steinhof wurden mit klar definierten Leitgehölzen an den west-östlich verlaufenden Straßen und nord-südlich verlaufenden Wegen übersichtlich und orientierbar gestaltet. Mit sorgfältig gruppierten Raritäten in den Pavillongärten und vor den Verwaltungsbauten sowie in den parkartig gestalteten Flächen des Sanatoriums wurden Farbakzente durch Sommerblumen und Staudenflächen gesetzt.

Die Jahresberichte verzeichnen minutiös die Pflanzenarten und den Materialeinsatz. Neben den nüchternen Massenaufstellungen werden die Probleme der Baustelle wie z. B. die Kostenexplosion durch die aufwendigen Erdbewegungen und Erosionen durch Regenfälle benannt – ebenso wie die minutiöse Beschreibung der Raumwirkung einzelner Pflanzgruppen. Das Gelände war eine Herausforderung an die Gärtner und Pflanzenlieferanten, da der Boden schwierig zu kultivieren war. Die umfangreiche Terrassierung (Berechnungen und Profilschnitte dazu sind von Anton Liepolt signiert) integrierte die Erschließungsstraßen, die Böschungen und Spazierwege. Es gab keine Gehsteige, jedoch sorgfältig angelegte Kiesrinnen zur Entwässerung der Straßen und Wege. Die Einfriedung des Gesamtareals wurde ursprünglich nach dem Vorbild von Mauer-Öhling geplant, auf Grund möglicher Belästigungen durch Passanten der Umgebung wurden Mauern hergestellt und die Pavillongärten für Ruhige mit Drahtgittern und teilweise mit lebenden Hecken umfasst.[16] Diese Pläne sind von Rupert Bittermann aus dem

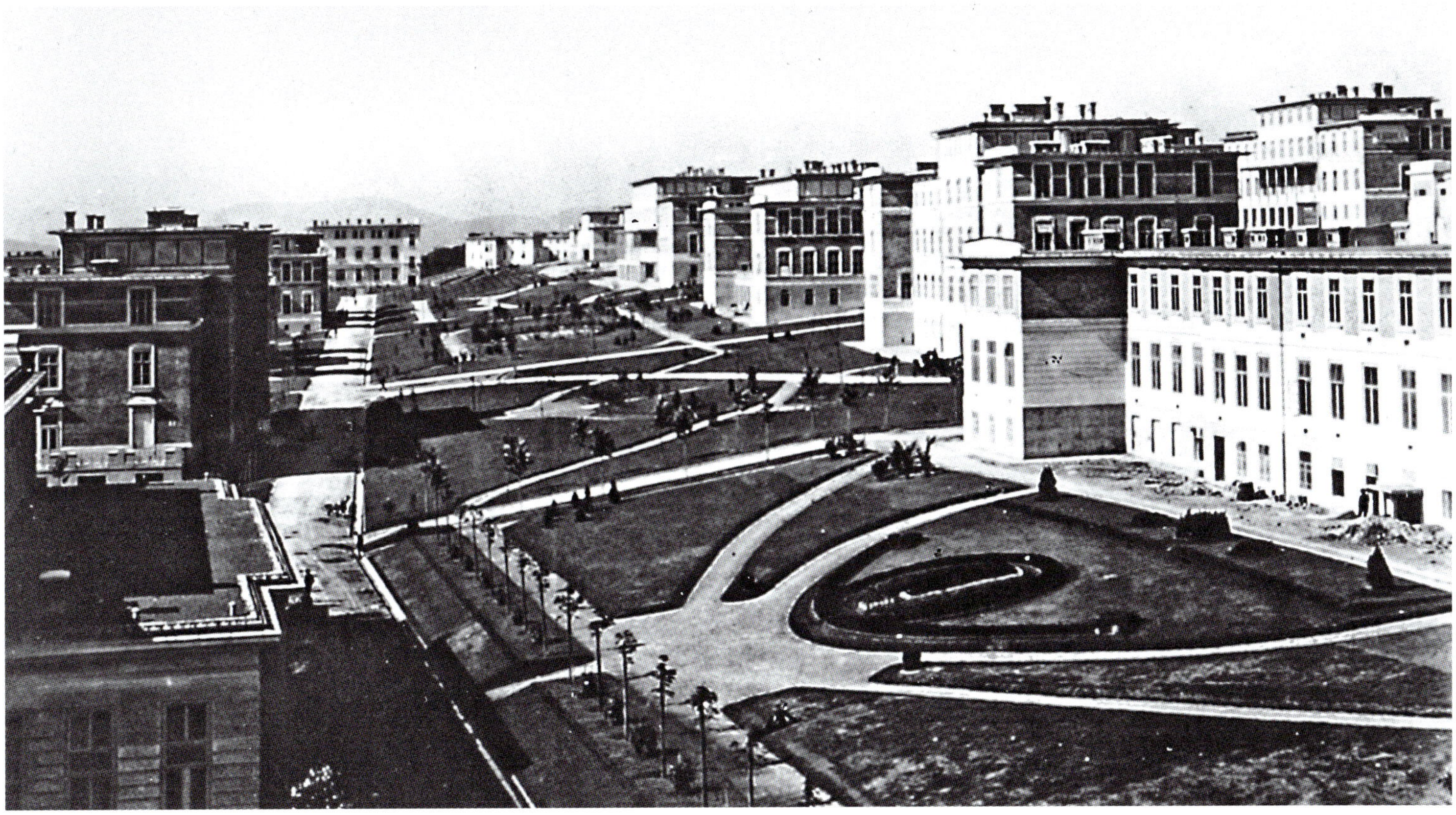

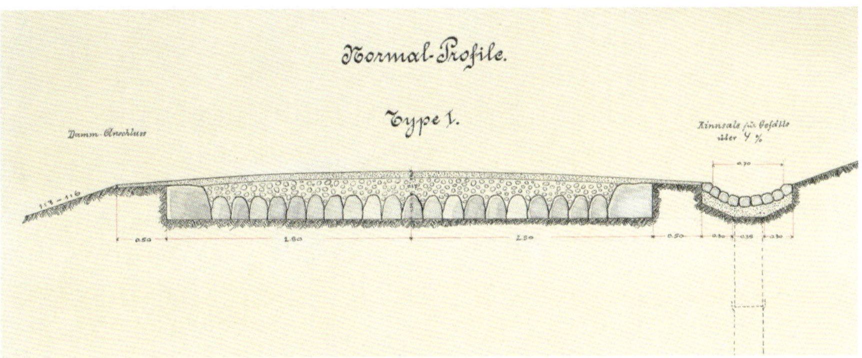


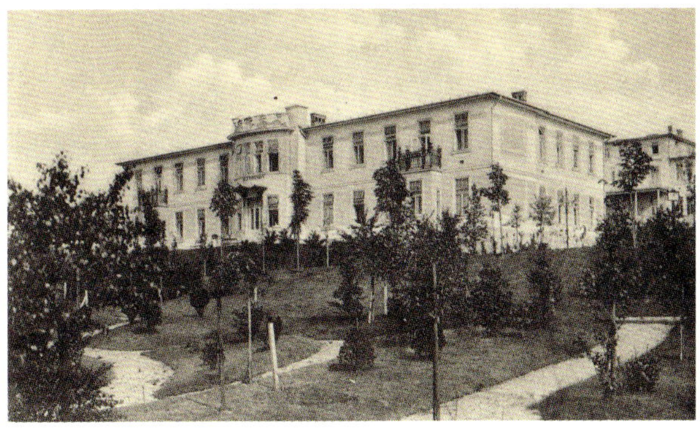

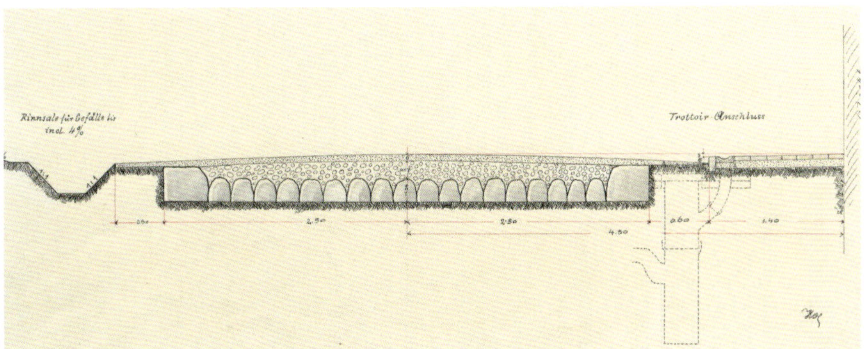


↑ Der Blick nach Westen bietet die überraschende Raumtiefe der Freiflächen und Pavillongärten.
← Die beschotterten, berieselten und gewalzten Wege und Straßen säumten sorgfältig ausgeführte Kiesrinnen zur Entwässerung.
↑ Für die gärtnerische Gestaltung des Sanatoriums wurde der Gartenarchitekt Ferdinand Müller beigezogen.

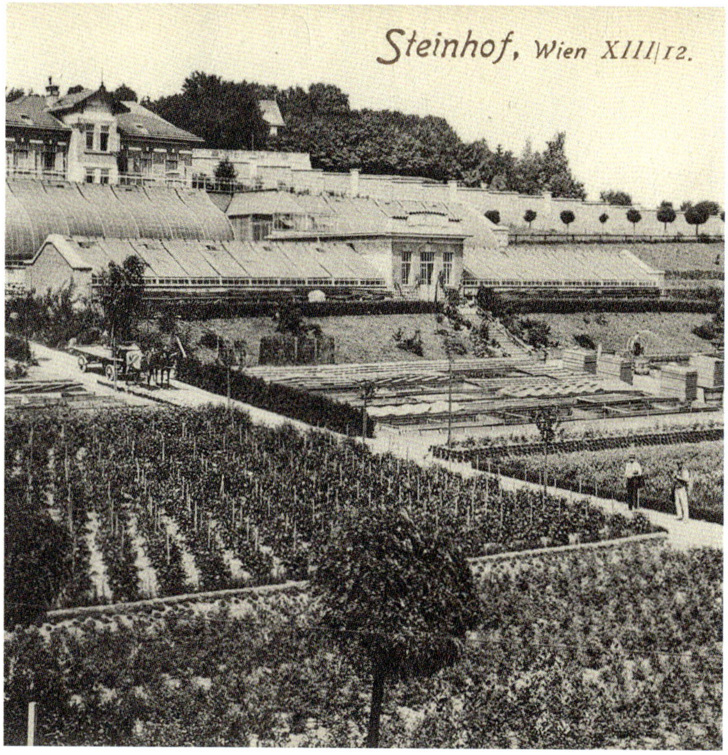


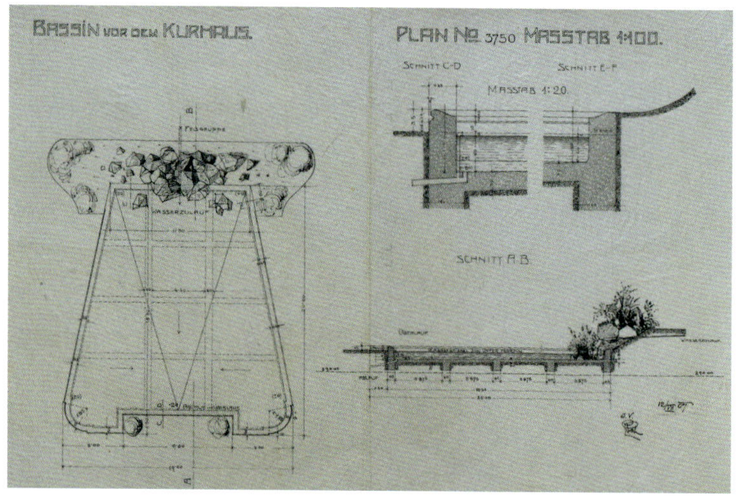


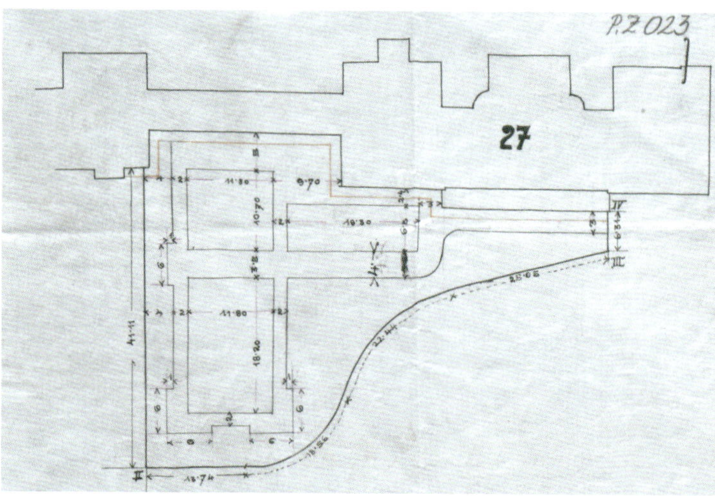


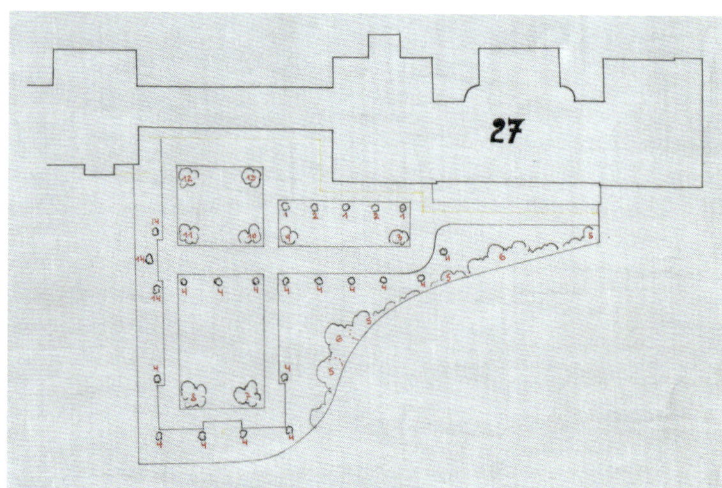


↖ Diese bislang unbekannte Aufnahme zeigt die Gartenverwaltung, die beiden Glashäuser mit den Frühbeeten und reiche Anpflanzungen.

↑ Bassin mit „rock garden“ vor dem Kurhaus, Detailplanungen von Adolf Prosch, 1907.

↖ Detailplanungen für den Pavillon 27 des Sanatoriums mit einem kotierten Wegeplan.

↗ Nummerierter Pflanzplan für den Pavillon 27 des Sanatoriums.

Team Bergers signiert. Zwar gibt es im Planbestand auch Pläne für Vorgartenzäune aus Holz, doch sind diese offenbar nicht ausgeführt worden. Die Pavillongärten für Ruhige, Unruhige und Sieche wurden mit einer Fläche von 50 Quadratmetern „pro Kopf" angelegt und sehr abwechslungsreich gestaltet, aufbauend auf den strengen geometrischen Wegekonzepten.[17] Für die Bepflanzung mag es eine Beratung durch die Pflanzenlieferanten gegeben haben, denn es gibt z. B. am Pavillon 27 einen kotierten Wegeplan und dazu den hier angefügten nummerierten Pflanzplan auf selber Plangrundlage. Vielleicht war es so, dass hier für die Massenpflanzungen Tagelöhner, keine ausgebildeten Gärtner tätig waren. Die Ziffernbeschriftung hätte es ungelernten Arbeitskräften erleichtert, Pflanzen nach Nummern zu setzen, ohne sämtliche botanische Pflanzennamen in Latein kennen zu müssen. Wahrscheinlich gab es für das Areal eine Pflanzenliste mit den durchnummerierten Pflanzen. Die Bepflanzung der Gärten für ruhige und unruhige Patienten wurde unterschieden: Zur Abzäunung der Gärten für Ruhige wurden beispielsweise Ligusterhecken (Ligustrum vulgare) gesetzt.

Aus den Jahresberichten spricht spürbar eine Begeisterung für die Pflanzenvielfalt:„[...] Mauern und Lauben sind weiters geschmückt durch Rankenrosen, Trompetenblumen, den amerikanischen Osterluzei, die Glizinie und die großblumige Waldrebe. [...] Dermalen sind diese Flächen schon bestanden von verschiedenen Fliederarten, Jasmin, Goldregen, den dankbaren, weiß, rosa- und dunkelrot blühenden Weigeliensorten, dem Erbsstrauche, Judasbaum und Blasenstrauch. Zwischen diesen verstreut wächst der durch rotbraunsamtige, würzig riechende Blumen ausgezeichnete Gewürzstrauch, die gelbe Kerrie, der Hartriegel, der grün- und rotblättrige Haselstrauch, die Zwergmispel, die Scheinquitte, die zierlich blühende Deutzie, die mandschurische Aralie, der europäische und japanische Spindelbaum (das Pfaffenhütchen) und die silberblättrige Ölweide mit ihren reizenden rosa Blüten. Das duftige Bild wird weiters bereichert durch Ginster und Geweihbaum, den japanischen, in der Blattfarbe vom lichtgrün bis blutrot wechselnden Ahorn, die schon im März blühende, gelbe Forsythie, die Heckenkirsche, die Magnolie, die Mahonie, den Pfeifenstrauch, die Maulbeere, den Lederbaum, Sanddorn und den kaukasischen Flügelstrauch. [...] In diesen Anlagen sind bereites [sic] die meisten Straßen, Gassen und Querwege mit Alleen von Ahorn-, Ulmen-, Birken-, Pappel-, Ebereschen-, Kastanien-, Akazien- und Lindenbäumen eingefaßt, welche in einigen Jahren dem Bedürfnisse von Schatten genügend Rechnung tragen werden. Alle schmalen, an den Vorder- und Längsseiten der Abteilungsgärten hinziehenden Böschungen wurden bepflanzt durch Fronten nach Prunusarten (blühenden Pflaumen-, Mandeln-, Aprikosen-, Weichselbäumchen), perennen [sic], Staudengewächsen, Koniferen und Birken. Die großen Böschungen hingegen, deren kahle Hänge keinen Graswuchs zu halten vermögen [...], sind parkartig bestanden mit zehn- bis zwölfjährigen Schwarzkiefern und zwischen diesen weißrindige Birken, dunkelrote Haselnußstauden, gelbe und rote Weidensträucher und blühende Waldblumen eingestreut. Durch den Föhrenstand ober der Hauptküche führt ein von Rankenrosen eingefasster Rundweg [...] Die Gärten für Funktionäre liegen zwischen der Straße Nr. 1 und der südlichen Anstaltsmauer, also auf einem Längsstreifen, der für eine bauliche oder sonstige Verwendung kaum in Betracht kommen dürfte, und enthalten nächst zirka 150 jungen Obstbäumen verschiedene Laubbäume, Nadelhölzer, Blüten- und Ziersträucher; dieselben sind durch eine Rainweidenhecke gegen die Straße abgegrenzt und ergänzen die allgemeinen Anlagen in dekorativer Weise [...]."[18]

Bald gewann die Krankenkontrolle Überhand. 1912 heißt es in den Jahresberichten der Nö. Landes-Irrenanstalten: „So ergab sich die Notwendigkeit, sämtliche Sträucher und Koniferen der Übersicht wegen aus allen Krankengärten zu entfernen und dafür den nur sehr spärlichen Baumbestand dieser Gärten entsprechend zu ergänzen [...]."[19] Für das Sanatorium wurde der Gartenarchitekt Ferdinand Müller beigezogen. Müller, über dessen Ausbildung und Œuvre noch wenig bekannt ist, zählte zu den Gründungsmitgliedern der kurz vor dem Ersten Weltkrieg ins Leben gerufenen „Vereinigung Österreichischer Gartenarchitekten", der er 1925–36 als Präsident vorstand. Er gilt als „Wegbereiter der künstlerischen Gartengestaltung" und wurde mehrfach ausgezeichnet, auch mit Staatspreisen. Zusammen mit dem renommierten ersten freischaffenden Gartenarchitekten Carl Gustav Swensson (1861–1910) gründete er 1905 eine Baumschule in Tulln, zudem waren beide Mitglieder des Hietzinger Gärtnervereins.[20] In Steinhof gestaltete Müller im Sanatorium das Umfeld mit Tennisplatz, Eislaufplatz und Springbrunnen als parkartige gründerzeitliche Landschaft, teilweise sogar als „rock garden" mit Steinsetzungen. Könnte es sein, dass Ferdinand Müller „nur" Gartenentwürfe lieferte, und erst nach 1909 tätig war oder anders entlohnt wurde? Seine Leistung im Gelände des Sanatoriums wird zwar lobend erwähnt, seine Entlohnung ist im Endbericht aber nicht angeführt.

In den Wirtschaftsbereichen wurden von den Amtsplanern ebenfalls die Freiräume eingeplant. Die Gärtnerei war wichtig, da hier sowohl Schnittblumen angebaut wie auch Zimmerpflanzen, Obst und Kräuter für die Küche vorbereitet wurden. Dazu war das Verwaltungsgebäude als Wohnhaus konzipiert, da die Gärtnergesellen für die Beheizung der Gewächshäuser rund um die Uhr anwesend sein mussten. Die Pläne für die kunstvollen Einfahrtstore stammen von Adolf Prosch. Die aufwendige Gewächshaustechnik wurde an die Firma Ignaz Gridl vergeben, eine bedeutende Wiener Ingenieurfirma, die unter anderem 1882 das Palmenhaus im Schlosspark Schönbrunn errichtet hatte.[21] Neben den Frühbeeten und speziellen Glashäusern für die Anzucht von Zimmerpflanzen für die Gesellschaftsräume im Sanatorium gab es auch ein großes Gewächshaus, das hohe Gehölze wie z. B. Palmen beherbergen konnte, die für Veranstaltungen transportfähig in Töpfe gepflanzt waren. Für die Obstplantagen und andere landwirtschaftliche Einrichtungen mangelt es an Planmaterial und Detailinformation aus der Errichtungszeit.

### Die Weiterentwicklung

Nach der Übernahme durch die Stadt Wien wurden umfassende bauliche und gartengestalterische Veränderungen an den Pavillons vorgenommen – unter anderem, um den therapeutischen Bedarf an Liegehallen etc. zu gewährleisten. Damals wurde auch die Landwirtschaft adaptiert, wie der Lageplan von 1932 zeigt. Die aktiv einsetzbaren Patienten wurden angehalten, diese zu bewirtschaften.[22] Ab 1941 erlebt der Zögling Johann Gross als schwererziehbares Kind die Anlagen: „Angrenzend an den Spiegelgrund war die sogenannte Lungenheilanstalt. Die Patienten von dort konnten sich auf dem Anstaltsgelände frei bewegen. Vom ‚Steinhof' konnte man oft die Patienten sehen, die unter Aufsicht von Pflegern arbeiten mussten. Meist handelte es sich um Gartenpflege".[23] 1948 vermerkt die Festschrift *25 Jahre Lungenheilstätte der Stadt Wien Baumgartner Höhe 1923–1948*: „Viele Erhaltungsarbeiten sind während des Krieges unterblieben, [...] Personal abgezogen und seine bisherige Arbeit, wie die Pflege von Wald und Garten, einfach eingestellt oder stark eingeschränkt (worden)".[24] Die Luftbilder von 1948 und 1958 zeigen den fortschreitenden starken Gehölzzuwachs und die Vereinfachung und Verwilderung der Grünanlagen. In den Stadtkarten von 1968 und 1985 sind noch jene Wege zu erkennen, die heute teilweise nicht mehr existieren. Mehrfache Umbauten, Zubauten und Neubauten haben im Areal die Grünflächen verändert. Die Entwicklung der Krankenpflege brachte mit sich, dass z. B. größere Müllbehälter zwischen den Pavillons nötig wurden.

Im Sommer 2000 wurde die Forschungsgruppe Prof. DI Maria Auböck, Mag. János Kárász, Dr. Mara Reissberger, DI Annalisa Mauri vom Österreichischen Bundesdenkmalamt mit der Untersuchung der Gartengeschichte des „Otto Wagner-Spitals" beauftragt.[25] Die Erfassung der historisch belegbaren Vegetationsbestände gestaltete sich zu einer spannenden Spurensuche. Unsystematische, oft individuellen Präferenzen folgende Nachpflanzungen und Pflegemängel etc. haben leider zu einer erheblichen Veränderung

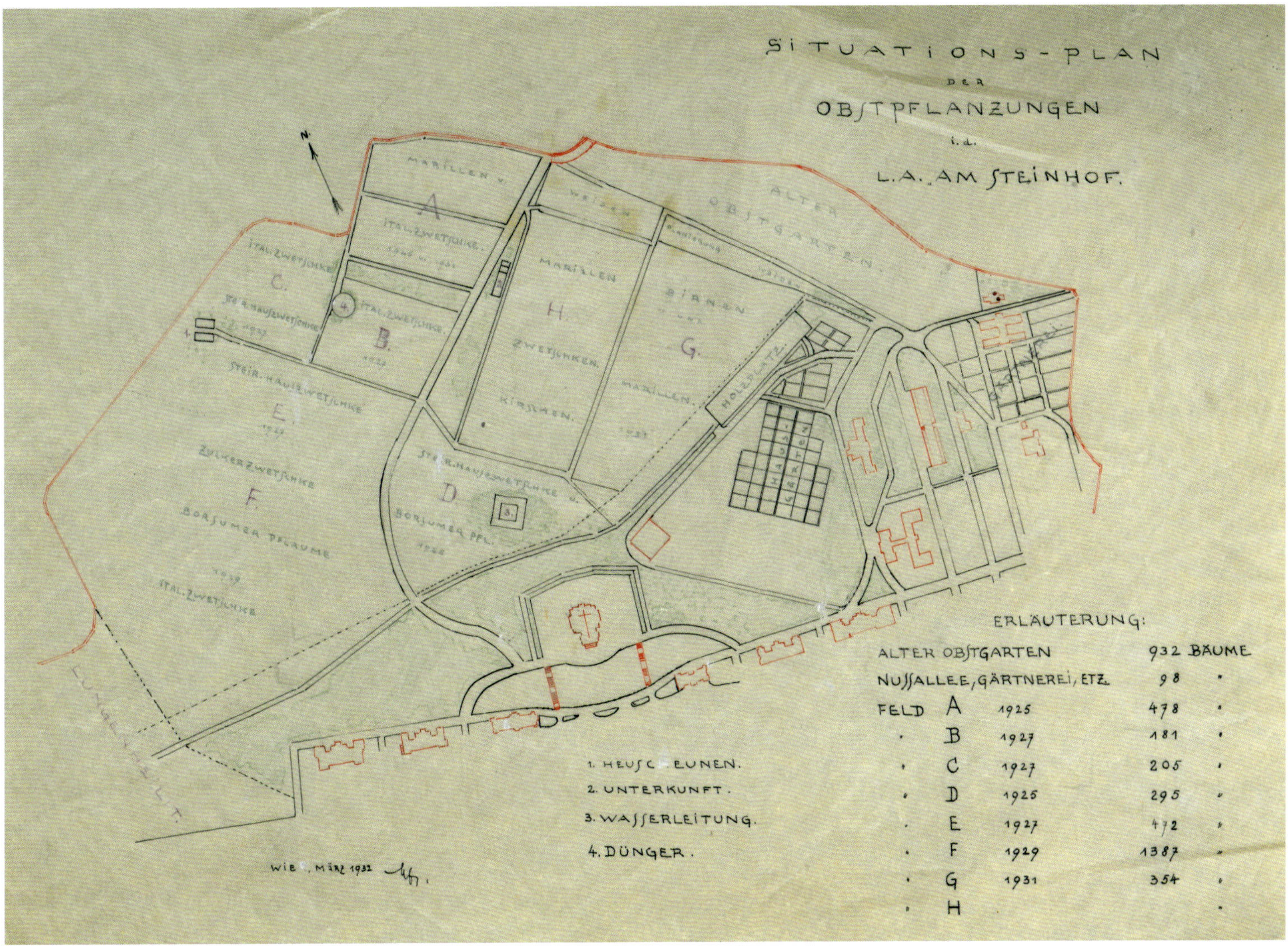


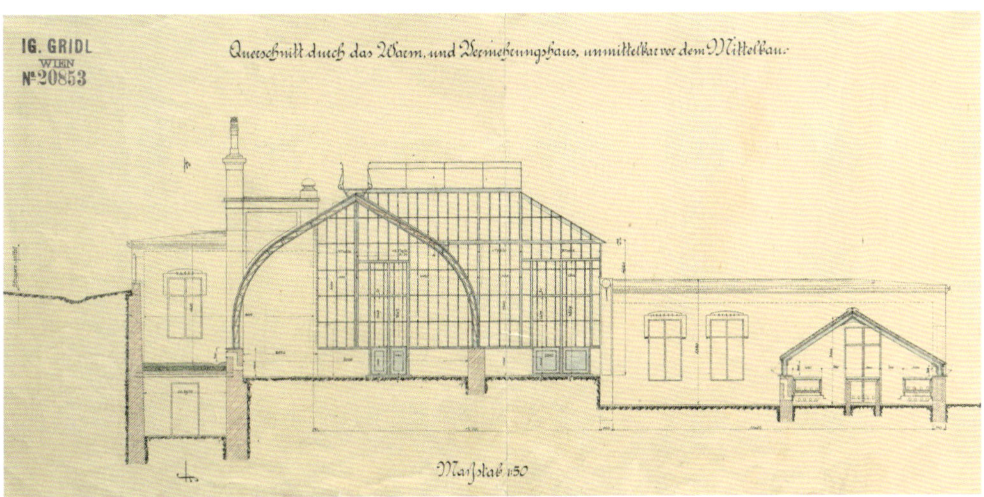


↑ Dieser Situationsplan aus dem Jahre 1932 dokumentiert den alten Obstgarten im NW mit 923 Bäumen und die ab 1925 angepflanzten Obstbäume, darunter Marillen, Pfirsiche, Pflaumen und Kirschen.

← Die Planungen für die beiden Glashäuser lieferte die renommierte Ingenieurfirma Ignaz Gridl.

der Baumkonfigurationen und damit der Raumbildungen (v. a. in den Pavillongärten) geführt. Deshalb ist eine Restaurierungsperspektive für die Gärten und Freiräume am Steinhof notwendig. Die Nachnutzung ist seit 1923 – wie bei jeder zeitgemäßen Krankenanstalt – einer laufenden Erneuerung und Veränderung unterworfen gewesen. Dies betrifft bei kommenden Umwidmungen auch die Freiräume des Otto Wagner-Spitals. Es ist zu hoffen, dass dazu ein Parkpflegewerk hier die fachlich sorgfältig vorbereitete Umsetzung begleiten wird.

1 Neue Freie Presse, 6.10.1907, S. 13.
2 AUBÖCK/REISSBERGER 2002, S. 91.
3 AUBÖCK/REISSBERGER 2002, S. 99. Im JAHRESBERICHT 1910, S. 197 wird ein „Johann Müller" als Gartenarchitekt genannt. Dabei muss es sich um einen Schreibfehler handeln. Lt. Recherche von Eva Berger wird der Ökonomierat Ferdinand Müller, Gartenarchitekt und Baumschulbesitzer für seine Planung „Am Steinhof" in der Fachpresse gewürdigt, in: GARTENZEITUNG 1958. – BERGER 2004, S. 333. – SCHWAHN 2008.
4 SCHLUSSBERICHT 1909.
5 AUBÖCK/REISSBERGER 2002, S. 105. Der JAHRESBERICHT 1914 beschreibt die Weiterverwendung von Pflanzenmaterial als Alleepflanzungen in der Anlage, zusätzliche Pflanzungen von Kiefern und Tannen und die Herstellung eines Aussichtshügels.
6 Marie Luise Gothein veröffentlichte 1914 eine zweibändige Chronik zur Gartengeschichte, auch unter dem Aspekt außereuropäischer Einflüsse und Phänomene der Moderne. GOTHEIN 1926, S. 445.
7 GRAF 1985, S. 630, S. 741.
8 Otto Wagner übte z. B. scharfe Kritik am Entwurf zum Rathauspark in: WAGNER 1914, S. 82.
9 Weitere entwurfsanalytische Ansätze siehe HAIKO/LEUPOLD-LÖWENTHAL/REISSBERGER 1981.
10 AUBÖCK/REISSBERGER 2002, S. 96 zeigt Pergolen (nicht realisiert) und S. 97 den Laubwald hinter der Kirche und Alleen aus Pyramidenpappeln (nicht realisiert).
11 JAHRESBERICHT 1910, S. 216
12 SCHLUSSBERICHT 1909, S. 238, S. 240.
13 Diese Massenaufstellungen wurden in den folgenden Jahresberichten laufend ergänzt. 85.000 ein- bis dreijährige Fichten waren für die Grünstreifen zwischen Sanatorium und Männerbereich vorgesehen, wie die Jungpflanzen auf historischen Fotos zeigen.
14 JAHRESBERICHT 1909, S. 137.
15 SCHLUSSBERICHT 1909, S. 93.
16 AUBÖCK/REISSBERGER 2002, S. 100–102.
17 AUBÖCK/REISSBERGER 2002, S. 100–102.
18 JAHRESBERICHT 1910, S. 214.
19 JAHRESBERICHT 1912, zit. n. AUBÖCK/REISSBERGER 2002, S. 103.
20 GARTENZEITUNG 1958. Müller lieferte Entwürfe zu den Außenanlagen der Kuranstalt „Wällischhof" in Maria Enzersdorf (Brunn am Gebirge) und dürfte an der Realisierung des zweiten Bauabschnitts des Türkenschanzparks mitgewirkt haben (1910). Der erste Abschnitt wurde 1887 nach den Plänen von Swensson bepflanzt. SCHWAHN 2008. Zu Carl Gustav Swensson vgl. ÖBL.
21 CZEIKE 1995, S. 483. – FOGARASSY 2011.
22 AUBÖCK/REISSBERGER 2002, S. 105.
23 GROSS 2000, S. 65.
24 FESTSCHRIFT 1948, S. 45.
25 AUBÖCK/KARASZ/MAURI/REISSBERGER 2001.

Sabine Plakolm-Forsthuber

# Bauliche Interventionen im Areal Am Steinhof von der Eröffnung bis in die Nachkriegszeit

Die baulichen Interventionen in den Nö. Heil- und Pflegeanstalten Am Steinhof seit ihrer Eröffnung waren, gemessen an den Möglichkeiten und Projekten, bis weit in die Fünfziger-Jahre hinein gering. Die Auswirkungen des Ersten Weltkriegs etwa blieben marginal, führten nur zur Errichtung von vier Militärbaracken. Die wesentlichste Änderung in organisatorischer und rechtlicher Hinsicht resultierte aus dem am 1. Jänner 1922 in Kraft getretenen Trennungsgesetz zwischen Niederösterreich und Wien. Die Anstalt fiel fortan in den Zuständigkeitsbereich des neuen Bundeslandes Wien, das 1922 die Auflassung des Sanatoriums und 1923 dessen Wiedereröffnung als „Lungensanatorium Baumgartner Höhe" verfügte. Diese Reorganisation wurde von zwei architektonischen Eingriffen begleitet: dem Auf- und Zubau zahlreicher Liegehallen und der Adaptierung der Bestandsbauten für die Tuberkulose-Kranken. Die letzten baulichen Maßnahmen bis 1945 waren kriegsbedingt; man begann 1943 in zahlreichen Pavillons Luftschutzanlagen einzubauen. Kriegsschäden gab es so gut wie keine.[1] Abgesehen von den medizinisch notwendigen Modernisierungen der Pavillonausstattungen erfolgten größere Zu- und Neubauten, die Infrastrukturbauten im Wirtschaftsareal betrafen, erst in der Nachkriegszeit.

## Die ersten sieben Jahre

Bis zum Ausbruch des Ersten Weltkriegs kann man von einem erfolgreichen Anstaltsbetrieb im Sinne der Gründungsidee sprechen. Das beweisen die rasch gestiegenen Krankenzahlen und der interessebedingte Besuchsansturm von Privatpersonen sowie Vereinen und Institutionen unterschiedlichster Art. Schon 1910 gab es eine beachtliche Überbelegung von 3.300 Kranken, weshalb sich der damalige Direktor Heinrich Schlöss 1911 für den Neubau zweier Pavillons aussprach. In seinem Ansuchen stützte er sich auf die Argumentation seiner Primarärzte, wie beispielsweise auf Mathias Burkhardt, den Leiter der Männer-Heilanstalt, der die „exorbitante Überfüllung" anprangerte. Darunter litten vor allem „der Luftwechsel, die Ventilation, die Bewegungsmöglichkeit der Kranken".[2] Der Landesausschuss reagierte mit Unverständnis, hatte er doch zur Lösung des Problems bereits „Abtransportierungen" nach Klosterneuburg oder Lainz vorgenommen. Dass die daraus resultierende finanzielle Situation tatsächlich drückend gewesen sein musste, mag man auch daran erkennen, dass der Oberverwalter der Anstalt Franz Roßkopf 1912, während eines Urlaubs des Direktors Schlöss, eigenmächtig Verhandlungen zum Verkauf eines Teils der Anstaltsgründe nördlich der Kirche in die Wege geleitet hatte. Schlöss reagierte ablehnend und sprach sich gegen den Verkauf „von Grundstücken innerhalb des Anstaltsterritorium" aus. Als Argumente nannte er die notwendige landwirtschaftliche Betätigung und die Aufrechterhaltung der Bewegungsfreiheit der Kranken sowie das unerwünschte Näherrücken von Häusern. Ferner sei zu bedenken, dass man das

Terrain möglicherweise selbst benötigen werde, um „Notbaracken“ unterzubringen; letztlich wäre ein Verkauf auch mit Blick auf die „geplante Untergrundbahn“ schon aus ökonomischer Sicht wenig ratsam.[3] Immerhin wurden 1914 in elf Pavillons die hochgelegenen, gartenseitig gut belichteten Untergeschoße zu Tagräumen ausgebaut. Dadurch gelang es, Platz für 446 zusätzliche Betten in den oberen Stockwerken zu schaffen. Ob die Überbelegung auch das Sanatorium betraf, ist eher zu bezweifeln, da man seinetwegen doch in der Vorkriegszeit eine intensive, international ausgerichtete Werbekampagne gestartet hatte. Mehrsprachige Einschaltungen erfolgten in einschlägigen Zeitschriften und Zeitungen, auf Plakaten, mit Fotos oder den Aquarellen Erwin Pendls, die er für den englischsprachigen „Prospectus“ angefertigt hatte. 1917 wies das Sanatorium jedoch einen kriegsbedingten Überhang von 40 Kranken auf.[4]

### Folgen des Ersten Weltkriegs

Kurz nach Ausbruch des Ersten Weltkriegs eröffnete Schlöss am 11. September 1914 im Theater und in den beiden Aufnahmepavillons ein Verwundetenspital mit Röntgenzimmer.[5] Aufgrund der rasch steigenden Zahl verwundeter Soldaten sowie psychisch kranker Militärs – 1915 waren es schon 4.000 Patienten, darunter 492 „geisteskranke Soldaten“ – urgierte er ab März und erneut im Mai 1915 „den Bau der Baracken für die geisteskranken Soldaten“.[6] Das vorgesehene Grundstück, der Grünstreifen nördlich des Pavillons 8, wurde inspiziert und für geeignet befunden. Im Dezember waren die vier vom Architekten und Stadtbaumeister Max Haupt geplanten und vom k. u. k. Militärkommando ausgeführten Baracken fertig, sie wurden am 1. Februar 1916 offiziell übergeben. Es waren dies keine provisorischen Holzbaracken, sondern gemauerte, ebenerdige Bauten, die das U-förmige Pavillonschema aufgriffen und an die vorhandene Infrastruktur angeschlossen waren. Hätte man das bestehende Achsensystem fortgesetzt, wären nur drei Bauten möglich gewesen. Man situierte daher die Baracken auf den drei durch die Straßen voneinander geschiedenen Grundstücken so, dass jeweils zwei an den südlichen und nördlichen Grenzen platziert waren und die nördliche Grünfläche Richtung Wirtschaftsareal unverbaut blieb. Damit wurde die strenge axiale Pavillonstruktur erstmals durchbrochen. Die Baracken boten für je 52 Patienten und sieben Pfleger Platz und besaßen jeweils eine Gartenterrasse. Nach der Entlassung der Militärangehörigen verblieben sie auf dem Areal und wurden kurzfristig für ein Pflegerlazarett (1921, dann bis 1930 im Pavillon U) und in den Dreißiger-Jahren für Angestelltenwohnungen adaptiert. Bis auf den südlichen Pavillon 35 wurden die verbliebenen drei (36–38) spätestens 1942 abgetragen.

Das Kriegsende und die Ausrufung der Ersten Republik brachten für die Heil- und Pflegeanstalten nachhaltige, strukturelle Veränderungen. Um diese nach außen zu signalisieren, erging am 27. November 1918 ein vertraulicher Dienstzettel des niederösterreichischen Landeshauptmannes an die Anstaltsleitung, „mit Rücksicht

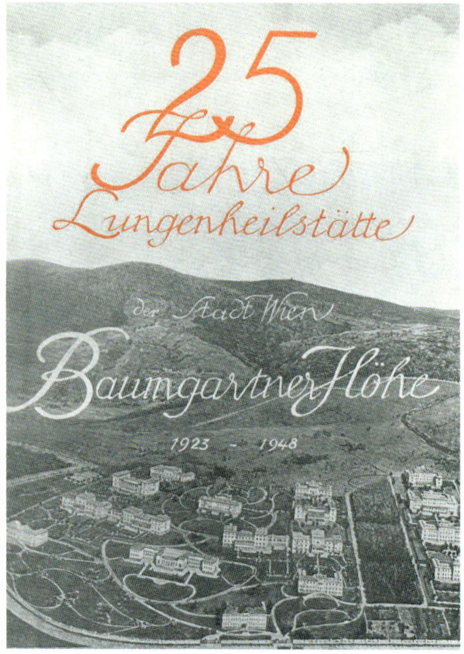


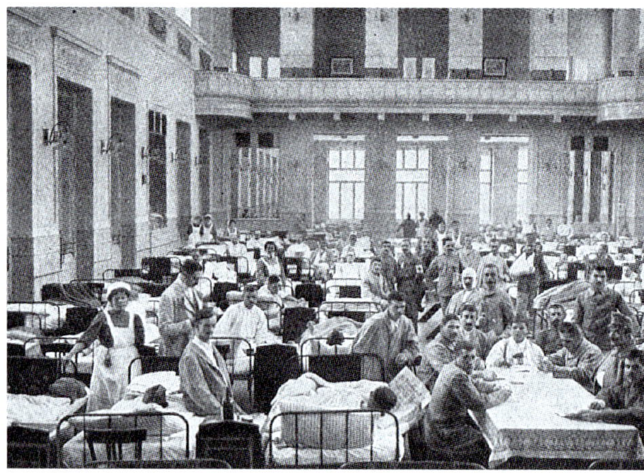

↑ 1922 wurde das Sanatorium aufgelassen und 1923 als Lungenheilstätte Baumgartner Höhe eröffnet. Cover der Festschrift aus dem Jahr 1948.

↑ Im Theater wurde 1914 ein Verwundetenspital eingerichtet.

→ Dieser Anfang der 1940er-Jahre entstandene Lageplan verzeichnet die Schutzräume in den einzelnen Pavillons, die Eingliederung der Pavillons 31–34 in die Heil- und Pfleganstalt Am Steinhof und die abgetragenen Militärbaracken (36–38) im Osten.

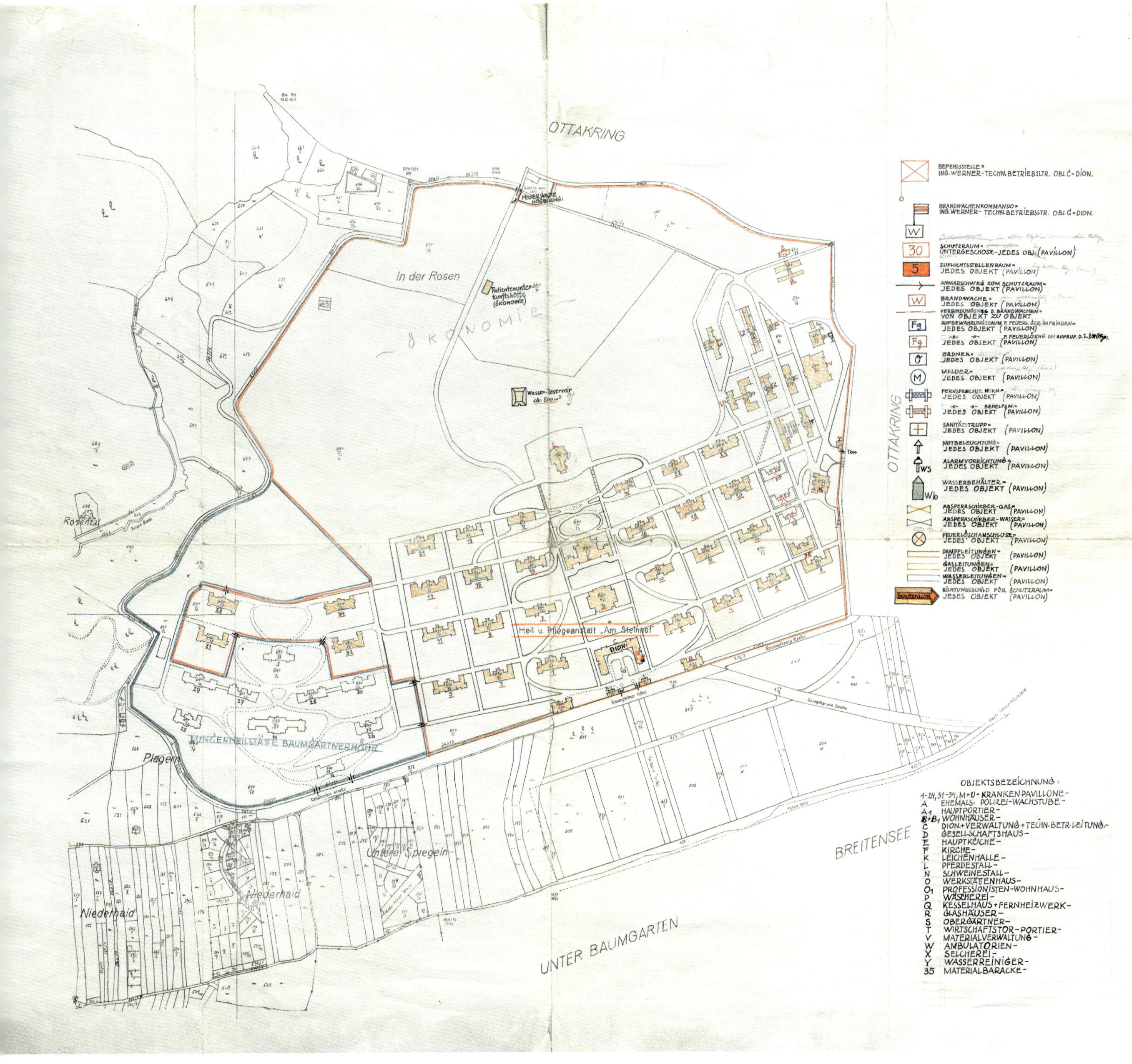
OTTAKRING
In der Rosen
ÖKONOMIE
Patientenunterkunftshütte (Ökonomie)
Wasser-Reservoir
Rosental
Heil u. Pflegeanstalt „Am Steinhof"
DION
LUNGENHEILSTÄTTE BAUMGARTNERHÖHE
Plagen
Untere Spiegeln
Niederhaid
Niederhaid
BREITENSEE
UNTER BAUMGARTEN
OTTAKRING
BEFEHLSSTELLE = ING. WERNER-TECHN. BETRIEBSLTR. OBJ. C = DION.
BRANDWACHENKOMMANDO = ING. WERNER- TECHN. BETRIEBSLTR. OBJ. C = DION.
SCHUTZRAUM = UNTERGESCHOSS - JEDES OBJ. (PAVILLON)
ZUFLUCHTSSTELLENRAUM = JEDES OBJEKT (PAVILLON)
ANMARSCHWEG ZUM SCHUTZRAUM = JEDES OBJEKT (PAVILLON)
BRANDWACHE = JEDES OBJEKT (PAVILLON)
VERBINDUNGSWEG D. BRANDWACHEN = VON OBJEKT ZU OBJEKT
AUFBEWAHRUNGSRAUM F. FEUERL. GER. IM FRIEDEN = JEDES OBJEKT (PAVILLON)
F. FEUERLÖSCHG. BEI AUFRUF. D. L. SCHUTZ. JEDES OBJEKT (PAVILLON)
ORDNER = JEDES OBJEKT (PAVILLON)
MELDER = JEDES OBJEKT (PAVILLON)
FERNSPRECHST. NORM. = JEDES OBJEKT (PAVILLON)
BEHELFSM. = JEDES OBJEKT (PAVILLON)
SANITÄTSTRUPP = JEDES OBJEKT (PAVILLON)
NOTBELEUCHTUNG = JEDES OBJEKT (PAVILLON)
ALARMVORRICHTUNG = JEDES OBJEKT (PAVILLON)
WASSERBEHÄLTER = JEDES OBJEKT (PAVILLON)
ABSPERRSCHIEBER-GAS = JEDES OBJEKT (PAVILLON)
ABSPERRSCHIEBER-WASSER = JEDES OBJEKT (PAVILLON)
FEUERLÖSCHANSCHLUSS = JEDES OBJEKT (PAVILLON)
DAMPFLEITUNGEN = JEDES OBJEKT (PAVILLON)
GASLEITUNGEN = JEDES OBJEKT (PAVILLON)
WASSERLEITUNGEN = JEDES OBJEKT (PAVILLON)
RICHTUNGSSCHILD FÜR SCHUTZRAUM = JEDES OBJEKT (PAVILLON)
Schutzraum
OBJEKTSBEZEICHNUNG:
1-24, 31-34, M+U - KRANKENPAVILLONE -
A EHEMALS: POLIZEI-WACHSTUBE -
A1 HAUPTPORTIER -
B+B1 WOHNHÄUSER -
C DION. + VERWALTUNG + TECHN. BETR. LEITUNG. -
D GESELLSCHAFTSHAUS -
E HAUPTKÜCHE -
F KIRCHE -
K LEICHENHALLE -
L PFERDESTALL -
N SCHWEINESTALL -
O WERKSTÄTTENHAUS -
O1 PROFESSIONISTEN-WOHNHAUS -
P WÄSCHEREI -
Q KESSELHAUS + FERNHEIZWERK -
R GLASHÄUSER -
S OBERGÄRTNER -
T WIRTSCHAFTSTOR-PORTIER -
V MATERIALVERWALTUNG -
W AMBULATORIEN -
X SELCHEREI -
Y WASSERREINIGER -
35 MATERIALBARACKE -

auf die geänderten politischen Verhältnisse alle Embleme und Symbole der ehemaligen monarchischen Staatsform und der aufgehobenen gesamtstaatlichen Verfassung, die an der Aussenseite und im Inneren von Ämtern und Anstalten des deutschösterreichischen Staates angebracht sind, zu entfernen". Dies betraf Kaiserbilder, Adler, Wappen und dergleichen.[7] Vermutlich wurde zu diesem Zeitpunkt die Kaiserbüste vor dem Theater entfernt und das Denkmal mit einer anderen, wesentlich kleineren Kaiserbüste erst nach 1999 im Sanatorium wieder aufgestellt.

Obwohl 1918 noch an die 70 „geisteskranke" Offiziere im Sanatorium betreut wurden, dachte man an eine Fortsetzung des Vorkriegsbetriebs. 1919 erfolgten noch Tariferhöhungen für die therapeutischen Behandlungen im Kurhaus[8], doch die sozialdemokratische Politik der Stadt Wien verfolgte andere Ziele. Nur ein Jahr nach der Umbenennung in „Sanatorium Baumgartner Höhe" (17. Juli 1921) kam es zur Aufnahmesperre für Patienten (12. Juli 1922) und kurz darauf zur Auflassung des Sanatoriums am 24. August 1922. Julius Tandler, ab 1920 Stadtrat für Wohlfahrtspflege, erkannte, dass aufgrund der im Krieg rasant angestiegenen Zahl an Tuberkulosekranken wirkungsvolle Maßnahmen ergriffen werden musste. Zwar gab es in Wien seit 1916 die „Städtische Zentralstelle für die Tuberkulosefürsorge", die für die Ermittlung, Aufklärung und Überweisung der Kranken an Heilanstalten zuständig war. Probleme bereitete aber, dass es einige private Lungensanatorien gab, jedoch keine oder zu wenige in öffentlicher Hand.[9] Deshalb war neben der Hebung des Wohnstandards in den Arbeiterquartieren, der Ausbau von Heilstätten ein vorrangiges Ziel. Um möglichst rasch den Bedarf an Betreuungsplätzen zu decken, wurde das Sanatorium Am Steinhof, das aufgrund seiner südorientierten Waldrandlage, der Freiräume und der Pavillonstruktur für die Bedürfnisse einer Tuberkuloseanstalt beste Voraussetzungen bot, als „Lungensanatorium Baumgartner Höhe" im Mai 1923 für lungenkranke Frauen eröffnet.[10]

## Die Tuberkulose erfordert moderne Architektur

Es ist erstaunlich, dass die Auswirkungen der Tuberkulose die moderne Architektur maßgeblich transformiert haben. Lungensanatorien, die Sonnen-, Luft- und Liegekuren ermöglichen sollten, besaßen Liege- und Dachterrassen, Loggien, große Fensteröffnungen, Schiebefenster, hygienisch weiße Räume mit glatten Oberflächen, Turn- und Gymnastikplätze etc. Die Formensprache dieser therapeutischen Orte beeinflusste den modernen Wohnbau, der den Körper gesund behausen und erhalten sollte, nachhaltig; der Wohnraum wurde fortan, wie Beatriz Colomina schrieb, „als eine Art medizinischer Apparatur", als ein „Mechanismus zum Schutz des Körpers verstanden".[11] Unter diesen Prämissen war es durchaus verständlich, dass das Sanatorium Am Steinhof einige Veränderungen hinnehmen musste.

Mit Otto Wagners Lupusheilstätte (1910–13), in der eine spezielle Art der Hauttuberkulose behandelt wurde, gab es einen nahegelegenen Spitalsbau im Areal des heutigen Wilhelminenspitals, der all diese Forderungen schon erfüllte. Der noch eher traditionell wirkende H-förmige, verputzte Bau mit „tiefblauen" Randleisten

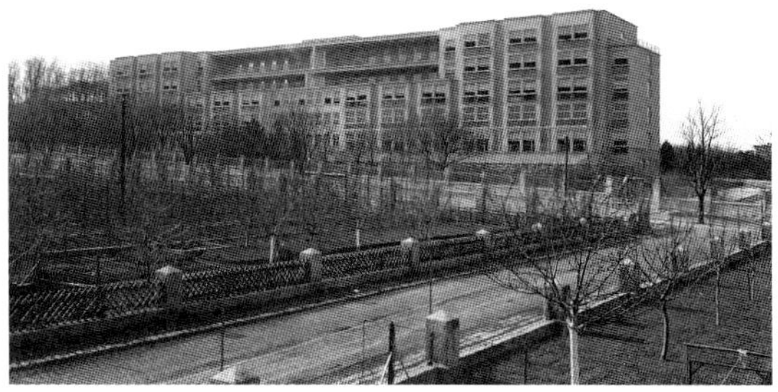

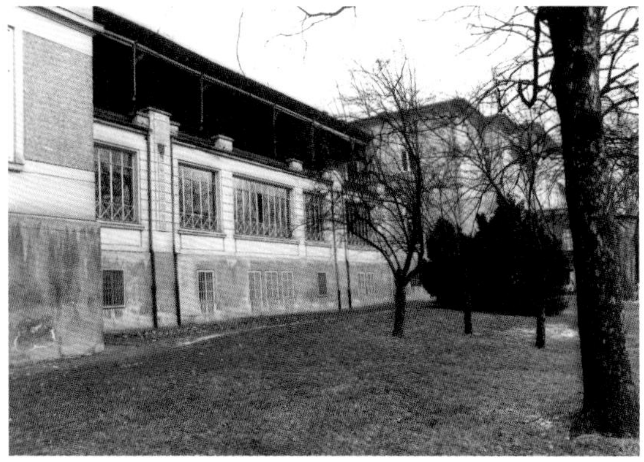

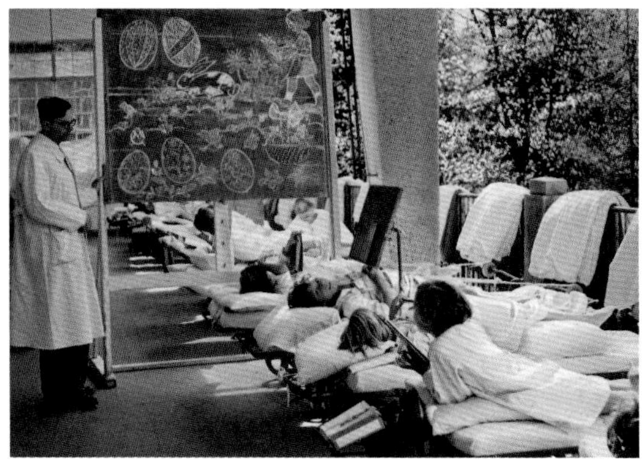

↑ Der funktionalistische, mit großzügigen überdachten und beheizbaren Liegehallen versehene TBC-Pavillon in Lainz war der einzige Neubau, der von den Architekten Egon Riss und Fritz Judtmann 1931 speziell für Patienten der „Wiener Krankheit" geplant wurde.

↑ Auf den Dächern der Pavillons bzw. den Wandelgängen wurden ab 1923 hölzerne Liegehallen aufgestellt.

↑ Mit der 1925 erfolgten Aufnahme tuberkulosekranker Kinder sah sich die Anstaltsleitung verpflichtet, für einen geregelten Unterricht zu sorgen. Zumeist erfolgte dieser in den offenen Liegehallen.

aus eingelegten Glasplatten sollte, wie Wagner in seinen Erläuterungen schrieb, dem Kranken beim Erblicken des Gebäudes bereits das „erhebende Gefühl" vermitteln, darin zu gesunden.[12] Ein deutliches Zugeständnis an die medizinischen Erfordernisse war der lange, nach Süden orientierte Baukörper, der Wagner zur Aufgabe der Symmetrie zwang, um die in drei Geschoßen einreihige, blendfreie Bettenaufstellung zu gewährleisten. Der einzige tatsächliche Wiener Neubau für Tuberkulosekranke war der von den Architekten Egon Riss und Fritz Judtmann 1931 errichtete TBC-Pavillon in Lainz, ein Erweiterungsbau des Jubiläumsspitals. Den 143 Meter langen, viergeschoßigen flachgedeckten Eisenbetonbau charakterisiert eine vertikale Rastergliederung. Während sich die Nordseite geschlossen präsentiert, besitzt der südseitige Mittelrisalit in den beiden obersten Geschoßen Liegeterrassen, die damals durch frei auskragende Decken gegen Wind und Wetter geschützt wurden. Die nach modernsten funktionalen Erkenntnissen gestalteten, in den kubischen Baukörper eingeschnittenen Liegeterrassen besaßen raumhohe dreiteilige Schiebefenster, sodass die Krankenbetten bei Bedarf direkt von den Zimmern auf die Terrassen, auf denen sogar Heizkörper montiert waren, geschoben werden konnten.[13]

Am Steinhof waren keine Neubauten, sondern nur Zubauten von Liegehallen und Adaptierungen in den Innenräumen erforderlich, um rasch eröffnen zu können. Die ersten hölzernen Liegehallen errichtete man 1923 über dem Mitterisalit des Karls- und Marien-Hauses, weitere über den Wandelgängen zwischen den Pavillons 27 und 29 sowie 28 und 30. Da man mit diesen Aufbauten offensichtlich kein Auslagen fand – ab 5. November 1925 wurden tuberkulöse Kinder in der Lungenanstalt (400 Betten) aufgenommen, die hier auch Schulunterricht bekamen[14] –, fügte das für das Areal zuständige Wiener Stadtbauamt an den Pavillon 29 (Leopold) Richtung Tennisplatz 1927 eine zweigeschoßige Liegehalle in Eisenbeton mit großzügigen, abgeschrägten Öffnungen samt aufgesetzter hölzerner Loggia an. Die Rückwände waren durchfenstert, um in der warmen Jahreszeit eine leichte Zugluft zu gewährleisten. Ein weiterer Anbau einer massiven Liegehalle erfolgte 1928 östlich des Pavillons 25. Diese Auf- und Zubauten wurden 1924 bis Anfang der Vierziger-Jahre durch sehr einfache, scheunenartige freistehende Holzveranden in den Gärten vor dem Annen-Heim, dem Pavillon Severin, dem Karls- und Marien-Haus oder der Rosenvilla ergänzt. Hinsichtlich der Dimension aus dem Rahmen fiel die fast 62 Meter lange hölzerne, freistehende Liegehalle vor dem Pavillon Wienerwald (30), die mit diesem über einen zentralen Laubengang verbunden war.[15]

### „Die horizontale Lebensweise"

Durch diese Eingriffe wurde aus dem ehemaligen „Sanatorium für verwöhnte Leute" eine moderne ärztliche Einrichtung, die lediglich ein Gitter von der Heil- und Pflegeanstalt abtrennte. Der streng geregelte Tagesablauf bestand in der Einhaltung einer strikten Hausordnung, in stundenlangen Ruhe-, Liege- und Bewegungskuren, die bei schlechtem Wetter in den Gärten oder in den Liegehallen stattfanden, sowie in Freiluftkuren, die die Kranken in leichter Bekleidung durchführen sollten. Das medizinische Heilprogramm sah auch Luftbäder in möglichst unbekleidetem Zustand, ferner Gymnastik und die Sonnenbehandlung (Heliotherapie) vor. „Bettlägerige Kranke machen ihre Freiluftkur bei geöffneten Fenstern (Zimmerfreiluftkur) oder durch das Hinausfahren der Betten in die Liegehalle".[16] Das Liegen auf den Terrassen zu jeder Jahreszeit galt für unabdingbar, um „den Verbrauch der Körperkräfte und die Arbeitsleistung der erkrankten Lunge herabzusetzen." Jede Form geistiger Überanstrengung und Aufregung war untersagt.[17]

Einen anschaulichen Einblick in den Tagesablauf und die Therapien für Lungenkranke gibt Thomas Mann in seinem Roman *Der Zauberberg* (1924). Das in Davos angesiedelte luxuriöse, südwestlich orientierte Lungensanatorium „Berghof" beschreibt er als „ein langgestrecktes Gebäude mit

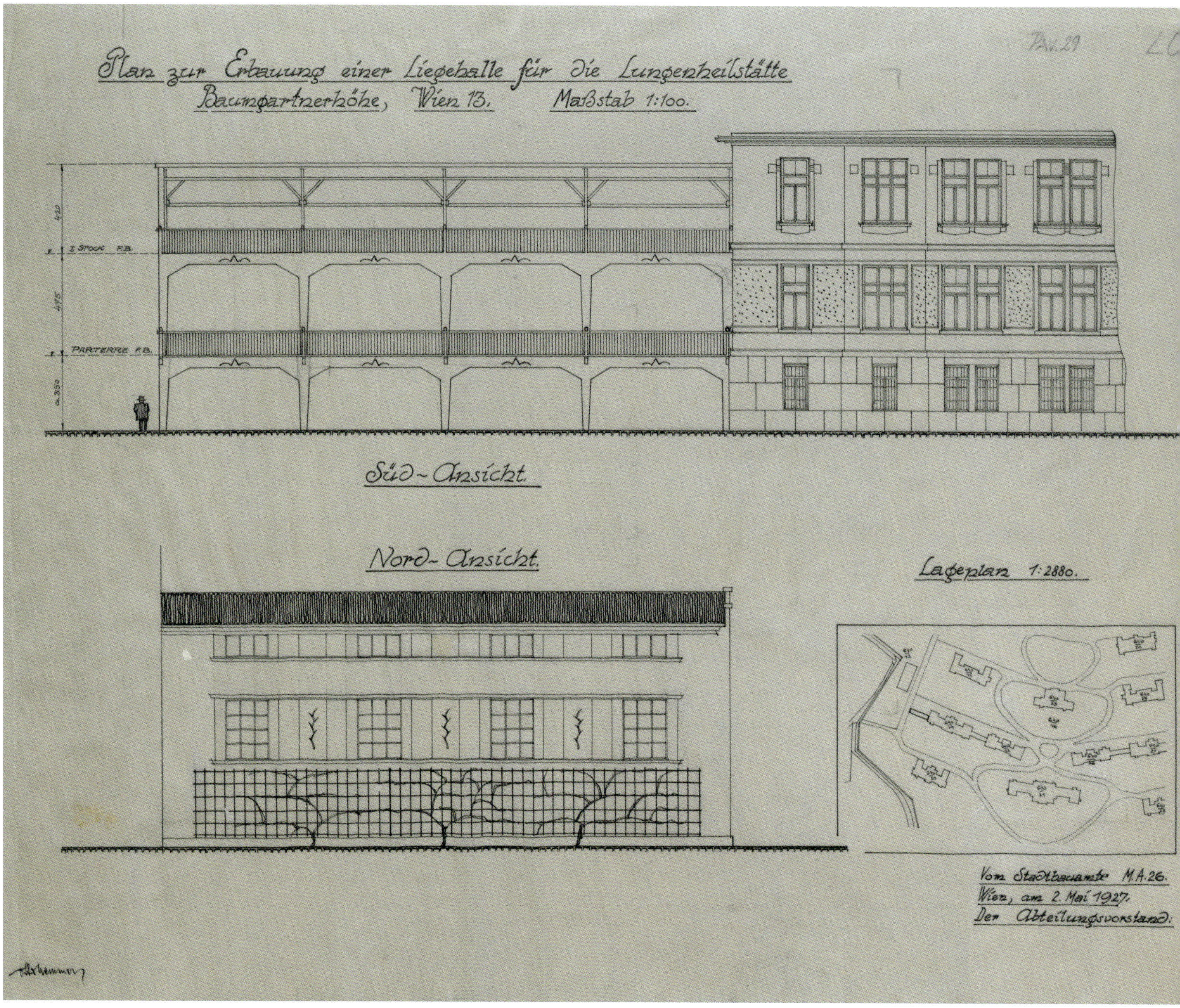


↑ Da man mit der Aufstellung hölzerner Liegehallen kein Auslangen fand, erfolgten auch feste, zweigeschoßige Zubauten aus Eisenbeton, wie 1927 neben dem Pavillon 29 und 1928 neben dem Pavillon 25.

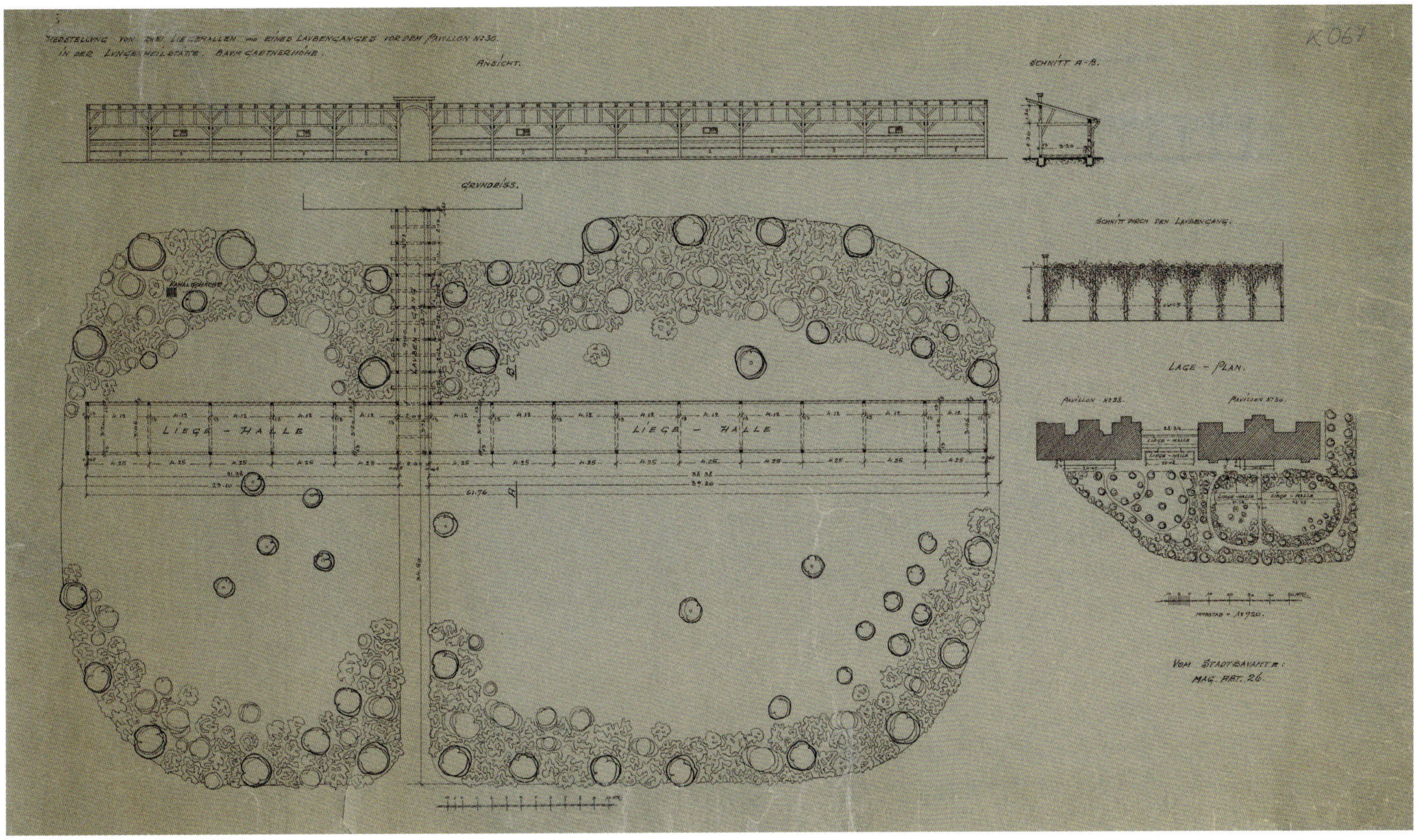


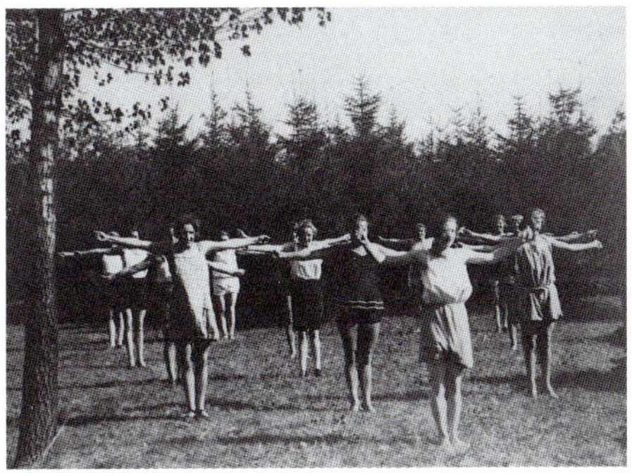

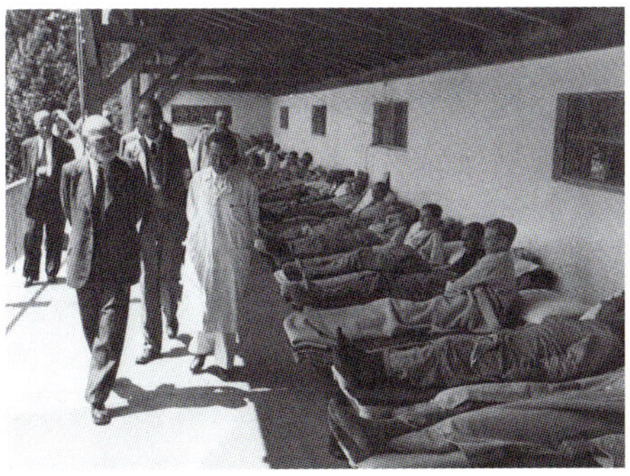

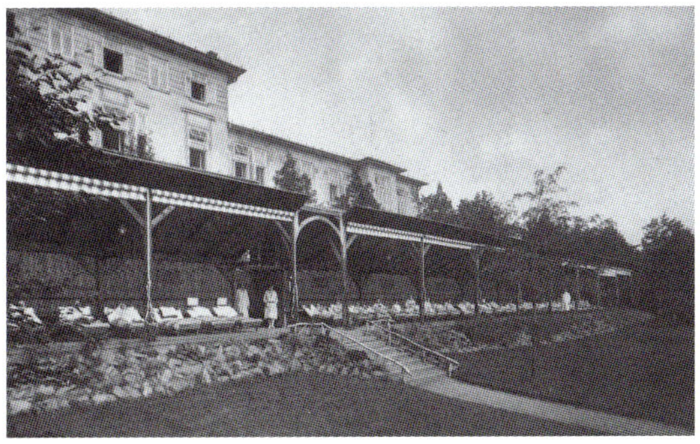

↑ Die größte, über 60 m lange Liegehalle stand im Garten vor der Villa Wienerwald, mit dem sie über einen Laubengang verbunden war.

← Gymnastik und der Aufenthalt im Freien waren, neben dem Liegen, die wichtigsten therapeutischen Maßnahmen gegen die TBC.

↖ Im Juli 1945 statte Bürgermeister Theodor Körner Steinhof einen Besuch ab. Die Liegehallenkur für Lungenkranke wurde bis in die 1960er-Jahre praktiziert.

↑ Die Liegehallen konnten auf der Rückseite geöffnet werden, um für eine bessere Luftzirkulation zu sorgen. Markisen schützen vor direkter Sonneneinstrahlung.

Kuppelturm, das vor lauter Balkonlogen von weitem löcherig und porös wirkte wie ein Schwamm".[18] Der 1907 als Besucher ins Sanatorium „Berghof" angereiste Protagonist Hans Castorp, der hier als Patient bis zum Ausbruch des Ersten Weltkriegs verweilt, ist bei seiner Ankunft über „die horizontale Lebensweise"[19] noch amüsiert, lernt sie aber im Laufe der Jahre schätzen und will sich zuletzt ein Leben ohne sie nicht mehr vorstellen. „Wir müssen liegen, immer liegen [...] Settembrini sagt immer, wir lebten horizontal, – wir seien Horizontale [...]."[20]

Für die lungenkranken Frauen und Kinder bot das zu einer Lungenheilanstalt adaptierte Sanatorium Am Steinhof die idealen Voraussetzungen für die Genesung. Es war ein „Aufenthaltsort, der von den Schädlichkeiten der Großstadtluft nichts mehr an sich hat", der ausgedehnte Spaziergänge ermöglichte und im Winter zum Rodeln und Eislaufen einlud. Das vorhandene bürgerliche Inventar, die üppige textile Ausstattung oder sonstige staubfangende Oberflächen wurden entfernt, eine klinische Umgebung und eine Erhöhung der Bettenzahl hergestellt. Man schätzte die hohen luftigen Zimmer, die reichlich vorhandenen verfliesten Bäder, die Zentralheizung, die Ventilationsmöglichkeit und die Versorgung mit kalorienhaltiger Kost über die zentrale Küche. „Von den Gebäuden selbst erinnert nur noch der luxuriöse Bau an ihre ehemalige Bestimmung, im übrigen sind sie durch Adaptierung ihrer Veranden, durch den Zubau von Liegehallen und durch eine streng hygienische Innenausstattung zu richtigen Heilstättenpavillons geworden, von denen jeder wieder einen umfriedeten Vorgarten hat."[21] Das Kurhaus, ergänzt durch Röntgen- und Operationsräume, blieb das ärztliche Zentrum, im Festsaal fanden Vorträge und musikalische Veranstaltungen statt; auch das Schwimmbad war weiterhin in Betrieb. 1937–42 wurden die vier oberen Pavillons (31–34) den Abteilungen der Heil- und Pflegeanstalt überlassen. Den höchsten Patientenstand hatte das Lungensanatorium Mitte der Vierziger-Jahre. Die anlässlich des Besuchs von Bürgermeister Theodor Körner gemachten Fotos (10. Juli 1945) geben einen anschaulichen Einblick in die Liegehallen und die Belegungsdichte. Die Liegehallenkur wurde bis in die Mitte der Sechziger-Jahre praktiziert.[22]

## Die Wiener Landes-Heil- und Pflegeanstalten für Geistes- und Nervenkranke

Die Neustrukturierung brachte für die nunmehrigen Wiener Landes-Heil- und Pflegeanstalten keine baulichen Änderungen, aber einige organisatorische Neuerungen. Neben der Etablierung von Betriebsräten, einem aktivem Theater-Komitee, dem anstaltseigenen Sportklub „Humanität" oder dem Ausbau der Beschäftigungstherapie, ist die am 22. Oktober 1922 erfolgte Eröffnung einer Trinkerheilstätte im Pavillon 2, die ab 1. Juni 1931 in den Pavillon M transferiert wurde, und die der Heilstätte für Trinkerinnen im Pavillon U zu nennen. Hingegen war die Installierung einer „Therapeutischen Versuchsstation für Epilepsie" im Pavillon 1 nur von kurzer Dauer, sie wurde schon 1927 wieder geschlossen. Obwohl seit 1918 die Rückführung der Kranken der ehemaligen Monarchie in ihre Herkunftsländer intensiv betrieben wurde, erzeugte die „Überfüllung" Mitte der Zwanziger-Jahre erneut eine unerträgliche Situation, weshalb der Direktor Josef Berze eine Abhandlung über die „Krankenstandsverhältnisse" verfasste. Die Lösungsmöglichkeit sah er in einem Neubau, einer verbesserten Außenversorgung, der Errichtung von Sonderanstalten oder in der Abgabe der Pflegefälle an Versorgungsheime.[23]

Möglicherweise darf man in den vom Wiener Stadtbauamt unter dem Abteilungsvorstand Josef Bittner 1931 und 1937 von Erich Leischner vorgelegten Planungen für zwei Pavillons anstelle der Militärbaracken eine Resonanz auf die Eingaben Berzes sehen. Beide Architekten waren mit dem Areal in Steinhof vertraut. An der Nordgrenze der Anstalt, in der Johann-Staud-Straße, errichtete Bittner 1929–30 die 1931 in Betrieb genommene Feuerwache, die für die angrenzenden Siedlungen und Schrebergärten zuständig war, im Bedarfsfall aber auch im Anstaltsgebiet eingreifen sollte.[24] Leischner hatte 1911–12

→ Aufgrund der ständigen Überfüllung projektierte Erich Leischner 1937, anstelle der Militärbaracken, auf dem östlichen Grünstreifen die Errichtung zweier neuer Pavillons.

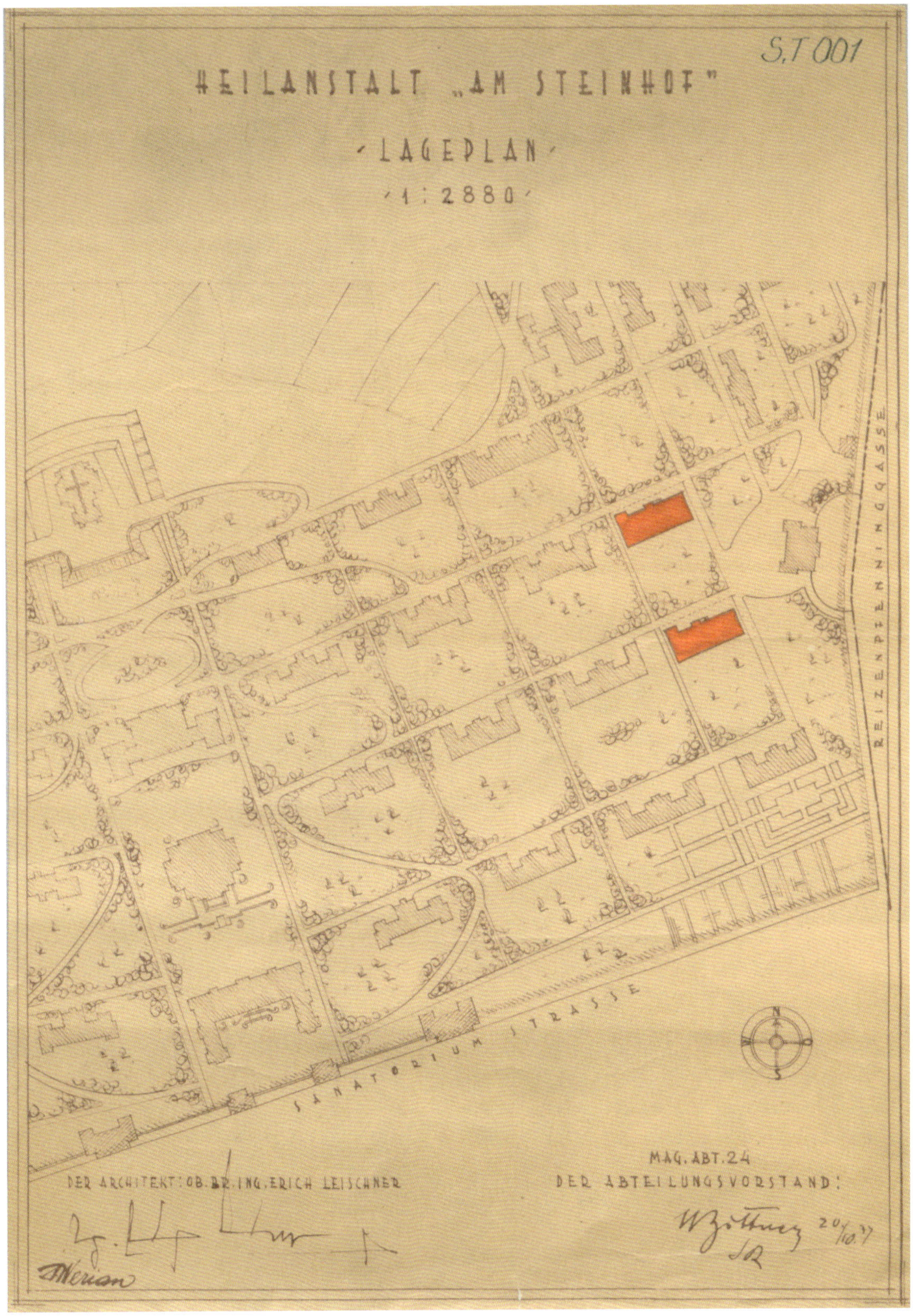
S.T 001
HEILANSTALT „AM STEINHOF"
·LAGEPLAN·
·1:2880·
REIZENPFENNINGGASSE
SANATORIUM STRASSE
MAG. ABT. 24
DER ABTEILUNGSVORSTAND:
DER ARCHITEKT: OB. BR. ING. ERICH LEISCHNER

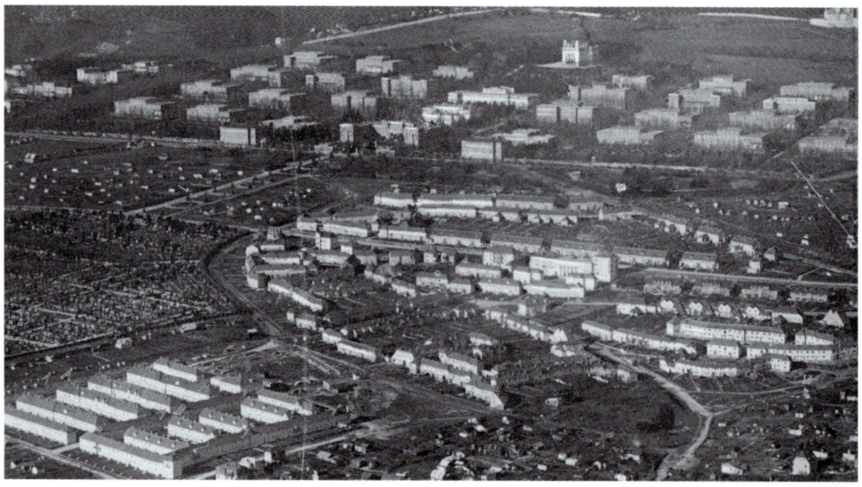

← Diese Fluganansicht aus den 1930er-Jahren zeigt die großen neuen Wohnsiedlungen im Süden (Antäus, Am Flötzersteig), den Baumgartner Friedhof und die zentrale Zufahrtsstraße zum Haupttor.
↓ Detailplanungen Erich Leischners aus dem Jahr 1937 verdeutlichen, dass man konkret an eine Erweiterung der Anstalt dachte. Auffallend ist, dass sich die formale Gestaltung an den Bestandsbauten orientierte.
↙ Der Pavillon Hermann wurde ab den 1960er-Jahren aufgestockt, die Fassaden abgeschlagen und die angebauten Liegehallen weitgehend geschlossen.
↘ 1960 wurden die Liegehallen aus Eisenbeton geschlossen und in den Untergeschoßen zu Garagen ausgebaut.

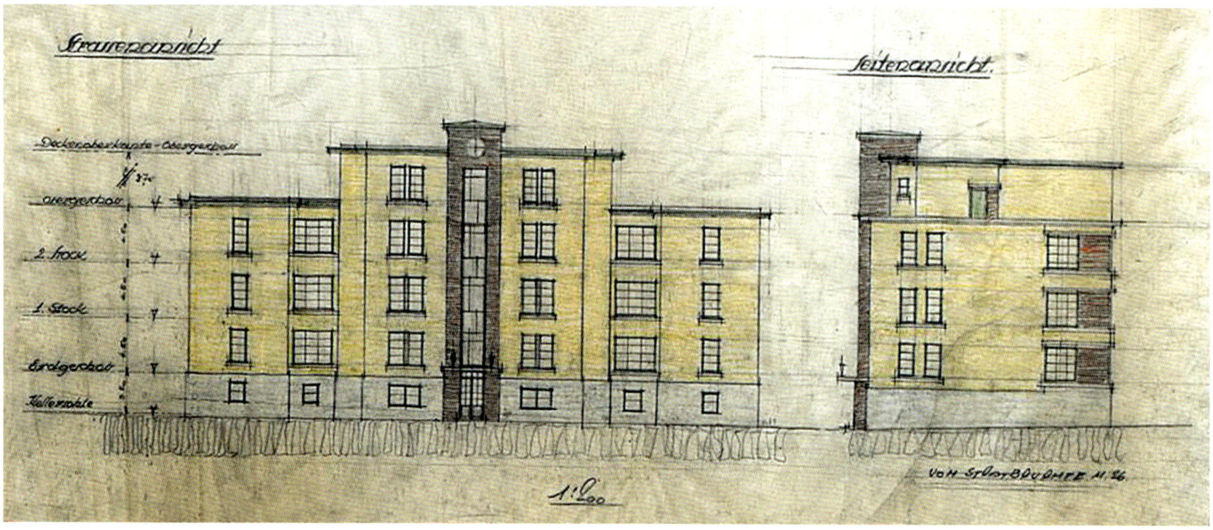

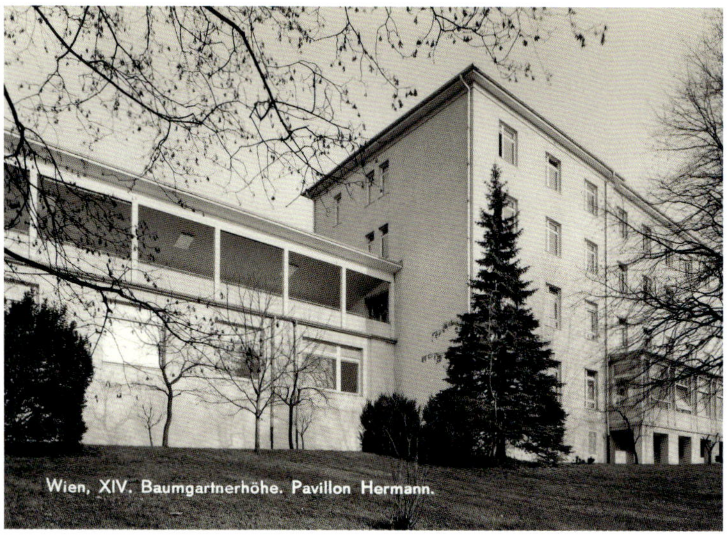


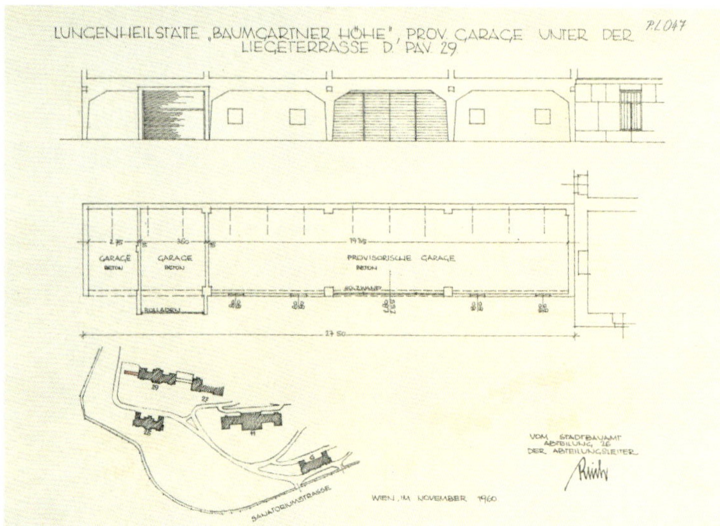

zusammen mit Friedrich Jäckel den Wasserbehälter Steinhof und die villenartigen Aufseherwohnhäuser geplant. Beide Entwürfe zeigen ein sensibles Eingehen auf die Bestandsbauten, indem sie die bekannte U-förmige Grundrissstruktur aufgriffen und diese jeweils an der Nordgrenze der beiden Grundstücke, also verlaufend zum existenten Pavillonsystem, platzierten. Während die Entwürfe von 1931 relativ angepasst und aufgrund der Sichtziegelbauweise eher traditionell wirken, zeigen die Entwürfe von 1937 eine wesentlich modernere, rasterartige Fenstergliederung, die durch die klare Strukturierung und den Mix aus Sichtziegeln und verputzten glatten Flächen an den zeitgenössischen Wohnbau des Roten Wien oder auch an den TBC-Pavillon in Lainz, insbesondere dessen geschlossene Rückfront, erinnern. Bemerkenswert war die 1931 projektierte hohe Belagsdichte mit je 25-Bettenzimmern; die Entwürfe von 1937 weisen keine Bettenzahl aus.

Probleme bereitete auch die Unterbringung der Pflegerinnen, die zumal während des Ersten Weltkriegs auch zur Pflege der Männer eingestellt wurden, und die der Pfleger, deren Wohnungen in den jeweiligen Pavillons durch die Überbelegung gefährdet waren. So erfährt man, dass bereits viele Bedienstete in die am Flötzersteig 1923–24 von Architekten Heinrich Schlöss (1886–1964)[25] geplante Reihenhaussiedlung „Antäus“ übersiedelt seien, weshalb man am 5. August 1924 seitens der Direktion eine Eingabe „zur Errichtung einer Siedlung für Anstaltsangestellte in der Nähe der Anstalt“ machte.[26] Die vorgeschlagene Adaptierung der Militärbaracken für Wohnzwecke sei unrentabel, da man deren Lebensdauer auf höchstens weitere sechs bis acht Jahre veranschlagte. Letztendlich dürfte man sich in den Dreißiger-Jahren doch dazu entschlossen haben, aus ihnen Angestelltenwohnungen zu machen.

Die letzten baulichen Eingriffe standen im Zeichen des Krieges, als der Architekt Josef Proksch 1943 ausgewählte Bauten mit Luftschutzanlagen versah: Diese befanden sich in Gebäuden der „Wiener Städtischen Lungenheilstätte Baumgartnerhöhe“ (Verwaltung, Kurhaus, Küche) sowie im Theater, dem Beschäftigungshaus und den Pavillons 22 und 24 der ab 1941 „Wagner-Jauregg Heil- und Pflegeanstalt“ genannten Anlage; weiters im Pavillon 7 der „Erziehungsanstalt“ sowie im Pavillon 15, einem der Orte der „Kindereuthanasie-Morde“ der 1942 installierten „Wiener Städtischen Nervenklinik für Kinder“.

## Von der „Gartenstadt der Irrsinnigen“ zum Psychiatrischen Krankenhaus Baumgartner Höhe

Festzuhalten ist, dass das gesamte Areal seine bauliche Geschlossenheit über die Jahrzehnte bewahren konnte. Das zeugt nicht nur vom Respekt gegenüber der „weißen Stadt“, sondern auch davon, dass sie, trotz aller zeitbedingten Transformationen, ihre Aufgabe als Psychiatrisches Krankenhaus Baumgartner Höhe (ab 1963) weitgehend erfüllte. Einzig an den Randzonen kam es in der Nachkriegszeit zu weiterer Bautätigkeit, so zu Aufstockungen der Pavillons 29 und 27 oder beispielsweise der Errichtung des kubischen fünfgeschoßigen Schwesternheims samt Apothekenzubau, das parallel zum ehemaligen Pferdestall an der Grenze zur Außenmauer des Wirtschaftsareals situiert wurde. Erneuert wurde auch das Kesselhaus, wobei der markante, von weitem sichtbare Schlot gesprengt wurde.

Mit diesen und anderen kleineren Zubauten überdauerten das Areal und die Pavillons die Dezennien bis ins 21. Jahrhundert, als erste größere Neubauten unterschiedlicher Größe und Qualität entstanden und beachtliche Eingriffe in das Ensemble stattfanden. Insgesamt ist jedoch zu konzedieren, dass man im Areal durchaus noch jenen vom jungen Joseph Roth beschriebenen idyllischen, ja inselartigen Charakter erfahren kann, von dem er 1919 im *Neuen Tag* schrieb: „Da liegt sie, die Gartenstadt der Irrsinnigen, Zufluchtsort an dem Wahnsinn der Welt Gescheiterter, Heimstätte der Narren und Propheten. Goldregen leuchtet über weißen Kies, Kastanien haben festlich leuchtende Knospen angesteckt und Lerchengeschmetter prasselt nieder aus blauen Lüften. Friedlich im Frühling und blau gebettet ist die Stadt mit dem lächelnden Antlitz und dem vergrämten

Herzen. Die Häuser sind alle gleich gebaut und heißen ‚Pavillon', haben römische Ziffern an der Stirnseite und fest verschlossene Pforten. Um manche ist ein Garten gebaut, und dort lustwandeln, sitzen, laufen, stehen die Hausbewohner herum."[27]

1 Nach einem Bombentreffer am 22.3.1945 wurde das Annen-Heim bis Februar 1946 wiederaufgebaut.
2 Wiener Stadt- und Landesarchiv (im Folgenden WStLA), M. Abt. 209, Otto Wagner-Spital (Baumgartner Höhe; Steinhof) Direktionsregistratur, A1–5/1911, Beilage zu 110, 12.7.1911.
3 WStLA, M. Abt. 209, Otto Wagner-Spital (Baumgartner Höhe; Steinhof) Direktionsregistratur, A1–7/1913, 189/2, 8.10.1913.
4 WStLA, M. Abt. 209, Otto Wagner-Spital (Baumgartner Höhe; Steinhof) Direktionsregistratur, A1–11/1917, 28.9.1917. So waren noch 1918 noch 52 geisteskranke Offiziere im „Annen-Heim" und 16 in der Villa Leopold untergebracht.
5 WStLA, M. Abt. 209, Otto Wagner-Spital (Baumgartner Höhe; Steinhof) Direktionsregistratur, A1–11/1917, 28.9.1917.
6 WStLA, M. Abt. 209, Otto Wagner-Spital (Baumgartner Höhe; Steinhof) Direktionsregistratur, A1–9/1915, 12.3.1915, 27.5.1915 und A1–11, 1917, 28.9.1917.
7 WStLA, M. Abt. 209, Otto Wagner-Spital (Baumgartner Höhe; Steinhof) Direktionsregistratur, A1–12/1918, Dienstzettel Nr. 14/13, 27.11.1918.
8 WStLA, M. Abt. 209, Otto Wagner-Spital (Baumgartner Höhe; Steinhof) Direktionsregistratur, A1–13, 1919, 1.10.1919.
9 AIGNER 2010, S. 88–100. – CALTANA 2011, S. 107 führt lediglich drei aus der Habsburgermonarchie stammende Heilstätten für Tuberkulosekranke an: Die Heilstätte Alland, Königin Elisabeth Sanatorium bei Budapest und die Heilstätte in Hörgas bei Gratwein.
10 „Die tuberkulösen Männer werden an fremde Anstalten (Grimmenstein, Niederösterreich, im Eigentum der Gesellschaft vom Roten Kreuze, und Alland, Niederösterreich, im Eigentum des Vereins ‚Alland') abgegeben." DAS WOHLFAHRTSWESEN 1937, S. 36.
11 COLOMINA 1997, S. 60–71.
12 WAGNER 1909, S. 13. – GRAF 1985, S. 575.
13 JUDTMANN/RISS 1931, S. 34–38.
14 1931 wurde die Kinderabteilung in Steinhof aufgrund der Auflösung der Kinderheilanstalt Sulzbach-Ischl deutlich erhöht und im Pavillon Austria untergebracht: AIGNER 2010, S. 99.
15 Bis auf einige wenige freistehende Liegehallen in den Gärten wurden die hölzernen Ausbauten entfernt oder zu geschlossenen Räumen ausgebaut. Einzig die Eisenbetonhallen bei den Pavillons 29 und 26 sind, wenn auch mit Veränderungen, noch erhalten.
16 MERKBÜCHLEIN 1930, S. 22.
17 MERKBÜCHLEIN 1930, S. 12–13.
18 MANN 1960, S. 17.
19 MANN 1960, S. 165.
20 MANN 1960, S. 105.
21 DAS NEUE WIEN 1927, S. 492.
22 AIGNER 2010, S. 99.
23 WStLA, M. Abt. 209, Otto Wagner-Spital (Baumgartner Höhe; Steinhof) Direktionsregistratur, A 1–23/ 1927, A 1601.
24 DIE WIENER LANDES-HEIL- UND PFLEGEANSTALTEN 1934, S. 2.
25 Der Architekt Heinrich Schlöss ist vom gleichnamigen, mittlerweile pensionierten Direktor der Anstalt zu unterscheiden.
26 WStLA, M. Abt. 209, Otto Wagner-Spital (Baumgartner Höhe; Steinhof) Direktionsregistratur 209, A 1–16/1924, 17.11.1924, A 1661.
27 ROTH 1923, S. 26.

Herwig Czech

# Die Anstalt Am Steinhof als Ort von Medizinverbrechen im Nationalsozialismus

Die Heil- und Pflegeanstalt Am Steinhof – das heutige Otto Wagner-Spital – wurde in den Jahren der NS-Herrschaft zum Wiener Zentrum der nationalsozialistischen Medizinverbrechen, die insgesamt mindestens 7.500 Patientinnen und Patienten das Leben kosteten.[1] Von 1940 bis 1945 existierte auf dem Anstaltsgelände unter der Bezeichnung „Am Spiegelgrund" eine so genannte „Kinderfachabteilung", in der rund 800 Kinder und Jugendliche zu Tode kamen. In den Jahren 1940–41 wurden im Rahmen der „Aktion T4" mehr als 3.200 Kranke aus der Anstalt abtransportiert und in Schloss Hartheim bei Linz ermordet. Nach dem offiziellen Stopp der „Aktion T4" im August 1941 wurde die „Euthanasie" anstaltsintern mit Hilfe gezielter Mangelernährung und systematischer Vernachlässigung fortgesetzt. Über 3.500 Patientinnen und Patienten fielen Hunger und Infektionen zum Opfer.

Die juristische Aufarbeitung dieser Verbrechen nach 1945 blieb – trotz eines prominenten Todesurteils – lückenhaft. Den Opfern blieb nicht nur jede Form der Anerkennung versagt, ihre sterblichen Überreste wurden darüber hinaus bis in die 1980er-Jahre für Forschungszwecke verwertet. Eine wirkliche Trendwende ist erst seit der Jahrtausendwende festzustellen.

Der vorliegende Beitrag bietet – in gebotener Kürze – einen Überblick über die Rolle des Steinhof bei der Umsetzung der nationalsozialistischen Medizinverbrechen und deren Nachgeschichte nach 1945.

## Die Gasmordaktion „T4"

Der „Aktion T4" der Jahre 1939–41 (benannt nach dem Sitz der für die Durchführung errichteten Geheimorganisation in der Berliner Tiergartenstraße 4) war der erste Verwaltungsmassenmord in der Geschichte; die dazu errichteten Vernichtungsanstalten waren Vorbild und Vorstufe für die Vernichtungslager der „Aktion Reinhardt", in denen alsbald in wesentlich größerem Stil gemordet wurde. Die Verbindung von bürokratischer Arbeitsteilung, wissenschaftlicher Legitimation und industrieller Tötungsmethode war hier bereits idealtypisch vorgezeichnet.

Abweichend von der im „Altreich" geübten Praxis erfolgte in der „Ostmark" die Auswahl der Opfer durch eine eigene Ärztekommission, die die einzelnen Anstalten aufsuchte. Die Praxis der Selektionen gestaltete sich in der Folge wesentlich radikaler als im „Altreich". Innerhalb kürzester Zeit wurden riesige Anstalten ganz oder teilweise geräumt, ihre Bewohnerinnen und Bewohner in Schloss Hartheim bei Linz vergast und ihre Leichen verbrannt.

In Wien bildete die Anstalt Am Steinhof als größte psychiatrische Institution den Schwerpunkt der Vernichtungsaktion. Am 12. Juni 1940 erschien eine Ärztekommission unter der Leitung von Prof. Werner Heyde, dem Medizinischen Leiter der „Aktion T4".[2] Unterstützt von mehreren für diese Aufgabe abgestellten Wiener Ärzten begutachteten Heyde und seine Mitarbeiter (die Beteiligung von Frauen ist nicht dokumentiert) innerhalb von

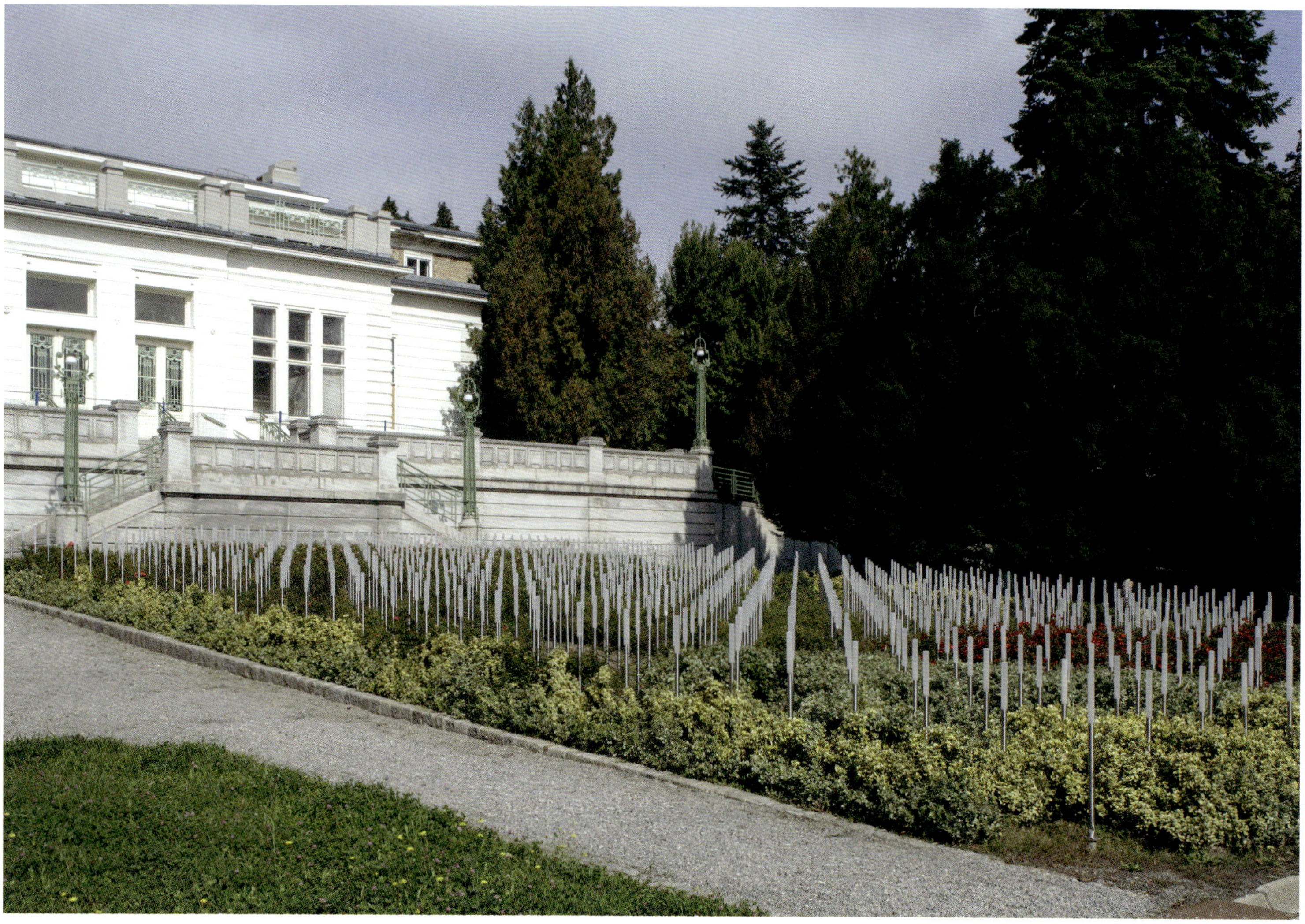

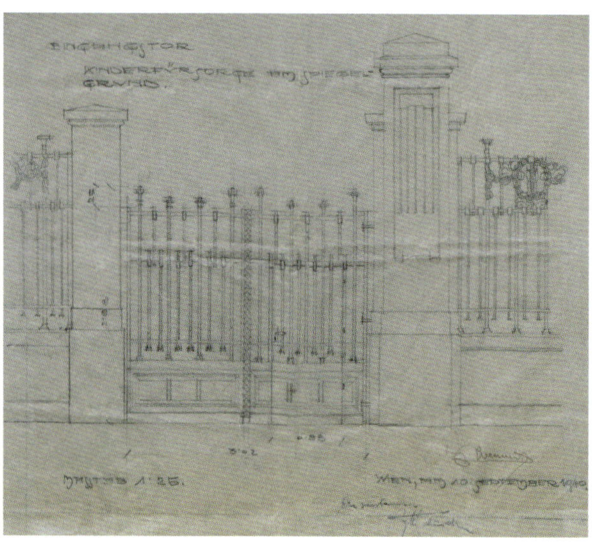

↑ Das 2003 vor dem Theater errichtete Denkmal für die Opfer vom Spiegelgrund besteht aus 772 stabförmigen Stelen, die bei Nacht leuchten.

← Diese 1940 entstandene Zeichnung eines Eingangstors in die „Kinderfürsorge am Spiegelgrund" ist eines der wenigen erhaltenen planerischen Dokumente, die einen Hinweis auf die Tötungsanstalt der Kindereuthanasie geben.

dreieinhalb Tagen rund 4.000 Krankengeschichten und füllten für jede einzelne Person einen Meldebogen aus, ohne die Betroffenen auch nur zu Gesicht bekommen zu haben. Nach der Schilderung eines der beteiligten Anstaltsärzte ging es dabei neben der Diagnose vor allem um die Arbeitsleistung in der Anstalt, den Pflegeaufwand, die Dauer des Aufenthaltes und die Prognose der Erkrankung. Jüdische Kranke wurden dabei besonders gekennzeichnet.[3]

Eine der Schlüsselfiguren bei der Durchführung der Euthanasieverbrechen in Wien war Dr. Erwin Jekelius.[4] Als lokaler „Beauftragter der Kanzlei des Führers" sorgte er für die Koordination der verschiedenen involvierten Dienststellen und die reibungslose Durchführung der Deportationen.[5] Im Hauptgesundheitsamt, wo er als Referent für Geisteskrankenfürsorge tätig war, fungierte er als verantwortlicher Ansprechpartner für Anfragen und Beschwerden, die im Zusammenhang mit dem Abtransport der Patientinnen und Patienten standen.[6] Zudem war er als Gutachter für die „T4" tätig, beteiligte sich an der Formulierung eines geplanten Euthanasiegesetzes[7] und leitete von ihrer Gründung im Juli 1940 bis Ende 1941 die Kindertötungsanstalt „Am Spiegelgrund".

Bereits für den 13. Juni 1940 lässt sich ein erster Abtransport von 19 Personen mit unbekanntem Ziel nachweisen – also einen Tag nachdem die Kommission ihre Arbeit aufgenommen hatte.[8] Kurze Zeit nach der Abreise der Kommission erhielt Erwin Jekelius Listen mit den Namen jener Patientinnen und Patienten, die nach Niedernhart bzw. Hartheim transportiert werden sollten.[9] Diese Listen kamen aus Berlin, waren aber in Hartheim zusammengestellt worden.[10] Jekelius übergab sie dem Anstaltsdirektor Mauczka, der das Weitere veranlasste. Später erhielt Mauczka die Listen direkt.[11] Über die Abtransporte war absolutes Stillschweigen verhängt worden, um Angehörigen jede Möglichkeit zu Rettungsversuchen zu nehmen. Entlassungen auf Wunsch der Angehörigen wurden verboten; in manchen Fällen wurden sogar Kranke aus häuslicher Pflege in die Anstalt zurückgerufen, um sie mit den Transporten mitzuschicken.[12] Im Juli 1940 setzte eine massive Welle von Abtransporten ein, der im Laufe weniger Monate ca. zwei Drittel der Anstaltspatientinnen und -patienten zum Opfer fallen sollten. Teilweise wurden mehr als vierhundert Personen auf einmal deportiert. Die großen Transporte erfolgten zunächst mit Bussen zum Hütteldorfer Bahnhof, anschließend mit der Bahn nach Linz. Auf dem Linzer Hauptbahnhof selektierten die Hartheimer Tötungsärzte Rudolf Lonauer und Georg Renno diejenigen Opfer, die sofort getötet werden sollten.[13] Kleinere Transporte wurden mit drei Autobussen durchgeführt, die direkt in Hartheim stationiert waren. Jeder fasste ungefähr dreißig Personen.[14]

Angehörige reagierten auf die sich häufenden Todesnachrichten von Patientinnen und Patienten der Anstalt mit Eingaben und Beschwerden, ja sogar mit Protestveranstaltungen, die mit Hilfe der SS aufgelöst wurden.[15]

Nach Aussagen von Alfred Mauczka gingen die Transporte bis September 1940 direkt nach Niedernhart bzw. Hartheim. Nachdem zahlreiche Anfragen und Beschwerden von Angehörigen eingegangen waren, ging man dazu über, die Heil- und Pflegeanstalt Ybbs an der Donau, die administrativ zur Stadt Wien gehörte, als Zwischenanstalt zu verwenden.[16] Damit konnte den Angehörigen eine konkrete Anstalt als Ziel der Verlegungen genannt werden, um den wahren Bestimmungsort der Kranken umso besser zu verschleiern. Von Juli bis November 1940 sank der Stand am Steinhof von 4.280 auf 1.200 Patientinnen und Patienten.[17] 1941 sind vier kleinere Transporte nachweisbar.[18] Daraus ergibt sich eine Gesamtzahl von 3.358 Patientinnen und Patienten, die im Rahmen der Gasmordaktion vorgeblich mit „unbekanntem Ziel" abtransportiert wurden. Einzelne hatten das Glück, in Ybbs vom Weitertransport zurückgestellt zu werden, aber die überwiegende Mehrzahl wurde nach Hartheim weitergeschickt und dort vergast. Von den 2.982 derzeit namentlich bekannten „T4"-Opfern der Anstalt Steinhof war die überwiegende Mehrheit – über 59 Prozent – Frauen. Einmal mehr zeigt sich hier, dass das Risiko, für die Gaskammer selektiert zu werden, für Frauen ungleich höher war als für Männer. Ein weiterer Risikofaktor bestand in der

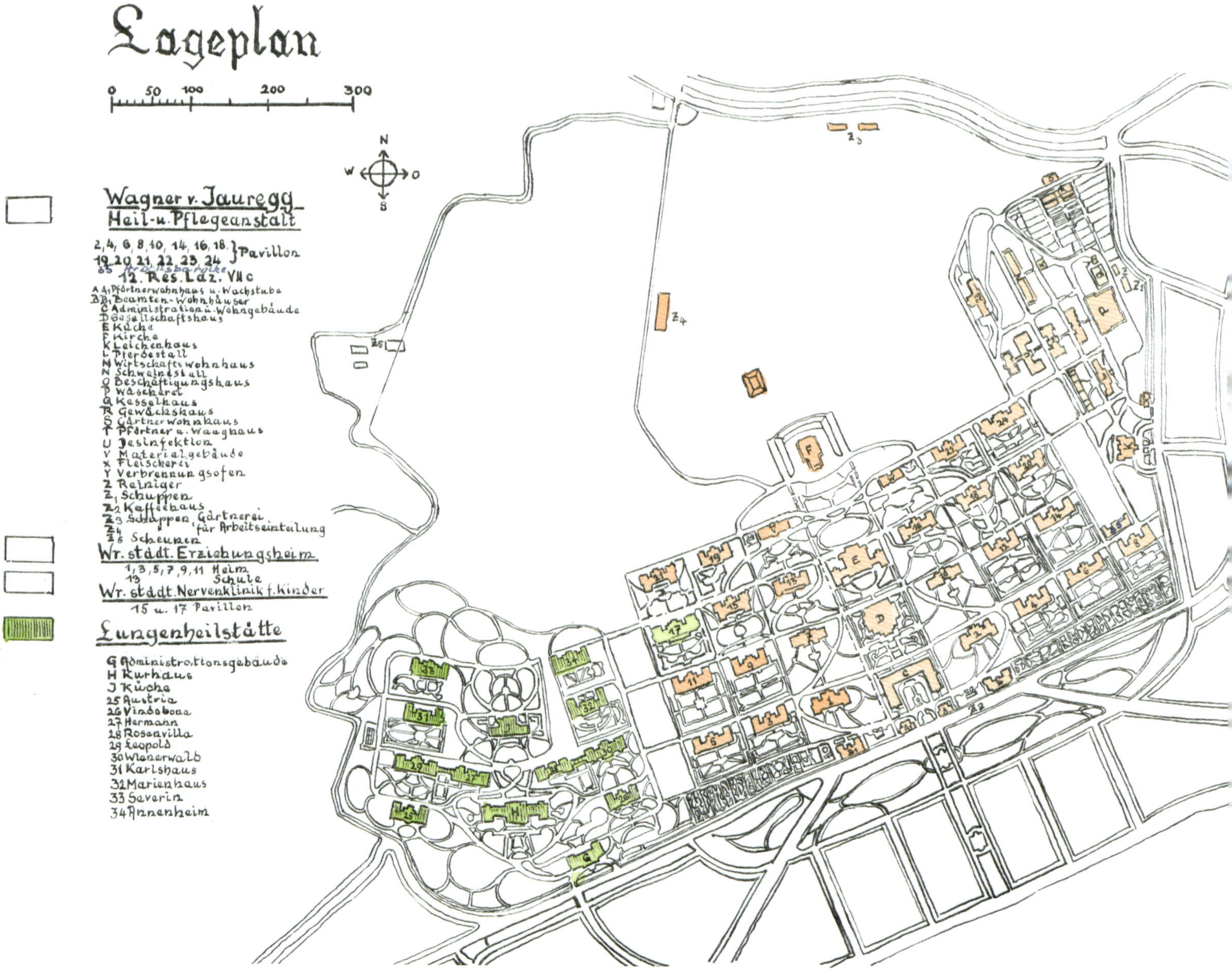


↑ Der um 1942 datierte Lageplan verzeichnet detailliert die einzelnen Abteilungen, die in Steinhof untergebracht waren: Die Wagner-Jauregg Heil- und Pflegeanstalt, das „Wiener städtische Erziehungsheim" (1, 3, 5, 7, 9, 11), die „Wiener städtische Nervenklinik für Kinder" (15, 17) und die Lungenheilstätte.

Zugehörigkeit zum Judentum. Der Steinhof fungierte als Sammelanstalt für jüdische Psychiatriepatientinnen und -patienten aus ganz Österreich. Im Zuge der „Aktion T4" gehörten sie zu den ersten Opfern, an die 400 jüdische Kranke starben in der Gaskammer in Hartheim. Überlebende wurden im September und Oktober 1942 nach Minsk deportiert, wo sie im SS-Lager Maly Trostinec erschossen oder in mobilen Gaskammern erstickt wurden, sowie in das Konzentrationslager Theresienstadt.[19]

### Der „Spiegelgrund"-Komplex: „Kindereuthanasie" und „Jugendfürsorge"

Unter den NS-Medizinverbrechen hat in der österreichischen Öffentlichkeit die sogenannte „Kindereuthanasie" den höchsten Bekanntheitsgrad erlangt, die untrennbar mit dem Namen „Spiegelgrund" assoziiert ist. Ausgehend von einer geheimen Organisation der Berliner „Kanzlei des Führers" mit der Bezeichnung „Reichsausschuss zur wissenschaftlichen Erfassung erb- und anlagebedingter schwerer Leiden" wurde die Möglichkeit geschaffen, Kinder und Jugendliche mit ungünstiger Prognose bezüglich ihrer geistigen und körperlichen Entwicklung bereits innerhalb des Gesundheitssystems begutachten, selektieren und töten zu können.[20] Die Tatsache, dass es auch in der Grazer Heil- und Pflegeanstalt „Am Feldhof" eine „Kinderfachabteilung" des Reichsausschusses gab, wo ebenfalls zahlreiche Kinder und Jugendliche zu Tode gebracht wurden, ist viel weniger bekannt.[21]

Am 18. August 1939 führte ein Erlass des Reichsinnenministeriums eine „Meldepflicht für missgestaltete usw. Neugeborene" ein. Die Meldungen gingen über die Gesundheitsämter an den „Reichsausschuss", der auf diese Weise die zentrale Erfassung der potenziellen Opfer organisierte und die Tötungen formal genehmigte.[22] Diese erfolgten hauptsächlich mit Medikamenten und ließen sich unauffällig in den arbeitsteiligen Stationsbetrieb integrieren.

Die Anstalt „Am Spiegelgrund" war neben Brandenburg/Görden die zweite der im Deutschen Reich eingerichteten Tötungsanstalten der „Kindereuthanasie" und gemessen an der Zahl der Opfer auch eine der wichtigsten.[23] Die Gründung der „Wiener städtischen Fürsorgeanstalt Am Spiegelgrund" (so die offizielle Bezeichnung) im Juli 1940 wurde durch die faktische Leermordung eines beträchtlichen Teiles der Heil- und Pflegeanstalt im Rahmen der „Aktion T4" ermöglicht.[24] Zu Beginn bestand die Einrichtung aus neun Pavillons im westlichen Teil des Anstaltsgeländes, bevor im Herbst 1942 zwei dieser Pavillons (15 und 17 mit insgesamt 220 Betten) als eine eigene Institution „zur Aufnahme der Fälle des Reichsausschusses zur wissenschaftlichen Erfassung von erb- und anlagebedingten schweren Leiden sowie von debilen, bildungsunfähigen Minderjährigen" von der Jugendfürsorgeanstalt getrennt wurden. Die Bezeichnung dieser neuen Einrichtung lautete „Wiener städtische Nervenklinik für Kinder".[25] Trotz der organisatorischen Trennung von Nervenklinik und Jugendfürsorgeanstalt auch auf der Ebene der zuständigen Magistratsabteilungen blieben weiterhin enge personelle und organisatorische Zusammenhänge bestehen.[26] Offiziell war der Pavillon 17 für die Aufnahme von Kindern und Jugendlichen bestimmt, während im Pavillon 15 Säuglinge und Kleinkinder untergebracht wurden. Diese „Säuglingsabteilung", intern auch „Reichsausschussabteilung" genannt, war Schauplatz der Euthanasiemorde. Hier starb die überwiegende Mehrheit der 789 dokumentierten Todesopfer, Kinder wie Jugendliche.[27] Leiter der Tötungsanstalt von ihrer Gründung im Juli 1940 bis Ende 1941 war der bereits erwähnte ehemalige Hilfsarzt der Wiener Universitäts-Kinderklinik Erwin Jekelius.

Woran litten die Patientinnen und Patienten der „Nervenklinik für Kinder"? Das Totenbuch enthält stichwortartige Informationen zu Diagnosen und Todesursachen. Da die Vergiftungen mit dem Beruhigungsmittel Luminal (Wirkstoff: Phenobarbital) – in einem Großteil der Fälle die tatsächliche Todesursache – systematisch verschleiert wurden, sind diese Angaben allerdings mit Vorbehalt zu sehen. Es ist heute unmöglich festzustellen, wie viele Kinder tatsächlich aktiv ermordet wurden, wie viele an Vernachlässigung zugrunde gingen und wie viele auch bei bestmöglicher Behandlung keine großen Überlebenschancen gehabt hätten. Als häufigste Todesursache wird „Lungenentzündung" angegeben. Was die neurologischen Diagnosen betrifft, so dominiert die relativ unspezifische Angabe „Schwachsinn" bzw. „Idiotie" (454 Fälle oder 57,5 Prozent). In 74 Fällen (9,4 Prozent) lautete die Diagnose auf „mongoloide Idiotie" (Down-Syndrom).[28]

Die Pavillons 1, 3, 5, 7, 9, 11 und 13 standen in keinem direkten Zusammenhang mit der Funktion als Tötungsanstalt, auch wenn sie bis zu ihrer Ausgliederung im Herbst 1942 organisatorisch mit den Pavillons 15 und 17 zusammengefasst waren. Sie dienten vielmehr als Sammelbecken für Kinder und Jugendliche, die aus den unterschiedlichsten Gründen in das System der öffentlichen Zwangserziehung geraten waren und die hier meist begutachtet und nach kürzerem oder längerem Aufenthalt in andere Anstalten weitergeschickt wurden.[29] Heute liegen uns zahlreiche Berichte von Überlebenden vor, die die grausamen Misshandlungen und Strafen, denen die Kinder unterworfen waren, dokumentieren.[30]

## Die „Arbeitsanstalt für asoziale Frauen und Mädchen" im Pavillon 23

Die Verfolgung sozialer Devianz als „asozial" oder „gemeinschaftsfremd" bildete einen untrennbaren Bestandteil der nationalsozialistischen Sozialpolitik. Die Internierung von Wohnungslosen, „Arbeitsscheuen" oder der Prostitution verdächtigten Mädchen und Frauen hatte zwar eine lange Vorgeschichte, während der NS-Zeit verfügten die Behörden allerdings über einen wesentlich größeren Spielraum für autoritäre Maßnahmen bis hin zur Einweisung in Konzentrationslager. In diesem Zusammenhang lassen sich signifikante geschlechtsspezifische Unterschiede ausmachen. Bei Männern standen ökonomische Kriterien wie „arbeitsscheu" im Vordergrund. Die Einweisungen in sogenannte „Arbeitserziehungslager" (z. B. das Lager Oberlanzendorf in der Nähe von Wien) erfolgten für vergleichsweise kurze Zeit und hatten das vorrangige Ziel, durch brutalen Terror jeden Widerstand gegen die rigide Arbeitsdisziplin vor allem in der Rüstungswirtschaft zu brechen. Bei Frauen hingegen war die Stigmatisierung als „asozial" stark von (pseudo-)medizinischen Kriterien geprägt.

In diesem Zusammenhang verfügte die Wiener Stadtverwaltung über zwei „Arbeitsanstalten für asoziale Frauen und Mädchen". Eine davon ging auf eine Gründung der Wiener Stadtverwaltung aus dem Jahr 1922 zurück. Die „Heilanstalt Klosterneuburg" diente der Internierung von Frauen und Mädchen, die sich mit einer Geschlechtskrankheit infiziert hatten und die der Prostitution oder auch nur eines freizügigen Sexuallebens verdächtigt wurden. Als disziplinäre Steigerungsstufe errichtete die Gemeinde Wien im Jahr 1941 im Pavillon 23 des Steinhof eine weitere Arbeitsanstalt. Wie ein Strafprozess gegen die Haupttäter und -täterinnen nach dem Krieg zeigte, waren die Haftbedingungen in den beiden Arbeitsanstalten gekennzeichnet durch schwere Zwangsarbeit, fortgesetzte Demütigungen und schwerste Misshandlungen sowie eine im Vergleich zu Oberlanzendorf relativ lange Haftdauer von bis zu 18 Monaten und länger.[31] Die Internierung in Arbeitsanstalten erfolgte grundsätzlich auf unbestimmte Zeit, womit die Betroffenen vollständig der Willkür der Anstaltsleitung und der einweisenden Stellen ausgeliefert blieben.[32]

Rund 650 Frauen waren im Laufe des Krieges in einer der beiden Anstalten inhaftiert, eine unbekannte Zahl von ihnen musste sich überdies einer Zwangssterilisierung unterziehen.[33] Sterilisierungen unter dem Vorwand der „Asozialität" waren durch das „Gesetz zur Verhütung erbkranken Nachwuchses" formalrechtlich nicht gedeckt. Daher verfielen die Erbgesundheitsgerichte häufig darauf, die dehnbare Diagnose „Schwachsinn" vorzuschieben.

## Die Dezentralisierung der „Euthanasie": 1941–1945

Die Gasmordaktion „T4" stieß, wie bereits erwähnt, immer wieder auf Widerstand, insbesondere von Angehörigen der getöteten Kranken, aber auch

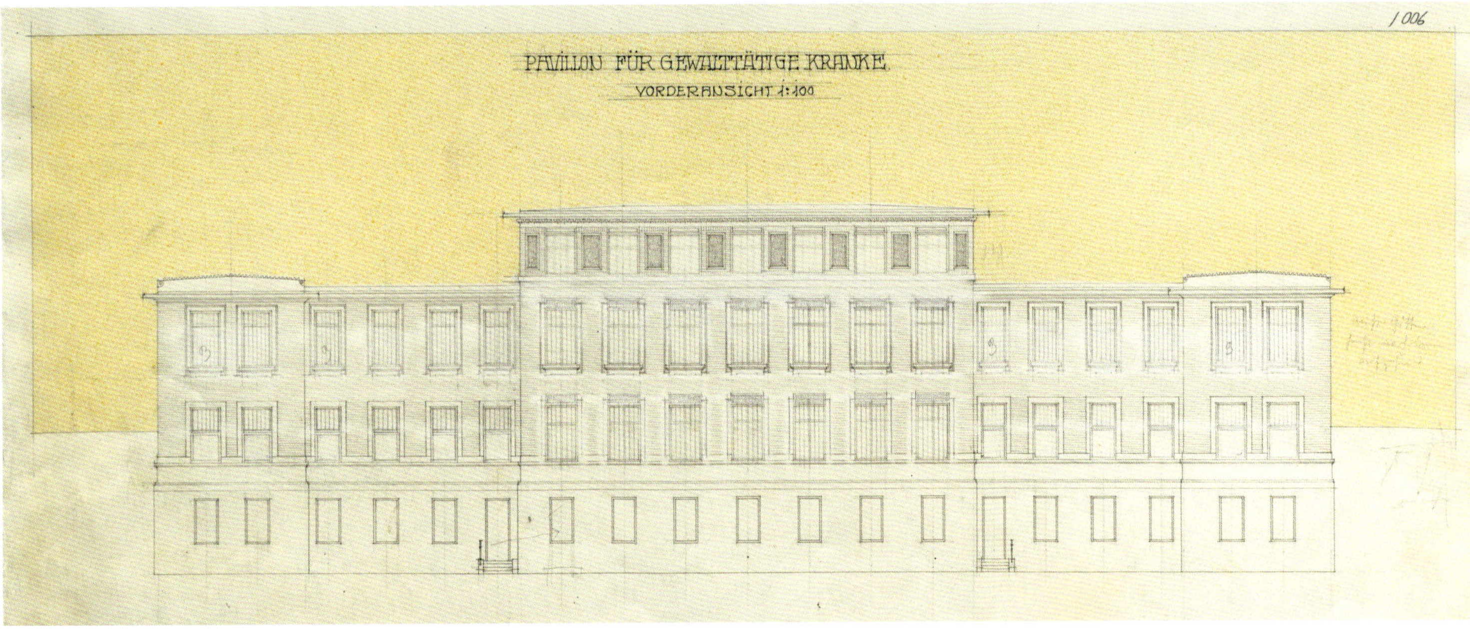


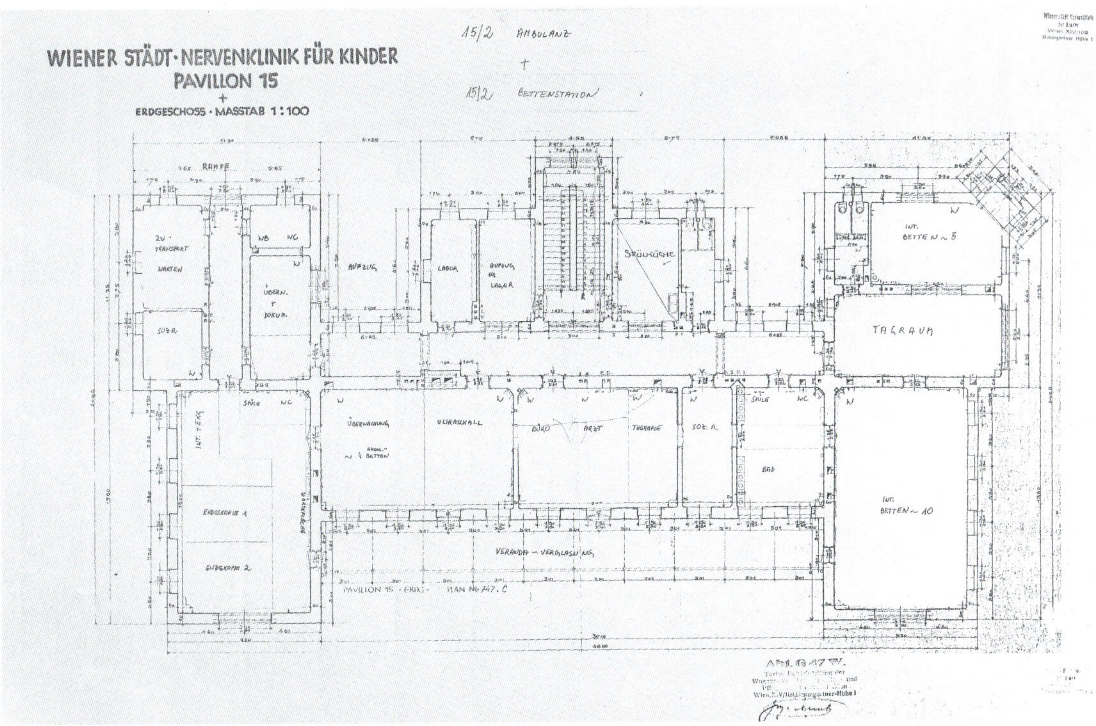


↑ Der gefängnisartige, für als gewaltbereit eingeschätze Patienten erbaute Pavillon 23 fungierte ab 1941 als „Arbeitsanstalt für asoziale Frauen und Mädchen". Viele der hier inhaftierten Frauen wurden zwangssterilisiert.

↖ Der Pavillon 15 war der Schauplatz der Euthanasiemorde. Hier starb die Mehrheit der 789 dokumentierten Todesopfer, Kinder wie Jugendliche.

vonseiten der Kirchen. Vor dem Hintergrund des Krieges gegen die Sowjetunion nahm die Spitze des Regimes diese Situation zunehmend als Belastung der Stimmung an der „Heimatfront" wahr. Daher entschied Hitler Ende August 1941, die Vergasung von psychisch Kranken in den „T4"-Tötungsanstalten einzustellen. Allerdings kam die Mordmaschinerie in Hartheim damit nicht zum Stillstand. Jetzt waren Häftlinge die Opfer, die in den Konzentrationslagern Mauthausen, Gusen und Dachau selektiert wurden, weil sie arbeitsunfähig geworden waren oder aus anderen Gründen beseitigt werden sollten („Aktion 14f13"). Die sicher dokumentierte Mindestzahl der Hartheim-Opfer aus den Konzentrationslagern Mauthausen und Dachau beträgt 8.066 Häftlinge.[34]

Gleichzeitig wurden auch die psychiatrischen Anstalten in dieser Phase vielfach zu Orten eines Massensterbens, das über die während des Ersten Weltkrieges beobachteten Sterberaten hinausging. So hatte im Jahr 1917 in den Anstalten Deutsch-Österreichs der Anteil der Verstorbenen an der Gesamtzahl der Aufgenommenen 26,69 Prozent betragen, von 1914 bis 1919 kamen insgesamt 7.900 Patientinnen und Patienten mehr ums Leben, als unter den (bereits ungünstigen) Vorkriegsbedingungen zu erwarten gewesen wäre.[35]

Direkte Tötungen durch Gift oder Strom wie z. B. in Gugging und Mauer-Öhling konnten am Steinhof bisher nicht nachgewiesen werden.[36] Die Wiener Methoden waren diskreter. Die Kranken starben an den zumindest teilweise bewusst herbeigeführten tödlichen Verhältnissen in der Anstalt: Kälte, Medikamentenknappheit, Unterernährung und die zunehmende Ausbreitung von Infektionskrankheiten waren mit katastrophalen Folgen verbunden. Jeder dieser Faktoren wäre bereits für sich genommen lebensbedrohend. So stieg die Sterblichkeit in den Wintermonaten regelmäßig stark an, da die Anstalt aus Kohlenmangel kaum beheizt wurde. In Kombination verstärkten die geschilderten Umstände einander in ihrer tödlichen Wirkung. Bereits 1941 lässt sich eine deutlich erhöhte Sterblichkeit gegenüber der Vorkriegszeit nachweisen.[37]

Mit der Abtrennung etlicher Pavillons in den Jahren 1940/41 im Gefolge der „T4"-Deportationen war die räumliche Kapazität der Anstalt Am Steinhof auf ca. die Hälfte reduziert worden. Dies führte in den Folgejahren zu einer extremen Überbelegung, die sich insbesondere ab 1943 unter anderem durch Sammeltransporte aus dem „Altreich" im Rahmen der „Aktion Brandt" weiter verschärfte. Im September 1944 berichtete der neue Anstaltsdirektor Hans Bertha, dass 260 Personen auf dem Boden schlafen mussten.[38] Der steigenden Zahl von Patientinnen und Patienten standen drastische Reduktionen beim Personal gegenüber: Im Dezember 1940 wurden von 27 Ärzten 7 eingezogen, von 443 Pflegepersonen waren bereits 110 eingerückt. Insgesamt musste die Anstalt während des Krieges mit einem Drittel des Pflegepersonals und einem Viertel der Ärzte weniger auskommen. Infolgedessen blieben die Patientinnen und Patienten weitestgehend sich selbst überlassen und fielen einer zunehmenden Vernachlässigung anheim.[39]

Zu den verwundbarsten Gruppen zählten jene Personen, die 1943 im Rahmen der „Aktion Brandt" nach Wien gebracht wurden. Viele Kranke, die zu keiner kriegsökonomisch relevanten Arbeit mehr imstande waren, wurden unter dem Deckmantel des totalen Krieges quer durch das Deutsche Reich in entfernt gelegene Anstalten transportiert, um sie dort unauffällig zu ermorden. Für diese Aktion zeichnete Hitlers „Generalkommissar für das Sanitäts- und Gesundheitswesen" Karl Brandt verantwortlich, der bereits an der Organisation der „Aktion T4" zentral beteiligt gewesen war. Im Rahmen dieser „Aktion Brandt" trafen mehrere Transporte in Wien ein: 106 Frauen und Mädchen aus Bad Kreuznach, 144 Knaben und Männer aus München-Gladbach sowie 300 Mädchen und Frauen aus Hamburg. Die Überlebenschancen dieser Menschen in Wien waren denkbar gering: So waren von den 300 Hamburgerinnen bis 1945 bereits 257 ums Leben gekommen.[40]

Mit der Ernennung des „überzeugten, einsatzfreudigen und aktiven Nationalsozialisten" Hans Bertha am 1. Jänner 1944 zum neuen Anstaltsdirektor erfuhr die „wilde Euthanasie" am Steinhof eine entscheidende Radikalisierung: Unter der Ägide des fanatischen Rassenhygienikers und ehemaligen „T4"-Gutachters stiegen die Todesfälle am Steinhof explosionsartig an. Außerdem gehörte Bertha 1944 zum engeren Kreis der Euthanasie-Experten, die fortwährend an einer Weiterentwicklung ihrer Methoden arbeiteten.[41] Von Beginn seiner Tätigkeit am Steinhof an war Bertha bemüht, die „wilde Euthanasie" effizienter zu gestalten. 1944 betrug die Sterblichkeit bereits 22,14 Prozent. Bis 1945 sollte sie sich noch einmal auf 42,76 Prozent beinahe verdoppeln.[42] Mit dem Zusammenbruch der Nahrungsmittelversorgung bei Kriegsende sollte sich die Situation weiter verschärfen, so dass das Sterben erst im Oktober 1945 mit 297 Toten den Höhepunkt erreichte. Nach einer Schätzung von Peter Schwarz dürften diesen Zuständen am Steinhof rund 3.500 Personen zum Opfer gefallen sein.[43]

## Strafrechtliche Verfolgung nach 1945

Nach der Befreiung durch die Alliierten kam es in Österreich während einer kurzen antifaschistisch geprägten Zeitspanne zu einer relativ konsequenten strafrechtlichen Verfolgung von NS-Verbrechern und -Verbrecherinnen. So verurteilte das Wiener Volksgericht im Jahr 1946 den ehemaligen Leiter der „Kinderfachabteilung" am Spiegelgrund Ernst Illing wegen Meuchelmords zum Tode; die ihm unterstellte Ärztin Marianne Türk erhielt eine zehnjährige Freiheitsstrafe, kam allerdings bereits am 23. Dezember 1948 wieder frei.[44] Dr. Alfred Hackel, bis Anfang 1943 Leiter der Arbeitsanstalt, wurde zu zwanzig Jahren Haft verurteilt, ging aber ebenfalls schon 1948 wieder frei.

Die Strafverfolgung bzw. der Vollzug wurden vor dem Hintergrund des beginnenden Kalten Krieges und der allgemeinen Reintegration der früheren Anhänger des Nationalsozialismus immer mehr abgeschwächt und kamen schließlich völlig zum Erliegen.

So wurde Heinrich Gross zwar noch 1948 vor dem Volksgericht Wien wegen seiner Beteiligung an den Kindertötungen am Spiegelgrund angeklagt und in der ersten Instanz zu zwei Jahren Kerker verurteilt; die Entscheidung wurde jedoch vom Höchstgericht wegen eines Formfehlers aufgehoben, sodass das Verfahren im Sand verlief und Gross schließlich eine zweite Karriere als Psychiater starten konnte.

## Der Fall Heinrich Gross

Nach seiner Enthaftung absolvierte Gross zunächst eine Facharztausbildung im Neurologischen Krankenhaus am Rosenhügel. Später kehrte er auf den Steinhof zurück, wo er bis zum Primarius einer Männerabteilung aufstieg. Bereits 1953 begann er mit der Auswertung der Gehirne der Spiegelgrund-Opfer, die sorgfältig präpariert und aufbewahrt worden waren. Über einen Zeitraum von 25 Jahren veröffentlichte er auf dieser Grundlage Dutzende einschlägige Arbeiten auf dem Gebiet der Neuropathologie, zum Teil unter Beteiligung prominenter Kollegen. 1968 erhielt er ein „Ludwig Boltzmann-Institut zur Erforschung der Missbildungen des Nervensystems", wo er die systematische Verwertung der Gehirne aus der NS-Zeit fortsetzte.[45]

Parallel dazu arbeitete Gross als einer der meist beschäftigten Gerichtsgutachter Österreichs. 1976 saß er in dieser Funktion unvermutet einem Überlebenden der Anstalt „Am Spiegelgrund" gegenüber: Friedrich Zawrel, der dort mit zehn Jahren als „schwer erziehbar" interniert worden war. In dem Gutachten, das Gross über Zawrel erstellte, zitierte er ungeniert aus dessen NS-Akte aus dem Jahr 1944. Eine langjährige Haftstrafe für Zawrel war die Folge. Dr. Werner Vogt und die „Arbeitsgemeinschaft Kritische Medizin" nahmen sich des Falles an und erreichten, dass die Karriere von Heinrich Gross einen ersten Knick erlitt. Nachdem Vogt Heinrich Gross 1979 öffentlich vorgeworfen hatte, während der NS-Zeit an Tötungen von Kindern beteiligt gewesen zu sein, klagte Gross auf Ehrenbeleidigung und verlor in zweiter Instanz. In dem Urteil des Wiener Landesgerichts wurde seine Beteiligung an den Euthanasiemorden am „Spiegelgrund" eindeutig festgestellt.[46] Das Urteil blieb aber ohne strafrechtliche

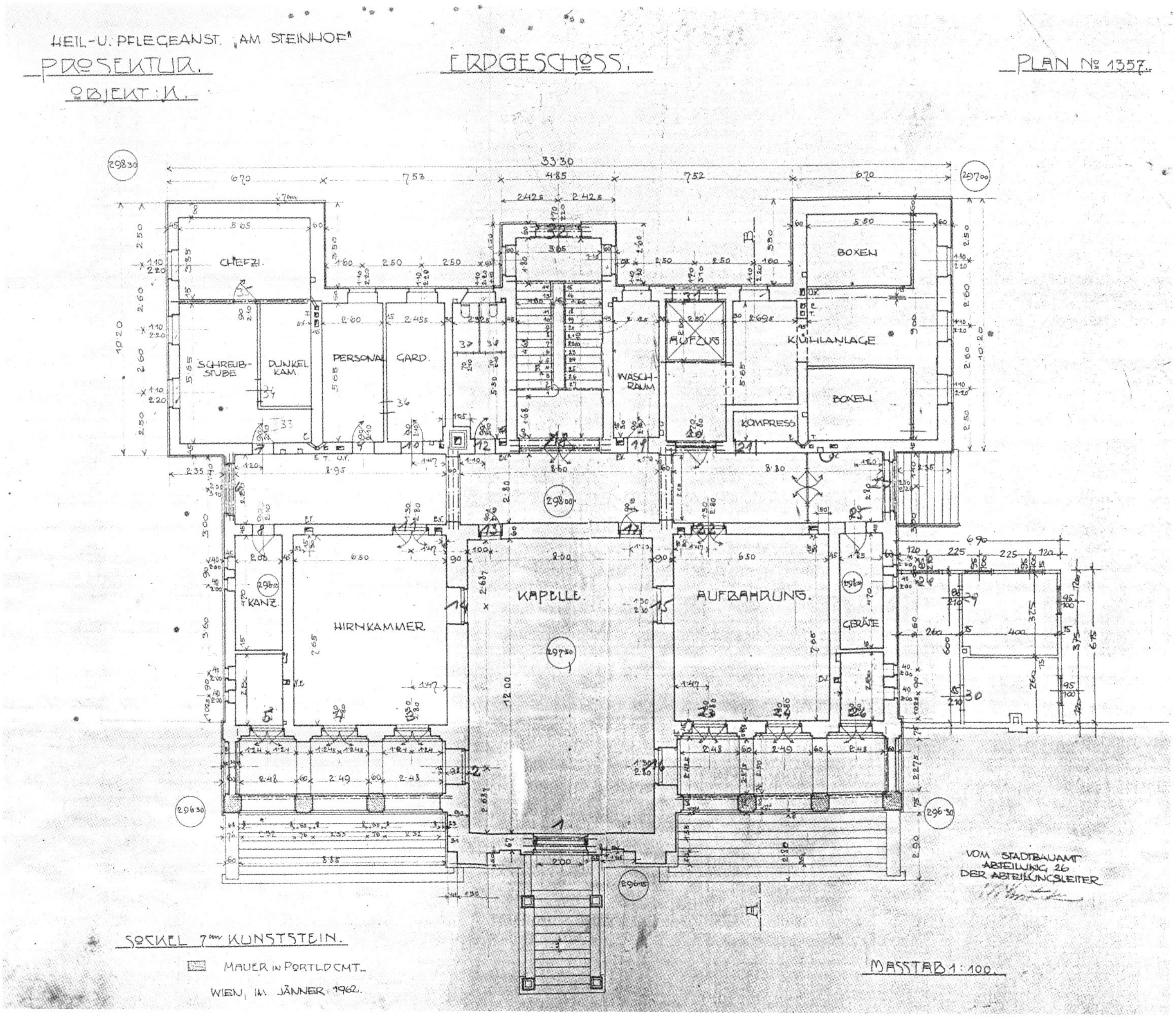


↑ Dieser Plan aus dem Jahr 1962 zeigt das Erdgeschoß der Prosektur. Während der gesamten Geschichte des Krankenhauses wurden hier die in der Anstalt Verstorbenen obduziert, Gehirne und andere Organe oft für Forschungszwecke entnommen. Ob die Präparate aus der NS-Zeit in dem als „Hirnkammer“ beschrifteteten Raum aufbewahrt wurden, ist nicht gesichert. Der 1988 eingerichtete „Gedenkraum“ befand sich im Keller des Gebäudes. Die Bestattung der letzten sterblichen Überreste am Wiener Zentralfriedhof erfolgte 2012.

Konsequenzen, da sich die Staatsanwaltschaft zu keiner Anklageerhebung entschließen konnte. Gross wurde aus der SPÖ ausgeschlossen (der er 1953 beigetreten war), und das von ihm geleitete LBI zur Erforschung der Missbildungen des Nervensystems wurde mit dem LBI für klinische Neurobiologie zusammengelegt, dessen Bezeichnung beibehalten wurde. 1989 musste Gross unter dem Druck des Wissenschaftsministeriums die Leitung des Instituts, die er gemeinsam mit Univ.-Prof. Dr. Kurt Jellinger innegehabt hatte, zurücklegen.[47] Die Justiz fand dennoch nichts dabei, seine Dienste als Gerichtsgutachter weiter in Anspruch zu nehmen. Es sollte noch einmal beinahe zwanzig Jahre dauern, bis die Wiener Staatsanwaltschaft Anklage gegen Gross wegen seiner Verstrickung in die NS-Kindereuthanasie erhob.[48] Zu einem Urteil kam es jedoch nicht mehr, Gross verstarb Ende 2005.

## Späte Aufarbeitung

Während viele Ärzte (und einige Ärztinnen) mit NS-Vergangenheit ihre berufliche Laufbahn fortsetzen konnten, wurde den Opfern der NS-Medizin jegliche staatliche Anerkennung und „Wiedergutmachung" verweigert. Erst mit der Einrichtung des „Nationalfonds der Republik Österreich für Opfer des Nationalsozialismus" im Jahr 1995 wurde die Grundlage geschaffen, auch den Opfern der nationalsozialistischen „Rassenhygiene", soweit sie noch am Leben waren, eine offizielle Anerkennung ihrer Leiden nicht länger vorzuenthalten.[49]

Zum Zeitpunkt des letztlich gescheiterten Prozesses gegen Heinrich Gross im Jahr 2000 befanden sich nach wie vor zahlreiche sterbliche Überreste der Spiegelgrund-Opfer in der vormaligen Anstalt Am Steinhof, nun Otto Wagner-Spital der Stadt Wien. Ein Teil davon befand sich in Heinrich Gross' ehemaligem Ludwig Boltzmann-Institut im sogenannten B-Gebäude. Der andere Teil, vor allem eine umfangreiche Sammlung von in Gläsern konservierten Gehirnpräparaten, befand sich in einem Lagerraum im Keller der Prosektur. Dieser war 1989 in einen „Gedenkraum" umgewidmet worden, wohl um einen Vorwand für die weitere Aufbewahrung der Präparate zu schaffen. Erst das durch den Gross-Prozess hervorgerufene starke mediale Interesse an der Causa führte dazu, dass die damalige Stadträtin für das Gesundheitswesen Elisabeth Pittermann im April 2002 die feierliche Bestattung der sterblichen Überreste der Spiegelgrundopfer auf dem Wiener Zentralfriedhof veranlasste.[50] Gleichzeitig wurde auf dem Anstaltsgelände im sogenannten V-Gebäude die „Gedenkstätte Steinhof" mit einer Dauerausstellung zum Thema NS-Medizinverbrechen in Wien eingerichtet.[51]

Im Zuge der Vorbereitungen für die Bestattung wurde auch offenkundig, dass eine alleinige Fokussierung auf Opfer der Kinderanstalt „Am Spiegelgrund" zu kurz greift, weil auch Leichenteile von Patientinnen und Patienten der benachbarten Heil- und Pflegeanstalt (für Erwachsene) zu wissenschaftlichen Zwecken ausgebeutet wurden und es für eine Ungleichbehandlung der sterblichen Überreste keine sachliche Grundlage gab. Das Ausmaß der wissenschaftlichen Verwertung von Opfern der Anstalt Steinhof war vor allem auch deshalb in den Hintergrund getreten, weil in den 1980er-Jahren zahlreiche Präparate vernichtet worden waren, und zwar im Zuge der Vorbereitungen für den bereits erwähnten „Gedenkraum" in der Prosektur.[52]

Es sollten weitere Jahre vergehen, bevor die Stadt Wien auch für die menschlichen Überreste der Steinhof-Opfer eine würdige Bestattung veranlasste. Im Jahr 2010 konnten die noch vorhandenen Präparate (hauptsächlich Paraffinklötze und histologische Schnitte) insgesamt 61 ehemaligen, während der NS-Zeit in der Anstalt Am Steinhof verstorbenen Patientinnen und Patienten zugeordnet werden. Im Mai 2012 schließlich erfolgte die feierliche Bestattung auf dem Wiener Zentralfriedhof.[53]

1 Der vorliegende Text beruht auf früheren Arbeiten des Autors, die eine ausführlichere Darstellung bieten: CZECH 2003. – CZECH 2012a. – CZECH 2014. Dort findet sich auch weiterführende Literatur.
2 MENDE 2000, S. 79.
3 Dokumentationsarchiv des österreichischen Widerstandes (im Folgenden DÖW) 22796, Richard Günther an Fred Dubitscher, 29.10.1940 – Rudolfstiftung: Wiener Stadt- und Landesarchiv (im Folgenden WStLA), 1.3.2.212.A7/7, 152.31, Anstaltenamt an E 1 Vellguth, 23.9.1942.
4 MENDE 2000, S. 80.
5 WStLA, 1.3.2.212.A5/6, V-1978/41, Amtsvermerk vom 14.10.1941 (Unterschrift unleserlich).
6 Z. B. WStLA, 1.3.2.212.A5/4, Eingabe Paula Prohaska an Schirach wegen Freigabe des Leopold Prohaska aus Hartheim, vermutlich Februar 1941.
7 KLEE 2010, S. 196, S. 204.
8 Gedenkbuch Hartheim [www.schloss-hartheim.at, zuletzt abgerufen am 6.12.1999].
9 Ministerium für Staatssicherheit der UdSSR, Verhörprotokoll des Inhaftierten Erwin Jekelius, 9.7.1948, Blatt 46/9 (Kopie und Übersetzung in DÖW 51401).
10 Hessisches Hauptstaatsarchiv (im Folgenden HHStA) 631a/827, Verfahren gegen Renno u. a., LG Frankfurt/Main Ks 1/69, Vernehmung von Dr. Renno durch Generalstaatsanwalt, 2.11.1961, Bl. 31 (zit. n. Kopie in DÖW, Sammlung Hartheim Nr. 250).
11 Ministerium für Staatssicherheit der UdSSR, Verhörprotokoll des Inhaftierten Erwin Jekelius, 9.7.1948, Blatt 46/9 (Kopie und Übersetzung in DÖW 51401).
12 Narodni Archiv Praha, Úřad říšského protektora, 114-162-8, Feitenhansl an Conti, 13.11.1940 (zitiert nach Kopie in DÖW, Sammlung Hartheim Nr. 701).
13 Zit. n. NEUGEBAUER 1982, S. 21.
14 HHStA 631a/876b, Verfahren gegen Renno u. a., LG Frankfurt/Main, Ks 1/69, Aussage des Busfahrers Franz Mayrhuber über „Euthanasietransporte" aus den Pflegeanstalten nach Hartheim, 25.9.1969 (Kopie in DÖW, Sammlung Hartheim Nr. 255).
15 Z. B. Ministerium für Staatssicherheit der UdSSR, Verhörprotokoll des Inhaftierten Erwin Jekelius, 9.7.1948, Blatt 48/11 f. (Kopie und Übersetzung in DÖW 51401).
16 MENDE 2000, S. 81–82. – DÖW 22796, Richard Günther an Fred Dubitscher, 29.10.1940.
17 Zit. n. NEUGEBAUER 1988, S. 279.
18 Gedenkbuch Hartheim [www.schloss-hartheim.at, zuletzt abgerufen am 6.12.1999].
19 NEUGEBAUER 2003.
20 Zur „Kindereuthanasie" in Wien siehe u. a. NEUGEBAUER 1996/97. – DAHL 1998. – CZECH 2002.
21 Zu Graz siehe OELSCHLÄGER 2003. Die Existenz einer weiteren „Kinderfachabteilung" in Klagenfurt ist fraglich.
22 ALY 1985, S. 35.
23 Army Medical Library, Washington, D.C., Leo Alexander, Public Mental Health Practices in Germany, unveröffentlichtes Manuskript 1945, S. 88: Ernst Wentzler [Reichsausschuss zur wissenschaftlichen Erfassung von erb- und anlagebedingten schweren Leiden] an Hermann Pfannmüller, Frohnau, 5.8.1940 (Ich danke Lutz Kaelber für die Überlassung der Kopie).
24 WStLA, 1.3.2.209.A1, Normalien der Magistratsabteilung 17 – Anstaltenamt, A Nr. 572, 9.8.1946.
25 WStLA, 1.3.2.209.A1, Normalien des Anstaltenamtes der Hauptabteilung V, A Nr. 500, 23.11.1942.
26 WStLA, 1.3.2.212.A5/7, E8/E10-1-128/42, Oeller an HA B/Abt. B1, 16.7.1942.
27 WStLA, 1.3.2.209.10, Nervenklinik für Kinder, B 4 Totenbuch.
28 WStLA, 1.3.2.209.10, Nervenklinik für Kinder, B 4 Totenbuch.
29 Siehe dazu u. a. MALINA 2007.
30 KAUFMANN 1991. – GROSS 2000. – LEHMANN/SCHMIDT 2001. Außerdem zahlreiche Videointerviews auf www.gedenkstaettesteinhof.at. Es gilt festzuhalten, dass sadistische Misshandlungen in Erziehungsheimen weder auf den Spiegelgrund, noch auf die Zeit zwischen 1938 und 1945 beschränkt waren.
31 Zur Arbeitsanstalt siehe allgemein ÜBLACKNER 2007.
32 Bundesarchiv Berlin, R 36-1860, Deutscher Gemeindetag an Gemeindeverwaltung Wien, 20.1.1943.
33 Siehe BAUMGARTNER/MAYER 1990.
34 BAUMGARTNER 2003, S. 77.
35 FAULSTICH 1998, S. 63.
36 Zur Frage der „dezentralen Euthanasie" in Gugging siehe u. a. CZECH 2012b.
37 SCHWARZ 2002, S. 127.
38 SCHWARZ 2002, S. 125.
39 SCHWARZ 2002.
40 SCHWARZ 2002, S. 132. Zum Schicksal der Hamburger Frauen und Mädchen siehe u. a. WUNDER 2000, S. 93–105.
41 SCHWARZ 2002, S. 129–130.
42 SCHWARZ 2002, S. 127.
43 SCHWARZ 2002.
44 LG Wien, Vg 1a Vr 2.365/45, Urteil gegen Ernst Illing, Marianne Türk und Margarethe Hübsch, 18.7.1946, S. 11–12 (DÖW 22753).
45 Zur Nachkriegskarriere von Heinrich Gross siehe: CZECH 2002a, S. 143–163. – NEUGEBAUER/SCHWARZ 2005, S. 268–305.
46 OLG Wien, Urteil im Ehrenbeleidigungsverfahren Dr. Heinrich Gross gegen Dr. Werner Vogt, 30.3.1981 (DÖW E 18215).
47 Vgl. NEUGEBAUER/CZECH 1998, S. 477–506.
48 Salzburger Nachrichten, 22.3.2000, S. 6.
49 MALINA/NEUGEBAUER 2000, S. 715.
50 http://sciencev1.orf.at/science/news/49691 [zuletzt abgerufen am 8.9.2013]. Der Autor war (als Mitarbeiter des DÖW) in die Vorbereitung beider Begräbnisse 2002 und 2012 involviert.
51 http://www.gedenkstaettesteinhof.at. Das V-Gebäude dient bis heute verschiedenen Wirtschaftszwecken, Patienten waren dort nie untergebracht.
52 Mitteilung des ehemaligen Prosekturgehilfen im Otto Wagner-Spital Robert Wais an den Autor.
53 http://www.wien.gv.at/rk/msg/2012/05/02009.html [zuletzt abgerufen am 8.9.2013].

Caroline Jäger-Klein

# Bauen im Bestand am Steinhof – Zur Sanierung einiger Pavillons

„Die Erhaltung der Denkmäler wird immer begünstigt durch eine der Gesellschaft nützliche Funktion. Ein solcher Gebrauch ist daher wünschenswert, darf aber Struktur und Gestalt der Denkmäler nicht verändern. Nur innerhalb dieser Grenzen können durch die Entwicklung gesellschaftlicher Ansprüche und durch Nutzungsänderungen bedingte Eingriffe geplant und bewilligt werden."

Artikel 5 der CHARTA VON VENEDIG 1964. INTERNATIONALE CHARTA ÜBER DIE KONSERVIERUNG UND RESTAURIERUNG VON DENKMÄLERN UND ENSEMBLES

## Denkmalpflege und Krankenhausbau

Der beste Denkmalschutz und damit die effektivste Form von Denkmalpflege bestehen in der lebendigen Weiternutzung der Gebäude, die jedoch nicht unbedingt ihrer ursprünglichen Funktion folgen muss. Schon der Erste Internationale Kongress der Architekten und Techniker der Denkmalpflege in Athen hat 1931 die Empfehlung ausgesprochen, „eine das Weiterleben von Gebäuden sichernde Nutzung aufrecht zu erhalten, die jedoch ihren historischen und künstlerischen Charakter respektieren sollte".[1] Selbstverständlich bedingt eine Weiternutzung weit mehr als nur die Reparatur der durch den Zahn der Zeit auftretenden Schäden an der Gebäudesubstanz und die Modernisierung der haustechnischen Infrastruktur, was man im Deutschen Sprachgebrauch gemeinhin unter Sanierung und Renovierung zusammenfasst. Sanierung und Renovierung haben an jeglicher Bausubstanz in einem periodischen Abstand zu erfolgen. Es gibt schlicht keine ewigen Baumaterialien, was unabdingbar deren Reparatur oder Ersatz nach Ablauf ihrer natürlichen Lebenszeit erfordert. Anders verhält es sich bei der Renovierung. Auch die Haustechnik, hat selbstverständlich nur eine relativ begrenzte Lebensdauer, was bedingt, dass alle Ver- und Entsorgungsleitungen, ob für Wasser und Abwässer, für Strom und/oder Gas, und in noch stärkerem Ausmaße für Raumheizung oder Raumkühlung mit mechanischer Raumlüftung und der dahinter steckenden Regelungstechnik, beinahe ständig zu erneuern sind – gerade im Krankenhausbau. Im am höchsten technisch versorgten Bereich des Krankenhausbaues, dem der akuten Notversorgung, ist es zumeist unmöglich, irgend einen Altbestand an Haustechnik zu belassen, sobald umgebaut wird. Die neuen Leitungen können zumeist nicht einmal zusätzlich eingefügt werden, denn die Kabelkanäle – und das sind in der Regel begehbare Gänge beträchtlichen Ausmaßes – sind von Anfang an so stark mit Kabelsträngen und Versorgungsrohren befüllt, dass nicht selten ein gänzlich neuer „Technikkollektor" anzulegen ist.

Die Anstalt Am Steinhof war allerdings nie ein Krankenhaus mit derartig speziellen medizintechnischen Anforderungen. Deshalb konnte seine originale Bausubstanz bis heute relativ unangetastet überleben. Zudem waren die historischen Bauten derartig solide errichtet, dass neben den allfälligen Reparaturen selbst bei den bisherigen Umnutzungen nur kleinere Adaptierungen im Lauf der Jahre vorgenommen werden mussten. Mit Fortschreiten des 20. Jahrhunderts jedoch war absehbar, dass bei Beibehaltung eines zeitgemäßen medizinisch-hygienischen Standards größere Eingriffe in die bestehende Bausubstanz nötig sein würden, die erstmals eine sorgfältige Abstimmung zwischen Planern und Denkmalpflegern erforderlich machten. Daher wurde 1995 das Projekt 5+ initiiert und von 1997 bis 2002 durchgezogen, um Erfahrungswerte für gangbare Strategien der Zukunft des historischen Areals im sozialmedizinischen Bereich zu erhalten. Durch die konsequente Durchführung des Projekts konnte bereits erprobt werden, welches Maß an Zu- und Umbauten die Bestandsbauten er- und vertragen, und welcher technische und wirtschaftliche Aufwand damit verbunden ist. Das Projekt wurde 2012 in einer Bachelorarbeit an der Technischen Universität Wien von Isabella Lett unter dem Titel *Umbauten im denkmalgeschützten Areal des Otto Wagner-Spitals 1998–2002* sehr ausführlich vorgestellt.[2]

### Ein denkmalpflegerisch-architektonisches Leitkonzept

Der Krankenanstaltenverbund (KAV) beschloss 1995 in Hinsicht auf das 100-Jahr Jubiläum, die durch die lange und wechselvolle Historie der Anlage zu selbstständigen Einrichtungen mutierten Institutionen der Stadt Wien „Förderheim – Baumgartner Höhe", „Neurologisches Krankenhaus Maria Theresien-Schlössl", „Pflegeheim Sanatoriumstraße", „Psychiatrisches Krankenhaus – Baumgartner Höhe" und „Pulmologisches Zentrum – Baumgartner Höhe" unter dem neuen Namen „Sozialmedizinisches Zentrum Baumgartner Höhe, Otto Wagner-Spital mit Pflegezentrum" zusammenzuführen (Zielplanung 5+). Durch diese Neuorganisation wurden insbesondere die Pavillons 3, 5, 9, 11 und 16 freigespielt, an deren Sanierung und Adaptierung ein „Architektonisches Gesamtgestaltungskonzept Baumgartner Höhe – Leitkonzept", in Folge nur mehr kurz „Leitkonzept" genannt, für das gesamte, historische, denkmalgeschützte Pavillonspital entwickelt und erprobt wurde. Dieses Leitkonzept verfassten die 1997 aus einem EU-weiten Wettbewerb, einem Gutachterverfahren unter Juryvorsitz von Gustav Peichl, hervorgegangenen Siegerbüros. Ernst Beneder/Anja Fischer entschieden in diesem Verfahren die Adaptierung der Pavillons 3, 5 und 11 als Neurologische Abteilung für sich, Christa Prantl/Alexander Runser des Pavillons 9 als Geriatriezentrum, und Sarnitz-Soyka/Silber/Soyka den Pavillon 16 als Psychiatrie.

Alle Architekturteams erarbeiteten das detaillierte Raum- und Funktionsprogramm, wie im Krankenhausbau generell üblich gemeinsam mit den Ärzte- und Pflegerteams, wie es schon bei der Errichtung der historischen Anlage am Steinhof und seiner niederösterreichischen Vorgängerbauten in Kierling-Gugging bei Klosterneuburg und Mauer-Öhling bei Amstetten gehandhabt worden war. Ungewöhnlich und aufwendig war und ist es jedoch, dieses Programm dann mit den Anforderungen des Denkmalschutzes in Einklang zu bringen. Es ging um die „Erhaltung der einmaligen baudenkmalerischen Qualitäten der Anlage, einschließlich der gärtnerischen Freiraumgestaltung und [einer] qualitätsvollen Renovierung der Bauwerke mit zeitgemäßen Mitteln."[3] Das erarbeitete Leitkonzept vertieft die Aufgabenstellung aus dem Standort heraus: „Das Anforderungsprofil der Architektur verlangt einerseits Respekt vor dem Bestand und andererseits eine sensible Adaptierung und Transformation des gegenwärtigen Zustands."[4]

### Die internationalen Grundsätze der Charta von Venedig

Das Bundesdenkmalamt (BDA) als exekutierendes Überwachungsorgan des Denkmalschutzes in Österreich, forderte von den Planern die Einhaltung der 1964 in der *Charta von Venedig* niedergeschriebenen, international üblichen Leitsätze für die Konservierung und Restaurierung von Denkmälern und Ensembles. Das Denkmalamt war zum Zeitpunkt der Erstellung des Leitkonzeptes 1997 insofern mit der Angelegenheit befasst, als es zwar keine Bescheid gemäße Unterschutzstellung der einzelnen Baulichkeiten des Areales zum damaligen Zeitpunkt gab, die Bauten aber durch den § 2 des Denkmalschutzgesetzes von 1923

„kraft gesetzlicher Vermutung" unter Schutz gestellt waren. Dieser Paragraf des österreichischen Denkmalschutzgesetzes stellte sich rückblickend „als eine geradezu geniale Lösung" dar, als damit „bei allen Denkmalen, die sich im alleinigen oder überwiegenden Eigentum des Bundes, eines Landes, oder von anderen öffentlich-rechtlichen Körperschaften, Anstalten, Fonds sowie von gesetzlich anerkannten Kirchen und Religionsgemeinschaften einschließlich ihrer Einrichtungen befanden, das öffentliche Interesse an ihrer Erhaltung solange als gegeben galt, als das Bundesdenkmalamt nicht auf Antrag des Eigentümers das Gegenteil festgestellt hatte".[5] Nachteil dieser laut Einschätzung vieler Architekturhistoriker und Denkmalpfleger brillanten Lösung in Österreich allerdings war, dass keine Werteanalyse in Form eines fachspezifischen, bauforscherischen Gutachtens als Basis des Unterschutzstellungsbescheides für die Erstellung des Leitkonzeptes existierte, was alle Last auf die dafür normalerweise nicht speziell ausgebildeten Architekten legte. Umso höher ist die Tiefe und Sorgfalt des erstellten Leitkonzeptes zu bewerten und Wert zu schätzen.

Die Forderungen der *Charta von Venedig* implementierten die Architekturteams wie folgt in ihr Leitkonzept: die „neuen Kriterien" sollten zu einer „Harmonie in Baukörper, Formensprache und Material" führen, und die „spezifischen Charakteristika" der Anlage auf der Baumgartner Höhe, nämlich „Topographie (entlang der Höhenschichtlinien am Hang)" und „Typologie der Gebäude (lineare Baukörper mit Mittelrisalit und Seitenrisalit)" mit einbeziehen.[6] Beide Kriterien beziehen sich auf Artikel 6 der *Charta von Venedig*, die zur Erhaltung eines Denkmales die „Bewahrung eines seinem Maßstab entsprechenden Rahmens" verlangt: „Wenn die überlieferte Umgebung noch vorhanden ist, muss sie erhalten werden, und es verbietet sich jede neue Baumaßnahme, jede Zerstörung, jede Umgestaltung, die das Zusammenwirken von Bauvolumen und Farbigkeit verändern könnte."

Aus diesem Grunde verordneten sich die Sanierungsarchitekten für gegebenenfalls anfallende Neubauten am Steinhof folgende „Dispositionskriterien", dass nämlich die „Dominanz der imagetragenden Baukörper wie Kirche, Verwaltung, Kurhaus erhalten bleiben muss", dass sich ein Sonderbau diesen zuzuordnen", und dass „andere Zubauten sich unter die Pavillons einzureihen" hätten.[7] Besonders streng fiel, wohl unter Einflussnahme des Denkmalamtes, die Konzeption dieser Zubauten aus, was bei der durchgeführten Adaptierung der Pavillons auch tatsächlich eingehalten wurde. Prinzipiell wären Zubauten zu meiden, und wenn doch nötig, nur beidseitig durch Schließung der zwei nordseitigen Nischen möglich. Sie sollten zwar als Addendum zum bestehenden Bauwerk ersichtlich sein, also einen eigenen Baukörper bilden, trotzdem aber die historische Gebäudestruktur mit Nischen und Vorsprüngen erlebbar lassen; das hieße, „die inneren Ecken des Altbaus sichtbar, die äußeren Kanten des Altbaus sichtbar und deutlich freigestellt lassen". Für die interne Anbindung der Zubauten an den Altbestand gäbe es nur folgende Möglichkeiten: „Die bestehende Außenwand des Ganges kann im Bereich der Fenster mit neuen Türen versehen werden [...]" oder sie kann, „wenn nutzungsmäßige Begründungen vorliegen, entfernt werden, und die Anbindung erfolgt über die gesamte Breite." Die Zubauten sollten zudem die Merkmale „Transparenz, Leichtigkeit, Eigenständigkeit, homogene Oberflächen" aufweisen.[8] Auch hier wurden wiederum die Forderungen der *Charta von Venedig* mustergültig von der klassischen Restaurierung eines Denkmales in die Ergänzung eines Bauwerkes durch einen Zubau übersetzt: „Die Elemente, welche fehlende Teile ersetzen sollen, müssen sich dem Ganzen harmonisch einfügen und vom Originalbestand unterscheidbar sein, damit die Restaurierung den Wert des Denkmals als Kunst- und Geschichtsdokument nicht verfälscht," verlangt Artikel 12 der Charta. Die Sensibilität der mit der Sanierung 1997 befassten Architekten ist umso erstaunlicher, als sich erst danach, also mit dem beginnenden 21. Jahrhundert, diese Übersetzung in die Architektursprache bei Zu- und Umbauten, in der internationalen Theorie der Denkmalpflege und der nationalen Praxis zögerlich durchzusetzen begann. Die Wiener Szene spielte mit dem sogenannten Wiener Memorandum von 2005: *Welterbe und zeitgenössische Architektur – Vom Umgang mit der historischen Stadtlandschaft* eine entscheidende Rolle, vor allem auf internationaler Ebene. Der dort schon im Titel festgelegte Begriff „zeitgenössische Architektur" bezieht sich „auf alle wesentlichen geplanten und gestalteten Eingriffe im baulichen kulturellen Erbe einschließlich Freiflächen, Neubauten, An- und Zubauten an Denkmälern und Ensembles sowie Umbauten".[9] Die Leitlinien für die Stadtentwicklung lauteten: „Grundsätzlich müssen Proportion und Gestaltung in die jeweilige Art der historischen Struktur und Architektur passen und auch die Entkernung von schützenswerten Bausubstanzen (‚Fassadismus') ist kein geeignetes Mittel eines baulichen Eingriffs."[10] Insbesondere diese letzte Aussage sollte für die umzubauenden Pavillons noch ein heftig diskutiertes Thema werden.

### Zur Frage der „Entkernung" der Pavillons

Neben diesen denkmalpflegerischen Kriterien ging es bei der Sanierung und Adaptierung der Pavillons um folgende, räumlich-funktionelle Zielvorstellungen. Die Schlafsäle waren in Zwei- oder Vierbettzimmer aufzulösen, selbstverständlich mit ins Zimmer integrierten und barrierefreien Sanitärräumen; bei Zweibettzimmern die Toiletten ins Badezimmer integriert, bei Vierbettzimmern getrennt. Jeder Patientin und jedem Patienten war die vollkommene Privatheit innerhalb des Zimmers durch geschickte Möblierung und bei den Bettlägrigen durch Zuordnung eines privaten Fensters für jeden zu garantieren. Die Stationsgröße sollte trotz unterschiedlicher Pavillongröße auf 24 Betten optimiert sein. Ein zentraler Stationsstützpunkt in der Nähe des Stiegenhauses und der größtenteils neu eingezogene Aufzug mussten die vollständige Kontrolle der Patienten wie Besucher garantieren, und vor allem sollten die Zimmer- und Gangbereiche optimaler belichtet werden; eine besondere Herausforderung im Zusammenhang mit dem Denkmalschutz und der dadurch nicht möglichen Vergrößerung der Fensterflächen nach außen hin. Die zentrale Planungsentscheidung in diesem Zusammenhang kreiste um das Thema des Erhalts der konstruktiven Mittelmauer in den Pavillons. Aus der Tradition der europäischen Denkmalpflege, deren Trachten um den Erhalt von möglichst viel originaler Materialsubstanz kreist, und auch aus statischen Überlegungen – lagern doch auf dieser tragenden Mittelmauer die Decken auf –, „sollte die Mittelmauer nach Möglichkeit bestehen bleiben". Jedoch schrieben die im Krankenhausbau eindeutig bereits erfahrenen Architekten eine Alternativstrategie in ihr Leitkonzept, was sich bei der Umsetzung als sehr wertvoll herausstellte: „Wenn für eine standardisierte Möblierung der Krankenzimmer die Raumtiefe beziehungsweise die Raumbreite, welche von den bestehenden Fensterachsen abhängig ist, nicht ausreicht, kann durch Entfernung der Mittelmauer die notwendige Fläche gewonnen werden. Dadurch kann durch ein Oberlicht über den Sanitärzellen und Türelementen die nördliche Gangzone auch besser belichtet werden. Es kann eine differenzierte Gangzone, die durch die Sanitärkerne strukturiert ist, geschaffen und der Gangbereich somit räumlich erweitert zu einem interessanten Element des Tagebereiches werden."

Letztendlich konnten zwei der fünf umgebauten Pavillons dann doch nicht ohne Entfernung der Mittelmauer das Auslangen finden. In den drei Pavillons des neurologischen Zentrums jedoch, das von den Architekten Beneder/Fischer umgebaut wurde, blieben mit einer wunderschönen gestalterischen Lösung damit der Originalcharakter und die Originalsubstanz der Pavillons erhalten. Auch für die zwei unterschiedlichen Lösungen der beiden anderen Architekturteams gibt es eine ausreichend untermauerte Begründung für die Herausnahme der Mittelmauer: Die Geriatrie hatte mit dem Pavillon 9 auf einer deutlich kleineren Grundrissfläche dieselben Anforderungen an eine Bettenstation zu erfüllen, was sich eben nur durch den zusätzlichen Raumgewinn von 40 Quadratmetern pro Geschoß durch den Abbruch der Mittelmauer durch Runser/Prantl bewerkstelligen ließ. Bei der Psychiatrie im Pavillon 16 konnten durch das Abtragen der Mittelmauer und ihre Ersetzung durch verkleidete Stahlstützen und Unterzüge erst das natürliche Licht in die

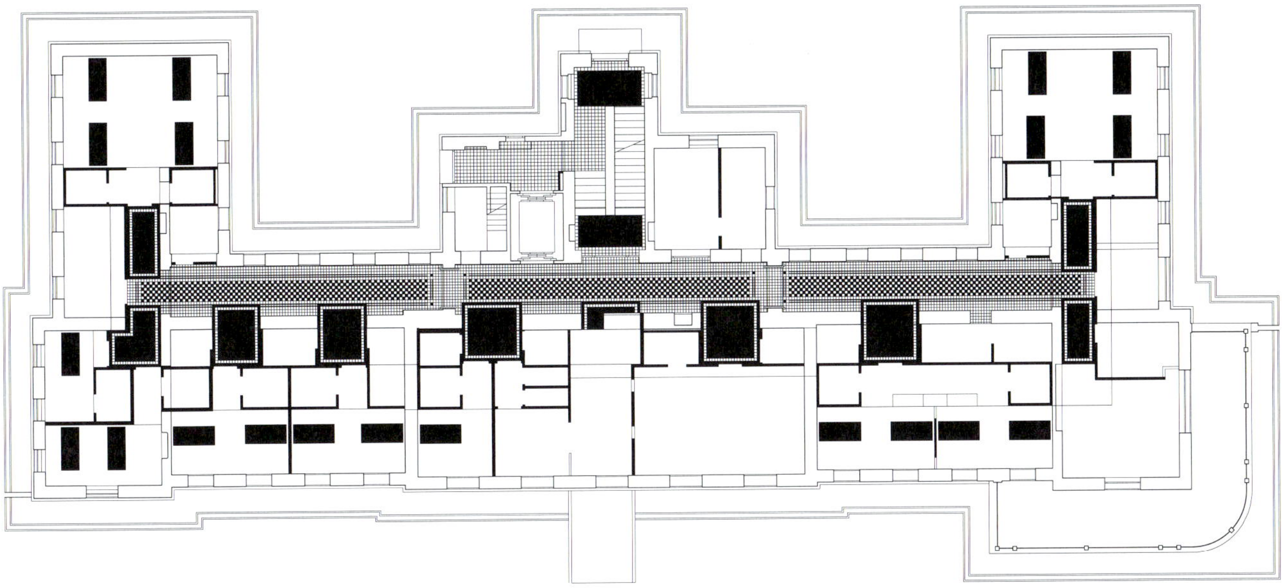

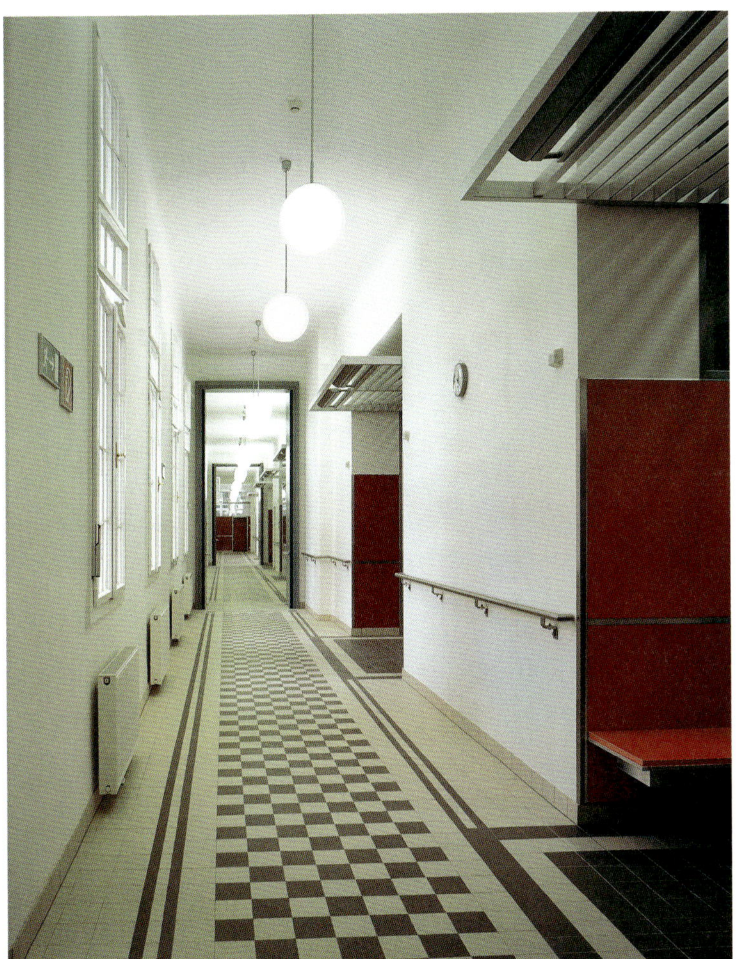

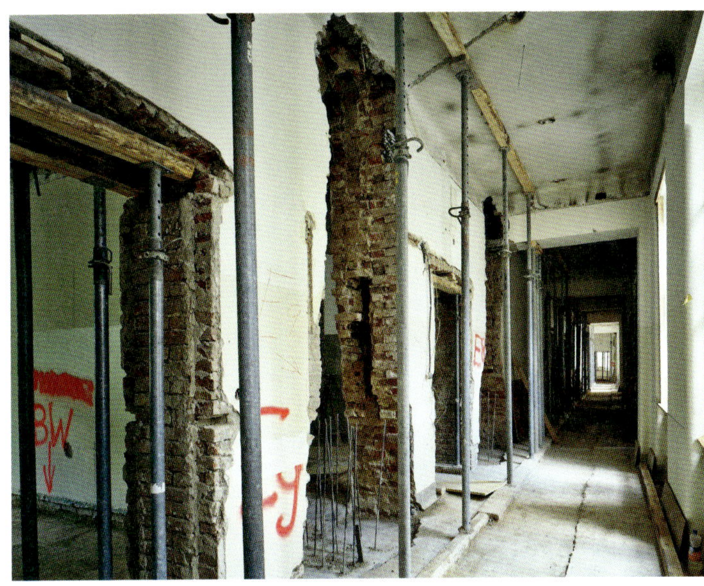

↑ Erdgeschoßgrundriss Pavillon 11: Umbau durch Beneder/Fischer zur Neurologischen Abteilung.

↖ Die lichtdurchflutete Gangzone des Pavillons 11 nach dem Umbau von 1997 bis 2002.

↗ Das Projekt 5+ testete von 1995 bis 2002 höchst erfolgreich Strategien zur Zukunft des historischen Areals als sozialmedizinische Anstalt. Das Foto des Pavillons 9 von RUNSER / PRANTL architekten dokumentiert die teilweise Abtragung der Mittelwand eines Pavillons zur Schaffung zeitgemäßer Patientenzimmer.

Sanitärräume gebracht werden – unabdingbar für die Psyche der Erkrankten, denen somit die Angst vor dem Betreten dunkler Räume genommen werden kann. Außerdem hat sich auch in diesem Falle eine sehr anspruchsvolle und gefällige gestalterische Lösung für Gang- und Patientenzimmerbereich ergeben. Dennoch ist zu betonen, dass es sich in beiden Fällen definitiv nicht um „Entkernungen" handelt, auch wenn selbst die planenden Architekten davon sprachen. Es musste zwar die originale Bausubstanz der Mittelmauer zu großen Teilen entfernt werden, aber dennoch wurde nicht der Charakter der inneren Raumstrukturen zerstört. Das Mittelkorridor-System zur Erschließung der einzelnen Krankenzimmer respektierten letztendlich alle Planer. Es wurde nur optimiert, und das ist nach den internationalen Leitsätzen und Richtlinien sehr deutlich ausgesprochen zulässig.

### Jedem Patienten ein eigenes Fenster

Wie sehen nun diese zentralen, gestalterischen Lösungen rund um die Frage der Entfernung der den zentralen Erschließungsgang begleitenden Mittelmauer im Einzelnen aus, und welche Folgen oder Lösungen für die Patientenzimmer ergaben sich daraus? Die große Herausforderung für das Team Beneder/Fischer bestand in der Tatsache, dass die in das neurologische Zentrum aufgenommenen Patienten durch schwere Schädel-Hirn-Traumata, Herzinfarkte oder Schlaganfälle entweder bettlägerig oder rollstuhlpflichtig, und das zu je einem Drittel des Patientenbestandes, sind. Daher entschieden sich die Architekten, die Kranken möglichst nahe an die für sie nun temporär unerreichbare Natur heranzubringen, indem jeder Patient durch die Situierung seines Krankenbettes möglichst nahe an ein einzelnes Fenster herangerückt wurde. Dieses Motto, „jedem Patienten ein eigenes Fenster" auch tatsächlich umzusetzen, stellt eine wirklich herausragende planerische Lösung für Bestandsbauten dar; konnte doch aus Denkmalschutzgründen weder ein Fenster „verrückt", noch zusätzlich eines zwischendurch angebracht werden. Andererseits verdanken wohl auch die Mittelmauern der historischen Pavillons 3, 5 und 11 diesem Gedankenexperiment nach wie vor ihre Existenz. Denn dadurch verfielen die Planer nicht der Idee, wie sonst im Krankenhausbau Standard, und von den beiden anderen Planungsteams in ihren Pavillons sehr wohl verfolgt, jeweils zwei Betten in der Raumtiefe hintereinander anzuordnen. Dies ermöglichte letztendlich die Anordnung der Sanitär-, Lager- und Technikzonen bis zur bestehenden Mittelmauer der Bauten, und daher deren Erhalt.

Die Mittelmauer musste dennoch im Eingangsbereich zu den Zimmern weiter durchbrochen werden als es im historischen Baubestand der Fall war. Dadurch entstanden jeweils 3,0 x 3,5 Meter große Vorplatz-Nischen, die jedoch in ihrer Höhe nicht bis an die historische Deckenuntersicht in einer Höhe von fast 4 Metern heranreichen. Aus diesen Nischen herausstehende Deckenverkleidungen aus Aluminium, die in der Bodengestaltung mit dem geometrischen Spiel aus grauen und weißen Keramikplatten ihr Pendant finden, signalisieren so jeweils Zimmerzugänge, ohne aus dem traditionellen Gestaltungsschema herauszutreten. Dennoch machen die neuen Materialien an Nischenwand und Nischendecke klar, dass es sich hier um einen Eingriff aus dem Ende des 20. Jahrhunderts handelt. Die auskragenden Aluminiumgitter an der Decke enthalten die künstlichen Beleuchtungskörper und die weitere unabdingbare Technikausstattung dieser Zone. Darunter zieht sich ein Oberlichtband aus Glas in Aluminiumrahmen dreiseitig um die Nische, das die Patientenzimmer auch von der Nordseite aus natürlich belichtet. Nochmals darunter laden die pro Abteilung unterschiedlich farbig gehaltenen, und dennoch dezenten Wandpaneele mit seitlichen „Bankerln" aus demselben Material zum Verweilen in der Gangnische ein.

### Verschiedene Neuinterpretationen der Tagräume

Runser/Prantl hingegen verwendeten die beiden Stutzflügel des Pavillons 9 – das ist der Bereich, der von Beneder/Fischer für die Neurologie-Pavillons wegen seiner beidseitigen Durchfensterung der Räume für Vierbettzimmer genutzt wurde – für großzügige

Aufenthaltsbereiche, die nahtlos fließend sich aus dem Mittelkorridor erschließen. Durch ihre Situierung an den jeweiligen Korridorenden steht damit sowohl ein von Morgenlicht wie ein von der Nachmittagssonne durchfluteter „Wohnzimmer"-Bereich zur Verfügung. Für eine Geriatrie-Abteilung ist dies die absolut richtige Planungsentscheidung, da sie die Patienten geradezu animiert, sich tagsüber möglichst viel in den Gesellschafträumen aufzuhalten. Damit werden Gemeinschaftsgefühl und Kommunikation stimuliert. Mit diesen großzügigen Tagräumen konnten die ursprünglich in der Planung vorgesehenen „hängenden Boxen" in den Nischen zwischen den Risaliten vermieden werden. Allerdings ging sich die erforderliche Bettenanzahl von 24 pro Station dann knapp nicht mehr aus, wenn man die Mittelmauer an ihrer Position beibehalten hätte. Die Argumentation, dass sich bei „Opferung" der doch immerhin 80 Zentimeter starken, historischen Mittelmauer letztendlich für jedes Zimmer ein eigenes Bad sowie die komplette Erfüllung aller Normen für Barrierefreiheit ausgehen würde, überzeugte letztendlich auch das Bundesdenkmalamt, einer Entfernung des Mauerwerkes und Ersatz der statischen Funktion durch schlanke Ortbeton-Stützen mit Stahlträgern zuzustimmen. Zusätzlich ermöglichte diese Maßnahme die Anbringung von Oberlichten über den Sanitärzellen und Türelementen, die mit Vollholzpaneelen aus Ulme sehr elegant und doch heimelig verkleidet sind. So kamen hier, erstmals im österreichischen Krankenhausbau, wohnliche Holzpaneele, noch dazu mit ausreichender Brandschutztauglichkeit zum Einsatz – gestalterisch ein echter Zugewinn.

Auch die Renovierung des Pavillons 16, um hier eine zeitgemäß ausgestattete psychiatrische Abteilung aufzunehmen und damit in seiner Funktion den ursprünglichen Zweck der gesamten Anlage weiter zu führen, erfolgte durch das Architektenteam Sarnitz-Soyka/Silber/Soyka unter Entfernung der Mittelmauer zwecks Platzgewinnung. Aus der alten Gangflucht schieben sich eingestellte Sanitärboxen, gestalterisch ebenfalls durch Holzpaneele abgesetzt, nun in den Mittelkorridor. Auch sie reichen nicht bis zur ursprünglichen Raumhöhe, sondern erlauben ein beinahe durchgängiges Oberlichtband, durch das die Patientenzimmer auch von der Gangseite aus sowohl permanent natürlich belichtet wie künstlich beleuchtet werden können. Insbesondere die zweite Funktion war in diesem Falle eine zentrale Planungsentscheidung, da psychisch erkrankte häufig in Angst vor dunklen Räumen leben. Außerdem entstand dadurch für das Pflegepersonal die Möglichkeit, nächtliche Aktivitäten innerhalb der Patientenzimmer zu überwachen, ohne die Räume direkt betreten zu müssen.

Am aufwendigsten und auch nach außen deutlich zu Tage tretend, stellte sich bei dieser Sanierung der Zubau der Aufenthaltsräume dar. Gemäß dem Leitkonzept wurden an der Nordfassade des dreigeschoßigen Pavillons über alle Geschoße in die „Außennischen" zwischen dem Mittel- und den Seitenrisaliten Glaszubauten eingestellt. Die Vollglaswände umschließen den jeweiligen Tagraum zumindest nach außen hin auf drei Seiten, da die Nische in der Gebäudeflucht nicht gänzlich mit einer Glaswand geschlossen, sondern zum Altbestand hin jeweils ein Abstand von 50 Zentimetern für die Gewährleistung eines Reinigungsganges frei gehalten wurde. Die Raumerschließung erfolgt vom historischen Baubestand aus, in dem die Parapete der jeweils drei Fenster pro Tagraum abgebrochen, und damit zu Türöffnungen umfunktioniert wurden. August Sarnitz vom Planungsteam beschreibt die Zubauten statisch-konstruktiv als „Tische"[11], bestehend aus vier Säulen und einer Platte, welche gemäß den Grundsätzen der *Charta von Venedig* autark vom historischen Baubestand hinzugefügt, aber auch wieder entfernt werden können. Ein derartiges statisches Konzept ist beim Bauen im Bestand im unmittelbaren Anschlussbereich zu den Bestandsbauten nicht nur aus ideologischen Gründen unbedingt zu empfehlen, schon alleine die Unsicherheit über die Tragfähigkeit des Bestandes sowie die aus der Fassadenflucht unter dem Erdboden heraustretenden Mauerfundamente verlangen ein derartiges Vorgehen. Die Frage ist nur, wie sehr man diesen planerischen Ansatz zur Schau stellen möchte.

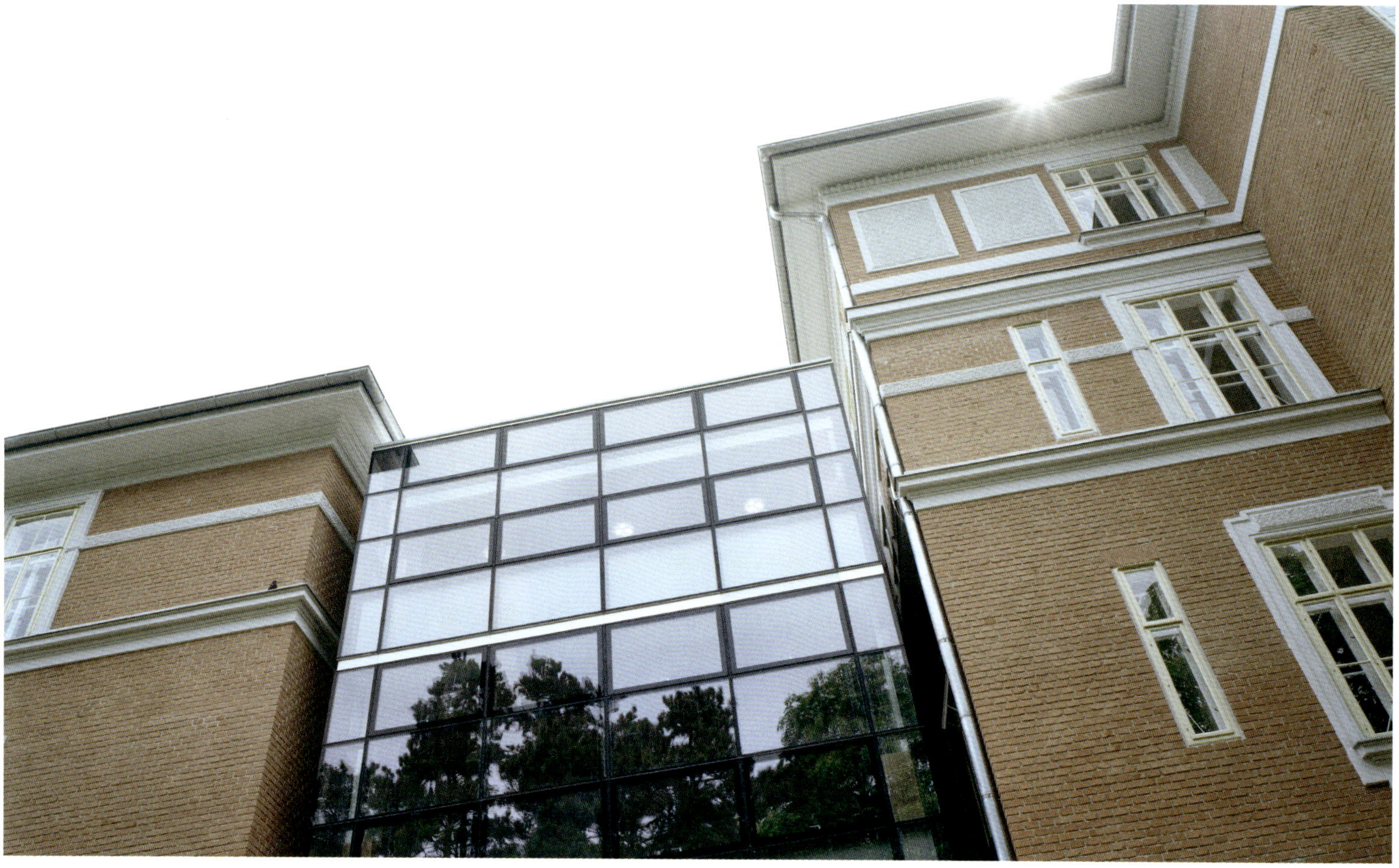

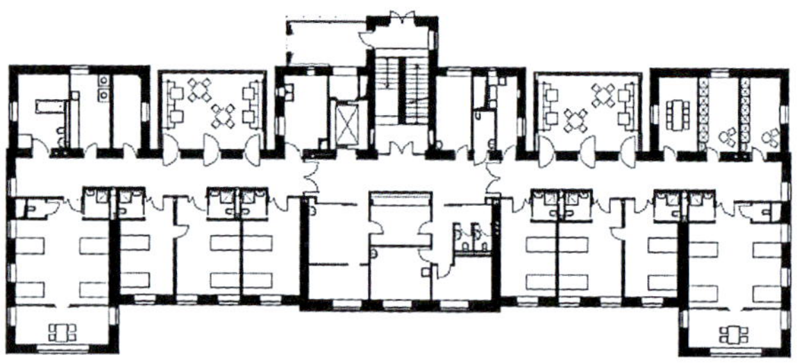

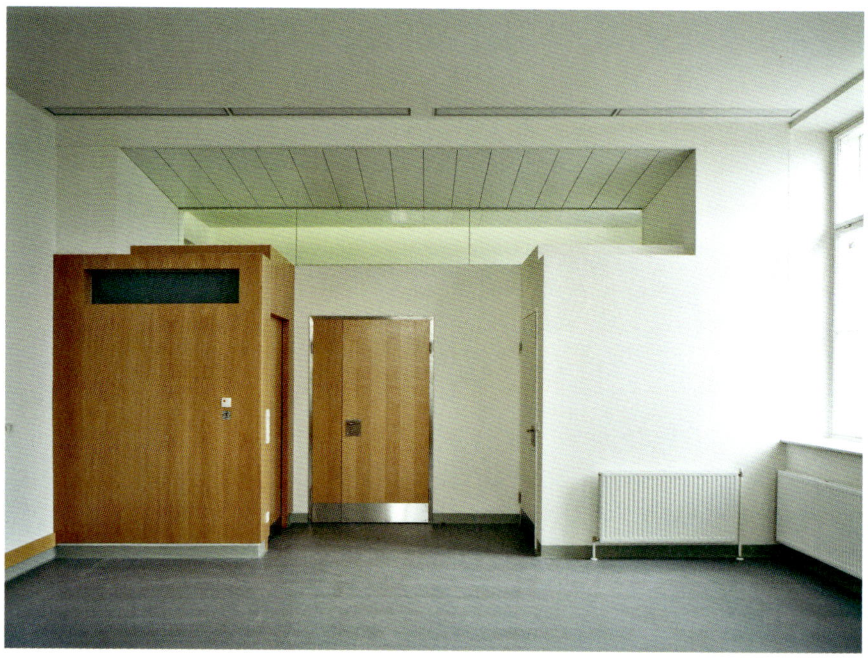

↑ In der Nordansicht des Pavillons 16 zeigten die Architekten deutlich das Prinzip des transparenten Kontrastbaus.

↑ Besonders im Grundriss des Pavillons 16 offenbart sich die Unterbrechung des früher eintönigen Korridors durch nun vor- und zurückspringende Sanitär- und Zugangsbereiche in die Zimmer.

→ Im Pavillon 16 konnte nur durch den Abbruch der Mittelmauer die in der Psychiatrie unabdingbare natürliche Belichtung der Sanitärräume gewährleistet werden.

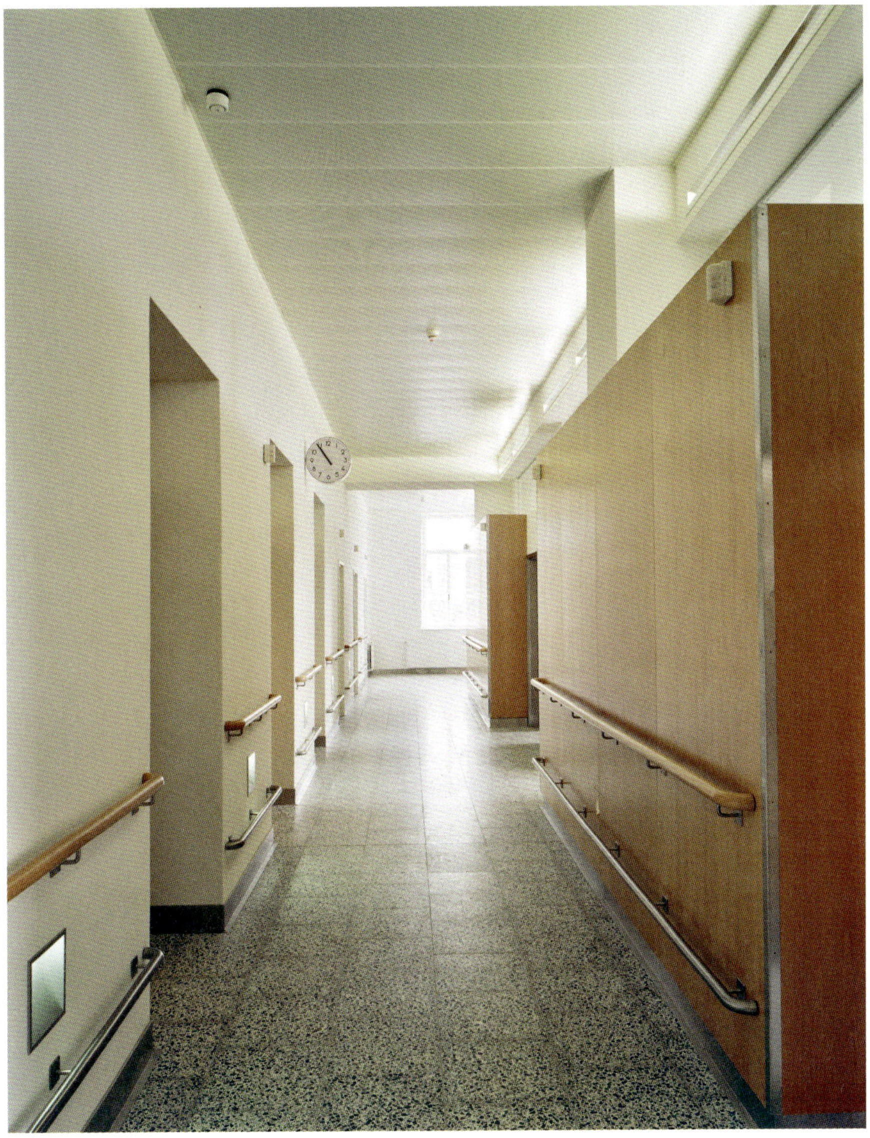

↑ Das Foto des umgebauten Gangbereiches im Pavillon 16 zeigt zudem die zusätzlichen gestalterischen Vorteile des Ersatzes der früher massiven Bestandsmittelmauer durch nun flexibel einsetzbare, nicht tragende Trennwände zwischen Gang und Patientenzimmern.

### Transparente Kontrastbauten

Auf diesem Gebiet hat sich in der Zwischenzeit, also auch seit der Durchführung der beschriebenen Um- und Zubauten am Areal der Baumgartner Höhe einiges in der Einstellung von Architekten und Denkmalpflegern verändert. Bei den angefügten Aufenthaltsräumen sowie den hier und beim Pavillon 9 ergänzten barrierefreien Eingangsbereichen mit Rampen zu den Aufzügen wurde eine Entwurfsstrategie des auslaufenden 20. Jahrhunderts mustergültig umgesetzt. Sie besteht im „filigranen, transparenten und gläsernen“ Kontrastbau, der funktionell „als Eingangsachse, als Treppenhaus, als wettergeschützte Passage, ästhetisch als Transformator zwischen den Bereichen, ikonografisch als Botschaft: Achtung, jetzt beginnt etwas Anderes, eine andere Aufgabe, eine andere Epoche“[12] eingesetzt wird. Mittlerweile jedoch getraut man sich auch immer öfter, einen „Kontinuitätsbau“ anzuwenden, der vielleicht bei den Tagräumen der Psychiatrie die ehrlichere Zugangsweise zur unbestreitbar notwendigen Erweiterung des Baubestandes gewesen wäre. Die hinterleuchteten Holzpaneelwände mit den Sitzgruppen beidseits der Aufenthaltsräume, die den psychisch erkrankten Patienten „das bevorzugte Sitzen mit dem Rücken zur Wand“ erlauben, bräuchten nach außen keine schwer zu pflegende Glasoberfläche, und auch die Parapetbereiche dieser Räume mit den vorgestellten Radiatoren, die aus Sicherheits- und Sichtschutzgründen mit opakem Glas hinterlegt wurden, wären bei der Entwurfsstrategie zum Kontinuitätsbau hinfällig gewesen. Aber dieser Paradigmenwechsel beim „Bauen im Bestand“ musste in emotional geführten Diskussionen erst reifen, und ist hier und anderswo in der öffentlichen Denkmalpflege immer noch nicht selbstverständlich „erlaubt“.

Eine weitere „Ergänzung“ der historischen Substanz muss ebenfalls auf dieser allgemeinen Ebene kommentiert werden. Runser/Prantl erweiterten bei ihrer Sanierung des Pavillons 9 die bestehende Eckveranda im ersten Obergeschoß, dadurch ist diese sowohl von den früheren Tagräumen – nun zwei Vierbettzimmer –, als auch zusätzlich vom Gang aus, und damit für alle Kranken der Abteilung, erreichbar.

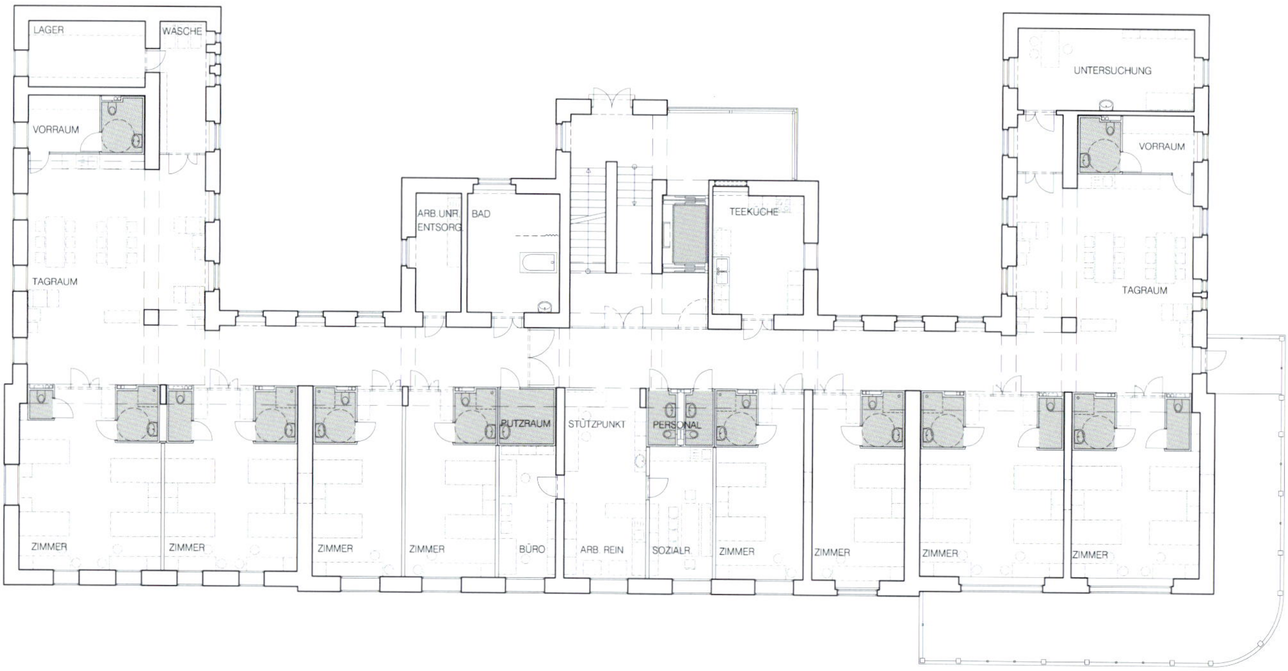


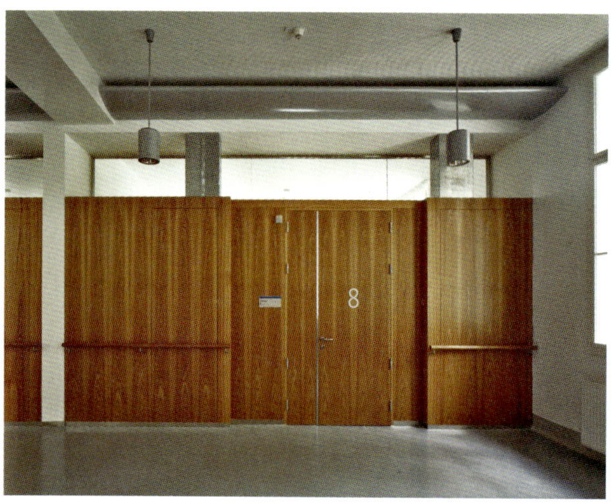

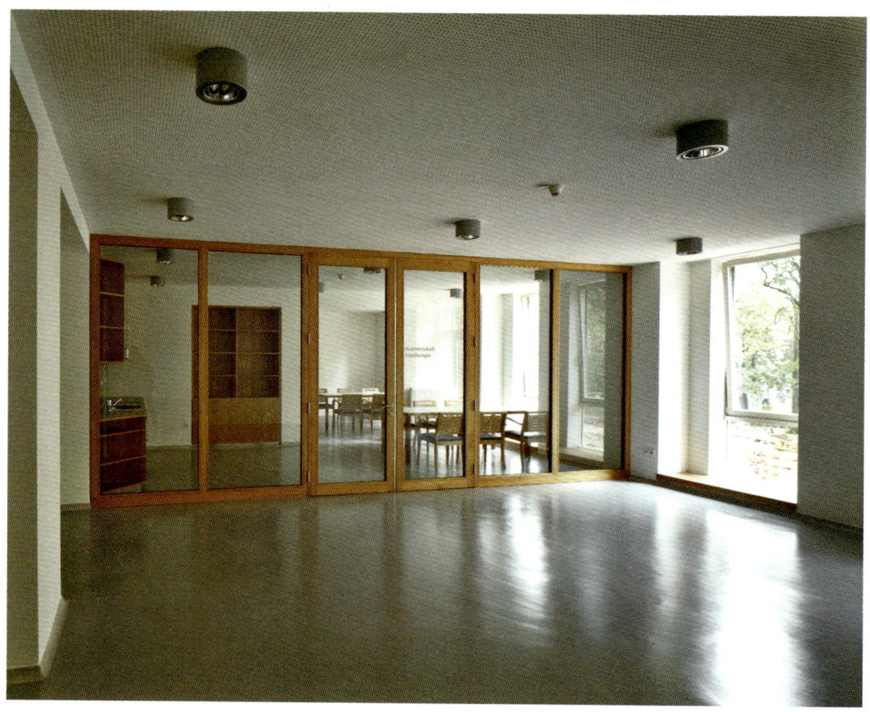

↑ Im Grundriss zu Pavillon 9 lässt sich das aus dem Mittelkorridor heraus nahtlose Erschließen der Aufenthaltsbereiche an den jeweiligen Gangenden mühelos nachvollziehen. © RUNSER / PRANTL architekten

↖ RUNSER / PRANTL architekten entfernten während des Umbaus die tragende Mittelmauer komplett, da der Pavillon 9 auf deutlich kleinerer Grundrissfläche dieselben Anforderungen einer modernen Bettenstation in der Geriatrie zu erfüllen hatte.

↗ Durch die Hanglage konnten im Zuge des Umbaus alle Kellergeschoße in vollwertige Gartengeschoße mit unmittelbarem Außenraumbezug umgestaltet werden. Im Pavillon, nun Geriatrie, ermöglicht ein Absenken einen barrierefreien Übergang direkt ins Freie.

Damit können die Geriatriepatienten jederzeit „einen Sprung ins Freie“[13] machen, wie Lett dies charmant formuliert: „Um die bauliche Harmonie nicht zu stören, wurde das Konzept des lindgrünen Eisengeländers als äußere Begrenzung der Veranda beibehalten. Dabei mussten die dafür notwendigen Teile für die Verlängerung nachgebaut werden.“[14] Hiermit wären wir bei der vor allem in Deutschland heftig geführten Rekonstruktionsfrage in der Denkmalpflege angelangt. Aber auch nach den Regeln der *Charta von Venedig* müssten sich „die Elemente, welche fehlende Teile ersetzen sollen, [...] dem Ganzen harmonisch einfügen und vom Originalbestand unterscheidbar sein, damit die Restaurierung den Wert des Denkmals als Kunst- und Geschichtsdokument nicht verfälscht“[15]. Wie lauteten die Empfehlungen im Leitkonzept der Architekten? „Typologie und Topographie sollen nachweislich erhalten bleiben, Zubauten generell als transparente Ergänzungen, die aber auch als solche erkennbar sind, ausgeführt werden. Grundgedanke dieser sanften Denkmalpflege sind die ‚Ablesbarkeit‘ und die ‚Wahrheit‘ der funktional bedingten baulichen Ergänzungen.“[16]

## Vollwertige Gartengeschoße anstelle der historischen Untergeschoße

Was sich bei allen Pavillonumbauten als sehr hilfreich zur Unterbringung unabdingbarer, neuer Funktionsbereiche herausstellte, war die Möglichkeit der Nutzung der Kellergeschoße, die aufgrund ihrer Hanglage ganz leicht zu ausreichend natürlich belicht- und belüftbaren Vollgeschoßen mit Außenraumbezug und Gartenzugang zu adaptieren waren. Die Pavillons für die Neurologie erhielten im vormaligen Kellergeschoß eine Tagesklinik und Therapiebereiche. Im Geriatriepavillon wurde das Kellergeschoß in ein vollwertiges „Gartengeschoß“ umgewandelt, das durch seine Absenkung einen barrierefreien Übergang ins Freie gewährleistet. „So konnte noch mehr Fläche gewonnen werden, die zum Beispiel auch für größere Feste durch die Zuschaltung zum Garten genutzt werden kann, was vor allem in den Sommermonaten den Patienten zu Gute kommt“, kommentiert Alexander Runser seinen Entwurfsansatz. „Die vorgeschriebene Belichtung wurde durch die Verlängerung der Kellerfenster auf Bodenniveau eingehalten.“[17] Auch bei der Adaptierung des Pavillons 16 zu einer zeitgemäßen Psychiatrie wurde aus dem Untergeschoß ein komfortabler Therapieplatz, von welchem man jetzt ebenerdig in den Garten und die anschließende Terrasse gelangt. Diese Erkenntnisse über die Ausnutzung der vormaligen Untergeschoße sind wahrscheinlich das nachhaltigste Vermächtnis der historischen Architektur der Pavillons in Hanglage und damit das größte Kapital für ihr Weiterleben in der Zukunft.

## Nutzungskontinuität

Zusammenfassend muss jedenfalls festgestellt werden, dass das Leitkonzept, obwohl mittlerweile 15 Jahre alt, erstaunlicherweise immer noch vollinhaltlich Gültigkeit besitzt. Die nach ihm durchgeführten Sanierungen, Adaptierungen und Zubauten an den Pavillons 3, 5, 9, 11 und 16 durch drei unterschiedliche Architekturteams bewiesen mustergültig, dass unter Einhaltung aller internationalen Richtlinien für die Denkmalpflege selbst die komplexeste aller Bauaufgaben, nämlich der Krankenhausbau, sofern man diesem nicht einen akuten Notversorgungsbereich abverlangt, durch eine intelligente Planungsleistung zu eleganten neuen und dennoch die Tradition weiterführenden gestalterischen Lösungen gelangen kann. Grundvoraussetzung ist allerdings die Bereitschaft aller Beteiligten zu einem aufwendigen und damit längerfristigen Planungsvorlauf, um vor allem die sensiblen Raumprogramm-Vorgaben in einem ganzheitlichen Betrachtungsansatz im Vorfeld festzulegen, der die Balance zwischen dem Ausstattungsstandard von Krankenhäusern und den ideologischen und ästhetischen Forderungen der Denkmalpflege und der Architektur wahrt. Unmöglich zu erfüllende Wünsche, vor allem auch bezüglich neu zu kreierendem Raumvolumen innerhalb und im Nahebereich der historischen Bausubstanz, werden nicht erfüllt werden können, alles andere, auch bezüglich Tragfestigkeit, haustechnischer

Ausstattung und Barrierefreiheit ist aber selbst innerhalb eines sich geziemenden Kostenrahmens machbar. Damit sollte klar gestellt sein, dass dieses Areal und seine Bauten ohne Weiteres für eine Reihe von sozialmedizinischen Nachnutzungen nach wie vor bestens geeignet sind, und seine Tradition damit sehr wohl weitergeführt werden kann. Gerade die mit dem Leitkonzept ausgetesteten medizinischen Bereiche Neurologie, Geriatrie und Psychiatrie sind nach wie vor hoch nachgefragt und allen Prognosen nach in Zukunft sogar explosionsartig ansteigend. Was spricht also gegen diesen Ansatz von Nutzungskontinuität durch „sanfte Denkmalpflege", der auch die Corporate Identity der Gesamtanlage Am Steinhof erhalten würde?

---

1 ICOMOS 2012, S. 25.
2 Isabella Lett sowie den involvierten Architekturteams gilt für die zur Verfügung Stellung sämtlichen Plan- und Fotomateriales sowie des dem Projekt zugrunde gelegten „Architektonische[n] Gestaltungskonzept[s]. Krankenhaus- und Pflegeheim-Standort Baumgartner Höhe" ausgesprochen der Dank der Autorin.
3 LEITKONZEPT 1997, Pkt. 1.3.4, S. 5.
4 LEITKONZEPT 1997, Pkt. 1.4.4, S. 6.
5 FÜRNSINN 2002, S. 19–20.
6 Beide: LEITKONZEPT 1997, S. 6.
7 LEITKONZEPT 1997, S. 9.
8 LEITKONZEPT 1997, S. 15.
9 WIENER MEMORANDUM 1995, Begriffsbestimmungen, Pkt. 9.
10 WIENER MEMORANDUM 1995, Leitlinien für die Stadtentwicklung, Pkt. 26.
11 LETT 2012, S. 24.
12 PEHNT 2009, S. 34.
13 LETT 2012, S. 18
14 Vergleiche LETT 2012, S. 18 und http://www.nextroom.at/building.php?id=88. [zuletzt abgerufen am 8.3.2015]
15 CHARTA VON VENEDIG 1964, Artikel 12.
16 LEITKONZEPT 1997, S. 22.
17 LETT 2012, S. 19.

Franziska Leeb

# Begehrlichkeiten bewegen Bürger. Bauprojekte und Bürgerinitiativen am Steinhof

„Noch ein Jahrzehnt – dann wird die gesamte öffentliche Meinung hinter diesen Bauten stehen, wie sie 1945 hinter denen der Ringstraße stand" prophezeite der Architekt Hermann Czech in den 1960er-Jahren über die Stadtbahn Otto Wagners. Während das Engagement für den Erhalt der Bauten des Wegbereiters der frühen Moderne in Wien damals vor allem aus den engeren Zirkeln der Architekturfachwelt kam, sind Otto Wagners Bauten – ob die Stadtbahn oder seine Villen und Mietshäuser – heute auch für breitere Bevölkerungsschichten nahezu sakrosankt. Im Fall der Krankenanstalt auf den Steinhofgründen schlug sich die öffentliche Wertschätzung des Architekten anlässlich der Neustrukturierung der Einrichtung am 1. August 2000 sichtbar darin nieder, dass der Name des Architekten zum Teil der Bezeichnung der Institution wurde. Mediale Präsenz erhielt das nunmehrige Otto Wagner-Spital ab 2011 verstärkt, nachdem im Zuge des Wiener Spitalskonzeptes 2030 die sukzessive Absiedelung des Wiener Krankenanstaltenverbundes (KAV) und in der Folge neue Bebauungsideen publik wurden. Es formierten sich zahlreiche Bürgerinitiativen, die gegen diese Vorstellungen der Stadtpolitik vehement Protest einlegten.

Doch schon zwanzig Jahre zuvor, in einer Zeit, als sich in Wien die ersten größeren Bürgerbewegungen zu Fragen der Stadtplanung formierten, beschäftigte die Diskussion über Bebauungspläne am Areal der Steinhofgründe über ein Jahr lang Bürger, Politik und Medien. In diesem Zusammenhang aus heutiger Sicht interessant ist, dass es damals wie heute projektierte Wohnbebauungen waren, die die Wogen hoch gehen ließen, dass jeweils die Diskussion mit enormer Emotionalität geführt wurde, sich jeweils die Argumentationen auf beiden Seiten ähneln und auch, dass beide Male weniger die Sachargumente als der Druck zigtausender Bürger und Bürgerinnen die Stadtregierung zum Umdenken und Einlenken bewogen.

### Bürgerinitiative gegen die Verbauung der „Steinhofgründe" 1980

Die Geschichte der Bürgerinitiativen zum Steinhof-Areal begann 1980 mit einer Änderung des Flächenwidmungsplanes und des Bebauungsplanes nördlich der Steinhofkirche im Gebiet zwischen Johann-Staud-Straße, Reizenpfenninggasse, Sanatoriumsstraße und Heschweg, die am 26. Juni 1980 im Gemeinderat beschlossen wurde. Auf dem Areal der sogenannten „Ökonomie" des Spitals, also den seit der Gründung des Spitals landwirtschaftlich und gärtnerisch benutzten Gründen, sollte nach Einstellung der Obst- und Gartenwirtschaft im Jahr 1973 eine Siedlung mit 600 bis 1.000 geförderten Wohnungen der Genossenschaft Sozialbau entstehen. Ein Modell der vom Architektenteam Glück & Partner (H. Glück, W. Höfer, R. Neyer, Pethö, T. Spychała) bereits vor Änderung der Widmung konzipierten und mehrmals in Details veränderten Anlage war im Penzinger Bezirksamt ausgestellt, „darauf hin haben sich dann die Stimmen gegen die Verbauung erhoben"[1] berichtet die sozialdemokratische Arbeiterzeitung, deren Berichterstattung naturgemäß den Pro-Stimmen mehr Platz einräumte. Als mächtigstes mediales Sprachrohr der Gegner tat sich die Kronen Zeitung hervor.

Die städtebauliche Studie für die „Otto Wagner Siedlung", wie die projektierte Anlage auf den Plänen des Architektenteams um Harry Glück genannt wurde, weist in der Verlängerung der Mittelachse der Heil- und Pflegeanstalt im Norden der Kirche St. Leopold eine mit Rabatten gestaltete zentrale, begrünte Achse auf. Beiderseits davon entwickelt sich die Siedlung in Form von zwei- bis dreigeschoßigen, architektonisch nicht näher ausgeführten Winkeln und Riegeln. Im Südteil ist ein öffentliches Bad eingezeichnet, im Norden eine Schule. Parkplätze waren in einer Tiefgarage vorgesehen. Am 30. Oktober 1981 beschloss der Gemeinderat schließlich die Errichtung einer städtischen Wohnhausanlage mit 855 Wohnungen auf der als Wohngebiet gewidmeten Fläche. Ehe das Projekt aber in Angriff genommen werden konnte, galt es das Ergebnis einer Volksbefragung abzuwarten. Denn die Bürgerinitiativen hatten mit über 70.000 Unterschriften gegen eine Bebauung des Areals erreicht, dass die Frage „Sollen die Steinhof-Gründe verbaut werden?" als sechster Punkt in eine im Dezember des Jahres[2] vorgesehene Volksbefragung zu Themen des sozialen Wohnbaus aufgenommen wurde.

Die Argumente der vor allem von Anrainern, Krankenhauspersonal, Proponenten der damals entstehenden Grünbewegung und Naturschutzvereinigungen, der politischen Opposition ebenso wie SPÖ-nahen Aktivisten und Aktivistinnen gebildeten Bürgerinitiativen wandten sich im Wesentlichen gegen die Verbauung des Grünlandes, das durch die Siedlung zu erwartende Verkehrsaufkommen, die dazu nicht ausreichende öffentliche Verkehrsinfrastruktur sowie die hohen Kosten des Vorhabens. Ebenso war die Störung des Stadtbildes hinter der „architektonisch wertvollen Otto-Wagner-Kirche"[3] Teil der Gegenargumentation; in der Gewichtung waren denkmalpflegerische und kulturhistorische Gründe aber nachrangig hinter den ökologischen. Die Arbeiterzeitung hingegen warb im Vorfeld zur Volksbefragung in einer von Lothar Fischmann verfassten Serie mit dem Titel „Es geht um den sozialen Wohnbau" im Sinne der Stadtregierung für ein sechsmaliges JA bei der Volksbefragung, konnte damit aber nicht verhindern, dass die von der Bürgerinitiative hineinreklamierte sechste Frage negativ beantwortet wurde: Bei einer Wahlbeteiligung von 23,21 Prozent stimmten 53,45 Prozent der Bürgerinnen und Bürger gegen die Verbauung der Steinhofgründe.[4] Die Stadt respektierte den Willen der Bevölkerung, indem am 23. Dezember 1981 das Grundstück für die Bevölkerung geöffnet und im Juni 1983 die Widmung der Steinhofgründe nördlich des Spitalsgeländes weitgehend wieder auf „Schutzgebiet Wald- und Wiesengürtel" zurückgefahren wurde. Im südlichen Areal des heutigen Otto Wagner-Spitals wurde eine großflächige Baulandwidmung für öffentliche Zwecke beibehalten, die eine uneingeschränkte, vollflächige Bebauung für öffentliche Zwecke in der Höhe von 16 Metern erlaubte.

### Die Folgen der Umwidmung des Baulandes 2006

Eine neuerliche Umwidmung wurde im Dezember 2006 beschlossen. Im Norden wurden Flächen, die nicht der Spitalsnutzung oder damit zusammenhängender Nebeneinrichtungen unterliegen, dem Naherholungsgebiet der Steinhofgründe zugeschlagen, das damit um ein Drittel vergrößert wurde. Auf dem Spitalsareal wurden die Pavillons einzeln als Bauland (Wohngebiet, Bauklasse III) ausgewiesen und dazwischen eine Bebauung in Bauklasse I von fünf Prozent gestattet, um weitere Spitalsadaptierungen zu ermöglichen. Über die historische Struktur wurde der Status der Schutzzone verhängt, um das örtliche Stadtbild – ergänzend zum Denkmalschutz – auch nach der Wiener Bauordnung zu schützen. Im östlichen Randbereich, dem sogenannten Wirtschaftsareal, wurde ebenso wie auf einem Streifen zwischen den westlichen Spitalsteilen und südöstlich davon im Bereich des modernen Operationstraktes eine

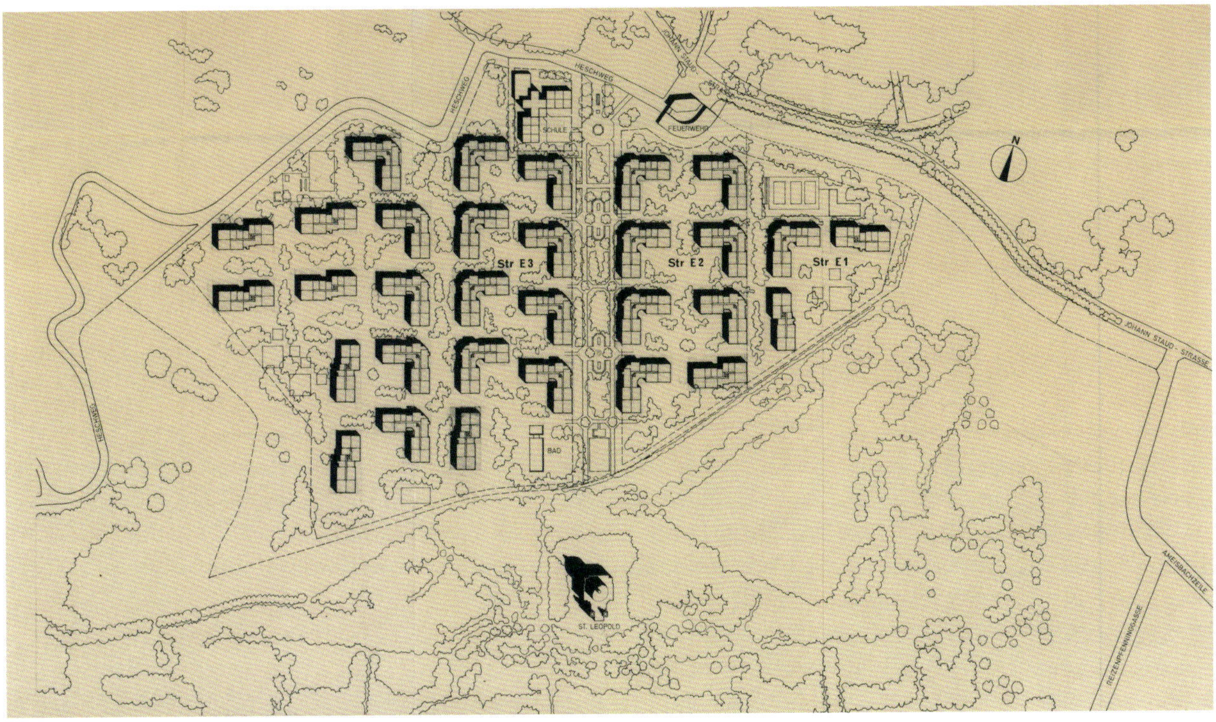


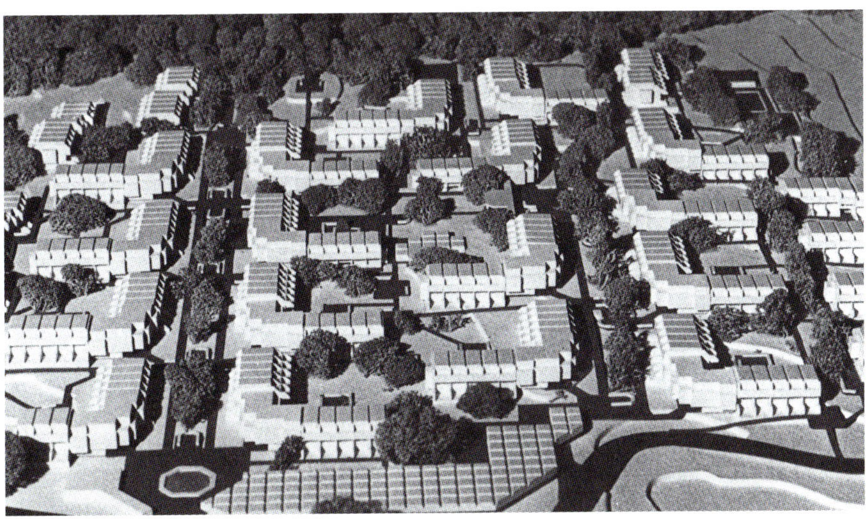

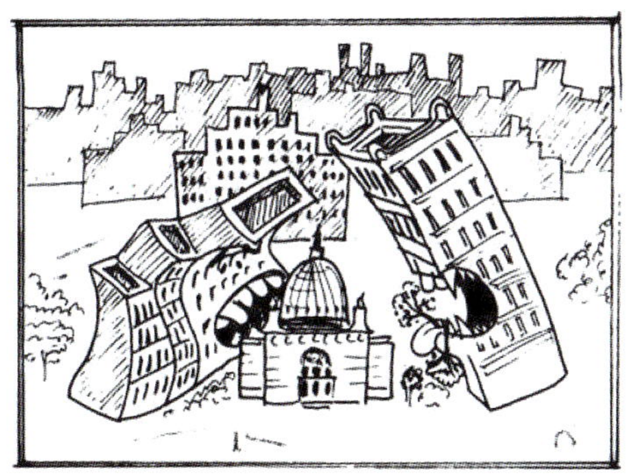

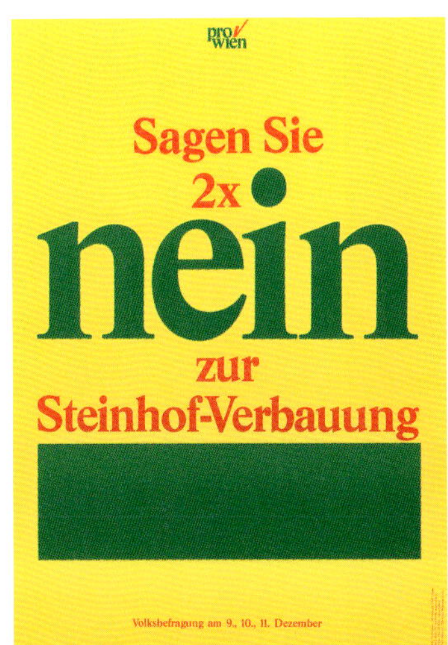


↑ Die 1980 für 885 Wohnungen projektierte Siedlung sah eine zwei- bis dreigeschoßige Verbauung, im Süden ein öffentliches Bad und im Norden eine Schule vor und hätte die komplette Verbauung der Steinhof-Gründe bedeutet.

↑ Modell des Büros Glück & Partner für die geplante „Otto Wagner Siedlung" nördlich der Kirche St. Leopold, 1980.

↗ Karikatur aus dem Flugblatt des Proponentenkomitees „Wienerwald statt Nobelcottage", 1981. Die gefräßigen Wohnbauten bedrängen die Steinhof-Kirche.

→ Plakat der ÖVP für die Volksbefragung vom 9.–11.12.1981.

Bebaubarkeit von 40 Prozent bei einer maximalen Gebäudehöhe von 16 Metern festgelegt. Damit konnte zwar einerseits die Bebaubarkeit eingeschränkt, andererseits aber auch verfügbares Bauland geschaffen werden, das es vorher nicht gab. In der Folge beschloss im Juni 2008 der Gemeinderat, Teile des Ostareals an den überwiegend in Gemeindeeigentum stehenden Wohnbauträger GESIBA zu verkaufen.[5]

### Bürgerinitiative gegen Neubauten im Ostareal 2011

Im Jahr 2011 wurden das Vorhaben der GESIBA, rund 520 Wohnungsneubauten und weitere 100 Wohneinheiten innerhalb des Bestandes nach einem Masterplan des Architekturbüros Albert Wimmer zu errichten sowie die bereits erfolgte Baugenehmigung für ein Rehabilitationszentrum des Spitalsprojektentwicklers VAMED auf dem Ostareal öffentlich bekannt. Sehr rasch formierten sich neuerlich etliche Bürgerinitiativen, im Wesentlichen getragen von den Protagonisten der Protestwelle im Jahr 1980. Dank Internetplattform und neuerliche mediale Unterstützung besonders durch die Kronen Zeitung, wurden wiederum durch eine zivilgesellschaftliche Initiative Bebauungspläne auf dem Steinhof einer breiten Öffentlichkeit bekannt. Angesichts der Bebauungsabsichten innerhalb des – denkmalgeschützten – Geländes, waren und sind die Proteste dieses Mal stärker auf die kunsthistorische Bedeutung des Areals fokussiert. Für einzelne Bürgerinitiativen steht sogar die Erlangung des Weltkulturerbe-Status für das Jugendstilensemble im Mittelpunkt ihrer Bemühungen.

Zu einer Bürgerversammlung in der Busgarage Spettergründe in Ottakring Ende September 2011, bei der die Vorhaben erläutert wurden, kamen etwa 800 Anrainer und Interessierte. Die Proteste bewogen Bürgermeister Michael Häupl (SPÖ) dazu, im November 2011 die Devise „Zurück an den Start!“ auszugeben und die Wohnbautätigkeit vorerst zu unterbinden. Für die Verhinderung des Baues des bereits bewilligten und in Angriff genommenen Rehabilitationszentrums hingegen war es zu spät. Die für Stadtentwicklung und Bürgerbeteiligung zuständige Vizebürgermeisterin Maria Vassilakou (Die Grünen) beauftragte daraufhin im März 2012 die Durchführung eines Mediationsverfahrens, um die Situation zu deeskalieren. Eine konkrete konsensuale Lösung wurde bis Sommer 2012 nicht erreicht. In der Anfang September 2012 unterzeichneten Mediationsvereinbarung wurden sowohl allgemeine Prinzipien für die weitere Entwicklung des Gesamtareals als auch konkrete Nutzungsvorschläge festgehalten, die nach ökologischen und sozialen Kriterien zu erfolgen haben. Ausgeschlossen wurde unter anderem, dass auf dem Areal Wohnungseigentum begründet werden oder eine „Gated Community“ entstehen kann. Durchzugsverkehr wurde ebenso als unmöglich definiert wie weitere diverse Nutzungen, die den diskutierten sozialen Gesichtspunkten nicht entsprechen.[6]

Um eine konkrete Lösung für die mögliche Bebaubarkeit des Ostareals zu finden, wurde beschlossen, ein Expertengremium mit Fachleuten aus Architektur, Stadtplanung, Landschaftsarchitektur und Kunstgeschichte sowie zwei Personen aus der Bürgerinitiative einzusetzen. Diese vom Architekten Adolf Krischanitz geleitete Kommission sah den auf das Wirtschaftsareal eingeschränkten Auftrag jedoch als zu eng an und sprach sich für eine Gesamtbetrachtung des Areals aus. Im April 2014 wurden schließlich die Ergebnisse der Beratungen der Stadtregierung vorgelegt und veröffentlicht.[7]

Das Gremium kam zur Conclusio, dass das östliche Areal als unmittelbar angrenzender wirtschaftlich konnotierter Annex von nahezu ebenso großer Bedeutung sei wie die Zentralanlage. Nachdem bereits mit dem Rehabilitationszentrum ein nicht revidierbarer Eingriff mit unmittelbaren Auswirkungen auf das Areal erfolgt sei, sei es – so das Gremium – „zusammen mit weiterführenden städtebaulichen Überlegungen sinnvoll, das Gebiet baulich und gestalterisch zu arrondieren, um dem derzeit vorhandenen fraktalen Zustand jenen Abschluss zu geben, der die Begehrlichkeiten an diesem Ort ein für alle Mal beendet.“ Damit sollte eine Basis für einen Neuanfang gelegt und gewährleistet werden, dass nach der Absiedelung der bestehenden Krankenhausfunkti-

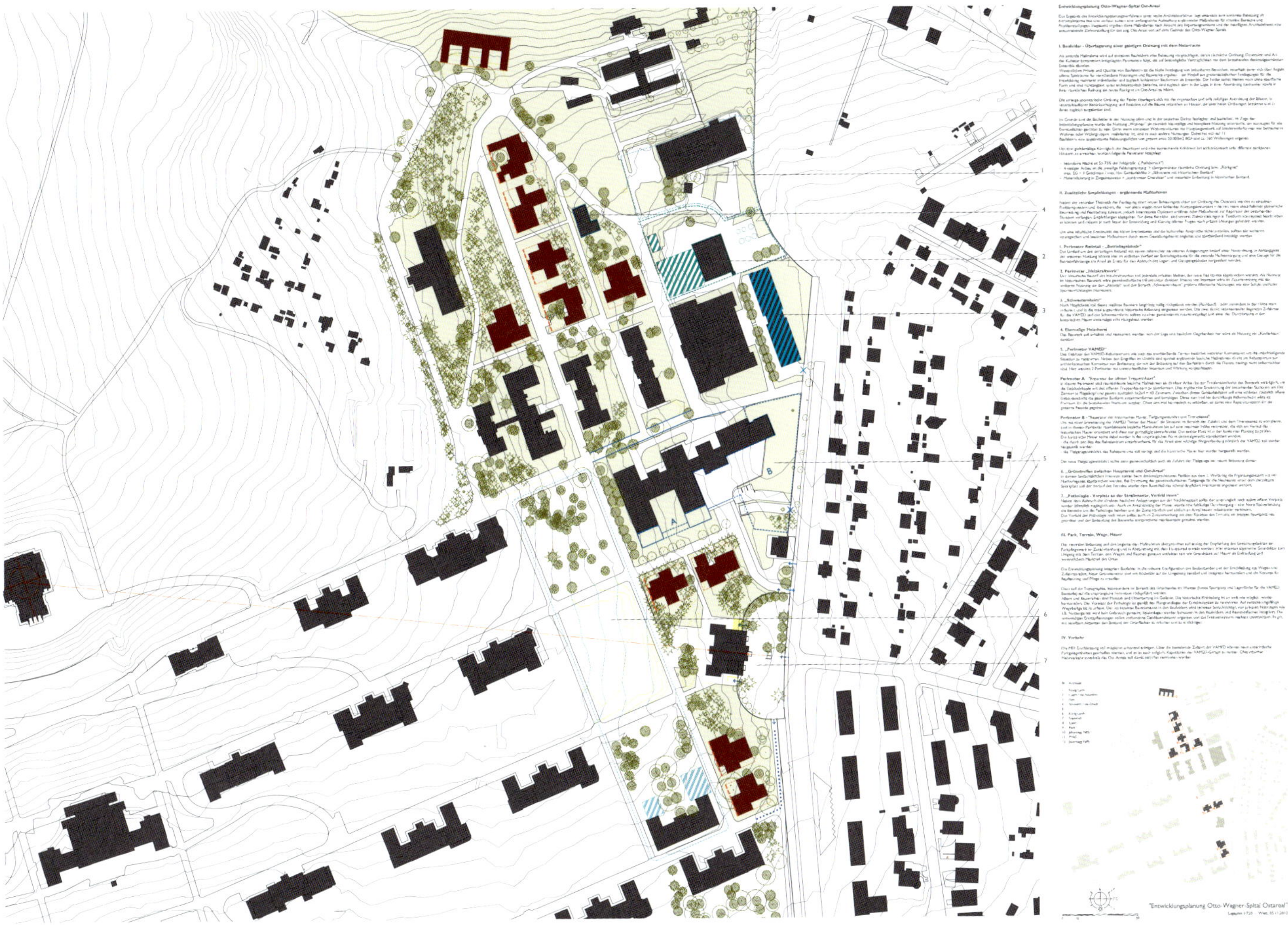

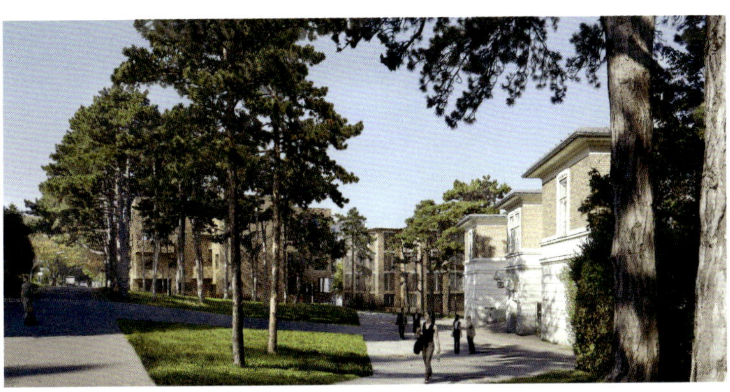

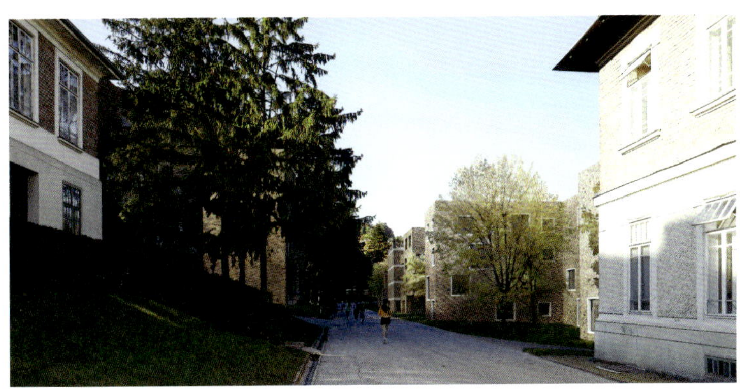

↑ Ergebnisse des Entwicklungsplanungsverfahrens Otto Wagner-Spital, 2013, Lageplan (© Architekten).

↑ Visualisierung der Ergebnisse des Entwicklungsplanungsverfahrens Otto Wagner-Spital, 2013 (© schreinerkastler). Blick von der Rückseite der Prosektur auf die geplanten Wohnbauten.

↗ Visualisierung der Ergebnisse des Entwicklungsplanungsverfahrens Otto Wagner-Spital, 2013 (© schreinerkastler). Blick von der Straße zwischen dem Beschäftigungshaus und dem Wirtschaftswohnhaus auf die geplanten Gebäude.

onen „ein Nutzungsszenario entstehen kann, das dem architektonisch-städtebaulichen, landschaftlichen, kulturhistorischen und sozialpolitischen Wert der Anlage auch in Zukunft gerecht wird.“ Es wurden neun konkrete Empfehlungen formuliert, die der Stadtpolitik nahelegten, den Ostteil funktional und räumlich im Zusammenhang mit dem Gesamtareal zu betrachten, das Areal im öffentlichen Eigentum zu belassen, Nachnutzungsszenarien zu entwickeln, eine Trägerbetriebsgesellschaft zur Verwaltung des Areals zu gründen, im Hauptteil sowie im westlichen Sanatoriumsbereich keine Neubauten zwischen den Pavillons zu errichten, ein Parkpflegewerk auszuarbeiten, die Grünstreifen von oberirdischer Bebauung frei zu halten und Umnutzungen von Bestandsgebäuden nur unter denkmalpflegerischen Gesichtspunkten vorzunehmen. Nach diesen Voraussetzungen besagte der abschließende Vorschlag, dass zwecks Auslotung potentieller Baufelder im Ostteil und deren Gestaltung ein Entwicklungsplanungsverfahren unter Teilnahme von ausgewählten, qualifizierten Architektinnen und Architekten im diskursiven Verfahren mit dem Expertengremium stattfinden solle.

### Das Entwicklungsplanungsverfahren 2013

Über den Sommer 2013 wurde dieser letzte Punkt umgesetzt.[8] Betreut wurde das Verfahren vom Expertengremium unter Vorsitz von Christoph Luchsinger, Professor für Städtebau an der Technischen Universität Wien. Sechs Wiener Architekturbüros (Hermann Czech, Jabornegg & Pálffy, königlarch, Werner Neuwirth, Pool und PPAG) waren geladen, in einem von Anfang an als teamorientiertes Verfahren eingerichteten Prozess ihre zum Teil stark divergierenden Ansätze schrittweise auf eine gemeinsame Lösung hinzuführen. Für das Ostareal wurde eine minimale und punktuelle Bebauung – in Sichtziegelbauweise – vorgeschlagen, die auf bestmögliche Verträglichkeit mit dem bestehenden Ensemble abzielt. Mangels Vorhandenseins eines Nachnutzungskonzeptes untersuchten die Architekten Wohnstrukturen, die für Sonderwohnformen wie betreubares Wohnen oder Wohngruppen geeignet sind. Denn, so die Überlegung, „wenn diese komplexen Anforderungen erfüllbar sind, können innerhalb der vorgeschlagenen Strukturen auch andere Nutzungen implementiert werden.“ Die vorgeschlagene Bebauung beschränkt sich punktuell auf elf Baufelder entlang der Haupterschießungsachse des Ostareals. Im Gegensatz zu den ursprünglichen Planungen mit Wohnbauten im Ausmaß von 62.300 Quadratmetern Bruttogeschoßfläche erachtete das Ergebnis der Entwicklungsplanung nur noch gesamt 20.000 Quadratmeter unter Erfüllung bestimmter Kriterien für verträglich. So empfahl man unter anderem, die Topografie des Areals, insbesondere im Bereich des östlichen Grünbandes, auf die ursprüngliche Formation zurückzuführen, die historische Einfriedung so weit wie möglich wiederherzustellen und den Vorplatz des Pathologie-Pavillons gemäß den Plangrundlagen der Errichtungszeit zu restaurieren. Private Nutzungen des Grünraumes seien auszuschließen. Weiters wurde nahegelegt, bestehende Zufahrten auf eine einzige zusammenzuführen und Korrekturen am und um das Rehabilitationszentrum vorzunehmen, um die „städtebaulich architektonisch wenig befriedigende Situation zu verbessern“.[9] In der Entwicklungsplanung gab es Empfehlungen für die künftige Nutzung von Bestandsbauten, die grundsätzlich im Einklang mit den im Mediationsverfahren formulierten Forderungen stehend, nun unter architektonischen Gesichtspunkten konkretisiert sind.

Im Juni 2014 wurden der Kaufvertrag und die Vorkaufsrechte des KAV mit der GESIBA rückabgewickelt. Für die weitere konkrete Entwicklung des Areals nach der etappenweisen Absiedelung des KAV-Spitalsbetriebes sind noch keine konkreten Pläne bekannt. Die Stadtregierung bekannte sich jedenfalls dazu, eine Liegenschaftsentwicklung auf Basis der Empfehlungen des Entwicklungsplanungsverfahrens vorzusehen. Die Bürgerinitiativen sind weiterhin aktiv und beharren zum Teil darauf, keinerlei neue Baumaßnahmen zuzulassen.

1 GROSSMAIER 1980, S. 4.

2 Die Befragung fand von 9.–11.12.1981 statt.

3 Flugblatt „NEIN zur Verbauung der Steinhofgründe!", Initiative der österr. Atomkraftwerksgegner (hrsg.), 1981.

4 Arbeiterzeitung, 14.12.1981; Das Ergebnis im Detail:
– Frage 1: „Sind sie dafür, dass der Wohnbau ohne Gewinnstreben (sozialer Wohnbau) durch Gemeinde und Genossenschaften mit seinen vielfältigen Wohnformen (mehrgeschoßige Wohnhäuser in Baulücken im dichtverbauten Gebiet, Wohnungen in sanierten Altbauten, neue Wohnsiedlungen, Reihenhäuser) eine vorrangige Aufgabe der Wiener Kommunalpolitik bleibt?" ja: 206.044, nein: 40.966
– Frage 2: „Sind Sie dafür, dass die Modernisierung und Wiederbelebung erhaltungswürdiger Wiener Altbauten (durch soziale Wohnbauträger, durch Hauseigentümer und Mieter oder durch Gruppen junger Menschen, denen Häuser zur Sanierung übergeben werden) verstärkt wird, wobei die Erträgnisse einer Abgabe für unvermietete Wohnungen (die von den Hauseigentümern zu leisten ist) ausschließlich der Altbausanierung zugutekommen sollen?" ja: 209.078, nein: 40.506
– Frage 3: „Sind Sie dafür, dass die Altstadtsanierung verstärkt mit öffentlichen Mitteln gefördert wird, mit dem Hauptziel, das charakteristische Wiener Stadtbild in den älteren Vierteln zu erhalten und dort zugleich modernen Wohnraum zu schaffen?" ja: 224.455, nein: 25.504
– Frage 4: „Sind Sie für die Errichtung von 885 modernen und erschwinglichen Wohnungen in Wien-Penzing (Steinhof-Gründe), wobei gleichzeitig mehr als 200.000 Quadratmeter Grünfläche, die den Wienerinnen und Wienern bisher nicht zugänglich waren, öffentlicher Grünraum werden sollen?" ja: 128.755, nein: 132.407
– Frage 5: „Sind Sie dafür, dass zur Erhaltung der Vollbeschäftigung in Wien zusätzlich zum Wohnungsbau finanzielle Mittel verstärkt eingesetzt werden, um Groß- und Kleinbetriebe zu sichern beziehungsweise anzusiedeln?" ja: 212.742, nein: 34.453
– Frage 6: „Sollen die Steinhof-Gründe verbaut werden?" ja: 122.209, nein: 140.394.

5 Gemeinderat, 36. Sitzung vom 25.6.2008, Sitzungsbericht: „Der Abschluss eines Kaufvertrages zwischen der Stadt Wien, vertreten durch den Wiener Krankenanstaltenverbund, und der GESIBA Gemeinnützige Siedlungs- und Bauaktiengesellschaft über den im Lageplan GZ 11943a vom 14. Februar 2007 dargestellten Bauplatz A7 einschließlich des zugeordneten Verkehrsflächenanteils zum Kaufpreis von 8 895 300 EUR und der Abschluss eines Vorvertrages zwischen der Stadt Wien, vertreten durch den Wiener Krankenanstaltenverbund, und der GESIBA Gemeinnützige Siedlungs- und Bauaktiengesellschaft über die schrittweise Absiedelung und nutzbringende Veräußerung weiterer im Lageplan GZ 11943a vom 14. Februar 2007 bezeichneter Bauplätze im Ostteil des gesamten Liegenschaftskomplexes werden bewilligt."

6 Voraussetzungen und Abschlussdokument der Mediation Otto-Wagner-Spital als PDF verfügbar unter: http://www.ows-mediation.at [zuletzt abgerufen am 1.9.2014].

7 Schlussbericht des Entwicklungsplanungsverfahrens Mediation Otto-Wagner-Areal, Mai 2013 als PDF verfügbar unter: http://www.ows-mediation.at [zuletzt abgerufen am 1.9.2014].

8 Ebda.

9 Ebda.

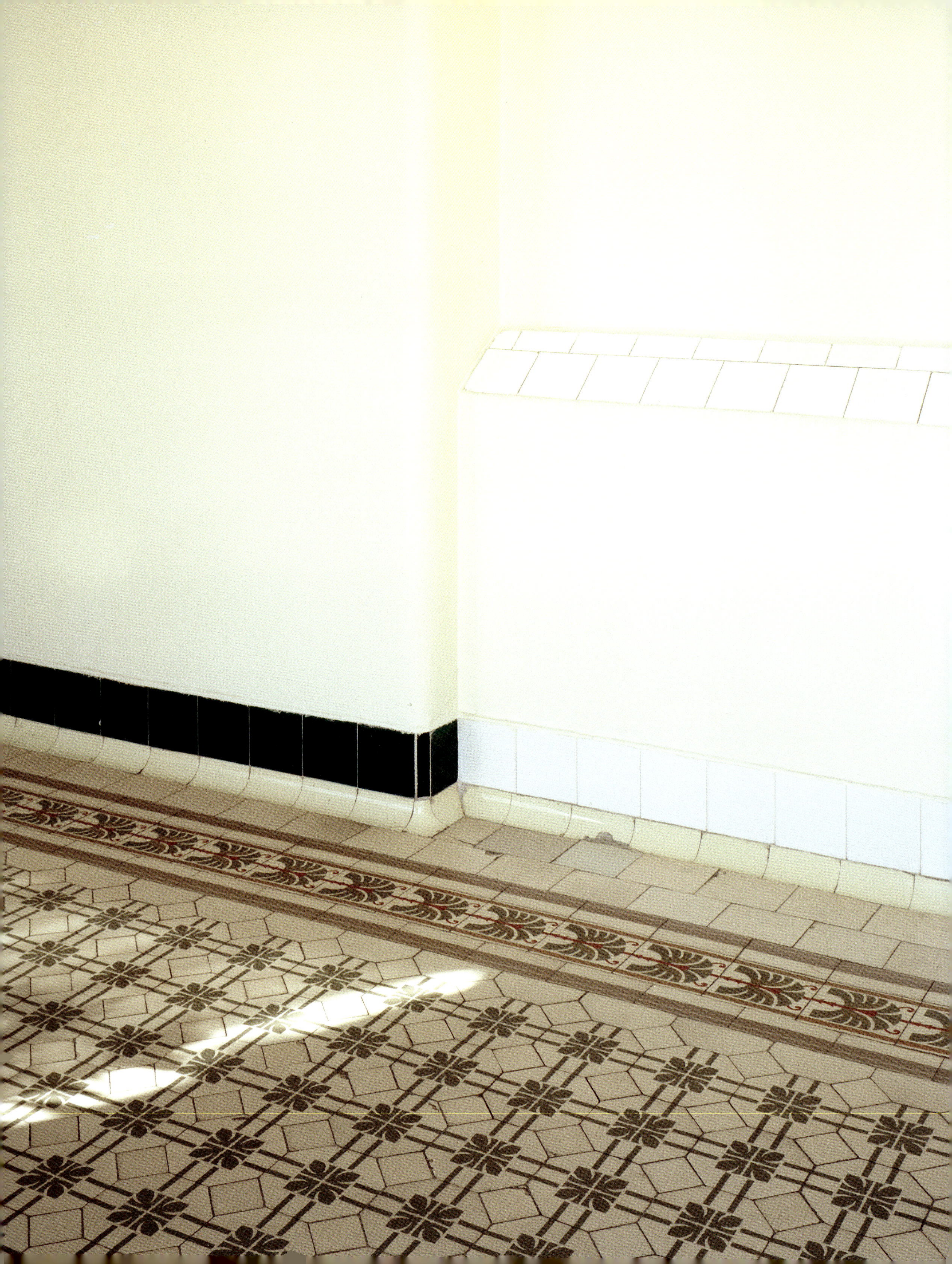

# Steinhof

Wolfgang Thaler

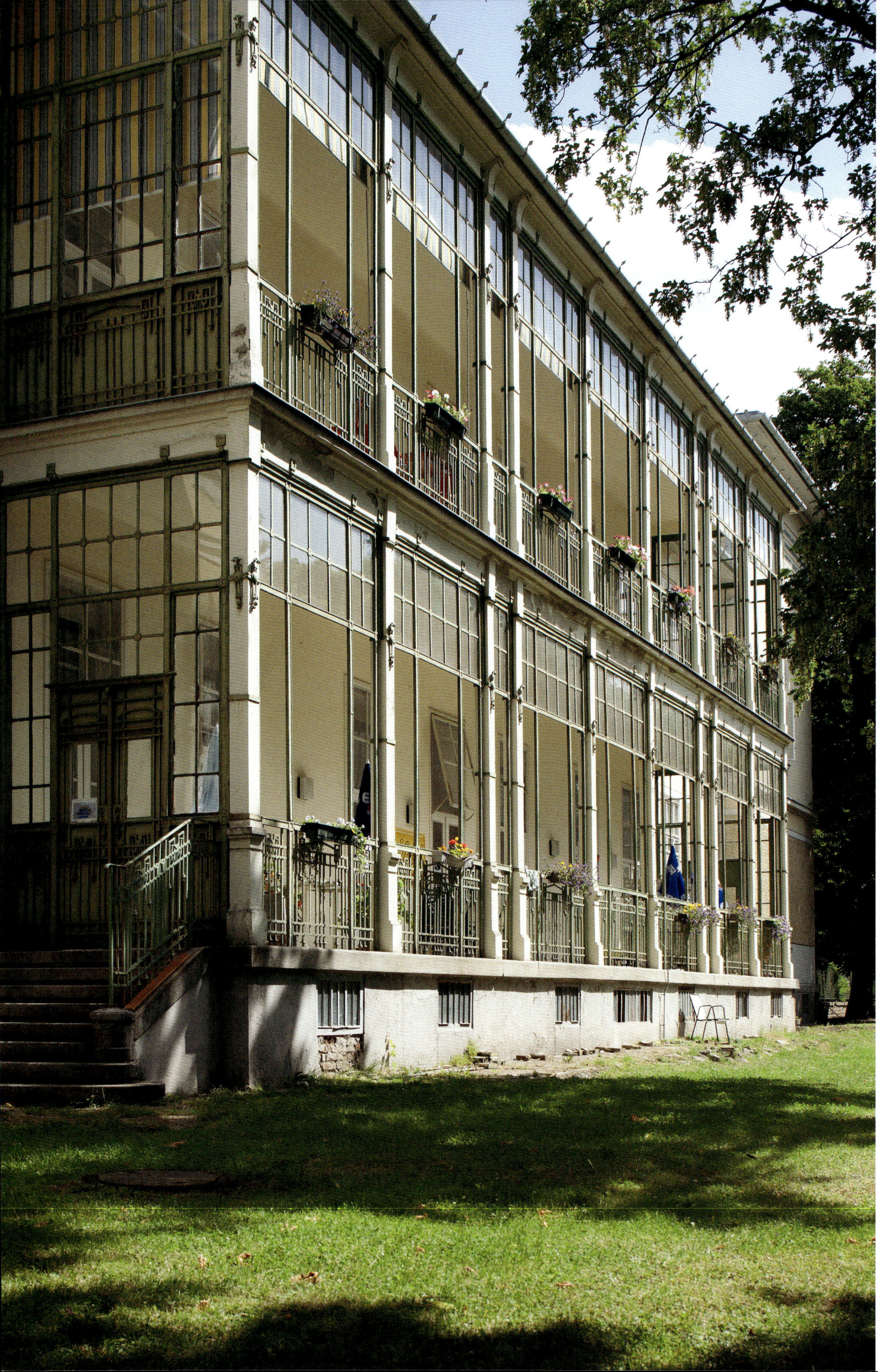

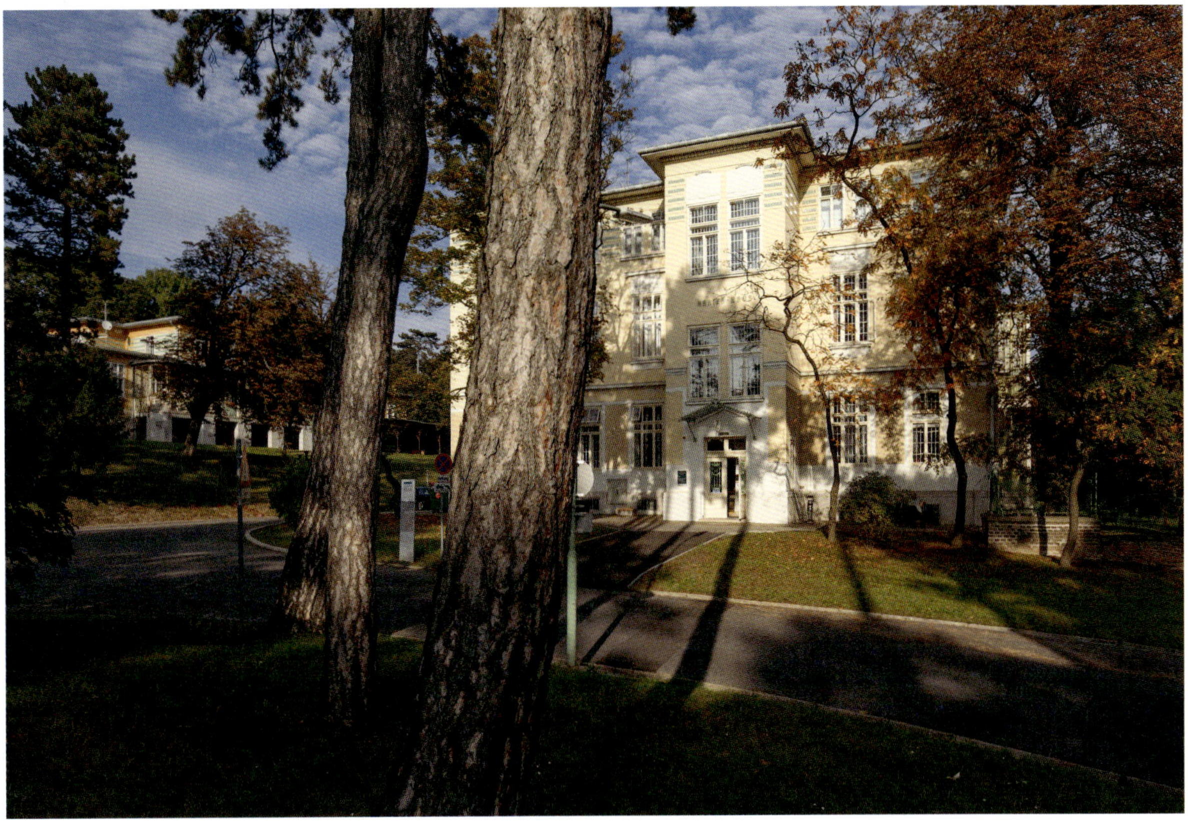

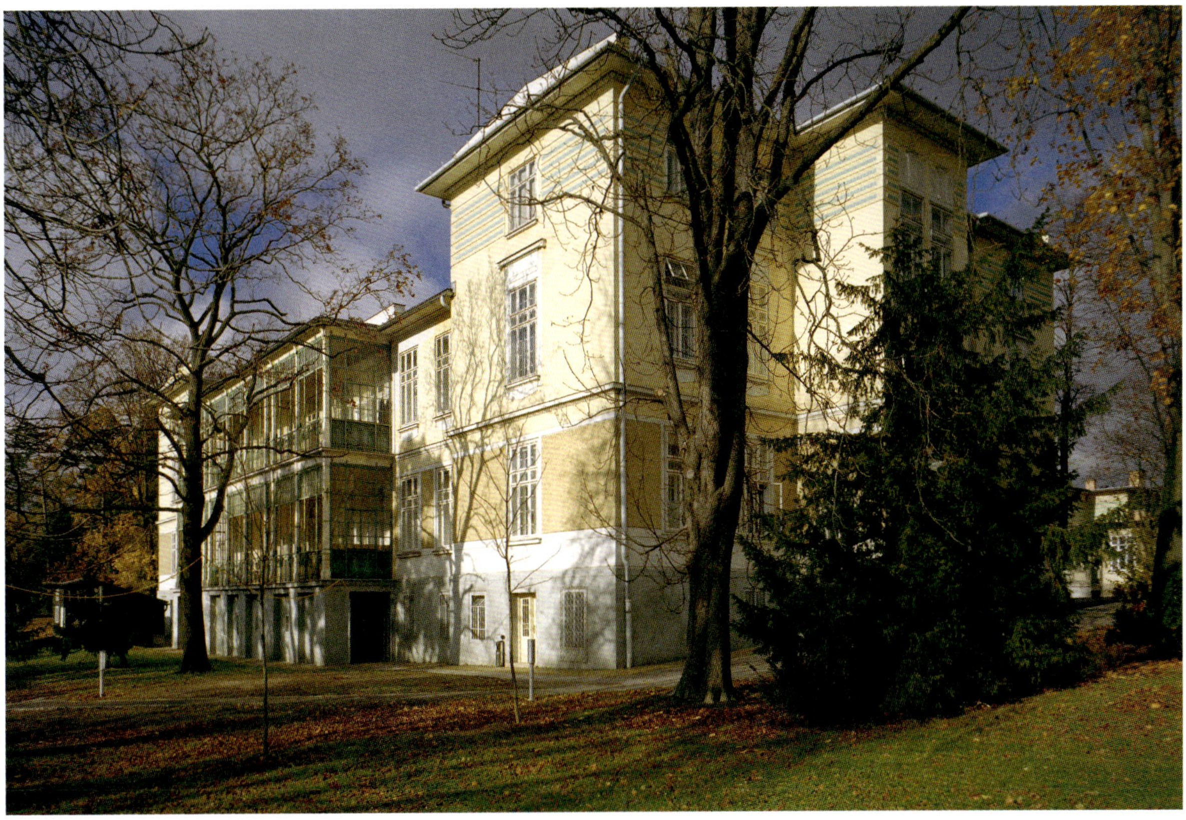

← S. 218 Wandelgang zwischen Rosenvilla (28) und Villa Wienerwald (30), Fliesendetail.
← Marien-Haus (32), Veranda.

↑ Marien-Haus (32), Seiteneingang.
↑ Karls-Haus (31).

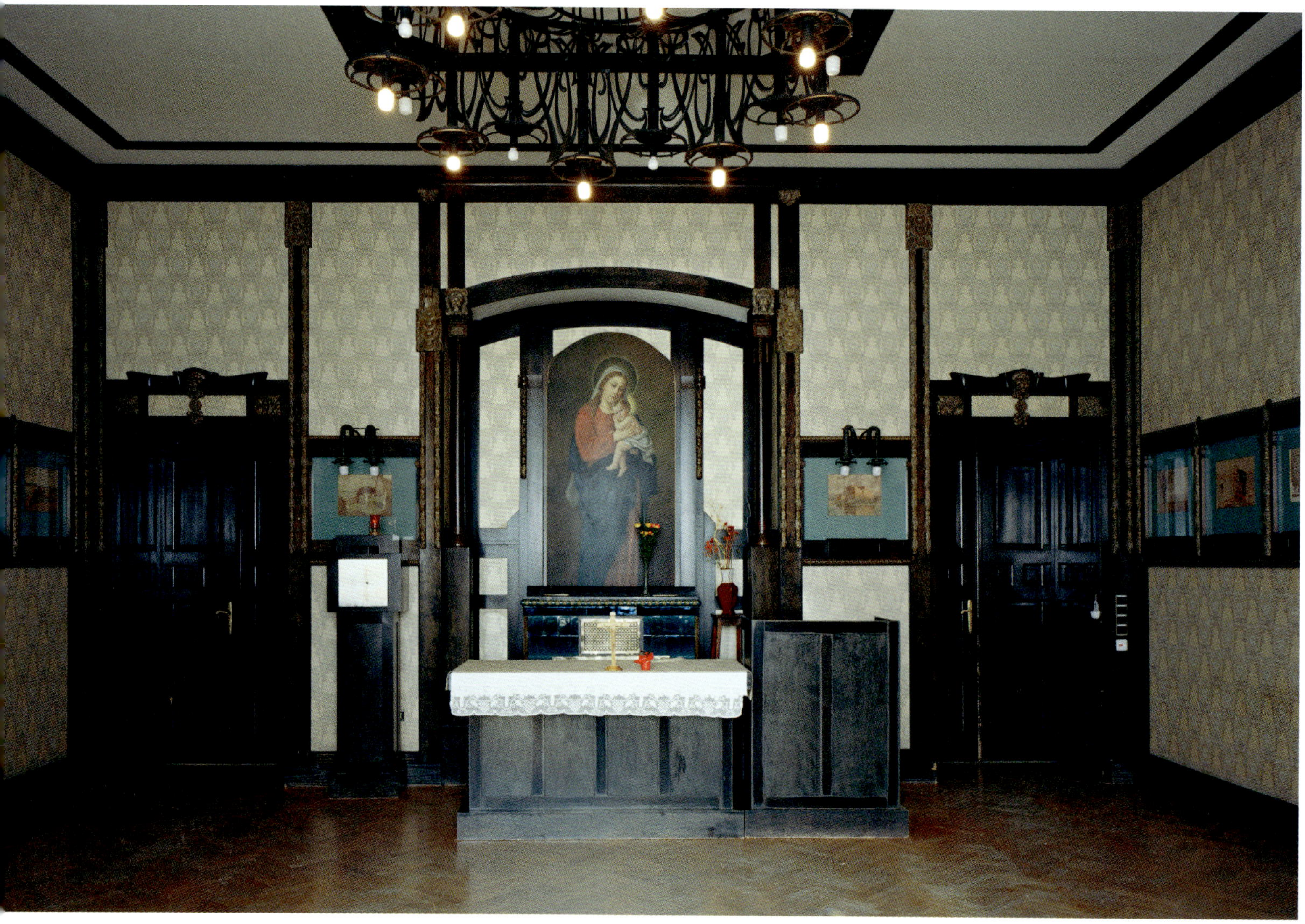

↑ Pavillon Austria (25), Besuchszimmer.
→ Kurhaus (H), Fliesendetail.

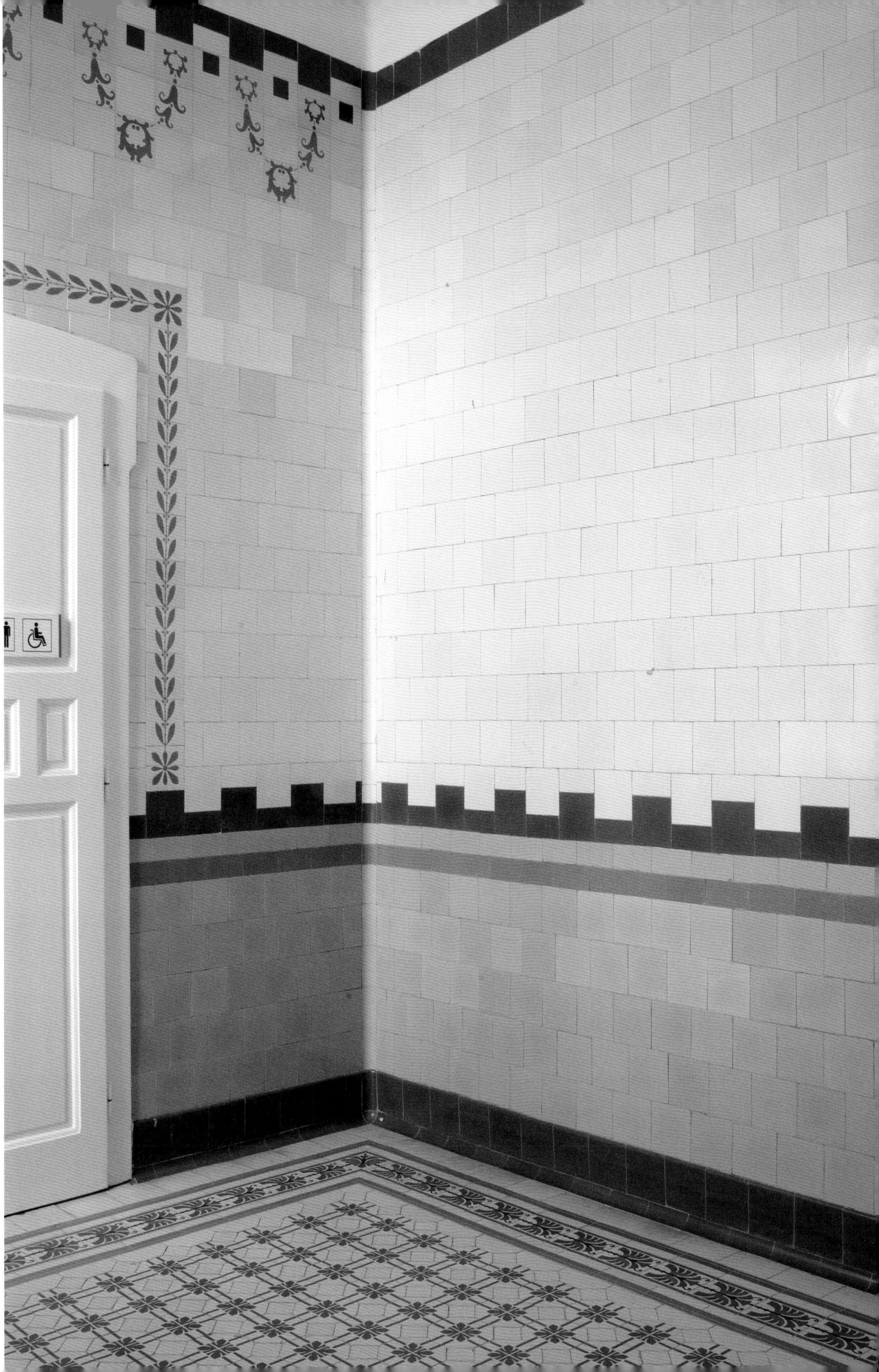

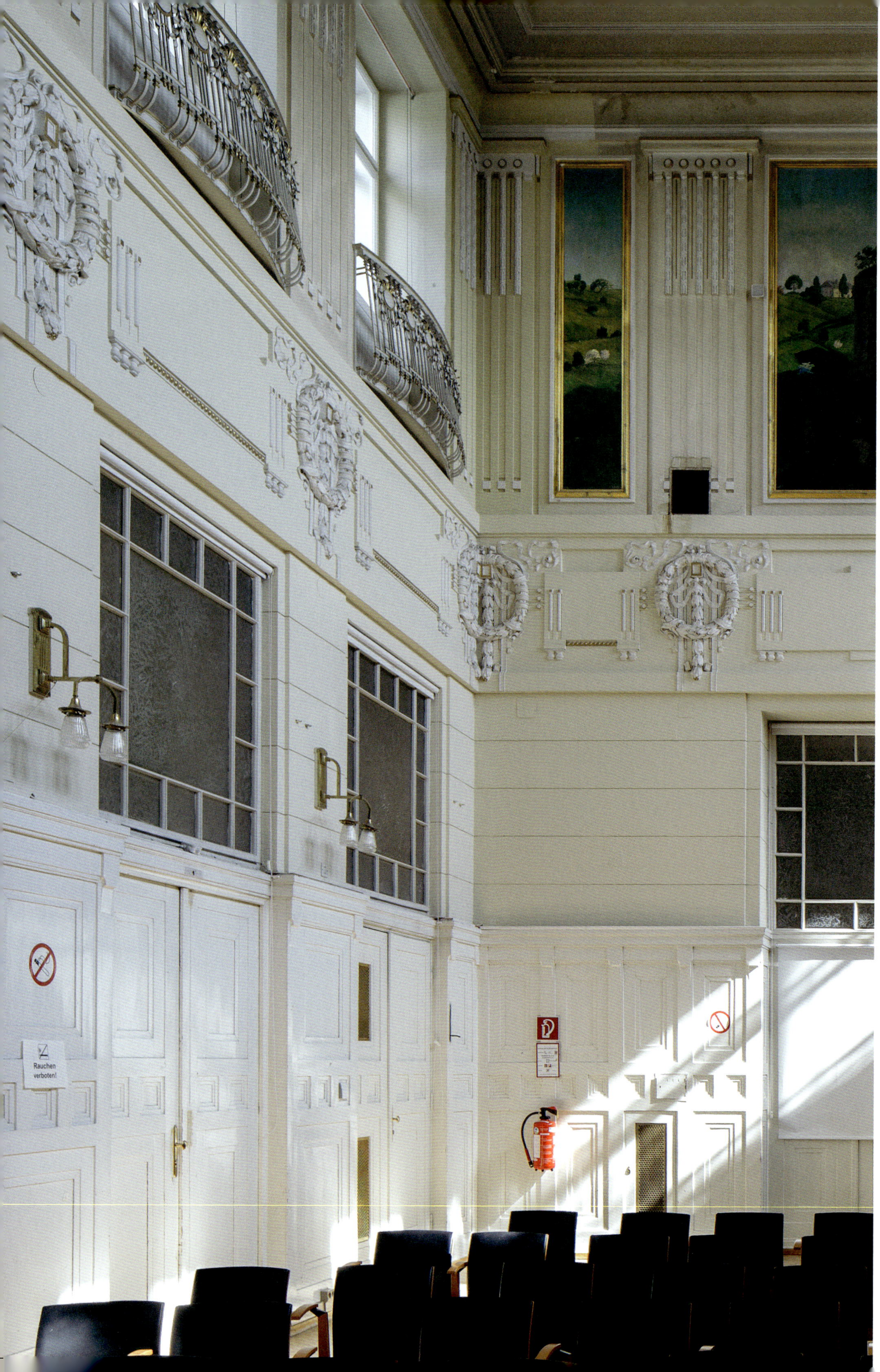
Rauchen
verboten!

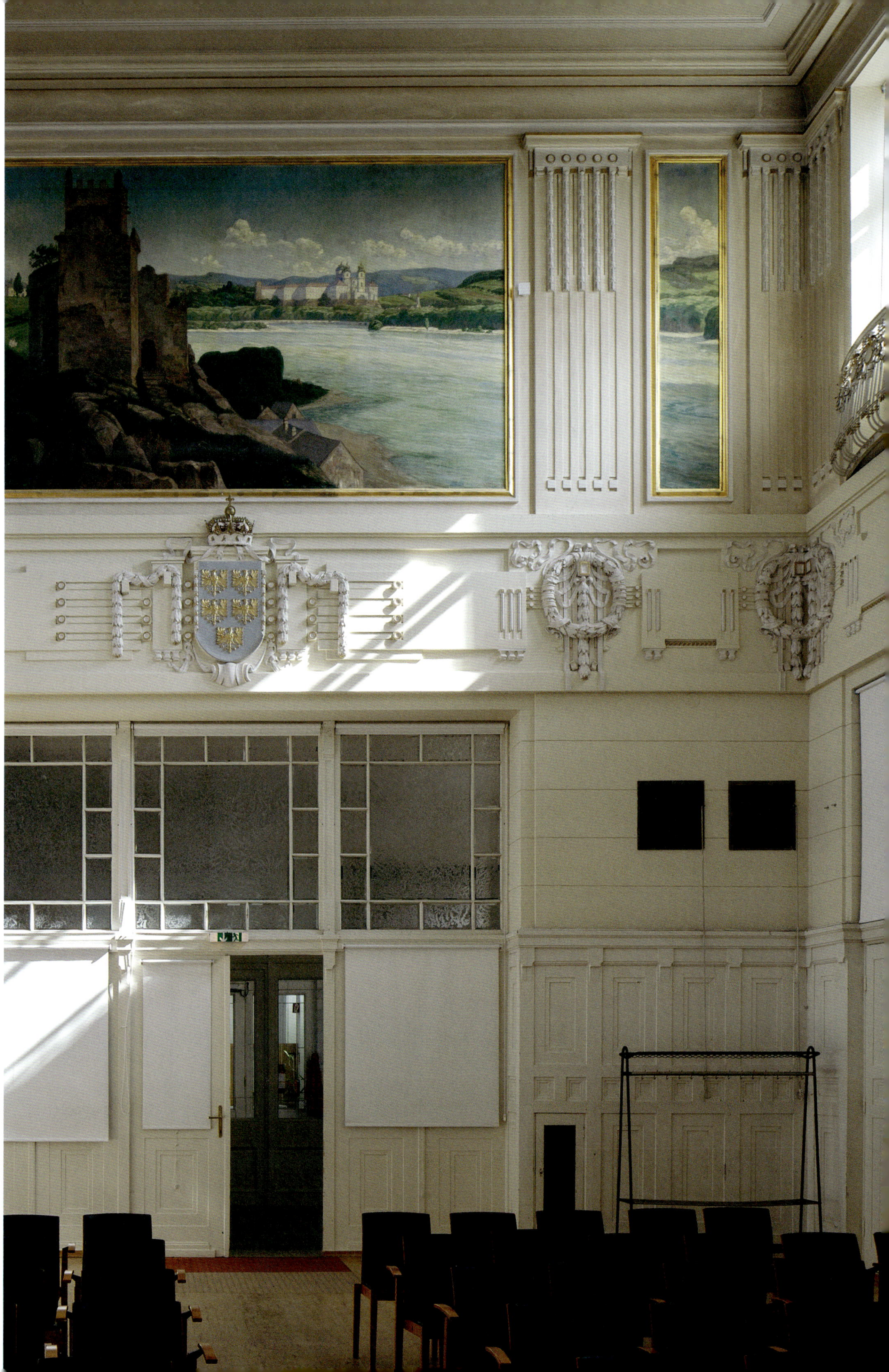

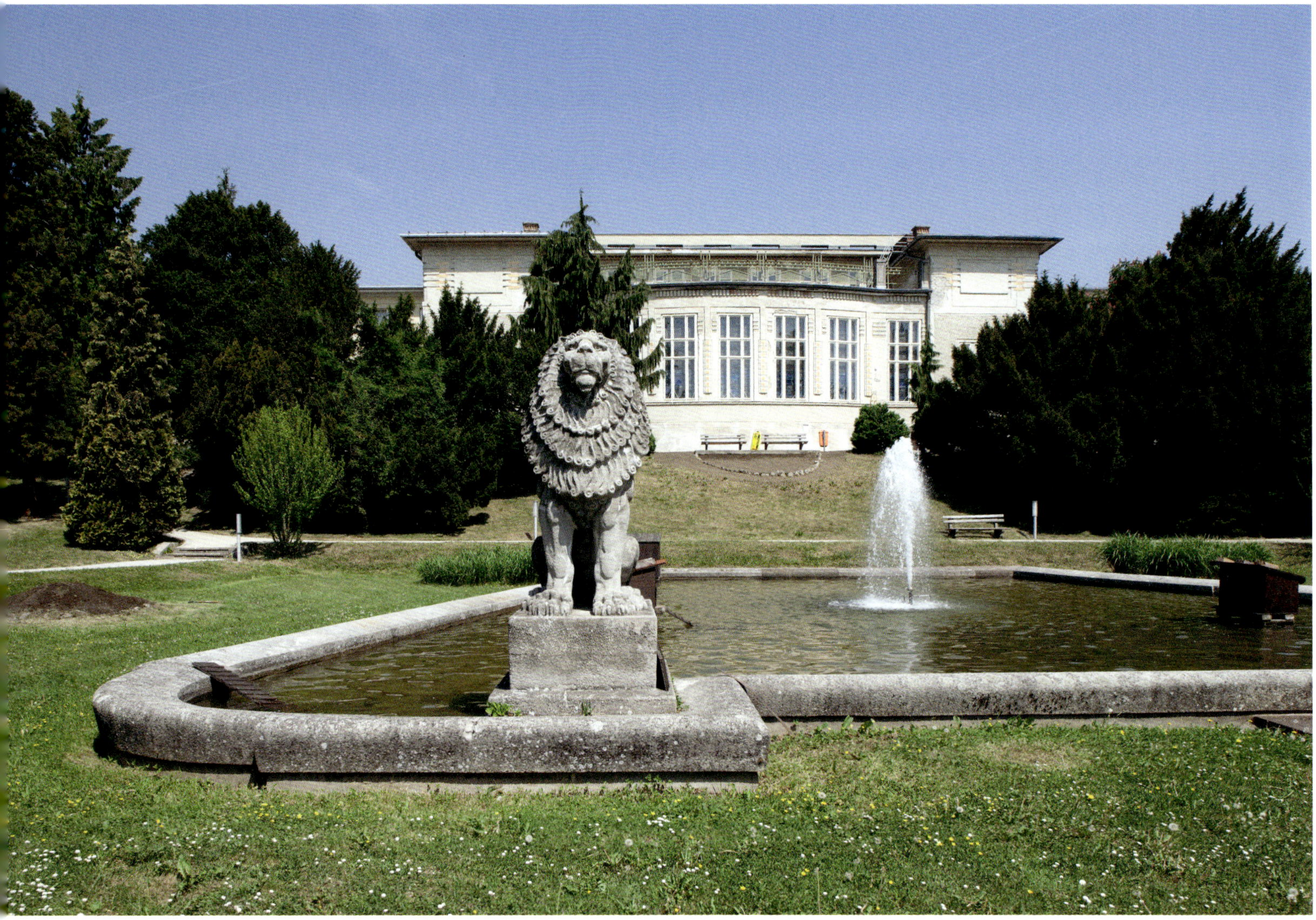

← S. 224–225 Kurhaus (H), Festsaal.
↑ Kurhaus (H) mit Wasserbassin.

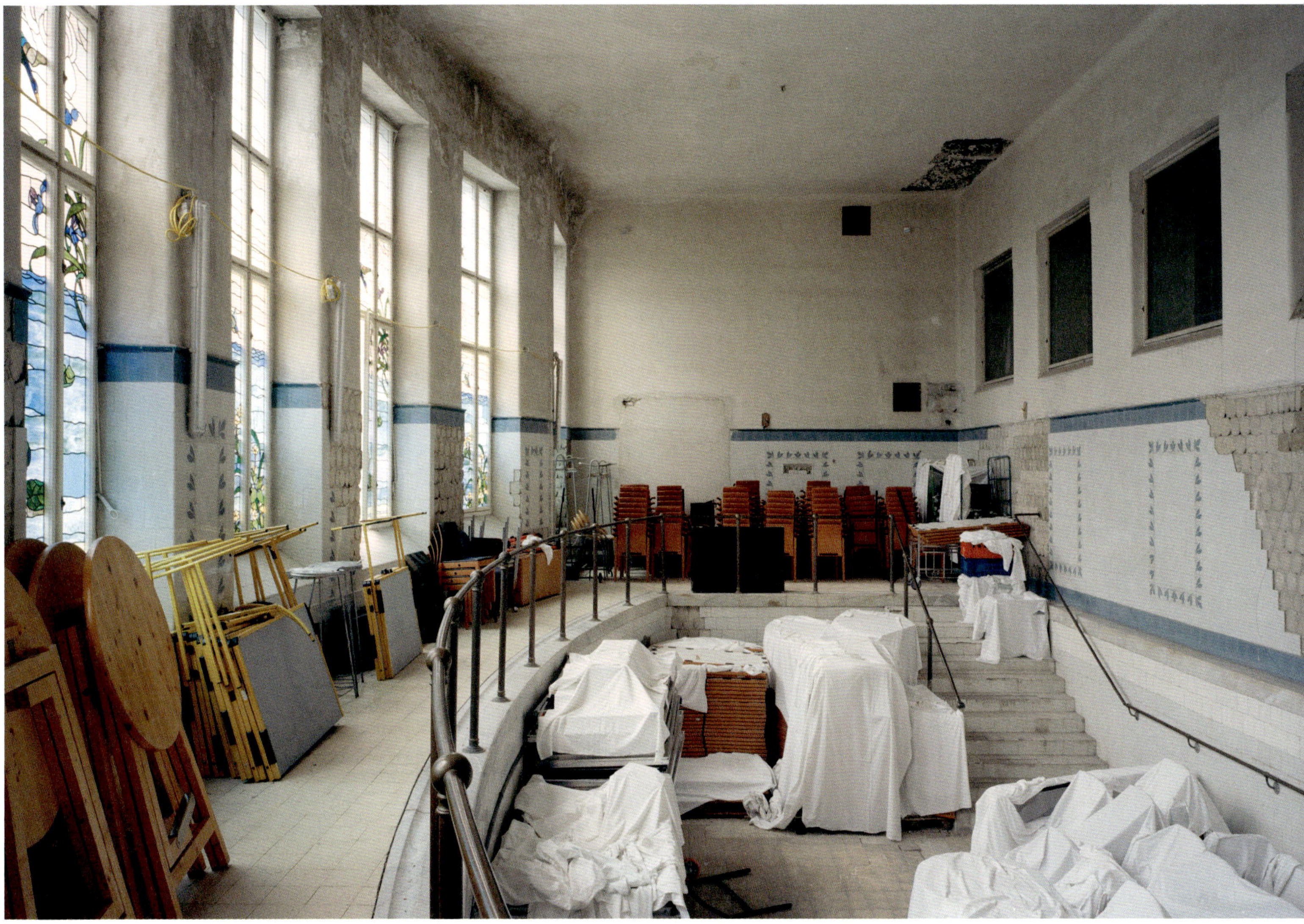

↑ Kurhaus (H), Winterschwimmbad.

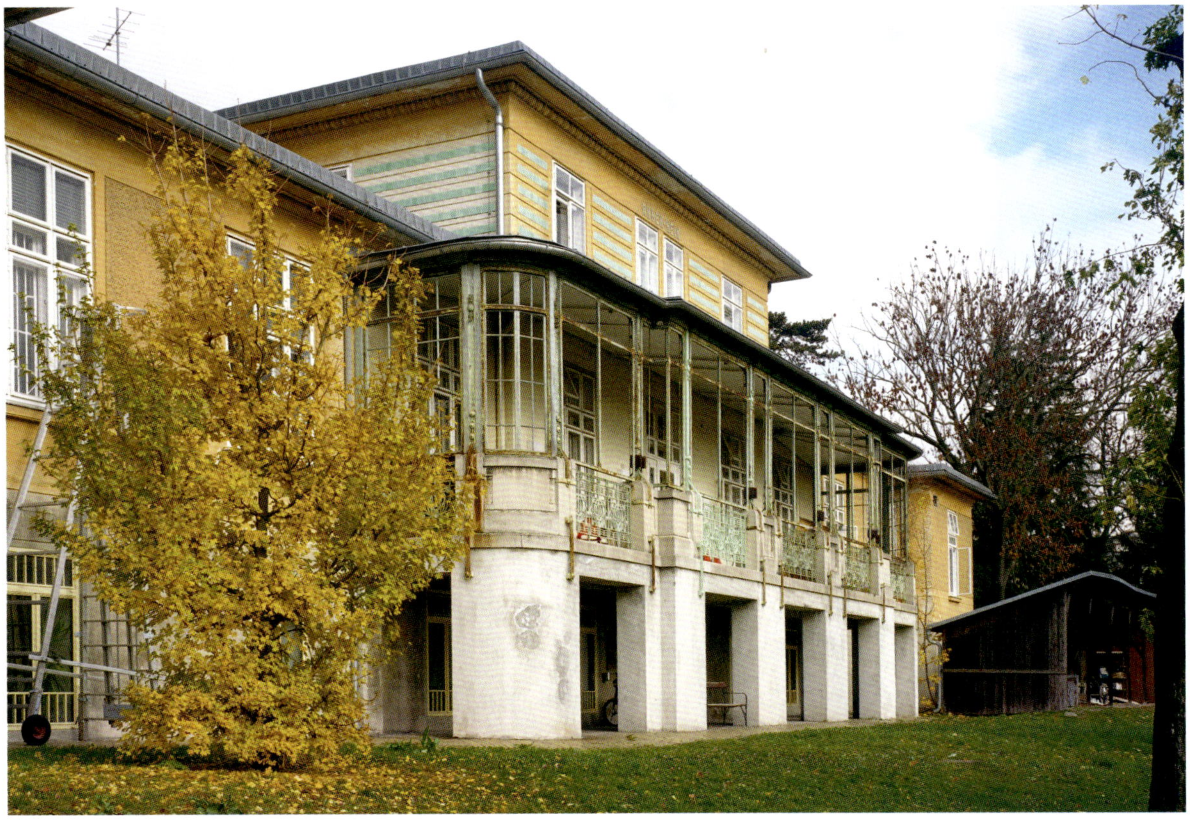

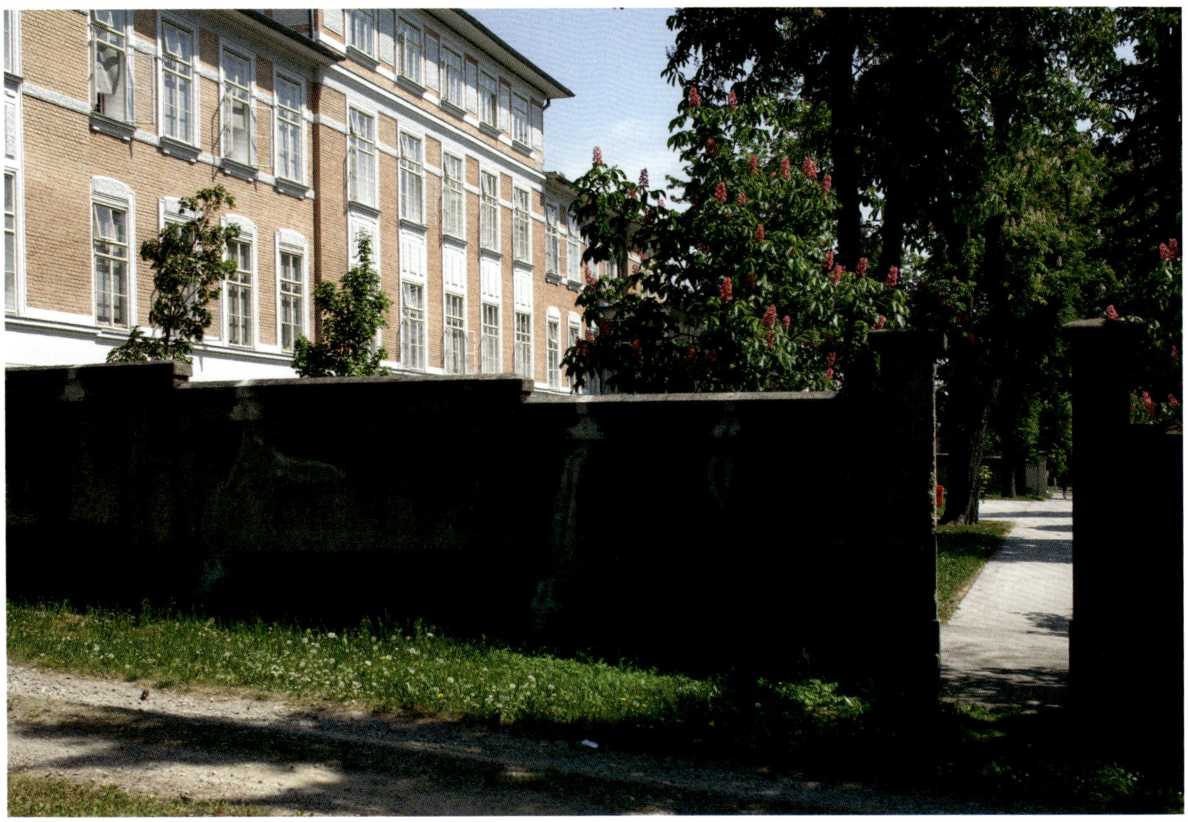

↑ Annen-Heim (34).
↑ Pavillon für Unruhige (5).

→ Blick vom Pavillon für Unruhige (11) auf den Pavillon für Halbruhige (9).

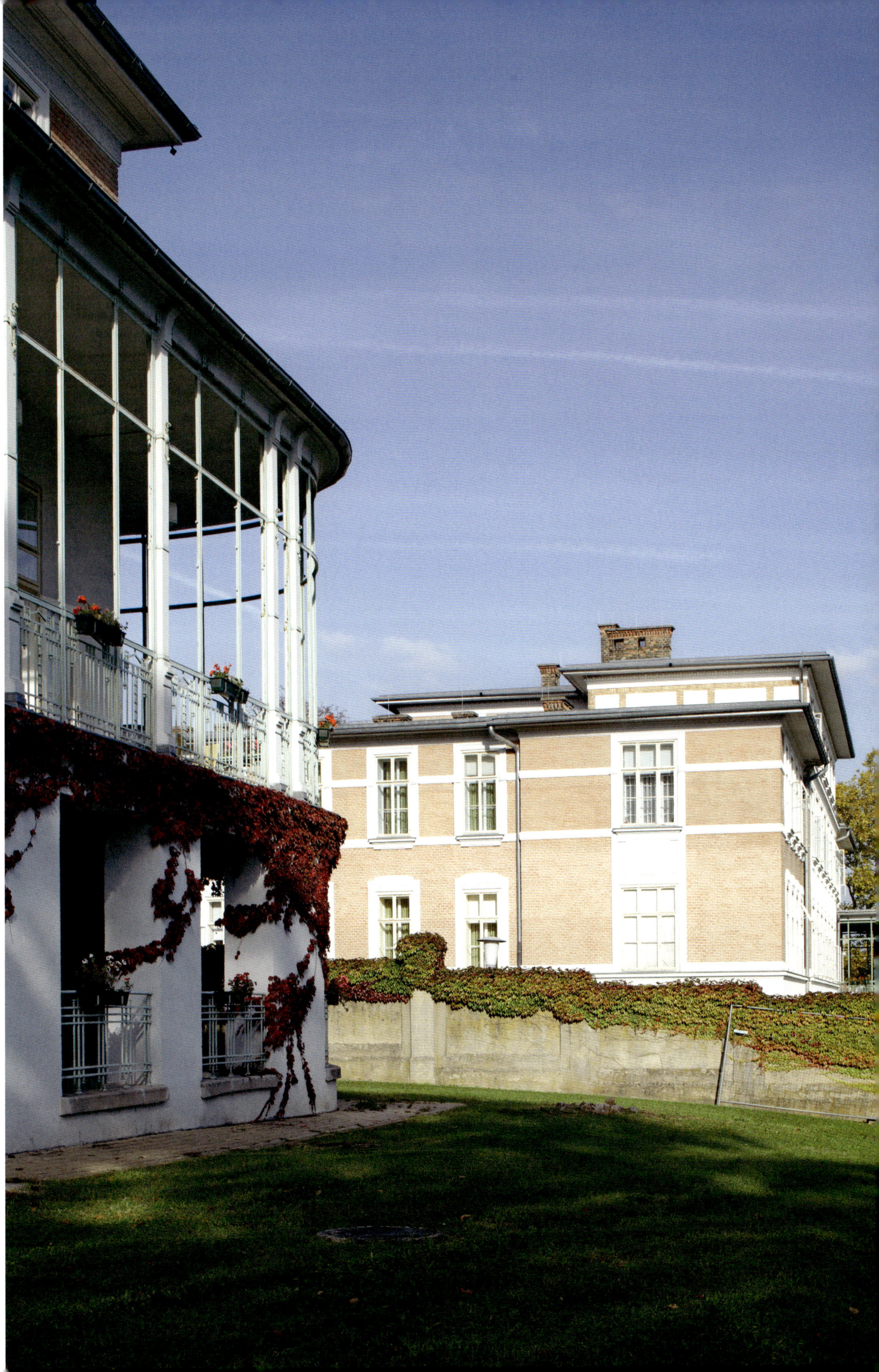

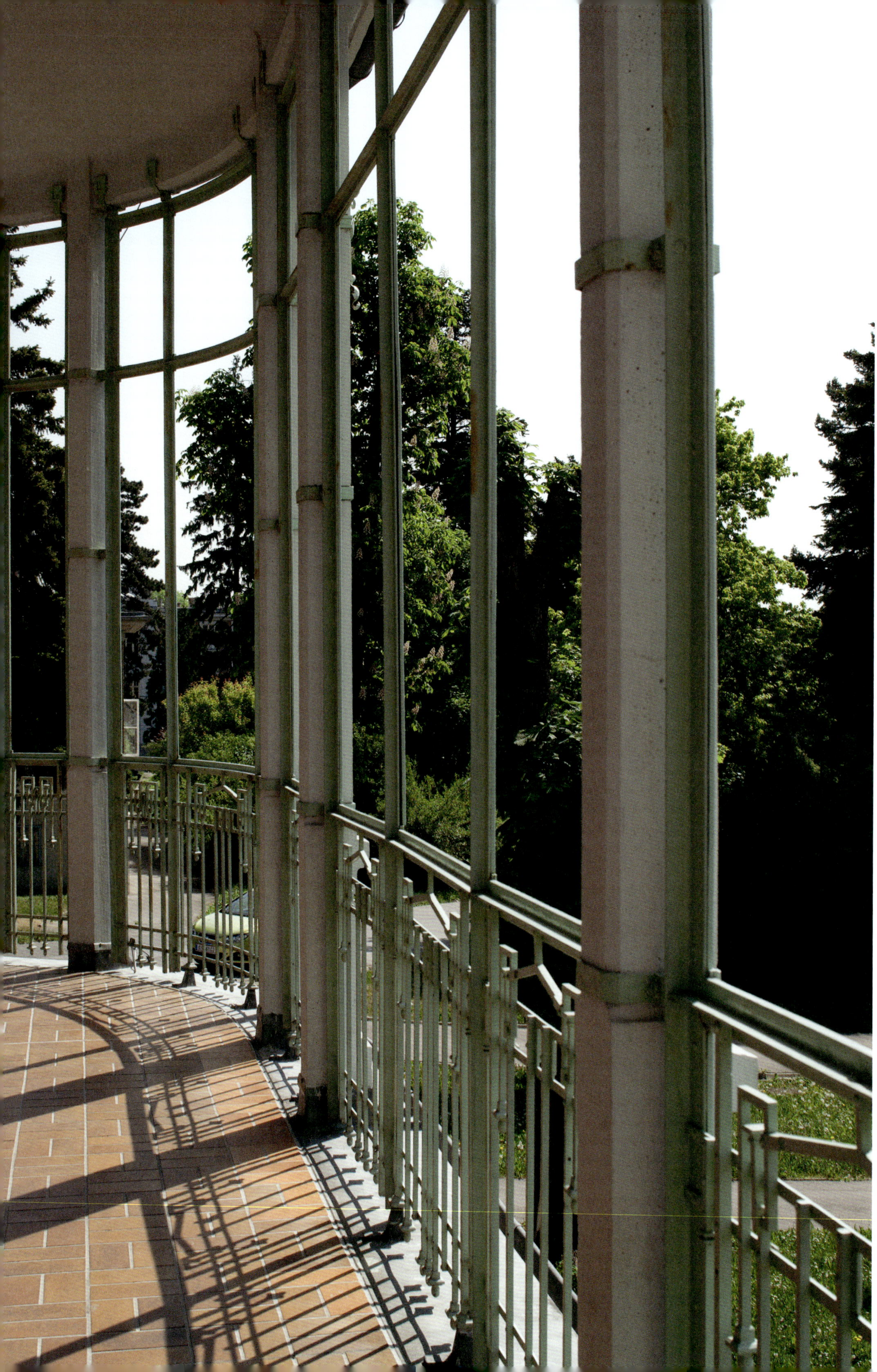

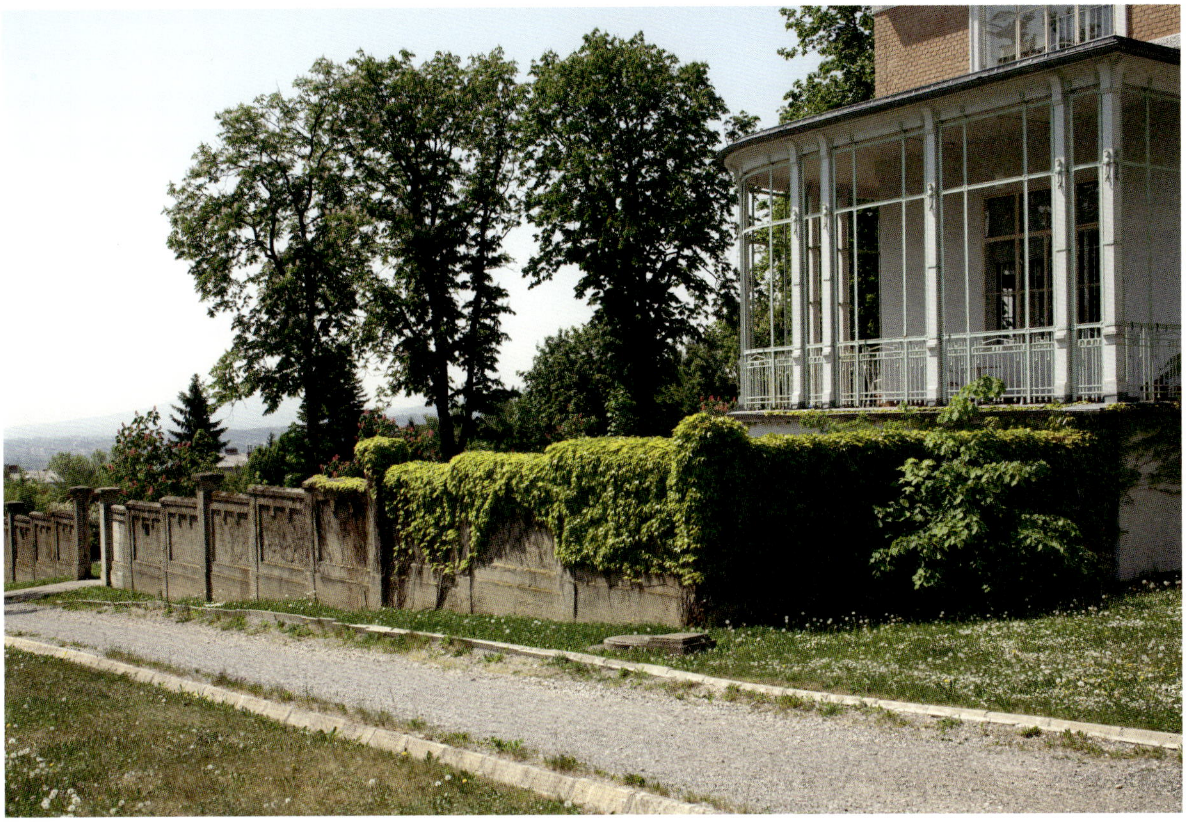

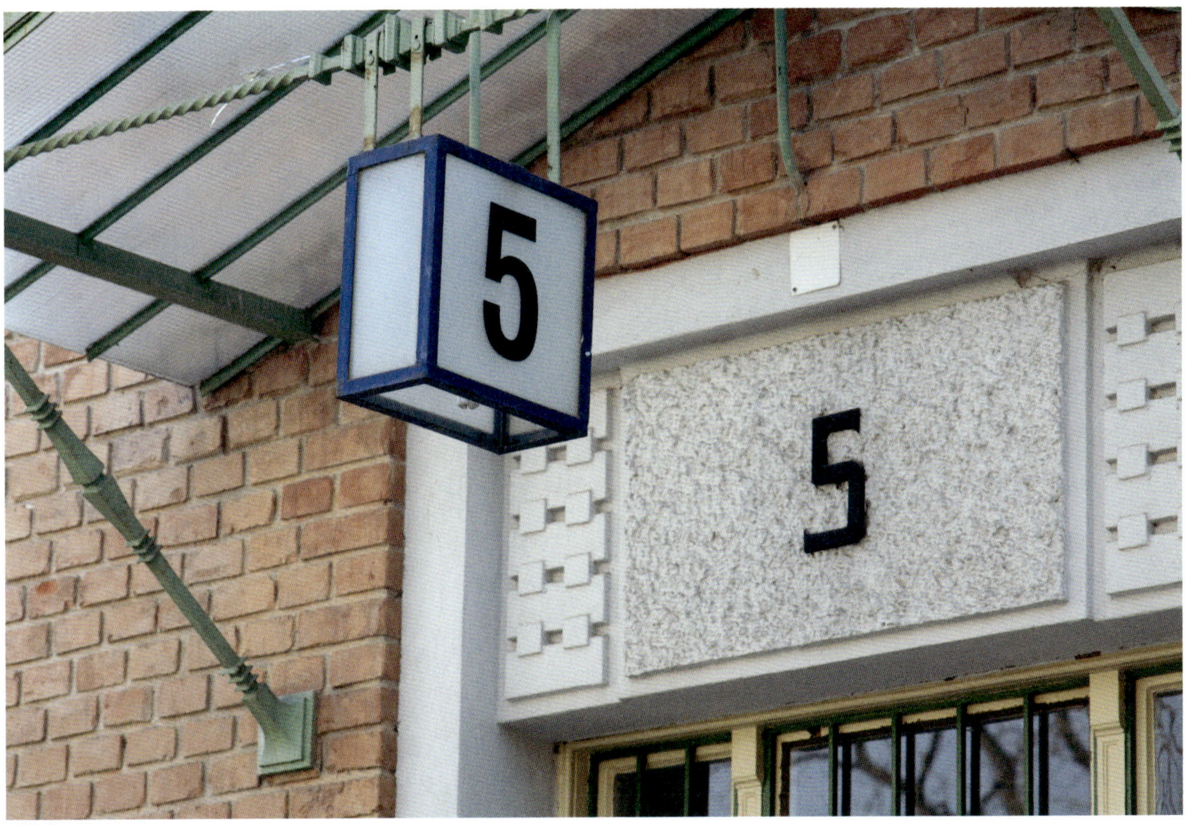


← Veranda des Pavillons für Halbruhige (3).

↑ Pavillon für Unruhige (5) mit Umgrenzungsmauer.

↑ Pavillon für Unruhige (5), Eingang.

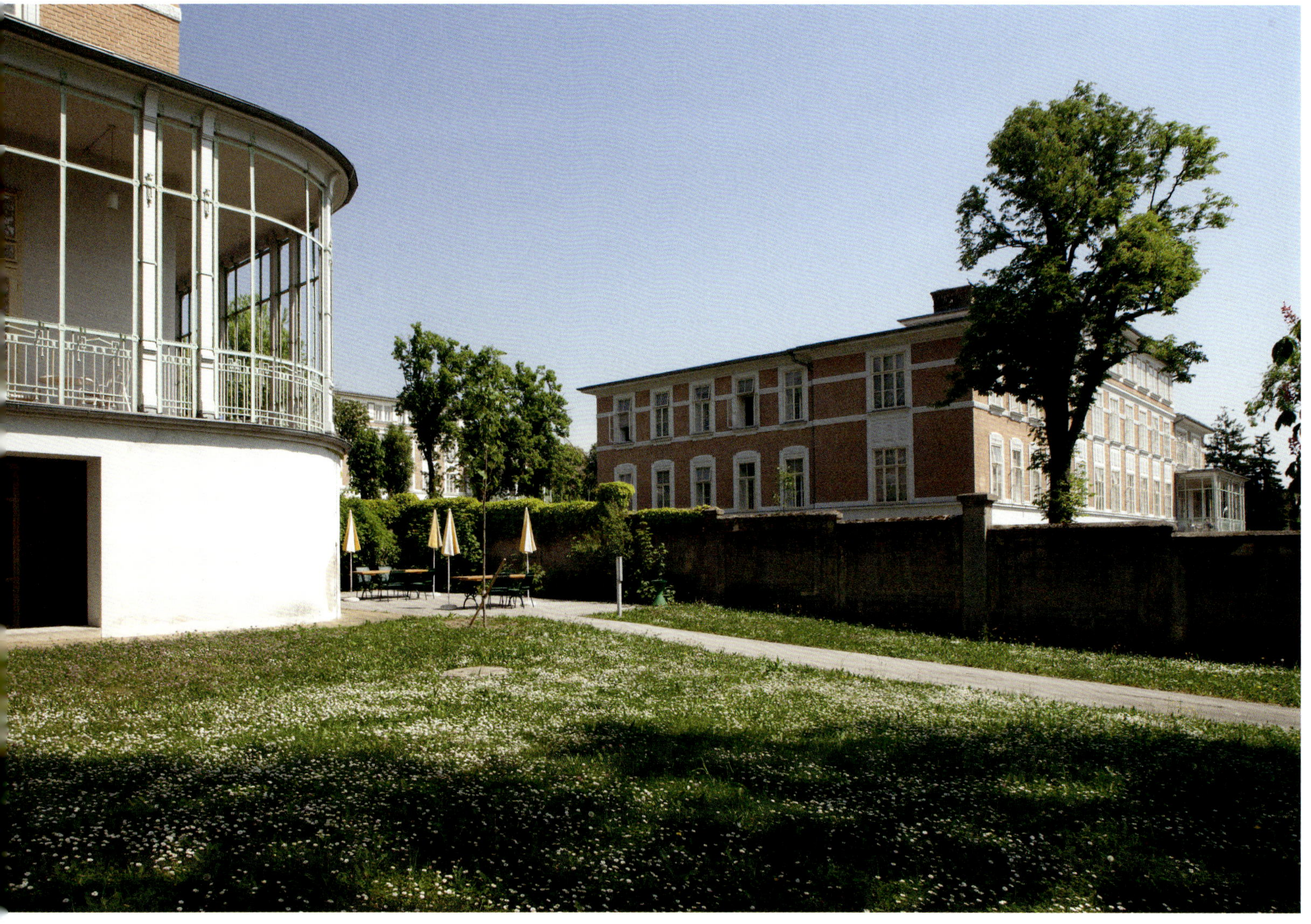

↑ Blick vom Pavillon für Unruhige (5) auf den Pavillon für Halbruhige (3).

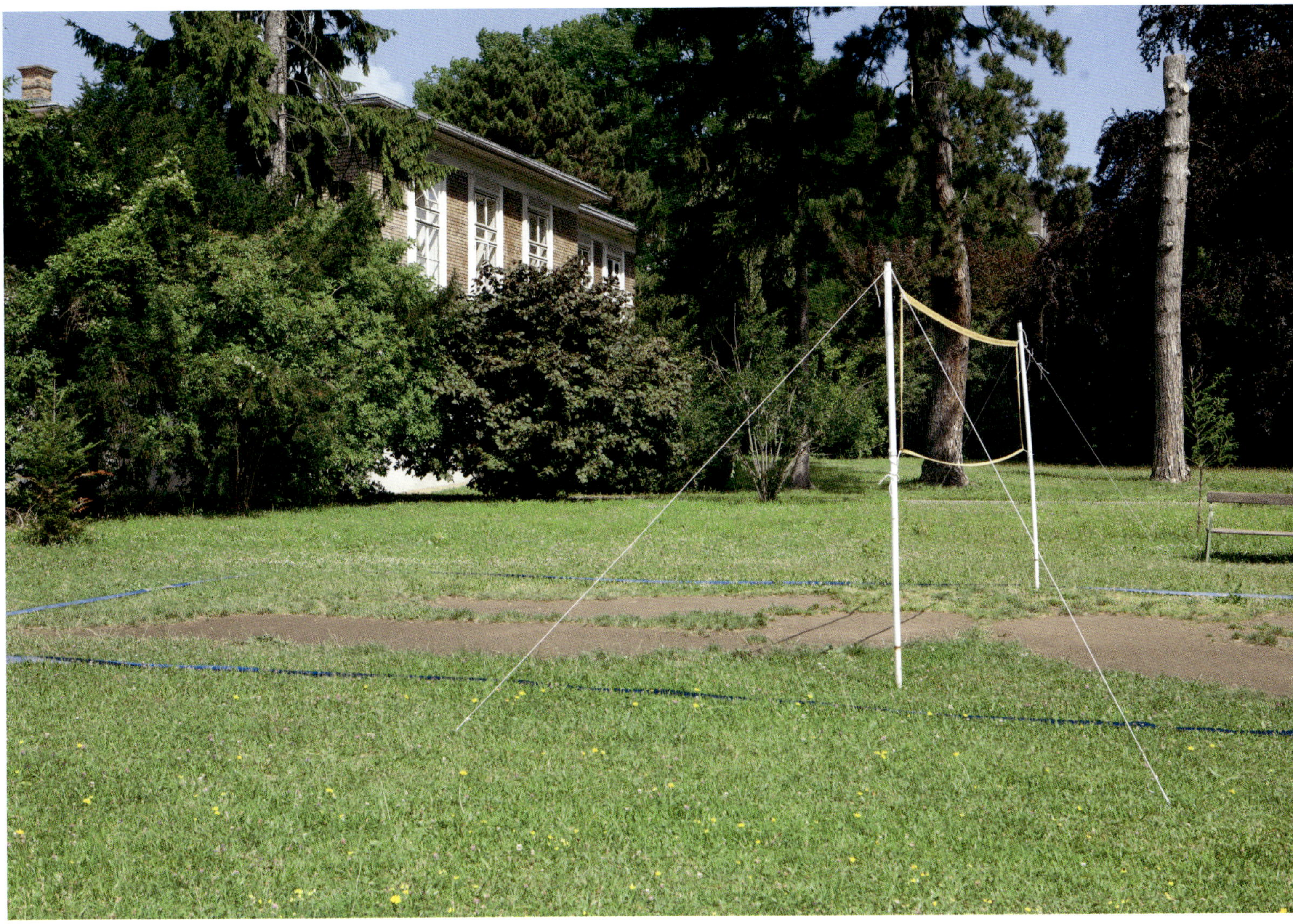

↑ Blick auf den Aufnahmepavillon (1).

→ S. 234 Administrationsgebäude (C), Konferenzzimmer.
→ S. 235 Administrationsgebäude (C) Vestibül.

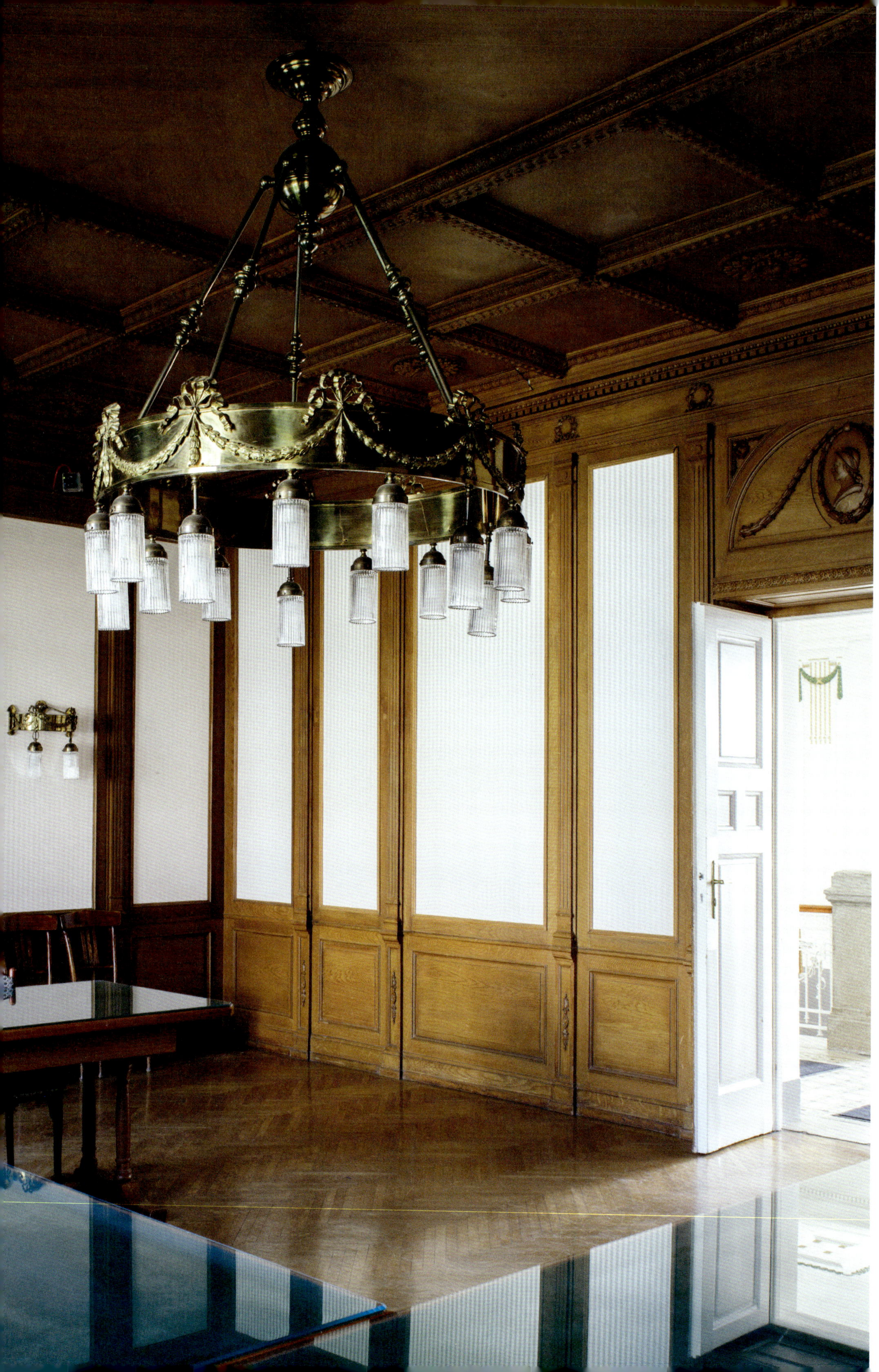

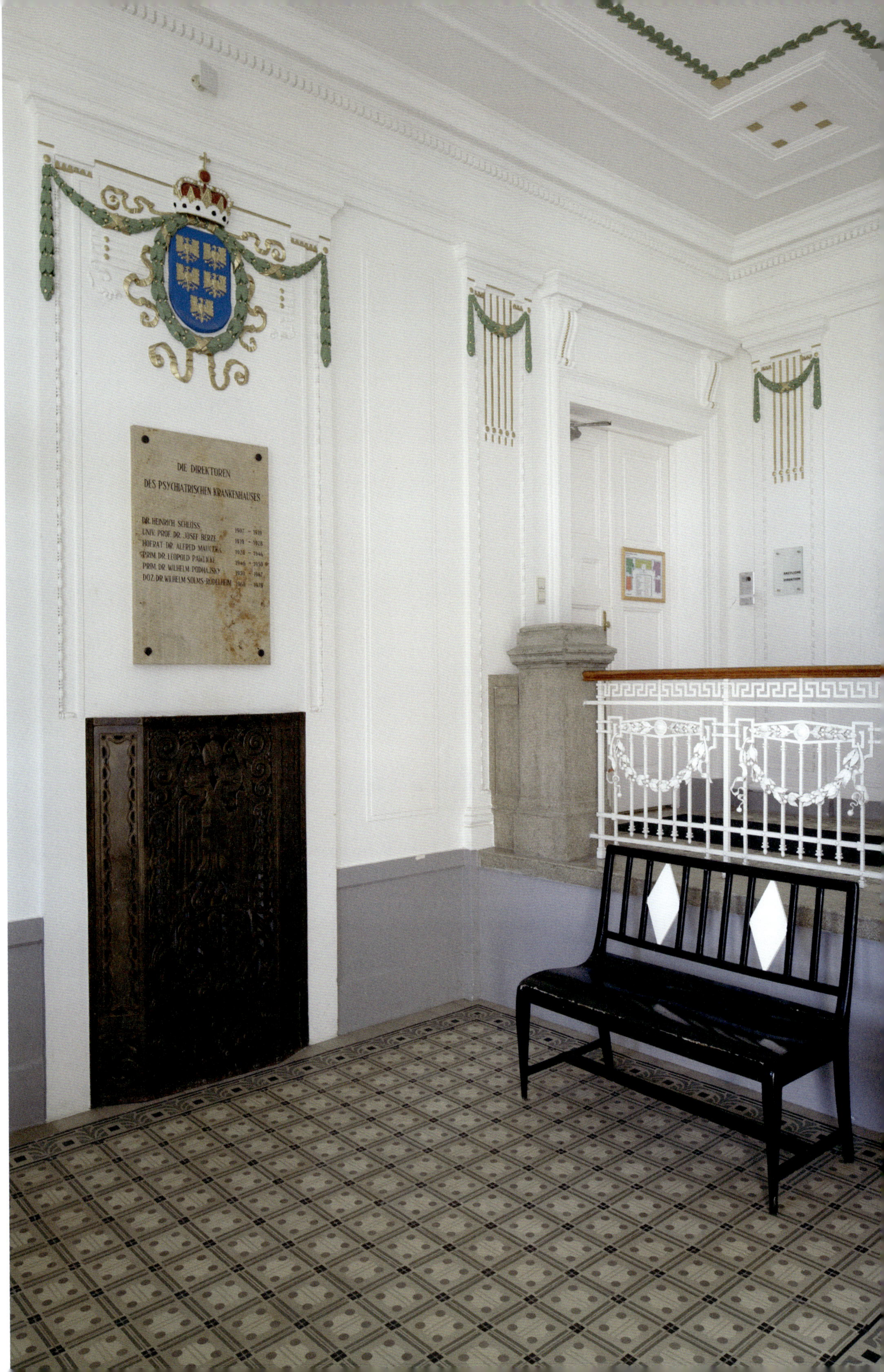
DIE DIREKTOREN
DES PSYCHIATRISCHEN KRANKENHAUSES
DR. HEINRICH SCHLÖSS
UNIV. PROF. DR. JOSEF BERZE
PRIM. DR. LEOPOLD PAWLICKI
PRIM. DR. WILHELM PODHAJSKY

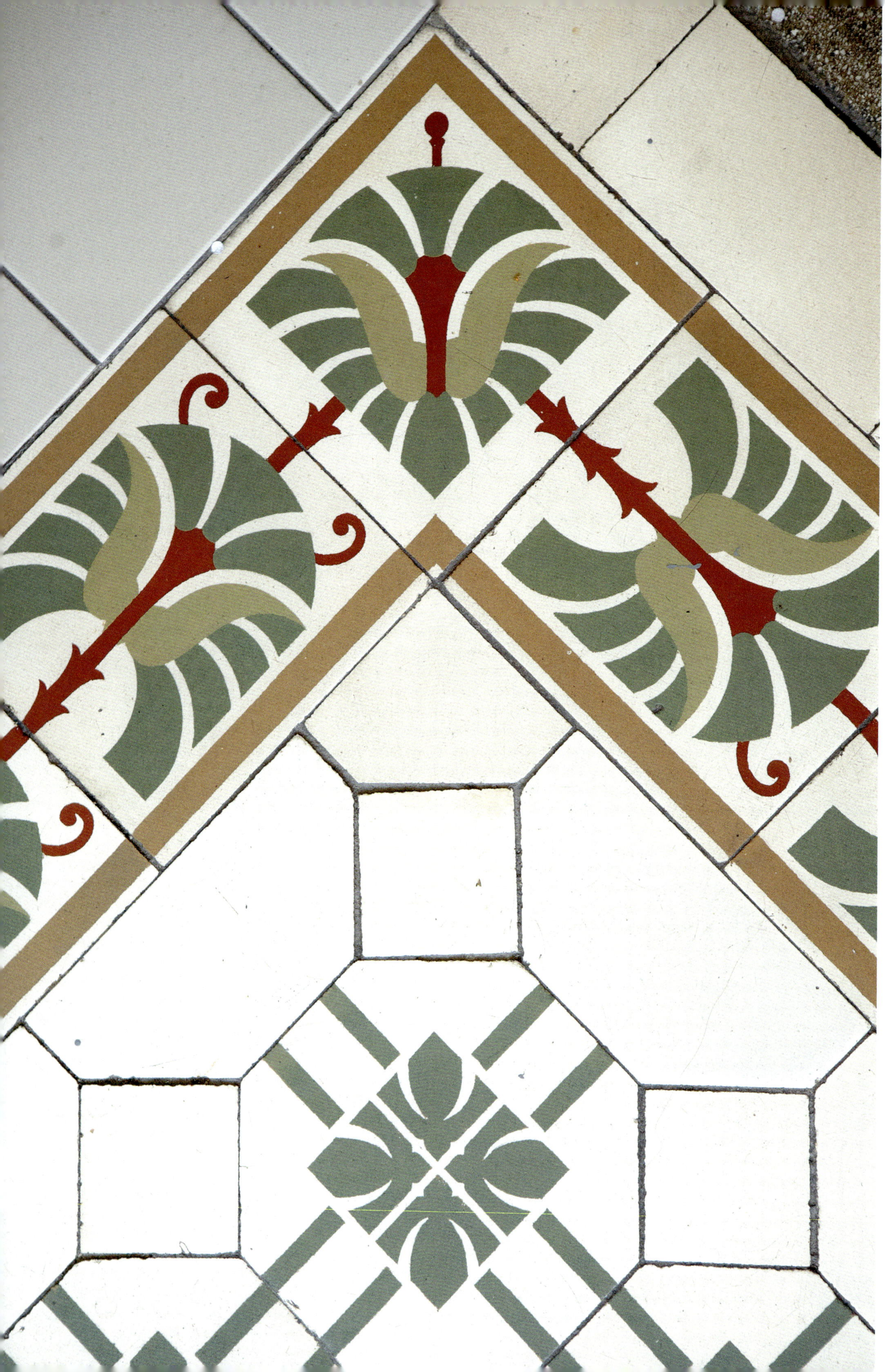

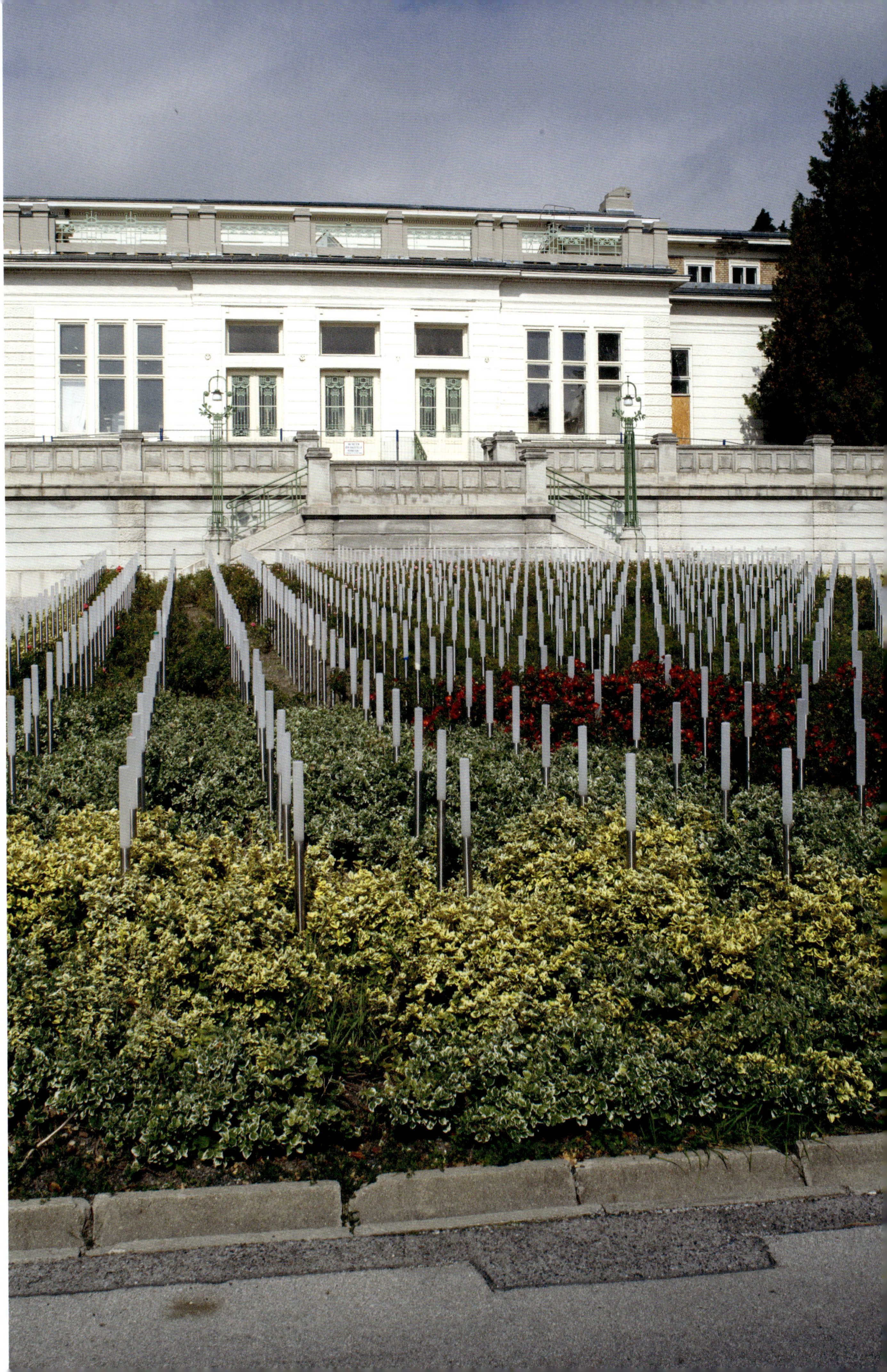

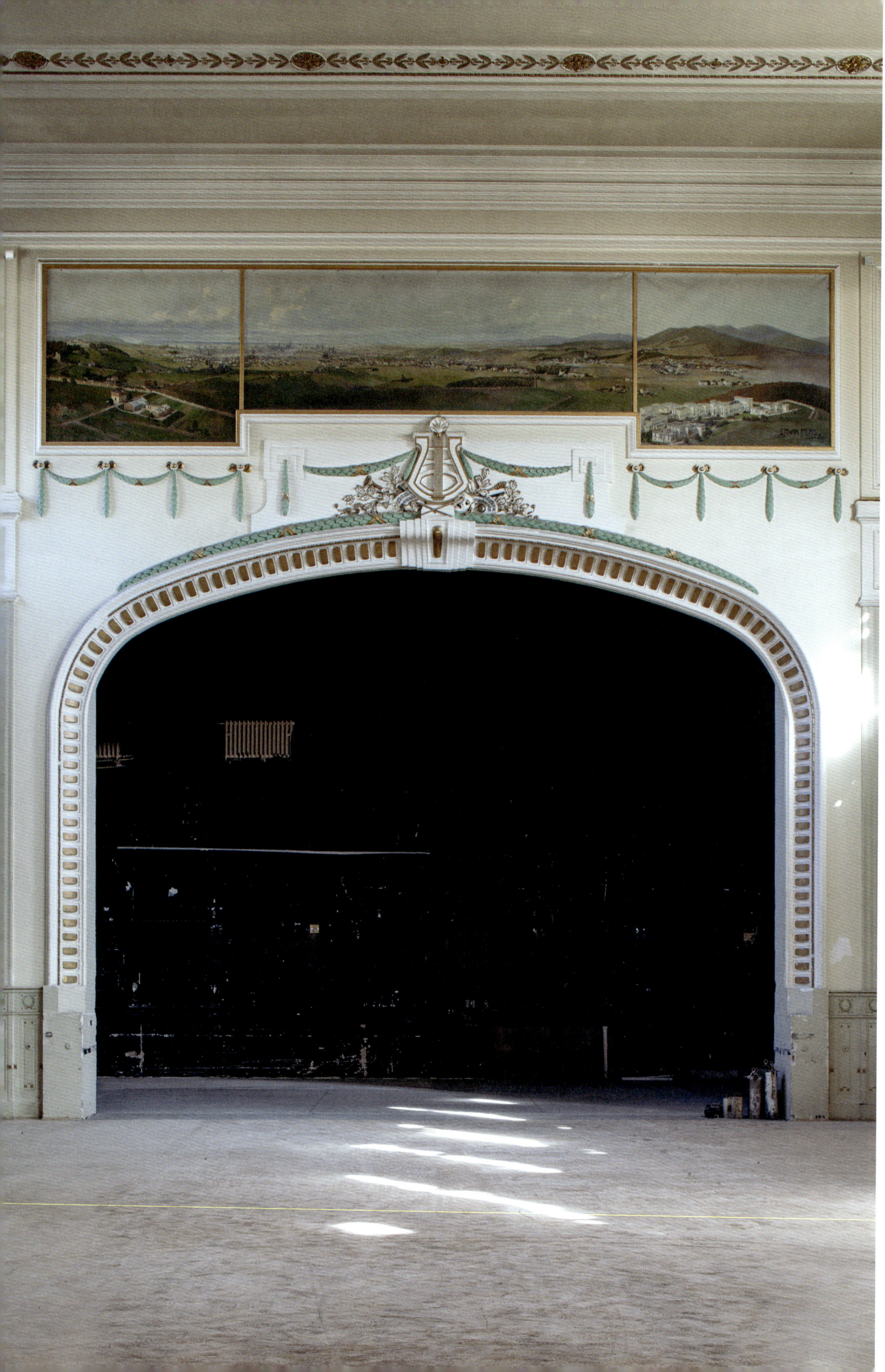

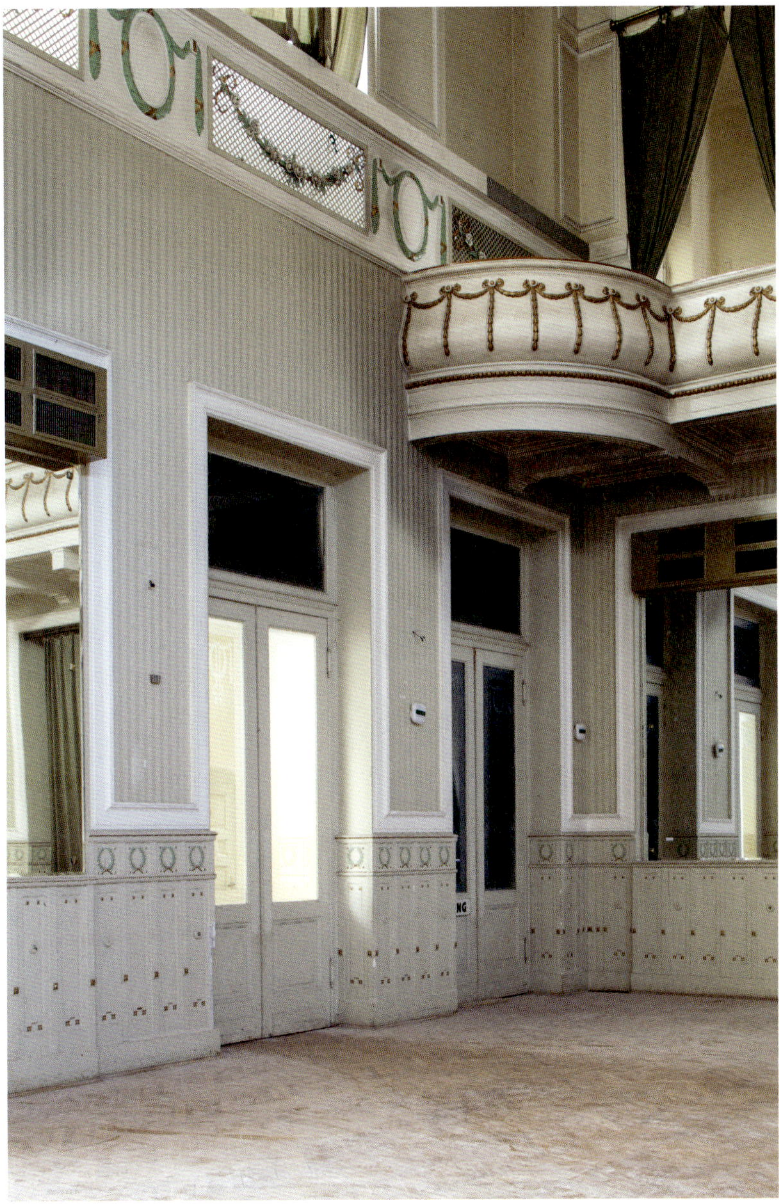

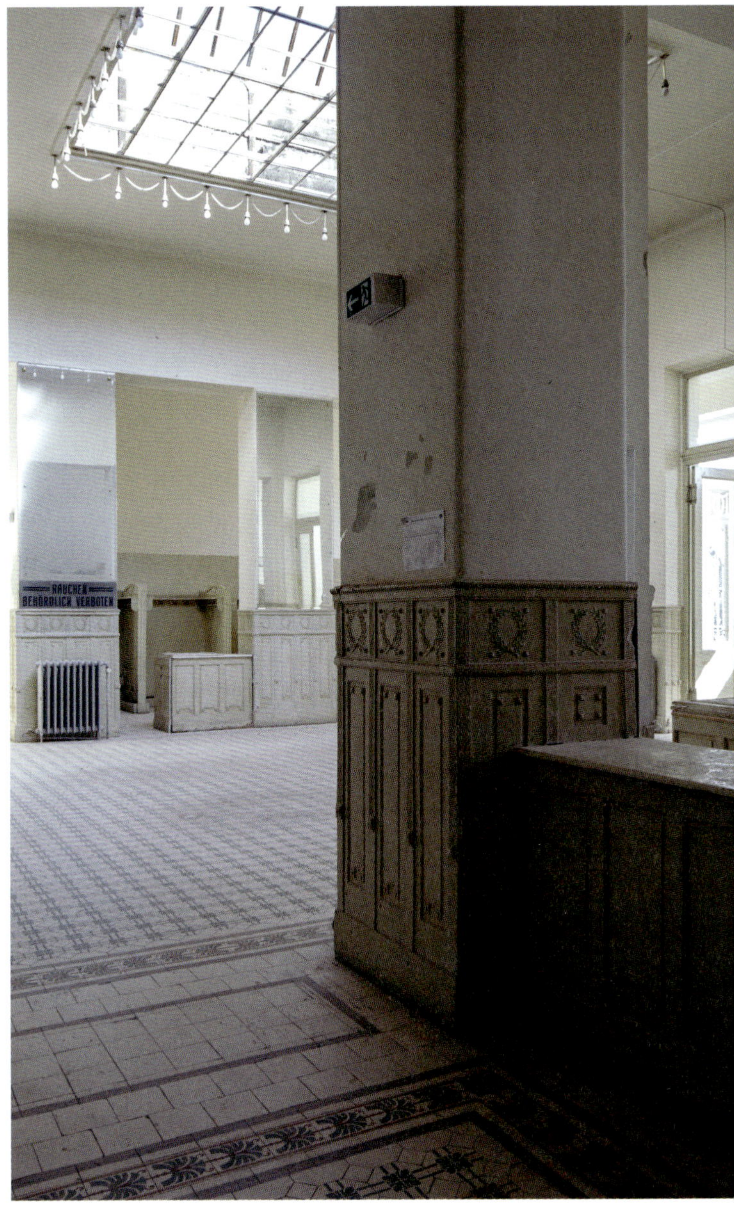


← S. 236 Theater (D), Fliesendetail.
← S. 237 Denkmal für die Opfer vom Spiegelgrund vor dem Theater (D).
← Theater (D), Blick auf die Bühne.

↑ Theater (D), Blick auf die Empore.
↑ Theater (D), Vestibül.

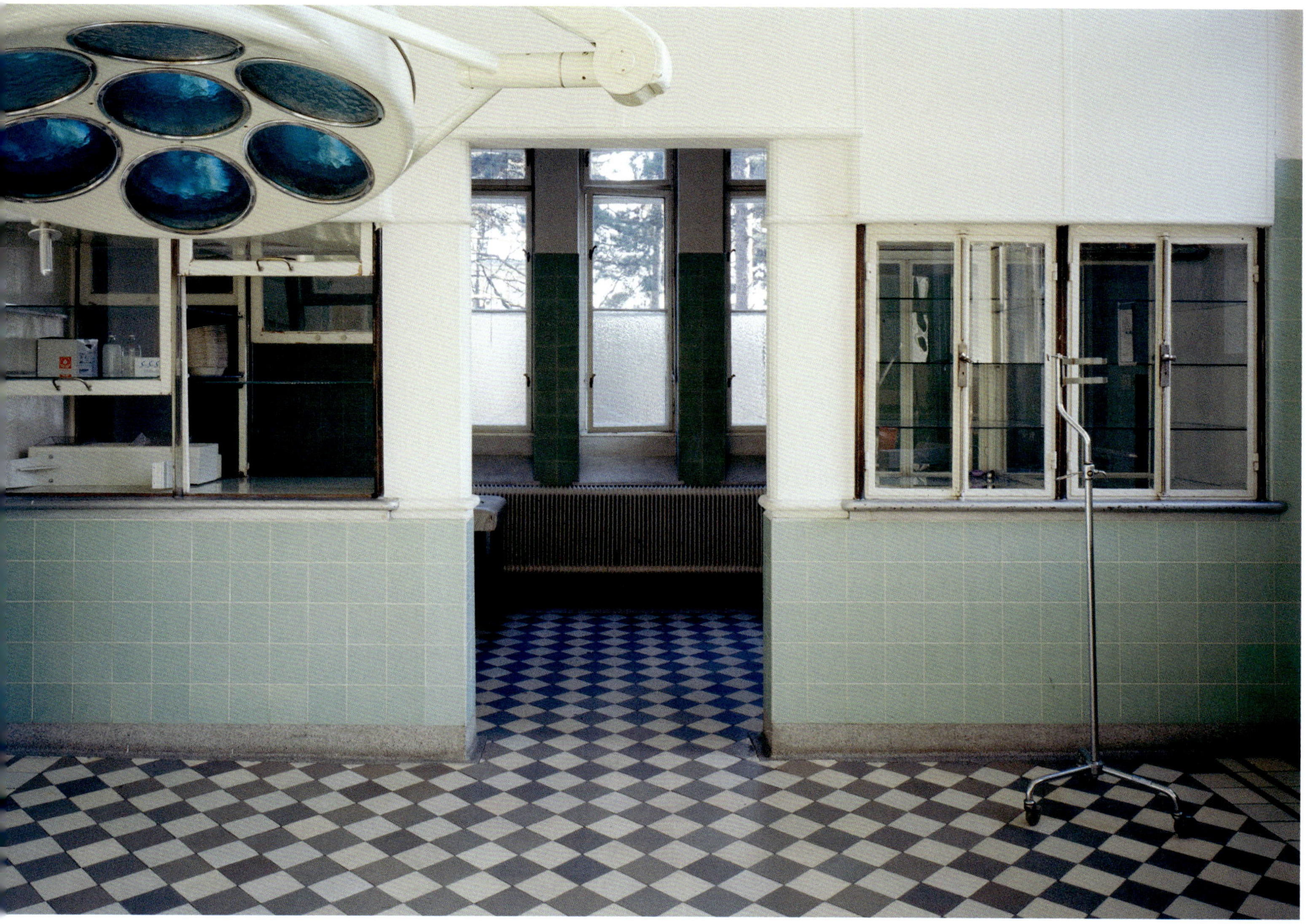

↑ Administrationsgebäude (W), Operationssaal.
→ Administrationsgebäude (W), Operationssaal.

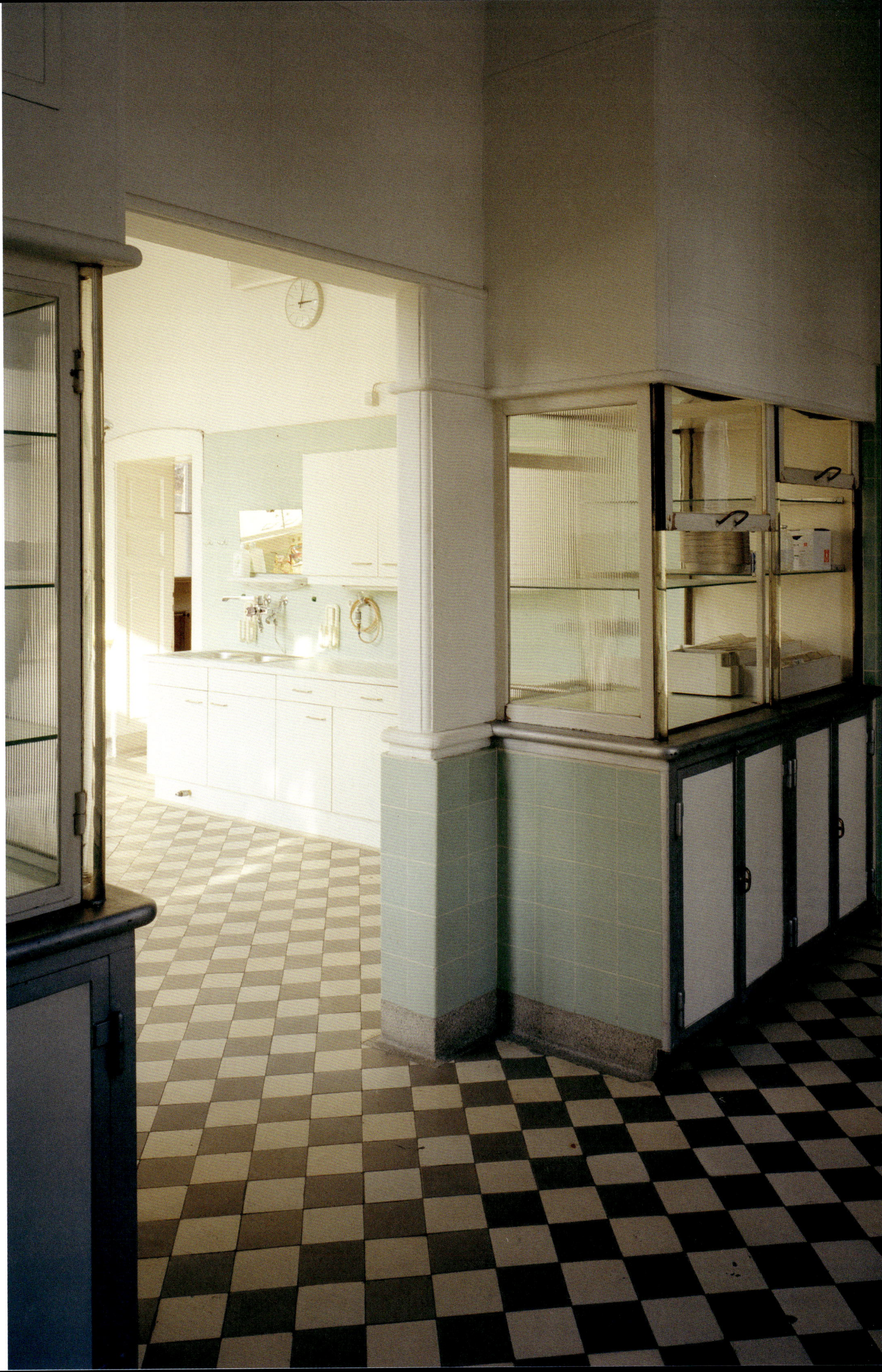

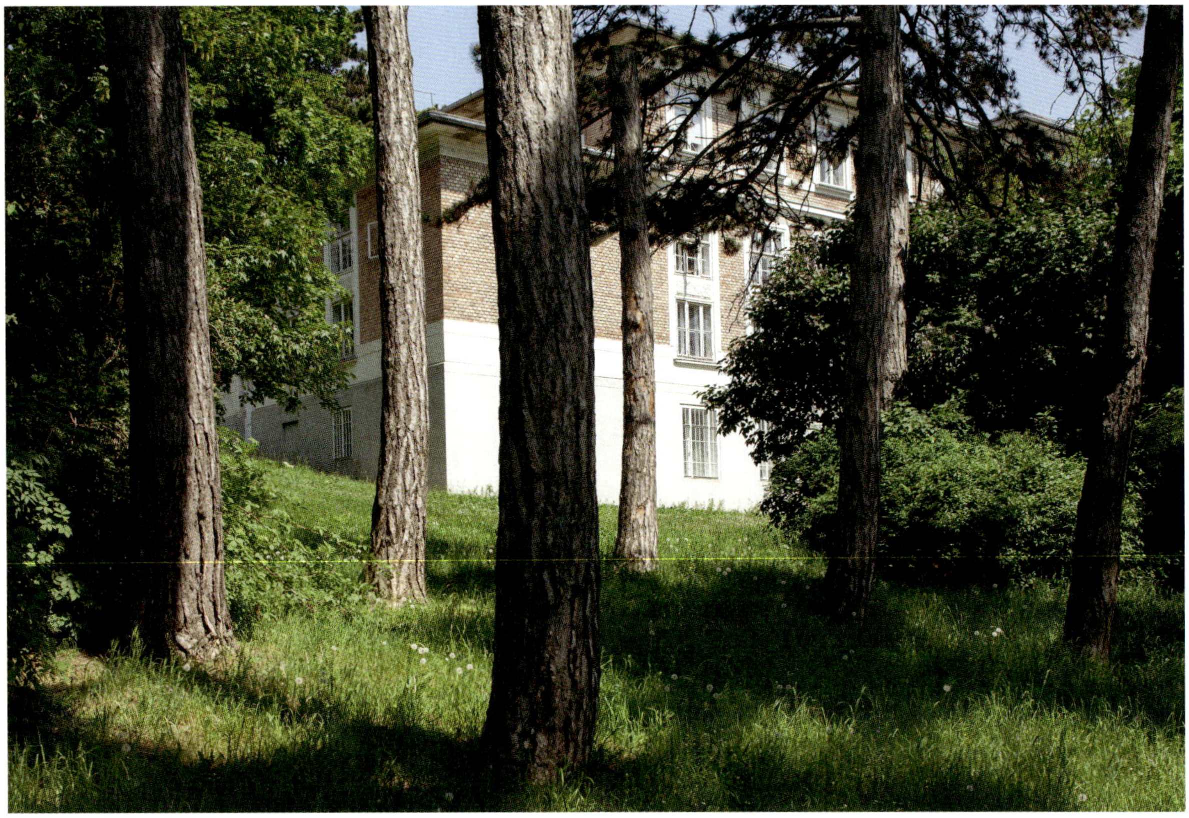

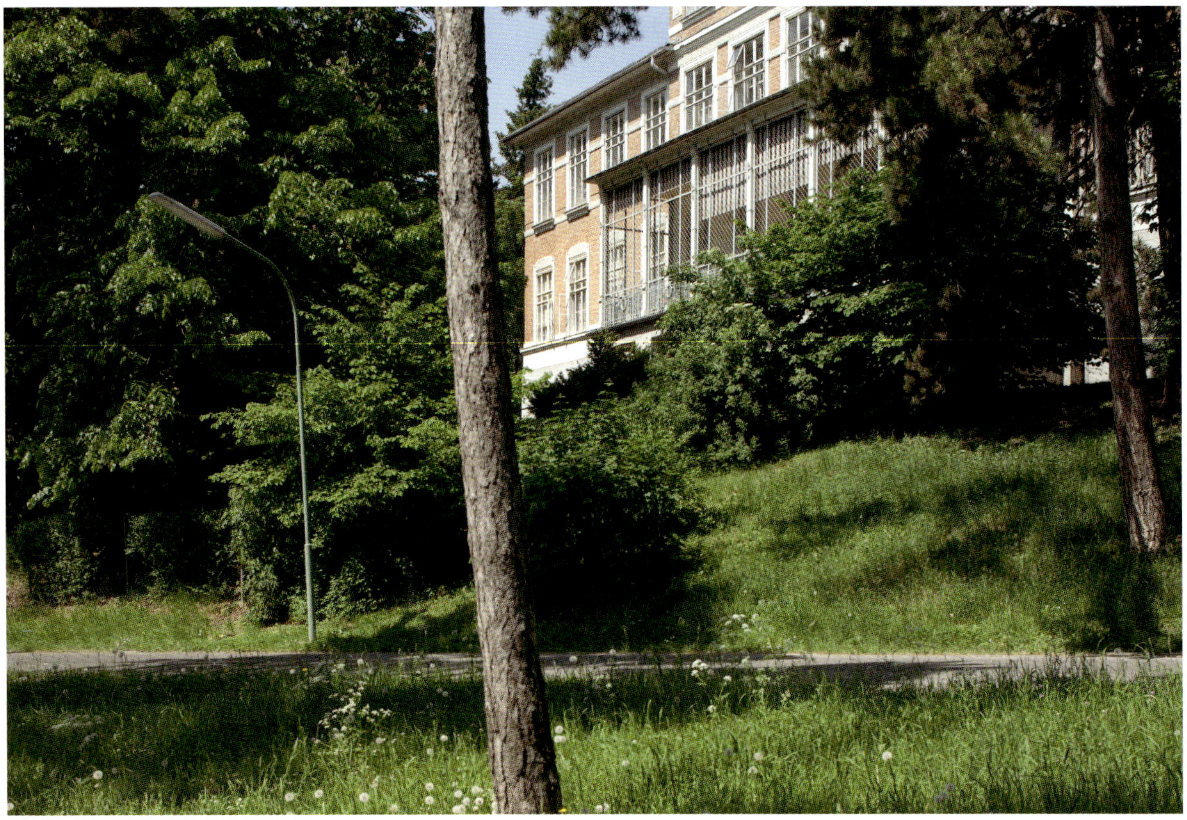

↑ Materialgebäude (V).
↑ Pavillon für Tuberkulöse und Infektionskranke (22).

→ Blick auf die Kirche St. Leopold.

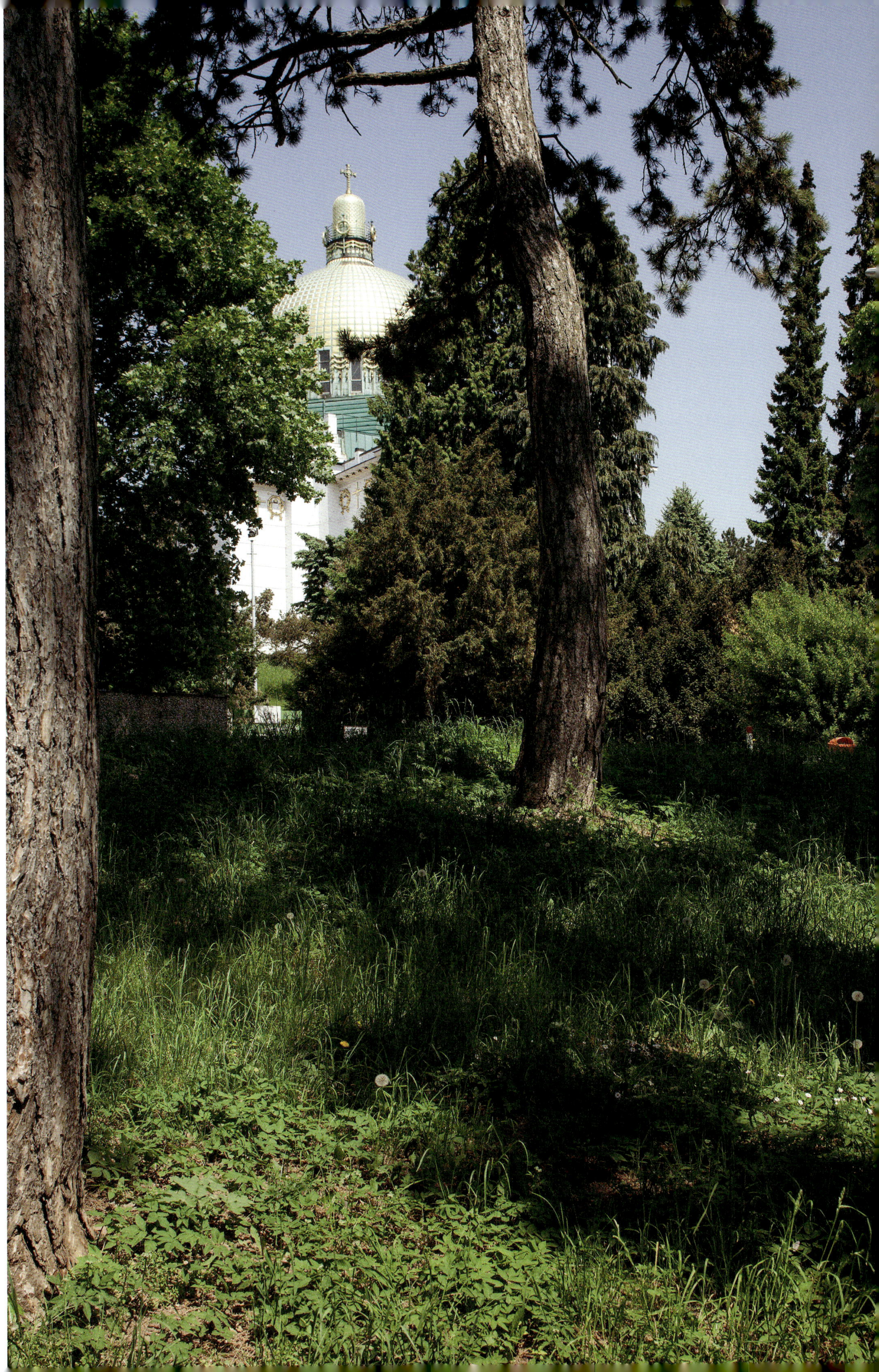

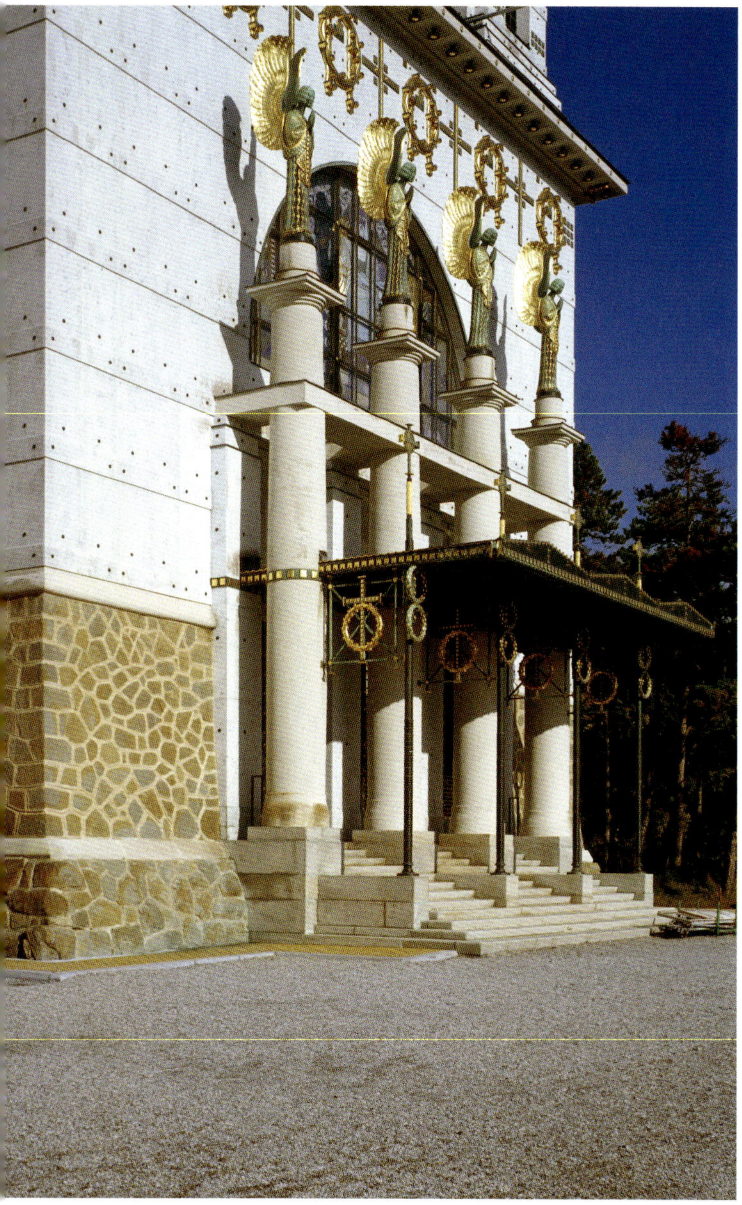

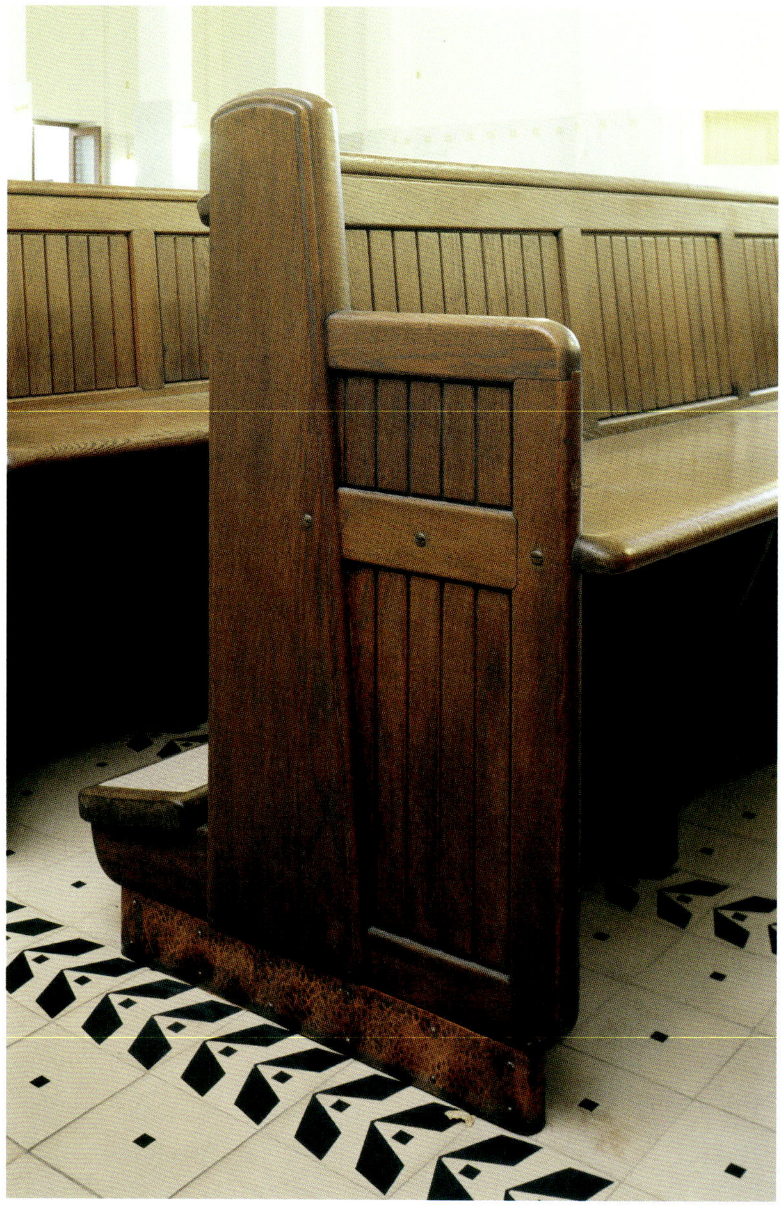

↑ Kirche St. Leopold (F), Eingangsportal.
↑ Kirche St. Leopold (F), Sitzbänke.
→ Kirche St. Leopold (F), Blick auf die Glasfenster von Kolo Moser.

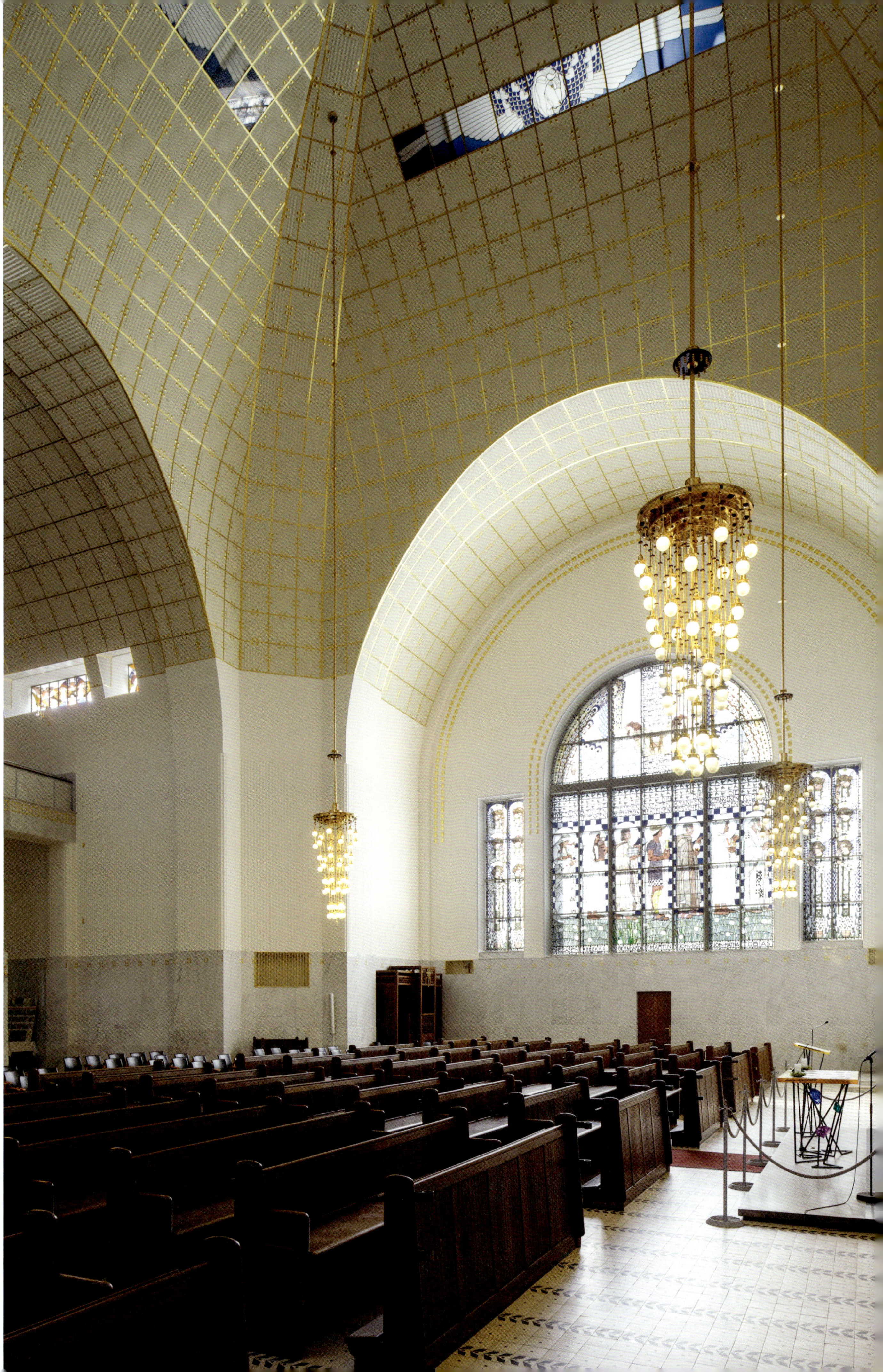

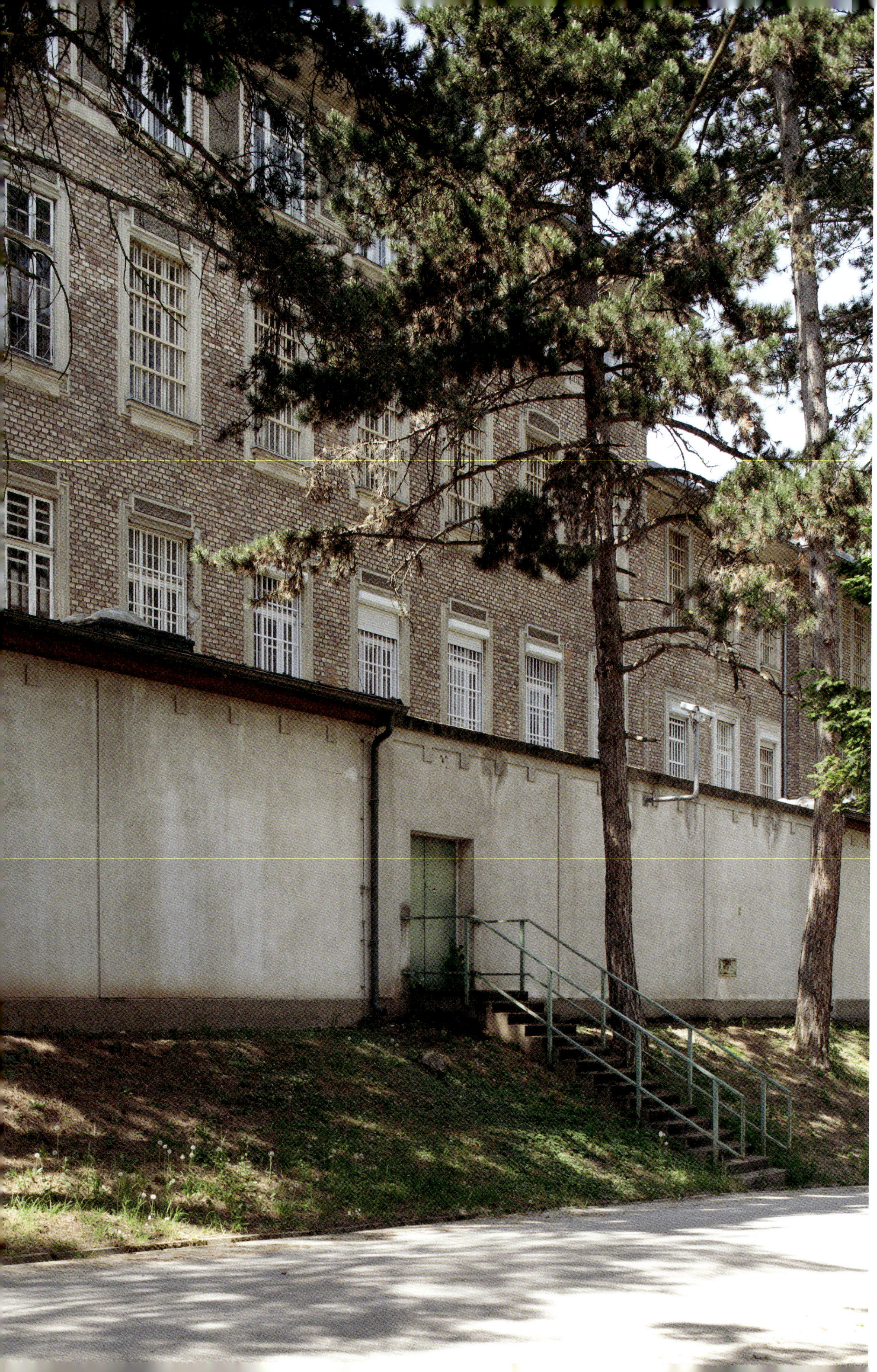

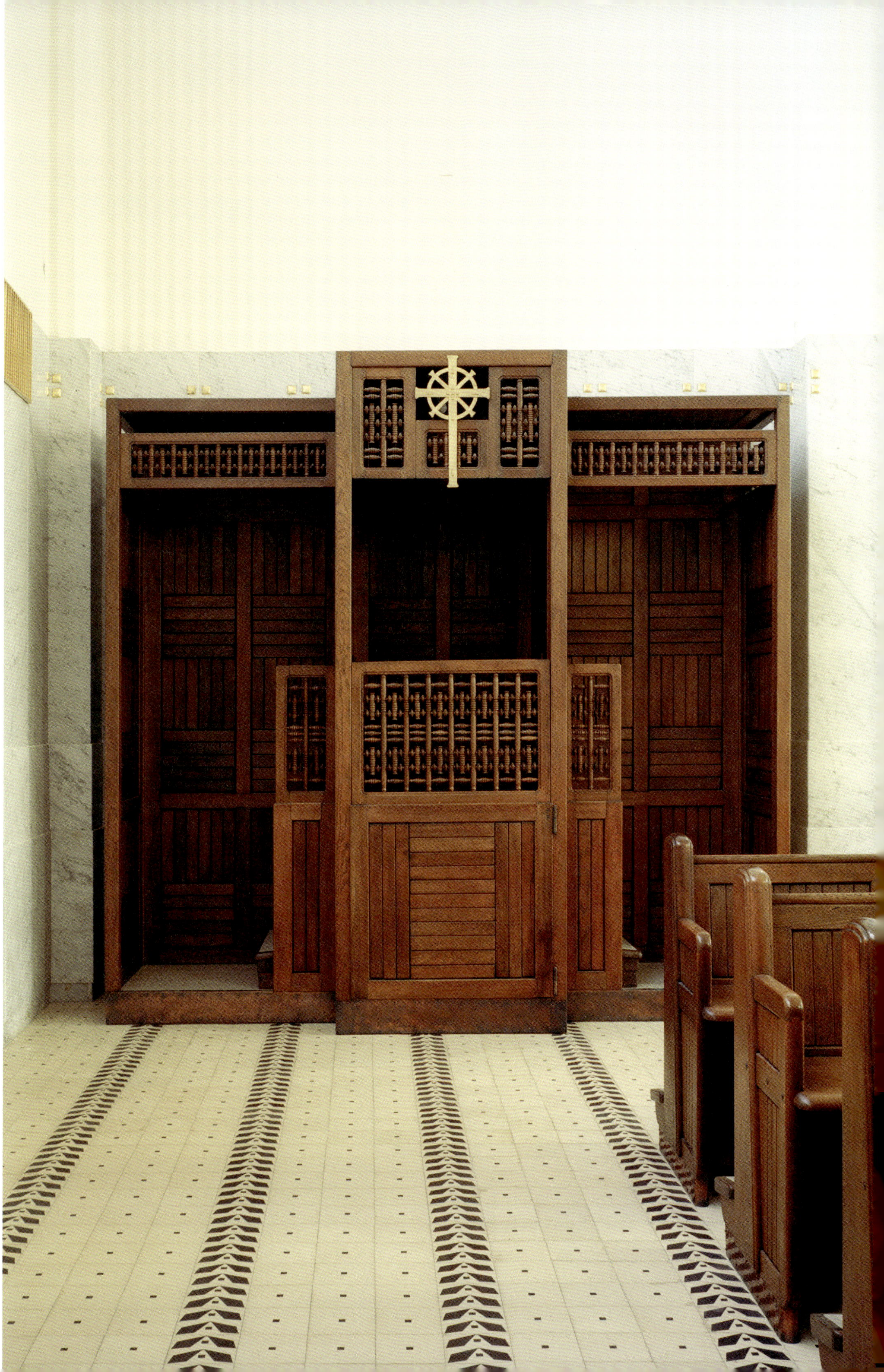

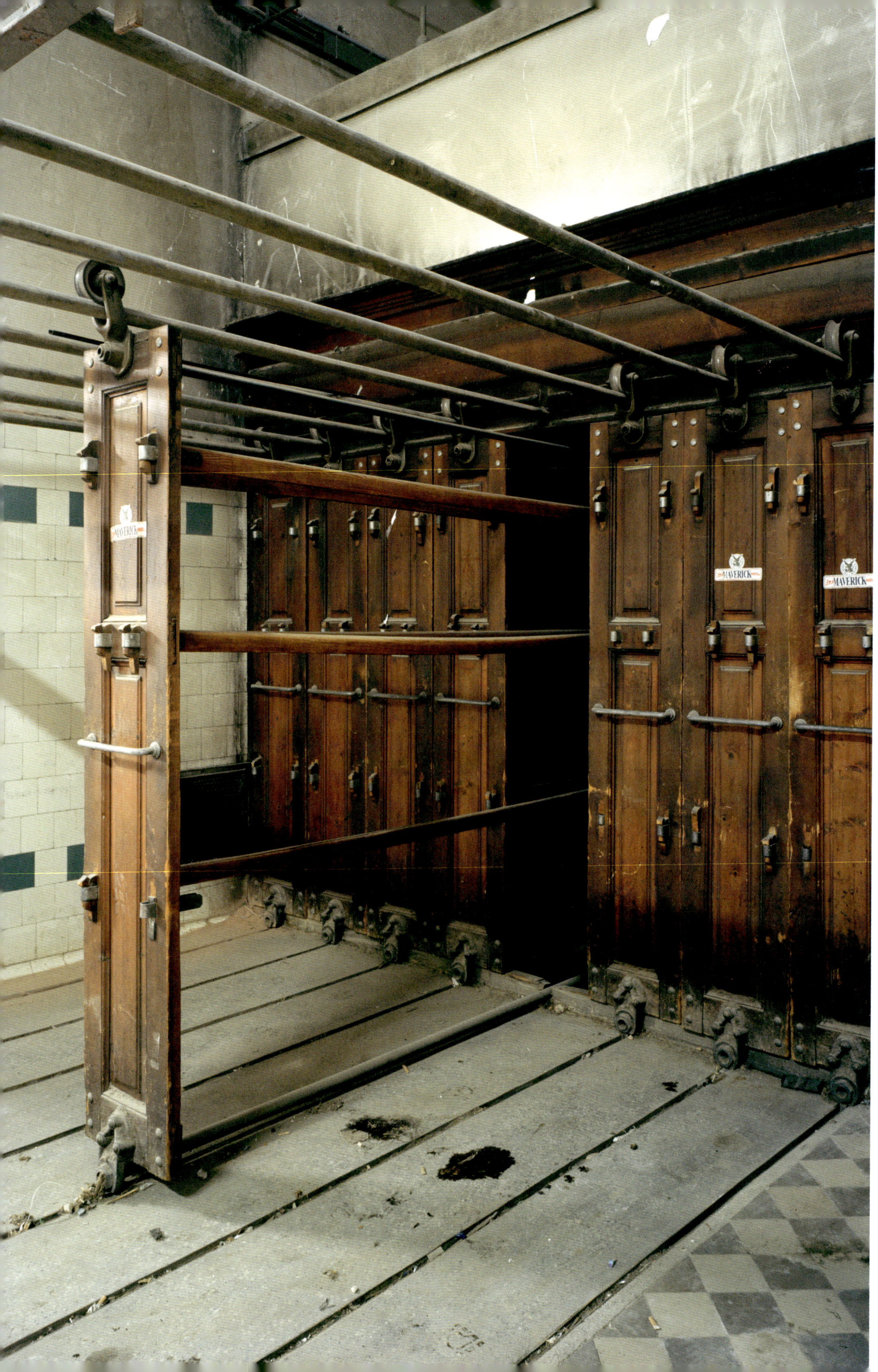
MAVERICK
MAVERICK
MAVERICK

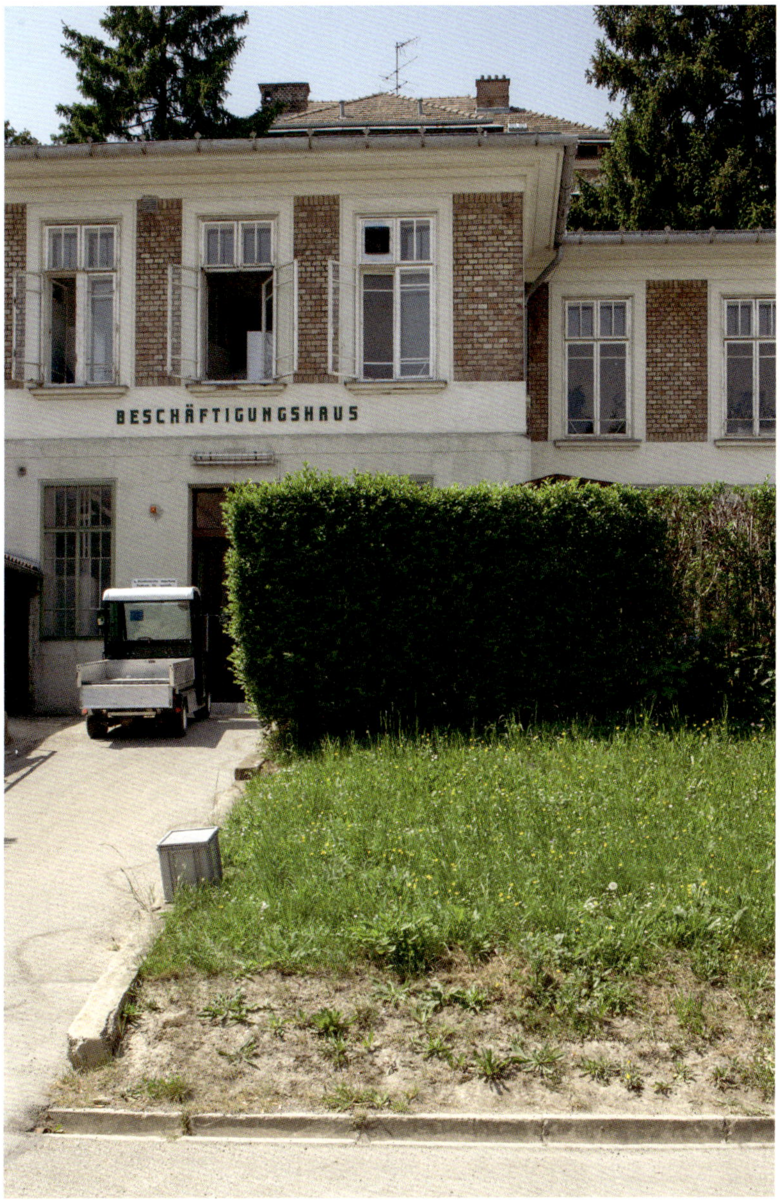


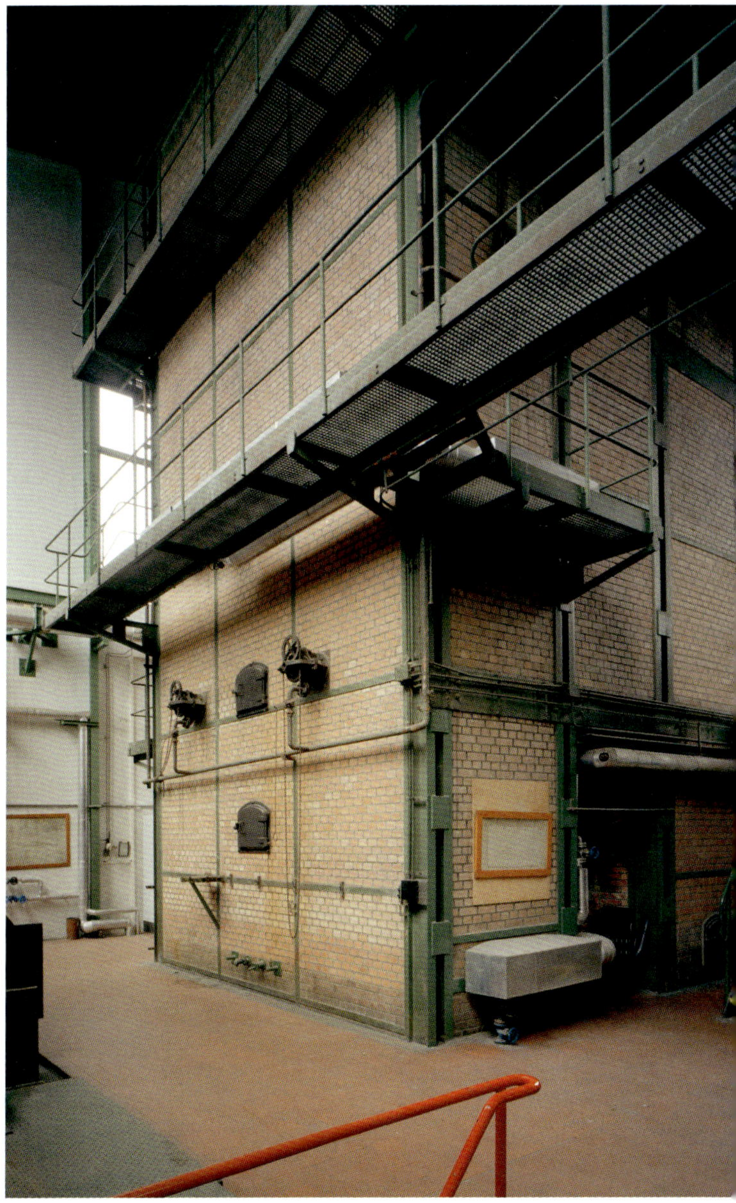

← S. 246 „Geschlossener Pavillon für geisteskranke Verbrecher und besonders gefährliche Geisteskranke" (23).
← S. 247 Kirche St. Leopold (F), Beichtstuhl.
← Wäscherei (P), „Kulissentrockenapparate".

↑ Beschäftigungshaus (O).
↑ Kesselhaus (Q), Innenansicht, Verbrennungsöfen mit Galerie.

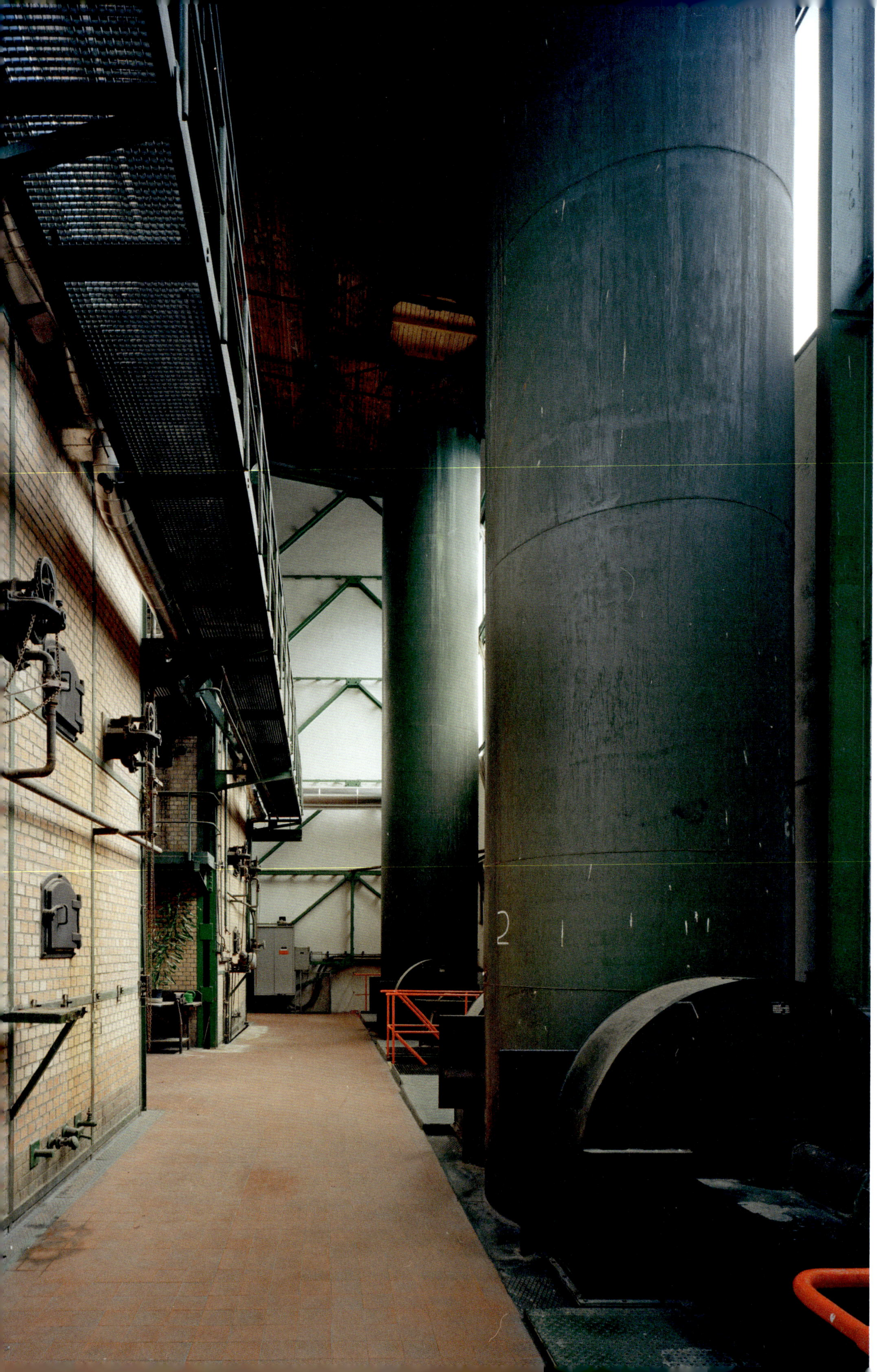
2

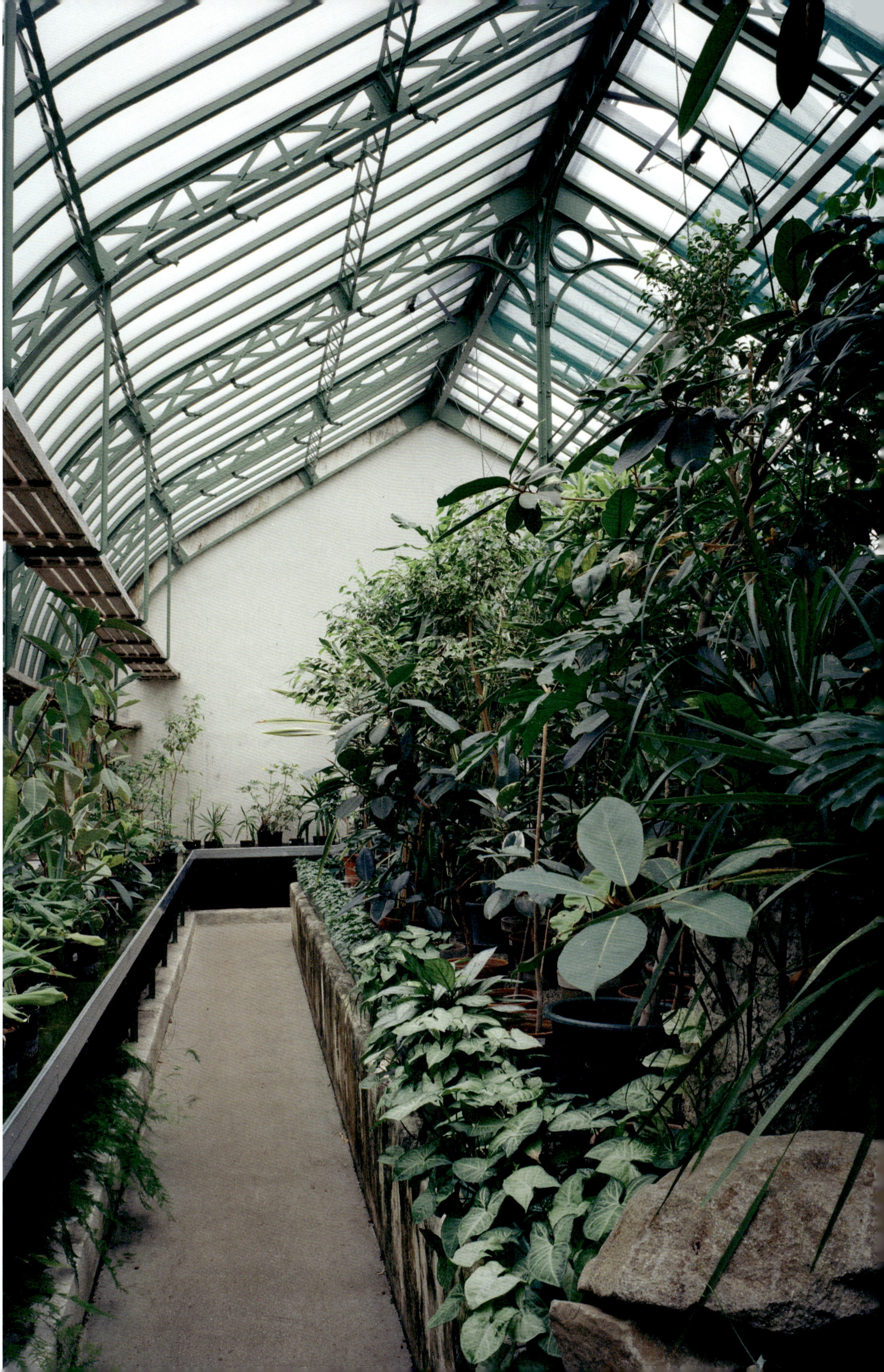

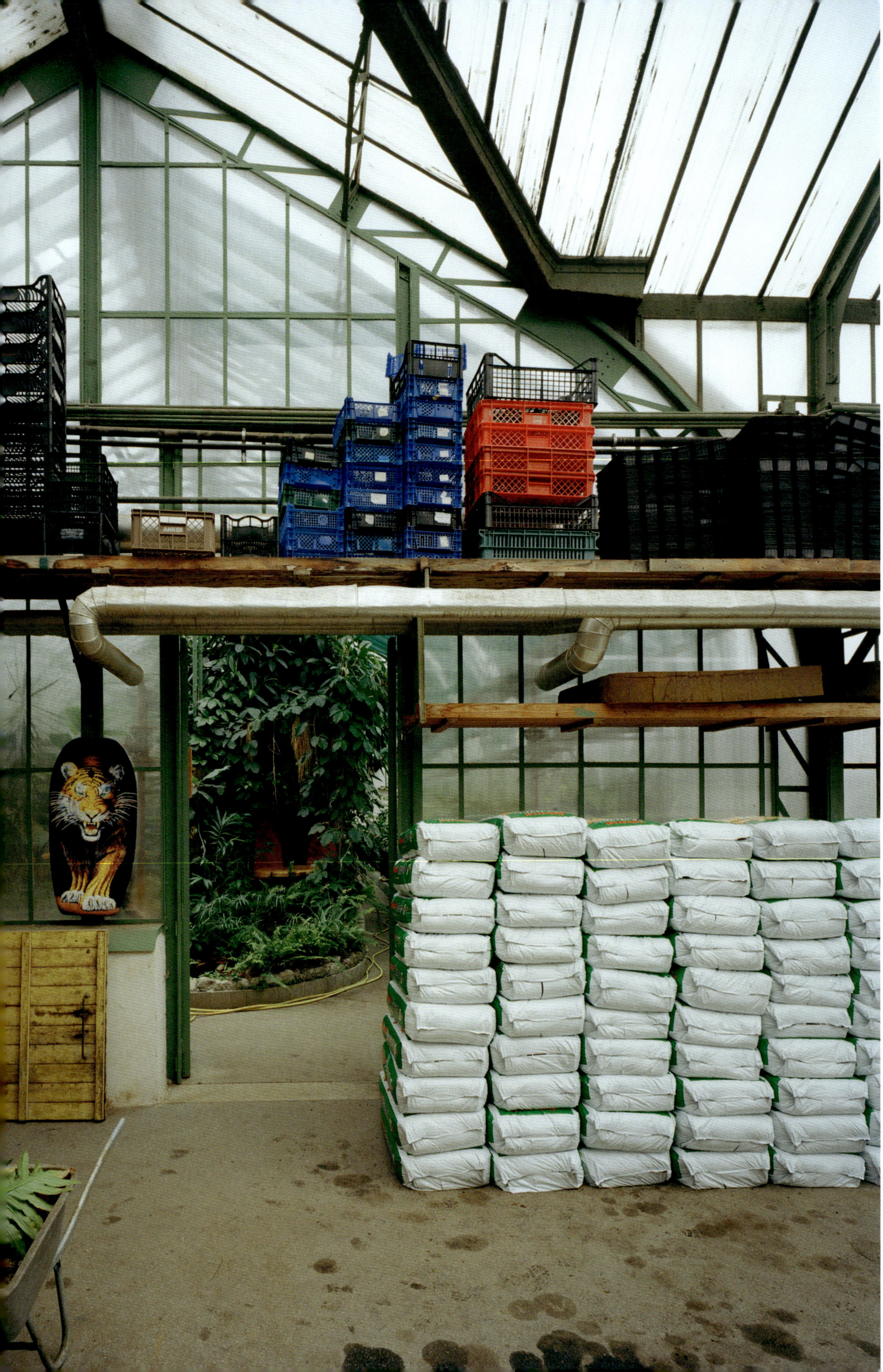

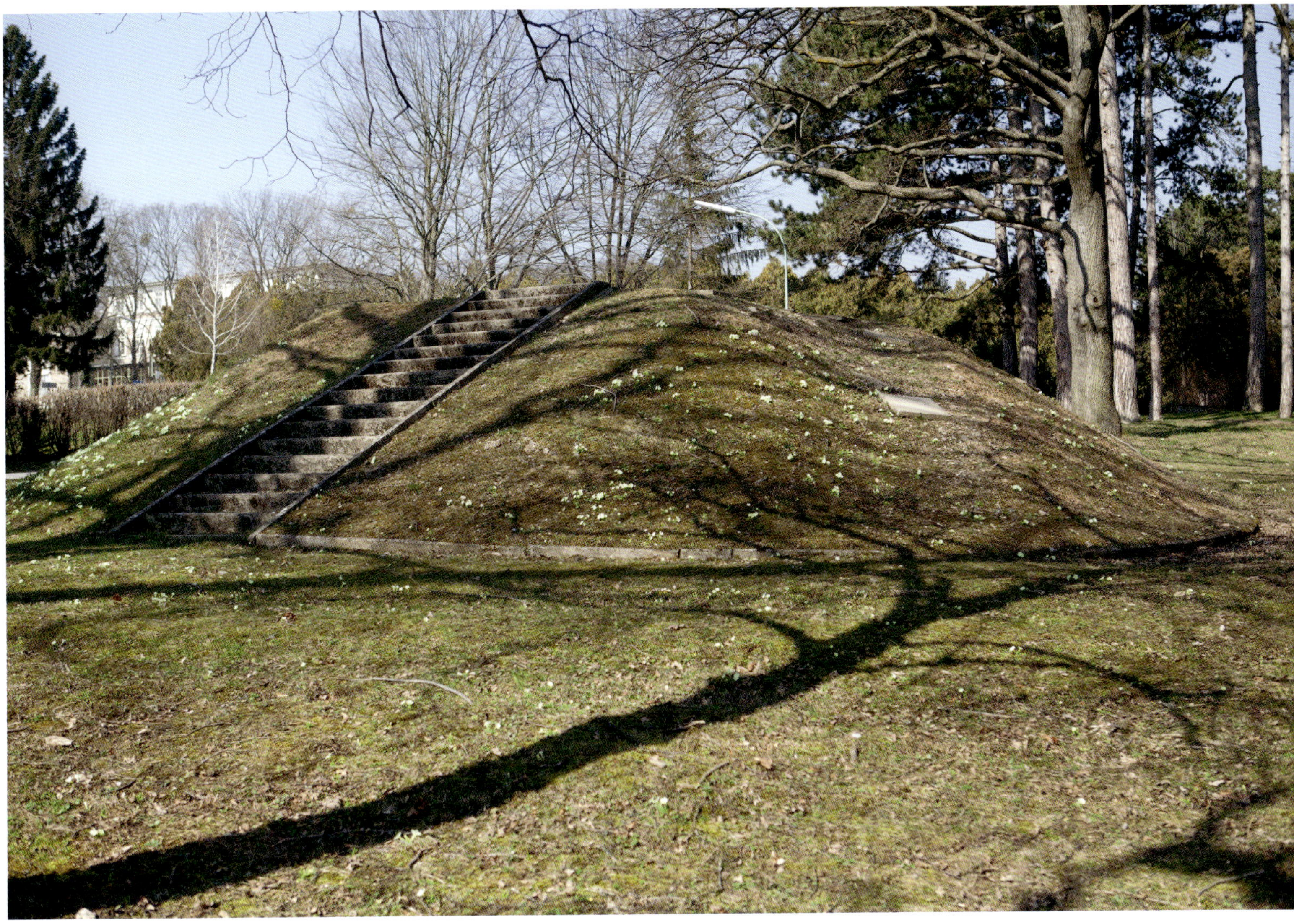

← S. 250 Kesselhaus (Q), Innenansicht, Verbrennungsöfen mit Galerie.
← S. 251 Blick in das Kalt- und Warmhaus (R).
← Blick vom Baumdepot in das Kalt- und Warmhaus (R).

↑ Therapiehügel, südlich der Prosektur (K).

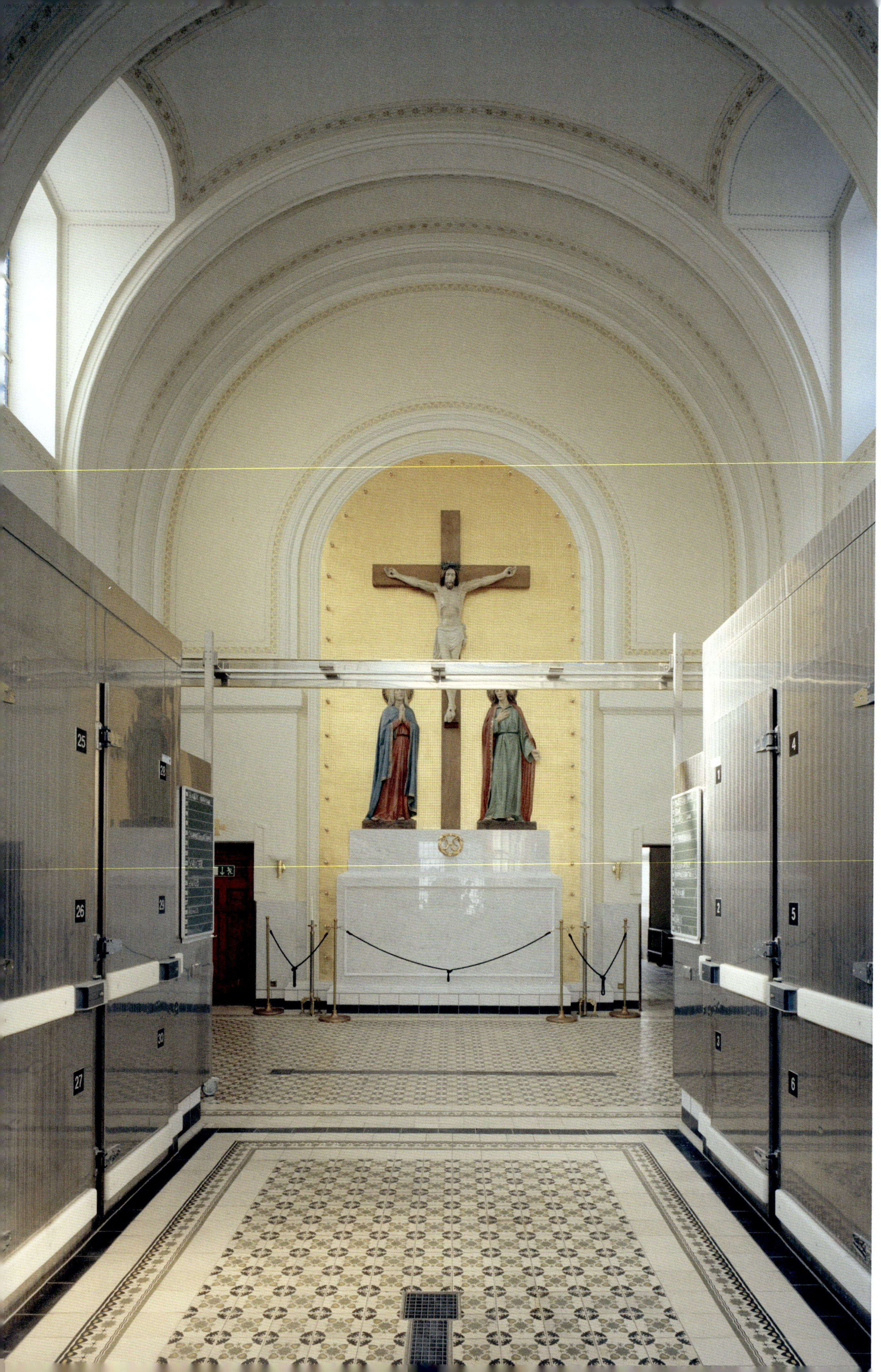

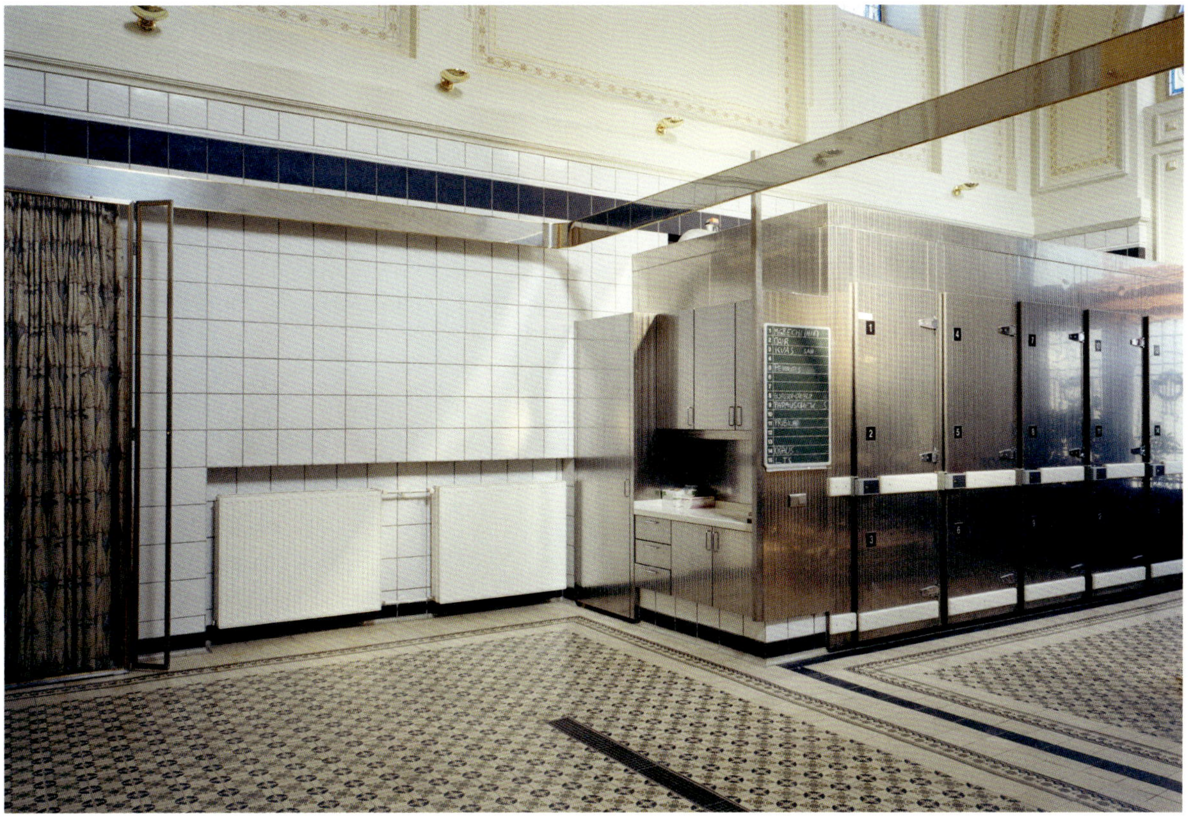

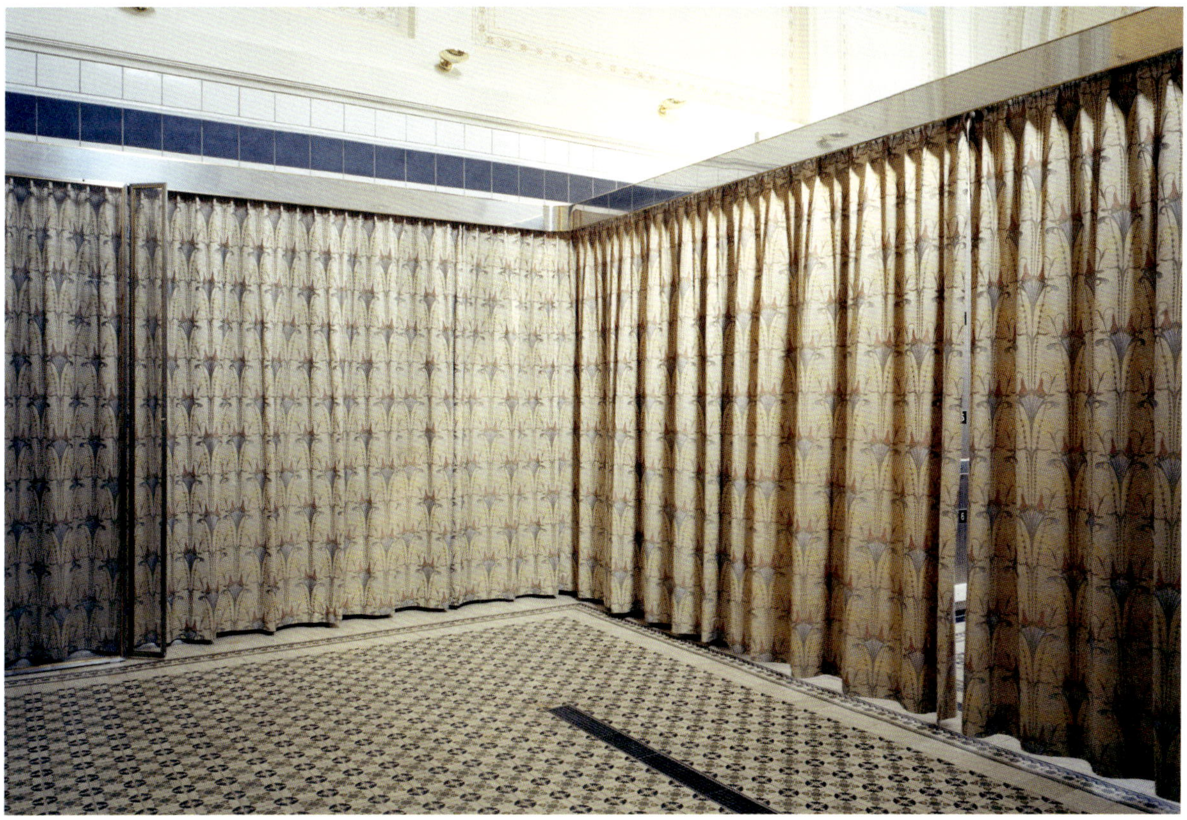

← Prosektur (K), Aufbahrungshalle, Blick auf den Altar.

↑ Prosektur (K), Aufbahrungshalle mit den Kühldepots.
↑ Prosektur (K), Aufbahrungshalle.

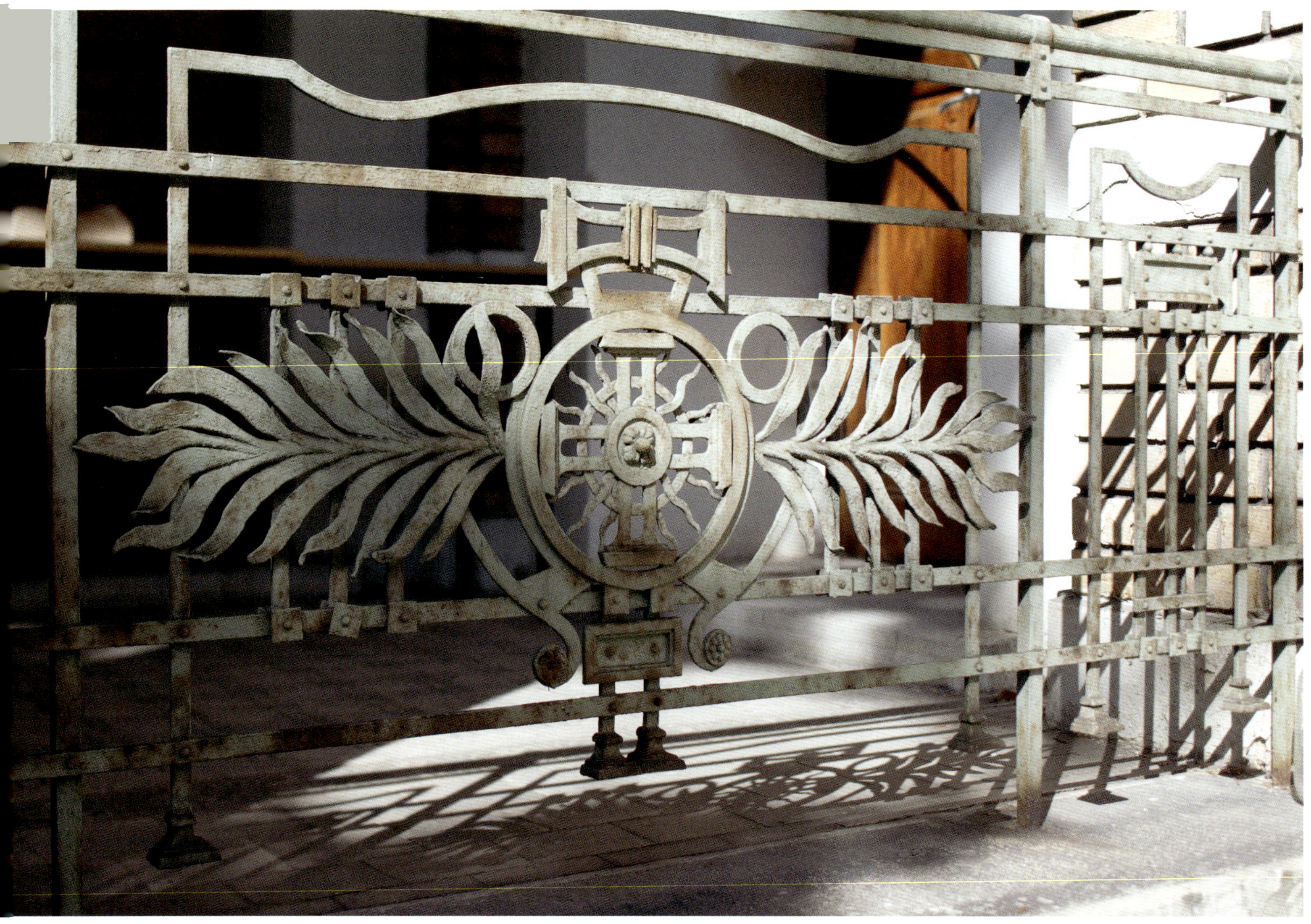

↑ Prosektur (K), Brüstungsgitter, Detail.

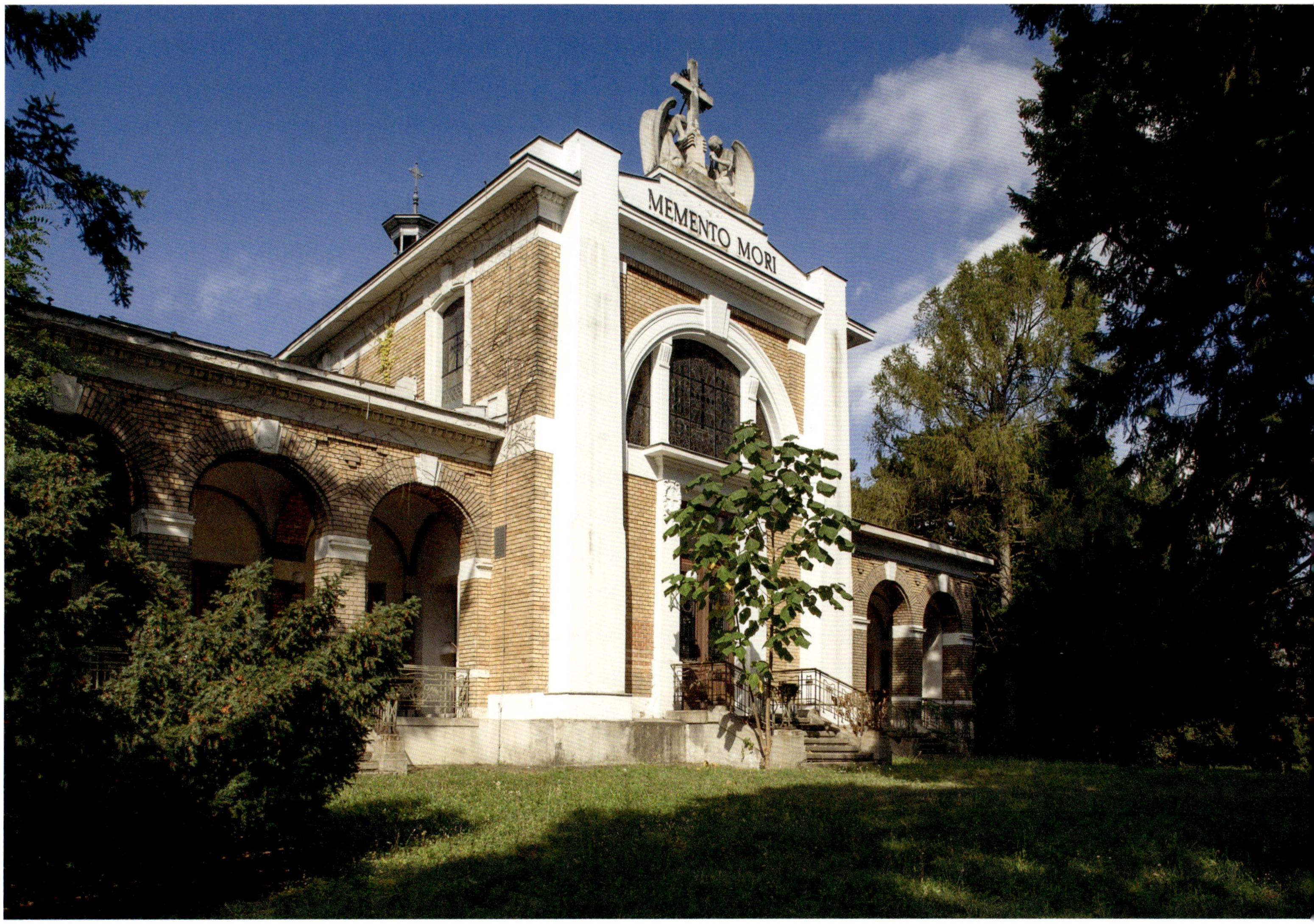


↑ Prosektur (K).

# Katalog

Heil- und Pflegeanstalten
Sanatorium
Wirtschaftsareal

# Heil- und Pflegeanstalten

| | |
|---|---|
| A A1 T | Mauer, Toranlagen und Pförtnerhäuser |
| B B1 | Beamtenwohnhäuser |
| C | Administrationsgebäude |
| D | Gesellschaftshaus (Theater) |
| Dm1 | Denkmal für die Opfer vom Spiegelgrund |
| E | Küche |
| Dm2 | Denkmal für Leopold Steiner |
| F | Kirche |
| b | Hochquellen-Wasserreservoir |
| Fw | Feuerwache |
| 1 2 | Aufnahmepavillons (Pavillontyp A) |
| 7 10 | Pavillons für Ruhige (Pavillontyp B) |
| 3 4 8 9 12 | Pavillons für Halbruhige (Pavillontyp C) |
| 5 6 11 14 | Pavillons für Unruhige (Pavillontyp D) |
| 35 | Ehemalige Militärbaracke |
| 13 16 | Offene Pavillons für Ruhige |
| 15 18 20 21 | Offene Pavillons für Pflegebedürftige und Bettlägerige (Pavillontyp F) |
| 17 24 | Geschlossene Pavillons für Pflegebedürftige und halbruhige Sieche (Pavillontyp G) |
| 19 22 | Pavillon für Tuberkulöse und Infektionskranke (Pavillontyp H) |
| V | Materialgebäude |
| W | Administrationsgebäude |

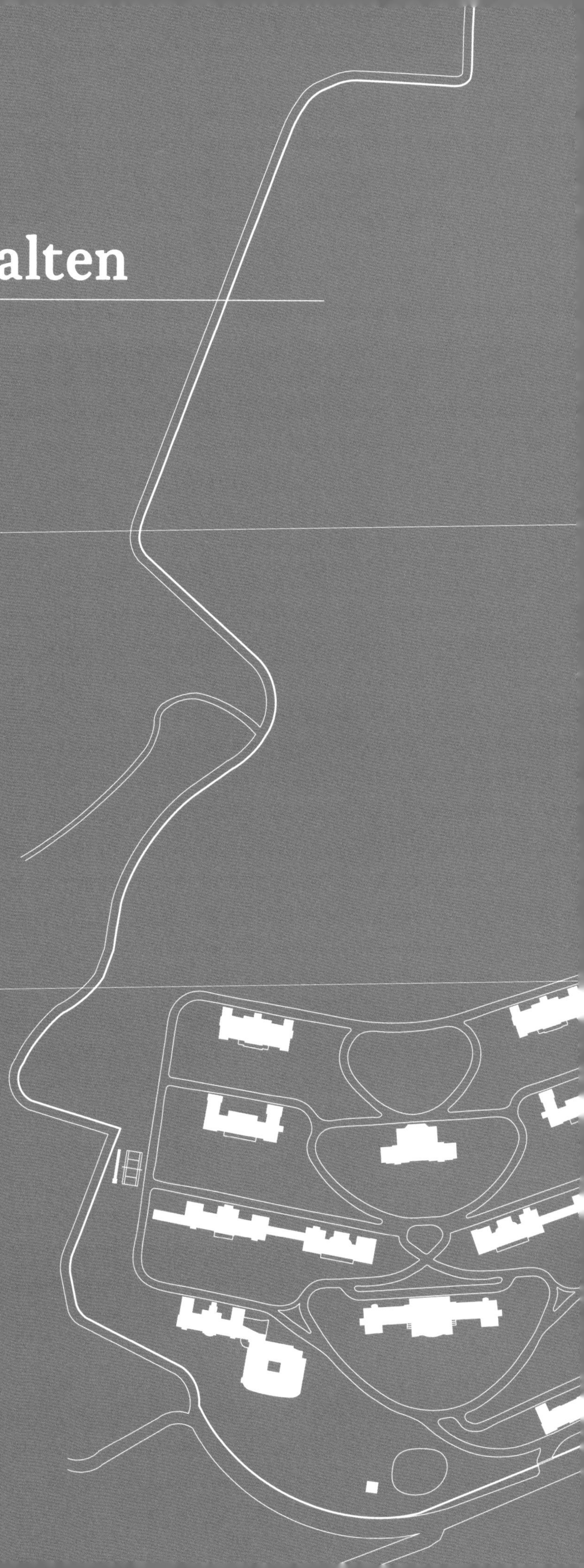

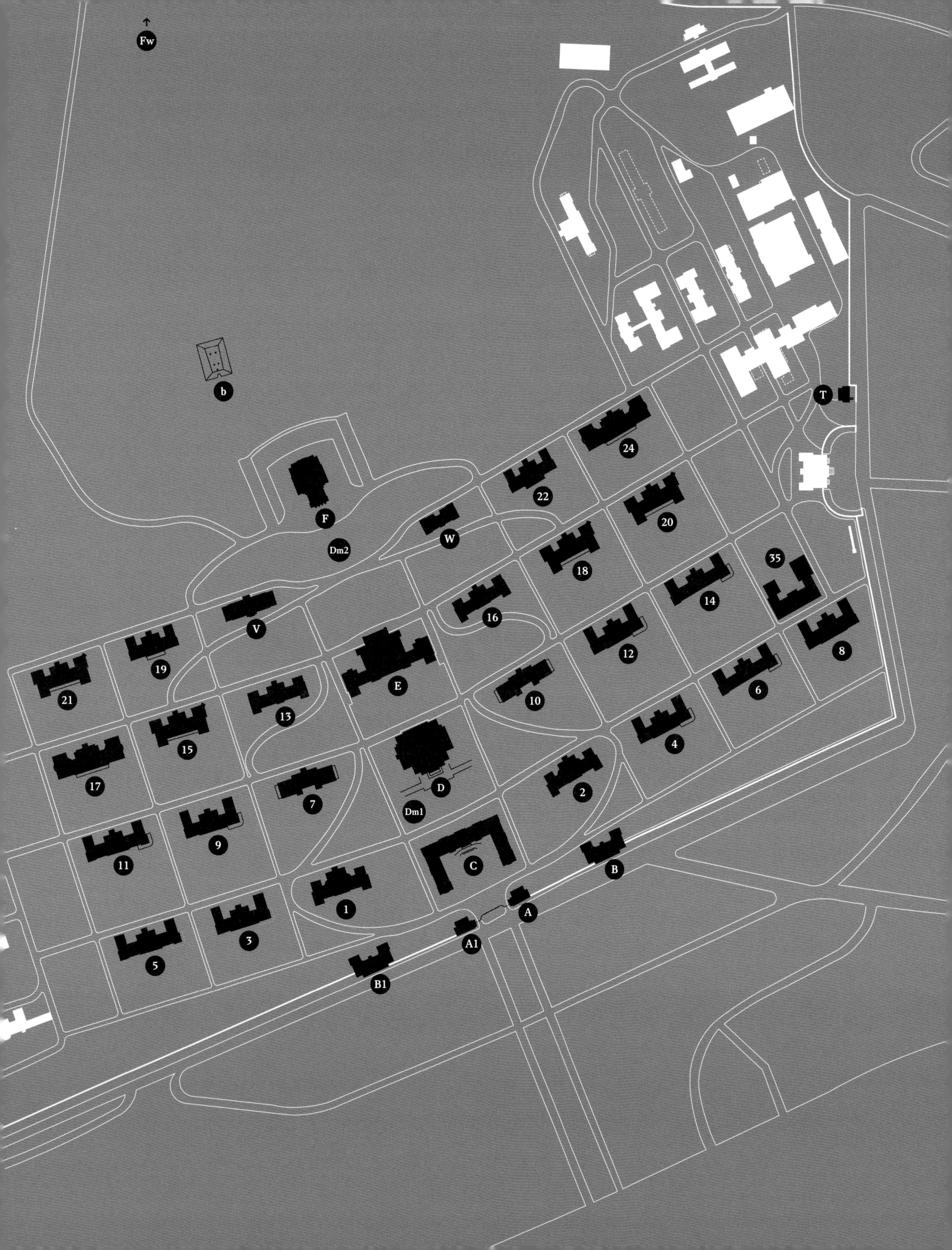

Fw
b
F
Dm2
W
V
T
24
22
20
18
16
14
35
8
12
6
10
4
E
D
Dm1
C
B
A
A1
B1
2
1
3
5
7
9
11
13
15
17
19
21

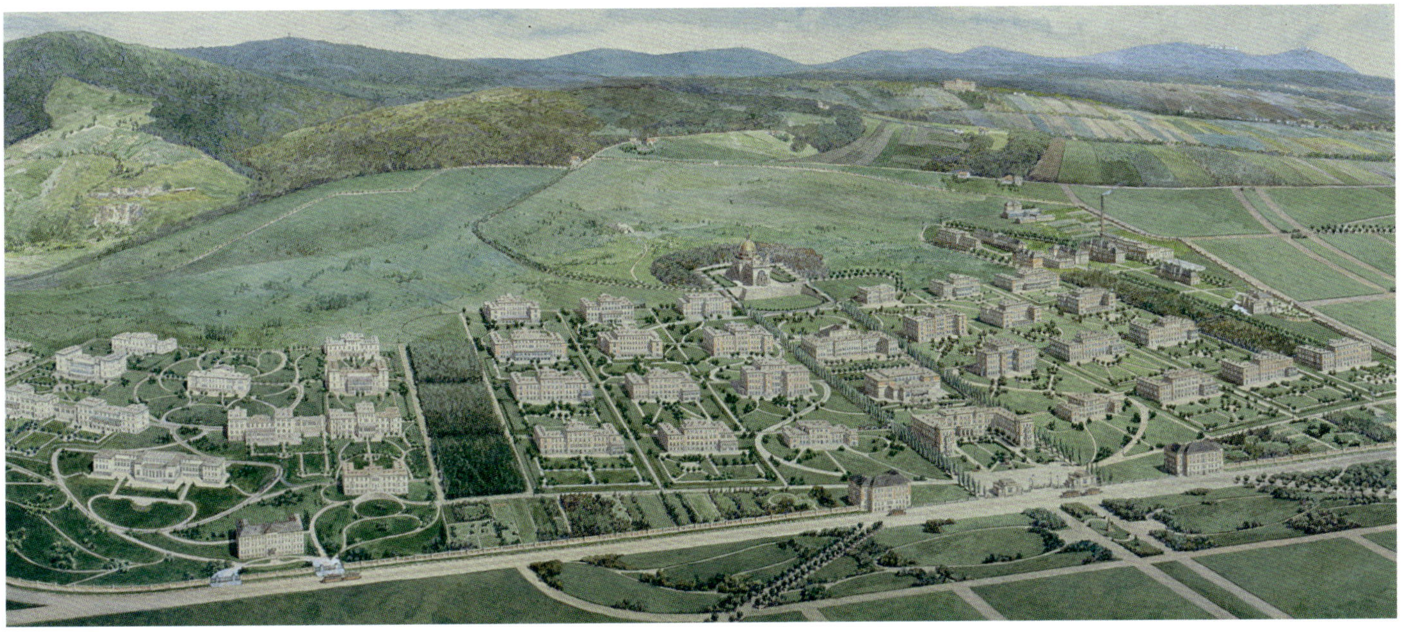

## Heil- und Pflegeanstalten

Die Heil- und Pflegeanstalten waren das medizinische und therapeutische Zentrum der am Südhang des Gallitzinbergs terrassenförmig situierten Anlage. Jeweils getrennt durch einen breiten Grünstreifen wurde die Anstalt im Westen vom Sanatorium und im Osten vom Wirtschaftsareal begrenzt.

Das steil ansteigende Terrain lässt ein streng orthogonales und vertikal strukturiertes Ordnungssystem erkennen, das sich dem Konzept Otto Wagners verdankt, und nicht mehr einem viel näher der Topografie folgenden Vorschlag Carlo von Boogs entspricht. Entlang der Hauptachse reihen sich hinter der Administration (C) das Gesellschaftshaus bzw. das Theater (D), gefolgt von der monumentalen Zentralküche (E) und Otto Wagners Kirche St. Leopold (F). Der Zentralbau erhebt sich somit am höchsten Plateau und ist deutlich aus der Gesamtanlage gerückt. Seine vergoldete, von weitem sichtbare Kuppel überragt bzw. bekrönt die Krankenhausanlage.

Hinter der Kirche bzw. den zuoberst gelegenen Pavillons erstreckt sich ein riesiges, unbebautes Terrain (Steinhofgründe), das der landwirtschaftlichen Nutzung (Obstplantagen, Felder etc.) vorbehalten war und von Kranken für Spaziergänge aufgesucht werden konnte. Inmitten der Wiesen und Wälder und am höchsten Punkt des Hügels liegt das Wasserreservoir (b), zu dem das Hochquellenwasser von einer Anlage in der Nähe des Flötzersteigs hochgepumpt und alsdann zu den einzelnen Gebäuden geleitet wurde. Das gesamte, über eine Million Quadratmeter große Areal ist von einer Umfassungsmauer umgeben. An dessen nördlichstem Punkt, entlang der heutigen Johann-Staud-Straße, wurde eine 1931 in Betrieb genommene Feuerwache errichtet.

Die Krankenanstalt betritt man über ein reich geschmücktes, von Pfeilern gegliedertes und von zwei Pförtnerhäusern (A, A1) eingefasstes, schmiedeeisernes Eingangsportal, das zum U-förmig angelegten Verwaltungszentrum der Anlage, der Administration, führt. Diesem zugeordnet waren die beiden Beamtenwohnhäuser (B, B1), die neben den Portierbauten in die Umfassungsmauer integriert wurden und diese deutlich überragen. Links und rechts neben der Administration lagen die niedrigen Aufnahmepavillons (1, 2), in denen die Erstuntersuchung und Beobachtung erfolgten, ehe die Kranken einem Pavillon zugewiesen wurden.

Analog zu anderen Anstalten der Zeit erfolgte in der Heil- und der Pflegeanstalt eine Trennung der Pavillons nach geschlechts- und krankheitsspezifischen Kriterien, die eine differenzierte Verortung im Areal bedingten. Die links von der Hauptachse gelegenen Pavillons waren den weiblichen und die rechts situierten den männlichen Patienten vorbehalten.

Das therapeutisch-medizinische Konzept bestimmte die Anlage und Situierung der zwei- bis dreigeschoßigen Bauten. Während die beiden südlichen, also der Eingangszone am nächsten gelegenen Pavillonreihen der Heilanstalt gewidmet waren – hier wurden heilbare Personen untergebracht –, lagen die zwei Reihen der Pflegeanstalt in der rückwärtigen, also in der vom Eingang entlegensten Zone der Anlage. Die hier betreuten Kranken, deren Heilung und Entlassung nicht zu erhoffen war, bedurften einer ständigen Pflege. In der rückwärtigen Reihe, also gleichsam zu Füßen der Kirche, fanden ein Materialgebäude (V) und die Administration der Pflegeanstalt (W) ihren Platz, gefolgt von je einem Pavillon für Tuberkulose-Kranke (19, 22). Aufgrund der hohen Ansteckungsgefahr mussten diese gesondert situiert werden. Die Waldrandlage und „Höhenluft“ sollte zudem den Heilungsprozess der Erkrankten begünstigen.

Dem Schweregrad der psychischen Krankheit folgend differenzierte man räumlich innerhalb der Heil-und Pflegeanstalt zusätzlich durch ein vertikales Ordnungsprinzip. Parallel zur repräsentativen Hauptachse lagen

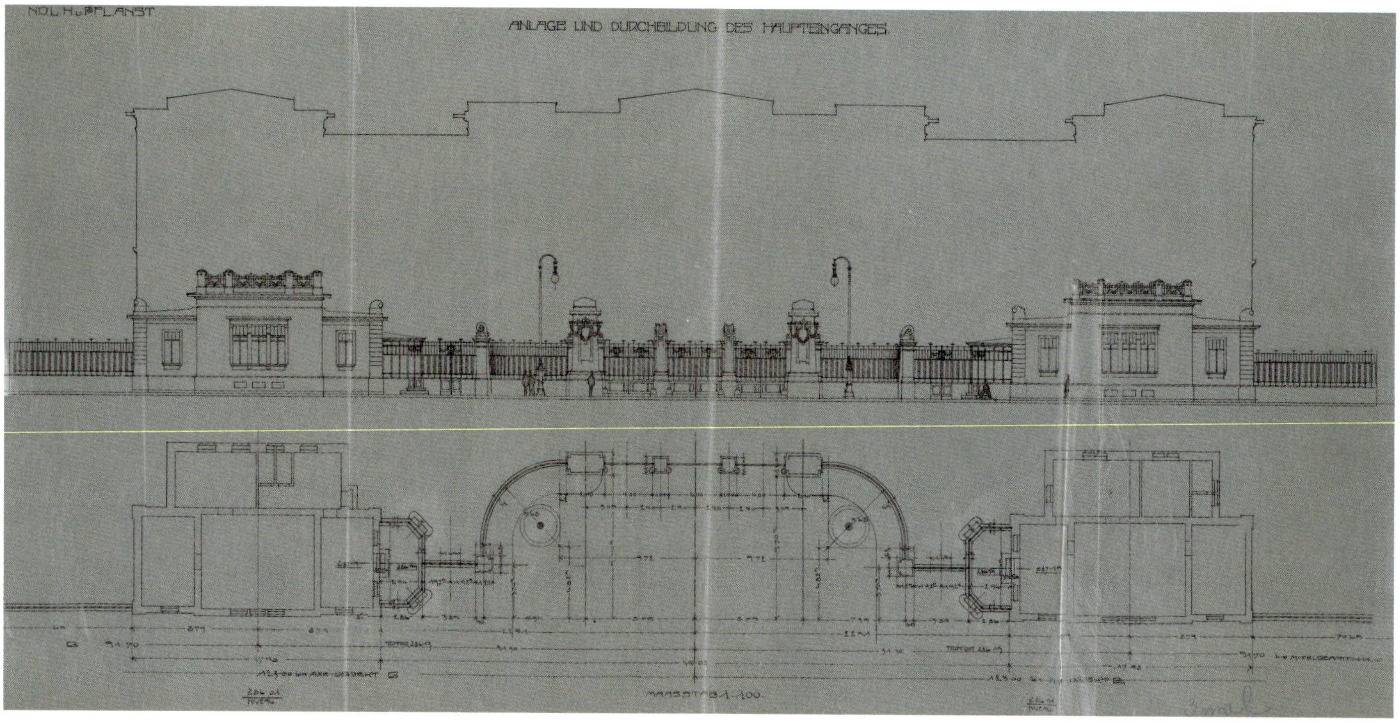


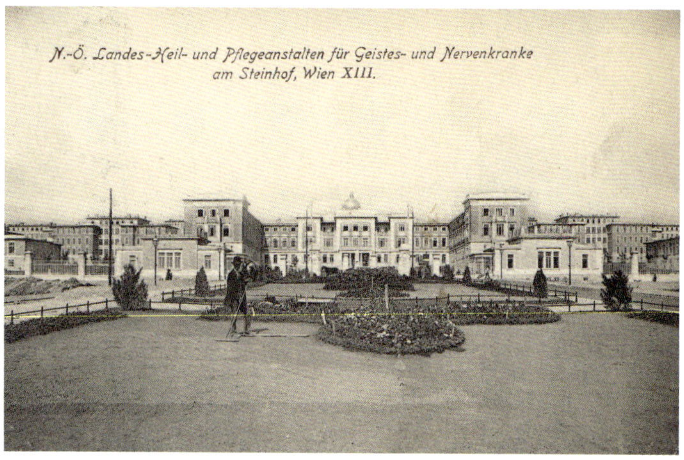


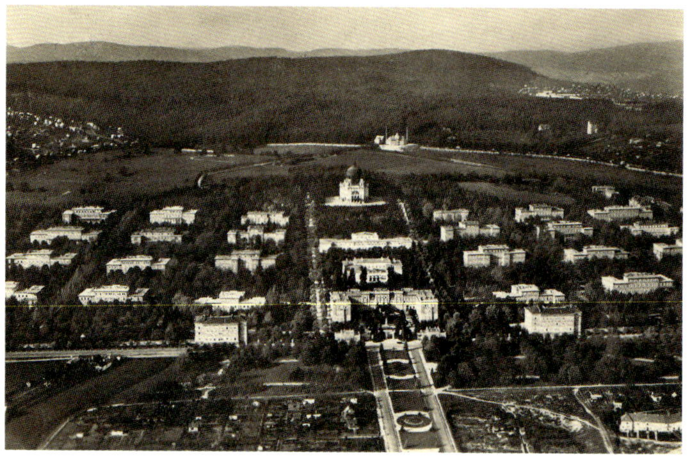

← Erwin Pendls Vogelschau von 1907 vermittelt einen guten Eindruck von der Größe der Anstalt.

↑ Die von den Pförtnerhäusern flankierte und von Pylonen und Pfeilern unterteilte Haupttoranlage.

↖ Gartenanlage und monumentale Auffahrt vor dem Haupteingang in einem historischen Foto aus der Errichtungszeit.

↗ Die Luftaufnahme aus den 1930er-Jahren zeigt die streng axiale Einbettung der einzelnen Gebäude in die üppige Parklandschaft. Im Hintergrund erkennt man die Feuerwache Steinhof.

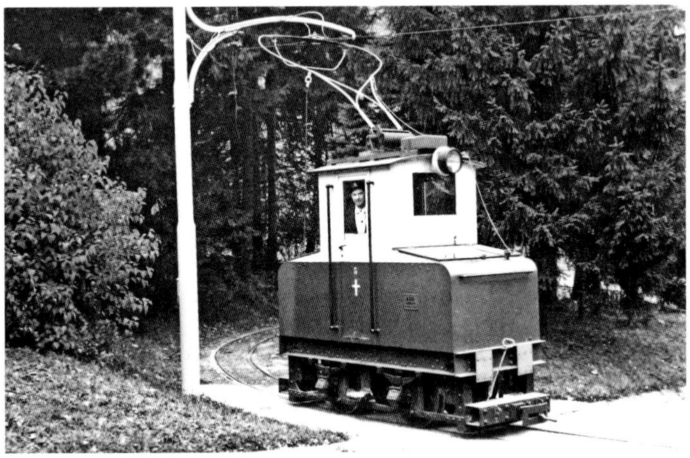

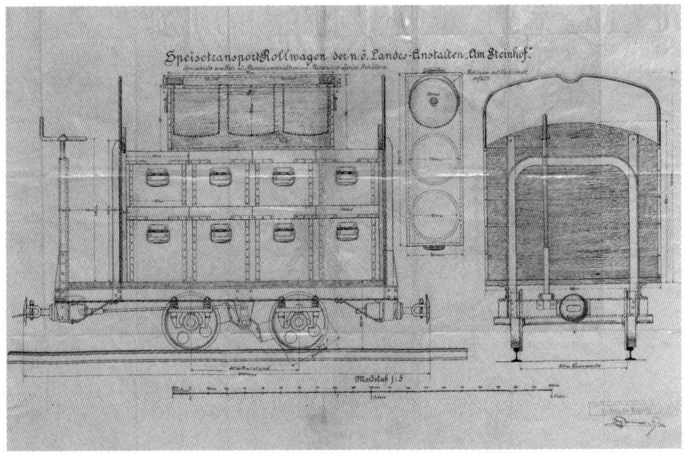

die inmitten einer Gartenanlage freistehenden Bauten der sogenannten ruhigen Kranken. Die Mittelreihe war für die Pavillons der halbruhigen Kranken, deren Gärten von Hecken und Gitterzäunen eingefasst wurden, vorgesehen. Die äußersten Pavillonreihen zuseiten der Grünstreifen nahmen jeweils die Unruhigen auf. Ihre Gärten fassten Betonmauern ein, wodurch die freie Bewegung dieser Kranken im Areal unterbunden wurde.

Am unteren Ende des östlichen Grünstreifens, der die Hauptanstalt zur Prosektur bzw. zu den Wirtschaftsbauten abgrenzt, positionierte man entgegen der stringenten rasterartigen Verteilung der Pavillons einen einzelnen, dreigeschoßigen Pavillon (8) für ruhige Patienten. Seine solitäre Stellung erklärt sich zum einen daraus, das Areal an dieser äußersten Randlage zur Straße hin abzuschotten, und zum anderen bildet er eine wichtige Gelenkfunktion. An dieser Stelle erfolgt die 90° Drehung und räumliche Orientierung der Anstalt zum östlichen Wirtschaftsareal. Die begrünte Freifläche, die als räumliche Zäsur gedacht und einst nicht für eine mögliche Erweiterung vorgesehen war, verbaute man aufgrund der drastischen Überbelegung im Zuge des Ersten Weltkriegs mit vier Baracken, um psychisch erkrankte Offiziere zu behandeln. Die räumliche Struktur dieser gemauerten Baracken folgte der der bestehenden Pavillons. Eine dieser 1915 errichteten Militärbaracken (35) hat sich innerhalb der späteren Zu- und Umbauten erhalten, die Abtragung der drei nördlichen erfolgte vermutlich nach 1942. Die schmalen, längsdreieckigen Wiesenflächen entlang der Umfassungsmauer parzellierte man zu Schrebergärten für die Bediensteten.

Da alle Krankensäle nach Süden, also der Sonne entgegen ausgerichtet sind, erfolgt die Erschließung der Pavillons jeweils von Norden. Das strenge Rastersystem der Wegeführung durchbrechen die seitlich der Hauptachse sowie um die Kirche herum schlangenförmig angeordneten Wege. Den steilen Terrainanstieg zur Kirche hin bewältigen zwei schmale Treppenanlagen. Beschotterte Wege zuseiten der Hauptachse und asphaltierte Straßen, eingefasst von Rinnsteinen und Bogenlampen mit Gasbeleuchtung durchziehen das Areal.

Zum Transport von Essen und Material, insbesondere von Wäsche und Kohle, wurde durch das gesamte Areal eine 9,5 km lange Gleisanlage für eine elektrische Bahn geführt. Die am 4.3.1908 eröffnete Bahn war bis 1964 in Betrieb und wurde über ein im Keller des Theaters untergebrachtes Gleichstromaggregat angetrieben. Die Hauptremise befand sich an der Rückseite der Zentralküche (E), eine Nebenstation bei der Sanatoriumsküche (J) und eine weitere in der Wäscherei (P). Für die interne Kommunikation in dieser großen Anstalt sorgte eine Telefonanlage mit 235 Apparaten, wodurch alle Pavillons und Wohnungen über Sprechverbindung verfügten.

1940 wurde in einigen Pavillons (1, 3, 7, 9, 11, 13, 15, 17) die „Wiener städtische Jugendfürsorgeanstalt Am Spiegelgrund" eingerichtet. Ab 1942 bildeten die Pavillons 15 und 17 eine eigene Anstalt, die sogenannte „Wiener städtische Nervenklinik für Kinder Am Spiegelgrund". Der Pavillon 15 war von 1941 bis 1945 der „Schauplatz der Kindereuthanasie-Morde". (SPF)

↖ Die bis 1964 in Betrieb stehende Anstaltsbahn von 1908 ermöglichte den Transport von Material und Speisen.

↗ In diesen mit wärmeisolierenden Behältern versehenen Speisetransportwägen wurden die Speisen aus den beiden Küchengebäuden in die Krankenpavillons befördert.

A A1 T

## Mauer
## Toranlagen
## Pförtnerhäuser

Das eingefriedete Gebiet der Nö. Landes-Heil- und Pflegeanstalten für Geistes- und Nervenkranke Am Steinhof umfasst 1.035.000 m$^2$ und ist, außer im Bereich des Haupteingangs sowie der Prosektur, wo schmiedeeiserne Gitter das Areal begrenzen, mit einer circa 2,5 m hohen, massiven Mauer umgeben. Die Errichtung dieser Mauer zählte zu den frühesten Baumaßnahmen. So wurden die ab Mai 1903 im Steinbruch gewonnen Bruchsteine sogleich für den Bau der Mauer im Norden verwendet.

Die Ummauerung hatte mehrere Funktionen: So sollte sie das Areal von der noch wenig urbanisierten Umgebung abgrenzen, den Kranken das „Entweichen" erschweren und die allzu Neugierigen oder Interessierten, die in den Anfangsjahren zu hunderten die Anstalt stürmten, auf Distanz halten. Die Mauer umschloss nicht nur die Krankenanstalten, sondern auch das noch viel größere unverbaute Areal im Norden (Steinhofgründe), das für die landwirtschaftliche Produktion und als Erholungsgebiet für die Patientinnen und Patienten genutzt wurde. So betrachtet hatte das umgrenzte Areal nahezu städtische Dimensionen. Aufgrund der vorhandenen differenzierten Verbauung und der weitgehend autarken Versorgung wurde es von außen tatsächlich als Mikrokosmos wahrgenommen. Es war eine kleine Villenstadt im Grünen, die Stadt außerhalb.

Die Einfriedung läßt sich grob in drei verschiedene Bereiche einteilen, die je nach Repräsentations- und Öffentlichkeitscharakter baulich unterschiedlich ausgeführt sind. So wurde die Mauer vor dem Haupteingang zwischen den Pförtner- (A und A1) und den Beamtenwohnhäusern sowie der Prosektur bis zum Waaghaus (T) durch reich verzierte Schmiedeeisengitter auf einem Steinsockel zwischen 3,1 m hohen Betonpfeilern aufgelockert. Nord-, süd- und ostseitig ist sie als Ziegelmauerwerk auf einem Steinsockel mit einer Höhe von 2,7 bis 3,0 m zwischen Betonpfeilern auf einer Länge von 2,43 km ausgeführt. Hierbei wurde der circa 70 cm hohe Bruchsteinsockel zum Außenbereich hin mit abgeschrägten Kunststeinplatten verkleidet und die durch Vorlagen und Ziernasen gegliederten Ziegelmauerfelder mit betonierten Abdeckplatten versehen. Im Westen hingegen besteht die Konstruktion auf einer Länge von 1,6 km aus Stampfbeton. Die Gliederung der Außenseite der Stampfbetonmauer wiederholt jene der Ziegelmauer, während die Innenseite deutlich einfacher ausgeführt ist.

Die Gesamtlänge der Umfassungsmauer beträgt beachtliche 4,36 km und wird unregelmäßig durch kleinere, erst später in die Mauer eingefügte Toröffnungen durchbrochen. Eine größere Toranlage wurde bei der 1931 in Betrieb genommenen Feuerwache eingefügt. Südseitig, auf Höhe der Sanatoriumsstraße sowie entlang der Reizenpfenniggasse wurde der Mauer auf Verlangen der Baubehörde ein 5 m breiter Vorgarten vorgelagert, der von einem niedrigen Einfriedungsgitter auf flachen Steinsockeln begrenzt wird.

### Haupttor

Das Haupttor liegt am südlichen Ende der Mittelachse der Heil- und Pflegeanstalt und besteht zwischen dem Pförtnerhaus und der ehemaligen Wachstube aus einer Abfolge mehrerer Toröffnungen in der ansehnlichen Gesamtbreite von über 31 m. Das Haupttor ist als symmetrische Anlage ausgeführt. Der zentrale Haupteingang springt gegenüber der Straßenflucht in einem flachen Halbkreisbogen um 6 m zurück.

Zwischen zwei monumentalen, pylonenartigen Betonpfeilern, die mit Kränzen, Bändern und dem niederösterreichischen Landeswappen dekoriert sind, ist eine dreiteilige, durch wuchtige 3,1 m hohe Pfeiler gegliederte Portalanlage mit schmeideeisernen Gittertoren, die das Kranzmotiv aufnehmen, eingefügt. Die Lorbeerkränze mit den seitlich herabhängenden, vegetabilen Bändern und die den Kranz durchziehenden, bewegten Schleifen variieren die von den Stadtbahnstationen Otto Wagners bekannte schmiedeeiserne Ornamentik. Ähnlich reich verzierte Gittertore begrenzen die Anstalt in Mauer-Öhling.

Die außenliegenden Pfeilerecken sind in Richtung der Durchgänge von eiförmigen, genuteten Radabweisern geschützt. Die geschwungenen seitlichen Gitter münden erneut in einen Pfeiler, der auf mittiger Höhe des Portierhauses ein zweiflügeliges Fahrtor und ein einfaches Gehtor begrenzt. Die drei mittleren Tore werden im normalen Krankenhausbetrieb nicht verwendet. Stattdessen wurde die Umgitterung vor dem Beamtenwohnhaus (B) zur Rettungseinfahrt durchbrochen.

### Eingänge zum Sanatorium

Das Sanatorium wurde mit zwei identen, symmetrisch vor dem Administrationsgebäude liegenden Einfahrtstoren geplant. Jedes dieser beiden Tore umfasst ein mittiges, zweiflügeliges Fahrtor und zwei außen liegende Gehtore. Die östliche Toranlage ist in ihrem ursprünglich Zustand erhalten. Die westlichere Toranlage hat in den Fünfziger-Jahren durch den Zubau eines Pförtnerhauses eine Umgestaltung erfahren.

### Prosektur

Die Prosektur musste mit einer eigenen Umfriedung von der Hauptanstalt abgeschottet werden. Hier sollte ein von den Kranken unbemerkter Zugang geschaffen werden, um die ungestörte Ankunft der Leichenwägen und der Trauergäste zu gewährleisten. Die Randlage der Prosektur ermöglichte die Zufahrt über die Reizenpfenninggasse, weshalb hier eine eigene Toranlage in die Ummauerung eingefügt wurde. Zwischen Betonpfeilern sind die über einen Steinsockel montierten Gitter mit den Kranzmotiven eingefügt. Diese Gliederung setzte sich bis vor das Waaghaus fort und wird durch zwei weitere Fahrtore, darunter das Wirtschaftsstor, durchbrochen. Ein doppelflügeliges Tor zwischen zwei deutlich höheren, nun 4,69 m hohen Pfeilern markiert den Haupteingang der Prosektur und führt über einige Treppen axial auf den zentralen Kapellenraum zu. Die Zu- und Abfahrt der Kutschen erfolgte durch analog gestaltete Tore am äußersten Rand des halbkreisförmigen Vorgartens. Der Fahrweg führte entlang der geschwungen Ziegelmauer zum Haupteingang und auf der gegenüberliegenden Seite wieder aus dem Areal hinaus.

### Pförtnerhaus (A1)

Das unterkellerte Pförtnerhaus am Haupteingang liegt westlich des Haupttores und ist seit seiner Errichtung 1907 durchgehend mit derselben Nutzung belegt. Das einstöckige, gänzlich verputzte Gebäude gruppiert seine Nebenräume um einen erhöhten Mittelbaukörper, der als Wohnraum genutzt wird. Sein gewalmtes Flachdach ist mit einer niedrigen

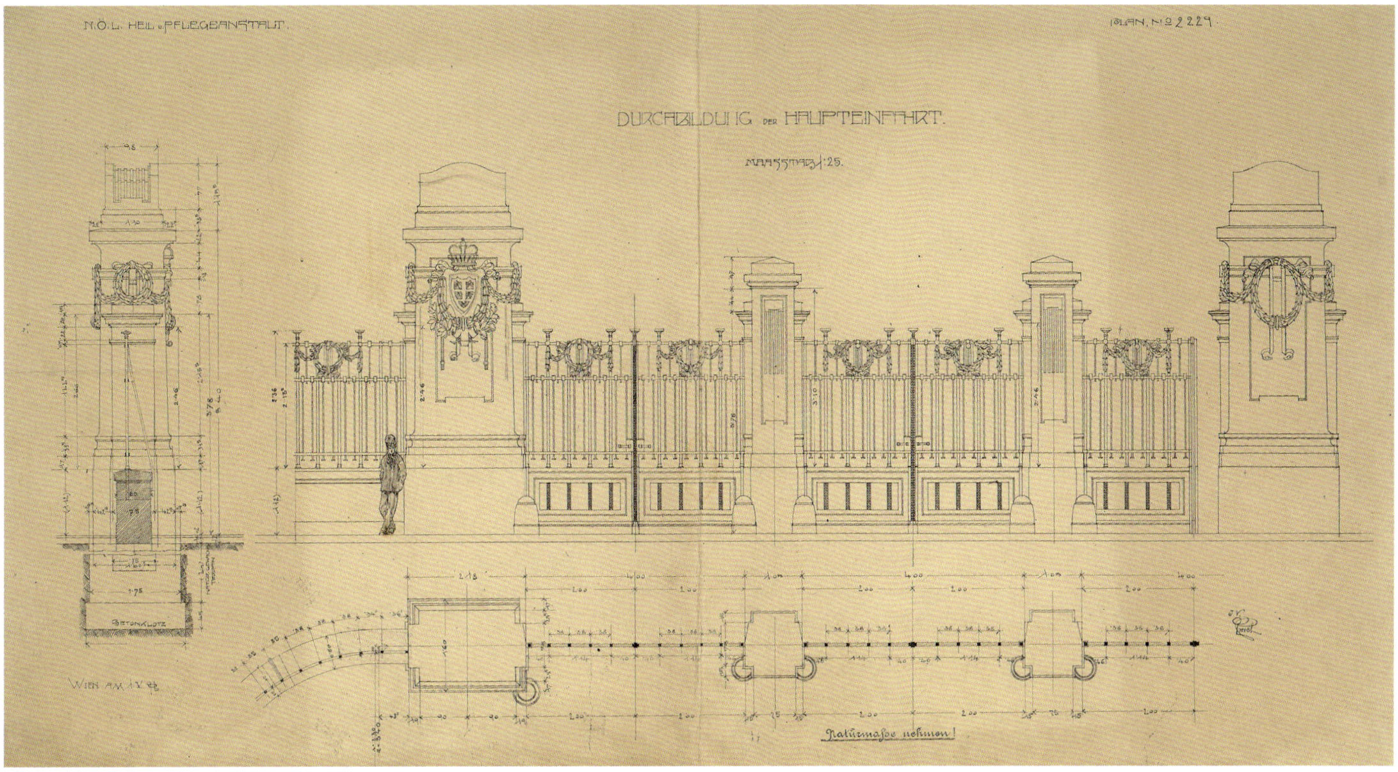


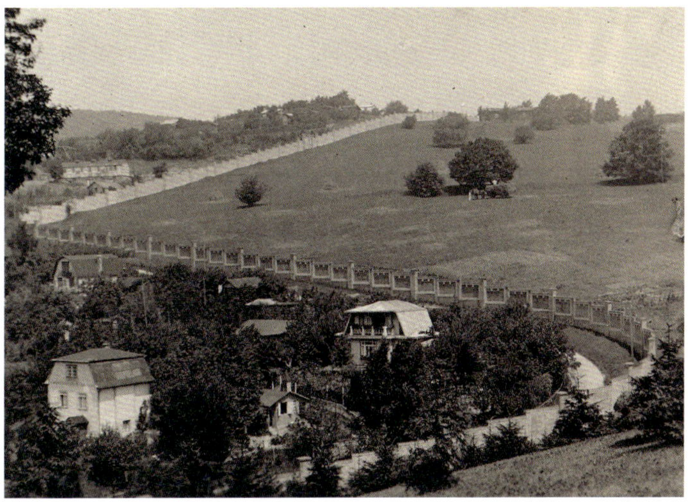

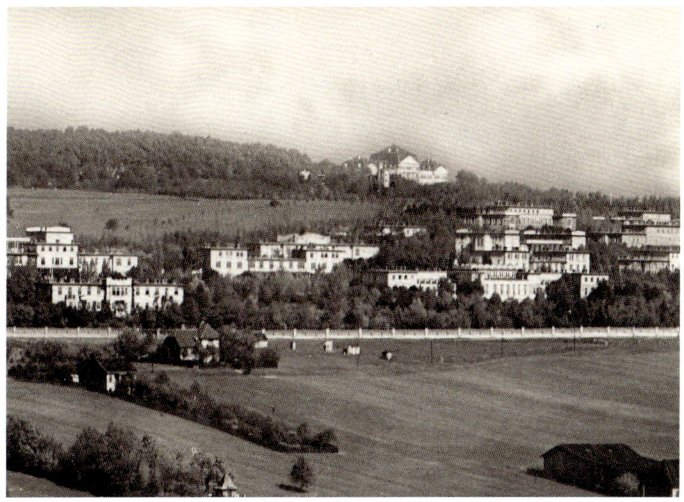

↑ A, A1, T Die von Adolf Prosch gezeichnete Haupttoranlage ist zwischen den mit Kranzmotiven dekorierten Vergitterungen durch mächtige Betonpylone mit Wappenmotiven gegliedert.

↖ A, A1, T Ansicht des westlichen Abschnitts der Mauer, die in diesem Bereich in der Länge von 1,6 km als Stampfbetonmauer ausgeführt wurde.

↗ A, A1, T Diese aus den 1920er-Jahren stammende Aufnahme zeigt das noch weitgehend unverbaute Areal im Süden, weshalb die enorme Ausdehnung der circa 4,3 km langen Einfriedung, gegliedert durch Betonpfeiler und Vorlagen, gut erkennbar ist.

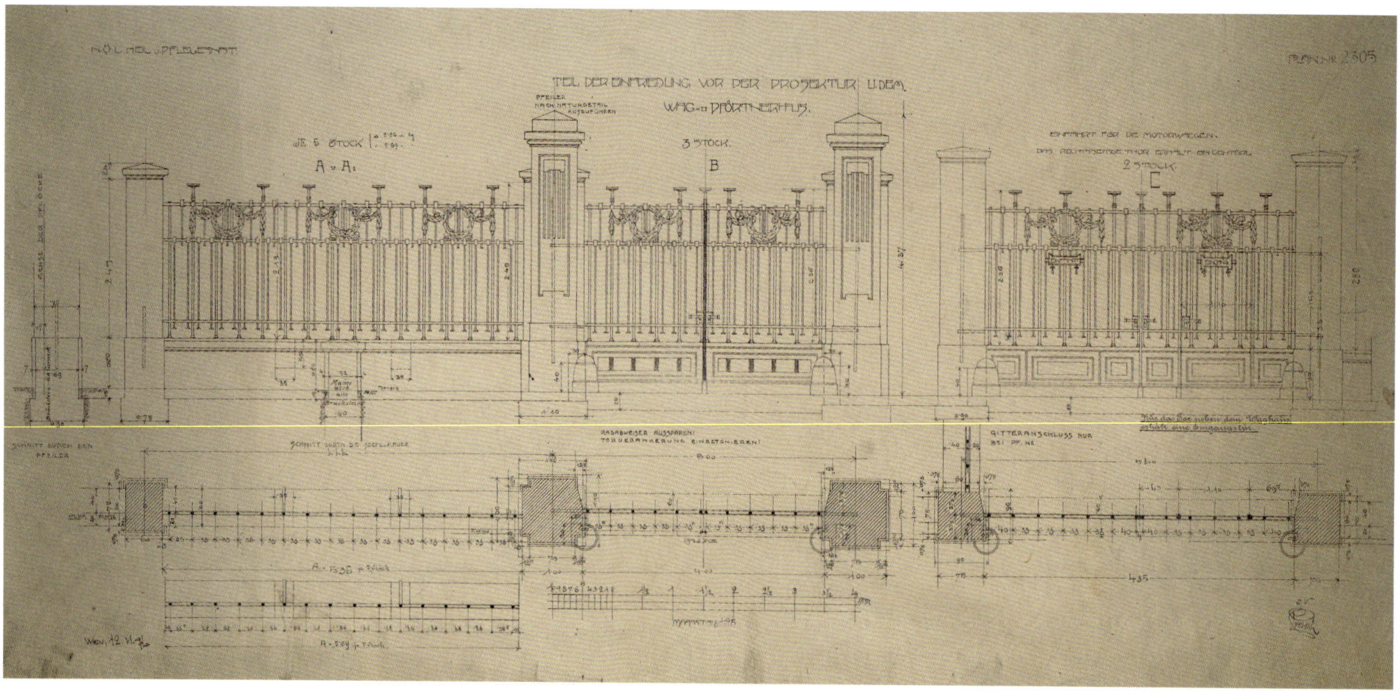



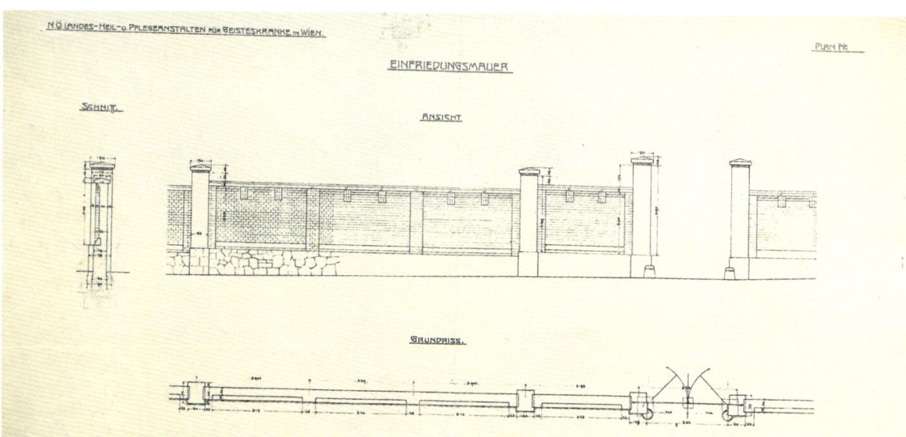



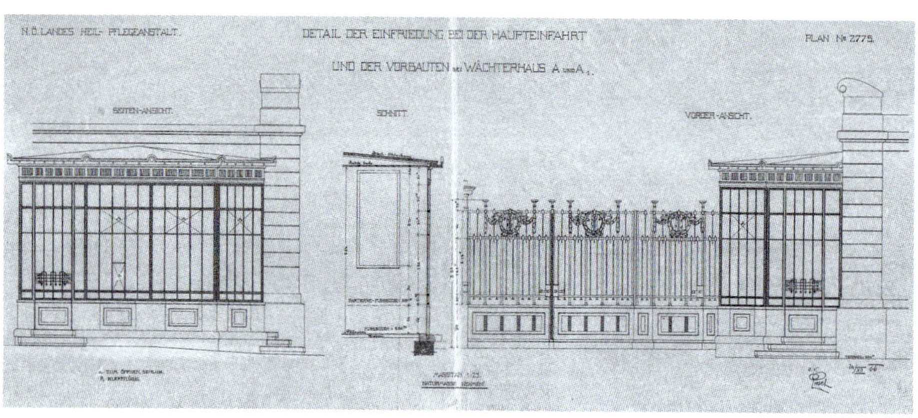



↑ A, A1, T Eigene Einfriedungen und Toranlagen schotten die Prosektur von der Hauptanstalt ab. Die Zufahrt von Leichenwägen und die Ankunft von Trauergästen sollten den Alltag im Krankenhaus nicht stören (Adolf Prosch).

↖ A, A1, T Detailzeichnung der Einfriedung (Anton Liepolt): Über einem circa 70 cm hohen Bruchsteinsockel, der nach außen mit abgeschrägten Kunststeinplatten verkleidet ist, wurde die in Ziegelbauweise ausgeführte, mit betonierten Abdeckplatten versehene Mauer zwischen den Betonpfeilern mit Vorlagen und Ziernasen gegliedert.

← A, A1, T Das nahezu unverändert erhaltene Pförtnerhaus mit der gegenüberliegenden Wachstube ermöglichte den kontrollierten Zugang zur Anstalt (Adolf Prosch).

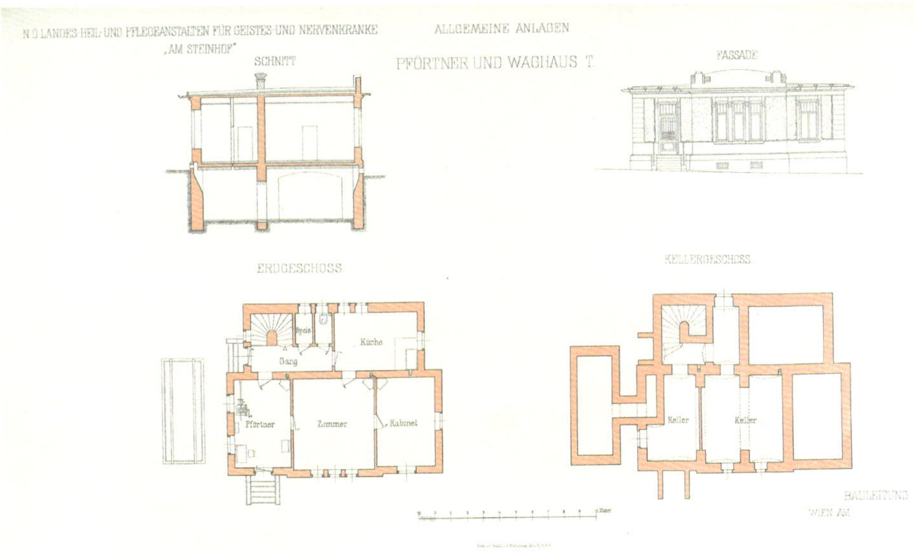


← A, A1, T Das Waaghaus markiert den Eingang zum Ostareal. Vor dem Haus war ehemals eine Brückenwaage eingelassen.

Attika mit Brüstungsgittern, die stilisierte Lorbeerkranzmotive tragen, dekorativ abgeschlossen. Zum Haupttor hin wurde schon während der Bauzeit ein Vorbau aus Eisen und Glas angefügt, um den Zugang bei Nacht zu ermöglichen und wettergeschützt zu kontrollieren. Baulich hat sich an dem Objekt im Laufe der Zeit wenig verändert, nur die im Norden gelegene Küche wurde in den Wohnungsverband eingegliedert und der gesamte Nordteil zur öffentlichen Toilette umfunktioniert.

### Wachstube (A)

Die Wachstube für die k. k. Sicherheitswache wurde analog zum Pförtnerhaus erbaut. Ihre Raumaufteilung entsprach der ihr zugewiesenen Funktion. Die Nutzung als Wachstube blieb dem Gebäude nicht immer erhalten. Anfang der Fünfziger-Jahre wurde eine Postfiliale eingerichtet, die das bis dato öffentliche, von der Straße aus begehbare Postamt im Beamtenwohnhaus (B) ersetzte. Dort wurde stattdessen die Polizei stationiert. Der Betrieb der Postfiliale wurde gegen Ende des Jahres 2012 eingestellt, eine Nachnutzung ist aufgrund laufender Sanierungsarbeiten noch nicht fixiert.

### Waaghaus (T)

Das Waaghaus, das zugleich als Pförtnerwohnhaus diente, ist im Ostareal unmittelbar neben der Prosektur situiert und markierte den zweiten offiziellen Eingang in die Anstalt. Er war jedoch nur für die Erschließung des sogenannten „Ökonomiehofes" gedacht.

Im Gegensatz zu den Pförtnergebäuden des Haupteinganges ist es daher weniger reich ornamentiert. Es fehlen der erhöhte Mittelteil sowie die Ziergeländer auf dem Flachdach. Wie die anderen Portierhäuser ist es zur Gänze verputzt ausgeführt. Vor der Pförtnerloge befand sich eine Brückenwaage, die derart ausgeführt war, dass sie gegebenenfalls auch mit den Frachtwägen der elektrischen Straßenbahn hätte befahren werden können. Ursprünglich war projektiert, Kohlen mit einer elektrischen Straßenbahn zu den Depotplätzen nahe der Wäscherei zu transportieren. Leider ist heute davon nichts mehr erhalten.

Derzeit wird das Waaghaus für eine vorgesehene Nutzung als Arztpraxis adaptiert, weshalb der Eingang nun über eine Rampe barrierefrei erschlossen ist. Für die Zufahrt zur Tiefgarage des orthopädischen Rehabilitationszentrums wurde 2013 eine weitere Öffnung in die Bestandsmauer eingefügt. (CL/SPF)

B B1

## Beamtenwohnhäuser

In den psychiatrischen Anstalten der Kronländer war es Usus, den behandelnden Ärzten, höheren Beamten, Pflegern sowie sonstigen Bediensteten Dienstwohnungen im Krankenhausareal zur Verfügung zu stellen. Am Steinhof, wo es außer den 385 Zimmern des Pflegepersonals auch noch 133 Wohnungen unterschiedlicher Größe und Ausstattung gab, stand dem Direktor eine Großwohnung in der Beletage des Administrationsgebäudes zu.

Die Beamtenwohnhäuser sind die am südlichsten gelegenen Bauten der gesamten Anlage und neben dem Pförtner- bzw. Wachhaus situiert. Ihr siebenachsiger, von einachsigen Rücklagen eingefasster Mittelrisalit durchbricht die Umfassungsmauer, sodass dadurch der straßenseitige Vorgarten überbaut wurde. Die Beamtenwohnhäuser liegen jedoch exakt in der Achse der Pavillons der Ruhigen, wodurch sie, trotz ihrer externen Lage, klar als zur Gesamtanlage gehörige Gebäude ausgewiesen sind. Die massiven dreigeschoßigen, von der Straßenseite monumental aufragenden Bauten besitzen einen U-förmigen Grundriss, dessen Ecken hofseitig abgeschrägt sind. Der Zugang war von beiden Seiten möglich; die interne Erschließung erfolgte über eine bogenförmige Innentreppe. Über dem hohen rau

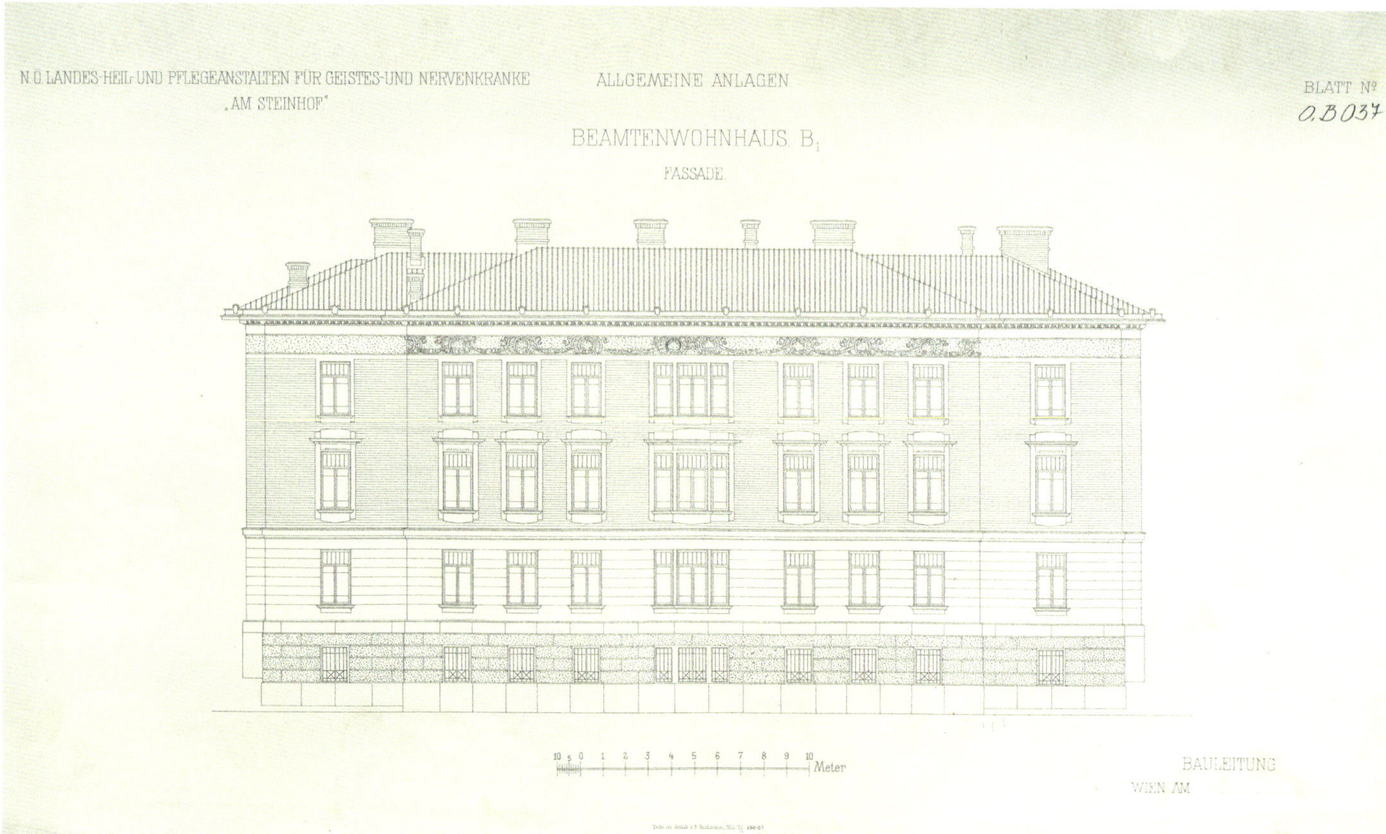


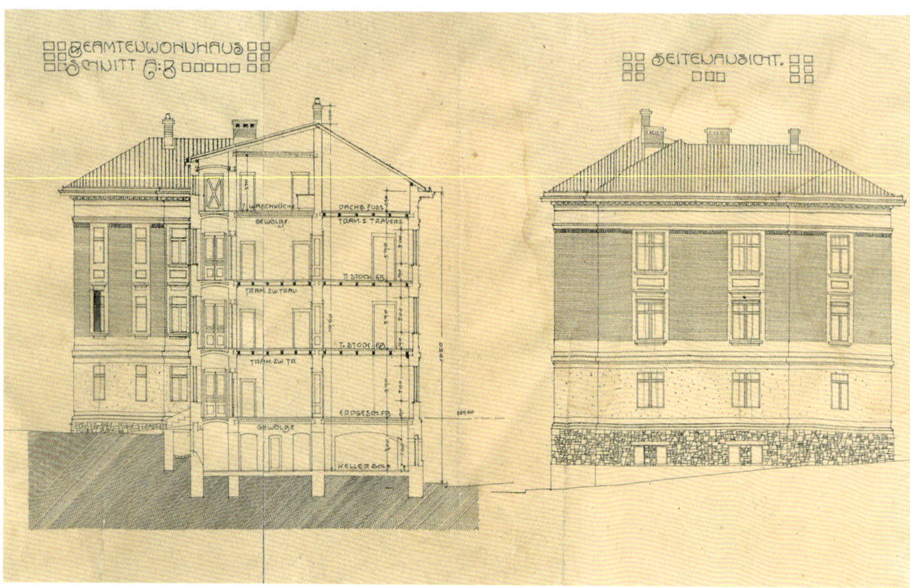


↑ B, B1 Die beiden Beamtenwohnhäuser durchbrachen die Umfassungsmauer im Süden. In ihnen befanden sich Verwaltungs- und Besprechungsräume, Arztpraxen und Wohnräume für die Ärzteschaft.

↖ B, B1 Anders als die meisten Pavillons besaßen die Beamtenwohnhäuser kein flaches Dach, sondern ein hohes Walmdach, um hier eine Waschküche unterzubringen.

verputzen Sockel erhebt sich ein gebändertes, weiß gefärbeltes Obergeschoß gefolgt von zwei ziegelsichtigen Geschoßen. Das Abschlussgesims des Mittelrisalits wird straßenseitig mit einem Girlandenfries geschmückt. Auf der Rückseite wurde die Dachzone über einem zusätzlichen Dachgeschoß mittels Brüstungsgitter hervorgehoben. Da das Beamtenwohnhaus (B) aufgrund des Terrains ein höheres Sockelgeschoß aufwies, war hier ein Postamt untergebracht; hofseitig wurde 1907 sogar eine kleine „Automobilgarage" aufgestellt.

In den Beamtenwohnhäusern wickelte man die ärztlich-administrativen Tätigkeiten der Männer- bzw. der Frauenabteilung der Heilanstalt ab, die der Pflegeanstalt hingegen im Pavillon W. Die dafür nötigen Amtsräume der Primarärzte lagen im Erdgeschoß und bestanden aus einem Arztzimmer, einem großen Konferenzraum, einer Bibliothek, einem Archiv und einem Laboratorium. Daneben gab es in diesem Geschoß noch Wohnungen und weitere Nebenräume. Unterschiedlich große Wohneinheiten befanden sich dann im ersten und zweiten Stock. Am Dachboden, der über dem Mittelrisalit als Walmdach ausgebildet ist, waren eine Waschküche und ein Bügelraum untergebracht. (SPF)

C

## Administrationsgebäude

Das Administrationsgebäude ist der erste Repräsentationsbau der zentralen Mittelachse. Hierbei handelt es sich um das Verwaltungszentrum der Heil- und Pflegeanstalt und den Wohnort des Direktors sowie der Ärzteschaft. Die von Boog als kompaktes H-förmiges Gebäude geplante Administration wurde im Situationsplan Otto Wagners von 1903 durch einen lang gestreckten U-förmigen Trakt ersetzt.

Die ehrenhofartige Grundrissform, die sich typologisch vom barocken Schlossbau herleitet, und der dekorative Reichtum der Fassaden und Innenräume verleihen diesem Monumentalbau seinen repräsentativen Charakter. Er bildet gleichsam den Auftakt zur wirkungsvollen Inszenierung der Kirche St. Leopold. Zudem ist es das einzige Gebäude der gesamten Anstalt, das eine Säulenordnung

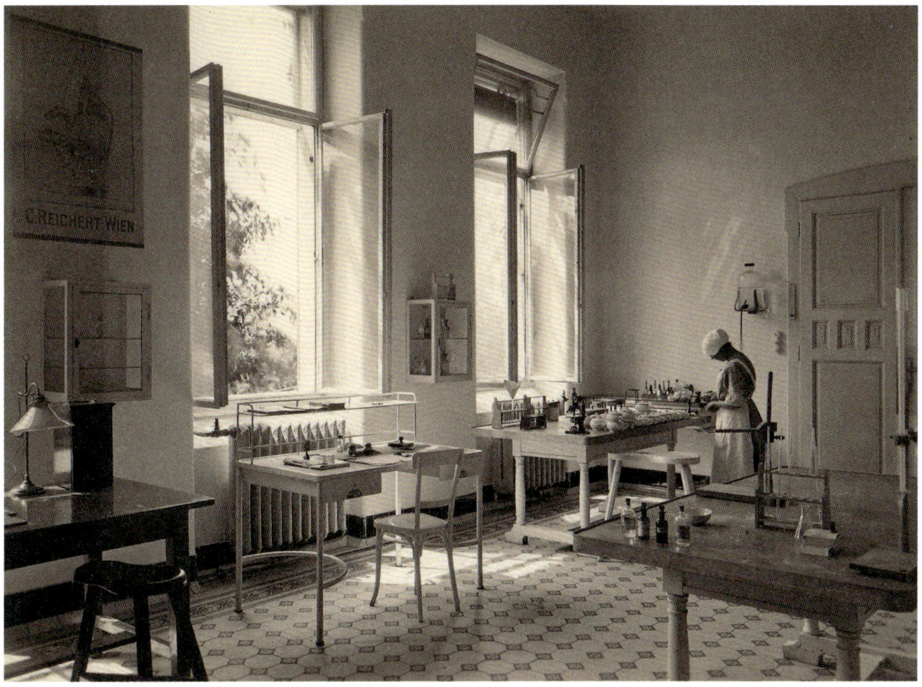


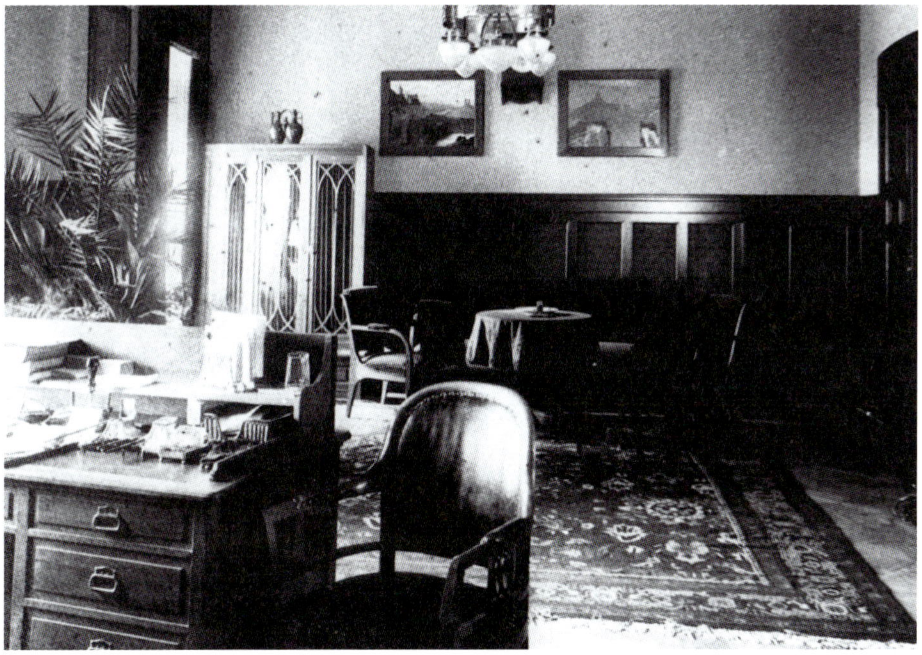

↑ C Neben den diversen Verwaltungsräumen befanden sich im Administrationsgebäude eine Bibliothek, ein Archiv, die Telefonzentrale und eine Apotheke.

↑ C Historisches Foto der Direktion im Erdgeschoß.

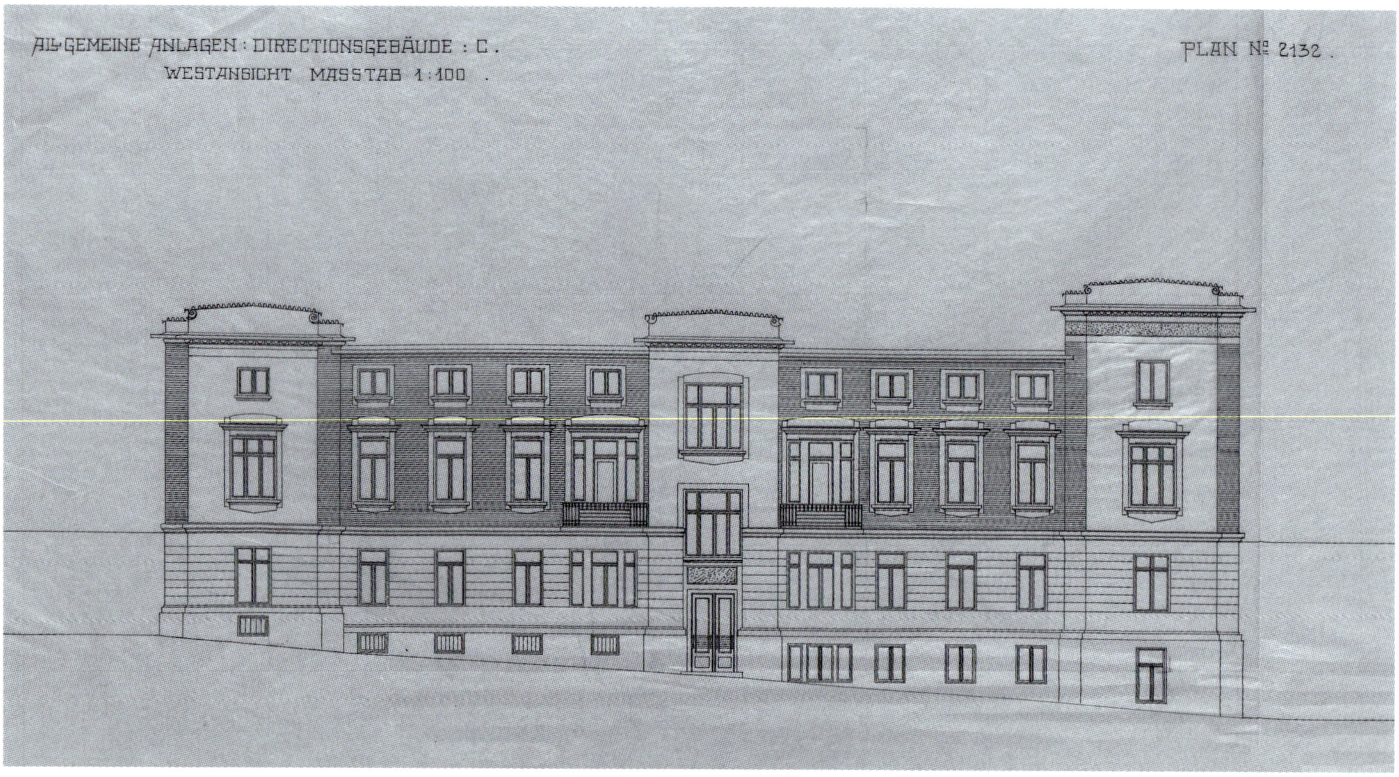
ALLGEMEINE ANLAGEN : DIRECTIONSGEBÄUDE : C.
WESTANSICHT MASSTAB 1:100.
PLAN № 2132.

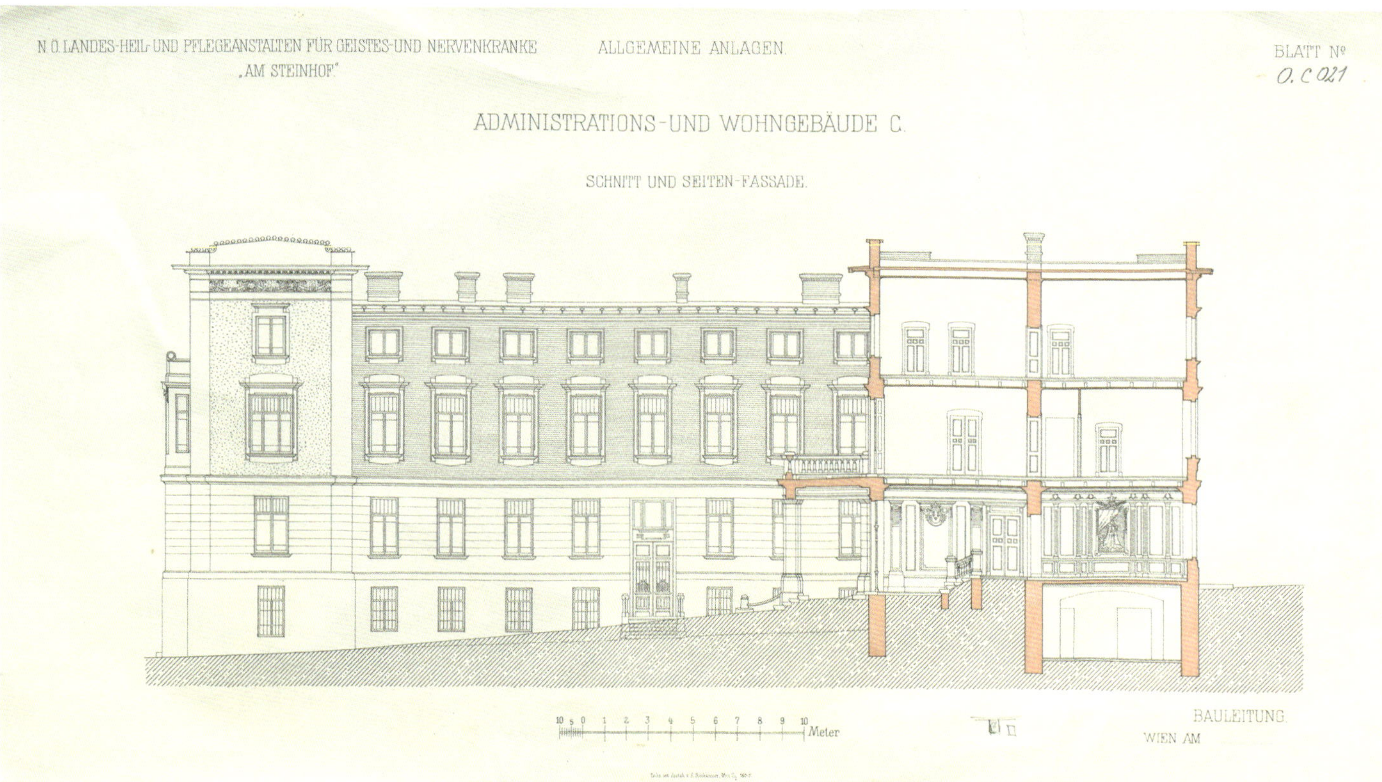
N.Ö. LANDES-HEIL- UND PFLEGEANSTALTEN FÜR GEISTES- UND NERVENKRANKE „AM STEINHOF"
ALLGEMEINE ANLAGEN
BLATT №
O.C 021
ADMINISTRATIONS- UND WOHNGEBÄUDE C.
SCHNITT UND SEITEN-FASSADE.
Meter
BAULEITUNG.
WIEN AM

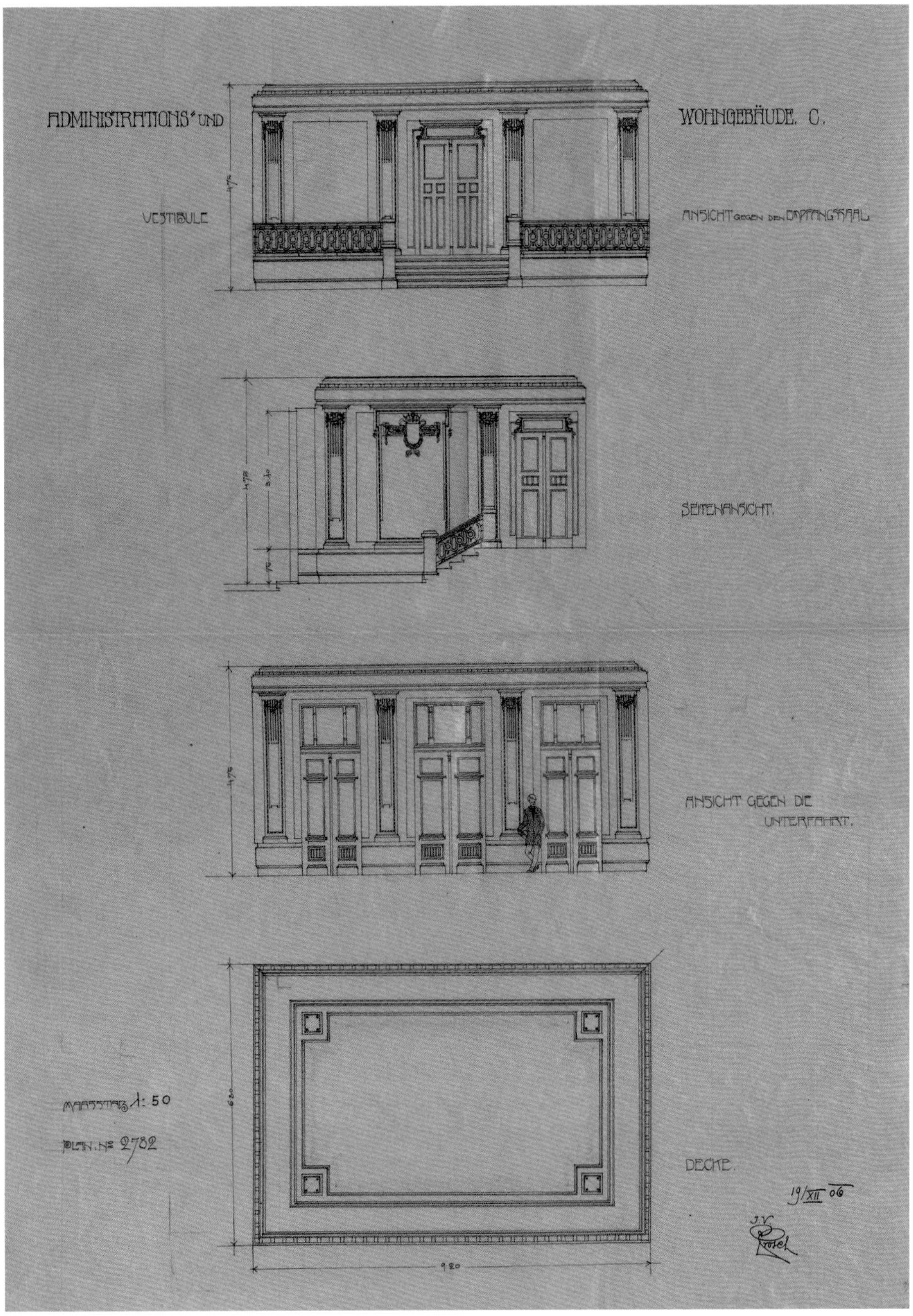


↖ C Die Administration ist das zentrale repräsentative Verwaltungszentrum, Wohnort des Direktors und der Ärzteschaft.

← C Der Schnitt durch die Administration zeigt die Abfolge von Portikus, Vestibül mit dem Nö. Wappen und das Konferenzzimmer mit einem Kaiserbild an der Schmalseite.

↑ C Detailstudien von Adolf Prosch für die künstlerische Dekoration und Wandgestaltung des Vestibüls.

aufweist und sich dadurch als höherrangiges, bedeutendes Bauwerk zu erkennen gibt.

Aus organisatorischen Gründen befand sich die Administration in allen „Irrenanstalten" der Kronländer unmittelbar im Eingangsbereich. Hier kam es zum ersten Kontakt zwischen Kranken und Besuchern, weshalb die Ausgestaltung des Gebäudes Zutrauen und Zuversicht in die Institution vermitteln sollte. Ungewöhnlich war, dass im Obergeschoß die Wohnung des Direktors untergebracht wurde, denn in den meisten Anstalten gab es eine eigene Direktionsvilla. Diesen Anspruch wollte vermutlich auch Direktor Heinrich Schlöss 1910 geltend machen, als er bei Anstalten der Kronländer und in Deutschland anfragen ließ, ob die Direktoren eigene Villen besäßen und wie groß diese wären. Auswirkung hatte die Anfrage jedoch keine.[1]

Der mit unterschiedlichen Putzarten versehene Mitteltrakt des dreigeschoßigen Baukörpers ist durch drei Risalite gegliedert, die jeweils mit einer separaten Attikazone abgeschlossen werden. Dem dreiachsigen Mittelrisalit, zu dem seitliche Auffahrten führen, ist ein Portikus vorgelagert, dessen Flachdach im ersten Geschoß mit Steinbalustraden versehen wurde und als Balkon der Direktionswohnung fungiert. Die Rücklagen zwischen den mittleren Risaliten sind im zweiten Geschoß als Loggien ausgebildet. Ein Girlandenfries unter dem vorspringenden abgeflachten Walmdach schließt den Mitteltrakt nach oben ab. Die Fassadengliederung mit Sichtziegeln, die sich über der verputzten genuteten Erdgeschoßzone erhebt, beginnt zu Seiten des verputzten Mitteltraktes mit vierachsigen Rücklagen und zieht sich über die Seitenflügel, deren Stirnseiten erneut risalitartig ausgebildet sind und mit Attikaaufsätzen abschließen. Ein durchlaufendes Gesimsband unterstreicht den Materialwechsel der Oberflächengestaltung und verdeutlicht zugleich die funktionale Zuordnung der jeweiligen Geschoße: Die Erdgeschoßzone ist der Verwaltung vorbehalten, die oberen Stockwerke dem Wohnbereich der Ärzteschaft. Neben der Direktion befanden sich im linken Flügel des Erdgeschoßes Bibliotheksräume, ein Archiv sowie eine Apotheke, im rechten die Verwaltung, Korrespondenz, Registratur, die alle Pavillons verbindende Telefonzentrale und die Technische Direktion.

Aufgrund des ansteigenden Terrains ist die Sockelzone in den Seitenflügeln reich

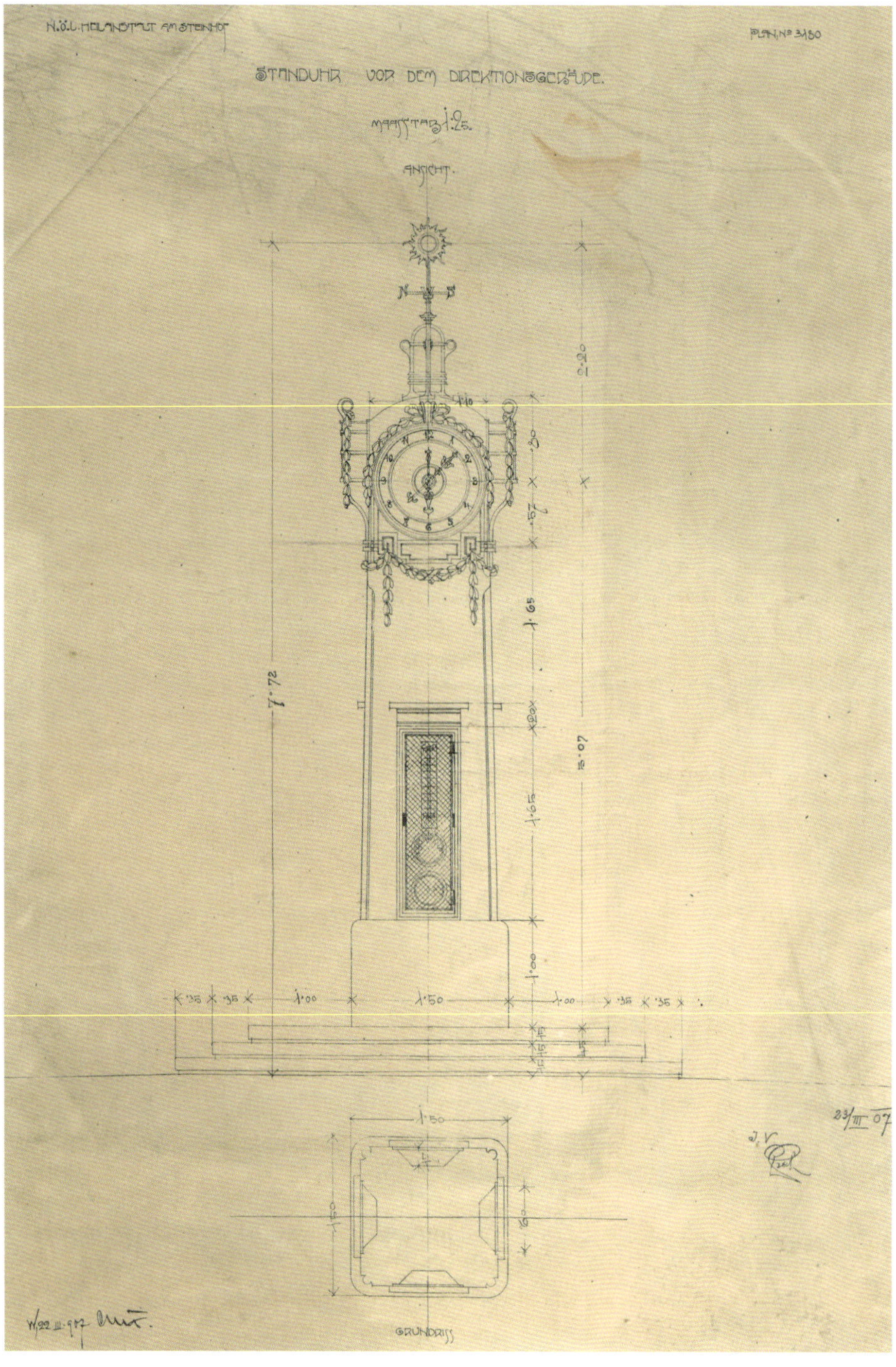

↑ C Die monumentale, auf einem hohen Sockel nach allen vier Himmelsrichtungen ausgerichtete Standuhr im Vorgarten der Administration ist ein Symbol für den regulierten Tagesablauf in der Anstalt (Adolf Prosch).

durchfenstert. Um eine möglichst unabhängige Erschließung zu ermöglichen besitzt das Gebäude sechs Treppenhäuser: Zwei schmale an den Stirnseiten und vier weitere in der Mitte der Seitenflügel bzw. zuseiten des Mitteltraktes. Letztere sind so situiert, dass sie die gesamte Gebäudetiefe des Traktes einnehmen, wodurch sich ein beidseitiger Zugang ergibt, von der Ehrenhof- aber auch von den Außenseiten, wo ein verputzter Risalit die Ziegelfassade unterbricht. Seine dreiteiligen Fenster erhellen das dreiläufige Treppenhaus.

Unter dem Portikus betritt man durch eine der drei Türen das quergelagerte Vestibül. Eine kleine Treppenanlange überwindet den Terrainsprung, führt auf eine mit Brüstungen versehene Erschließungszone und mittig zum zentralen Konferenz- und Empfangssaal. Das Vestibül vermittelt eine gute Vorstellung von der ehemaligen Raum- und Farbgestaltung. Diese besteht aus einem Wechselspiel von gemusterten Bodenfliesen, weißen, mit dekorativen Stuckdetails versehenen Wänden, Rahmenfeldern mit den Niederösterreichischen Wappen sowie Gedenk- und Ehrentafeln aus Marmor. Die gliedernden Wandpilaster besitzen vergoldete Kanneluren und grüne Girlanden. Abgestufte Deckenfelder mit pflanzlichen Dekorstreifen bilden den Raumabschluss. Ein monumentaler Radluster aus Messing sowie seitliche Wandlampen sorgen für eine ausreichende Beleuchtung dieses gediegenen Entrees. Die bronzenen Kaminverkleidungen (Nic. Stadler) mit Doppeladler, Wiener Wappen und reichem Volutendekor dürften wohl erst nach 1919 angebracht worden sein.

Adolf Prosch zeichnet für die Ausgestaltung des Konferenz- und Empfangssaales verantwortlich. Die aufwendige Holzverkleidung vermittelt eine eher düstere, schwere Raumatmosphäre, die vermutlich gut mit der Ernsthaftigkeit der hier stattfindenden Sitzungen und Konferenzen korrespondierte. Über einer Parapetzone in Fensterhöhe gliedern einzelne kannelierte Pilaster die umlaufenden Wände. Über jedem der Pilaster findet sich im Abschlussgesims ein kleiner Lorbeerkranz, der zur kassettierten Holzdecke mit Rosettendekor überleitet. Eine Frauenbüste ziert die Supraporte. Die Fensterwand zwischen den drei Fensterachsen ist mit rundbogigen Spiegeln versehen, während der dekorative Rahmen der westlichen Schmalseite für ein

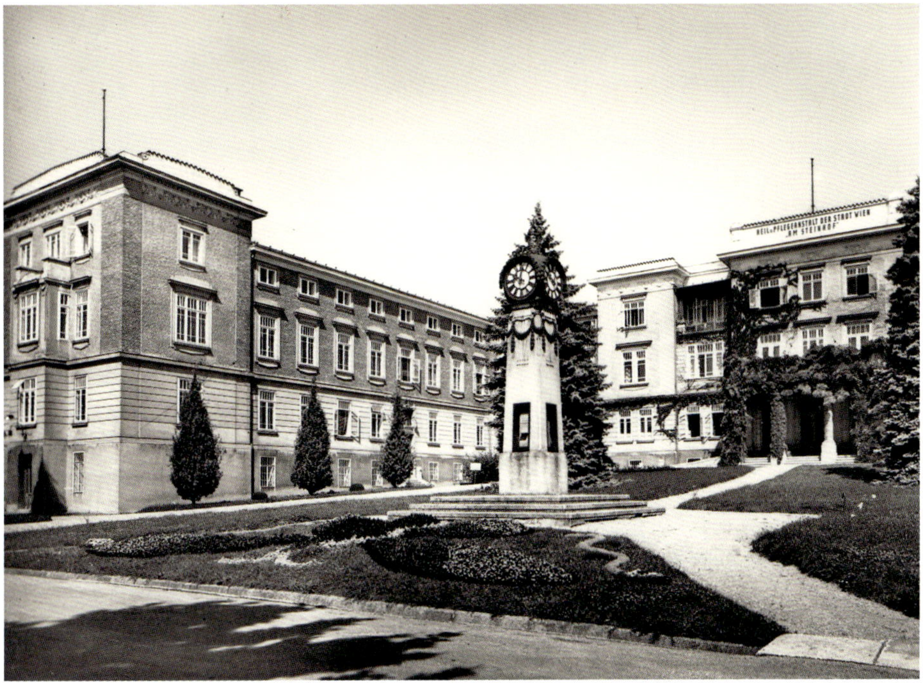

← C Diese aus der Zwischenkriegszeit stammende Aufnahme der Administration zeigt den U-förmigen Baukörper, der mit seinem Ehrenhof und der reichen Fassadengestaltung typologisch an den Schlossbau erinnert.

Kaiserbild bestimmt war; die gegenüberliegende hingegen trug eine Stoffbespannung.

Im Vorgarten des Gebäudes steht eine imposante, vierseitige Standuhr, die über einem sich verjüngenden Sockel mit Kordeldekor versehen ist. Den schmalen, durchbrochenen, glockenartigen Aufsatz in Schmiedeeisen schmückte ehemals ein Sonnenemblem. (SPF)

1 Wiener Staats- und Landesarchiv, M. Abt. 209, Otto Wagner-Spital (Baumgartner Höhe; Steinhof) Direktionsregistratur, A1-5/1911, Anfragen vom 8.1.1910 (Ohne Kennzahl).

D

## Gesellschaftshaus/Theater

Als hangaufwärts zweites Gebäude der Mittelachse, also unmittelbar hinter dem Administrationsgebäude situiert, platzierte schon Carlo von Boog im ersten Lageplan der Anlage das Gesellschaftshaus, mittlerweile weithin unter dem Begriff „Jugendstiltheater" bekannt. Die Integration eines Theaters in eine psychiatrische Anstalt geht unter anderem auf den deutschen Psychiater Johann Christian Reil (1759–1813) zurück, der bereits 1808 in seiner Schrift *Rhapsodieen über die Anwendung der psychischen Curmethode auf Geisteszerrüttung* im Theater die Möglichkeit sah, die „Phantasie mit Nachdruck und dem jedesmaligen Zwecke gemäß [zu] erregen [...] und [damit] der fixen Idee des Wahnsinns begegnen [zu] können".[1] Seit der Nö. Landes-Heil- und Pflegeanstalt in Kierling-Gugging wurde diese „Notwendigkeit eines Unterhaltungsraumes, wie er in allen Anstalten des Deutschen Reiches zur Verfügung stehe", auf Insistieren des dortigen Anstaltsleiters Dr. Josef Krayatsch (Brief vom 28.6.1890)[2], der dem Baukomitee zur Anlage am Steinhof bis zu seinem Tode angehörte, auch in Österreich umgesetzt.

In Kierling-Gugging ist dieser Unterhaltungsraum noch als Festsaal in das sogenannte Centralgebäude integriert, wohingegen bei der nachfolgenden Anlage in Mauer-Öhling das Gesellschaftshaus als freistehender, eigenständiger Baukörper genau die Mitte der gesamten von Boog konzipierten Anlage einnimmt. Ermöglicht wird diese absolute, zentrale Lage durch die Aneinanderreihung von Direktionsgebäude, Kapelle und Gesellschaftshaus sowie Küche-Wäscherei-Bäckerei in großer Distanz entlang der mit Mittelweg titulierten Hauptachse in der Ebene. Höchst innovativ, ja revolutionär, ist, die Kombination des Kirchenraumes mit dem Festsaal, im Grundrissplan als Hauptsaal bezeichnet, von der ganz kleinen Kapelle mittels „Rollbalken" räumlich zu trennen. Damit ließ sich die Kapelle fallweise zu einem größeren Kirchenraum erweitern, und dennoch blieb der Gesellschaftssaal bei geschlossenem Rollladen profan.[3]

Womöglich empfand Boog diesen Zwitterbau in Mauer-Öhling in seiner Baukörperausformulierung als völlig unbefriedigend: Was in den Hauptansichten erstaunlich gut funktionierte – von vorne präsentierte sich das Gesellschaftshaus in seiner ursprünglichen Gestaltung ziemlich eindeutig als Theaterbau und von rückwärts ebenso eindeutig als Kapelle mit Einturmfassade – offenbart in der Seitenansicht seine gestalterische Unvereinbarkeit. Jedenfalls trennt Boog die beiden Bautypen in seinem ersten Lageplan für die Anlage am Steinhof nun wieder zu autarken Baukörpern. Für beide Baukörper wählt er zudem Zentralbaugrundrisse und damit nicht kombinierbare Geometrien, die auch Otto Wagner akzeptiert. In dessen Lageplan von 1902 präsentiert sich das Gesellschaftshaus als leicht querovale Gesamtkomposition mit abgetrepptem Zentralbaugrundriss

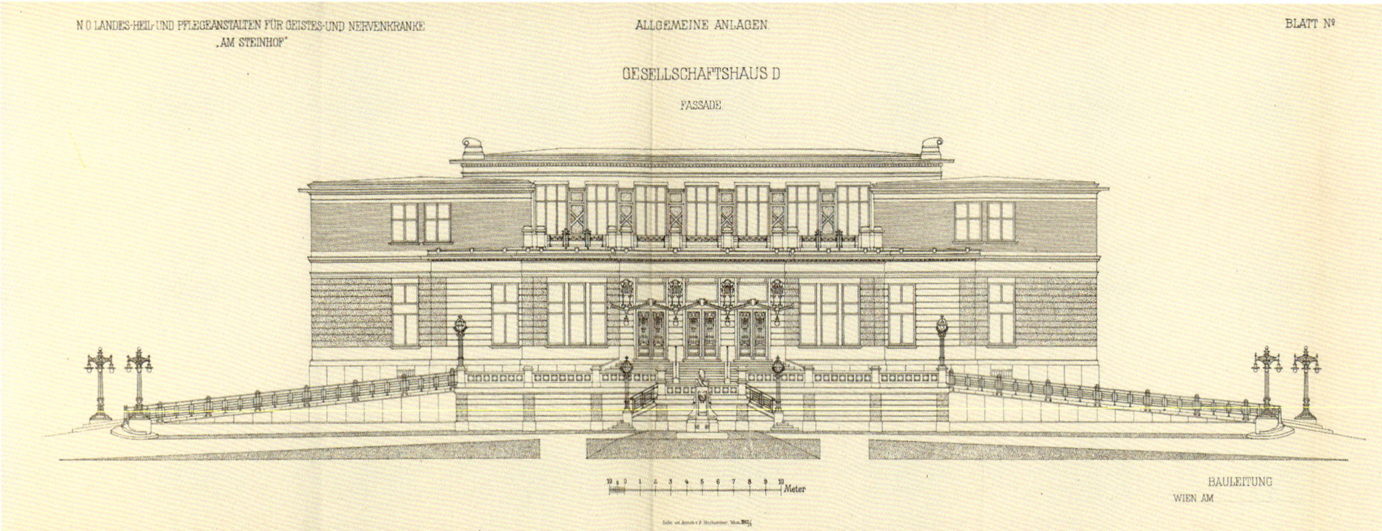
N.Ö. LANDES-HEIL- UND PFLEGEANSTALTEN FÜR GEISTES- UND NERVENKRANKE
„AM STEINHOF"
ALLGEMEINE ANLAGEN
BLATT №
GESELLSCHAFTSHAUS D
FASSADE
Meter
BAULEITUNG
WIEN AM

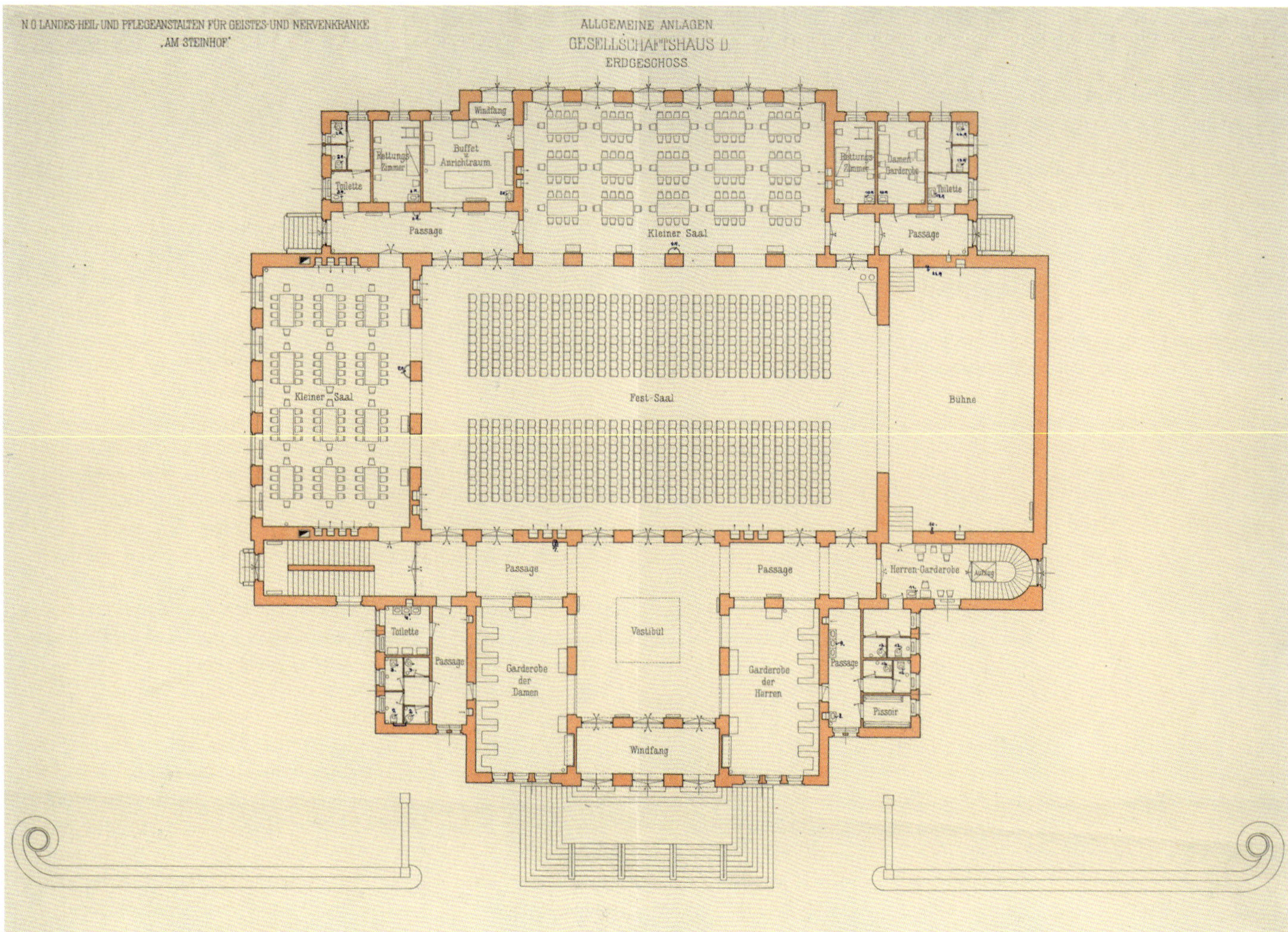
N.Ö. LANDES-HEIL- UND PFLEGEANSTALTEN FÜR GEISTES- UND NERVENKRANKE
„AM STEINHOF"
ALLGEMEINE ANLAGEN
GESELLSCHAFTSHAUS D
ERDGESCHOSS
Windfang
Buffet u. Anrichtraum
Rettungs Zimmer
Toilette
Passage
Kleiner Saal
Rettungs Zimmer
Damen Garderobe
Toilette
Passage
Kleiner Saal
Fest-Saal
Bühne
Passage
Passage
Herren-Garderobe
Toilette
Passage
Garderobe der Damen
Vestibül
Garderobe der Herren
Passage
Pissoir
Windfang

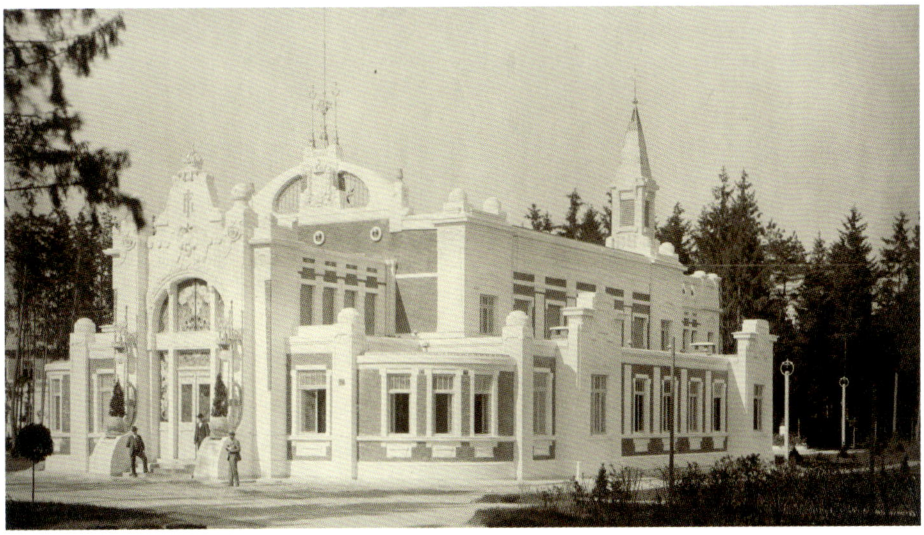

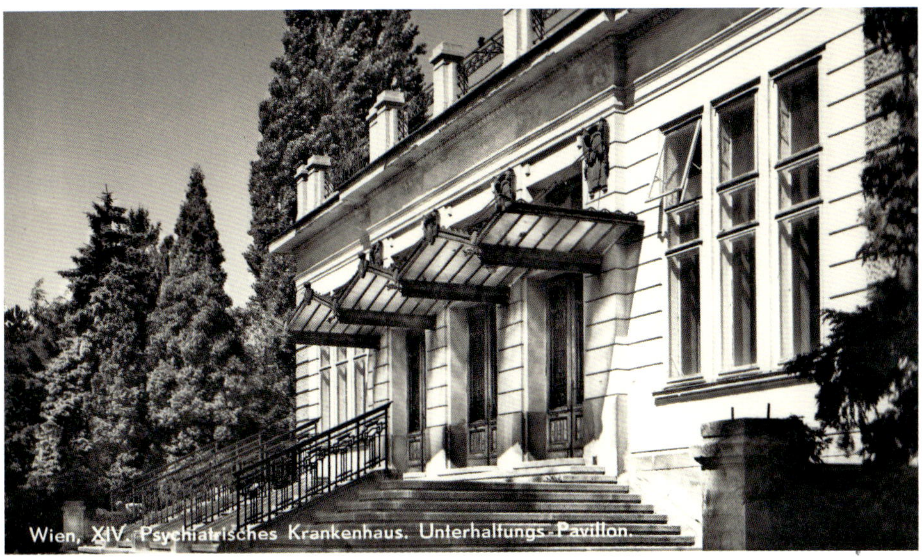


↖ D Der breit gelagerte Baukörper des Theaters liegt zwischen Direktion und Küche. Der Haupteingang wird über zwei seitliche Rampen erschlossen. Im Vorgarten fand die Büste von Kaiser Franz Joseph I. Aufstellung.

← D Der Grundriss des Theaters zeigt eine funktionale Raumaufteilung: Über den Windfang betritt man das helle Vestibül mit den getrennten Garderoben für Herren und Damen: Eine Passage führt linker Hand zum Kleinen Saal und zur Treppe auf die Empore, rechts zur Garderobe der männlichen Schauspieler. Parallel zum großen Festsaal mit der Bühne ist ein zweiter Kleiner Saal situiert, der von Gastronomieräumen und bühnenseitig von der Garderobe der Schauspielerinnen flankiert ist.

↑ D Das Gesellschaftshaus von Mauer-Öhling (1898–1902) ist ein Hybridbau: Der Festsaal konnte bei Bedarf von dem kleinen Kapellenraum durch einen Rollbalken abgetrennt werden.

↑ D Der Zutritt zum Theater erfolgte über eine breit gelagerte Freitreppe und drei von Glasdächern geschützte Portale.

und die Kirche als sehr gestutzter Rechteckbau entlang der Hauptache mit ebenfalls abgetrepptem Grundriss. Erst im finalen Lageplan von Franz Berger verändert sich der Baukörper des Gesellschaftshauses deutlich: er basiert nun auf einem nicht mehr so stark abgetreppten Querrechteck.

Der ausgeführte Bau setzt sich aus mehreren miteinander verschachtelten Kuben zusammen, die in ihrer Höhenentwicklung die innewohnende Raumnutzung sehr deutlich zum Ausdruck bringen: Der höchste Kubus umreißt den Festsaal, der beidseits von den nur leicht niedrigeren Volumina der Bühne und des kleinen Saales eingefasst wird. Deutlich tiefer liegt der Vestibültrakt an der Vorderseite mit dem Buffettrakt rückwärts. Diese Trakte der Längsachse kreuzen sich mit dem höheren Quertrakt, der die Hauptfunktionen enthält, als durchgesteckter Baukörper, was in gewisser Weise auch wieder einen Kreuzgrundriss ergibt und so mit dem Kirchengrundriss korrespondiert. Insofern muss dieser Entwurf von Berger oder dessen von Boog übernommenem Team letztendlich auch Wagner zufriedengestellt haben, denn er kann dadurch als einer der frühesten „funktionalistischen" Theaterbauten in die Architekturgeschichte eingeordnet werden.

Erleichtert wurde dieser evolutionäre Schritt zum modernen Theaterbau des 20. Jahrhunderts zweifellos durch die doch etwas andere Nutzung. Dies ist eben weder ein höfisches noch ein bürgerliches Theaterbauwerk, und daher frei von deren spezifischen gesellschaftlichen Konventionen, die sich in allen Theatern des 19. Jahrhunderts noch recht deutlich abbilden. Hier gibt es weder Logen noch ein Parkett, nur mehr das Parterre für alle Anstaltsinsassen einschließlich des Personals. Einzig die Angehörigen der Ärzte und Pfleger hatten das Privileg, von der rückseitigen Galerie dem Treiben im Saale und auf der Bühne in buchstäblich sicherer Distanz beizuwohnen. Zu erklimmen war diese Galerie über eine recht unscheinbare Treppe aus dem zum Vestibül führenden Seitengang. Diese Anordnung von seitlichen Gängen – in Mauer-Öhling als Sicherheitsbereich bezeichnet, am Steinhof hingegen als Passage – parallel zum Hauptsaal mit zahlreichen, durch Vorhänge abgeschirmten, bodengleichen Wandöffnungen, ermöglichte schon in Mauer-Öhling das Beobachten und rasche Eingreifen des Pflegepersonals bei gesundheitlichen Problemen der Patientinnen und Patienten während der Veranstaltungen.[4]

Die sich am Außenbau abzeichnende, komplexe Durchdringung der Baukörper folgt jedoch dem funktionellen Schema der Raumzusammenhänge: In der Längsachse des Geländes erschließt sich der Hauptzugang über das quer vor den Baukörper gestellte Terrassenplateau als erhabener Vorplatz über zwei parallelläufige Treppen und flankierende Rampen. In der Anfangszeit noch ohne dichten Baum- und Buschbewuchs wie heute, muss von hier aus ein sehr schöner Überblick über weite Teile der Anlage und die Stadt in der Ferne möglich gewesen sein. Dann führt eine breitgelagerte Freitreppe zum Windfang und weiter in das mit Glas überdachte Vestibül mit seitlich angelagerten Garderoben und Toilettenanlagen, der Zeit entsprechend spiegelsymmetrisch für Damen und Herren getrennt, und für die nicht spielenden Besucher der Aufführungen gedacht. Dort, wo sich auf der Damenseite der Aufgang zur Galerie befindet, setzt sich auf der Herrenseite die Passage unmittelbar in den Garderobenbereich der auftretenden Herren fort. Dieser intelligente Knoten der Verkehrswege ermöglicht das rasche Erreichen des Bühnenbereiches sowohl vom Vestibül wie von der Galerie aus, ohne den Zuschauerraum durchqueren zu müssen. Auf der gegenüberliegenden Seite der Bühne, also hangwärts, befindet sich der Hinterbühnen-Bereich für die auftretenden Damen. Damit legitimiert sich der Schwenk in den Hauptachsen der Gesamtkomposition: Über die Breitseite des Baukörpers, aber in Längsachse der gesamten Anlage erschließt sich das Gesellschaftshaus. Im rechten Winkel dazu liegt die Hauptachse des Theaters mit dem Großen Saal und der Bühne. Seitlich in Richtung des Hanges, und teilweise unterhalb der Galerie, erstrecken sich die sogenannten Kleinen Säle. Beide können über den sie verknüpfenden Buffet- und Anrichteraum gastronomisch versorgt werden.

Die Handschriften von Boog und Berger sind nicht nur in dieser perfekten Grundrissdisposition zur Bewältigung hochkomplexer Abläufe festzustellen – verbinden sich hier doch die enormen Anforderungen an einen öffentlichen Veranstaltungsraum mit den besonderen Bedürfnissen der Insassen der Anstalt. In der materialtechnisch-konstruktiven Umsetzung offenbart sich der Geist von Boog wohl noch eindeutiger, auch wenn Boog zu diesem Zeitpunkt nicht mehr am Leben war. Zwischen dem 30.7. und dem 7.8.1906 wurde die Eisenbetondecke mit 16 m freier Spannweite hergestellt und am 21.9. einer eingehenden Belastungsprobe unterzogen, um ihre ausreichende Tragfestigkeit festzustellen. Sie stellte zum damaligen Zeitpunkt die weitest gespannte Eisenbetonkonstruktion des Systems Monier überhaupt dar und basierte ganz eindeutig auf den langjährigen Erfahrungen des Teams um Boog im Eisenbetonbau, hier nun auf höchstem Niveau von den tüchtigen und begabten Mitarbeitern Rudolf Sedlaczek und Adolf Prosch umgesetzt und durchgeführt. Prosch hatte Boog bereits bei der Planung und Durchführung von Mauer-Öhling assistiert und scheint eher für die Funktionsorganisation, das Raumprogramm und wahrscheinlich auch die hochbautechnische Konzeption verantwortlich gewesen zu sein, und ist in Bergers Team verblieben.

Rudolf Sedlaczek offenbart insbesondere in den Detailplänen zum Gesellschaftshaus sein enormes Talent im Entwurf der Ornamentik. Ihm oblag die Ausformulierung der secessionistischen Verzierungen und floralen Formen der Deckenstukkaturen sowie der hölzernen Wandvertäfelungen, die er in ästhetisch höchst ansprechenden Bleistiftplänen hinterließ. Im Gesamteindruck auffällig ist die sehr zurückhaltende, fast monochrome Farbgebung und die delikate Feingliedrigkeit, die in ihrem Zusammenspiel den raumbegrenzenden Decken- und Wandflächen die Großzügigkeit nicht abspenstig machen, noch den leichten und lichten Raumeindruck stören. Dies ist eine ganz besondere Qualität des Bauwerkes: Noch ist es kein vordergründiger Bau der funktionalistischen Sachlichkeit und doch weist er bereits alle Attribute von konstruktiver Ehrlichkeit und Transparenz der Moderne auf, weshalb die über die Jahre erfolgte Etikettierung mit „Jugendstiltheater" den Charakter des Bauwerks nicht sehr trefflich beschreibt.

Der Große Saal oder Festsaal wurde ursprünglich für 800 Besucher geplant, fasste laut Schlussbericht von 1909 letztendlich aber 1.200 Gäste bei 29 m Länge und 16 m Breite sowie einer Raumhöhe von 12 m. Die von einem Gold verzierten Segmentbogen eingerahmte, typische Guckkastenbühne erhielt die Raumausmaße von 16 m Länge bei 9 m Bühnentiefe. Die Bühnenwand nach Osten hin beinhaltet die typischen Motive, um auf die Funktion des Saales aufmerksam zu machen: Mittig eine Lyra, rechts davon Theatermaske mit Fackel und links Fanfare und Flöte, alles wie die rundumlaufende Grunddekoration des gesamten Saales in Verbindung mit Lorbeerkränzen. Über dem Wandbogen spannt sich das 10 m lange Ölgemälde Erwin Pendls auf, das Panorama Wiens aus der Perspektive der Anstaltskirche als Triptychon darstellend. Dies liegt völlig im Einklang mit der Tradition des Theatervorhanges, der den Makrokosmos der Stadt „draußen" porträtiert.

Hinsichtlich der Nutzung des Gesellschaftshauses umreißt Edmund Holub 1912 für Heinrich Schlöss' Gesamtdarstellung der *Irrenanstalten Österreichs in Wort und Bild* das Gebäude wie folgt: „Für die Unterhaltung und Zerstreuung der Kranken ist weitgehend Vorsorge getroffen. Varieteevorstellungen, Tanz und Kinematographenvorführungen wechseln in rascher Folge ab und die Anstaltskapelle sowie ein Gesangsverein bieten Patienten und Angestellten Gelegenheit, sich nicht nur musikalisch zu betätigen, sondern auch zur Erheiterung der Uebrigen beizutragen"[5]. Schlöss, der an der Entwicklung der Beschäftigungstherapie schon seit der Errichtungszeit der Anstalt in Kierling-Gugging als deren medizinischer Leiter maßgeblich beteiligt war, sorgte sich, dass die Öffentlichkeit diese neue Therapieform nur als Ausnutzung der Arbeitskraft der Patientinnen und Patienten für die ökonomische Prosperität der Anstalten wahrnehmen würde, wenn nicht ausreichend „Zerstreuung" in den diversen Statuten vorgesehen sei. Daher widmet sich der Schlussbericht zur Vollendung des Steinhofes von 1909 recht ausführlich der Nutzung des Gesellschaftshauses, wohingegen über seine Errichtung nicht allzu viel darin zu erfahren ist: „Das Gesellschaftshaus [...] bildet einen unentbehrlichen therapeutischen Behelf, dem auch in anderen Anstalten

↗ D Der Schnitt verdeutlicht die optimale Ausnützung des Terrains für eine wirkungsvolle Inszenierung des Theaters.

→ D An der von Adolf Prosch signierten Zeichnung (23.2.1907) ist die intensive Auseinandersetzung mit den Detailplanungen im großen Festsaal nachvollziehbar.

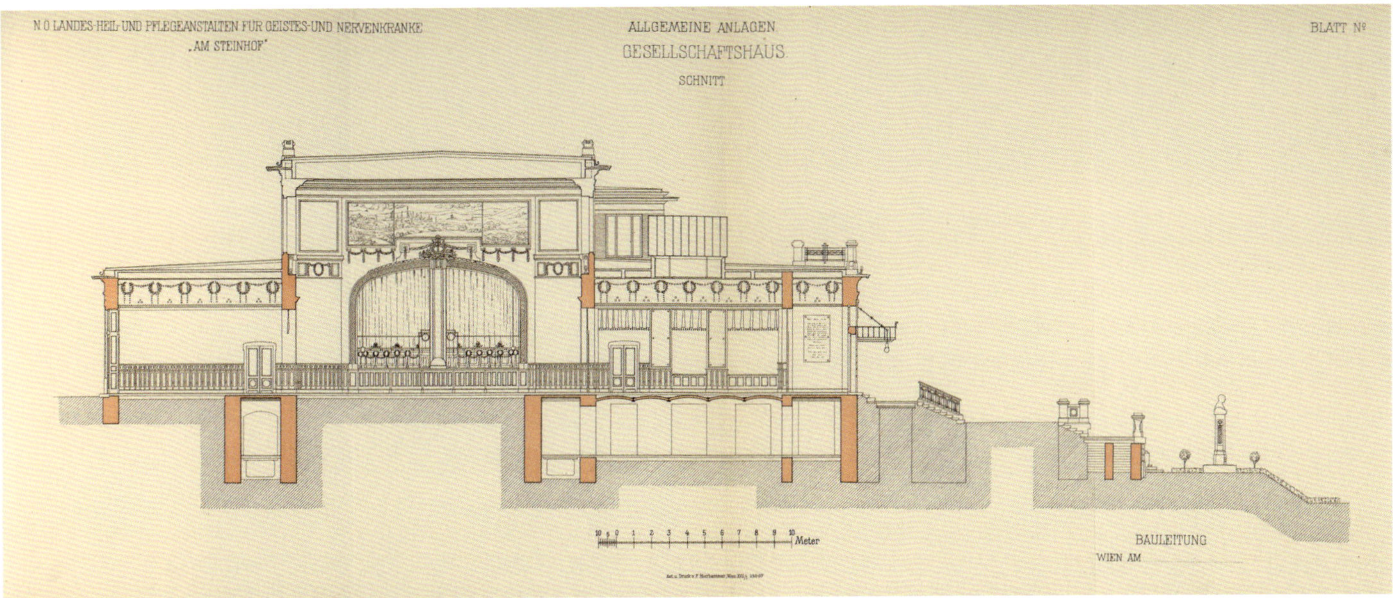
N. Ö. LANDES-HEIL- UND PFLEGEANSTALTEN FÜR GEISTES- UND NERVENKRANKE
„AM STEINHOF"
ALLGEMEINE ANLAGEN.
GESELLSCHAFTSHAUS.
SCHNITT
BLATT №
Meter
BAULEITUNG
WIEN AM

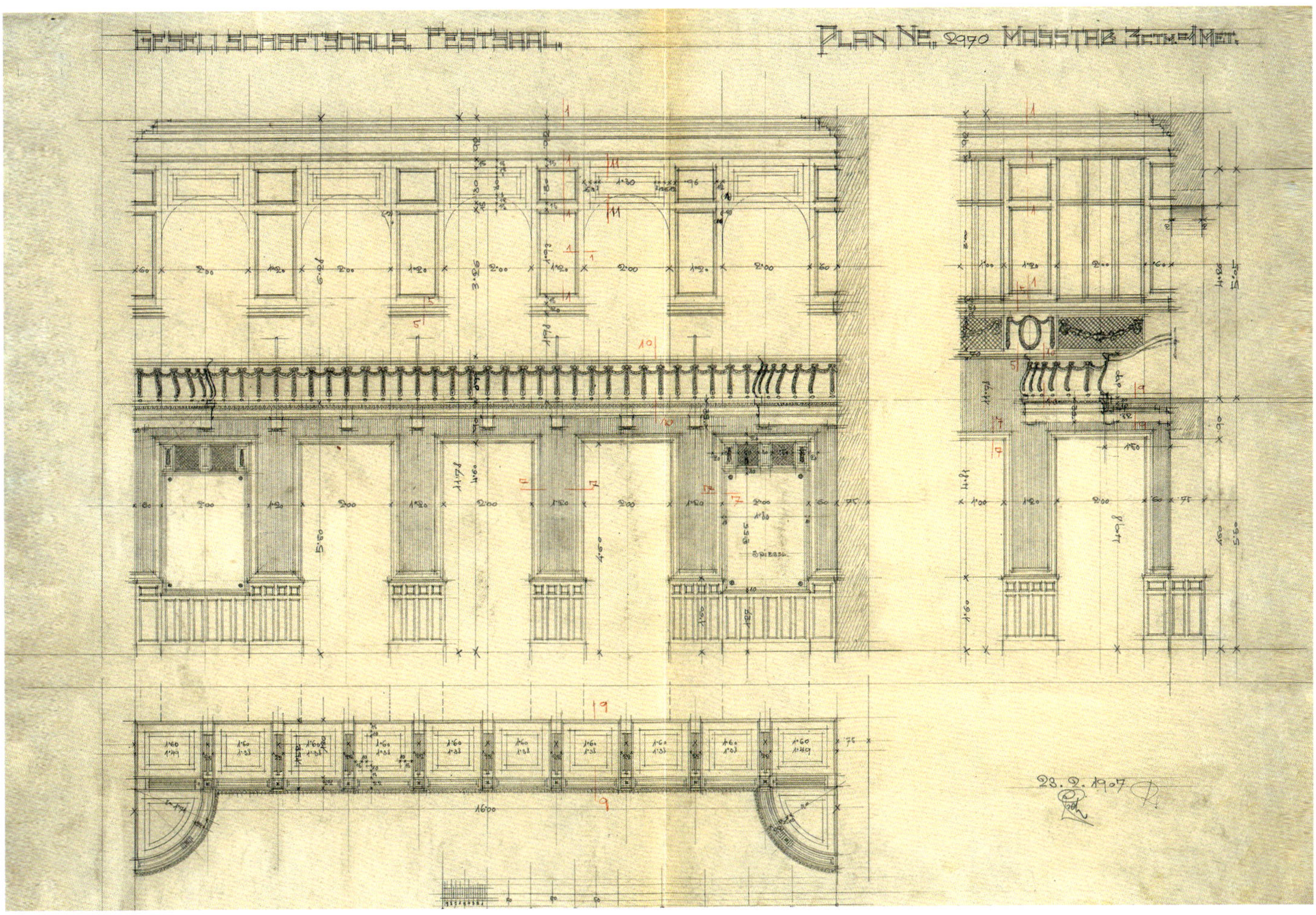
GESELLSCHAFTSHAUS. FESTSAAL.
PLAN №. 2970 MASSTAB 3 cm = 1 Met.
23. 2. 1907

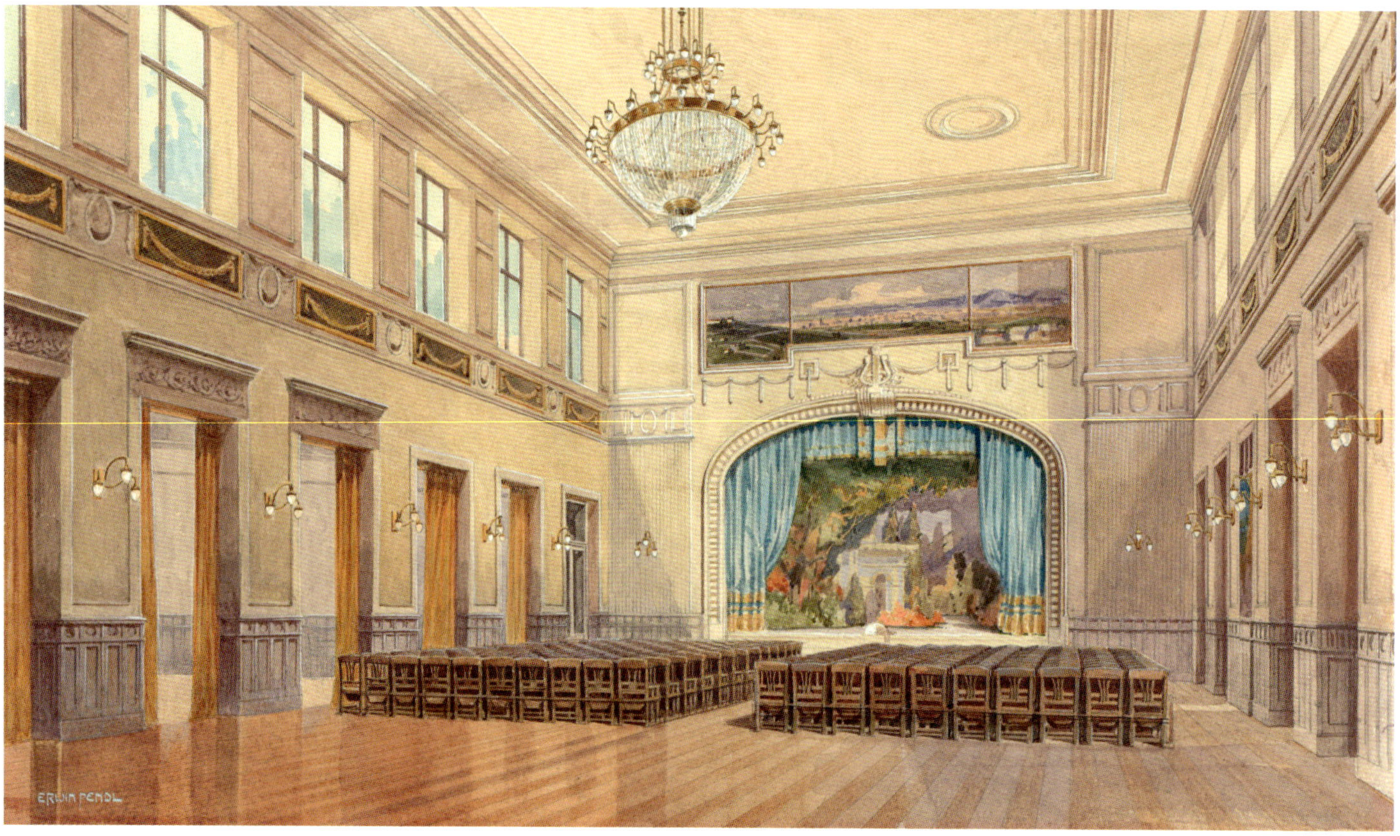

die liebevollste Sorgfalt zugewendet wird. Im Gesellschaftshaus vereinigen sich die Kranken zu Theater- und Konzertvorstellungen, bei denen sie selbst sich in der anregendsten Weise betätigen, zu populär wissenschaftlichen Vorträgen, Tanzunterhaltungen u. dgl."[6] Selbstverständlich vermerkt der Schlussbericht an dieser Stelle aber auch, dass das Gebäude den „Repräsentationsraum, in welchem sich korporative Besuche" einfanden, bietet.

In den ersten Jahren nach der Eröffnung 1907 fanden hier im oben beschriebenen Sinne der mehrfachen Nutzung Bälle, Weihnachts- und Neujahrsfeiern, Tanzkurse, Varieté- und Musikabende sowie Theatervorstellungen einer aus Angestellten und Kranken gebildeten Laiengruppe statt.

Während des Ersten Weltkrieges wurde das Gebäude in ein Lazarett mit 300 Betten umfunktioniert, doch fand sich in der Zwischenkriegszeit eine Theatergruppe aus dem Personal und den Patienten der nun psychiatrischen Anstalt der Stadt Wien, die auch nach dem Zweiten Weltkrieg und damit bis 1964 aktiv blieb. Gegen eine geringe Eintrittsgebühr waren deren Vorstellungen zumeist öffentlich zugänglich. Nach einer ersten Generalsanierung fanden seit 1980 wieder Konzerte und Theateraufführungen statt, nun jedoch in Zusammenarbeit mit professionellen Kulturschaffenden. Um die Organisation kümmerte sich der „Kulturverein Jugendstiltheater".[7] Seit 2009 ist das Gebäude nicht mehr zugänglich, da die erhöhten Sicherheitsanforderungen für öffentliche Veranstaltungen nicht gewährleistet werden können. Mittlerweile hat jedoch die Sanierung der akuten Bauschäden begonnen. (CJK)

1 HIRSCH 2012, S. 36.
2 Siehe PLAKOLM-FORSTHUBER 2009, S. 120.
3 Siehe KUNERTH 2013, S. 64–79.
4 Siehe KUNERTH 2013, S. 64–79.
5 HOLUB 1912, S. 185.
6 SCHLUSSBERICHT 1909, S. 288.
7 Siehe HIRSCH 2012, S. 38.

↑ D Über der mit einem Bühnenbild ausgestatteten Guckkastenbühne des Theaters zeigt der Aquarellist Erwin Pendl das von ihm gemalte Panorama Wiens aus der Perspektive der Anstaltskirche.

**Dm1**

## Denkmal für die Opfer vom Spiegelgrund

Das im November 2003 vor dem Jugendstiltheater errichtete Denkmal für die Opfer vom Spiegelgrund ist eines der eindrücklichsten Erinnerungszeichen im Zusammenhang mit den NS-Medizinverbrechen in Österreich. Es handelt sich dabei um ein Feld von 772 stabförmigen Stelen, die bei Nacht leuchten. Das gesamte Feld ist streng geometrisch angeordnet und befindet sich an prominenter Stelle in der Mittelachse des Anstaltsgeländes direkt hinter dem Direktionsgebäude. Errichtet wurde es auf Initiative der Bezirksvertretung des 15. Bezirkes. Der Entwurf wurde aus den Einreichungen zu einem Wettbewerb unter Schülerinnen und Schülern ausgewählt. Das Denkmal steht im Spannungsfeld einerseits zwischen dem deklarierten Wunsch, den Opfern ein individuelles Erinnerungszeichen zu setzen (jede der Stelen repräsentiert eines der Kinder), und andererseits der strengen Anordnung der einzelnen Elemente, die für die Ordnungsvorstellungen und Disziplin steht, denen die Kinder und Jugendlichen in der Anstalt unterworfen waren. Durch die zentrale Position und die Zahlensymbolik schließt das Denkmal allerdings alle jene Opfer aus, die nicht in den 772 (nach heutigen Erkenntnissen 789) Spiegelgrund-Opfern enthalten sind – also jene mehr als 3.000 Patientinnen und Patienten, die nach Hartheim deportiert und dort vergast wurden, sowie all jene, die nach dem Stopp der Gasmordaktion 1941 in der Anstalt selbst ums Leben kamen, und zwar infolge der teils absichtlich, teils fahrlässig herbeigeführten Umstände wie Mangelernährung, Vernachlässigung, Kälte und Infektionskrankheiten. Die Zahl der Opfer dieser als „dezentrale Euthanasie“ bezeichneten Phase ist schwer zu bestimmen, liegt aber nach Schätzungen allein im ehemaligen Otto Wagner-Spital bei weiteren ca. 3.500 Personen. Einzelne Gedenksteine bzw. -tafeln mit eher allgemein gehaltenen Inschriften unterhalb der Otto Wagner-Kirche und im Foyer des Direktionsgebäudes können mit der Sichtbarkeit und Dominanz des Denkmals vor dem Jugendstiltheater nicht konkurrieren.

Betrachtet man das Denkmal als Ausdruck des an diesem spezifischen Ort erreichten konsensualen Geschichtsnarrativs, so besteht dieses aus einer Verengung auf die „Kindereuthanasie“ und einer impliziten Aufforderung zur Identifikation mit deren Opfern, während gleichzeitig die tatsächliche Tragweite der Medizinverbrechen eher verdeckt wird. Im Vergleich zum Gedenkjahr 1988, in dessen Zusammenhang ein Lagerraum voller Gehirnpräparate von Spiegelgrund-Opfern im Keller der Anstaltspathologie zu einem „Gedenkraum“ umfunktioniert wurde, um Kritik an deren fortgesetzter Aufbewahrung zu neutralisieren, ist nichtsdestoweniger eine deutliche Verschiebung hin zu einer stärkeren öffentlichen Auseinandersetzung und Erinnerung zu konstatieren. Die getöteten Kinder stellen dabei so etwas wie ideale, unschuldige Opfer dar, die weniger Kontroversen als andere Felder der NS-Erinnerungspolitik provozieren. (HC)

**E**

## Küche

Das Küchengebäude, von dem aus alle Patientinnen und Patienten sowie das Personal der Nö. Landes-Heil- und Pflegeanstalt verköstigt wurden, ist Teil der zentralen Achse und liegt zwischen dem Gesellschaftshaus und der Kirche St. Leopold. Die zentralisierte Speisezubereitung war vom hygienischen, finanziellen und organisatorischen Standpunkt sinnvoll und wurde bei vielen Krankenanstalten so gehandhabt. In den Pavillons selbst gab es höchstens kleine Tee- und Spülküchen, gegessen wurde in den Tagräumen. Das Sanatorium besaß eine eigene Küche.

Das streng symmetrische, zweigeschoßige Gebäude besteht aus einem die Fassade überragenden Mitteltrakt und zwei nach Osten beziehungsweise Westen ausgerichteten Seitenflügeln. Über dem grau verputzten Untergeschoß erheben sich das weiß verputzte, genutete Parterregeschoß und das in Sichtziegel ausgeführte Obergeschoß. Die repräsentative Südfassade gliedern ein leicht vorspringender Mittelteil und die deutlich hervortretenden Eckrisalite der attikabekrönten Seitenflügel. Das umlaufende, weit auskragende Gesims und ein weitgehend flaches, nur über dem Kochraum übergiebeltes Dach bilden den oberen Abschluss des Gebäudes. Das traufseitige Giebelfeld begrenzen seitliche Pfeiler, die die Rauchabzüge aufnehmen. Ein ursprünglich geplanter freistehender Schornstein kam nicht zur Ausführung, da er die Sichtachse auf die Kirche empfindlich gestört hätte.

Der im Mitteltrakt gelegene, das Gebäude dominierende 352 m² große Kochraum erstreckt sich mit einer Höhe von 8,5 m über zwei Geschoße. Um einen stützenfreien Raum zu schaffen, wurden die großen Spannweiten mit Eisenfachwerken überbrückt. Öffenbare Oberlichten ermöglichten den Abzug des beim Kochen entstehenden Dampfes und sorgten neben den im oberen Wandbereich eingefügten Fenstern für Tageslicht. Zusätzlich konnte man den Raum mit Bogenlampen künstlich ausleuchten. Die Innenwände waren aus Gründen der Hygiene bis unter die Decke mit Kacheln verkleidet, da dort in 19 Dampfnickelkesseln mit zirka 7.640 l Inhalt, auf Brat- und offenen Gasherden Speisen zubereitet wurden.

Rund um den Kochraum waren das Handmagazin, ein Abwasch-, ein Gemüseputz-, der Mehlspeise- und ein Fleischzubereitungsraum sowie weitere Nebenräume angeordnet. Auch in diesen Räumen erleichterten elektrisch angetriebene Maschinen – wie eine Salat- oder Gemüseschneid-, eine Kartoffelschäl-, eine Teigknet- und Schlagmaschine und diverse Mühlen – den Küchenalltag. Sämtliche Küchengeräte wurden von der Ersten österreichisch-ungarischen Mischmaschinen- und Kunstbackofen-Werke Kommanditgesellschaft Werner & Pfleiderer geliefert.

Nördlich des Kochraumes befindet sich nach wie vor die Essens- und Getränkeausgabe, gleich anschließend die an der Gebäuderückseite gelegene eingeschoßige, reich durchfensterte und über drei verglaste Satteldächer belichtete Remise der Anstaltsbahn. Bis 1964 wurden die Wärmebehälter mit den zubereiteten Speisen mittels der elektrisch betriebenen Materialbahn zu den einzelnen Pavillons gebracht, was sich auch in anderen großen Krankenanstalten der Zeit, wie im Versorgungshaus Lainz, als zweckdienlich erwiesen hatte. Heute übernehmen Lieferwägen den Transport durch das Gelände. Im westlichen Seitenflügel des Parterregeschoßes waren Speiseräume, ein Fleischverkaufsraum, ein Lese- und ein Kaffeezimmer sowie eine WC-Anlage und

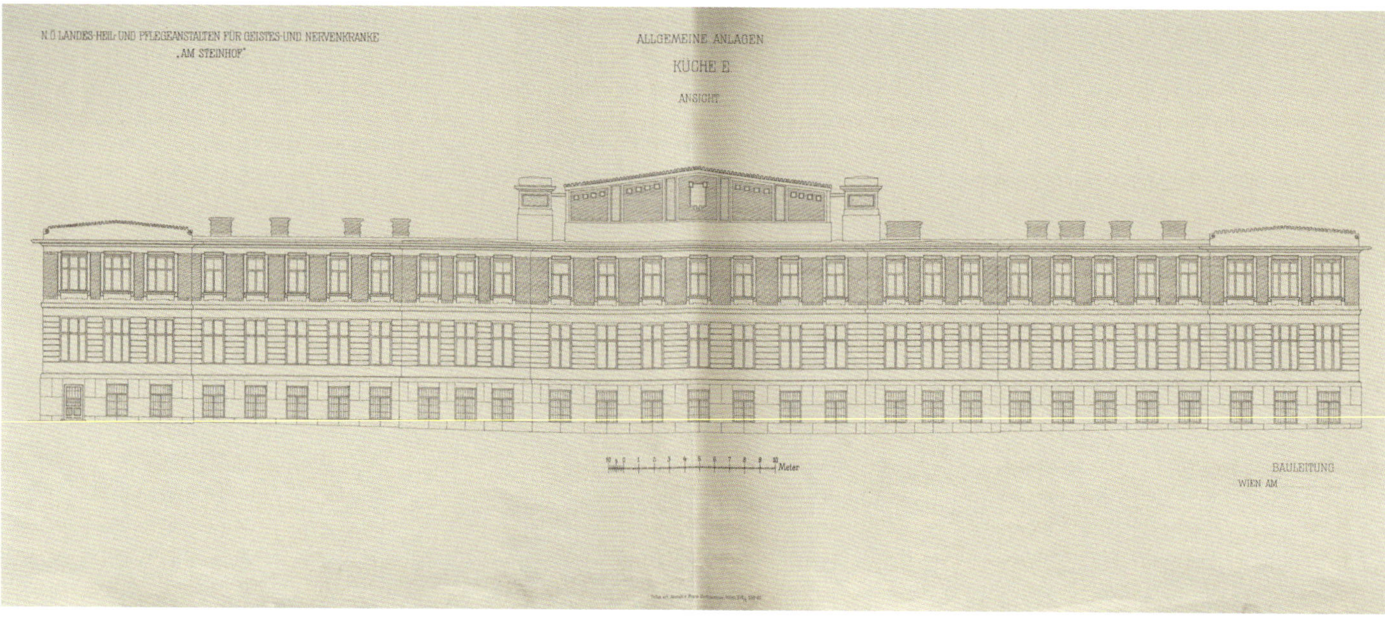


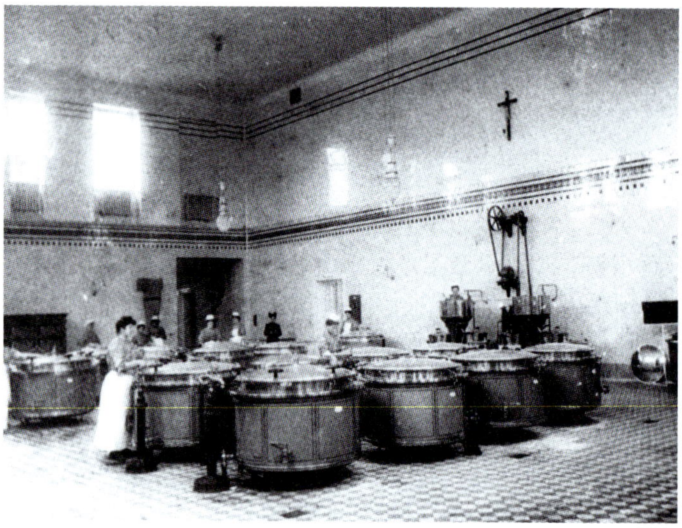

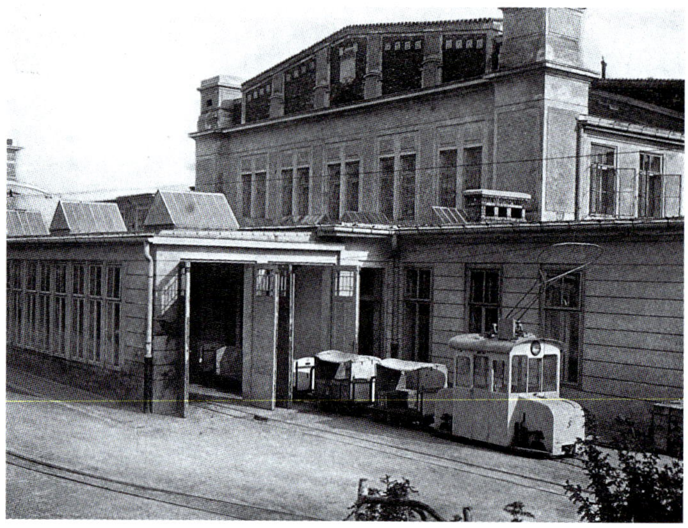

↑ E Das monumentale Küchengebäude wurde zwischen Theater und Kirche situiert. Das hat seinen Grund darin, dass von hier aus alle Pavillons der Heil- und Pflegeanstalt mittels der Anstaltsbahn mit Essen versorgt wurden.

↖ E Der zentrale, die Fassade deutlich überragende zweigeschoßige Kochraum war komplett verfliest und mit 19 Dampfnickelkesseln ausgestattet.

↗ E Auf der nördlichen Rückseite der Küche befand sich die über drei verglaste Satteldächer belichtete Remise der Anstaltsbahn.

eine U-förmige Treppe untergebracht. Vorratsräume, Kanzleizimmer, ein Wäschemagazin, eine weitere U-förmige Treppe und eine WC-Anlage befanden sich im Ostflügel.

Im Untergeschoß lagen die Vorratsräume, eine maschinell betriebene Kühlanlage für Fleisch und Milch, eine eigene Eis- und Sodawassererzeugung sowie im Norden des Kellers der große Kesselraum. In diesem erzeugte man mit drei bis fünf Dampfkesseln das benötigte Warmwasser. Das Küchengebäude wurde durch die Ferndampfleitung vom Kesselhaus aus beheizt. Die im Süden gelegenen Kellerräume sind mit Ziegelgewölbedecken, der Raum unter dem zentralen Kochraum und der Speisenausgabe hingegen mit Eisenbetondecken überspannt. Bei sämtlichen anderen durchschnittlich 4 m hohen Räumen des Erd- und Obergeschoßes bilden ebenfalls Eisenbetondecken den oberen Raumabschluss. Im ersten Stock befanden sich die nach Geschlechtern getrennten Wohnräume der Bediensteten und weitere Wohneinheiten.

Noch heute wird das Küchengebäude als zentrale Küche des Sozialmedizinischen Zentrums Baumgartner Höhe, des Otto Wagner-Spitals und des Pflegezentrums genutzt. (PW)

Dm2

## Denkmal für Leopold Steiner

Leopold Steiner (1837–1923), der im Nö. Landesausschuss für Wohlfahrt und Gewerbeförderung maßgeblich für die Planung und Abwicklung des Bauprojektes verantwortlich war, wurde 1908 mit der Aufstellung einer Bronzebüste geehrt. Sein Denkmal steht auf einer Terrasse unterhalb der Kirche St. Leopold. Die erst nach der Eröffnung erfolgte feierliche Enthüllung am 16.6.1908 erklärt sich daraus, dass dieses Denkmal nicht im ursprünglichen Konzept vorgesehen war, sondern auf die Initiative der Gewerbetreibenden, Industriellen und Lieferanten zurückging, die am Bau der Anlage partizipierten und das Monument auf ihre Kosten „zum Zeichen der Verehrung und des Dankes" errichten ließen.[1] Die realistisch gestaltete Bronzebüste, die den Geehrten mit Orden und anderen Auszeichnungen zeigt, erhebt sich über einem Granitsockel mit der Inschrift „Dem Schöpfer der Anstalt Leopold Steiner. Mitglied des NÖ Landesausschuss, 1907". Die Büste stammt von einem Bildhauer namens Peutl. (SPF)

1 Reichspost, 16.6.1908, S. 6. – Deutsches Volksblatt, 15.6.1908, S. 2.

F

## Anstaltskirche St. Leopold

Die genauen Umstände, wie Otto Wagner in den Planungsprozess der Nö. Lands-Heil- und Pflegeanstalten Am Steinhof eintrat, lassen sich nicht eindeutig rekonstruieren. In Folge des Nö. Landtagsbeschlusses vom 22.7.1902 hatte Landesoberbaurat Carlo von Boog einen Gesamtplan der Anlage ausgefertigt, der bereits einen Kirchenbau als oberen Abschluss einer Mittelachse vorsah. Doch artikulierten auch Künstlerkreise gegenüber dem zuständigen Landesausschuss Leopold Steiner ihr Interesse, sich an der baulichen Entwicklung Wiens zu beteiligen, sodass Wagners Projekt für die auf die Mittelachse fokussierte Gesamtanlage und eine Kuppelkirche im November 1903 vom Nö. Landtag behandelt wurde. Wagners Kirchenprojekt muss von maßgeblicher Seite favorisiert worden sein, wurde Thema polemischer Debatten im Nö. Landtag, aber letztendlich im Oktober 1904 angenommen. Im Frühling 1905 begannen die Hochbauarbeiten, im Juni bewilligte der Landtag eine deutliche Erhöhung des Bauetats um beinahe das Doppelte und gegen Jahresende erfolgte die Aufrichtung der Kuppelkonstruktion. Bis Herbst 1906 waren die Eindeckung der Kuppel mit den vergoldeten Kupferplatten und die Plattenverkleidung der Fassaden fertig, und bis September 1907 schloss man die Ausstattungsarbeiten im Inneren ab, sodass am 8.10.1907 die Eröffnung in Anwesenheit des Thronfolgers Franz Ferdinand erfolgen konnte.

Wagners Steinhof-Kirche ist ein freistehender, zweischalig überkuppelter Zentralbau über dem Grundriss eines lateinischen Kreuzes auf der obersten, teilweise in den ansteigenden Hang eingetieften Terrasse der Anstalt. Sämtliche Fassaden sind oberhalb eines zweizonigen Bruchsteinsockels einheitlich mit Marmorplatten im Wechsel aus Bändern und Feldern verkleidet, die symbolisch durch Kupfernägel mit sichtbar belassenen Köpfen in dekorativer Anordnung fixiert erscheinen.

Durch gezielte gestalterische Maßnahmen wie den Einsatz von Gesimsen strukturierte Wagner das tektonische System seiner Kirche: In der Position von Vierungspfeilern fungieren vier Doppelpfeiler als Stützen der Kuppel. Zur optimalen Schubableitung stehen die einzelnen Pfeiler im rechten Winkel zueinander und tragen je eine kubische Auflast oberhalb eines schmalen Gesimses, das gemeinsam mit diagonalen Mauern die gestalterische Einheit des Pfeilerpaares als ein Stützelement garantiert. Zwischen den vier Pfeilerpaaren treten die niedrigeren Kreuzarme vor, deren weit auskragende Gesimsplatten an den Doppelpfeilern unterbrochen werden, um die unterschiedlichen statischen Funktionen der einzelnen Bauteile zu verdeutlichen; konsequenterweise wird das Band aus alternierenden Lorbeerkränzen und Kreuzen, das die gesamte Kirche einschließlich des quergelegten Blockes der Vorderfront umzieht, an den Doppelpfeilern ebenfalls nicht aufgegriffen. Der vordere, leicht vorspringende Baublock nimmt das dreiachsige Hauptportal auf und trägt als Variation einer Doppelturmfassade zwei turmartige Glockenstuben mit den Sitzfiguren der Heiligen Leopold und Severin von Richard Luksch. Vier Freisäulen, durch eine schmale, gesimsartige Platte im oberen Schaftdrittel miteinander verbunden, betonen diesen Haupteingang. Sie tragen Engelsfiguren von Othmar Schimkowitz und dienen als zusätzliche Halterung für die eingestellte Metallkonstruktion der Vordächer über den Stufen der Freitreppe. Die filigrane Ausführung dieses Gerüstes aus Stangen und wie Textilien eingesetzten Verblechungen ruft im starken Materialkontrast zu den Freisäulen einen ephemeren Eindruck hervor. An der Rückseite der Kirche sind zwischen die Kreuzarme die niedrigen Bauteile der Sakristei und der Paramentenkammer eingestellt, die über einen abermals niedrigeren Gang hinter der Chorwand verbunden sind. An den Querschiffarmen sind Abgänge zur geplanten, aber wegen der Bodenbeschaffenheit nicht ausgeführten Krypta angebracht.

Auf dem ebenen Plateau der flachen Holzzementdächer erhebt sich die Eisenkonstruktion der Kuppel mit zweitstufiger Laterne auf

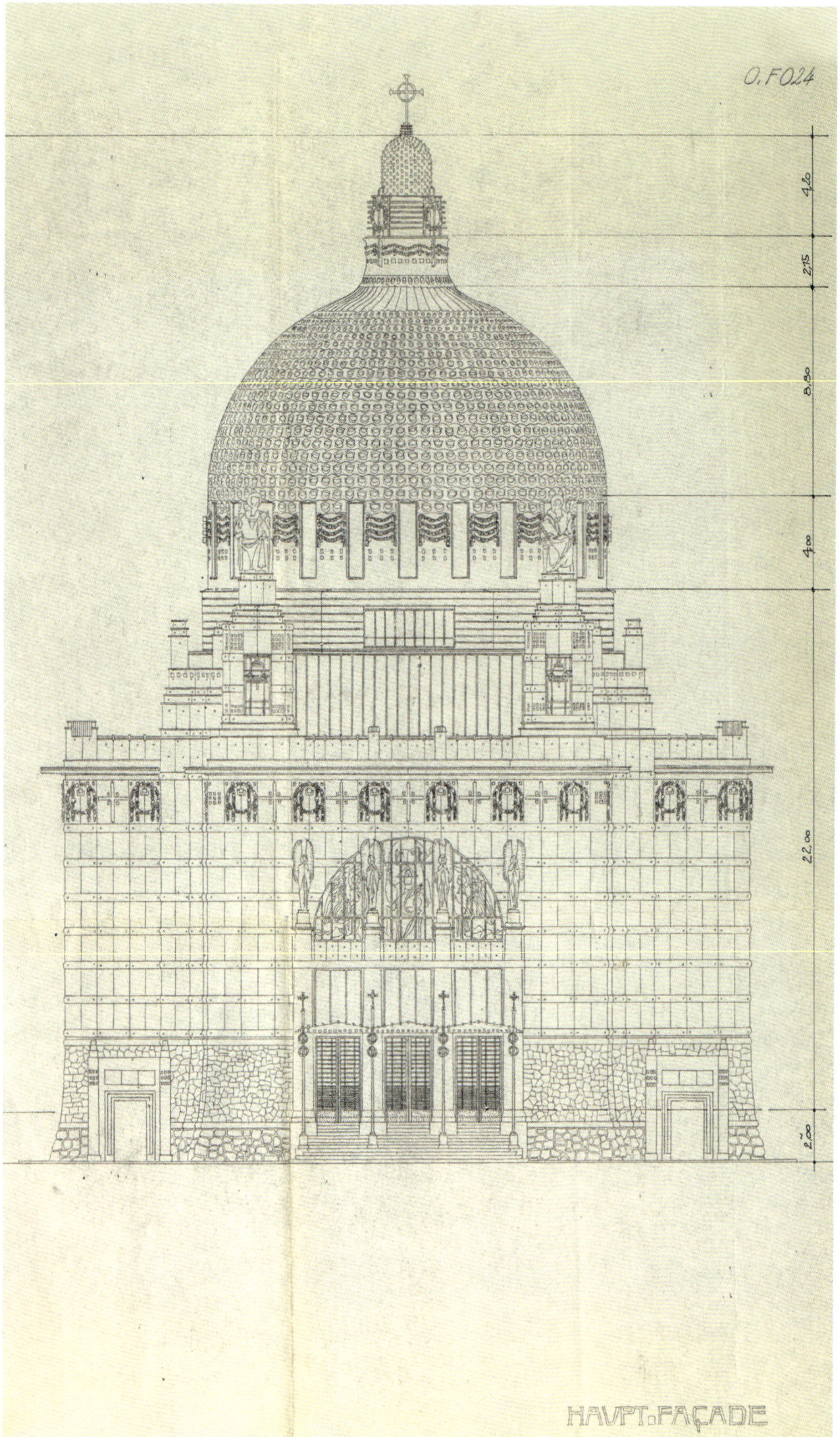


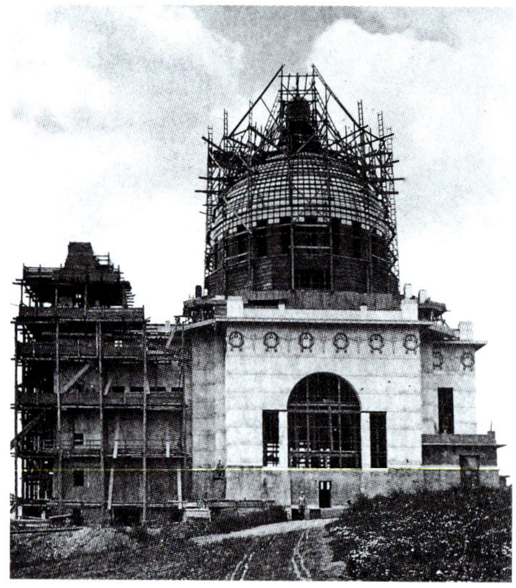

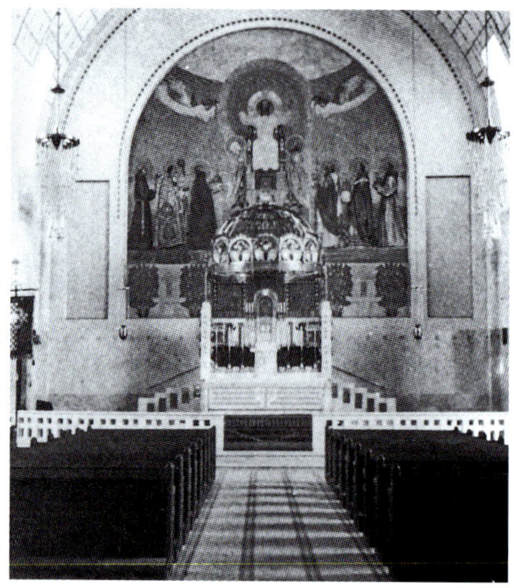

↖ F Otto Wagners Entwurf für die Hauptfassade: Über dem zweizonigen Bruchsteinsockel sind die Fassaden mit Marmorplatten im Wechsel aus Bändern und Feldern verkleidet, die symbolisch durch Kupfernägel mit sichtbar belassenen Köpfen in dekorativer Anordnung fixiert erscheinen.

↑ F Baustellenfoto aus der Errichtungszeit der Kirche St. Leopold, um 1906: Blick auf die seitlichen Öffnungen für die Glasfenster Kolo Mosers und das Gerüst für die Anbringung der Fassadenplatten und der Vergoldung der Kuppel.

↑ F Blick auf den Hochaltar mit dem provisorischen Karton Carl Ederers. Die Fertigstellung des Glasmosaiks von Leopold Forstner und Remigius Geyling hatte sich aufgrund des Plagiatsprozesses zwischen Ederer und Kolo Moser, von dem der ursprüngliche Entwurf stammte, verzögert. Enthüllt wurde das Glasmosaik am 26.7.1913.

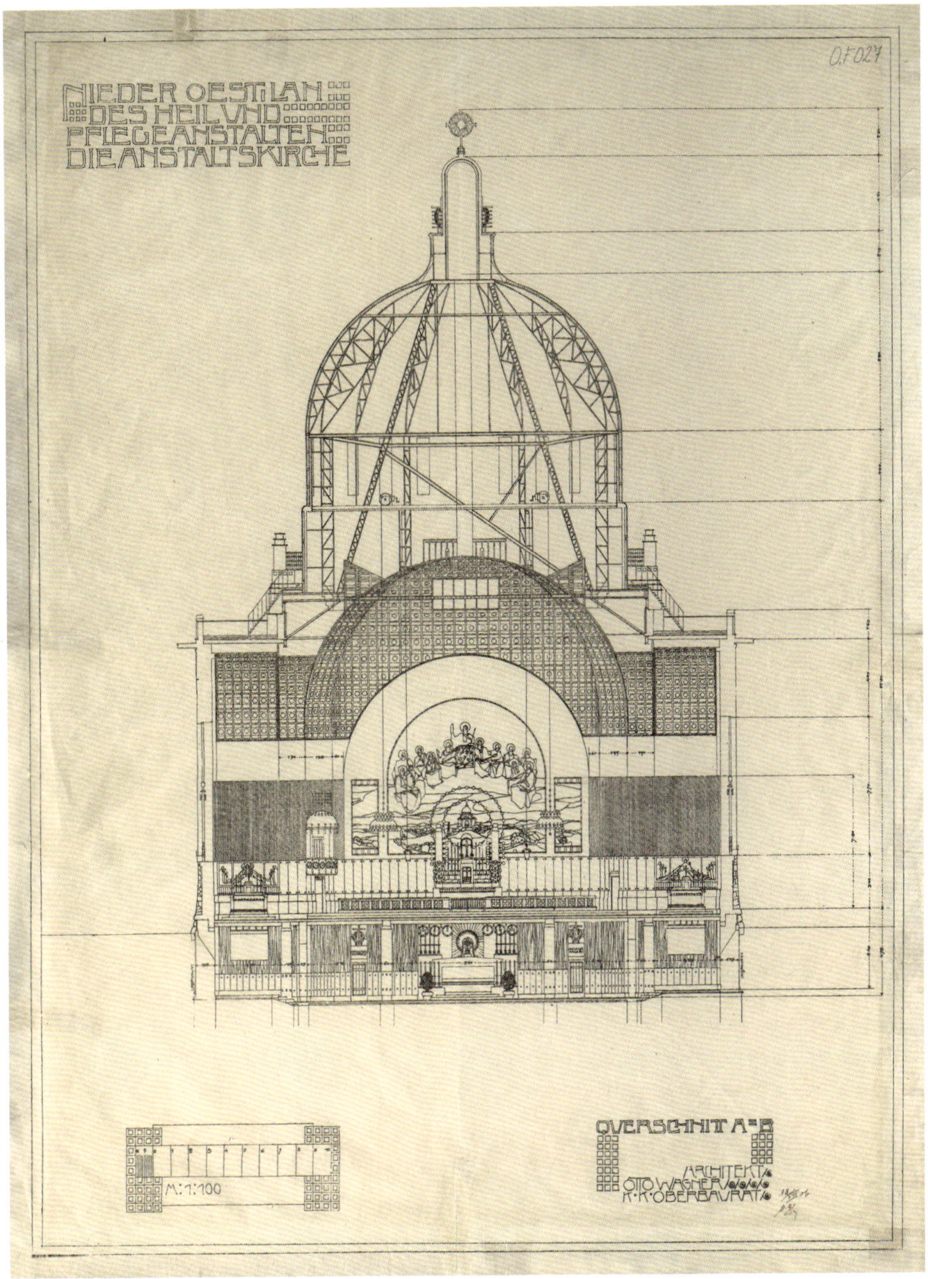


↑ F Im Schnitt sind die Eisenkonstruktion der zweischaligen, sehr hohen Kuppel mit Laterne sowie die nie realisierte Unterkirche mit dem Heiligen Grab dargestellt.

tambourartigem, kastenförmigem Unterbau. Von der Konstruktion der Außenkuppel ist das Eisengerüst der Innenkuppel so tief abgehängt, dass das Vierungsgewölbe des Innenraums nur wenig höher als die ausstrahlenden Kreuzarme ausfällt. Da die Kuppel nur auf den vier Doppelpfeilern aufruht, die in der Stärke der Außenmauern verschwinden, kann Wagner seinen Innenraum vollkommen frei von Stützen halten. Gemeinsam mit den seichten Anräumen entsteht so ein einheitlicher Innenraum, dessen räumliche Kontur wenig aufgegliedert ist und zusammen mit der gleichmäßigen Ausleuchtung durch die großen Fenster den Eindruck von Weiträumigkeit hebt.

Der Eintritt in die Kirche erfolgt durch die drei Hauptportale zunächst in eine niedrige Vorhalle, die Zutritt zu den seitlich angeordneten Wendeltreppen zur Orgel- und Besucherempore sowie zu den Depots, Closetts und Rettungszimmern im Untergeschoß gewährt. Weitere Glastüren führen in den Innenraum der Kirche zunächst in den beschatteten Bereich unter der Orgelempore, die von einer Stützenreihe getragen wird; da sich diese Stützen aber im Rücken jedes/jeder Eintretenden befinden, behindern sie den Blick in den Kirchenraum ebenso wenig wie die lateral aufgehängten Luster. Die Empore selbst wird durch das Halbkreisfenster der Vorderfront und längliche, in die Tonnenwölbung des vorderen Kreuzarmes eingeschnittene Fenster belichtet.

Die klare Einheit des Kirchenraumes entsteht durch die extrem eingeschränkte Farbigkeit aus weißem Putz und Marmor, hellen Steinfarben, Gold und wenigen, gebrochenen Tönen in Kolo Mosers reduzierter Farbpalette für die Glasfenster und -mosaiken mit Blau als zusätzlichem Akzent. Vereinheitlichung und Gleichmäßigkeit kennzeichnen die dekorative Behandlung der Oberflächen wie die kanneliert verputzten Wände oberhalb der glatten Marmorverkleidungen, die Streifen des Fußbodens oder die Kassettierung der Gewölbe. Dagegen konzentriert sich die ornamentale Gestaltung auf die wenigen Ausstattungsobjekte wie die Altäre mit ihren Geräten und die Kanzel: sehr kleinteilig und in der Materialwahl höchst preziös unter massivem Einsatz von Gold.

Kaum merkbar fällt der Boden des Kirchenraumes bis zur massiven Kommunionsbank aus Marmor ab. Dahinter erhebt sich der Hochaltar aus Marmorblöcken, die dem durch-

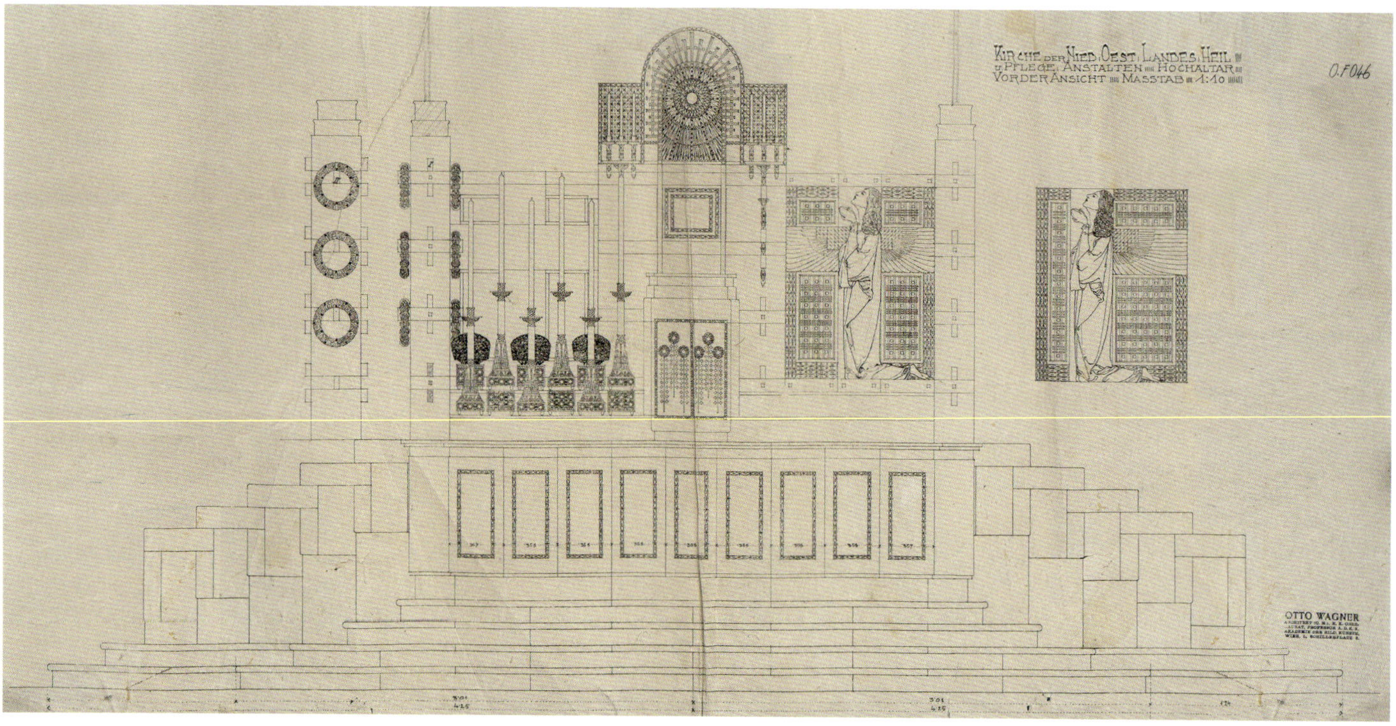


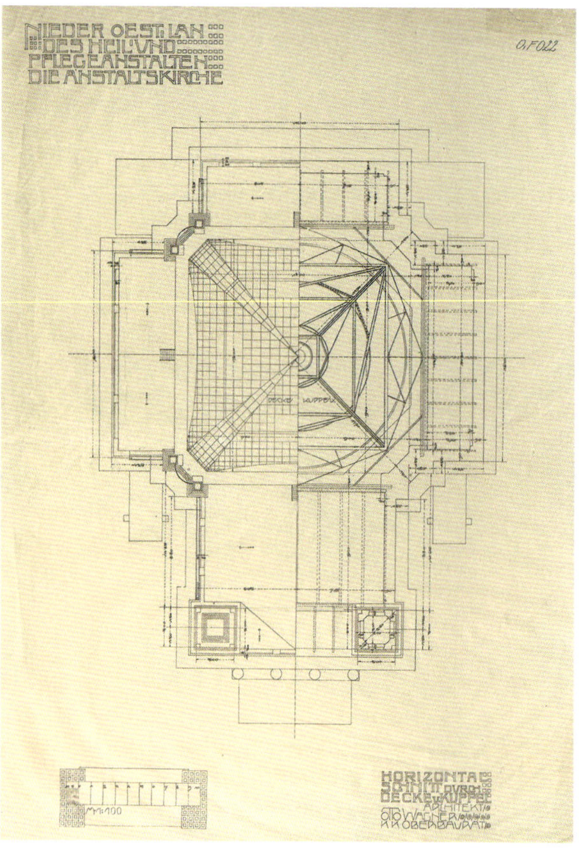


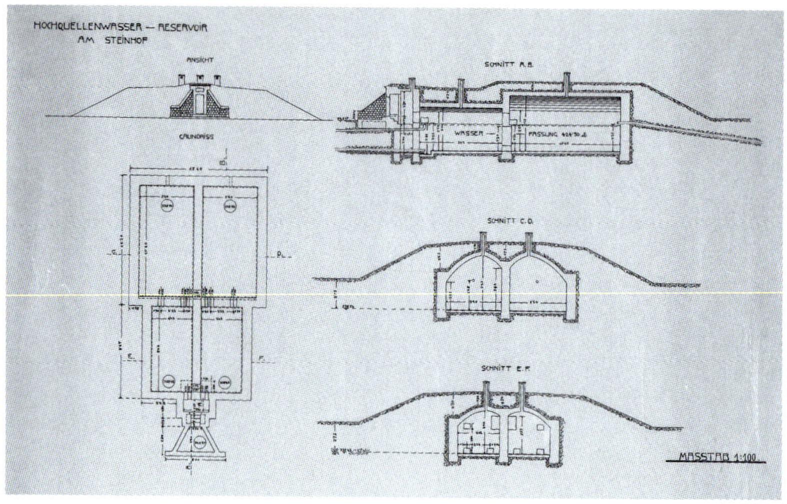


↖ F Entwurf Otto Wagners für den Hochaltar, der von einer durchbrochenen, vergoldeten Ziboriumskuppel überragt wird.

← F Der Horizontalschnitt durch Decke und Kuppel zeigt die komplexe Eisenkonstruktion, an der die auf vier Doppelpfeilern ruhende, weiß kassettierte Innenkuppel abgehängt wurde. Dadurch ergibt sich ein stützenfreier Innenraum.

↑ b Da sich die Fertigstellung der 2. Hochquellenleitung verzögerte, war die Anlage eines Hochreservoirs notwendig. Das 1904 fertiggestellte Reservoir wurde über eine Pumpe nahe des Flötzersteigs mit Hochquellenwasser versorgt und durch einen künstlich aufgeschütteten Hügel vor Temperaturschwankungen geschützt.

brochenen, vergoldeten Ziborium als Auflager dienen; kreuzförmig verstrebte Rahmen, die jenen der metallenen Vordachkonstruktion gleichen, stützen die Ziboriumskuppel gegen die Hochaltarwand – allerdings diesmal vergoldet. Zwei seitliche, zur Mitte ansteigende Treppenläufe unterstreichen die Linienführung hin zum Zentrum des Hochaltars im Tabernakel. Darüber und dahinter erhebt sich das Glasmosaik von Leopold Forstner und Remigius Geyling, in dem, Kolo Mosers ursprünglichen Entwurf variierend, die Stufen zum thronenden Christus hin ansteigen.

Einen weiteren Griff zur Vereinheitlichung des Innenraums stellt die Form dieses Hochaltarbildes dar, das in der Zusammenschau mit den seitlichen Mosaiken der Heiligen Petrus und Paulus die Serlianaform der Seitenfenster mit Kolo Mosers Heiligenreihen aufgreift. Hier verdeutlicht sich Otto Wagners keineswegs negierender Umgang mit dem architektonischen Erbe der Vergangenheit: Er verzichtet nicht auf klassische Formen und tektonische Auffassungen vom Lasten und Tragen, begegnet ihnen aber mit zeitgemäßen Konstruktionen. So ersetzt er das klassische Kämpfergesims einer Serliana durch einen modernen Horizontalträger aus Metall, den er klar als solchen erkennbar und sichtbar belässt, dessen konstruktive Form er ebenso wenig verbirgt, wie ein Renaissancearchitekt sein Kämpfergesims hinter irgend etwas anderem verborgen hätte als der idealen Form eines horizontalen Trägers, die in seiner Zeit gültig war. (RK)

b

## Hochquellen-Wasserreservoir

Ein wesentliches Kriterium bei der Wahl des Bauplatzes bestand im Vorhandensein einer optimalen und hochwertigen Wasserversorgung. Diese konnte in Steinhof insofern erwartet werden, da die zweite Hochquellenleitung, die den Bezirk versorgen sollte, sich seit 1900 in Bau befand. Dennoch waren die nötigen Anschlüsse bei Einrichtung der Großbaustelle mit ihrem extrem hohen Wasserverbrauch noch nicht fertig. Zur Versorgung der höher gelegenen westlichen Vororte waren schon 1893–99 das Pumpwerk Breitensee sowie ein Wasserbehälter in der Braillegasse errichtet worden, die von der seit 1873 in Betrieb befindlichen ersten Hochquellenleitung gespeist wurden. Aufgrund der Höhendifferenz zum neuen Anstaltsareal gelang es nicht, direkte Ausläufe der bereits bestehenden Hochquellenleitung herzustellen, wovon man ursprünglich ausgegangen war.

Deshalb musste die Errichtung eines Hochreservoirs „in den oberen Spiegeln“ vorrangig sein. Das 1904 fertiggestellte betonierte Wasserreservoir lag am höchsten Punkt des Areals, nördlich der Kirche in 342 m Höhe und wurde 1907 auf ein Fassungsvermögen von 5.000 hl erweitert. Über eine in der Nähe des Flötzersteigs gelegene, elektrisch betriebene Pumpenanlage samt Zisterne (c) – sie lag im Areal zwischen Flötzersteig und der heutigen Antaeusgasse – wurde das Wasser über eine 865 m lange, gusseiserne Leitung in das Hochreservoir gedrückt. Es bestand aus vier paarweise angeordneten, gewölbten Kammern, von denen die zwei vorderen 8 m, die rückwärtigen 10,5 m lang waren und eine Höhe von 4,65 bzw. 5,6 m aufwiesen. Das mit fünf runden Lüftungs- und Lichtschächten versehene Wasserreservoir verbirgt ein künstlich aufgeschütteter Hügel, der eine konstante und witterungsunabhängige Wassertemperatur gewährleistet. Der Zugang erfolgt über einen trichterförmig verjüngten, seitlich abgemauerten Vorplatz. Von hier aus wurde die Wasserzufuhr zu den einzelnen Pavillons und zu den Gärten, in denen mehr als fünfzig Hydranten standen, geregelt.

In den Zwanziger-Jahren oder später musste die gusseiserne Rohrleitung verstärkt werden, weshalb neben der oberen, zwischen Kirche und dem Wasserreservoir situierten Schieberkammer eine tiefere, zwischen dem Pavillon 7 und 13 gelegene, eingezogen wurde. Eine zusätzliche Rohrleitung führte quer über die Steinhofgründe Richtung Gärtnerei. Beim Kauf des Areals befand sich sogar eine Wasserleitung samt Brunnhaus entlang des Ameisbaches im östlichen Teil des Geländes (nördlich der Parzelle 99 bzw. 91 Ameisbachareal), die sogenannte Arenberg'sche Wasserleitung, die einst die k. u. k. Kadettenschule in Breitensee versorgte. Diese wurde um 1900/02 abgelöst und das daraus gewonnene Nutzwasser für die Wäscherei verwendet.

Erst mit der Errichtung des Hochreservoirs und Hebewerks Steinhof außerhalb des Anstaltsareals, in der Johann-Staud-Straße 30 durch das Wiener Stadtbauamt (Erich Leischner 1911–12), war die Trinkwasserversorgung der höher gelegenen Bezirke Ottakring und Hernals gesichert. (SPF)

Fw

## Feuerwache

Die Feuerwache liegt im Nordwesten des Areals der vormaligen Heil- und Pflegeanstalt, wurde aber nicht gleichzeitig mit den restlichen Baulichkeiten errichtet, obwohl in der Ursprungsplanung sehr wohl ein separates Lösch- und Rettungsgerätehaus vorgesehen war. Die Weitläufigkeit des Areals zwang anfangs zu an einzelnen Gebäuden angebrachten Löschvorrichtungen.

Erst mit dem ambitionierten Architekturprogramm des „Gemeindesozialismus“ der Stadt Wien in der Zwischenkriegszeit erhält der Steinhof seine eigene Feuerwehr, die hier wie in den anderen bürgerlichen Wohngegenden Wiens auch, eher als symbolischer Bedeutungsträger denn als notwendiger Zweckbau errichtet wird. Mit ihren weithin aufragenden „Schlauchtürmen“ (Schlauchtrocknungs- und Übungstürme) dienten die neu errichteten Feuerwachen der späten Zwanziger-Jahre vor allem als Konkurrenzbauten zu den Kirchtürmen der politisch gegnerischen Seite. Daher wird bei diesen Bauwerken bewusst eine kubistisch-expressionistische Formensprache seitens der beauftragten Stadtbauamtsarchitekten eingesetzt, die Weihsmann zu Recht als „plastische Statements [...] im Dienste der Reklame (für das Bauprogramm der Stadt Wien)“[1] bezeichnet.

Auch das 1929–30 von Josef Bittner – als Architekt des Stadtbauamtes hauptsächlich für die Planung dieser Generation an Feuerwachen eingesetzt – entworfene Bauwerk an der Johann-Staud-Straße entspricht genau dieser Semantik, obwohl ihm in der Gesamtgestaltung der explizit herausgebildete Turm fehlt – vielleicht, weil auch die Kirche Am Steinhof als Nicht-Pfarrkirche turmlos ausformuliert werden musste. Daher nimmt dieser Baukörper deutlich Anleihen an einem anderen Topos der Monumentalarchitektur: Die modernisierte Variante der Ehrenhofanlage des Schlossbaues mit stark betontem Portikus und pointiert überhöhten Eckrisaliten ist unverkennbar, vor allem im Zusammenhang mit der den Hof einfassenden Toranlage. Diese weist viele Merkmale der übrigen Toranlagen des Steinhofareals auf, wie zum Beispiel die Teilungen und Verzierungen der Eisentore selbst, die Abdeckplatten der Pfeiler und die Unterteilung des Tores in ein um die Mitte gespiegeltes Fahrtor mit zwei durch Pfeiler abgetrennte Gehtore.[2]

Fast humorvoll werden die notwendigen drei Garagentore für die Feuerwehrautos durch plastisch vorspringende Wandpilaster in Sichtziegelmauerwerk zum Mittelrisalit umdefiniert. Die Zusammenfassung dreier Geschoße durch diese Wandpilaster lässt sich klassisch als Kolossalsäulenordnung interpretieren, die durch ihre Überschreitung der Trauflinie den zentralen Part der Hauptfassade deutlich überhöht. Das Geschoß über der Hauptfahrzeughalle auf Einfahrtsebene weist zudem einen horizontalen Balkon auf, der im Schlossbau typischerweise den Beletagenfenstern vorgelagert wird. Im dritten Stock mutiert die Risalitüberhöhung zur reinen Scheinarchitektur, denn die Okuli (Bullaugenfenster) belichten nur mehr den nicht ausgebauten Dachraum.

Da allerdings wegen der nur geringen räumlichen Ausdehnung der Feuerwache die notorischen Seitenflügel des Schlossbaues entfallen, kompensiert der Planer diese Baukörperstutzung mit einem voluminösen

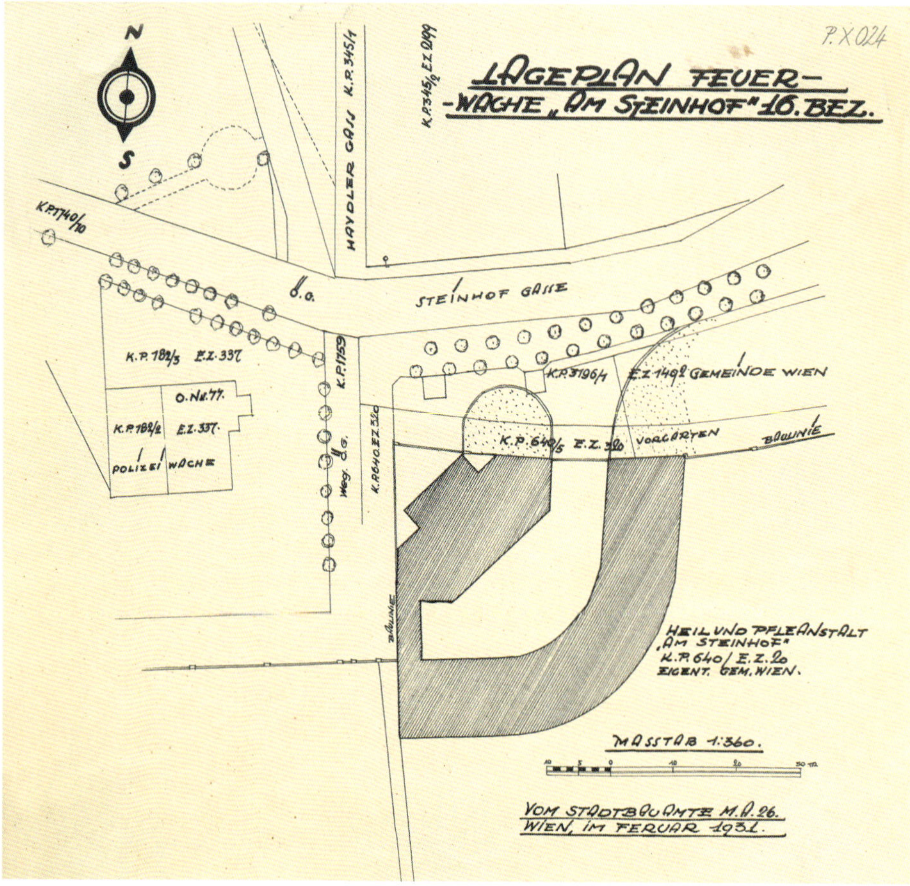


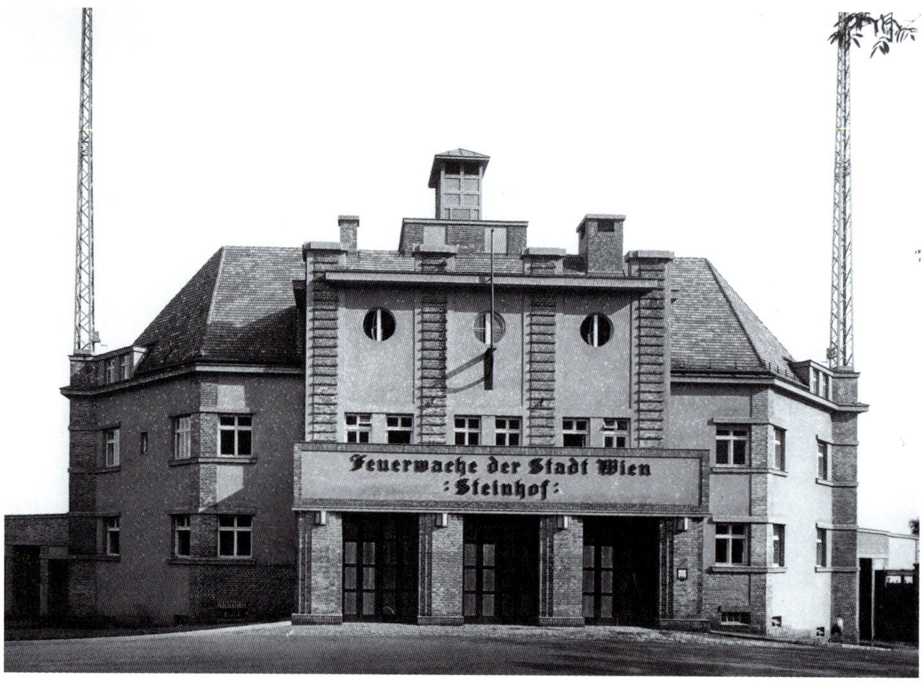


↗ Fw Der Lageplan der im Norden der Steinhofgründe in die Umfassungsmauer integrierten Feuerwache zeigt Affinitäten zum Gutshof einer Schlossanlage.

→ Fw Eine Feuerwache war im ursprünglichen Konzept von Steinhof nicht vorgesehen. Ihre Errichtung durch Josef Bittner 1929–31 verdankt sich dem Bauprogramm des Roten Wien. Auffallend ist die der Monumentalarchitektur entlehnte Formensprache.

Walmdach über dem gesamten Baukörper auf Basis eines querverzogenen Sechseckes, um ihm die Monumentalität zu erhalten. Die massive Mittenbetonung muss im Entwurf wiederum durch das Hochziehen der Seitenenden ausbalanciert werden, was durch beidseitig hohe Sendemasten, früher noch mit den obligaten Fahnenstangen untermalt, bewerkstelligt wird.

In ihrem Lageplan beweist die Bauwerksdisposition ebenfalls Affinitäten zum Gutshof einer Schlossanlage. An der Rückseite formen die mittig um den Schlauchturm mit offenen Loggien ausgebildeten, eingeschoßigen Garagen einen Wirtschaftshof Richtung Parkanlage des Gesamtareales. Somit „verkörpert der Bau alle Attribute einer Prospekt- und Bühnenarchitektur, der seine Funktion nicht ver-, sondern einkleiden möchte".[3] Die damit zum Ausdruck gebrachte „Verschwendung" aus reiner Programmatik hätte die Planer der Heil- und Pflegeanstalt in die absolute Verzweiflung gestürzt. Als ehrbare ärarische Beamte der Monarchie hielten sie es für ihre oberste Pflicht, sparsam und angemessen mit den ihnen anvertrauten Mitteln umzugehen, zum Wohle der Allgemeinheit und nicht zur Zurschaustellung einer Ideologie. (CJK)

1 WEIHSMANN 2002, S. 413.
2 Siehe dazu Beschreibung der Mauern von Christian Lehner.
3 WEIHSMANN 2002, S. 336.

## Die Pavillontypen

Der Bereich der Heil- und Pflegeanstalt umfasste zwei Aufnahme- sowie je elf Krankenpavillons. Die Patientinnen und Patienten wurden den jeweiligen Krankheitsbildern zufolge unterschiedlichen Pavillons zugewiesen. Man klassifizierte sie als ruhige, halbruhige, unruhige und in der Pflegeanstalt außerdem als pflegebedürftige und infektiöse Kranke. Innerhalb der Pflegeanstalt wurden die Kranken erneut unterteilt: Einerseits in die Gruppe der unheilbaren und pflegebedürftigen Geisteskranken und andererseits in die Gruppe der „harmlosen Irrensiechen". Diese benötigten zwar keine Behandlung, konnten jedoch nicht für sich selbst sorgen und weder von Angehörigen noch von einer öffentlichen Armenanstalt aufgenommen werden. Die Ordnungsprinzipien kamen sowohl auf der Männerseite, die östlich der Hauptachse lag, wie auf der westlich gelegenen Frauenseite zur Anwendung.

### Es ergeben sich folgende Pavillontypen:

Typ A Aufnahmepavillon (Pavillon 1, 2)

**In der ehemaligen Heilanstalt**

Typ B Pavillon für Ruhige (Pavillon 7, 10)
Typ C Pavillon für Halbruhige (Pavillon 3, 4, 8, 9, 12)
Typ D Pavillon für Unruhige (Pavillon 5, 6, 11, 14)

**In der ehemaligen Pflegeanstalt**

Typ E Offener Pavillon für Ruhige (Pavillon 13, 16)
Typ F Offener Pavillon für Pflegebedürftige und Bettlägerige (Pavillon 15, 18, 20, 21)
Typ G Geschlossener Pavillon für unruhige Pflegebedürftige und halbruhige Sieche (Pavillon 17, 24)
Typ H Pavillon für Tuberkulöse und Infektionskranke (Pavillon 19, 22)
Typ I Geschlossener Pavillon für geisteskranke Verbrecher und besonders gefährliche Geisteskranke (Pavillon 23)

### Die allgemeine bauliche Struktur

Typologisch tauchen derartige Baukörper in Österreich bereits bei der Ergänzung des Baubestandes der Anstalt in Kierling-Gugging bei Klosterneuburg in den späten Achtziger-Jahren des 19. Jahrhunderts auf. In der Literatur werden hingegen als erste Pavillonkrankenhäuser Christopher Wrens unausgeführter Entwurf für das Royal Naval Hospital in Greenwich (vor 1702), Roweheads Royal Naval Hospital Stonehouse bei Plymouth (1756–64) und die Neubaupläne für das Hôtel-Dieu in Paris (1798) angeführt. Deren Disposition bestand allerdings in klassizistischen Einzeltempeln, die mittels Kolonnaden zu einem geschlossenen Campus auf weitläufigen Rasenflächen zusammengefasst waren. Die auch in Steinhof noch zur Anwendung gebrachten, eher horizontal gelagerten Baukörper mit Mittel- und Eckrisalitbetonung stammen hin-

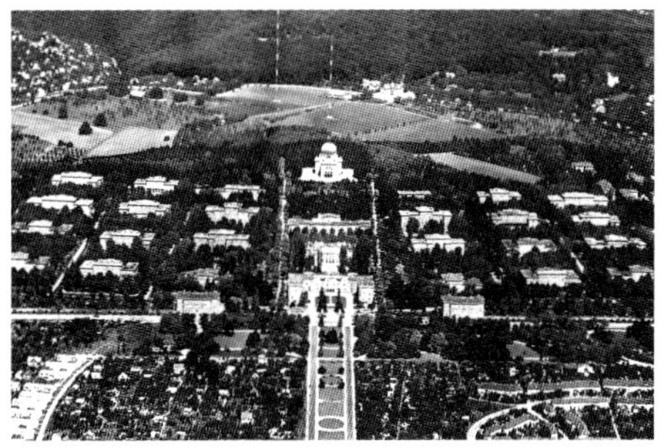

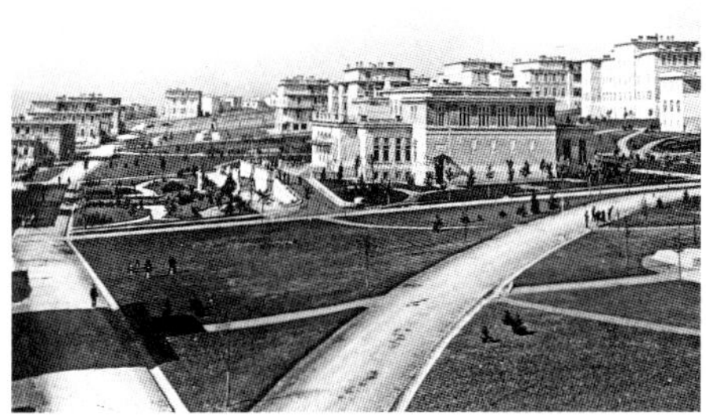

↑ Die zur Hauptachse symmetrisch angelegten Pavillons der Heil- und Pflegeanstalt waren in eine Männer- (rechts) und in eine Frauenseite (links) geschieden. Flugaufnahme aus den 1950er-Jahren mit der Senderanlage Wien-Wilhelminenberg, 1952–59.

↑ Die horizontal lagernden, mit leicht vorspringenden abgeflachten Walmdächern gedeckten Pavillons sind nach Süden orientiert. Zwischen den einzelnen Bauten wurden große Abstände gelassen, um sie mit ausreichend Luft und Sonne zu versorgen.

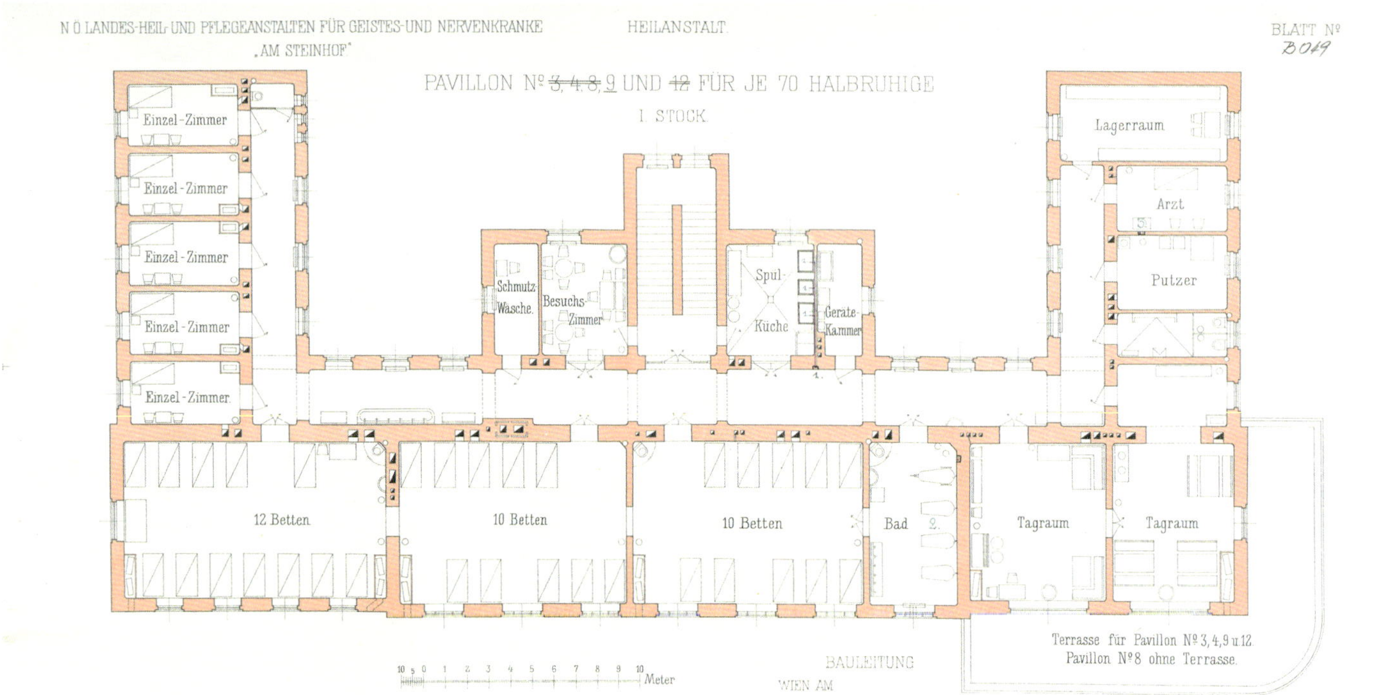


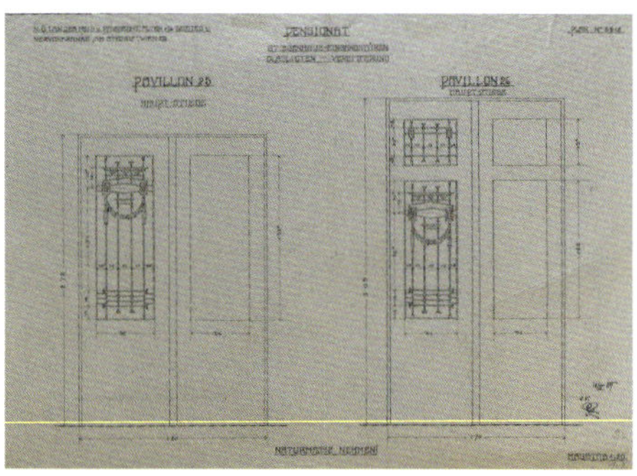

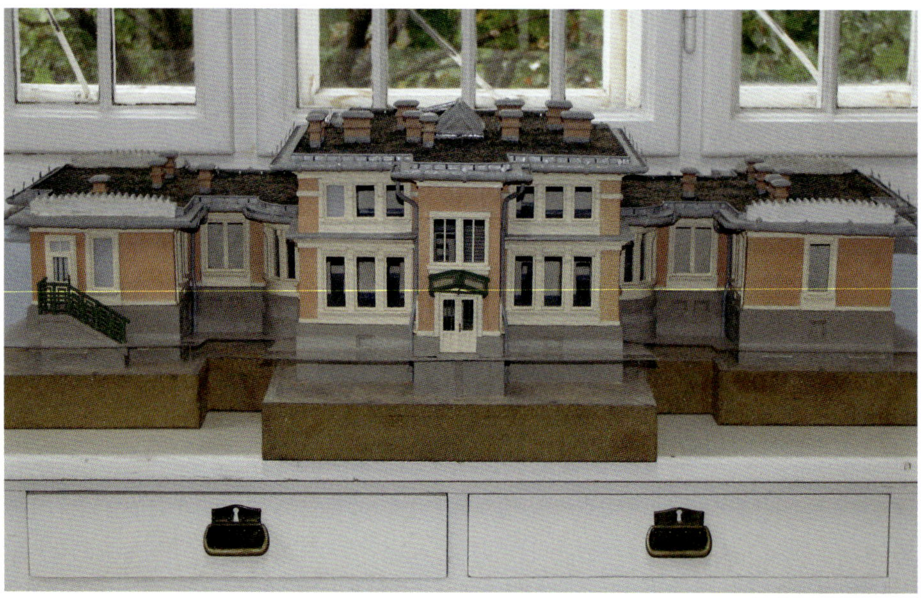

↑ Die Erschließung aller Pavillons erfolgte vom Norden. Über das Stiegenhaus gelangte man in den zentralen Erschließungsgang, der zu den südorientierten Krankenzimmern führte. Dieser Pavillon für Halbruhige verfügte sowohl über Mehrbett- wie Einzelzimmer. Im Südosten war den Tagräumen eine Terrasse vorgelagert.

↑ Die Glaslichten aller Eingangs- und Verbindungstüren trugen dekorativ gestaltete Vergitterungen.

↗ Das von Patienten im Zuge der Arbeitstherapie in den 1920er-Jahren erstellte Modell des Aufnahmepavillons (2) weist die für alle Pavillons typische Gliederung auf. Über einem verputzten Bruchsteinsockel erhebt sich die ein- bis dreigeschoßige, ziegelsichtige Fassade, die von einem abgeflachten Walmdach abgeschlossen ist („Projekt Museum am Steinhof“).

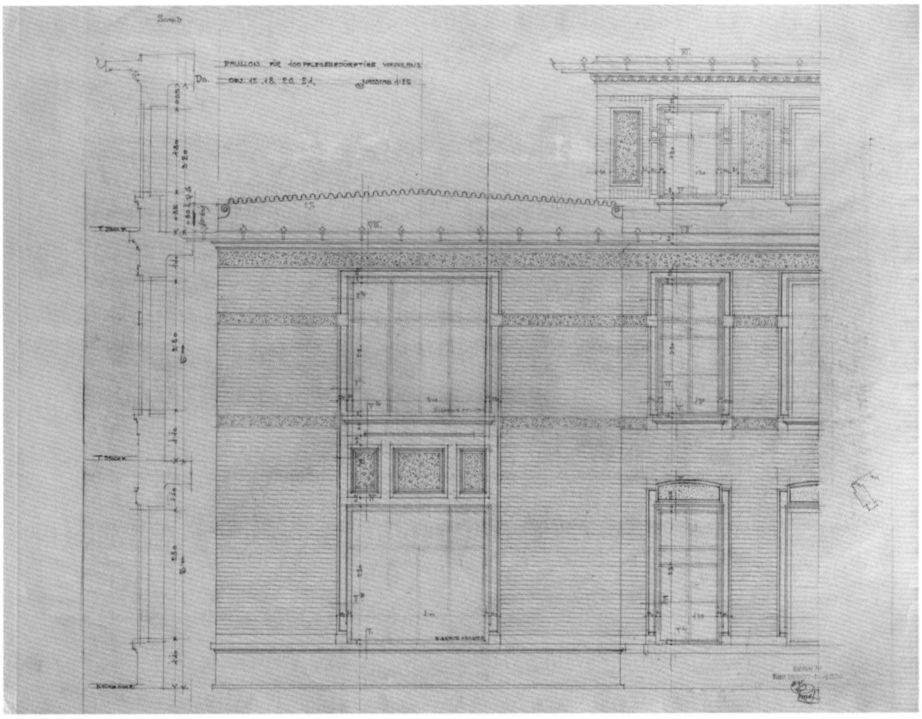

↑ Die sorgfältige, variantenreiche Ausarbeitung der Fassadendetails zeigt sich in der horizontalen Gliederung, der Verwendung unterschiedlicher Putzfelder sowie den gewellten, attikaartigen Aufsätzen auf den Seitenflügeln (Adolf Prosch).

gegen aus der Tradition der süddeutschen und österreichischen Barockschlösser. Allerdings bezeichnet man dafür nur die Überhöhung der Dachzone durch betonte Turmhelme oder Walmdächer mit „Pavillon" (Dach- oder Eckpavillon).[1] Die hier nun kleineren Baukörper auf Basis von E-, U- oder H- Grundrissen mit den größtenteils hell verputzten Fassaden und den allseits vorspringenden abgeflachten Walmdächern in Verbindung mit schmiedeeisernen Dekorationen sind tatsächlich erst für die Nö. Heil- und Pflegeanstalten in Mauer-Öhling, aber noch mehr für den Steinhof flächendeckend charakteristisch.

Die Hauptfronten aller Objekte in Steinhof sind konsequent nach Süden oder Südosten gerichtet. Zwischen den einzelnen Pavillons wurde bewusst genügend Abstand gelassen, um allen Objekten ausreichend Luft und Sonne zukommen zu lassen. Parallel zur Hauptachse sind diese Zwischenräume etwa 60 bis 70 m breit und die Abstände zwischen den Pavillons von Norden nach Süden betragen 32 bis 54 m.

Die Untergeschoße der in Massivbauweise errichteten Objekte bestehen aus Bruchsteinmauerwerk. Ihr glatter, grauer Verputz hebt sich als Gebäudesockel von den darüber liegenden Geschoßen ab, die in Sichtziegelmauerwerk ausgeführt wurden. Hier kommt nur vereinzelt Zementputz zur Anwendung: Die Sichtziegel-Fassade wird lediglich durch horizontale Putzgesimse gegliedert, welche teils auf Höhe der Fensterbrüstung, teils auf etwa Dreiviertel der Fensterhöhe verlaufen. Zwischen den obersten zwei Geschoßen sind sie auch als Stockwerksgesimse und oberhalb als Dachgesimse ausgebildet, die häufig mit einem Eierstabfries abgeschlossen werden. Um die Wetterfronten zusätzlich zu schützen, wurden diese mit einem Ölanstrich versehen. Die allseits leicht vorgezogenen, abgewalmten Flachdächer bestehen aus einer Eisenbetonkonstruktion, welche mit Holzzement wasserdicht abgedeckt und durch einen Schotterbelag geschützt wurde.

Alle Pavillons bestehen aus zwei Seitenflügeln und einem um ein Stockwerk höheren Mitteltrakt. Dabei liegt die Fassadenflucht des Mitteltraktes meist hinter jener der Seitenflügel. Das Stiegenhaus mit Haupteingang ist bei allen Pavillontypen im Norden des Mittelbaus platziert und tritt markant aus der Fassadenebene hervor. Lediglich Pavillon 23 wird aufgrund seiner gedrehten Positionierung im Lageplan über den Eingang von Westen her betreten. Die zweiflügeligen Holzeingangstüren mit vergitterten Glaslichten sind in allen Fällen durch kleine Vordächer aus Eisen und Glas wettergeschützt.

Aufgrund der Hanglage konnte die Zufahrtsstraße und damit der Haupteingang auf einem Niveau zwischen dem Untergeschoß und dem Erdgeschoß situiert werden. Die Fußbodenhöhe des Untergeschoßes im vorderen, südlichen Teil der Pavillons korrespondierte mit dem Garten, und bot dadurch den einzigen direkten Zugang vom Gebäude in die Grünanlagen. Diese Position der Objekte im Gelände begünstigte darüber hinaus die Lichtverhältnisse in den als „Gartengeschoß" titulierten Untergeschoßen. Somit war eine einfache Umnutzung der Kellerräume als Tagräume oder für Beschäftigungstherapie und Ähnliches möglich.

Die Fenster der Gebäude werden von Ziereinfassungen und teilweise von Friesen zusätzlich gerahmt. Sie sind im Untergeschoß aus Metall und ohne Dekorelemente, in den darüber liegenden Geschoßen überwiegend aus Holz gefertigt. Weitere Schmuckelemente in Form von schlichten, verputzten Rechtecken, meist nur im obersten Geschoß oder vertikal zwischen zwei Fensterflächen liegend, vervollständigen das Gesamtbild.

### Gliederung

Alle Pavillontypen werden vertikal über eine zweiläufige, gegenläufige Treppe mit Zwischenpodest erschlossen. Der Zugang ins Gebäude und in die jeweiligen Geschoße erfolgt immer über diese Podeste. Das Stiegenhaus bildet zusammen mit Nebenräumen – meist waren in diesem Bereich auch der Besuchsraum und die Spülküche untergebracht – den nördlichen Teil des Mitteltraktes. Ein Korridor erstreckt sich zwischen den seitlichen Flügeln und übernimmt die Haupterschließung in den jeweiligen Geschoßen. Fast alle Aufenthaltsräume und die großen Krankenzimmer sind nach Süden orientiert. Kleinere Kammern sowie Einzelzimmer und dergleichen liegen hingegen weitgehend an der Nordseite der Seitenflügel. Die Gliederungen von Erdgeschoß und erstem Stock sind überwiegend ident. Während in den Tagräumen die meisten Kranken ihrem Alltag und der Beschäftigungstherapie nachkommen konnten, wurde bei den Bettensälen zwischen Schlaf- und Wachräumen unterschieden. In letzteren hielten sich bettlägerige Kranke auch tagsüber auf. Im obersten Stock, der sich ausschließlich über den Mittelbau und nicht über die seitlichen Flügel erstreckt, waren die Traktpfleger und sonstiges Pflegepersonal untergebracht. Durch diesen erhöhten Aufbau sind alle Pavillontypen der Anstalten teilweise dreigeschoßig. Nur die Pavillons für Ruhige (Typ B und E) weisen ein weiteres Geschoß auf. Die beiden Aufnahmepavillons sind hingegen zweigeschoßig ausgeführt.

### Gartenanlagen und Veranden

Jeder Krankenpavillon verfügt über einen vorgelagerten Garten mit Bäumen und Rasenfläche. Die Gärten der entlang der Mittelachse liegenden Objekte sind wesentlich kleiner gehalten als die restlichen Pavillongärten, da eine befestigte Straße durch die vorgelagerte Grünfläche führt, die daher die komplette Nutzung des Gartens beeinträchtigt. Den Patientinnen und Patienten dieser Pavillons für Ruhige war es in der Regel aber erlaubt, das Objekt zu verlassen und sich im gesamten Areal frei zu bewegen. Die Erschließung innerhalb der Pavillongärten erfolgte über Kieswege. Heute sind diese jedoch aufgrund mangelnder Pflege teilweise überwuchert und kaum noch erkennbar.

Die Pavillons der Heilanstalt besitzen kleine Veranden, die beim Pavillontyp B an den Ost- und Westfassaden, bei den Typen C und D südöstlich über Eck den Gebäuden vorgelagert sind. Anders gestalteten sich die Balkonlösungen bei den Pavillons für die pflegebedürftigen und bettlägerigen Kranken. Die Gebäude der Pflegeanstalt, mit Ausnahme der Objekte der Pavillontypen E und I, besitzen eine nach Süden gerichtete, komplett vergitterte Veranda. Diese gestattete auch bei Regenwetter oder schlechter gesundheitlicher Verfassung der Kranken den Aufenthalt an der frischen Luft. Im Gartengeschoß bilden die Veranden zudem einen überdachten, vor Wetter schützenden Unterstandsbereich. Ihre eisernen Geländer sind beim Großteil der Pavillons durch dekorative Schmiedeeisenornamente verziert.

### Ausstattung der Pavillons

#### Fußböden und Wände

Für die Korridore, Schlafsäle, Bäder und Teeküchen wurde eine Pflasterung aus sogenannten „Mettlacher Platten" (trocken gepresste Bodenfliesen) der Firma Wienerberger verwendet. In den Tagräumen diente ein Eichenbrettparkett als Bodenbelag. Räume, die die Einhaltung eines hohen Hygienestandards erforderten, wie Bäder oder Schmutzwäschedepots, waren in Terrazzo ausgeführt oder mittels glasierten Fliesen verkleidet. Die Reinigung der Korridore wurde durch einen etwa 15 cm hohen Wandsockel aus Fliesen, dessen Ecken zum Boden hin abgerundet sind, erleichtert. Die Wände erhielten einen schmutzabweisenden Emailanstrich.

#### Fenster

Um den Sicherheitsbestimmungen der einzelnen Pavillons gerecht zu werden, entwickelte man unterschiedliche Fenstertypen. Die folgenden vier Typen decken nicht alle Fenstervarianten der Objekte ab, gewähren aber einen guten Überblick.

Der „Fenstertyp 1" ist ein nicht gesichertes Kastenfenster, welches keine Sprossenteilung in den Glasflächen aufweist. Im Unterschied zum ersten Typ besitzen die Innenflügel beim „Fenstertyp 2" Sprossen aus sogenannten Fassoneisen. Dabei handelt es sich um speziell geformte Eisengitter, welche die Glasflächen gliedern und das Fenster sichern. „Fenstertyp 3" ist die wohl am häufigsten zur Anwendung gekommene Fensterart, ein komplett gesichertes Fenster. Bei diesem Typ waren ursprünglich Korbgitter zur Sicherung der Fenster angedacht. Diese hätten bei den nach außen zu öffnenden Fenstern allerdings erhebliche Kosten verursacht. Statt der Korbgitter wurden zwischen dem normalen Holzfenster außen und der inneren Verglasung mit eisernen Einlässen Fassoneisengitter angebracht. So konnten die Innen- und Außenflügel jederzeit bedenkenlos zur Lüftung der Räume geöffnet werden. Das dazwischen liegende Gitter sollte Ausbruchsversuche verhindern. Der „Fenstertyp 4" galt als besonders ausbruchssicher und wurde laut Schlussbericht in den Einzelzimmern verbaut. Diese Fenster bestehen aus Hartglas und sind ebenfalls vergittert. Die Zellenfenster für Pavillon 23 stellen eine Variante des „Typ 4" dar und sind von außen mit 30 mm dicken Eisenstangen gesichert. Weitere Eisenprofile verstärken die Innenverglasung. Das Lüften ist über einen Schubflügel möglich. Der dafür notwendige Mechanismus läuft zwischen den Fensterebenen in die Brüstungsmauer und ist über eine absperrbare Öffnung zu betätigen. Öffnungsgriffe an den inneren Fensterflügeln weisen nur die ausschließlich für das Personal bestimmten Gebäudebereiche auf. Ansonsten sind die Fenster wie auch die Zwischengitter nur mit einem Dreikantschlüssel zu öffnen. Höhere Sicherheitsmaßnahmen benötigten die Fenster in Pavillon 23, die mit einem komplexeren Schloss gesichert waren. (BH/LM)

1 Siehe: JÄGER-KLEIN 2009, S. 70–71.

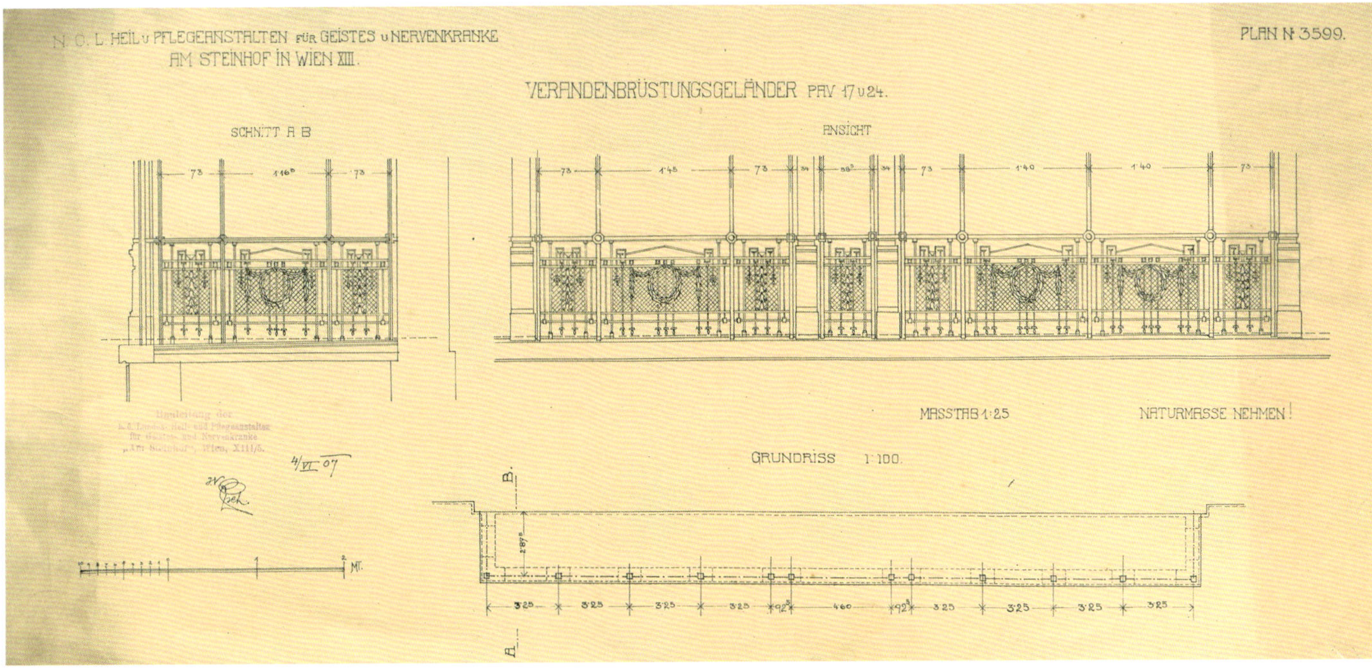


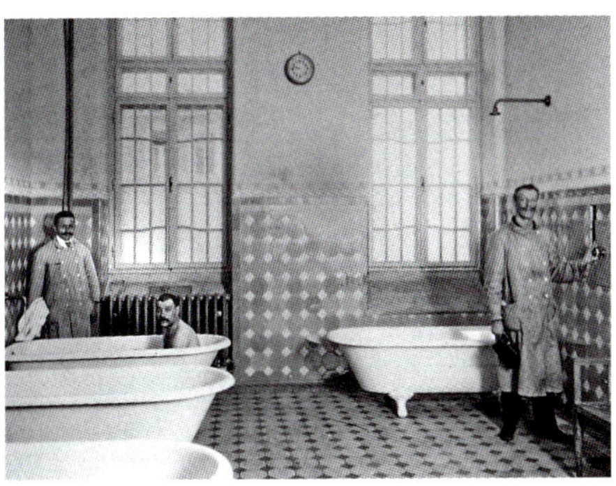

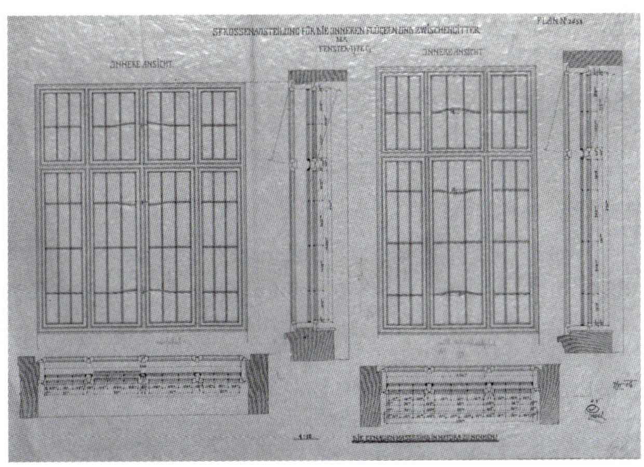

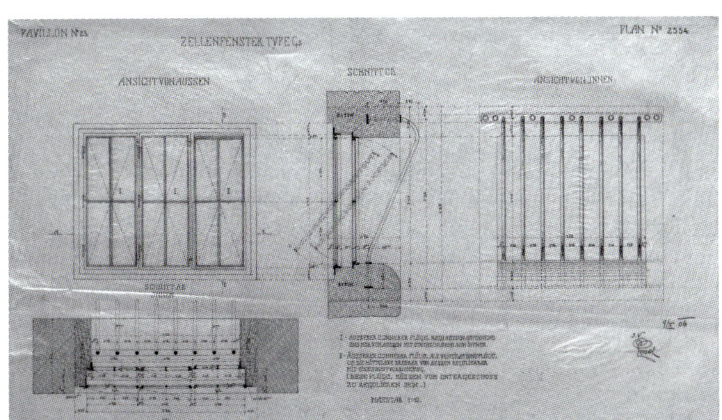

↑ Damit auch pflegebedürftige und bettlägerige Kranke ins Freie gelangen konnten, wurden ihren Pavillons großzügige, komplett vergitterte Veranden vorgelagert (Adolf Prosch).

↑ Dekorative „Mettlacher Platten“ der Firma Wienerberger fanden in Bädern, Teeküchen, Korridoren und Schlafsälen Anwendung. Ihre leichte Reinigung unterstützte den Hygieneanspruch.

↗ Der Pavillon 23 für gewalttätige Patienten besaß ausbruchsichere, mit Hartglas und Eisenstangen versehene Fenster. Die Schubflügel konnten nur von außen betätigt werden (Adolf Prosch).

→ Für die Anstalt kamen unterschiedlich gesicherte Fenstertypen zur Anwendung. Dieser Entwurf von Adolf Prosch zeigt ein komplett gesichertes Fenster („Fenstertyp 3“) mit einem eisernen Zwischengitter, das mit der Sprossengliederung des Fensterflügels korreliert.

**1 2**

## Pavillontyp A
## Die Aufnahmepavillons

Die beiden Aufnahmepavillons flankieren das Administrationsgebäude ost- und westseitig. Hier wurden Kranke untergebracht, die neu in die Anstalt aufgenommen und vorerst noch keiner der jeweiligen Stationen zugewiesen worden waren. Ihre Lage in unmittelbarer Nähe des Haupttores diente dem Zwecke, dem erhöhten Personenverkehr bei der Einlieferung und bei Besuchen Rechnung zu tragen. Die beiden Gebäude wurden über quer durch die Vorgärten führende Straßen direkt erschlossen.

Dieser Typ weist, anders als die restlichen Krankenpavillons, nur zwei Geschoße auf. Im Erd- und Untergeschoß ragen zwei rechtwinkelig zum Mitteltrakt stehende Seitenflügel sowohl über dessen Nord- als auch Südfassade hinaus, und sorgen so nicht nur für eine optische Gliederung, sondern auch für bessere Raumqualitäten im Innenraum. Das Obergeschoß erstreckt sich lediglich über die Breite des Mittelrisalits.

Im Erdgeschoß befanden sich zwei Einzelzimmer und vier Mehrbett-Krankensäle. Diese gruppierten sich zu jeweils zwei Doppelsälen, die eine einzelne Pflegeperson überschauen konnte. Der nordseitige Vorbau umfasste nicht nur das Stiegenhaus, sondern auch einen großzügigen Vorraum mit abgerundeten, reich durchfensterten Ecken, in dem eingewiesene Kranke sowie Besucher empfangen werden und verweilen konnten. Außerdem beherbergte er neben dem Arztzimmer einen weiteren Raum zur medizinischen Untersuchung. Auf zusätzliche Tag- oder Aufenthaltsräume oder Veranden wurde in den Aufnahmepavillons gänzlich verzichtet, wohl weil die Patienten hier nur kurzzeitig untergebracht waren. Auch die Gärten haben im Bereich der Aufnahmepavillons keine Einfriedung. Durch die optimale Belichtung des Untergeschoßes konnte einer der Räume im Aufnahmepavillon der Männer (Pavillon 2) schon wenige Jahre nach der Eröffnung als Unterrichtsraum für das Pflegepersonal adaptiert werden. (BH)

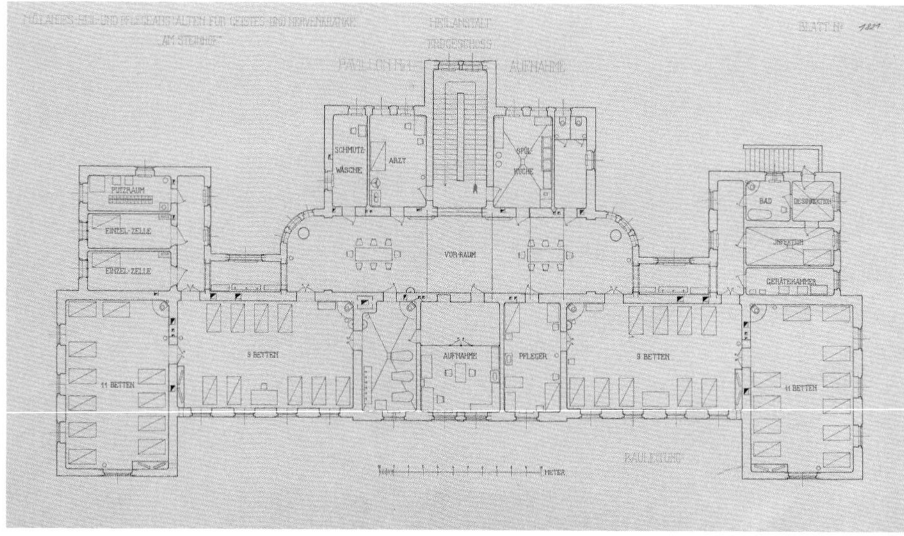


**7 10**

## Pavillontyp B
## Die Pavillons der Heilanstalt für Ruhige

Diese beiden viergeschoßigen, und damit größten Pavillons der Heilanstalt befanden sich jeweils nördlich der Aufnahmepavillons und flankierten das Theater. Zu ihrer prominenten Lage führte wohl die Überlegung, dass sich ruhig verhaltende Kranke durch ihr Gebaren die Besucher, die das Areal am ehesten entlang der repräsentativen Hauptachse betraten, nicht stören würden. Ihre Monumentalität betonte die zentrale Achse zusätzlich.

Im Gegensatz zu den anderen Pavillontypen wiesen sie keine Nord-Süd-gestreckten Seitenflügel auf und separierten Tagräume und Schlafsäle für die Kranken geschoßweise: Während im Erdgeschoß alle Tagräume des Gebäudes zusammengefasst wurden, befanden sich in den ersten beiden Obergeschoßen jeweils vier große Bettensäle und dazugehörige Bäder, die von einem großen Vorraum abzweigten. Dieser Typ verzichtete also auf die sonst üblichen langgezogenen Gangerschließungen in den Stockwerken. So waren auch die Schlafsäle keine Durchgangszimmer und die Toilettenanlagen und Bäder nicht von den Schlafzimmern, sondern vom Vorraum aus zugänglich. Außerdem wiesen diese beiden Pavillons als einzige keine Einzelzimmer für Pflegerinnen und Pfleger in

↑ 1, 2 Neu eintreffende Kranke wurden in einem der beiden Aufnahmepavillons, die zuseiten der Administration lagen, zur Erstuntersuchung und Beobachtung aufgenommen, ehe sie einem der Pavillons zugewiesen wurden.

↗ 7, 10 Die Pavillons für Ruhige zeichnen sich durch ihre Monumentalität aus, die sich aufgrund der Viergeschoßigkeit, dem Verzicht auf Seitenflügel und Veranden an der Hauptfassade ergab.

→ 7, 10 Im Gegensatz zu anderen Pavillons erfolgte hier die Raumgruppierung geschoßweise. Da ruhige Patienten tagsüber nicht liegen mussten, konnten sie sich frei bewegen oder in einem der mit Tischen, Sitzgruppen oder einem Billardtisch ausgestatteten Tagräume des Erdgeschoßes aufhalten. Die Schlafzimmer lagen in den oberen Geschoßen.

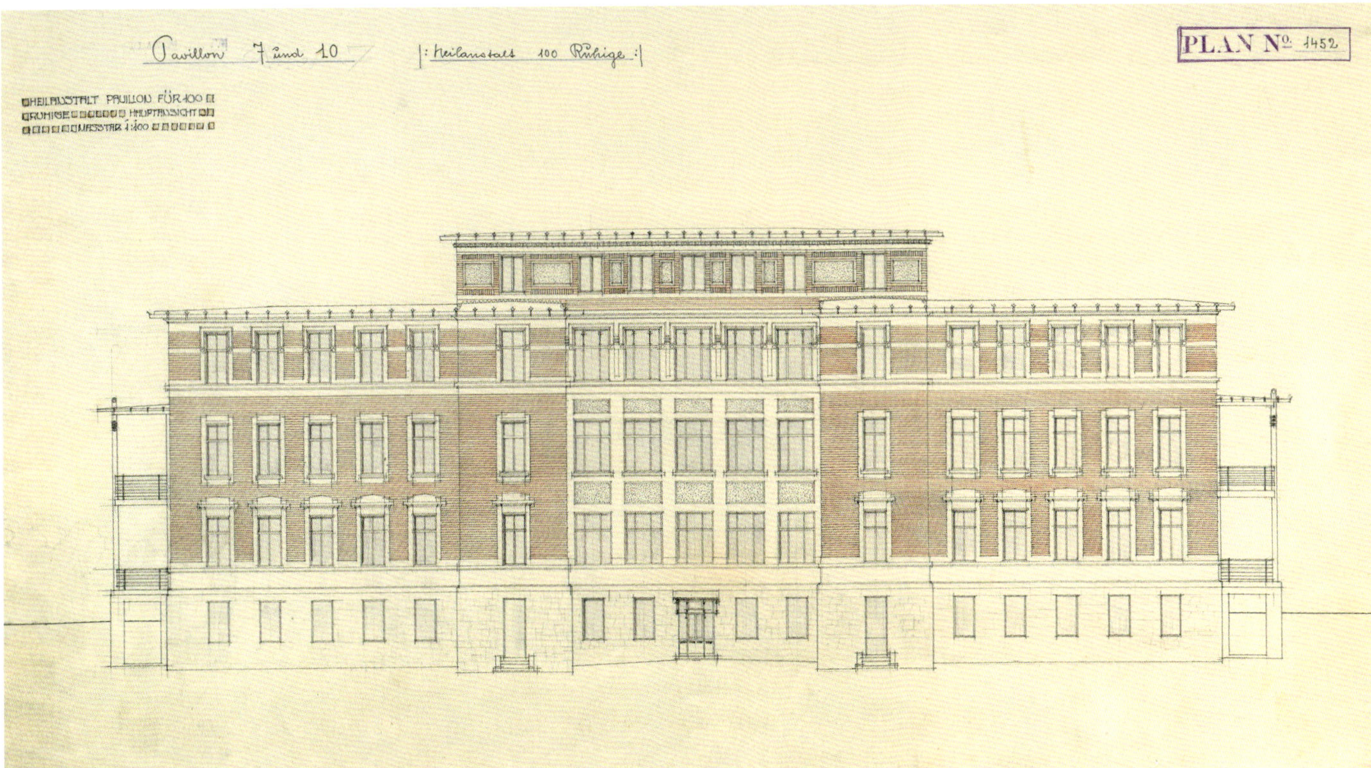
Pavillon 7 und 10
|: Heilanstalt 100 Ruhige :|
PLAN No 1452
HEILANSTALT PAVILLON FÜR 100 RUHIGE HAUPTANSICHT MASSSTAB 1:100

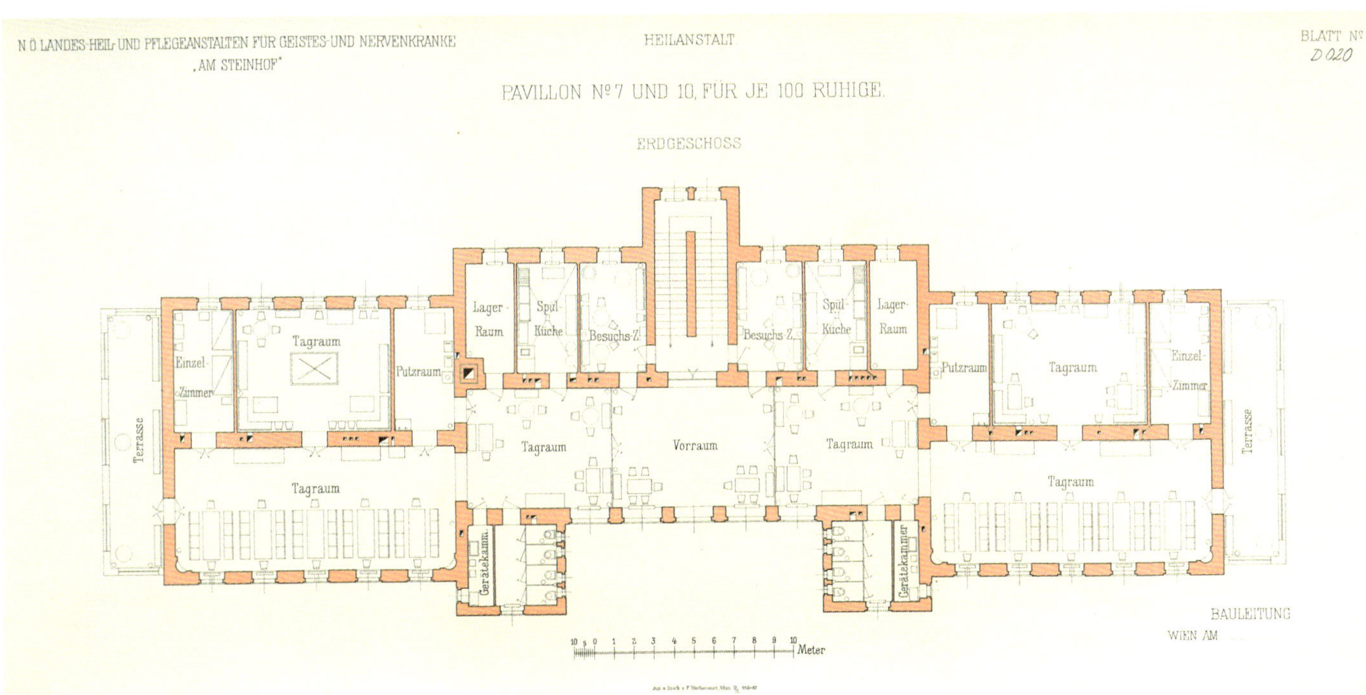
N.Ö. LANDES-HEIL- UND PFLEGEANSTALTEN FÜR GEISTES- UND NERVENKRANKE
„AM STEINHOF“
HEILANSTALT
BLATT No
D 020
PAVILLON No 7 UND 10, FÜR JE 100 RUHIGE.
ERDGESCHOSS
Lager-Raum
Spül-Küche
Besuchs-Z.
Besuchs-Z.
Spül-Küche
Lager-Raum
Einzel-Zimmer
Tagraum
Putzraum
Putzraum
Tagraum
Einzel-Zimmer
Terrasse
Tagraum
Vorraum
Tagraum
Terrasse
Tagraum
Tagraum
Gerätekamm.
Gerätekammer
BAULEITUNG
WIEN AM
Meter

den Stockwerken auf, da sich in den Gebäuden kaum bettlägerige Kranke befanden. So konnten die Schlafsäle tagsüber versperrt bleiben. Diese Art der Aufteilung erklärt sich daraus, dass ruhige Kranke weniger Pflegepersonal benötigten und größere Freiheiten genossen. Die großzügig bemessenen Tagräume wurden nicht nur als Speisesäle, sondern auch als Werkstätten für die therapeutische Beschäftigung der Kranken genutzt.

Auffallend an der Gebäudeform ist, dass der fünfachsige, viergeschoßige Mitteltrakt zurückspringt und von zwei einachsigen, aus der Fassadenflucht circa 2 m hervortretenden Risaliten eingefasst wird, um Platz für die seitlich angebrachten Fenster der großen WC-Anlage zu schaffen. Dadurch konnte in den Geschoßen noch mehr Nutzfläche ohne den Verlust von natürlicher Belichtung gewonnen werden. Diese Vertiefung wurde bei Pavillon 7 im Zuge des Umbaus zur Betriebsapotheke, der etwa 2010 erfolgte, vermauert, sodass der Mitteltrakt nun Richtung Süden nur mehr über eine flächenbündige Fassade verfügt.

Jedem Pavillon sind an den Schmalseiten zwei Veranden vorgesetzt, die im Erdgeschoß über die Tagräume betreten werden konnten. Die nicht eingefriedeten Gärten wurden, wie jene der Aufnahmepavillons, von einem diagonalen Weg durchzogen. An dieser Offenheit sowie an den fehlenden Fenstersicherungen konnte man erkennen, dass den ruhigen Patientinnen und Patienten größtmögliche Bewegungsfreiheit geboten werden sollte. (BH)

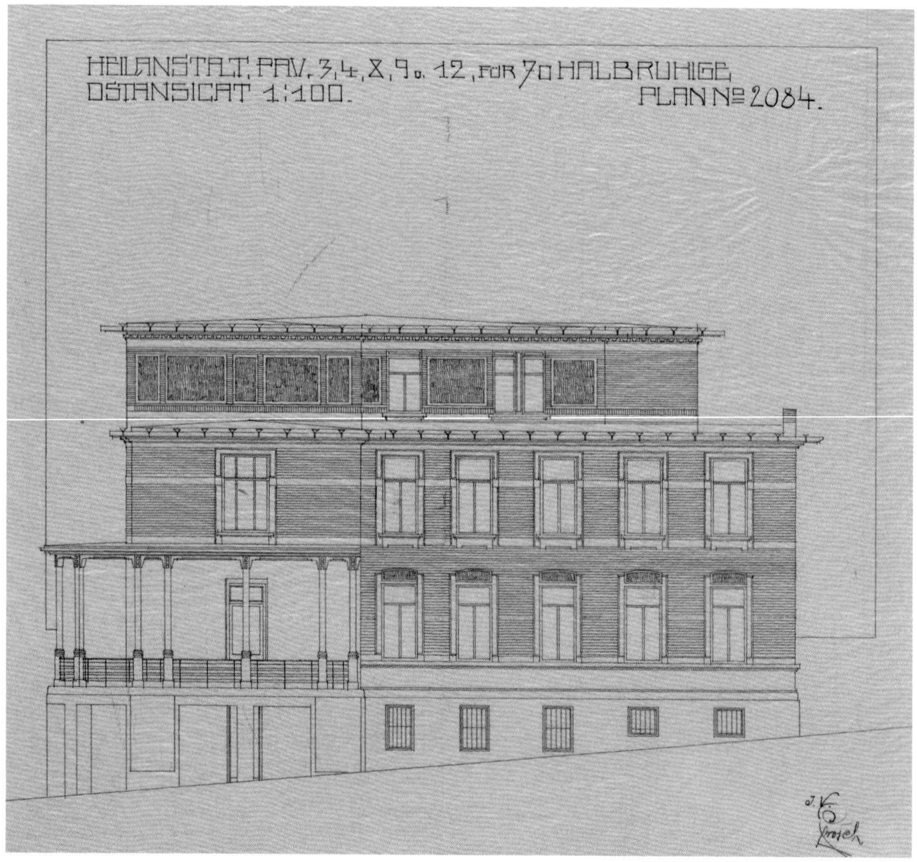


## ③④⑧⑨⑫ Pavillontyp C
## Die Pavillons der Heilanstalt für Halbruhige

Die fünf Pavillons für Halbruhige beherbergten den Großteil der Kranken der Heilanstalt. Während die Abteilung für Männer ein drittes Gebäude für Halbruhige in der Heilanstalt aufweist, umfasst die korrelierende westliche Seite für Frauen nur zwei Pavillons. Im genannten dritten Gebäude auf der Männerseite (Pavillon 8) war im Zuge der Bauarbeiten die Bauleitung für das gesamte Spital untergebracht. Deshalb wurde dieser erst Ende März 1908, also fünf Monate später als die anderen Pavillons, zur Inbetriebnahme übergeben.

Der Pavillontypus weist einen E-förmigen Grundriss auf. Somit ergeben sich nördlich an der Straße links und rechts vom Haupteingang kleine Höfe, die mittlerweile unter anderem als Parkplätze dienen. Die Gebäude sind dreigeschoßig, wobei das Erd- und das erste Obergeschoß dieselbe Grundrisseinteilung erhielten: Ein langer Gang streckt sich auf der sonnenabgewandten Seite gänzlich durch beide Seitentrakte und den Haupttrakt, und erschließt die daran aufgefädelten Räumlichkeiten. Im Mitteltrakt wurden im Westen drei große Schlafsäle, im Osten die beiden Tagräume angeordnet. Dazwischen befindet sich das große Bad. Die Schlafsäle besitzen jedoch zusätzliche Sanitäreinrichtungen und sind als Durchgangszimmer leicht zu überblicken. Im westlichen Seitenflügel liegen die Einzelzimmer, in denen schwierigere Kranke oder solche mit besonderen Bedürfnissen untergebracht werden konnten. Im östlichen

↑ 3, 4, 8, 9, 12 Den fünf Pavillons für Halbruhige war, ausgenommen des Pavillons 8, an der Südostecke eine nicht vom Garten aus betretbare Veranda vorgelagert. Im zentralen Obergeschoß lagen die Wohnungen des Pflegepersonals (Adolf Prosch).

↗ 5, 6, 11, 14 Die Konzeption der Pavillons der Unruhigen sind denjenigen der Halbruhigen in der Gesamterscheinung und der Grundrissgliederung sehr ähnlich (Adolf Prosch).

→ 5, 6, 11, 14 Die Gärten der Unruhigen waren durch 2,5 m hohe Betonmauern gesichert, um Entweichungen zu verhindern.

↘ 5, 6, 11, 14 Die Pavillons der Unruhigen lagen jeweils an den beiden äußeren Achsen der Heil- und Pflegeanstalt. Ihre Veranden waren komplett vergittert.

Seitentrakt ist, abgesehen von einigen Nebenräumen, das Ärztezimmer untergebracht. Entlang der Tagräume des Erdgeschoßes zieht sich – vorgelagert über das südöstliche Eck des Pavillons – eine L-förmige Veranda. Diese ist von den Tagräumen ebenerdig, jedoch nicht vom tiefer gelegenen Garten aus, begehbar.

Auch bei diesem Pavillontyp überspannt die oberste Etage lediglich einen Teil des Mitteltraktes und zeichnet sich an der Südfassade als prominenter Mittelrisalit ab. Auf West- und Ostfassade treten die äußeren Räume des Mitteltraktes ebenfalls als Risalite hervor.

2001 wurde der Pavillon 9 von Runser/Prantl modernisiert und mit einem gläsernen Eingangsfoyer in der Nordfassade des Vorbaus nach außen erweitert. Den Pavillon 3 adaptierten und sanierten Ernst Beneder und Anja Fischer im Jahre 2002. (BH)

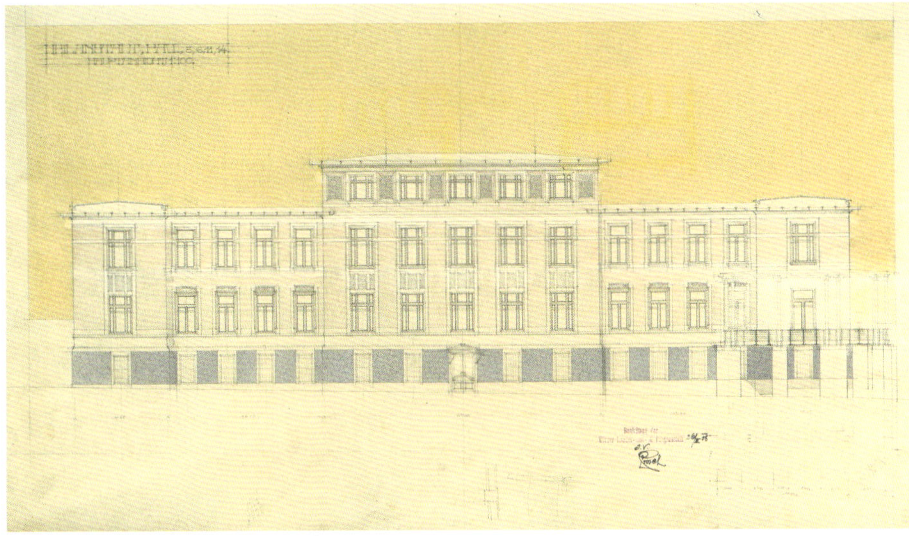

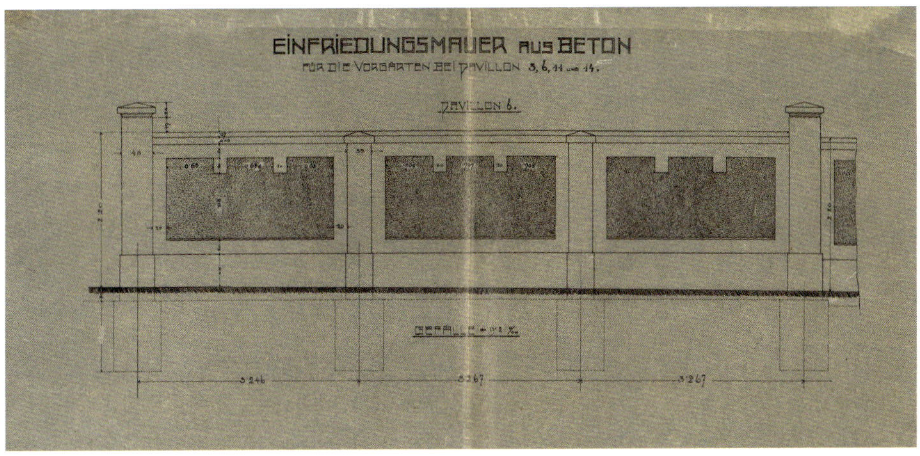


5 6 11 14

## Pavillontyp D
## Die Pavillons der Heilanstalt für Unruhige

Die vier Pavillons waren für als unruhig oder aggressiv eingestufte Kranke gedacht. Dadurch erklärt sich ihre möglichst abseits der zentralen Mittelachse gelegene Positionierung und die Abgrenzung ihres Gartens mit einer 2,5 m hohen Mauer. Während man in Mauer-Öhling für die Gartensicherung der schwer überwachungsbedürftigen Kranken im Terrain versenkte Betonwände ausgeführt hatte (Saut-de-loup), entschied man sich in Steinhof aufgrund der Stadtnähe und der zu erwartenden hohen Besucherfrequenz für aufragende feste Mauern.[1]

Diese vier Pavillons sind denen der Abteilungen für halbruhige Kranke in Form, Grundrisseinteilung und Erscheinungsbild sehr ähnlich, jedoch etwas kleiner, um die Unruhigen besser durch Pflegepersonal betreuen zu können: Der fünfachsige Mitteltrakt wird von vierachsigen Seitenflügeln begrenzt, die jeweils mit einem Eckrisalit, in dem die Nutzräume liegen, abschließen. Zur besseren Beobachtung der Kranken setzte man das Zimmer für das Pflegepersonal zwischen die Tagräume und die Bettensäle. Dadurch rückte das Bad, welches im Pavillon für Halbruhige an dieser Stelle am praktischsten erscheint, in den Westflügel.

Die beiden Pavillons der ehemaligen Frauenseite des Areals (Pavillon 5 und 11) wurden gemeinsam mit Pavillon 3 (ehemals für halbruhige Patientinnen) 2002 von den Architekten Ernst Beneder und Anja Fischer adaptiert. (BH)

1 SCHLUSSBERICHT 1909, S. 286.

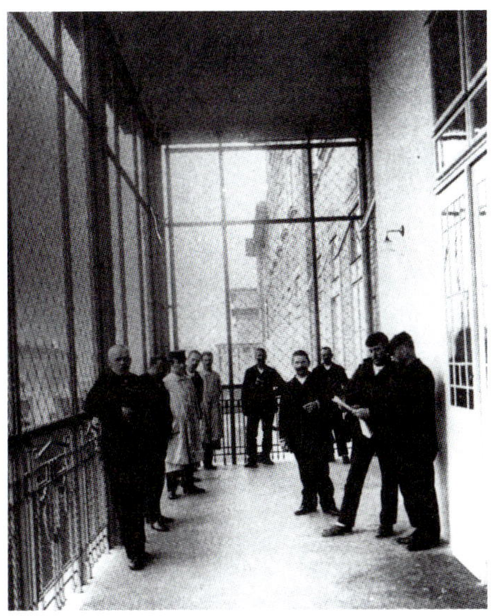

35

## Pavillon 35
## Ehemalige Militärbaracke

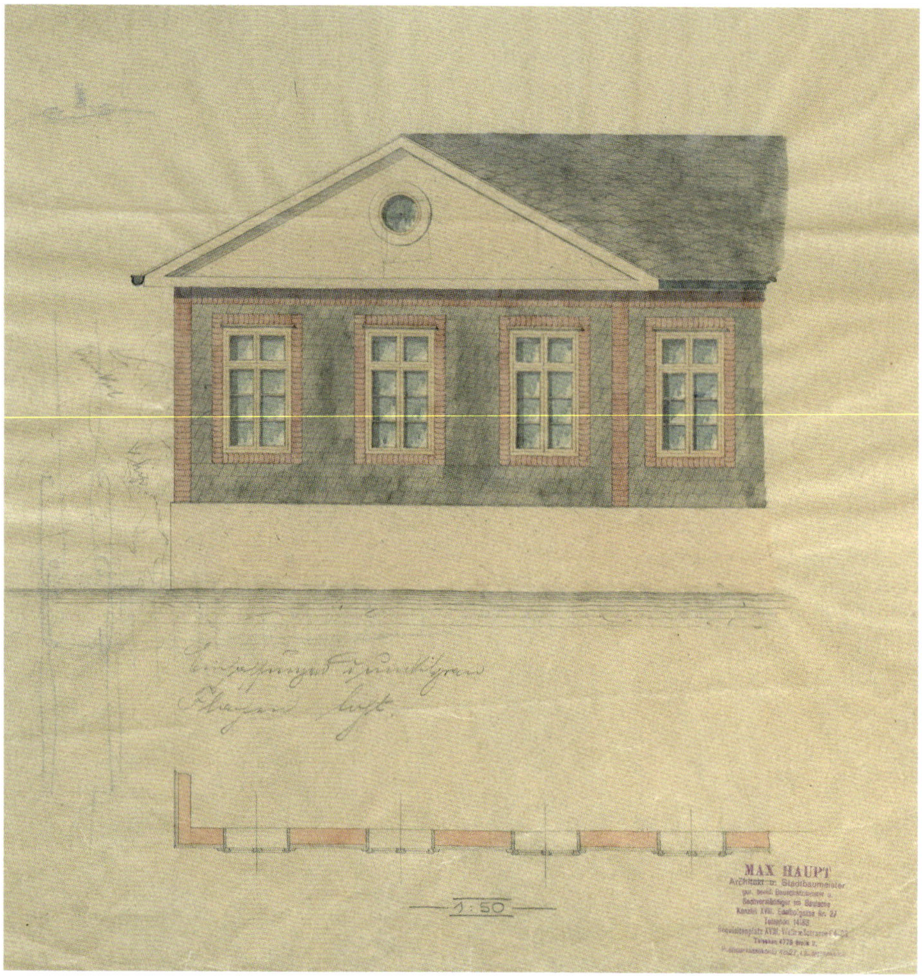


Der Pavillon 35 ist von ursprünglich vier im Jahre 1915 als Militärbaracken errichteten Gebäuden das einzige erhaltene. Mit Ausbruch des Ersten Weltkriegs richtete man in Steinhof, wie in allen anderen Spitälern der Monarchie, ein Verwundetenspital ein. Dieses befand sich ab 11.9.1914 in den beiden Aufnahmepavillons sowie im Gesellschaftshaus. Daneben mussten auch psychisch kranke Militärs (Offiziere und Soldaten) versorgt werden. Die Überbelegung der Anstalt verunmöglichte die Unterbringung der Offiziere in den bestehenden Pavillons, weshalb der Nö. Landesausschuss das k. u. k. Militärkommando in Wien im Mai 1915 mit dem Bau von vier Militärbaracken beauftragte. Diese situierte man auf dem mittlerweile mit Nadelbäumen bewachsenen Grünstreifen nördlich des Pavillons 8, die dafür umgepflanzt werden mussten. Zwei der Pavillons nahmen die bestehende axiale Anordnung der Krankenpavillons auf. Die beiden anderen wurden jeweils am südlichen Grundstücksrand der durch die Wegeführung unterteilten Grünparzellen erbaut, wodurch sich eine deutliche Verdichtung und eine leichte „Unordnung“ in dem strengen geometrischen System der Gesamtanlage ergab. Geplant und ausgeführt wurden die am 1.2.1916 übergebenen Baracken vom Wiener Architekten und Stadtbaumeister Max Haupt (1870–1932).

Die eingeschoßigen, unterkellerten und gemauerten Gebäude wiesen, in Anlehnung an die Krankenpavillons, einen U-förmigen Grundriss mit einem im Norden vorspringenden Mitteltrakt auf. Die Fassade war jedoch nicht ziegelsichtig oder verputzt, sondern den Plänen zufolge, mit einer grauen Eternitverkleidung versehen, die um die Fenster und an den Gebäudekanten rot ausgeführt war. Die an die bestehende Infrastruktur angeschlossenen Militärbaracken trugen Satteldächer. Ihre Schaufront wurde durch das traufständige, den Längstrakt abschließende Satteldach geprägt und von den giebelständigen Seitentrakten sowie einem mittig aufgesetzten, hell verputzten Dreiecksgiebel mit je einem Rundfenster, aufgelockert.

Der Zugang erfolgte über den westlichen Seitenflügel, jeweils von der an der Grundstücksgrenze entlang führenden Straße. Die nach Süden orientierten, vier großen Mehrbettkrankenzimmer erschloss ein langer Mittelgang. Auf der Nordseite waren gedeckte Terrassen mit direktem Gartenabgang vorgesehen. Dazwischen lag je ein Besuchs- und Arztzimmer, im östlichen Seitenflügel je ein großes Badezimmer. Die vier Pavillons projektierte man für circa 300 Militärangehörige und für sieben Pflegepersonen pro Baracke. Alsbald waren auch diese Neubauten überfüllt, weshalb 1918 psychisch erkrankte Offiziere im Annen-Heim und im Karls-Haus des Sanatoriums versorgt werden mussten.

1931 und erneut 1937 plante das Wiener Stadtbauamt (Entwürfe von Erich Leischner), die vier Militärbaracken durch zwei monumentale Krankenpavillons zu ersetzen. Spätestens 1934 wurden die Militärpavillons in Wohnhäuser für Angestelltenfamilien umgebaut, indem die Mehrbett-Krankenzimmer in Zimmer-Küche-Einheiten umgewandelt wurden. Die Pavillons 36, 37 und 38 hat man vermutlich nach 1942 abgetragen. In den Fünfziger-Jahren adaptierte man den Pavillon 35, wobei der Keller 1951 zu einem Benzinlager und einem Motorrad- bzw. später zu einem Autoabstellraum und der Mittelgang 1957 für eine Kegelbahn umgebaut wurde. 1965 fügte man im Erdgeschoß Therapieräume ein. Die hofseitigen Zubauten stammen aus den frühen Achtziger-Jahren und wurden als Werkstätten genutzt. (SPF)

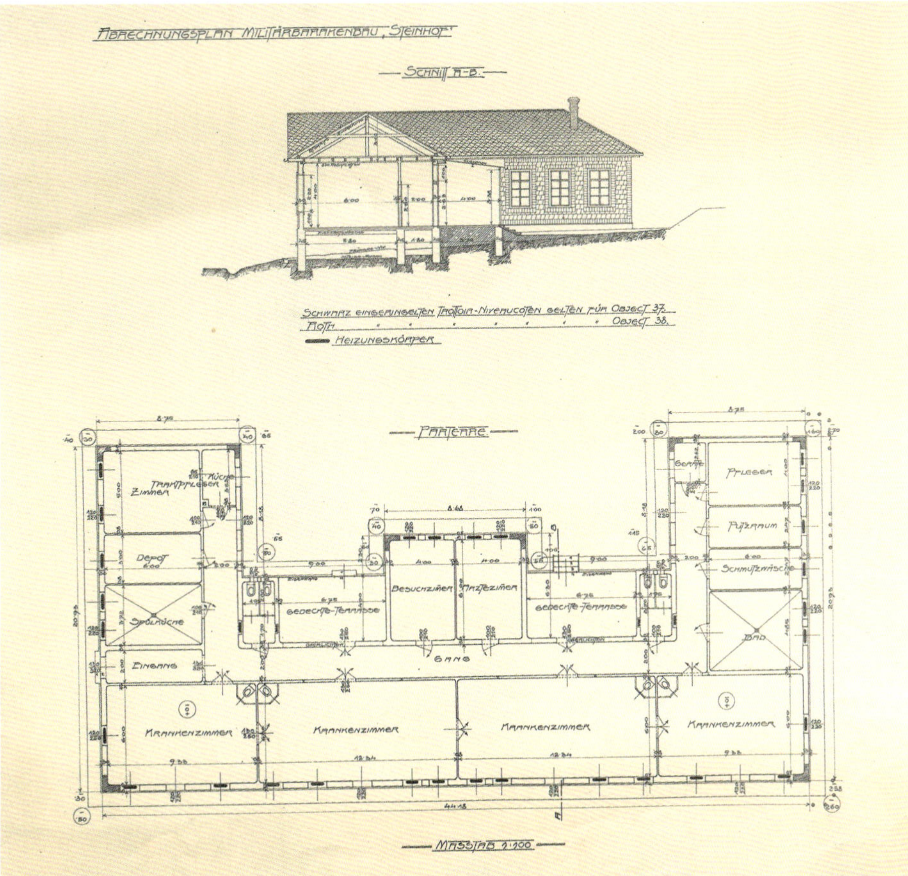


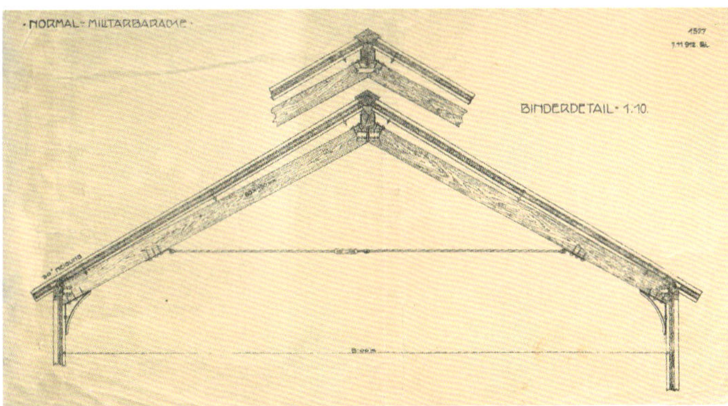


↖ 35 Der Pavillon 35 ist die einzige erhaltene der vier 1916 in Betrieb genommenen Militärbaracken. Trotz der provisorisch gedachten Nutzung wurden die ebenerdigen, unterkellerten Gebäude gemauert und in ihrer Grundrissform an die Bestandsbauten angeglichen.

↑ 35 Die U-förmigen, auf dem östlichen Grünstreifen errichteten Baracken waren außen mit Eternitschindeln verkleidet. Ergänzend zu den Mehrbettzimmern wurden hofseitig gedeckte Terrassen angelegt. Die nördlichen drei Bauten trug man um 1942 ab.

↑ 35 Dieses Binderdetail zeigt die sorgfältige Holzverarbeitung durch den Wiener Architekten und Stadtbaumeister Max Haupt.

13 16

## Pavillontyp E
## Offene Pavillons der Pflegeanstalt für Ruhige

Die beiden Pavillons, die einen langgezogenen, H-förmigen Grundriss aufweisen, situierte man direkt neben der Hauptküche. Sie besitzen weder eine Veranda noch eine Garteneinfriedung. Im Unterschied zu den anderen Pavillontypen der Pflegeanstalt befanden sich im Erdgeschoß keine Schlafsäle, sondern vor allem große Tagräume, die in der Mitte durch zwei Spülküchen und einen Putzraum voneinander getrennt wurden. Die Schlafsäle lagen im ersten und zweiten Stock, wo in der Mitte ein für alle Kranke gut erreichbares, großes Bad und eine Spülküche eingeplant wurden. Erst im dritten Obergeschoß erreicht man die Personalräume, womit Pavillontyp E um ein Geschoß höher als die vier anderen Typen der Pflegeanstalt ist. Die beiden Geschoße mit den Schlafsälen waren untertags meist versperrt, da sich in diesen Objekten kaum Bettlägerige aufhielten und alle Tagesaktivitäten im Erdgeschoß oder außerhalb des Pavillons stattfinden konnten.

Nach der Befreiung durch die Rote Armee im Jahr 1945 fand Pavillon 13 vorübergehend als zusätzlicher Infektionspavillon Verwendung. Pavillon 16 wurde 2001–02 nach den Plänen des Architekturbüros Sarnitz-Soyka/Silber/Soyka saniert und erweitert. Durch den Zubau aus Glas, der in den Nischen zwischen Seitenflügeln und Mittelbau liegt, gewann man zusätzliche Nutzflächen, die als allgemeine Aufenthaltsräume dienen. Die Sanierung und der Umbau von Pavillon 13 wurde 2002 bei der Firma Steiner Bau GesmbH in Auftrag gegeben, 2005 fertiggestellt und vermutlich nach den gleichen Plänen wie Pavillon 16 erweitert. (LM)

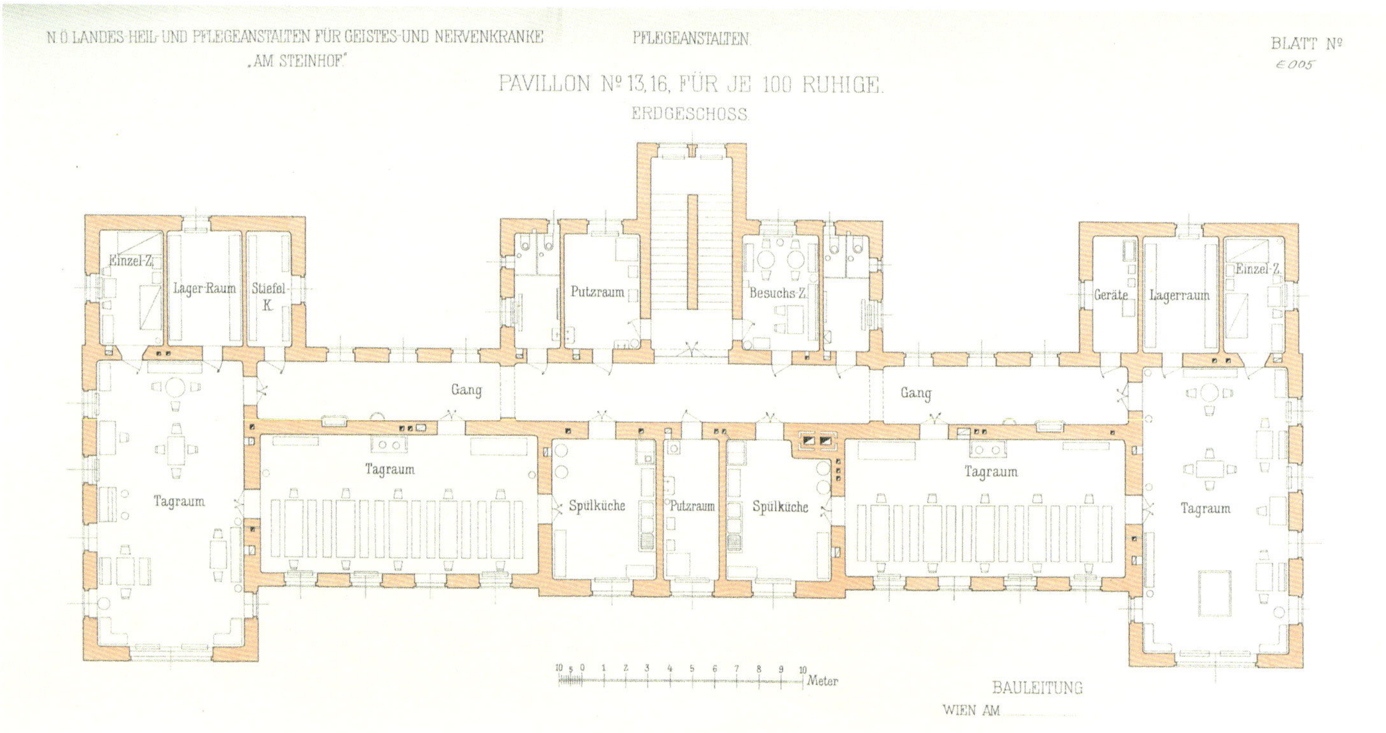


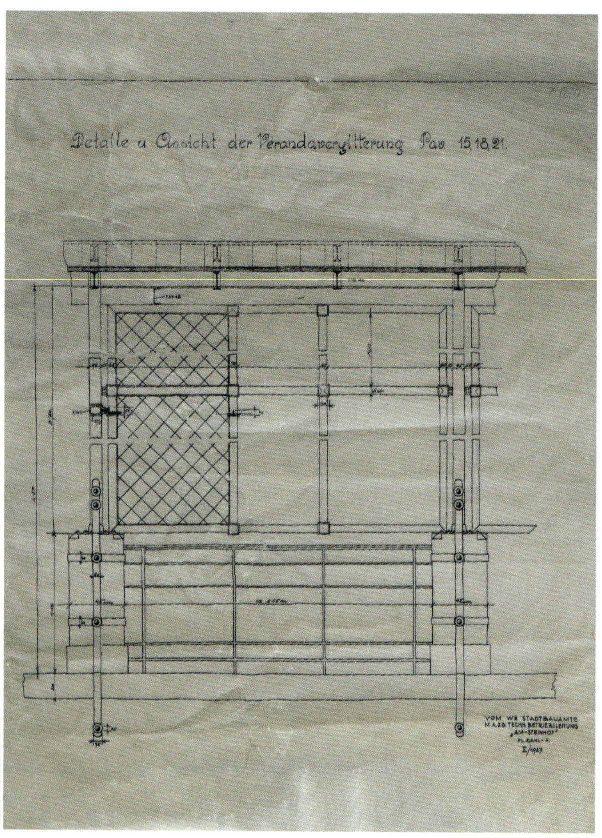


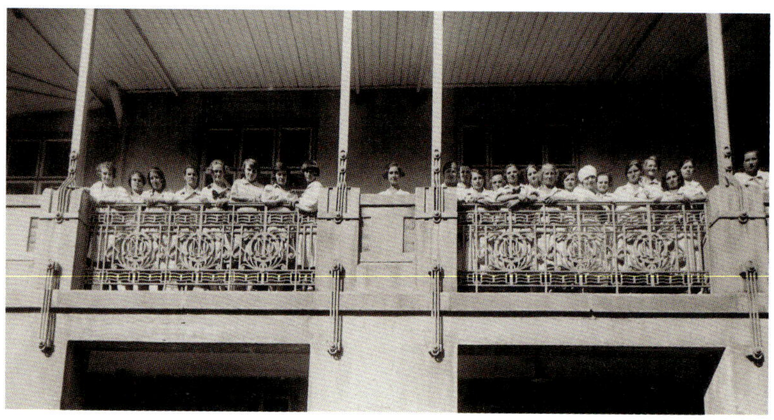

↑ 13, 16 Ähnlich dem Pavillon für Ruhige in der Heilanstalt wurden in diesem, der Pflegeanstalt zugehörigen Bau im Erdgeschoß ausschließlich Tagräume situiert. Die Schlafräume lagen in den oberen Geschoßen.

↑ 15, 18, 20, 21 Dieses vermutlich aus den 1920er-Jahren stammende Foto zeigt Patientinnen auf der Veranda des offenen Pavillons der Pflegeanstalt für Pflegebedürftige und Bettlägerige. Auffallend ist, dass in ihr Geländer die Buchstaben „NÖL“, umspielt von vegetabilen Formen, dezent eingefügt sind.

← 15, 18, 20, 21 Im Jahr 1927 wurden Vorschläge für eine komplette Vergitterung der Veranda vorgelegt.

↗ 17, 24 Über dem Mittelrisalit jedes Pavillons befand sich ein zusätzliches Geschoß, in dem das Pflegepersonal wohnte. Küche, Speisekammer, Lagerraum und WC wurden gemeinsam benützt, der Korridor über ein zusätzliches Dachflächenfenster erhellt.

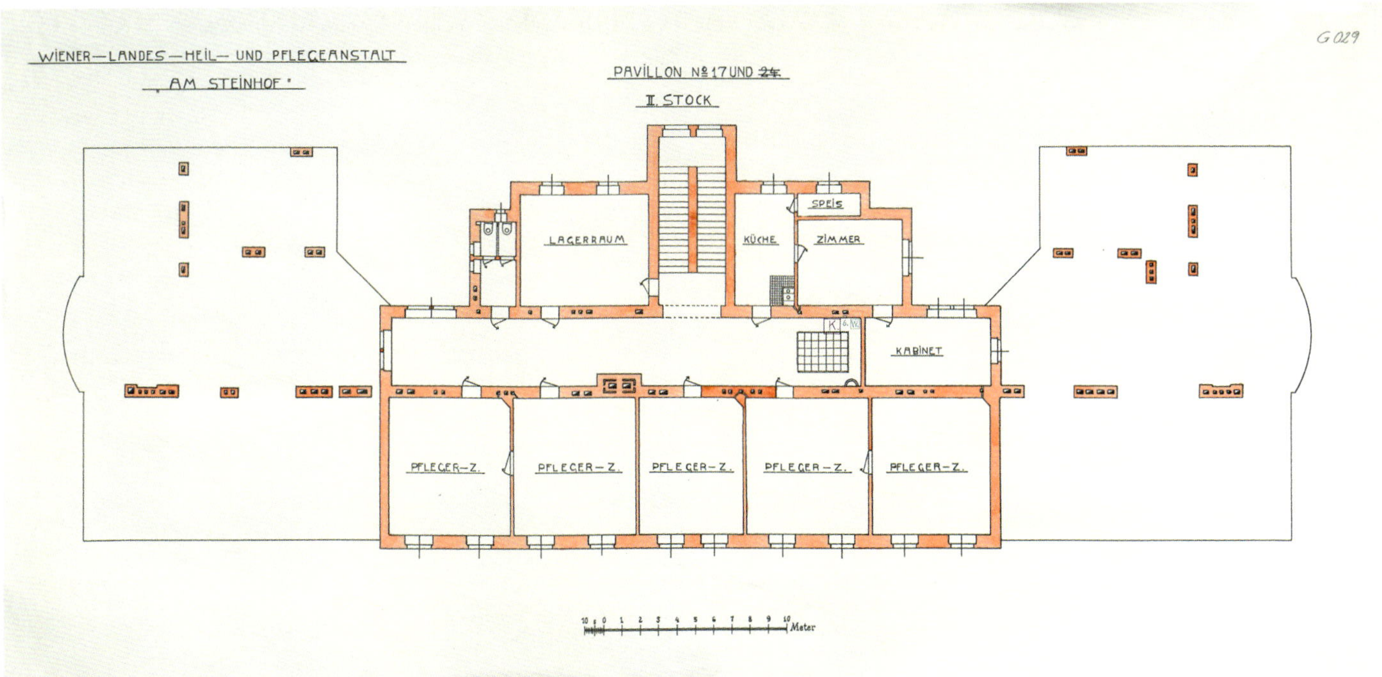


15 18 20 21

## Pavillontyp F
## Offene Pavillons der Pflegeanstalt für Pflegebedürftige und Bettlägerige

Dieser Pavillontyp ist der am häufigsten ausgeführte Typ der Pflegeanstalt. Über einem H-förmigen Grundriss erhebt sich ein zehnachsiger Mitteltrakt mit Stiegenhaus, der von den südlich und nördlich deutlich vorspringenden einachsigen Seitenflügeln, die gartenseitig mit einem attikaartigen Aufsatz abschließen, eingefasst wird.

Ein Korridor verbindet die beiden Seitenflügel. Die im Süden und in den Seitenflügeln gelegenen Mehrbettsäle, getrennt von einem großen, mit vier Wannen ausgestatteten Bad, hatten einen direkten Zugang zur Veranda. Diese erstreckte sich in der Erdgeschoßzone über die gesamte Länge des Mitteltraktes. Zwischen den einzelnen Terrassenpostamenten wurden schmiedeeiserne, circa 1 m hohe Geländer eingebaut, in deren Ornamentik die Buchstaben „NÖL“, umspielt von vegetabilen Formen, dezent eingefügt sind. Da es sich bei den Kranken um zumeist bettlägerige Personen handelte, wurden ein bis zwei Waschmulden in den Schlafsälen verbaut, in denen die Kranken gegebenenfalls an Ort und Stelle gewaschen werden konnten. Die Tagräume lagen im rückwärtigen östlichen Seitenflügel, dessen nördliche Ecke als Erker ausgebildet ist.

Der erste Stock wiederholt die Raumausbildung des Erdgeschoßes. Wie in allen anderen Pavillontypen gibt es nur im zweiten Stock einen ausgebauten Mitteltrakt, der ausschließlich für das Personal bestimmt war. Hier wurde der Korridor durch zwei Oberlichten erhellt.

In den Pavillons 15 und 17 wurde 1940 die „Heilpädagogische Klinik Am Spiegelgrund“, 1942 in „Wiener städtische Nervenklinik für Kinder Am Spiegelgrund“ umbenannt, untergebracht.[1]

Pavillon 15 und 20 besitzen verschiedene Erweiterungen in den nördlichen Nischen seitlich des Mittelbaus. In einem Plan aus dem Jahr 1960 ist bereits ein Zubau im Erdgeschoß von Pavillon 15 eingezeichnet, was als Hinweis auf die Bauzeit gewertet werden kann. Mittlerweile verfügen alle Pavillons mit Ausnahme von Pavillon 18 über einen Aufzug und sind in Verwendung. (LM)

1 Siehe Beitrag Herwig Czech.

17 24

## Pavillontyp G
## Geschlossene Pavillons der Pflegeanstalt für unruhige Pflegebedürftige und halbruhige Sieche

Wie Typ F besteht dieser Pavillontyp aus einem Mittelbau mit rückwärts gelegenem Stiegenhaus und zwei seitlichen Flügeln, die hier allerdings auf derselben Fluchtlinie wie der Mittelbau liegen. Daher umschließen sie die mit dekorativen Brüstungsgittern versehene Veranda nicht, sondern lassen sie aus der Fassadenebene vorspringen, die sich direkt über dem hohen Sockelgeschoß erhebt. Auf den die Brüstungsgeländer trennenden Postamenten sind schmiedeeiserne Steher von circa 4,6 m Höhe eingesetzt, die es erlauben, die überdachte Veranda mit einer durchgängigen Vergitterung zu versehen, um die unruhigen Kranken zu schützen.

Pavillontyp G ist flächenmäßig der größte der Pflegeanstalt. Auch hier waren die Schlafsäle, getrennt durch ein zentrales Bad, südlich des die beiden Flügel verbindenden Korridors angelegt und die Nebenräume im nördlichen Teil des Objektes. Der Erschließungsgang mündete an seinem jeweiligen

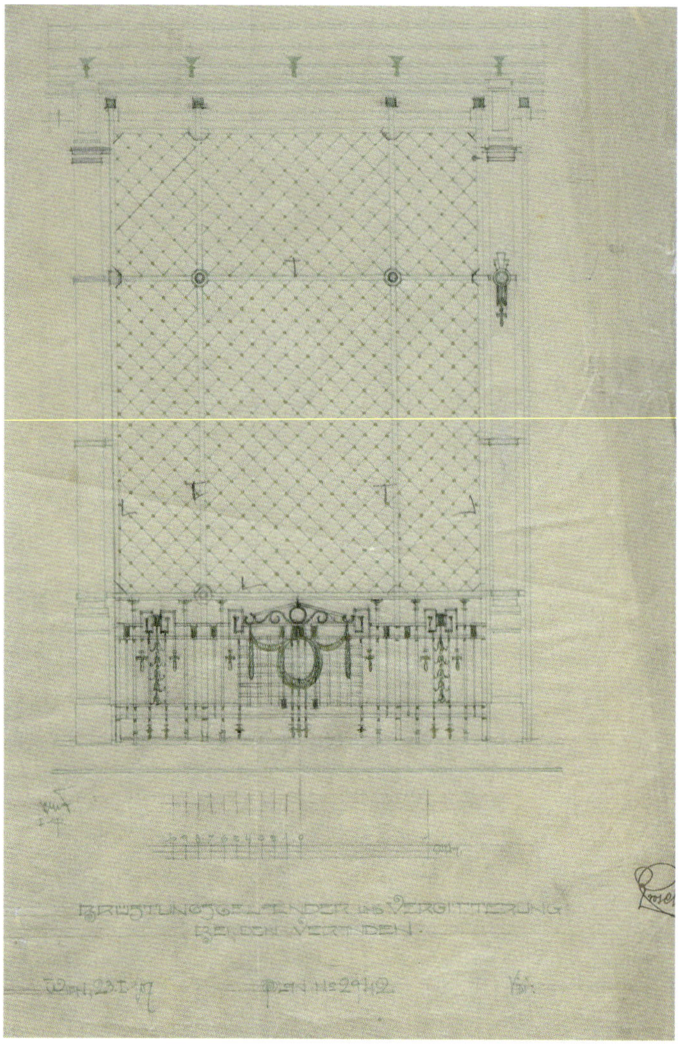

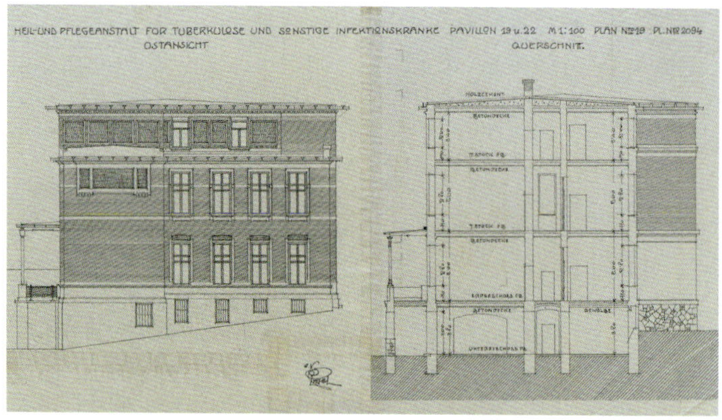


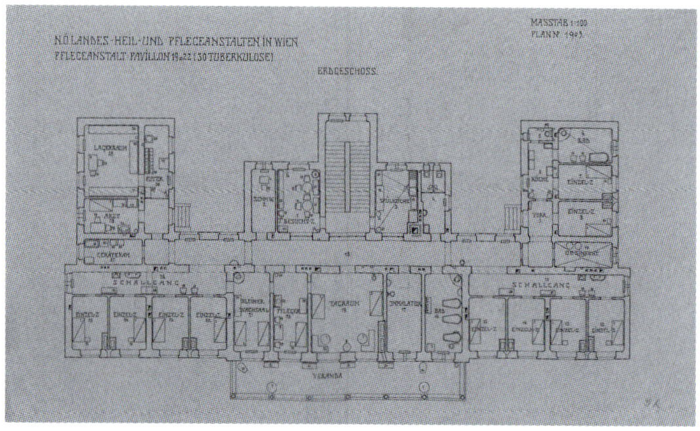


← 17, 24 Diese feinteilige Zeichnung von Adolf Prosch für die Brüstungsgeländer und Vergitterungen der geschlossenen Pavillons der Pflegeanstalt für unruhige Pflegebedürftige und halbruhige Sieche illustriert, mit welcher Genauigkeit jedes einzelne Detail geplant wurde.

↑ 19, 22 Der Schnitt zeigt die bei allen Bauten angewendete konstruktive Gliederung: Die Horizontalgliederung erfolgte durch Eisenbetondecken, die des Kellers durch ein Ziegelkappengewölbe zwischen Eisenträgern. Den Abschluss bildete ein Holzzementdach.

↑ 19, 22 Um die Ansteckung möglichst zu unterbinden, erfolgte die Unterbringung der TBC-Kranken in Einzelzimmern mit Waschbecken. Ein den Krankenzimmern vorgeschalteter „Schallgang" kann als zusätzliche Sicherheitsbarriere gedeutet werden.

↗ 19, 22 Die Planung der kleinen Pavillons für TBC-Kranke erforderte besondere Maßnahmen. Die entlegen situierten Pavillons lagen am Waldrand, besaßen große Fensteröffnungen und eine großzügige, aus dem Baukörper vortretende Veranda.

Ende in zwei hintereinander liegende Tagräume. Der erste Tagraum besaß hofseitig eine abgeschrägte Fensterwand, der außenliegende hingegen eine konvexe Fensterausbildung. In den rückwärtigen Flügeln waren auch einige Einzelzimmer unterbracht, die zur Separierung unruhiger Kranker dienten. Die Pflegerzimmer im Erdgeschoß und im ersten Stock lassen darauf schließen, dass es nötig war, ständig Personal auf den Krankengeschoßen bereit zu haben. Das oberste Geschoß war allein dem Pflegepersonal vorbehalten.

Pavillon 17 wurde zu einem späteren Zeitpunkt um ein komplettes Stockwerk erweitert. Dadurch gewann man nicht nur mehr Fläche im Inneren, sondern verdoppelte zudem die der Veranda. Beide Pavillons verfügen inzwischen über einen Aufzug, welcher neben der Stiege im Bestand untergebracht ist und bis in das oberste Geschoß führt.

Das „Café Komm 24" im Pavillon 24 gibt seit 1979 Menschen mit psychischen Erkrankungen die Möglichkeit, durch die Mitarbeit im laufenden Betrieb ihre Arbeitsfähigkeit zu erproben. (LM)

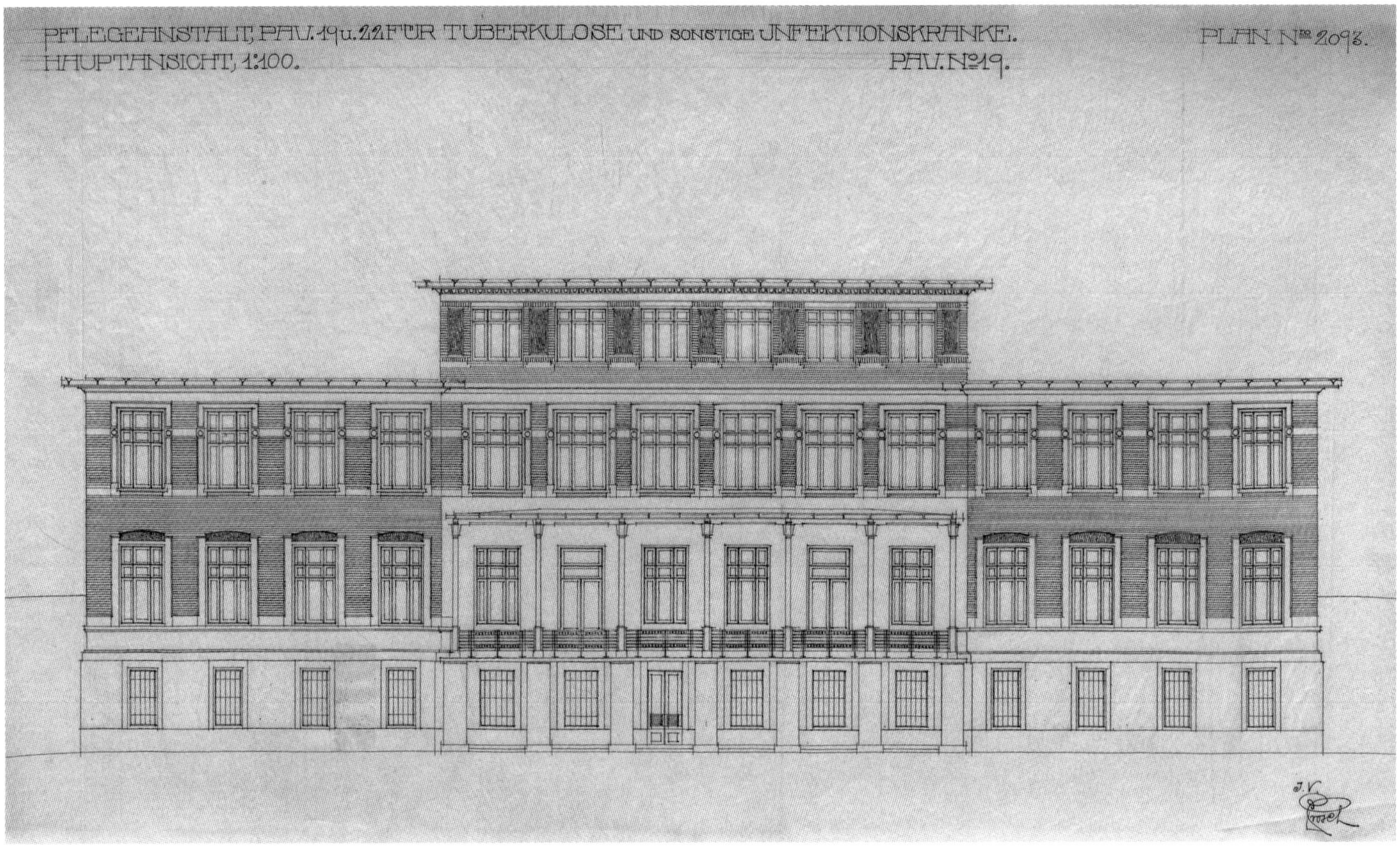
PFLEGEANSTALT, PAV. 19 u. 22 FÜR TUBERKULOSE UND SONSTIGE INFEKTIONSKRANKE.
HAUPTANSICHT, 1:100.
PAV. No 19.
PLAN No 2098.

19 22

## Pavillontyp H
## Pavillons der Pflegeanstalt für Tuberkulöse und Infektionskranke

Der Situierung dieser beiden Pavillons wurde im Laufe der Planung besondere Aufmerksamkeit geschenkt. Da vor allem die Tuberkulose als ansteckende und gefürchtete Krankheit galt, wollte man bei der „Bauart und Anlage nicht mehr bloß auf die Isolierung der anzeigepflichtigen Kranken, sondern hauptsächlich auf die Separation und Heilung der Tuberkulose“[1] Bedacht nehmen. Wichtig waren die wetter- und windgeschützte Lage, eine staubfreie Umgebung, die Südorientierung, große Fensterflächen und Veranden, und die Einhaltung höchster hygienischer Standards. Das alles erklärt die Waldrandlage der Pavillons zwischen je einem Verwaltungsgebäude und einem Pavillon für Pflegebedürftige und Bettlägerige bzw. Sieche, die ihre Abteilungen kaum verließen.

Wie bei Pavillontyp G ist dem Mitteltrakt eine überdachte und der Höhe nach vollkommen vergitterte Veranda vorgelagert, die aus der Fassadenflucht vorspringt. Allerdings sind diese Pavillons wesentlich kleiner. Sie besitzen lediglich einen sechsachsigen Mitteltrakt, der von vierachsigen Seitentrakten flankiert ist. Deren beide äußeren Achsen sind nordseitig geschlossen und unter der attikabekrönten Dachzone mit dekorativen Putzfeldern versehen, ein Flächendekor, der auch an den Seitenfronten variiert wurde.

Die innere Gliederung der Pavillons war so konzipiert, dass Kranke isoliert untergebracht werden konnten. Infolgedessen sind in diesen Pavillons vier verschiedene, vollständig voneinander trennbare Abteilungen vorhanden. Im Erdgeschoß konnten die Seitenflügel hofseitig durch separate Eingänge erreicht werden und sämtliche Krankenzimmer waren als Einzelzimmer ausgeführt. Zu diesen gelangte man über einen gesonderten, vom Hauptkorridor abgehenden Gang, den sogenannten „Schallgang“. Jedes Zimmer besaß ein eigenes Waschbecken. Im Mitteltrakt lagen ein größerer Tagraum, ein kleiner Wachsaal, ein Bad und ein Inhalationsraum. Der östliche Flügel besaß alle notwendigen Räumlichkeiten, um im Bedarfsfall als eigene Abteilung zu funktionieren, im westlichen Flügel brachte man das Arztzimmer und Nebenräume unter. Der erste Stock unterschied sich in der Gliederung insofern, als es sowohl Einzel- wie auch große, nach Süden orientierte Schlafsäle gab. Pavillon 19 erhielt zwischen dem westlichen Gebäudeflügel und Stiegenhaus einen Zubau für einen Aufzug, der im Pavillon 22 in den Bestand integriert wurde. (LM)

1 SCHLUSSBERICHT 1909, S. 121.

## V Materialgebäude

Das ursprüngliche Konzept der Anlage sah vor, in den Untergeschoßen der Pavillons Depoträume unterzubringen. Aufgrund der Terrassierung der Anlage besaßen letztendlich alle Pavillons mehr oder minder hohe Sockelgeschoße, die nicht selten als Beschäftigungsräume Verwendung fanden. Da dadurch die nötigen Magazinräume verloren gingen, entschied sich Berger im Zuge der Planungen für die Errichtung eines eigenen Materialgebäudes. Dieses liegt auf der obersten Terrasse unterhalb der Kirche in der Verlängerung der Achse der Pavillons der Ruhigen auf der Frauenseite. Sein architektonisches Pendant auf der Männerseite war der Pavillon W.

Der breitgelagerte U-förmige Grundriss ist in der Mitte des elfachsigen Mittelrisalits konvex gewölbt. Dieser vom Garten aus zugängliche Bauteil enthält das Hauptstiegenhaus, zwei weitere Außentüren lagen in den einachsigen Seitenrisaliten.

Der Pavillon V war hinsichtlich seiner inneren Raumaufteilung ungewöhnlich, da er an der Vorder- und Rückseite unterschiedliche Raumhöhen aufwies, die sich jedoch an der Fassadengestaltung nicht ablesen lassen. Dies erklärt sich aus der möglichst ökonomischen Nutzung des Pavillons als Depot. Der Keller sowie die darüber befindlichen, als „unteres und oberes Parterre" bezeichneten Räume waren mit einer Höhe von circa 2,5 m möglichst niedrig gehalten, um hier die Stellagen und „Rollbalken" in erreichbarer Höhe unterzubringen. Auf der Nordseite wurde hingegen die im westlichen Außenflügel des Erdgeschoßes untergebrachte Zuschneiderei über zwei Geschoße geführt, wodurch sich die beträchtliche Raumhöhe von 5,4 m ergab. Sie wird nicht durch entsprechend hohe, sondern lediglich übereinander positionierte Fenster erhellt, um die Fassadengliederung nicht zu stören.

Den Materialtransport erleichterte ein vom Keller bis ins obere Parterre reichender, handbetriebener Aufzug, der auf eine Belastung von 300 kg ausgelegt war. Der internen Erschließung dienten zwei zusätzliche Stiegen, wobei die von der Zuschneiderei zugängliche als eiserne Stiege ausgeführt und seitlich durch eine Eisen-Glaswand von den angrenzenden Räumen her belichtet wurde.

Der Hauptzugang erfolgte im Norden über den an der Rückseite eingefügten, als Manipulationsraum bezeichneten Vorbau, eine 6,0 x 6,6 m große Glaseisenkonstruktion mit einem verglasten Zeltdach, die über zwei seitliche Treppen mit gusseisernen Geländern zu erreichen war. Über den hellen, luftigen und hohen Vorbau, der an seiner oberen Schmalseite durch eine Galeriebrüstung gegliedert war, gelangte man in die drei Kanzleien und die Zuschneiderei.

Im Keller lagerten verschiedene Geräte aus Holz, Putzmaterialien oder Seifen, ferner gab es eine Waschküche, einen Keller- und Koksraum, im unteren Parterre Stellagen für Werkzeug, Metall-, Porzellan- und Glasgeschirr, Rosshaar und Lederschuhe, raue Decken (Kotzen), Bettdecken, Bettwäsche etc. Im oberen Parterre verwahrte man die Leibwäsche und Kleidung der Männer und Frauen sowie die Tischwäsche für die Hauptanstalt wie für das Sanatorium. Im obersten Geschoß lagen weitere Zimmer und Wohnungen.

2002 wurde in diesem Pavillon eine Gedenkstätte zur Geschichte der NS-Medizin einschließlich einer Ausstellung darüber eingerichtet. (SPF)

## W Administrationsgebäude

Die Bezeichnung des Pavillons W als Administrationsgebäude der Pflegeanstalt ist irreführend. Auf der obersten Terrasse der Männerseite unterhalb der Kirche gelegen ist er zwar topografisch und auch verwaltungstechnisch nahe der Heilanstalt angesiedelt, aber seine Ausstattung wies ihn als den medizinisch hochgerüstetsten Pavillon des gesamten Areals aus. Im Gebäude befanden sich keine Kanzleien, sondern zwei Operationssäle, Narkoseräume, Ordinationen, zwei Laboratorien, ein großes Konferenzzimmer und ein Archiv. Einzig im Kellergeschoß gab es einen großen Schulungsraum.

Der breitgelagerte, zweigeschoßige, siebenachsige Baukörper mit einachsigen Eckrisaliten und einer polygonalen Einbuchtung an der Nordseite ist von zwei Seiten zu betreten. Vom Garten gelangt man direkt ins zentrale Treppenhaus. Der Zugang für die Kranken erfolgte vom Norden. Über eigene Treppen kamen diese zuerst in einen kleinen Vorraum, ehe sie in einem Warteraum Platz nehmen konnten. Die Operationsräume, die sich in einen septischen und einen aseptischen mit angrenzendem Sterilisationsraum gliederten, befanden sich im westlichen Seitenflügel und waren durch dreiteilige, mit Klappflügeln versehene Fenster im Norden und Süden bestens beleuchtet. Der größere, aseptische Operationsraum hatte zudem ein seitliches, über die Mittelachse drehbares Fenster. Die Operationsräume und Untersuchungszimmer waren bis auf halbe Fensterhöhe verfliest, um den nötigen hygienischen Standard zu gewährleisten. Im oberen Geschoß lagen Wohnungen.

Die Begründung für die Randlage des medizinisch so bedeutenden Gebäudes im Areal wurde mit der gewünschten Dezentralisation der ärztlichen Leistungen und im Hinblick auf eine mögliche Erweiterung des Areals begründet. Kleinere Ärzteordinationen befanden sich lediglich in den Beamtenhäusern oder Aufnahmepavillons.

Im Pavillon W wurden während der NS-Zeit menschenverachtende Operationen und Tötungen vorgenommen.[1] (SPF)

1 GABRIEL 2007, S. 76.

↗ V Das Materialgebäude war ein Sonderbau. Aufgrund der Lagerung vielfältigster Materialien besaß er unterschiedliche, an der Fassade nicht ablesbare Raumhöhen, wie z. B. die über zwei Geschoße reichende Zuschneiderei. Ein handgetriebener Aufzug unterstützte den internen Materialtransport (Adolf Prosch).

→ W Der Grundriss gibt über die differenzierte Raumaufteilung dieses Pavillons Auskunft: Hier befanden sich zwei Operationssäle, Narkoseräume, Ordinationen, zwei Laboratorien sowie ein großes Konferenzzimmer.

→ W Operationssaal, Aufnahme aus den 1950er-Jahren.

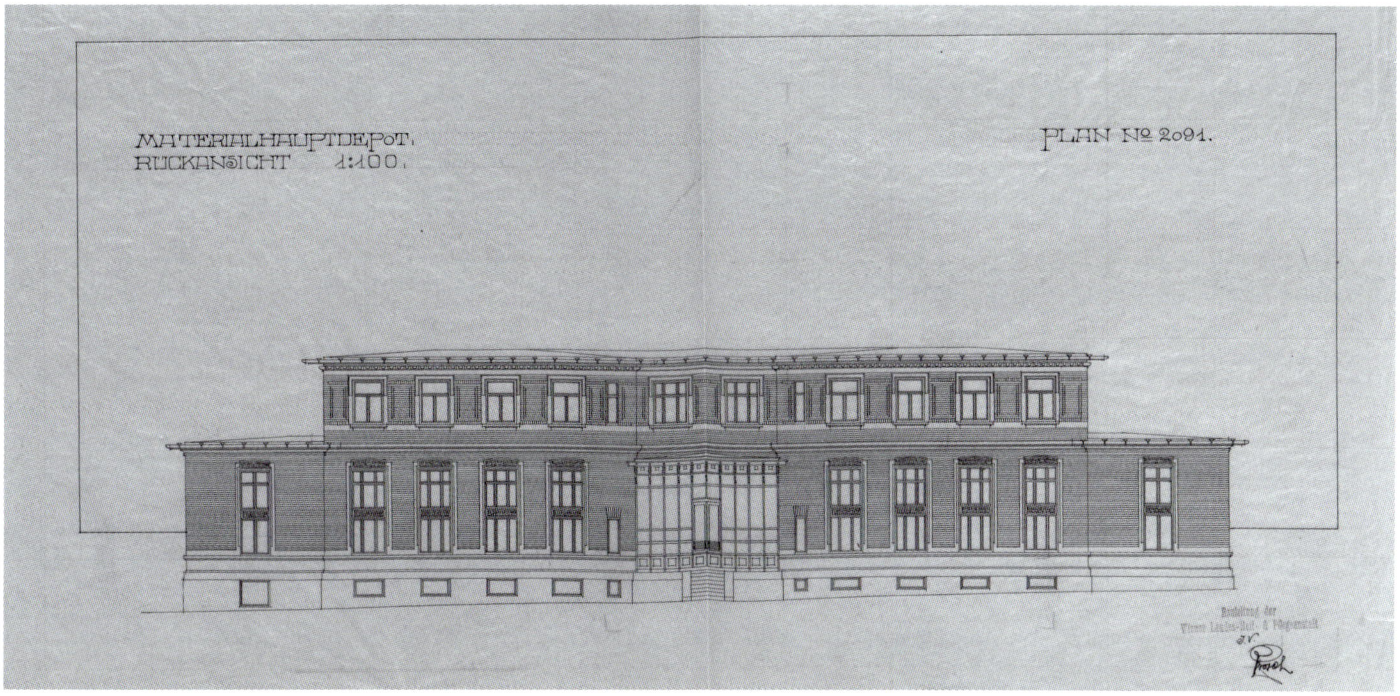
MATERIALHAUPTDEPOT.
RÜCKANSICHT 1:100.
PLAN № 2091.

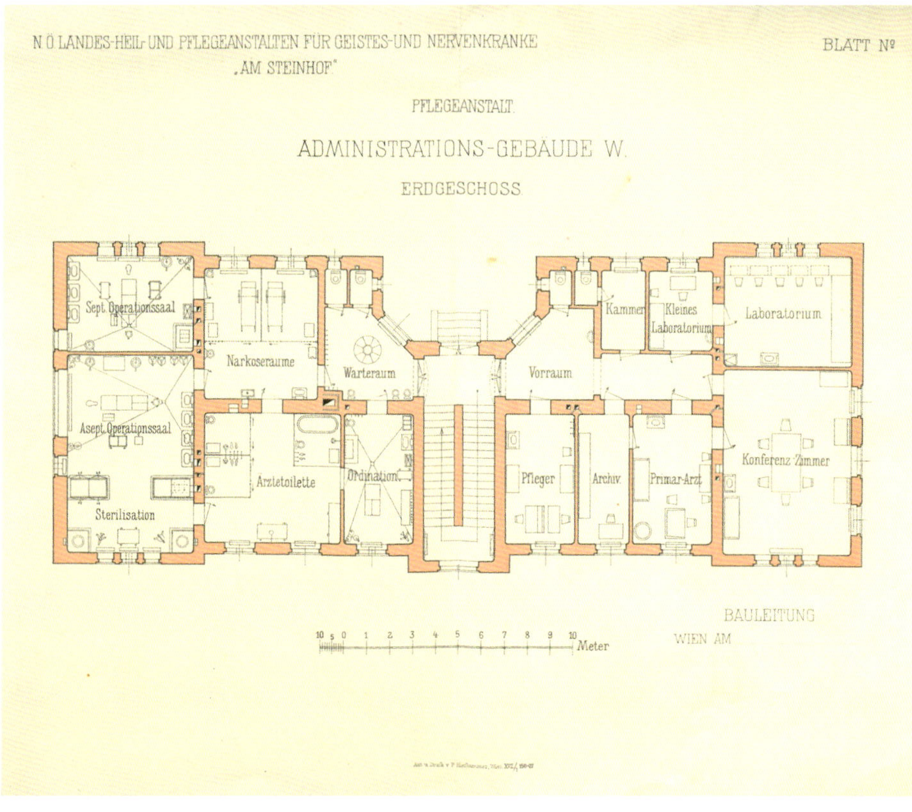
N.Ö. LANDES-HEIL- UND PFLEGEANSTALTEN FÜR GEISTES- UND NERVENKRANKE „AM STEINHOF"
BLATT №
PFLEGEANSTALT.
ADMINISTRATIONS-GEBÄUDE W.
ERDGESCHOSS
Sept. Operationssaal
Narkoseraume
Warteraum
Vorraum
Kammer
Kleines Laboratorium
Laboratorium
Asept. Operationssaal
Arztetoilette
Ordination
Pfleger
Archiv
Primar-Arzt
Konferenz Zimmer
Sterilisation
Meter
BAULEITUNG
WIEN AM

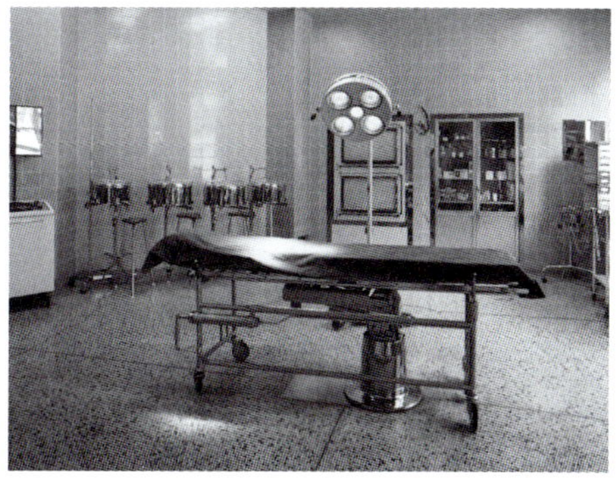

# Sanatorium

| | |
|---|---|
| G | Administrationsgebäude |
| H | Kurhaus |
| Dm3 | Denkmal für Kaiser Franz Joseph I. |
| J | Küche |
| 25 26 | Offene Pavillons |
| 27 28 29 30 | Pavillons für Halbruhige und Gesellschaftshäuser |
| 31 32 | Pavillons für unruhige Unreine |
| 33 34 | Pavillons für unreine Sieche |
| i k | Kegelbahn, Tennisplatz |
| g h | Blockhaus, Eislaufplatz |

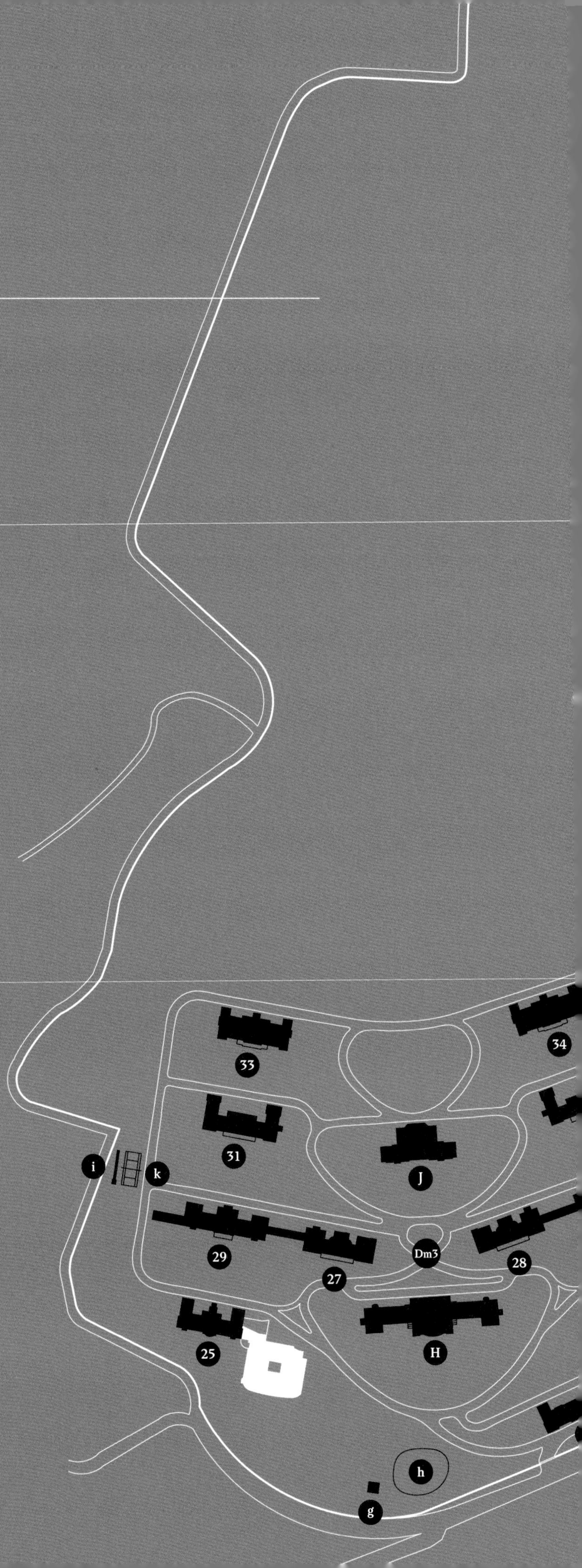

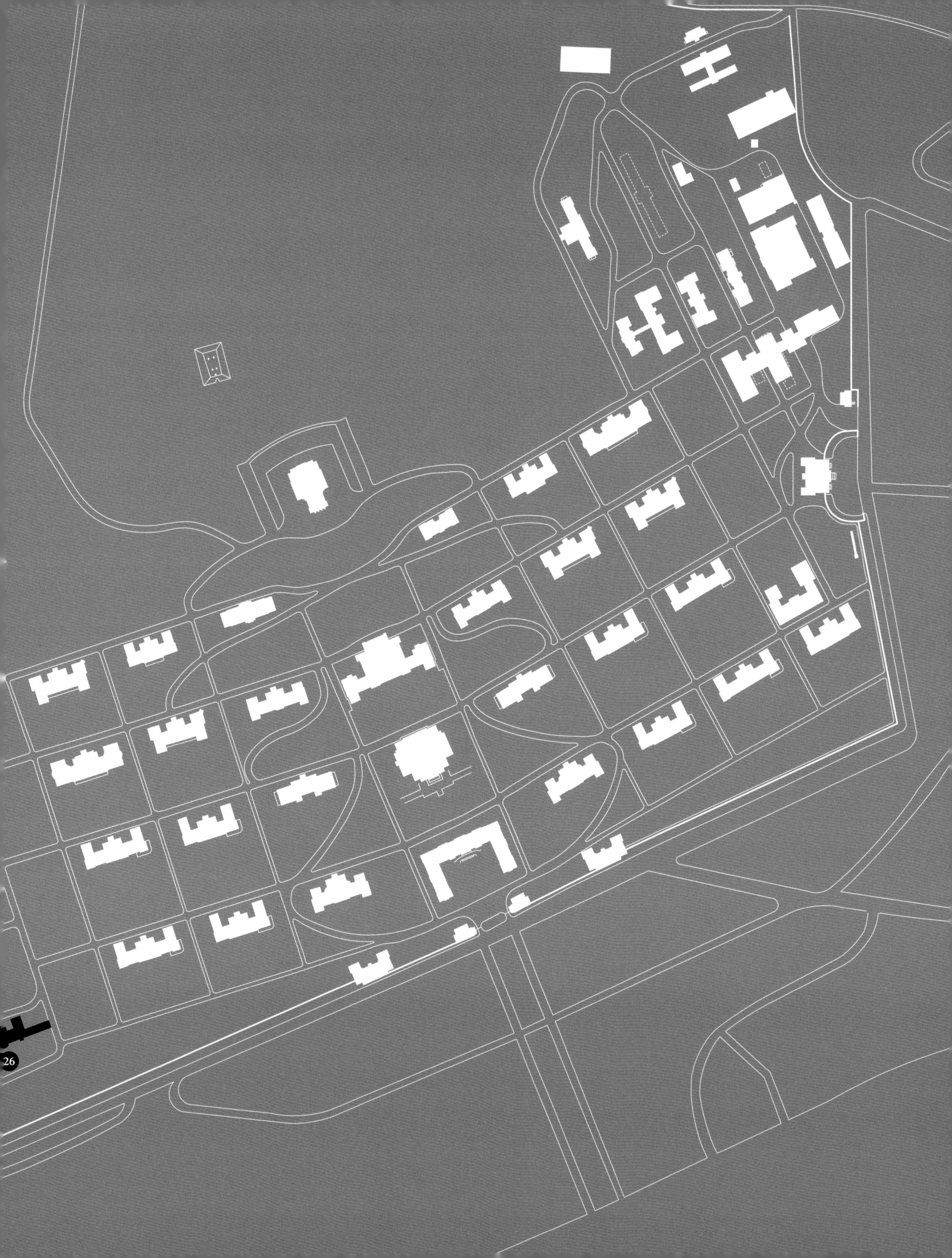
26

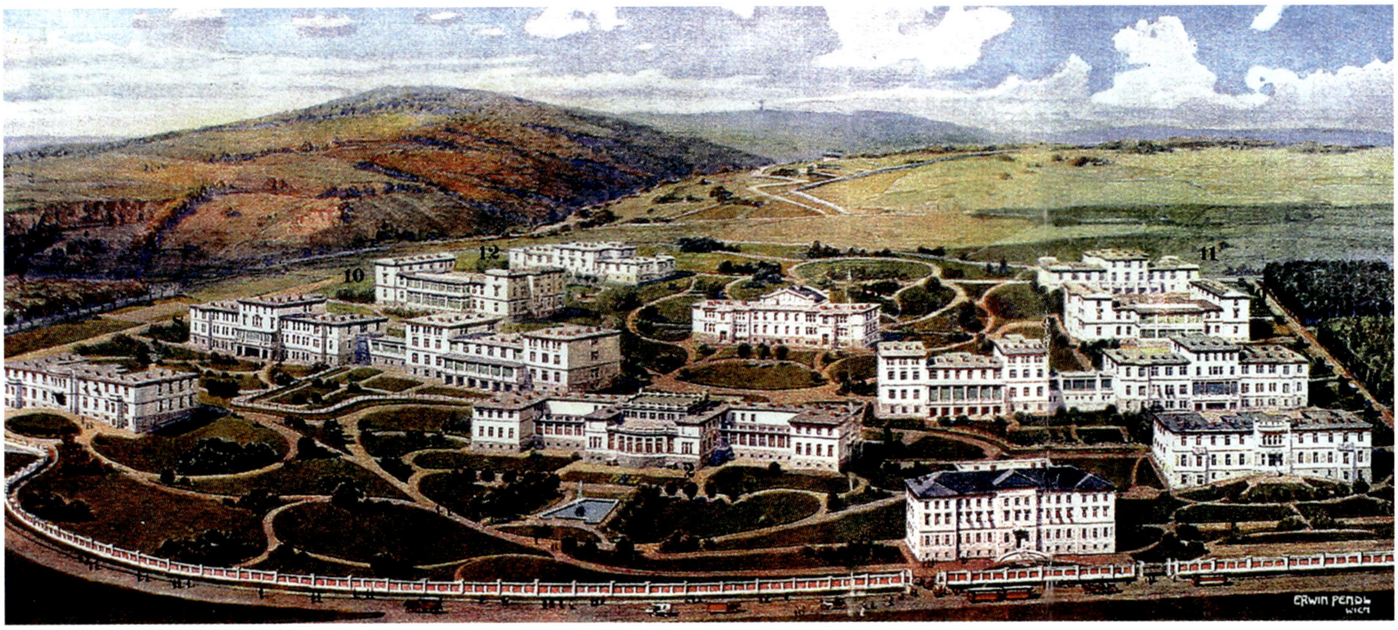


## Sanatorium

Das Sanatorium liegt im äußersten Westen des Gesamtareals. Schon der Lageplan Carlo von Boogs aus dem Jahre 1903 sieht ein durch eine Mauer getrenntes Pensionat als integrierten Teil der Anstalt vor. Auch in anderen „Irrenanstalten" oder Krankenhäusern der Habsburger Monarchie oder Deutschlands war es durchaus üblich, einige Häuser oder Zimmer den gehobenen Gesellschaftsschichten vorzubehalten („Zahlstock" oder „Pensionärsabteilungen") und die privat zu zahlenden Behandlungskosten zur Finanzierung des gesamten Krankenhausbetriebs heranzuziehen. Außergewöhnlich waren hingegen die räumlich abgesonderte, von außen als eigenständig wahrnehmbare Lage des Sanatoriums Am Steinhof, seine aufwendigere Architektur sowie die gediegene Innenausstattung, die auf eine finanzkräftige Klientel abzielte (356 Betten). Seine Situierung, der Komfort und die Therapiemöglichkeiten blieben für Europa einzigartig. Die hier betreuten Kranken wurden durch die Wirtschaftsgebäude im Osten (Wäscherei, Kesselhaus etc.) mitversorgt und benutzten Theater und Kirche mit. Die interne Erschließung erfolgte ebenfalls durch die elektrische Kleinbahn.

Getrennt durch einen breiten, mit Föhren bepflanzten Grünstreifen spiegelt das Sanatorium das Konzept der Heil- und Pflegeanstalt im Kleinen wider. Abgesehen von dem aus der Achse gerückten, entlang der Sanatoriumsstraße gelegenen, Administrationsgebäude (G), das erst im Zuge der Planungen von Franz Berger nach Westen verschoben und dadurch eindeutiger dem Sanatorium zugeordnet wurde, reihen sich die zehn Krankenpavillons links und rechts entlang einer repräsentativeren Mittelachse mit dem Kurhaus (H) und einer Zentralküche (J). Die Achse scheidet die Männerseite von der diesmal rechts gelegenen Frauenseite, wodurch, mit Blick auf die Gesamtanlage, die Patientinnenpavillons von den an den äußeren Rändern liegenden Männerpavillons gleichsam eingefasst bzw. quasi beschützt wurden.

Die Separierung der Patientinnen und Patienten nach ihrem Krankheitsbild erfolgte analog zur Heil- und Pflegeanstalt. Die ruhigen Kranken brachte man in den südlichsten Pavillons, nahe dem Eingangsportal unter, die Unruhigen, Unreinen und Siechen hingegen am äußerten Nordende des ansteigenden Terrains. Einzig die Gesellschaftshäuser (29, 30) durchbrechen das System der einzelnen, freistehenden Pavillons, indem sie durch Wintergärten mit den Pavillons für die „Halbruhigen" (27, 28) verbunden und aus der Achse zur Mitte hin verschoben sind. Durch diesen planerischen Eingriff ergeben sich langgestreckte, horizontale Baukörper, die die Pavillons der „unruhigen Unreinen" und der „unreinen Siechen" stärker absondern. Diesem Leitgedanken folgte sicherlich auch die endgültige Platzierung von Kurhaus und Küche, die in dem von Wagner und Goldemund überarbeiteten Lageplan von 1904 noch am äußersten Ende des Areals situiert und von Berger Richtung Eingangszone verschoben wurden. Das kleine Pförtnerhäuschen im Mauerverband neben dem Eingangsportal entstand erst 1945 und wurde 1953 erweitert.

Die Wegeführung innerhalb des Sanatoriums ist erneut symmetrisch, allerdings führt sie das strenge, orthogonale Straßennetz des Hauptareals nicht fort, sondern entwickelt sich zu diesem leicht versetzt. Die geschwungenen Wege um die zentralen Gebäude variieren die Situation der Hauptachse, in die die Zugänge zu den jeweiligen Pavillons sanft einmünden. Die Pavillonerschließung vom Norden ist, ausgenommen beim Karls- bzw. Marien-Haus, beibehalten. Die von Gartenarchitekt Ferdinand Müller zwischen 1909–14 konzipierten Gärten waren entweder ohne Einfriedung oder besitzen Drahtgitter, die sich über gemauerten Sockeln erheben. Insgesamt wiesen sie eine variantenreichere gärtnerische Gestaltung auf.

Im Unterschied zur Hauptanlage sind die

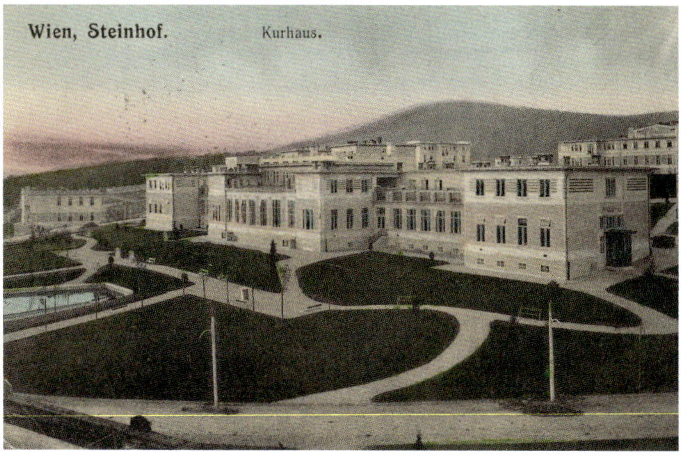


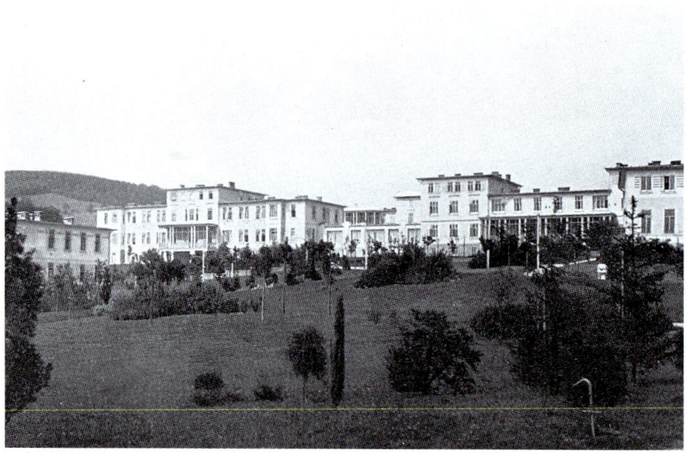

Pavillons im Sanatorium nicht ziegelsichtig, sondern wechselweise glatt und rau verputzt, gelblich bzw. weiß gestrichen, durch grün glasierte Fliesen ornamentiert und mit dekorativen Balkonvergitterungen versehen. Die Nummerierung der Pavillons wurde beibehalten, sie erhielten jedoch zusätzlich identitätsstiftende, lokaltypische Namen und Beschriftungen wie Rosenvilla und Wienerwald, Leopold und Hermann, Vindobona und Austria. Dem Zeitvertreib und der Unterhaltung im Freien dienten der entlang der Westmauer angelegte Tennisplatz und eine Kegelbahn. Das von Löwen flankierte Wasserbassin samt Springbrunnen vor dem Kurhaus lud zur Entspannung ein. Im Winter mutierten das abfallende Gelände zur Rodelbahn und die große Wiese nahe dem Eingang zum Eislaufplatz. Ein kleines Blockhaus im „Schweizerstil" diente der Beaufsichtigung der Kranken.

Aufgrund mangelnder Auslastung wurde das Sanatorium am 30.9.1922 geschlossen, und im Zuge der 1920 vollzogenen verfassungsrechtlichen Trennung von Wien und Niederösterreich am 11.5.1923 als „Lungenheilstätte Baumgartner Höhe" der Stadt Wien für Frauen und Kinder neueröffnet. Die Umnutzung bedingte die Aufstellung zahlreicher Liegehallen auf oder vor den Pavillons. 1937 bis einschließlich 1942 wurden die Pavillons 31 bis 34 adaptiert und zeitweise von der Hauptanstalt belegt. Vereinzelte Veränderungen an den Gebäuden erfolgten schon in der Zwischen- sowie Nachkriegszeit, als man das Lungenkrankenhaus (1948–1973) zur Pulmologie bzw. zum Pulmologischen Zentrum umbenannte. Den größten baulichen Eingriff bedeutete die Errichtung des Orthopädischen Zentrums. Der als Pavillon Felix titulierte, sich ins Gesamtareal gut einfügende Neubau wurde 2000 eröffnet und etwas versetzt mit dem 2004 generalsanierten Pavillon Austria (25) verbunden. (SPF)

← Der Ausschnitt aus Erwin Pendls Vogelschau von 1907 zeigt die Verteilung der Bauköper im Areal des Sanatoriums. Auffallend ist, dass man hier vom Konzept der isolierten Stellung einiger Bauten abging: In der Mittelachse wurden zwei Pavillons über Wandelgänge mit den Gesellschaftshäusern verbunden.

↖ Das Kurhaus mit dem vorgelagerten Wasserbassin war das zentrale Therapiezentrum des Sanatoriums und sein repräsentativster Bau.

↗ Die einzelnen Pavillons des Sanatoriums sind verputzt und mit grünen Fliesenornamenten versehen. Vorgelagerte Terrassen, Veranden und die Parkanlagen erzeugten den Charakter einer Villenstadt.

G

## Administrationsgebäude

Für das Sanatorium war in den ersten Konzepten zur Anstalt kein eigenes Administrationsgebäude vorgesehen. Da man aber erkannte, dass eine klare räumliche Trennung von der Hauptanstalt zu ziehen war und auch die Aufnahmeformalitäten unabhängig von dieser abgewickelt werden mussten, entschloss man sich für einen separaten Verwaltungsbau. Sowohl im Lageplan Boogs wie jenem von Wagner und Goldemund von 1903/04 gibt es ein Wohnhaus für Ärzte und Beamte bzw. in den späteren Planungen ein als Administrationsgebäude beschriebenes Objekt. Dieses lag entlang der Mauer am Fuße des Grünstreifens zwischen dem Sanatorium und der Heil- und Pflegeanstalt, das letztendlich weiter gegen Westen verschoben wurde. Im Gegensatz zur Heilanstalt ist es aus der Hauptachse gerückt und parallel zum Pavillon 28 situiert.

Das dreigeschoßige U-förmige Gebäude besteht aus einem langgestreckten Hauptflügel, der mit einem höheren Walmdach abgeschlossen ist. Die dreiachsigen Mittel- und Eckrisalite werden durch ein Satteldach eigens hervorgehoben, wodurch sich eine differenzierte Dachlandschaft, wie das bei einigen Bauten des Wirtschaftsareals der Fall ist, ergibt. Die Fassade ist über dem hohen Kellergeschoß und der genuteten Sockelzone des Erdgeschoßes verputzt und zwischen den Fenstern unterhalb der Traufzone mit grünen Fliesenbändern verziert.

Seitliche Auffahrten führen zum zentralen Haupteingang, dem ein gusseiserner verglaster Windfang vorgelagert ist. Der Besucher oder Kranke gelangte in einen quergelagerten, mit abgerundeten Ecken versehenen Warteraum, für dessen Ausgestaltung Adolf Prosch verantwortlich zeichnete. Im Gegensatz zur Administration (C) wurde hier der wohnliche Charakter stärker betont. Der heute eher nüchtern und klinisch wirkende, weil hell gestrichene Eingangsbereich vermittelte ehemals eine elegante Atmosphäre, wie ein Aquarell Erwin Pendls zeigt. Die halbhohe Parapetverkleidung aus dunklem Holz mit abschließenden verglasten Rahmenfeldern für Kunstdrucke oder Zeichnungen hat sich bis heute erhalten. Die Wände darüber hatte man mit einer gemusterten Tapete versehen. Ehemals war der

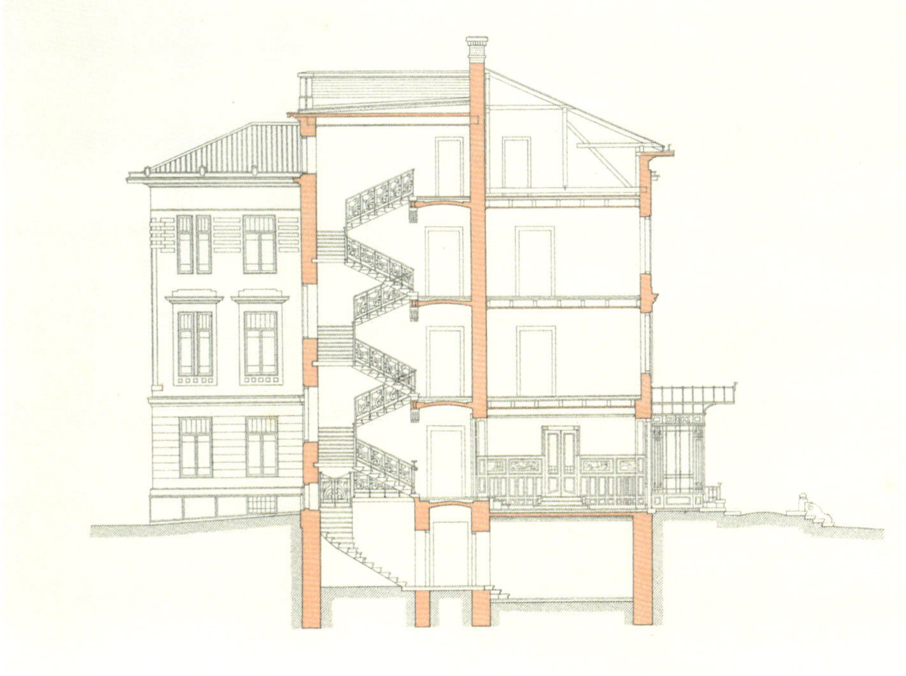

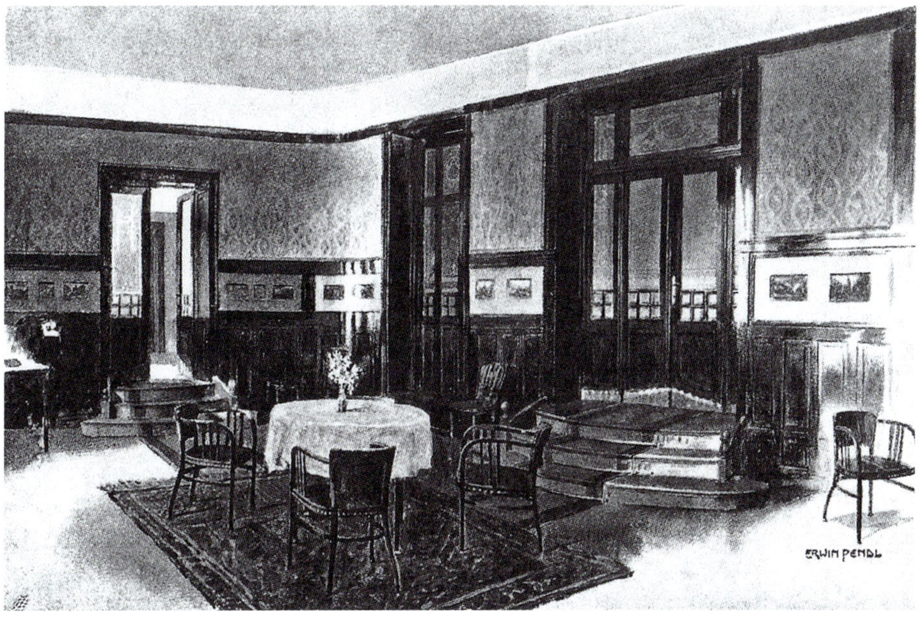


↑ G Für das Sanatorium musste ein eigener Verwaltungsbau errichtet werden. Er liegt nicht in der Hauptachse, sondern ist seitlich Richtung Mauer verschoben. Im Gegensatz zu anderen Bauten des Sanatoriums besitzt er kein abgewalmtes Flachdach, sondern eine erhöhte, differenzierte Dachlandschaft.

↑ G Erwin Pendls Aquarell von der einstigen Ausstattung des quergelagerten Warteraums dokumentiert dessen wohnlichen Charakter. Erhalten hat sich die halbhohe Parapetverkleidung mit den verglasten Rahmenfeldern.

Warteraum mit Sitzgruppen möbliert und Perserteppichen ausgelegt, was einen Verweis auf die bürgerliche Ausstattung der Krankenpavillons geben sollte.

Eine seitliche Treppe verband den Warteraum mit der Aufnahme rechter Hand, der Kanzlei und dem im Eckrisalit situierten Konferenzzimmer. Im anschließenden rückwärtigen Seitenflügel lagen ein Archiv, eine Bibliothek und ein Laboratorium. Im linken Gebäudeflügel waren die Verwaltung, Magazine und Wohnungen sowie eine kleine Trafik untergebracht, die im äußeren linken Seitenflügel lag und über einen eigenen Zugang verfügte. Über die mittlere Treppe und eine der drei Türen des Warteraums gelangte man in den langgestreckten Quergang und zu den beiden dreiläufigen Treppenhäusern, die die oberen Geschoße erschließen, die für Wohnungen vorgesehen waren. Der hohe Dachboden wurde als Waschküche, Bügel- und Wäschetrockenraum genutzt. (SPF)

## H Kurhaus

Das Kurhaus war das medizinische und therapeutische Zentrum des Sanatoriums. Boog sah seine Situierung samt Küche weiter nördlich vor, ehe beide Bauten von Berger gegen Süden gerückt wurden. Dadurch ergab sich die zentrale und dominante Stellung des auf einer Geländekante platzierten Gebäudes. Seiner repräsentativen Schaufront ist ein auf einer tieferen Terrainstufe gelegenes, trapezförmiges Wasserbassin vorgelagert, das von sitzenden Steinlöwen flankiert wird.

Der langgestreckte, über einem hohen Kellergeschoß aufragende zweigeschoßige Baukörper von 100 m Länge wird an der Südseite durch einen breiten konvexen Mittelrisalit und zwei Eckrisalite gegliedert. Hinter den hochrechteckigen, durch gelbe Keramikfliesen getrennten, mit Glasmalereien versehenen Fenstern des vorgewölbten Mittelrisalits befindet sich das Winterschwimmbad. Die Nordseite hingegen ist im Mittelbereich plan und geschlossen. Ihre flachen Holzzementdächer wurden durch niedrige schmiedeeiserne Brüstungen mit geschwungenem Volutendekor begrenzt und von dem mit einer zinnenartigen Attika versehenen zweigeschoßigen Baukörper des Festsaales deutlich überragt. Auf den reich durchfensterten, zwischen Mittel- und Eckrisaliten eingespannten Seitentrakten lagen die Terrassen für die „Sonnen- und Luftbäder". Während die Erdgeschoßzone rau verputzt ist, sind zwischen den Fenstern des Obergeschoßes gelbe Keramikstreifen eingefügt.

Der Hauptzugang erfolgte ursprünglich über die Schmalseiten. Diese wurden um 1923 vermauert, als im Zuge der Umnutzung des Gebäudes als Therapiezentrum für die Tuberkulosekranken zahlreiche Adaptierungen vorgenommen wurden. Auf der Westseite findet sich noch die Aufschrift „Kurhaus". Von hier betrat man über einige vorgelagerte Stufen das quadratische, reich mit Stuck- und Girlandendekor ausgestattete Vestibül. Eine mittig situierte Treppe überbrückte die Höhendifferenz des Geländes zum Hauptgeschoß und führte durch eine Glastür in die „Wandelbahn". Damals wie heute erfüllte die „Wandelbahn" die Funktion einer Wartezone. An der Nordwand gingen die einzelnen Wannenbäder ab, wohingegen die Südwand, mit Ausnahme eines Zuganges zum Wäscheraum, durchgehend mit Fenstern durchbrochen wird. Die erhaltenen keramischen Wandverkleidungen, die durch grün gezahnte Friese zoniert sind, wurden durch Topfpflanzen und Korbmöbel komplettiert, die dem auch als „Erholungsraum" titulierten 35 m langen hellen Gang den Charakter eines Wintergartens verliehen. Durch eine in den Zwanziger-Jahren des 20. Jahrhunderts am entgegengesetzten Ende eingefügte Glastür wurde die „Wandelbahn" unterteilt und bildet zum heutigen, an der Südfassade gelegenen Haupteingang einen Windfang. Von diesem aus erschließen sich die Stiegenhäuser in das Obergeschoß und zu den Liegeterassen, die mit Ausnahme eines nachträglich errichteten Kellerabganges im Originalzustand erhalten sind.

Vom Wandelgang aus gelangte man in einen Vorraum, über den mittig der Festsaal, südlich die zum Schwimmbad führende Umkleide und nördlich ein der Mechanotherapie vorgelagerter Warte- und Erholungsraum erschlossen wurde. Der längsrechteckige Festsaal, dessen Detailplanungen auf Adolf Prosch und Rudolf Sedlaczek zurückgehen, ist das räumliche Zentrum des Kurhauses. Die Längsseiten der reich dekorierten zweigeschoßigen Halle sind jeweils durch sieben in die stockhohe Holzvertäfelung eingelassene Türen aufgelöst, die jedoch nur Heizkörper oder Kästen verschließen. Zugänge aus dem auch als Turnsaal genutzten Festsaal in die Nebenräume gab es nur an der Nordseite, wo der große Raum für die Mechanotherapie und der Geräteraum mit dem Aufzug angrenzten. Diese Raumgruppe wurde in den Siebziger-Jahren den Bedürfnissen des Krankenhausbetriebes entsprechend unterteilt und durch einen eingeschoßigen Anbau erweitert. Alle Türen werden durch nahezu quadratische Oberlichten in Türbreite überhöht. Ein umlaufender Fries mit Kranzmotiven, in den an den Schmalseiten die Wappen von Niederösterreich bzw. Wien eingefügt wurden, trennt die beiden Geschoßzonen voneinander.

Ein Vergleich zum Gesellschaftshaus (Theater) verdeutlicht die Parallelen des Entwurfes. Obwohl er mit seinen 20 x 10 m Größe und einer Höhe von 10 m deutlich kleiner als der Festsaal des Theaters ist, wurden hier dieselben Gestaltungelemente verwendet. Das zeigt sich vor allem in den mit logenartigen Brüstungen versehenen Fenstern der Längsseiten, die in beiden Festsälen rein dekorativen Charakter haben oder an den Stirnseiten, die mit großzügigen Glastüren gegliedert sind und mit den darüber befindlichen Gemälden die Bühnensituation des Theaters variieren. Die Landschaftsbilder des Wiener Malers, Grafikers und Kunstschriftstellers Emerich Schaffran (1883–1962) zeigen Darstellungen der Rax, das Schloss Rosenburg, den Schneeberg, die Mariazellerbahn, die Wachau mit Stift Melk und die Burgruine Weitenegg, wobei jeweils das zentrale großformatige Landschaftsbild von schmalen Bildstreifen, getrennt durch kannelierte Pilaster, flankiert wird. Ist es im Theater der Blick auf Wien, so werden im Kurhaus die landschaftlichen Reize des Kronlandes Niederösterreich zum Thema, deren Anblick die Patientinnen und Patienten erfreuen sollte.

Südlich des Festsaales befindet sich das mittlerweile verfallene, aber im Originalzustand erhaltene, 70 m² große Winterschwimmbad. Die bunten Glasfenster der Schwimmhalle wurden von der Tiroler Glasmanufaktur gefertigt und stellen mit Seerosen, Vögeln und Lotusblüten eine fortlaufende Seenlandschaft dar, wobei sich jedes zweite Fenster gleicht. Der Horizont der Fensterbemalung setzt sich im Abschluss des petrolblauen Fliesenschildes

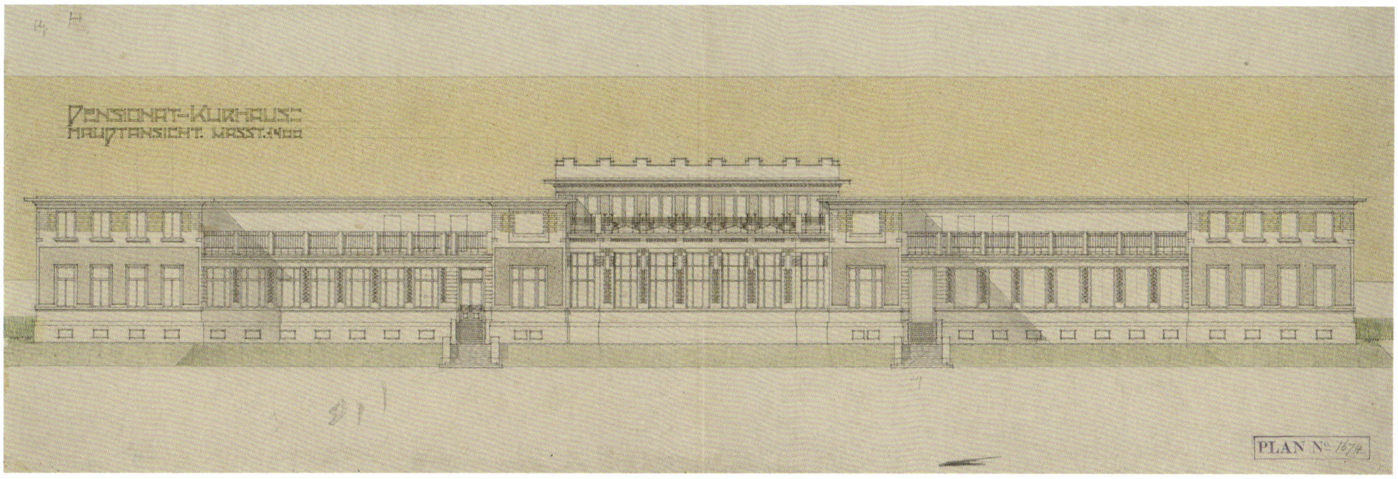


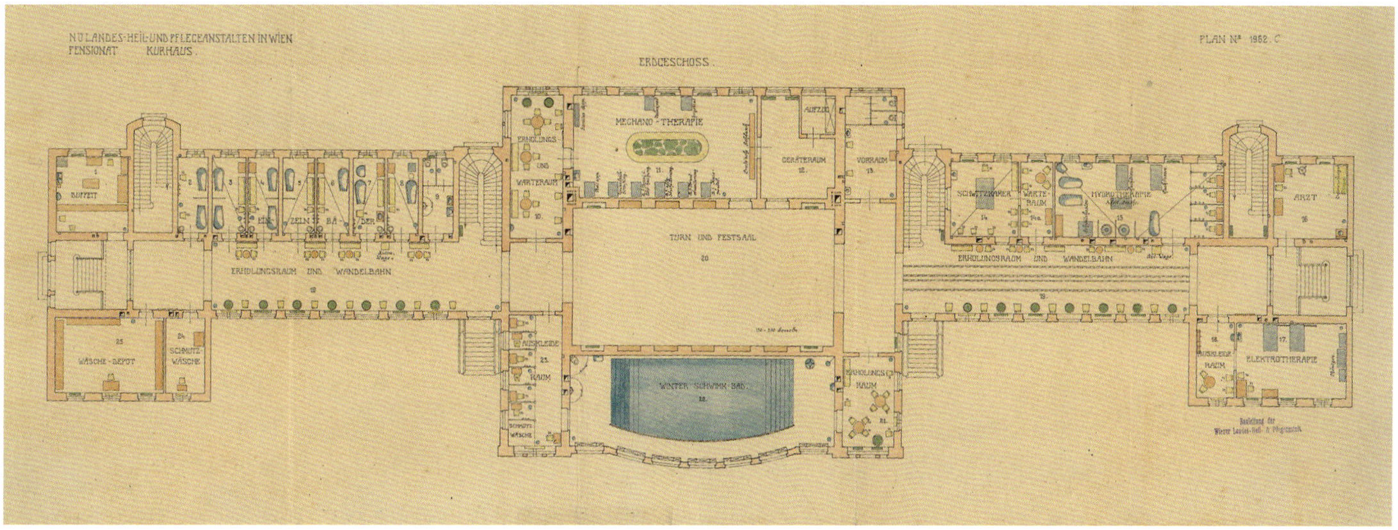


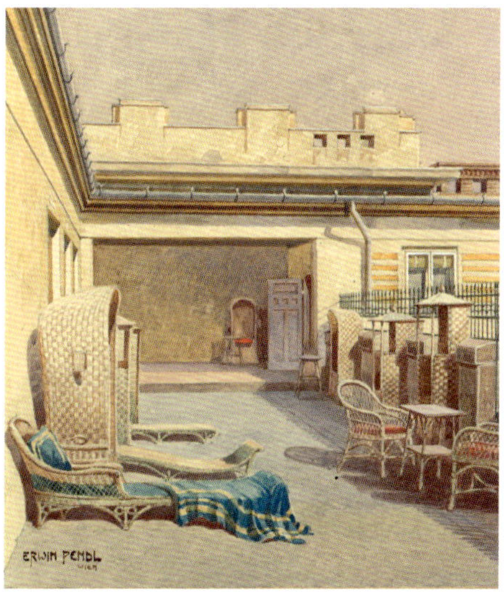


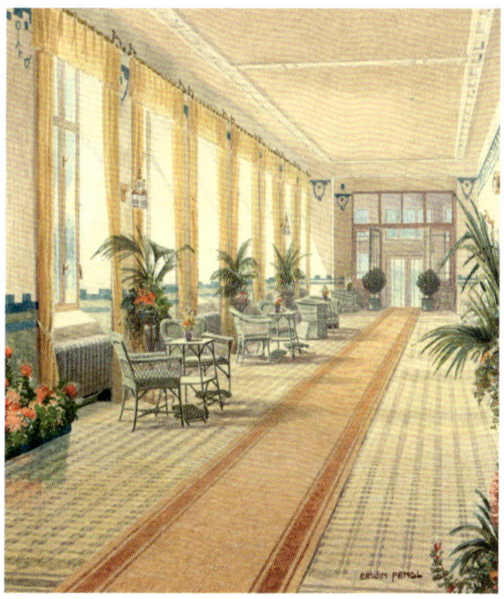


↑ H Die langgestreckte, reich gegliederte Fassade des Kurhauses mit seinen Dachterrassen wird in der Mitte vom zweigeschoßigen Festsaal überragt.

↑ H Im Grundriss sind die zahlreichen Therapieräume und Einzelbäder, der Festsaal sowie das Winterschwimmbad gut zu erkennen.

← H In den bequemen Korbstühlen der beiden südorientierten Liegeterrassen konnten Patientinnen und Patienten des Sanatoriums Luft- und Sonnenbäder genießen (Erwin Pendl).

← H Der Zutritt zum Kurhaus erfolgte an den Schmalseiten. Die langen Wandelgänge fungierten als Wartezone zu den hier anschließenden Therapieräumen sowie als Zugang zum mittigen Festsaal (Erwin Pendl).

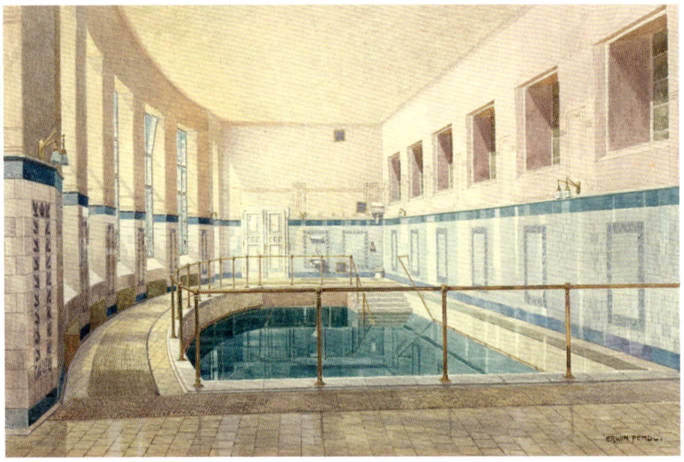

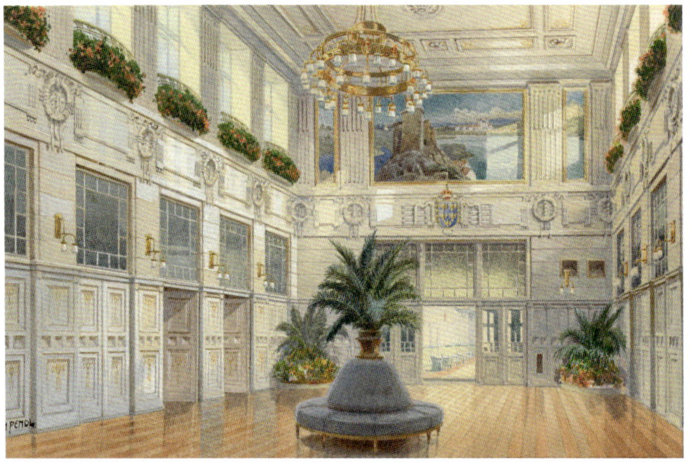

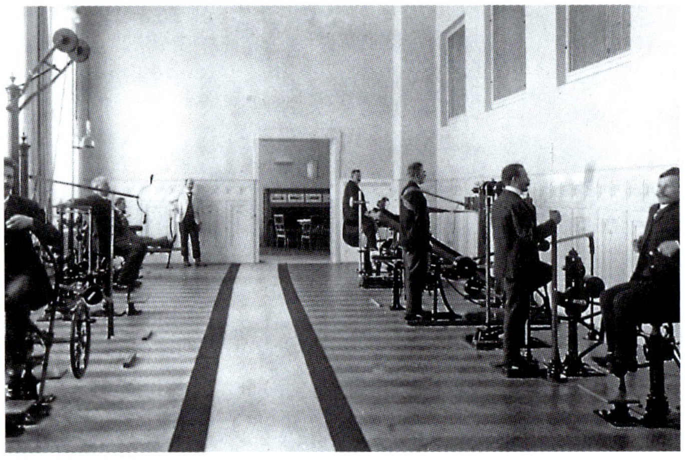

↖ H Das verflieste und beheizte Winterschwimmbad besitzt mit Wasserpflanzen und Vögeln dekorierte Glasfenster. Es war sicherlich jener Raum, der den in den Prospekten beschriebenen Komfort am deutlichsten zu Ausdruck brachte (Erwin Pendl).

↑ H Der zentrale Festsaal wurde auch als Turnsaal genutzt. Seine Gliederung wiederholt im Wesentlichen jene des Theaters, wenngleich er deutlich kleiner ist. Bemerkenswert sind die erhaltenen Wandbilder, die diverse topografische Ansichten aus Niederösterreich zum Motiv haben (Erwin Pendl).

← H Dieses zeitgenössische Foto zeigt die in Anzügen trainierenden Herren an den Fitnessgeräten im Raum der Mechanotherapie.

fort. Das Becken wurde als zweischalige Konstruktion ausgeführt, was zum einen die Wartung erleichterte und zum anderen die Beheizung des Beckens ermöglichte. Direkt unter dem Winterschwimmbad verliefen die Fernwärmeleitungen des Kurhauses, die den Luftraum um das Becken aufheizten. Radiatoren auf Deckenhöhe erwärmten die Luft und ließen sie in Bodennähe der Schwimmhalle einströmen.

Von dem der Umkleide gegenüber liegenden Erholungsraum gelangte man über einen dem Festsaal vorgelagerten Zwischenraum in die östliche „Wandelbahn". Von dieser aus erschlossen sich im Norden eine Schwitzkammer oder der Raum für die Hydrotherapie, in der diverse Sitz-, Fuß- und Brausebäder genossen werden konnten. Der Raum für die Elektrotherapie, wo auch Röntgengeräte aufgestellt waren, lag im südlichen Eckrisalit. Zeitgenössische Fotos wie jene aus dem Raum für Mechanotherapie zeigen Herren in perfekt sitzenden Anzügen, die sich am „Velociped, Ergostat, Reitapparat", an „Apparaturen für allgemeine Erschütterung, Brusterweiterung, Unterleibsstreifung oder für Kniependel" ertüchtigen. Dabei handelte es sich um zeitgemäße, moderne Fitnessgeräte, die die Patienten nicht wirklich zum Schwitzen brachten, sondern den Körper sanft in Bewegung setzten, ehe sie sich in einem der Wannenbäder oder beim Sonnenbad entspannten. Über das am Ende der Wandelbahn angefügte Foyer gelangte man wieder ins Freie. In den Zwanziger-Jahren wurden diese Räume umgebaut und im Zuge fortlaufender Modernisierungen durch einen Anbau an der Südfassade um 1990 erweitert.

Im Obergeschoß befanden sich in den beiden Eckrisaliten je zwei Wohnungen, die durch eigene Privatstiegenhäuser von Norden her erschlossen wurden. Die Fläche direkt über den „Wandelbahnen" nahmen die mit eleganten Korb- und Liegestühlen oder Strandkörben ausgestatteten Liegeterrassen mit zugeordneten Wäschedepots und Nasszellen ein. Im Rahmen der Erweiterungen in den Siebziger-Jahren wurden die Terrassen durch ein vollwertiges Obergeschoß ersetzt. (MS/SPF)

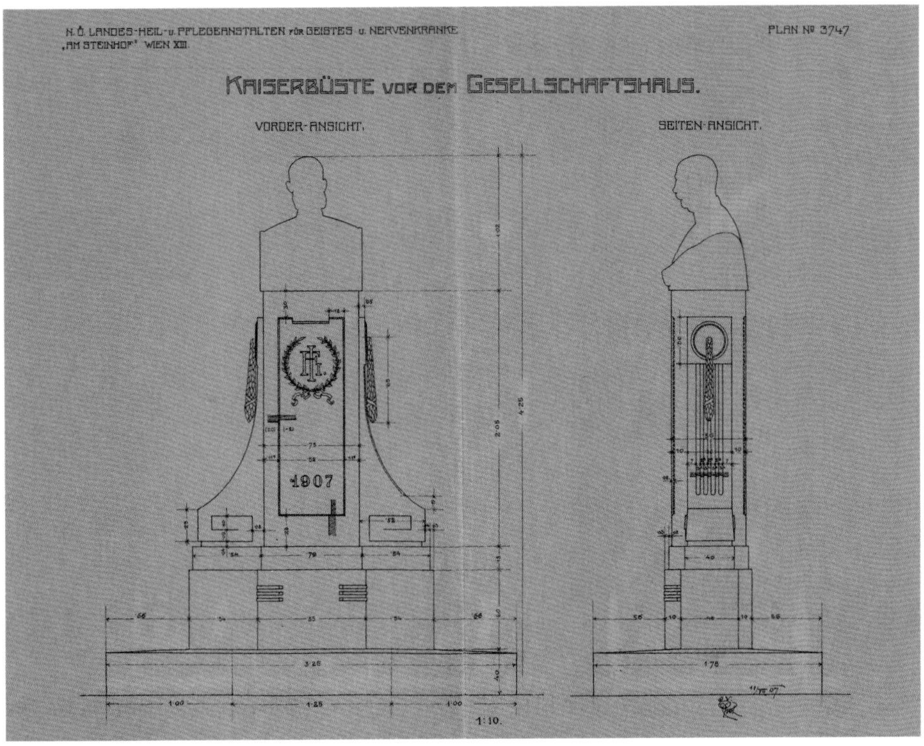


← Dm3 Das Denkmal Kaiser Franz Josephs I. stand ursprünglich vor dem Theater und wurde nach Ausrufung der Republik entfernt. Die Wiederaufstellung im Sanatorium erfolgte 1999, wobei die in Verlust geratene Büste Georg Leiseks durch eine kleinere ersetzt wurde. Die Änderungen an dem von Adolf Prosch entworfenen Postament dürften 1918 erfolgt sein.

Dm3

## Denkmal für Kaiser Franz Joseph I.

Wie in allen öffentlichen, repräsentativen Anlagen kam auch am Steinhof eine Büste zu Ehren des Kaisers Franz Joseph I. zur Aufstellung. Der Entwurf für das sich nach oben zu verjüngende Postament stammt von Adolf Prosch. Die einem konventionellen Typus folgende Kaiserbüste fertigte der akademische Bildhauer Georg Leisek (1869–1936), ein Spezialist für bildhauerische Porträts und Statuen in öffentlichen Gebäuden und Anlagen. Das Postament zierten einst inmitten eines zentralen Lorbeerkranzes die Initialen des Kaisers und an seiner Schmalseite herabhängende Girlanden. Am Sockel ist das Jahr der Eröffnung der Anstalt 1907 eingemeißelt.

Die Büste stand ursprünglich in der Gartenanlage vor dem Gesellschaftshaus. Ein vermutlich aus der Zwischenkriegszeit stammendes Foto zeigt am Ort der ursprünglichen Aufstellung eine monumentale Schale mit Wasserbecken und Springbrunnen, die auf dem unteren Denkmalsockel ruht. Mit dem Entschluss vor dem Theater das „Mahnmal für die Opfer vom Spiegelgrund" (2003) zu situieren, wurde die Neuaufstellung des Kaiserdenkmals diskutiert. Letztendlich entschied man sich in Abstimmung mit dem Bundesdenkmalamt, das 1999 sanierte Denkmal auf einer Wiesenfläche zwischen Kurhaus und Küche aufzustellen.

Als mit der Ausrufung der Republik am 27.11.1918 die vertrauliche hausinterne Order erging, alle Embleme der Monarchie, insbesondere „Kaiserbilder, Adler, Wappen und dergleichen" zu entfernen, zu vernichten oder jene von historischem und künstlerischem Wert ins Landesmuseum abzugeben,[1] müssen die Initialen des Kaisers entfernt worden sein. An seiner Stelle wurde das bronzene Wappen der Stadt Wien angebracht. Die heute sich über dem Postament erhebende Büste ist deutlich kleiner, feiner ausgeführt und zeigt einen wesentlich jüngeren Kaiser als die ursprünglich dokumentierte. Es darf somit vermutet werden, dass das ursprüngliche Werk an ein Museum abgegeben wurde. (SPF)

1 Wiener Stadt- und Landesarchiv, M. Abt. 209, Otto Wagner-Spital (Baumgartner Höhe; Steinhof) Direktionsregistratur A1/12, Dienstzettel N. 14/13 vom 27.11.1918.

J

## Küche

In den Planungen Boogs von 1903 war im Sanatorium kein eigenes Küchengebäude vorgesehen. Da sich im Laufe der Bauvorbereitungen die Erkenntnis durchsetzte, das Sanatorium als weitgehend eigenständige Anlage zu konzipieren und den Kontakt mit der Hauptanstalt räumlich und organisatorisch möglichst gering zu halten, war die Errichtung eines eigenen Küchengebäudes naheliegend. Interessanterweise situierte der auf Wagner und Goldemund zurückgehende Lageplan die Küche im äußersten Norden des Sanatoriums. Damit ragte sie, analog zur Kirche St. Leopold, deutlich aus der Hauptachse des Westareals. Mit der Verschiebung von Küche und Kurhaus Richtung Eingangsbereich durch Berger kam die Küche auf Höhe der Pavillons 30 und 31 zu liegen. Da man den Kranken im Sanatorium eine hochwertige Verpflegung und aufwendige Menüs anbieten wollte, erschien die Zubereitung ausgewählter Speisen in einer eigenen Küche zweckmäßig. Außerdem entfiel der umständliche Transport von der Hauptküche ins Sanatorium.

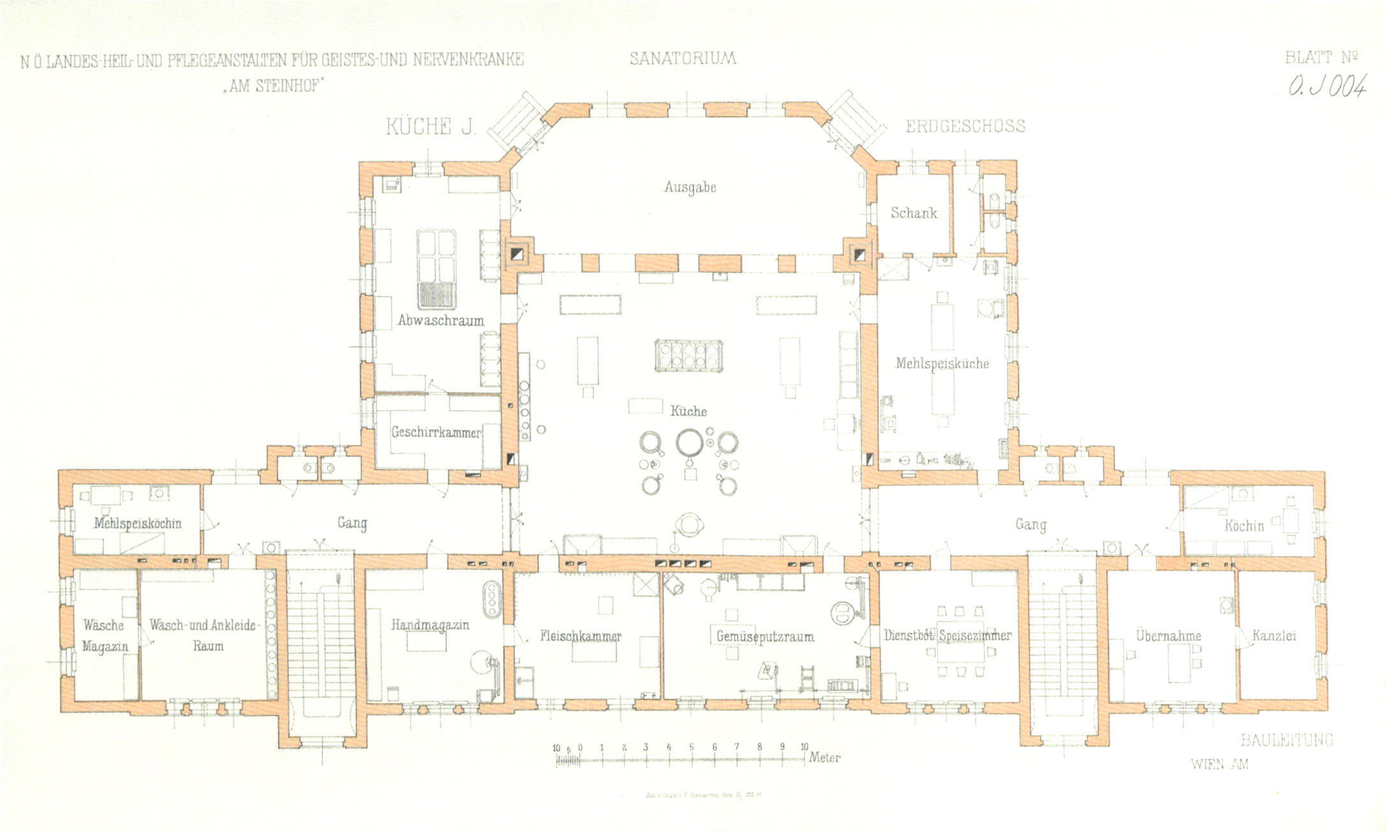


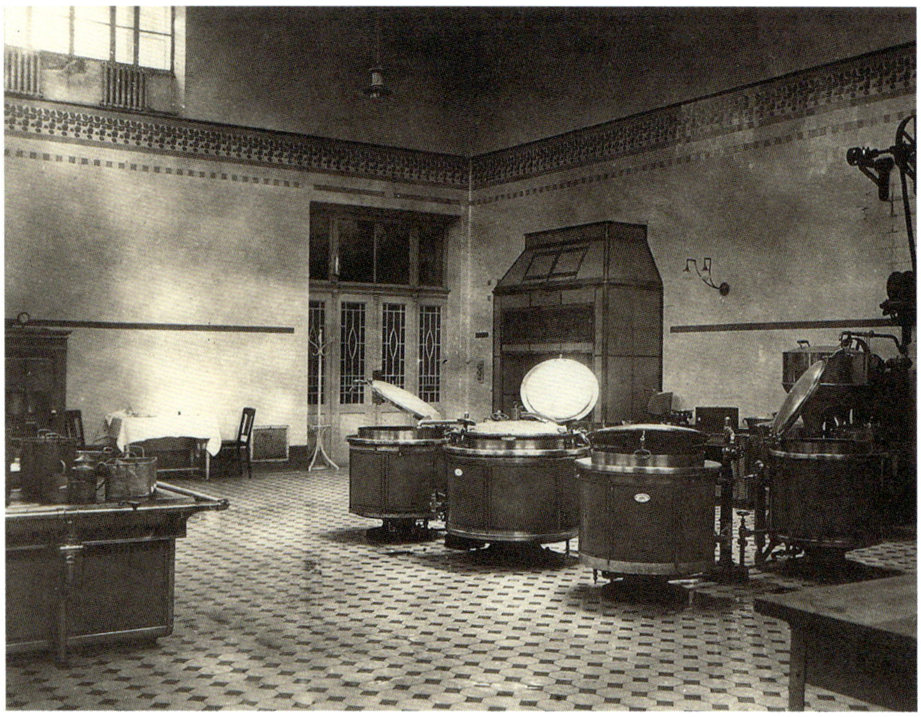

↑ J Die Sanatoriumsküche war für die Herstellung der nach unterschiedlichen Verpflegungsklassen angebotenen Menüs zuständig. Die Raumaufteilung wiederholt, wenn auch in verkleinertem Maßstab, jene der Hauptküche. Auf der Rückseite erfolgte die Beladung der Anstaltsbahn.

← J Der zweigeschoßige zentrale Küchenraum war vollkommen verfliest und wurde über ein verglastes Satteldach mit Entlüftungsöffnungen erhellt.

Hinsichtlich Grundrissgliederung und Struktur variierte dieses Gebäude die der Hauptküche (E), sie war jedoch weniger langgestreckt und deshalb kompakter. Die elfachsige, zweigeschoßige Fassadenfront ist an den äußeren Flügeln durch je einen einachsigen Risalit mit Türen gegliedert, der je ein Treppenhaus für die interne, geschlechtsspezifische Erschließung der oberen Geschoße mit den Bedienstetenwohnräumen aufnimmt. Im Erdgeschoß gelangte man über das Treppenhaus zu einem Gang, der zur Hauptküche sowie weiteren kleineren Küchen in den Seitenflügeln führte. Die Fassadengliederung erfolgte analog zu den anderen Pavillons mit unterschiedlichen horizontal geführten Putzstrukturen- und Oberflächengestaltungen in Gelb und Weiß, wobei über den Türen und unter der Traufe grüne Fliesenstreifen eingefügt wurden.

Das Herzstück des Gebäudes ist der 15 x 12 m große und 7,8 m hohe zweigeschoßige, an den Wänden vollkommen verflieste und großzügig durchfensterte Kochraum, der von einem verglasten Satteldach abgeschlossen wurde. An der Hauptfront ragt der zentrale Küchenraum deutlich aus der Fassade hervor und wird an der Vorder- und Rückseite mit je einem mit senkrechten Putzfeldern versehenen Dreiecksgiebel abgeschlossen. Die niedrigen Pfeiler, die die Giebel seitlich einfassen, verbergen die Kamine. Im Kochraum fanden sechs Dampfnickelkessel mit zirka 900 l Inhalt Aufstellung. Entlüftet wurde über zu öffnende Oberlichten in der Dachzone und Frischluftkanäle. Zuseiten des Hauptraumes lagen die größeren Räume der Mehlspeisküche und der Abwaschraum, im Norden schloss der eingeschoßige querrechteckige, an den Schmalseiten abgeschrägte Baukörper der Speisenausgabe an, der aus der rückwärtigen Fassadenflucht vortrat. An der Rückseite der Küche führten die Gleise der Anstaltsbahn vorbei, die die Pavillons mit Essen belieferte.

In den südlich entlang der Hauptfassade situierten Räumen waren neben diversen Sozialräumen für die Angestellten Nebenräume sowie zentral ein großer Gemüseputzraum und eine Fleischkammer untergebracht. Im Untergeschoß befanden sich die Vorratsräume, Kühlräume sowie ein Heizungsraum mit drei freistehenden Kesseln. Ein handbetriebener Lift transportierte die Lebensmittel in die Fleischkammer. (SPF)

## Die Pavillontypen

Die zehn Pavillons reihen sich zuseiten einer Zentralachse, die auch hier die Frauen- von der Männerseite trennt. Die Patientinnen und Patienten, die sich hierher freiwillig einweisen ließen, litten an „Neurasthenie, Hysterie, Hypochondrie, nervösen Zuständen, Morphinismus, Kokainismus, Alkoholismus etc.“, den typischen „Nervenleiden“ der den ständigen Reizungen und Verlockungen ausgesetzten modernen urbanen Gesellschaft. Insgesamt kamen fünf Pavillontypen zur Anwendung, in denen die Kranken der 1. und 2. Klasse untergebracht wurden.

Die Pavillons variieren die Grundrisstypen der Hauptanstalt, und besitzen – ausgenommen der offenen Pavillons 25 und 26 – breit gelagerte Flügelbauten mit südlich orientieren, klar aus dem Baukörper vortretenden, über Betonmauern aufgesetzten, überdachten Veranden, die gusseiserne Verzierungen mit Kränzen und Girlanden schmücken. Sie differieren jedoch durch unterschiedliche Risalitausbildungen, die entweder einen die Fassade überragenden Mittelrisalit oder höhere Eckrisalite und einen niedrigeren Mitteltrakt artikulieren. Manche Dachzonen besitzen einen dekorativen attikaartigen Aufsatz.

Über dem hoch gelegenen, meist mit einem Gartenausgang versehenen, in Bruchsteinmauerwerk ausgeführten und grau verputzten Kellergeschoß, in dem sich die Heizung, Depots und Beschäftigungsräume befinden, sind die Pavillons zweigeschoßig ausgeführt. Dort, wo es ein drittes Geschoß gibt, dient es zur Unterbringung der Pfleger. Eine Ausnahme bilden die Pavillons 33 und 34, die zuseiten eines erhöhten Mittelrisalits nur eingeschoßig ausgebildet sind. Verschiedene Putzarten sowie weiße Gesimse, die die einzelnen Geschoße voneinander absetzen, strukturieren die horizontale Gliederung der Fassaden. Unter dem vorkragenden Traufgesims des abgeflachten Walmdaches werden die gelb gestrichenen Fassaden mit mehreren Streifen grüner Fliesen verziert und mit dem jeweiligen Namenszug des Pavillons versehen.

Die Erschließung erfolgt mit Ausnahme der Pavillons 31 und 32 im Norden, wobei vom Usus des alleinigen mittigen Treppenhauses abgegangen wurde. Sofern der Zugang unterschiedlichen Personengruppen oder Kranken vorbehalten war, konnte er auch in den Seitenflügeln positioniert werden. Insgesamt zeigen die großzügig angelegten Stiegenhäuser einen höheren Gestaltungsaufwand. Ihre Bleiglasfenster besitzen dekorative Muster, die Treppengeländer geschwungene florale Motive, die Bodenverfliesungen aufwendigere, färbige Musterungen und die Wände Stuckornamente und Fliesen. Zusammen mit den aufgestellten Sitzgruppen, Blumenarrangements oder den roten Teppichläufern ergab sich eine angenehme farbliche Raumstimmung, die keine Krankenhausatmosphäre aufkommen lassen sollte. Die für die Heil- und Pflegeanstalt entwickelten Fenstertypen mit den Façoneisengittern und Kippfenstern zur Ventilation kamen (ausgenommen bei den Pavillons 25 und 26) fast überall zur Anwendung und wurden, entsprechend der Fenstergröße, variiert. Glasabschlusstüren zwischen den einzelnen Gangbereichen sowie „Glaslichtenvergitterungen“ der Eingangstüren zeugen von einem hohen gestalterischen Aufwand und Detailreichtum.

Alle Pavillons bieten Ein- bis Dreibettzimmer, bei den Unruhigen, Unreinen und Siechen zusätzlich auch etliche Mehrbettzimmer. Letztere waren aus hygienischen Gründen bis in 1,8 m Wandhöhe mit einem leicht zu reinigenden Emailanstrich versehen. Die Böden mussten waschbar sein; in den Pavillons 33 und 34 verwendete man dafür gestrichenen Zement.

Neben den bisweilen zu Tagräumen erweiterten Korridoren finden sich im Sanatorium Salons und Besuchszimmer, um dem in den Werbeschriften angepriesenen „höchsten Komfort“ gerecht zu werden. Dieser kam in der „luxuriösen“ Innenausstattung zum Ausdruck, einer nach Klassen differenzierten Möblierung sowie in der gehobenen Verköstigung (zur Auswahl standen drei Verpflegungsklassen). Die therapeutische Betreuung erfolgte im Kurhaus. (SPF)

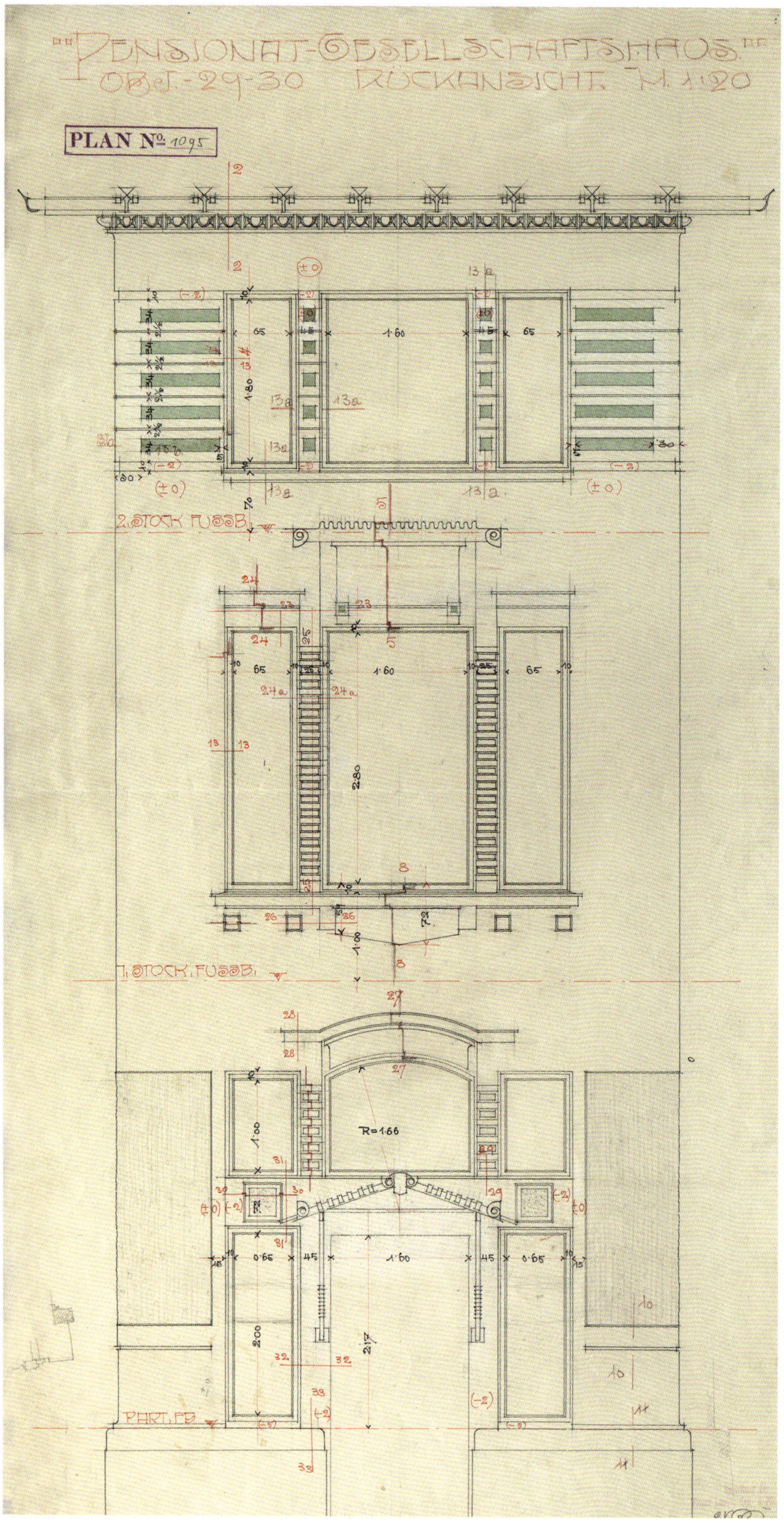


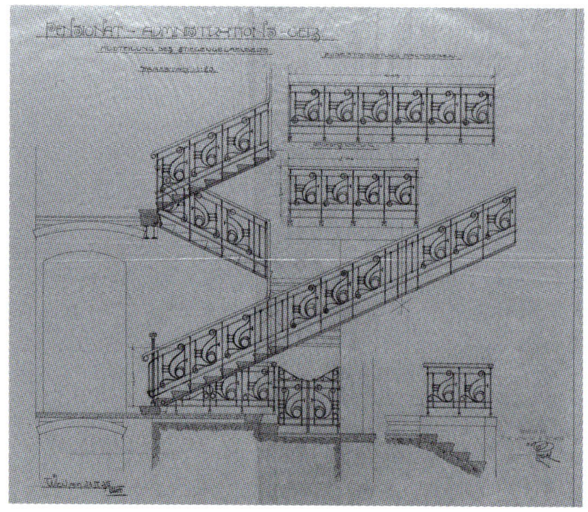

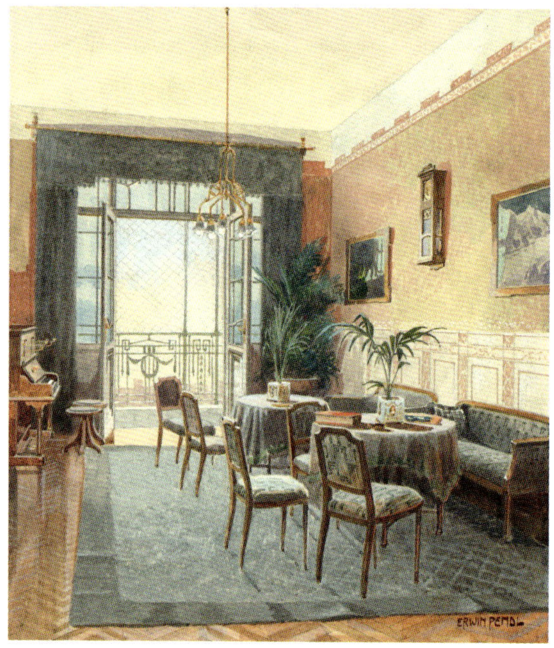


← Detailstudie für die dekorative Fassadengestaltung der Rückseite des Gesellschaftshauses mit Fiesendekor und verputzten Rahmenfeldern.

↑ Der Ausgestaltung der Stiegengeländer wurde in allen Pavillons große Aufmerksamkeit geschenkt (Adolf Prosch).

↑ Typischer Tagraum in der Villa Hermann mit der lockeren Aufstellung von Sitzgruppen, einem Pianino, Teppichen, Wandgemälden, Pendeluhr und Lüster sowie einem Austritt auf die Terrasse (Erwin Pendl).

→ 25, 26 Die offenen Pavillons bewohnten nur leicht erkrankte Patientinnen und Patienten. Von der Raumdisposition waren sie am ehesten einem Hotel vergleichbar. Im Erdgeschoß gab es diverse Aufenthalts- und Speiseräume sowie Zimmer der 1. und 2. Klasse.

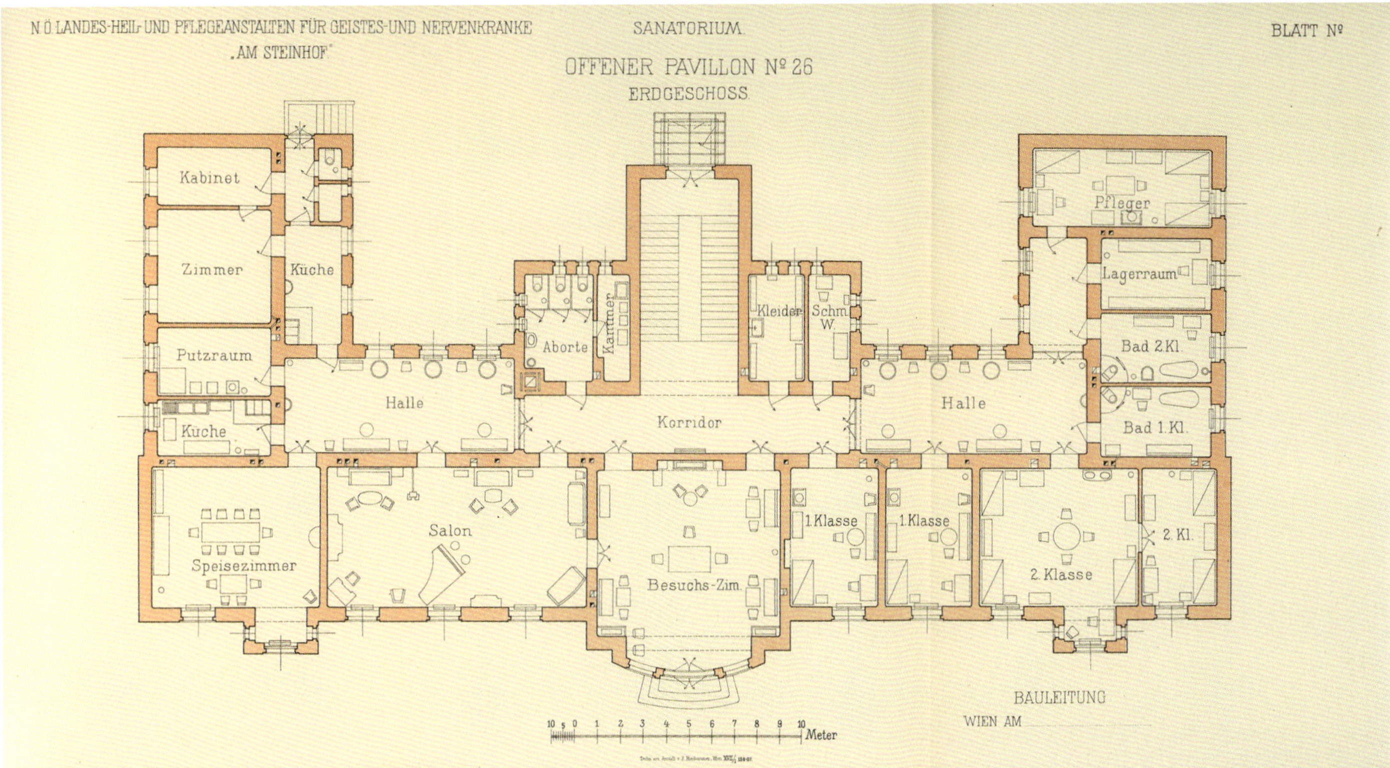


25 26

## Offene Pavillons 25 (Austria) und 26 (Vindobona) und Zubau Pavillon Felix (Orthopädisches Zentrum)

Die Pavillons 25 und 26 wurden als offene Pavillons konzipiert. Sie waren für vierzig ruhige Patientinnen (im Pavillon Vindobona) und Patienten (im Pavillon Austria) vorgesehen, die sich im Areal frei bewegen konnten. Die zweigeschoßigen horizontal lagernden U-förmigen Baukörper sind an der Hauptfront durch zwei kleine Balkone im ersten Stock, die über den erkerartigen Vorsprüngen liegen, gegliedert. Die Betonung der Mittelachse erfolgt hier durch einen in der Breite von vier Fensterachsen konvexen, über beide Geschoße geführten Bauteil, der in der Dachzone durch einen attikaartigen, mit Voluten dekorierten Aufsatz überhöht wird. Streifen grüner Fliesen umziehen die Pavillons zwischen den Fenstern unterhalb der Dachtraufe. Die geschlossenen Wandflächen im Obergeschoß der Seitenflügel lockern hingegen dekorativ gestaltete Putzfelder, die Fenster imitieren, auf.

Die Akzentuierung der Mittelachse ergibt sich durch das zentrale große Besuchszimmer im Erdgeschoß, das über einen eigenen, mit einem gusseisernen verglasten Schutzdach versehenen Ausgang in den Garten verfügt. Um den Terrainsprung zwischen dem hohen Kellergeschoß und dem abfallenden Gelände zu überbrücken, wurde der Vorgarten hügelartig aufgeschüttet und mit gewundenen Wegen versehen. Eine ursprünglich geplante aufgeständerte kleine Terrasse kam nicht zur Ausführung. Den repräsentativen, großzügigen Raumcharakter ermöglicht die Anwendung eines technisch interessanten Konstruktionsdetails: Ein mittig eingezogener, quer zu den normalen Plattenbalken geführter Eisenbetonunterzug fing das darüber liegende Mauerwerk ab. Die Innenraumgliederung, die einem hotelmäßigen Charakter sowie dem Bedürfnis nach „Ruhe und Bequemlichkeit“ gerecht werden sollte,[1] ist bei beiden Pavillons ident, nicht jedoch die Möblierung und Raumwidmung, die geschlechtsspezifisch erfolgte. Vom zentralen Besuchs- und Rauchzimmer des männlichen Patienten vorbehaltenen Pavillons Austria gelangte man linker Hand in den großen vertäfelten Billardsalon sowie in den davon abgetrennten kleineren Salon; der entsprechende Raum auf der Damenseite war hingegen mit einem Klavierflügel, diversen Sitzgelegenheiten, dekorativen Wandbildern und Statuetten ausgestattet. In beiden Pavillons bildete ein großes Speisezimmer den Abschluss der jeweiligen Raumfolge. Im linken Seitenflügel befanden sich eine Teeküche sowie eine kleine Beamtenwohnung, die an der Nordseite einen eigenen Eingang besaß.

Der zentrale Erschließungskorridor ist neben dem Treppenhaus und den angrenzenden Nebenräumen verbreitert und als Aufenthaltshalle („Wandelhalle“) ausgebildet. Von diesen Hallen gehen rechter Hand die Zimmer der 1. und 2. Klasse ab, gefolgt von zwei Bädern und einer Pflegerwohnung im rechten Seitenflügel. Im ersten Stock gab es zehn Einzelzimmer, ein Dreibettzimmer und Nebenräume.

Das zentrale Besuchszimmer war der repräsentativste Saal, dessen aufwendige Innendekoration von Erich Geschöpf und einem nicht näher bekannten Architekten Leopold Kugler entworfen und im Pavillon Vindobona

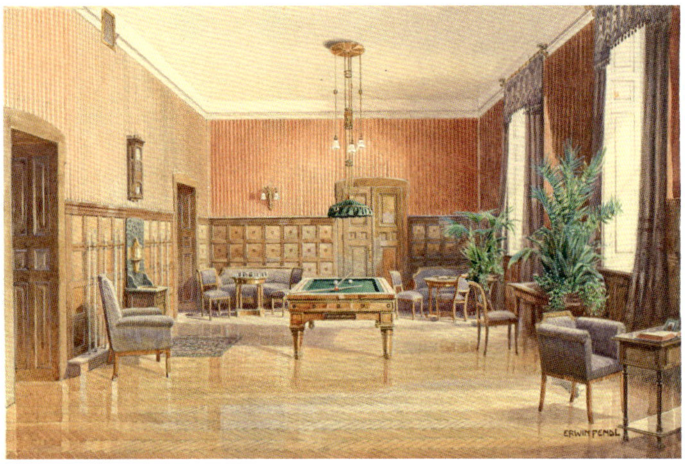


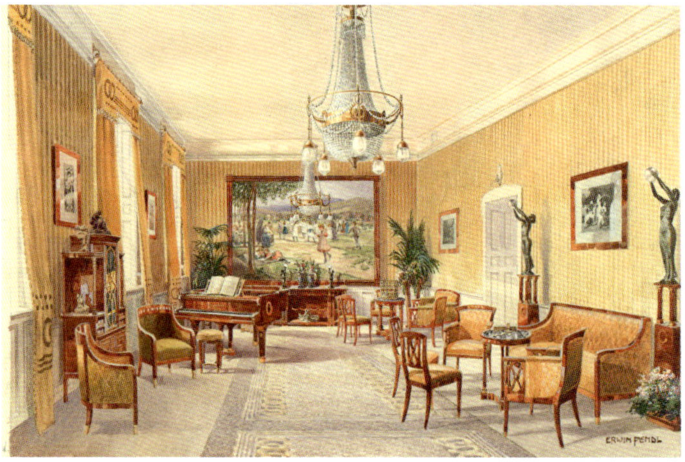


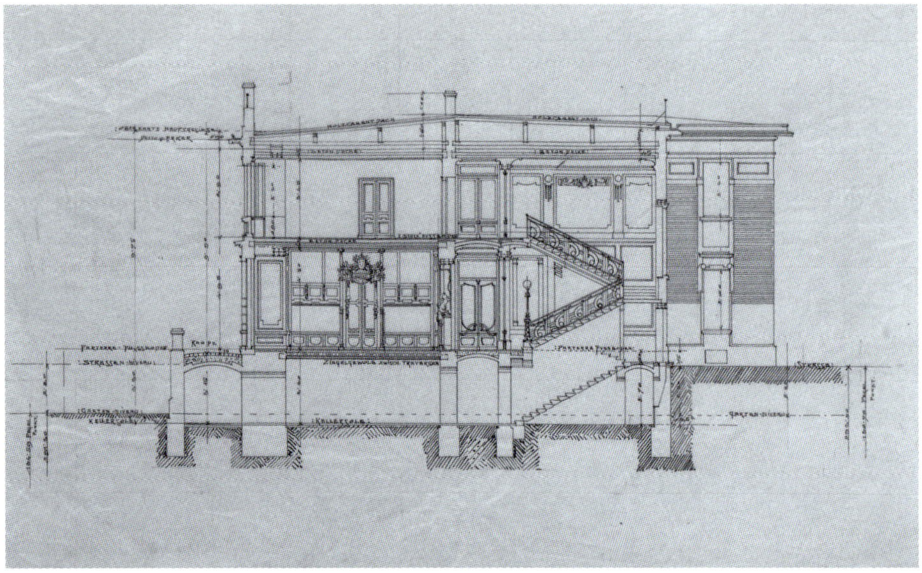

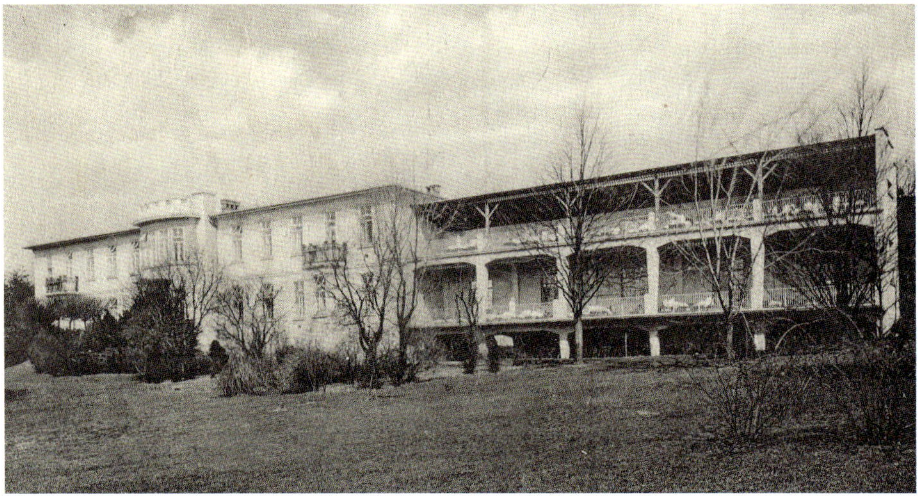

↖ 25, 26 Die Raumausstattung der beiden offenen Pavillons war nach den Geschlechtern differenziert. Die Vertäfelung des großen Gesellschaftsraums der Herren in der Villa Austria verlieh dem mit bequemen Sitzgruppen und einem Billardtisch möblierten Salon eine seriöse Note (Erwin Pendl).

↗ 25, 26 Der große Damensalon in der Villa Vindobona besaß eine helle gestreifte Tapete und an der Schmalseite ein großes Wandgemälde. Neben der biedermeierartigen Möblierung, dem Flügel und den monumentalen Kristalllüstern sind die als Lampenfiguren konzipierten Statuen bemerkenswert (Erwin Pendl).

← 25, 26 Der Schnitt durch den offenen Pavillon dokumentiert die moderne Beton-Eisenkonstruktion ebenso wie das besonders reich geschmückte und mit Wappen versehene zentrale Besuchszimmer.

← 25, 26 Zubau einer Liegehalle aus Eisenbeton zur Villa Austria mit aufgesetzter Holzveranda. An ihrer Stelle wurde 1999/2000 der etwas nach Süden versetzte Neubau des Pavillons Felix (Orthopädisches Zentrum) errichtet und an den 2004 generalsanierten Pavillon Austria angebunden.

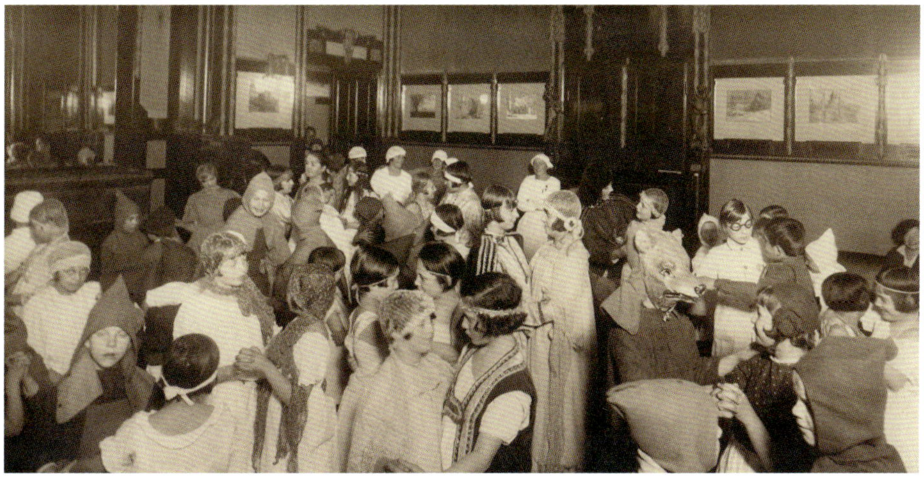

← 25, 26 Kinderfaschingsfest in einem der zentralen Besuchszimmer der offenen Pavillons. In der Zwischenkriegszeit wurden in dem zur Lungenheilstätte umgewidmeten Sanatorium auch TBC-kranke Kinder aufgenommen. Die von den Architekten Erich Gschöpf und Leopold Kugler entworfene Innenausstattung hat sich in der Villa Vindobona weitgehend erhalten.

weitgehend erhalten wurde. Besondere Aufmerksamkeit schenkte man den Türrahmungen der Querachse, die mit wulstigen vergoldeten, mit secessionistischer Musterung versehenen, Holzleisten eingefasst sind und im Scheitel das Wappen Niederösterreichs tragen. Zuseiten der Türe befanden sich einst Holzsäulchen, auf denen tanzende Frauenstatuetten posierten. Während die linke Türe in die schon erwähnten Salons führte, war die rechte aus Gründen der Symmetrie nur als Blendöffnung ausgebildet, da sich dahinter die Krankenzimmer befanden. Die Türeinfassungen Richtung Korridor führte man einfacher aus. Das Motiv der wulstigen Bordüren findet sich an Ecken und Kanten des Raumes wieder, wo sie paarweise bis zur Decke gezogen sind. In halber Raumhöhe wird das Besuchszimmer von einer dunklen Holzvertäfelung, in die Lithografien mit Landschaftsdarstellungen von Hagenbundkünstlern eingelassen sind, umzogen. Zusätzliche Wandvertäfelungen in den Nischen, Einbauschränke in den Ecken, eine floral gemusterte Tapete, eine mit bemalten Stuckrosetten versehene Decke (Prosch) sowie der mächtige Radluster erzeugen einen üppig dekorierten Raum. Der von der Firma Ludwig Schmidt möblierte Salon wurde in zeitgenössischen Zeitungen als wohnlich, praktisch und behaglich elegant beschrieben: „Der graubraune Lederbezug der Polstermöbel, im Rahmen des blau polierten Ahornholzes, in welcher Farbe auch die Wandvertäfelung und die Türen dieses Raumes gehalten sind, gibt dem Ganzen jenes vornehme Gepräge, welches Empfangsräumlichkeiten eben aufweisen sollen".[2] Der schon anlässlich der Eröffnung als „Petersburger Salon"/Blauer Salon[3] betitelte Raum wurde, wie im Pavillon Austria, spätestens ab 1950 bis heute als Kapelle genutzt, indem man auf dem Kamin gegenüber dem ehemaligen Gartenausgang ein Madonnenbild (um 1800) platzierte und einen mobilen Holzaltar aufstellte.[4]

Im Zuge der Umwidmung des Sanatoriums zur Lungenheilanstalt wurde 1928 an den Pavillon 25 im Osten eine zweigeschoßige offene Liegehalle angebaut, die bis zum Neubau des Orthopädischen Zentrums bestanden haben dürfte. Die breiten mit geknickten Bogenöffnungen versehenen Geschoße waren südseitig großzügig geöffnet und im Norden mit einer gemauerten und durchfensterten Rückwand versehen. Die an den Pavillon 26 ebenfalls westwärts angefügte Liegehalle mit rückwärtigen Fensteröffnungen erneuerte man zu einem späteren Zeitpunkt als zweigeschoßige Stahlbetonkonstruktion mit jeweils drei breiten rechteckigen Balkonöffnungen. 1953 wurde dem Pavillon 25 eine kleine, überdachte und seitlich verglaste Liegeterrasse in Breite des ehemaligen Besuchszimmers vorgelagert (Franz Mörtinger). 2006 wurde der Pavillon generalsaniert.

Die größten Umbauten im Pavillon Austria, wie seine Aufstockung, die Anfügung einer anstelle der ehemaligen Liegehalle durchgehenden, mittig vorgelagerten, südlichen Glasfassade sowie die Anbindung an den etwas nach Süden versetzten Neubau des Pavillons Felix (Orthopädisches Zentrum, Bau 1999/2000) durch die Architekten Hubert Keindl und Georg Smutny erfolgten im Zuge der Generalsanierung 2004.

Der querrechteckige, um einen zentralen Lichthof positionierte, viergeschoßige Pavillon Felix, der vier Operationssäle sowie zwei Pflegestationen aufnimmt, wurde durch einen verglasten, schräg gestellten Baukörper, der als zentrale Halle und Haupteingang die nötigen Erschließungszonen aufnimmt, mit dem Pavillon Austria verbunden. Obwohl sich das Orthopädische Zentrum klar als Neubau zu erkennen gibt, erfolgte durch die Neuinterpretation von Gestaltungsprinzipien der historischen Pavillons insgesamt eine gelungene Einbindung in das Gesamtareal. Das betrifft die Höhenstaffelung, das Umziehen des weiß verputzen Baukörpers mit leichten, zweigeschoßigen Loggien, die in einem sanften Schwung dem Bau südseitig vorgelagert sind oder den Rücksprung in den Eckzonen mit viertelkreisförmigen Terrassen, von denen elegant geschwungene Treppen in den Garten führen. Ein vorkragendes, transparent wirkendes Gesims aus Alu und Stahl schließt den Baukörper nach oben ab. Besonderes Augenmerk legten die Planer auf die optische Durchlässigkeit, das Spiel mit Licht und Schatten und auf den Sichtbezug von den Krankenzimmern in die Natur. (SPF)

1 SCHLUSSBERICHT 1909, S. 131.
2 Wiener Sonn- und Montagszeitung, 14.10.1907, S. 6.
3 Arbeiter-Zeitung, 6.10.1907, S. 6.
4 Im Dehio-Handbuch ist zu lesen, dass in diesem Raum nach dem 1. Weltkrieg eine Kapelle eingerichtet worden sei. Das auf dem Kamin platzierte Madonnabild wird um 1800 datiert. Vgl. DEHIO 1996, S. 296.

27 28 29 30

## Pavillon 27 (Hermann), Pavillon 28 (Rosen-Villa), Gesellschaftshaus 29 (Leopold), Gesellschafthaus 30 (Wienerwald)

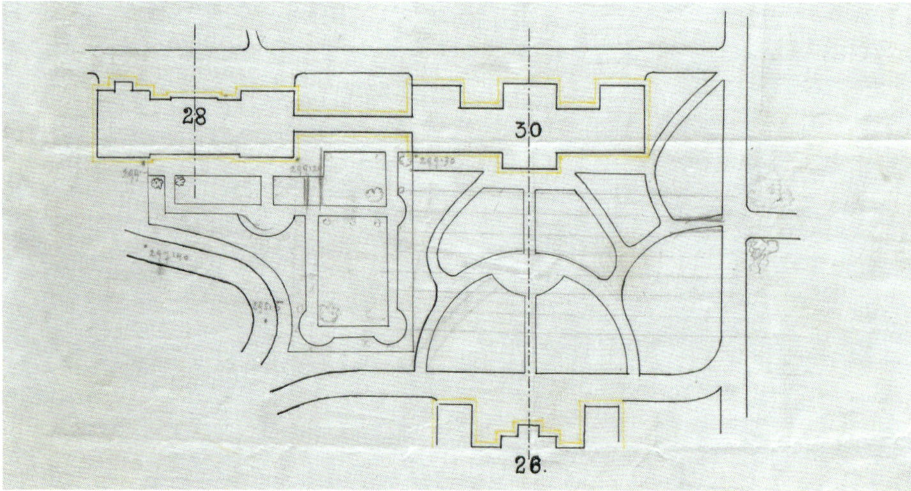


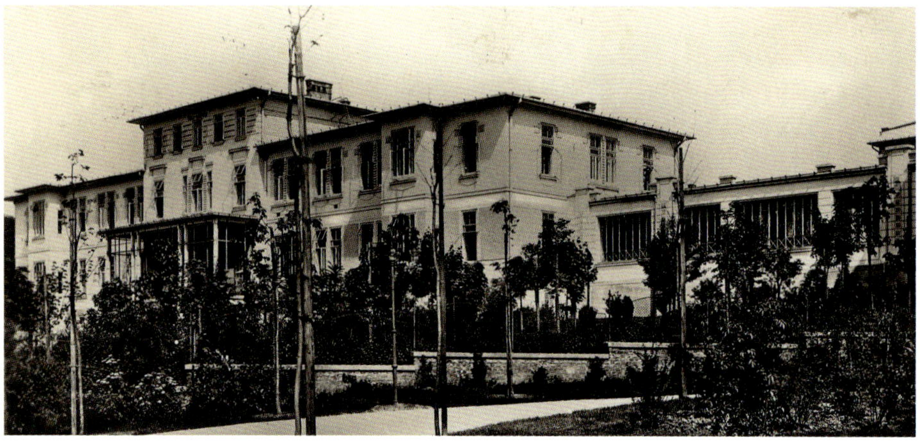

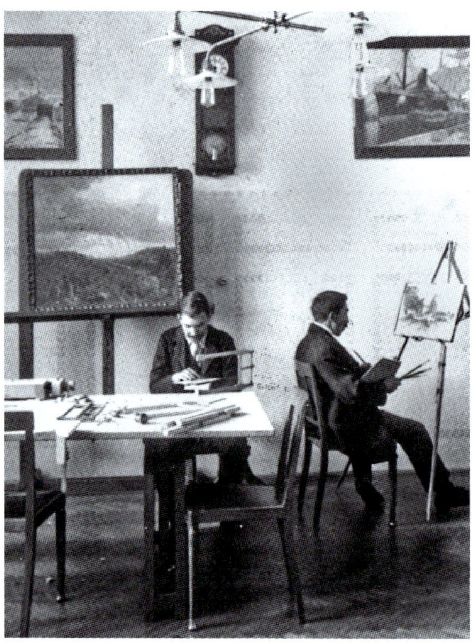

↑ 27–30 Der Lageplan zeigt den von einer Einfriedung eingefassten Garten des Pavillons 28 für Halbruhige (Rosenvilla) und das über den Wandelgang erreichbare Gesellschaftshaus (Villa Wienerwald).

↑ 27–30 Foto der Villa Leopold mit der Umzäumung und dem zum Gesellschaftshaus führenden Wandelgang. Aufnahme aus der Zwischenkriegszeit.

→ 27–30 In den beiden Gesellschaftshäusern konnte man sich mit unterschiedlichen handwerklichen Techniken, wie Malen, Schnitzen oder Modellieren beschäftigen.

Die beiden Aufnahmepavillons für Halbruhige (27, 28), zwischen Kurhaus und Küche situiert, sind über verglaste „Wandelbahnen" mit den Gesellschaftshäusern (29, 30) verbunden. Gesellschaftshäuser hatten die Funktion, den Patientinnen und Patienten eine kurzweilige Form der Freizeitbeschäftigung und Ablenkung zu bieten, wozu künstlerische und handwerkliche Betätigungen oder das Musizieren zählten; zudem beherbergten sie auch Krankenzimmer.

Die Pavillons 27 und 28 basieren auf einem E-förmigen Grundriss. Die Hauptfront besteht aus einem zweigeschoßigen sechsachsigen Mitteltrakt mit vorgelagerter aufgeständerter Veranda, der von zwei dreigeschoßigen Risaliten eingefasst wird. Der Zugang erfolgt an der Nordseite über Treppenanlagen in den Seitenflügeln. Der die gesamte Gebäudeflucht erschließende Korridor ist in der Mitte halbrund erweitert, um einen Tagraum aufzunehmen, und mündet anschließend direkt in die „Wandelhalle". In beiden Geschoßen sind die Krankenzimmer nach Süden orientiert, wobei die vier Zimmer des Erdgeschoßes einen direkten Ausgang auf den Balkon aufweisen. Zwischen schlanken Betonsäulen sind niedrige, mit Kränzen, Girlanden und Blüten versehene Brüstungsgitter eingesetzt, darüber jedoch eine Maschendrahtvergitterung als Absturzsicherung der hier untergebrachten „Halbruhigen" montiert.

Die eingeschoßigen 25 m langen und 4,5 m breiten, als Wintergärten gestalteten „Wandelgänge" sind geräumiger als die anschließenden Korridore und beidseitig großzügig mittels einer mit floralen Glasmalereien versehenen „Eisenglaswand" durchfenstert. Die Überdachung bildet eine Betoneisendecke mit Unterzügen und einem Holzzementdach (C. Wenz & J. Leiker). Korbstühle und Blumenarrangements luden zum Verweilen ein und ermöglichten einen witterungsunabhängigen Zugang zu den jeweiligen Gesellschaftshäusern 29 und 30.

Anders als bei den Pavillons 27 und 28 ist bei den Gesellschaftshäusern der dreiachsige, dreigeschoßige, mit einer Veranda versehene Mittelrisalit erhöht und von zweigeschoßigen,

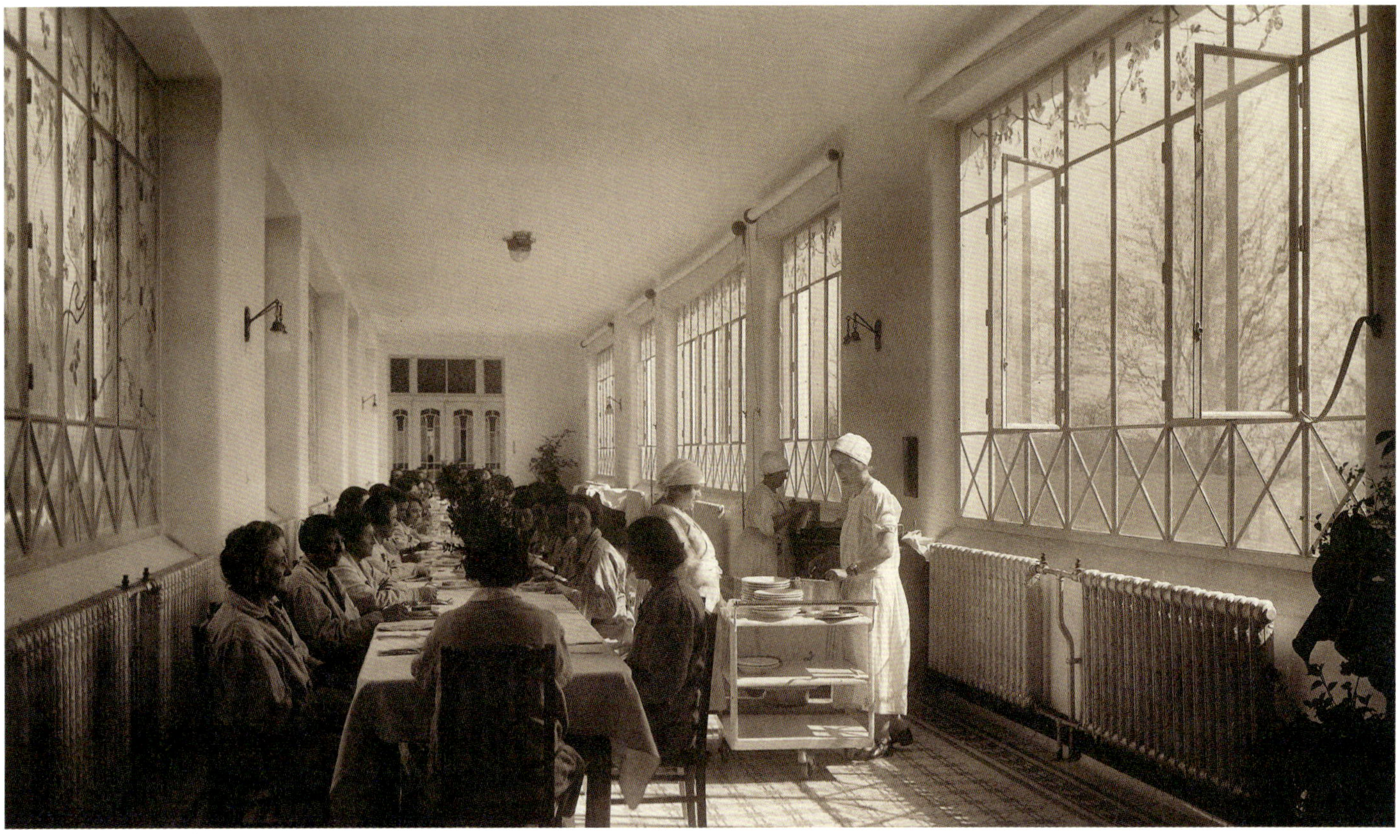

jeweils fünfachsigen Seitenrisaliten eingefasst. Personen, die die im Erdgeschoß südseitig gelegen Gesellschaftsräume aufsuchen wollten, konnten sich im Musik- oder Raucherzimmer, im großen zweiachsigen Speisezimmer, im Salon, Billardraum oder im Atelier, in dem Malen, Modellieren oder Schnitzen als Beschäftigungstherapie angeboten wurde, aufhalten. Auch die im Gangbereich eingefügten Tagräume standen neben einem Besuchszimmer für Gespräche oder Treffen zur Verfügung. Die verbleibenden Räume entlang der Hauptachse sowie der gesamte erste Stock nahmen Krankenzimmer der 1. und 2. Klasse auf. De facto handelte es sich beim Gesellschaftshaus um einen Krankenpavillon, der ähnlich wie die Pavillons 25 und 26 diverse Konversationsräume besaß, jedoch in einem größeren Umfang als diese. Ihre gediegene Innenausstattung verdankt man den Architekten Prosch und Sedlaczek.[1]

In den Zwanziger-Jahren wurden auf, vor und neben diesen Pavillons Liegehallen für die Tuberkulosekranken errichtet: Hölzerne, mit Pultdach versehene Freilufthallen erhoben sich über den eingeschoßigen „Wandelgängen", die zu einem späteren Zeitpunkt massiv ausgeführt und geschlossen wurden. Da man mit den Liegehallen auf den Gebäuden offensichtlich kein Auslangen fand, stellte man im Garten vor Pavillon 30 eine fast 62 m lange hölzerne, freistehende Liegehalle auf und verband sie über einen zentralen Laubengang mit der Veranda des Gesellschaftshauses; eine weitere 25 m lange Liegehalle stand vor dem „Wandelgang". An seiner Rückseite erfolgte 1958 ein eingeschoßiger Anbau für Werkstätten für Männer und Frauen.

Der an der Westseite des Pavillons 29 (Leopold), auf Höhe des Tennisplatzes situierte, massive Anbau einer zweigeschoßigen Liegehalle mit großzügigen abgeschrägten Öffnungen und einer abschließenden hölzernen offenen Liegehalle erfolgte 1927. 1960 schloss man diese Öffnungen im Erdgeschoß, um Platz für Garagen zu schaffen. Heute ist das Erdgeschoß gänzlich vermauert und wie die oberen zwei Geschoße mit Fenstern versehen. 1949 wurde in die östliche rückwärtige Nische neben dem Treppenhaus ein eingeschoßiger Operationssaal eingefügt.

Dass gerade an den Pavillons 27 und 29 die größten baulichen Änderungen erfolgten, erklärt sich vermutlich aus ihrer Randlage. So mauerte man die südliche Veranda aus, verglaste sie mit Fenstern, und stockte das Gebäude insgesamt um zwei Geschoße auf, wodurch die allen Pavillons eigene, höhenmäßige Differenzierung entfiel. Zudem wurden die Fassaden abgeschlagen, einheitlich verputzt und durchfenstert, sodass sich nun ein sehr hoher, massiver und ungegliederter Baukörper ergibt. (SPF)

1 BAUTECHNIKER 1908, Nr. 11, S. 203.

↑ 27–30 Foto aus den 1920er- oder 1930er-Jahren, als das Sanatorium als Lungenheilstätte für Frauen genutzt wurde. Ausspeisung in einem der Wandelgänge. Die Blumenmalereien auf den Fensterflügeln sind noch gut erkennbar.

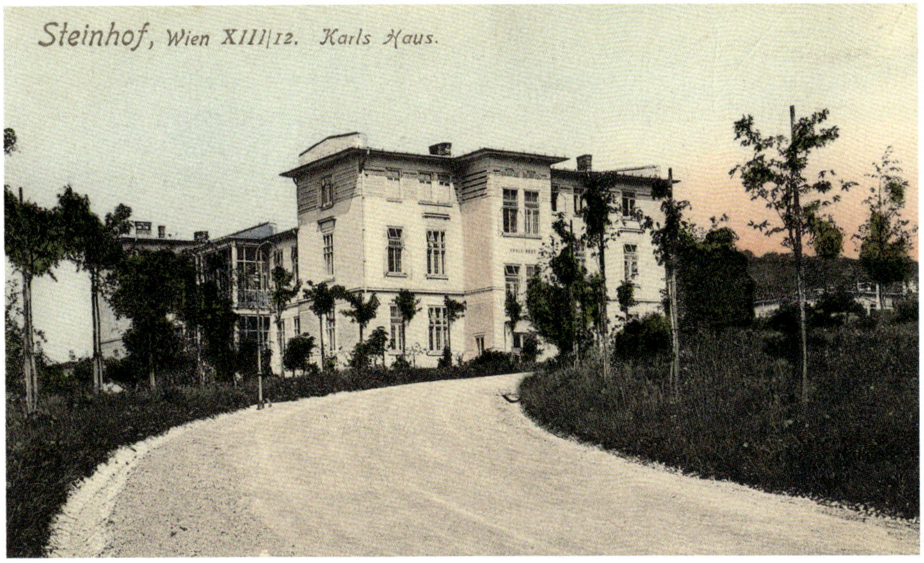


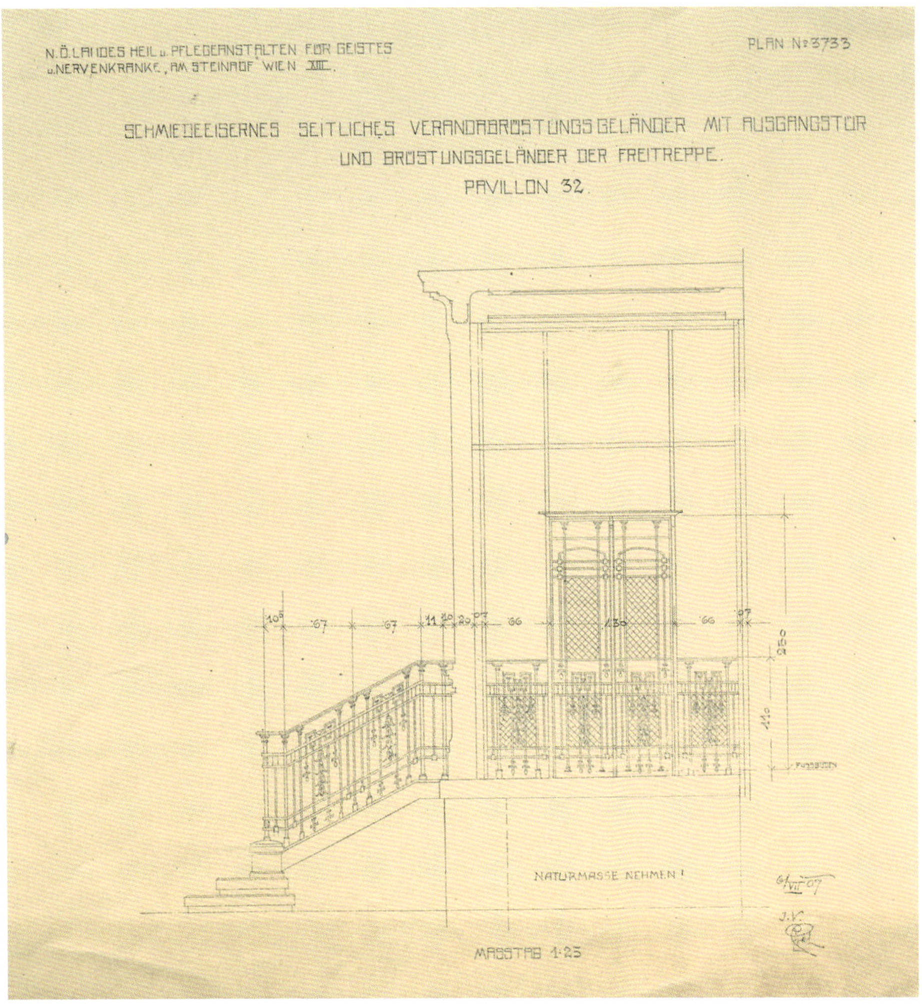


← 31, 32 Das Karls- und Marienhaus sind die monumentalsten Pavillons des Sanatoriums. Ihrem breiten, zweigeschoßigen Mittelrisalit ist eine über beide Geschoße vorspringende Veranda vorgelagert.

← 31, 32 Vom Marien-Haus führte eine von einem schmiedeeisernen Geländer gesäumte Treppe direkt in den Garten (Adolf Prosch).

31 32

## Pavillon 31 (Karls-Haus) und Pavillon 32 (Marien-Haus) für unruhige Unreine

Die beiden breitgelagerten Pavillons 31 und 32 liegen zuseiten des Küchengebäudes. Ihr elfachsiger zweigeschoßiger Mittelrisalit, dem über neun Achsen und über beide Geschoße eine aus dem Baukörper vorspringende Veranda vorgelagert ist, wird von zwei dreigeschoßigen Eckrisaliten mit mittigen Gartenausgängen eingefasst. Letztere werden von einem flachen Dreiecksgiebel über der Dachzone und die Veranda mit einem niedrigeren attikaartigen Aufsatz akzentuiert. Die Deckung der Aufbauten mit Mönch und Nonne erzeugt eine leicht gewellte Silhouette. Der U-förmige Grundriss mit seinen langen Seitenflügeln besitzt zur Mittelachse des Sanatoriums hin einen vorspringenden Risalit, der das mit einem Schutzdach versehene Haupttreppenhaus aufnimmt und von dort direkt in den langgestreckten Hauptkorridor führt. Ein zweites Stiegenhaus wurde am Ende des gegenüberliegenden Seitenflügels eingefügt. Die ungewöhnliche zweiseitige Erschließung mag ihre Ursache in der internen differenzierten Unterbringung der 44 Patientinnen bzw. Patienten haben. Während über den Hauptzugang, also entlang der Hauptachse, die mit einem WC ausgestatteten Mehrbett-Krankenzimmer, ein großer und kleiner Salon sowie ein Besuchszimmer zugänglich sind, konnten über die entlegenere Treppe diskret die Einzelzimmer der 1. Klasse betreten oder vom Personal auf kurzem Wege versorgt werden. Die Anlage der großzügigen, zweigeschoßigen Veranda, die durchgängig vergittert ist, erklärt sich daraus, dass die Unruhigen, die Neigungen zur Aggression und Gewalttätigkeit aufwiesen, eher selten die Gartenanlage betra-

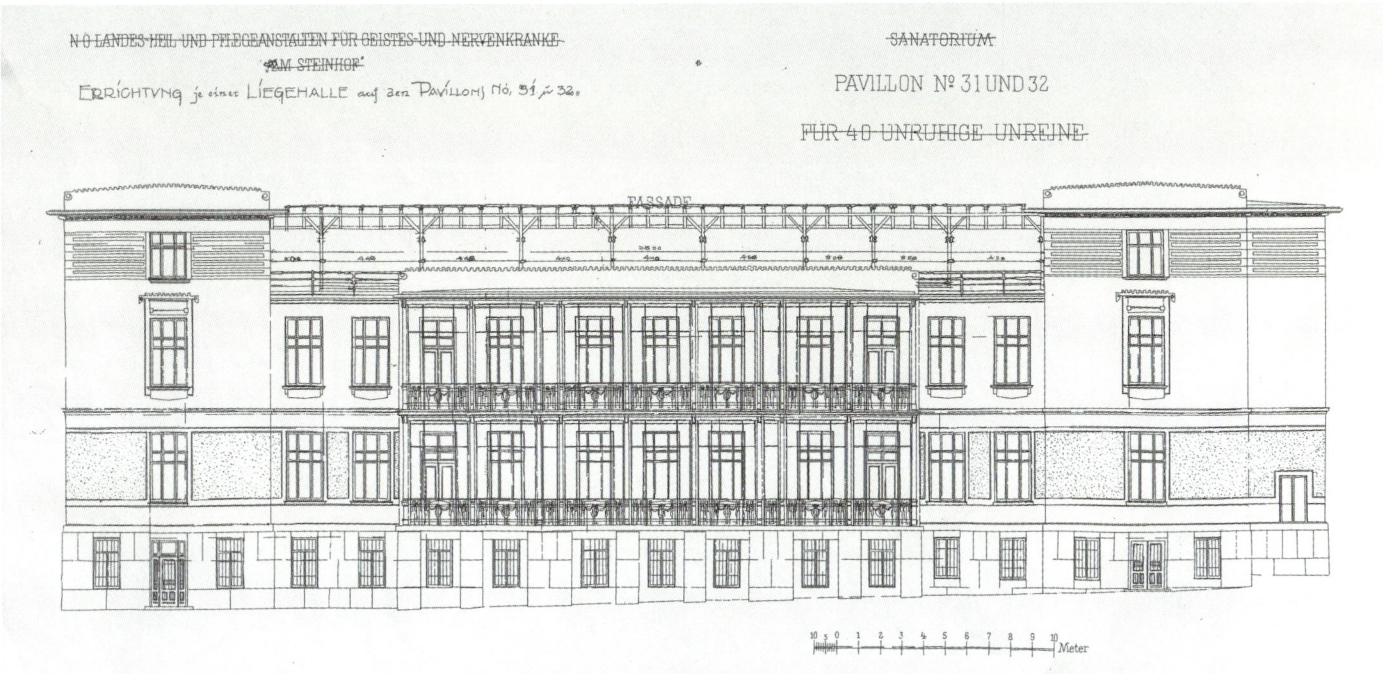


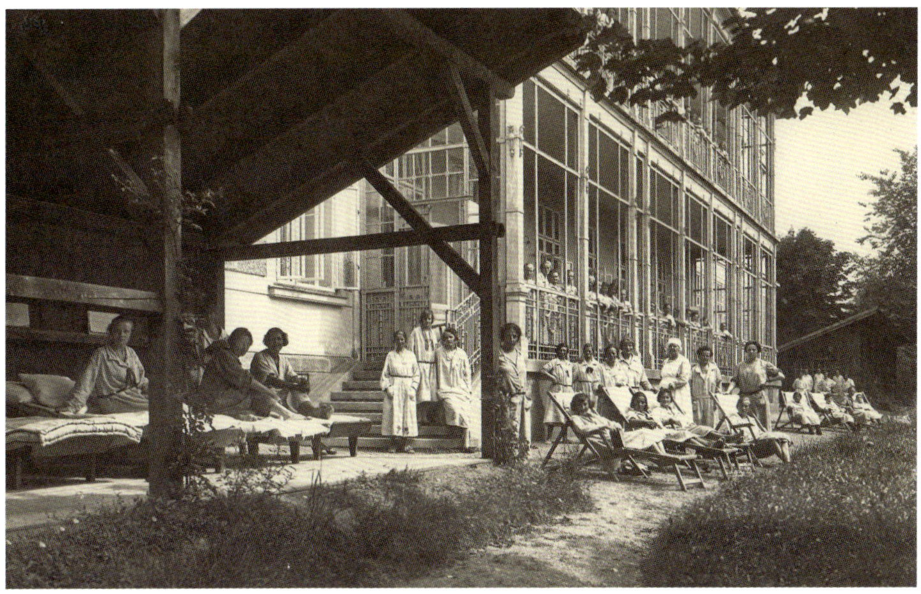

ten. Diese ist bzw. war mit einem Drahtzaun über einem gemauerten Sockel eingefasst. Die in beiden Geschoßen von den Mehrbettzimmern wie dem großen Salon zugängliche Veranda kompensierte den eher schwer zu bewerkstelligenden Aufenthalt der Kranken im Freien.

Das Marien-Haus unterschied sich insofern etwas von dem den Männern vorbehaltenen Pavillon 31, als es von der Terrasse im Erdgeschoß beidseitig direkte, elegant geschwungene Treppenabgänge in den Garten aufweist; eine zusätzliche externe Treppe führte unweit des Haupteingangs zu einem in der Ecke gelegenen Putzraum. Insgesamt ist zu bemerken, dass im Karls- und Marien-Haus der Komfort betreffend die Ausstattung bzw. das Vorhandensein kleinerer Zimmereinheiten schon deutlich reduziert war. Im großen Salon gab es lediglich einfache Sitzbänke und Holztische, nur der kleine Salon war bequemer möbliert.

1923 wurden über die gesamte Breite des Mittelrisalits hölzerne Liegehallen errichtet. Eine ungefähre Vorstellung von diesen provisorischen Holzbauten vermittelt ein kleiner, 1942 errichteter, heute als Schuppen bzw. Unterstand verwendeter Bau im Garten vor dem äußeren Eckrisalit des Karls-Hauses. In das Marien-Haus zog 1976 die Schule für allgemeine Gesundheits- und Krankenpflege ein. (SPF)

↑ 27–30 1923 wurden über die gesamte Breite des Mittelrisalits des Marien- und Karlshauses sowie im Garten hölzerne Liegehallen errichtet.

← 33, 34 Die niedrigen, weitgehend eingeschoßig ausgeführten Baukörper besitzen eine elegante, abgerundete Veranda, auf die die Betten geschoben werden konnten.
↓ g, h TBC-kranke Kinder spielen auf der Freifläche neben dem Blockhaus.

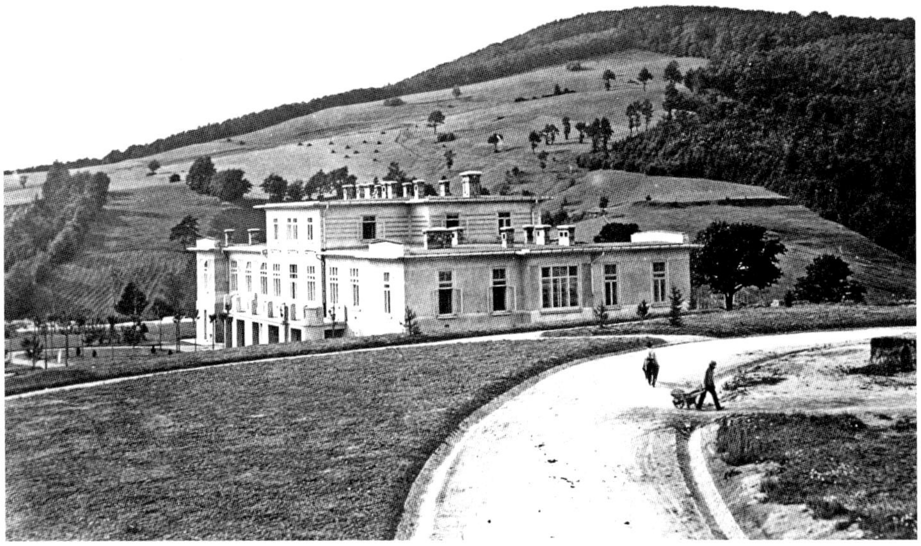

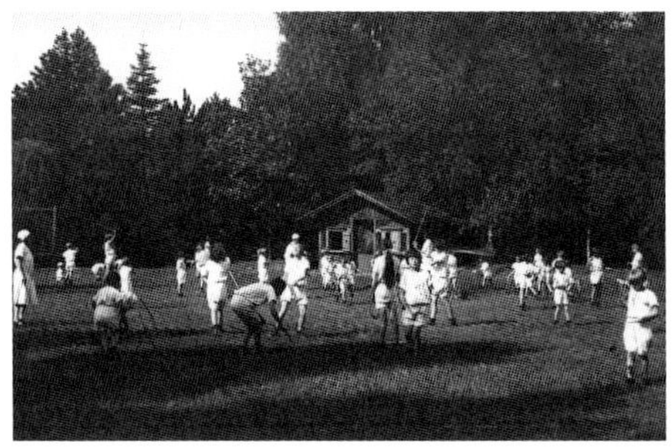

## 33 34 Pavillon 33 (Severin) und Pavillon 34 (Annen-Heim) für unreine Sieche

Die Pavillons 33 und 34 der Unreinen und Siechen befinden sich in der äußersten Randlage. Da hier hauptsächlich bettlägerige Kranke betreut wurden, waren die Gebäude lediglich eingeschoßig ausgebildet. Ihr kompakter, H-förmiger Baukörper mit den im Norden und Süden vorkragenden Flügelbauten, die wellig gedeckte Attikaaufsätze abschließen, überhöht ein dreiachsiger, zweigeschoßiger Mittelrisalit. In diesem waren die Wohnungen der Pfleger untergebracht. Die fünf Fensterachsen vorgelagerte, aufgeständerte Terrasse ist an den verglasten Ecken abgerundet und mit fein ausgebildeten Vergitterungen aus Gusseisen versehen. Unter der Terrasse gibt es einen direkten Gartenausgang aus dem Souterrain. Der Haupteingang erfolgt durch ein zentrales Treppenhaus im Norden, das den Mittelgang erschließt und beiderseits zu einem rückwärtig gelegenen Tag- bzw. einem Speisesaal erweitert ist.

Vom Gangbereich betritt man die zur Terrasse hin orientierten Mehrbettzimmer mit WCs. In den Seitenflügeln waren einige wenige Einzelzimmer, Nebenräume, ein Arztzimmer, ein Bad, ein zusätzlicher Tagraum und ein Sechsbettzimmer untergebracht. Die Raumerschließung zeigt funktionelle Mängel. So waren die Einzelzimmer nicht direkt zugänglich und das einzige größere Bad lag im südwestlichen Seitenflügel, ziemlich abseits von den meisten Zimmern und war nur über das Sechsbettzimmer erreichbar.

Aufgrund der Aneinanderreihung der großen Krankensäle entlang der Südfassade ergab sich ein ziemlich langgestreckter, in sich ruhender Baukörper. Die Gärten fassten ehemals Drahtgitter ein.

Von den beiden 1924 vor beiden Pavillons aufgestellten hölzernen Liegehallen hat sich diejenige vor dem Annen-Heim erhalten. Nach einem Bombentreffer am 22.3.1945 wurde das Annen-Heim bis Februar 1946 wiederaufgebaut. (SPF)

## g h Blockhaus, Eislaufplatz

Auf dem ebenen, etwas abgesenkten Terrain westlich der Administration und nahe der Anstaltsmauer wurde im Winter ein Eislaufplatz aufgespritzt. Das für die Beaufsichtigung der Patienten errichtete Blockhaus im „Schweizerstil" in der Größe von 38 m² ist nicht erhalten. Im Sommer diente diese Freifläche Erholungszwecken. (SPF)

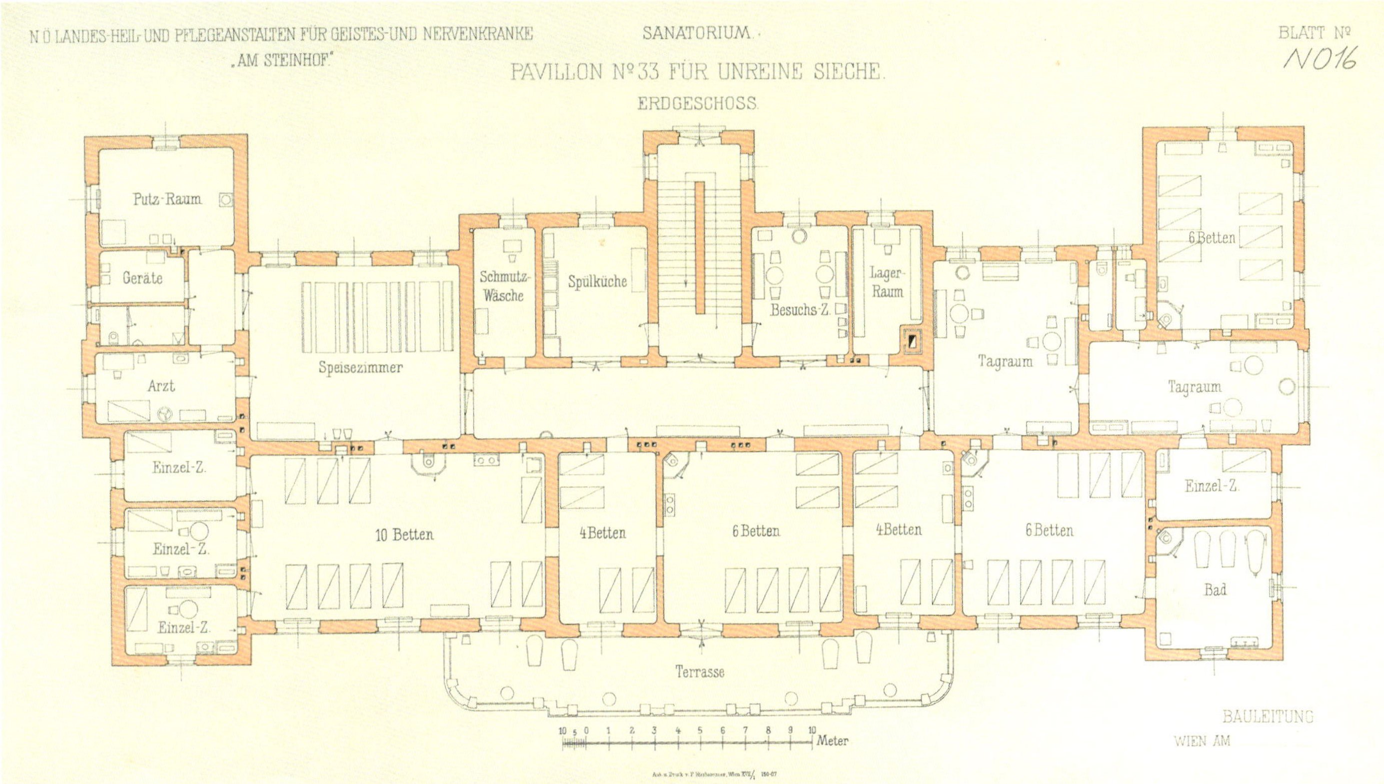


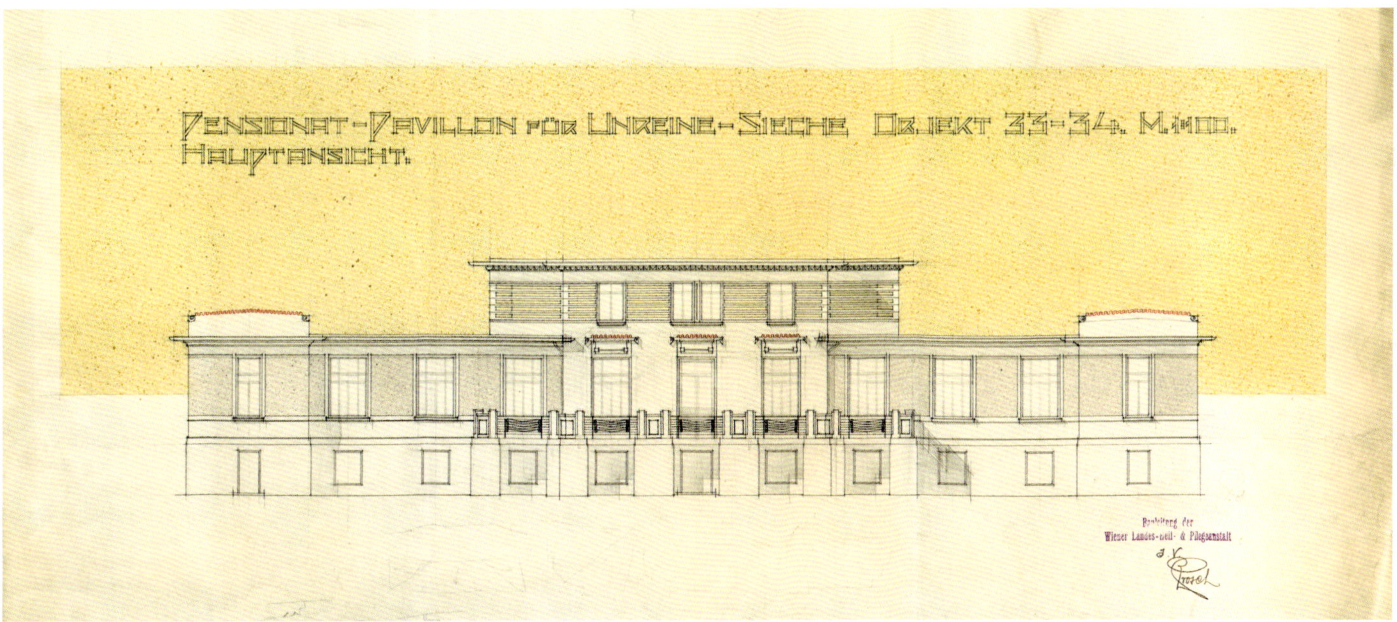


↑ 33, 34 Die kleinen, in äußerster Randlage gelegenen Pavillons Severin und Annen-Heim waren den Unreinen und Siechen vorbehalten, die hier in Mehrbettzimmern untergebracht wurden.

↑ 33, 34 Ansicht des kleinen eleganten und niedrigen Pavillons für unreine Sieche (Adolf Prosch).

# Wirtschaftsareal

| | |
|---|---|
| K | Prosektur |
| L | Pferdestall |
| Z | Wagenremise und Schmiede, Geräteschuppen |
| P | Wäscherei |
| U | Desinfektions- und Badehaus |
| M | Wirtschaftswohnhaus |
| O | Beschäftigungshaus |
| Q Y | Kesselhaus, Verbrennungsofen |
| X | Fleischerei und Selcherei |
| N | Schweinestall |
| 23 | „Geschlossener Pavillon für geisteskranke Verbrecher und besonders gefährliche Geisteskranke" |
| R S | Gewächshäuser und Gärtner-Wohnhaus |
| Bh | Bienenhaus |
| I | Kegelbahn |

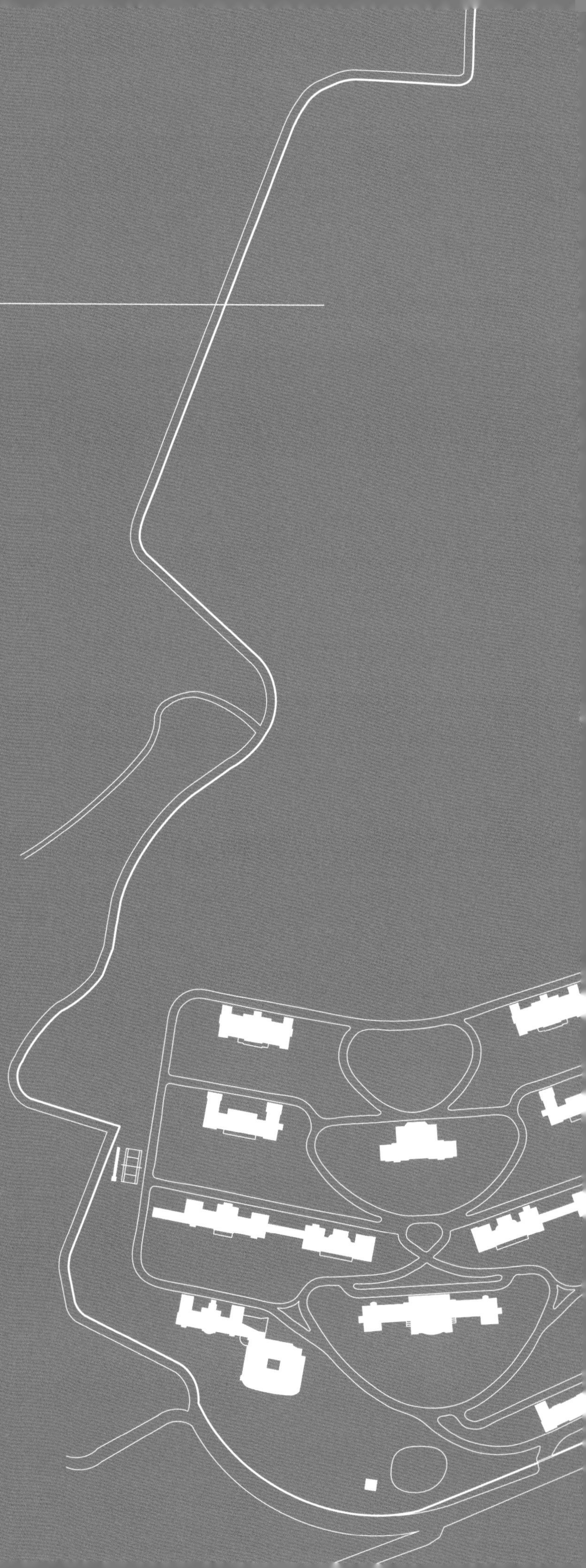

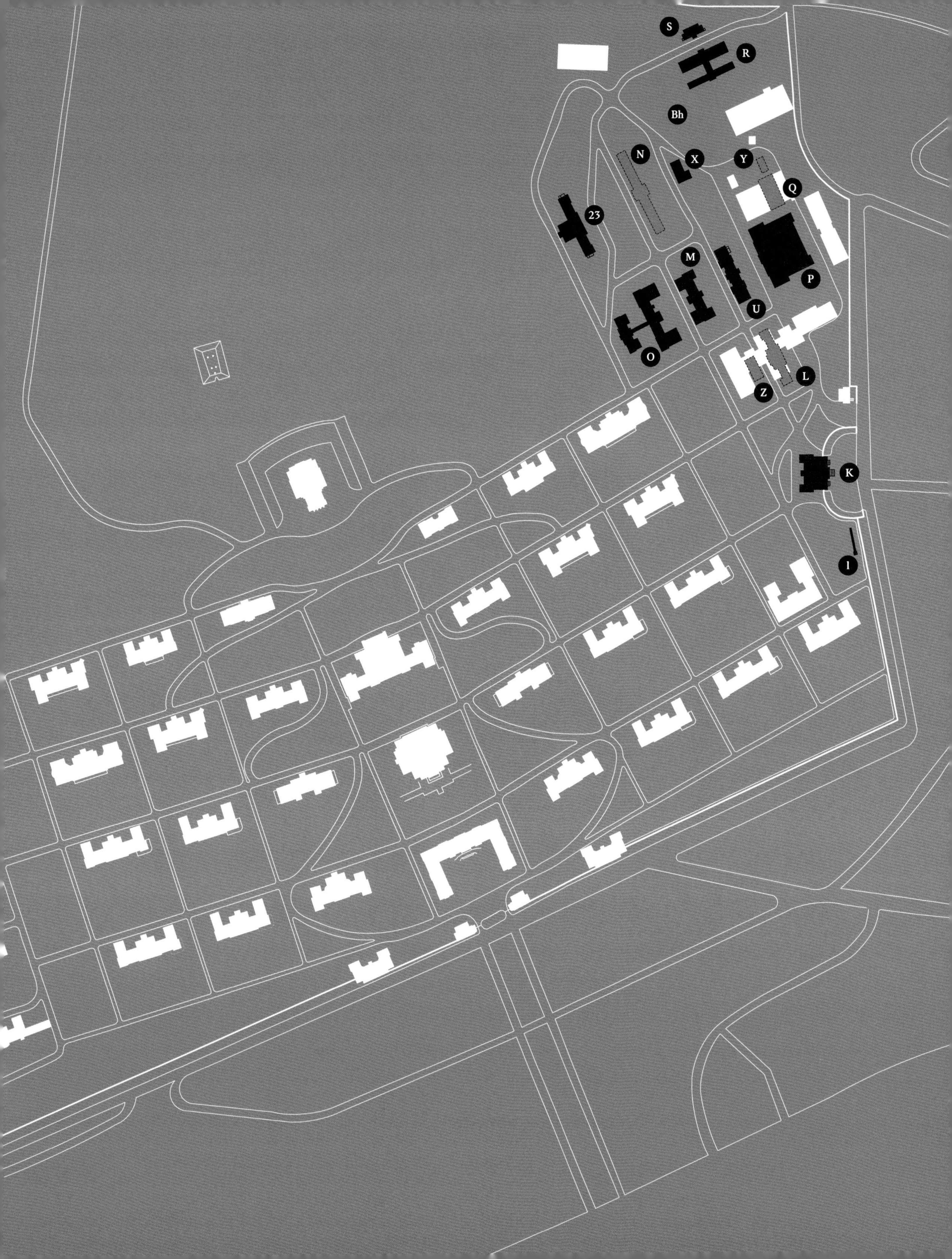
S
R
Bh
N
X
Y
Q
23
M
P
U
O
L
Z
K
I

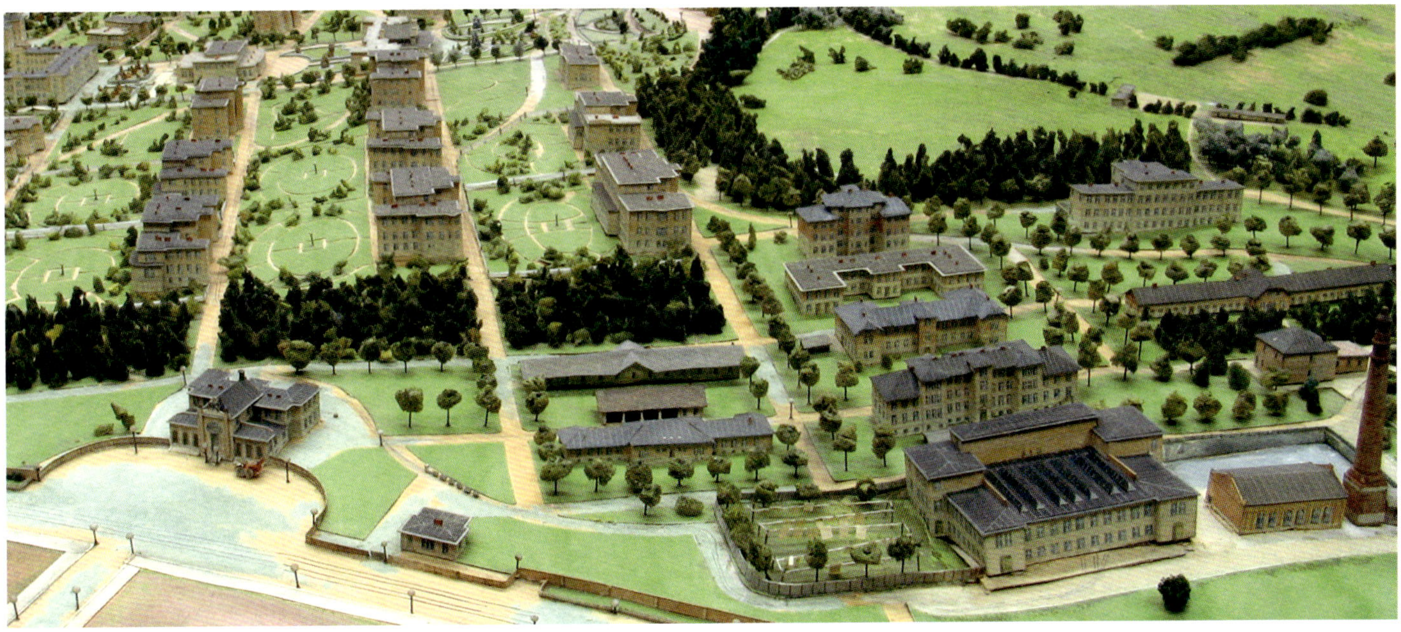

## Wirtschaftsareal

Neben den medizinischen und therapeutischen Maßnahmen war die Selbstversorgung ein zentraler Aspekt vieler zeitgleicher Anstaltsbauten, weshalb die Errichtung von Wirtschaftsbauten oder ganzer landwirtschaftlicher Kolonien zum Standardprogramm gehörte. Die Wirtschaftsbauten am Steinhof, die sich in das zur Reizenpfenninggasse abfallende Ostareal einfügen, sind in einer 90° zur Anstaltskirche geschwenkten Achse exakt auf die Heil- und Pflegeanstalt bezogen. Das abschüssige Terrain musste mittels einer Stützmauer zwischen Wäscherei und Kesselhaus gesichert werden. Die wesentlichen Bauten waren das Beschäftigungshaus mit den Werkstätten für die Beschäftigungstherapie, das über einen Verbindungsgang mit einem Wohngebäude verbunden war (O), ein Wirtschaftswohnhaus, in dem Arbeiter wohnten (M), ein Desinfektions- und Badehaus (U), das den hohen Stellenwert, der der Hygiene in dieser Anstalt beigemessen wurde, belegte, sowie eines der größten Gebäude der Anstalt, die Wäscherei (P). Als hocheffizienter Betrieb und unter Einbindung modernster Maschinen bewerkstelligte sie täglich die Reinigung von tausenden Wäschestücken.

Optimal erwies sich die räumliche Nähe von der Wäscherei zum Kesselhaus (Q), das die Versorgung mit Heißwasser und Heißdampf auf kurzem Wege gewährleistete. Neben dem aus Sichtziegel errichteten Kesselhaus, das 1955 mit einem hohen Zubau erweitert wurde, stand ein 44 m hoher Schlot, daneben der zur Beseitigung von Abfall errichtete Verbrennungsofen (Y). Östlich des Kesselhauses wurde ein zweigeschoßiger Holzbau situiert, in dem eine Wasserreinigungsanlage untergebracht war.

Parallel zu diesen Versorgungsbauten befand sich eine nördliche Achse mit der Fleischerei (X), dem 1983 abgetragenen langgestreckten Schweinestall (N) – heute liegt dort der 1987 in Betrieb genommene Containerkindergarten – und dem besonders gesicherten, von einer über 4 m hohen Mauer umgebenen Pavillon 23 für „geisteskranke Verbrecher und besonders gefährliche Geisteskranke". Obwohl organisatorisch zur Pflegeanstalt gehörend, erforderte er aufgrund seiner schwierigen Klientel eine isolierte Sonderlage, wie hier am Waldrand, fernab von den anderen Kranken.

Südlich der Wirtschaftsachse wurden ein Pferdestall (L), eine Wagenremise samt Schmiede (Z) und ein Geräteschuppen situiert. Diese Achse erfuhr vor 1957 eine Erweiterung durch ein Schwesternheim. Der zwischen Pferdestall und Mauer errichtete, fünfgeschoßige langgestreckte Kubus mit einer Lochfassade diente als Personalwohnhaus und war an seiner Rückseite mit einer eingeschoßigen Apotheke verbunden (1973 umgebaut durch Josef Fleischer/Friedrich Binder). Alle Gebäude dieser Süd-Achse wurden 2011–12 abgetragen, um Platz für die Errichtung des orthopädischen Rehabilitationszentrums durch Kopper Architektur (2011–13) zu schaffen.

In einer Nord-Süd-Achse liegen die Glashäuser (R) und das Haus des Gärtners (S), die aus funktionalen Gründen zur Sonne orientiert und topografisch gesehen, am höchsten Punkt platziert zu sein hatten. Die in das ansteigende Terrain eingefügten Gewächshäuser besitzen im oberen Bereich ein Kalt- und Warmhaus und im unteren Treibhäuser. Die vorgelagerte Wiese wird für An- und Freipflanzungen freigehalten; an ihrem südlichen Bereich steht eine quergelagerte hölzerne, 2008 eröffnete Reithalle, die für das heilpädagogische Reiten genutzt wird.

Da die Arbeiten in den Wirtschaftsgebäuden den Krankenbetrieb nicht stören sollten, wurde das Areal über eine eigene Zufahrt von der Reizenpfenninggasse (Osttor) erschlossen und von einem Pförtner- und Waaghaus (T) flankiert.

Einzig die Prosektur (K) durchbricht (scheinbar) das strenge Achsensystem. Aber auch sie ist in das Gesamtareal einge-

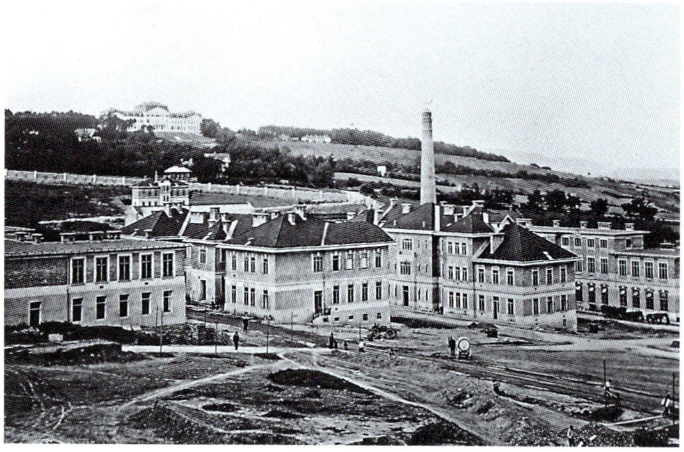

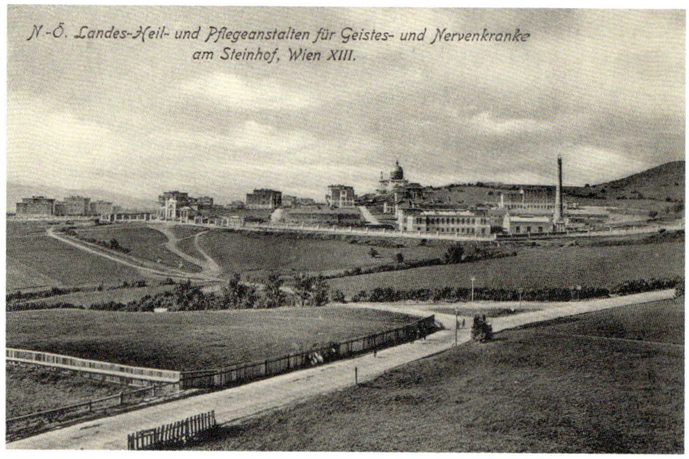


bunden und in einer 45 Grad-Achse auf die Kirche bezogen. Ihre Randlage und „exterritoriale“ Erschließung ist eine für Krankenhäuser durchaus übliche. Die Prosektur ist separat eingefriedet, mit zentralem Tor und Öffnungen für die Ein- und Ausfahrten der Leichenbestatter und Trauergäste. Sie war mit der zentralen Kapelle und den seitlichen Aufbahrungsräumen ein bedeutender Sakralbau, aber zugleich auch ein Ort der medizinischen Forschung.

Von den ersten Planungen Boogs, den auf Basis der Vorschläge Wagners überarbeiteten Lageplan Goldemunds bis hin zu den Ausführungsplanungen Bergers unterlag das Wirtschaftsareal hinsichtlich Baukörperanordnung oder Funktionszuweisungen ständigen Änderungen und Adaptierungen. Deshalb verwundert es wenig, dass in diesem ökonomischen Rückgrat der Anlage ab den Fünfziger-Jahren auch Neubauten erfolgten. In den Fokus der öffentlichen Wahrnehmung und der politischen Diskussion geriet der Ostbereich 2011, als die nach einem Leitkonzept von Albert Wimmer erstellten Planungen für 570 Wohnbauten und jene für das orthopädische Rehabilitationszentrum bekannt wurden, wogegen sich heftiger Widerstand regte. Der 2008 erfolgte Verkauf großer Flächen des Ostareals an die GESIBA (Gemeinnützige Siedlungs- und Bauaktiengesellschaft, die sich zu 99,97 % im Eigentum der Stadt Wien befindet) ermöglichte dies. Die Bürgerproteste erwirkten den Baustopp des Wohnprojektes sowie ein Mediationsverfahren. Nach Einsatz einer Expertenkommission wurden 2013 in einem Entwicklungsplanungsverfahren Vorschläge für eine reduzierte Wohnbebauung unter Rücksichtnahme auf den historischen Baubestand und ein Freihalten des breiten Grünstreifens erarbeitet und eine Rückwidmung und Rückverkauf der Bauflächen empfohlen. (SPF)

← Blick auf das Wirtschaftsareal im Modell Erwin Pendls von 1907. Beachtenswert sind die heute nicht mehr erhaltenen Stallungen und Remisen seitlich der zentralen West-Ost-Achse.

↖ Auf diesem Baustellenfoto des Wirtschaftsareals kann man die gewaltigen Erdbewegungen und Terrassierungen, die für den Bau der gesamten Anlage vonnöten waren, gut nachvollziehen.

↗ Eine der seltenen Aufnahmen, die den Blick von außen auf die Gebäude des Wirtschaftsareals wirft. Der hohe Schlot des Kesselhaues war von Weitem sichtbar, die Mauer bildete eine klare Zäsur zum Außenraum.

→ K Die zentrale Kapelle überragt die über Arkaden zugänglichen Aufbahrungsräume. Ihre Fassade besitzt ein Thermenfenster, ist von pylonenartigen Pfeilern eingefasst und schließt mit einem mit Engel und einem von einem Kreuz überhöhten Blendgiebel ab.

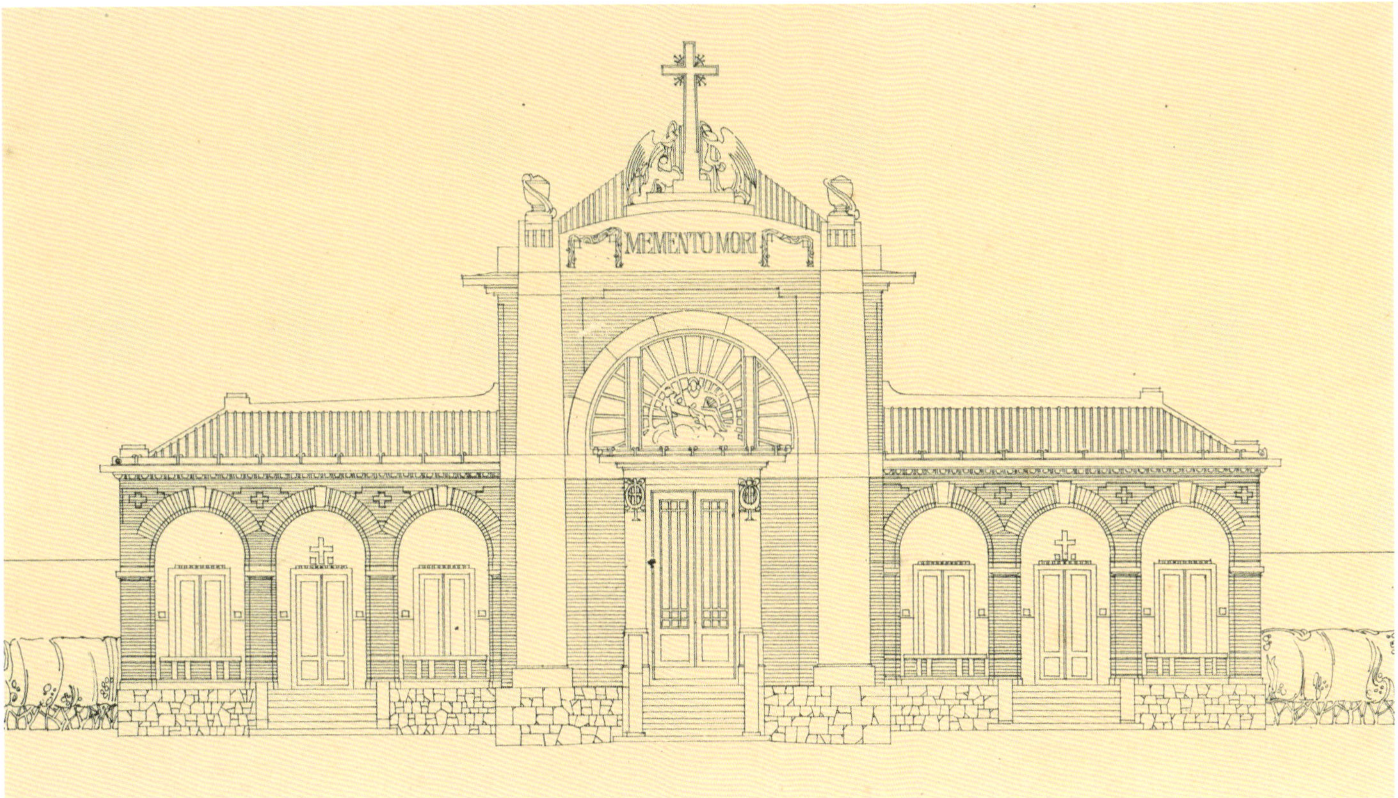


K

## Prosektur

Leslie Topp, die eine Studie über Prosekturen in psychiatrischen Anstalten Mitteleuropas um die Jahrhundertwende vorgelegt hat, konnte nachweisen, dass alle in einer Randlage situiert wurden, um den Trauergästen den uneingeschränkten Zugang über eine öffentliche Straße zu ermöglichen.[1] Vom architekturhistorischen Standpunkt aus betrachtet ist die Prosektur sicherlich eines jener Gebäude, das, wie beispielsweise die Administration oder die Kirche, die Anstalt nach außen repräsentiert und deshalb einer besonderen künstlerischen Gestaltung bedurfte.

Dieses Konzept der Randlage wurde in Steinhof beibehalten und fand schon in Boogs Planungen Berücksichtigung. Die Prosektur liegt an der östlichen Grundstücksgrenze des Wirtschaftsareals und diente als Ort der Aufbahrung und Obduktion der Toten, die dreimal wöchentlich von einem Assistenten des pathologisch-anatomischen Instituts vorgenommen wurde. Die isolierte Situierung ermöglichte den diskreten Transport der Verstorbenen zur Prosektur und verhinderte dadurch die Konfrontation der Kranken mit dem Tod. Bestattungen waren in Steinhof nicht möglich, da es, im Gegensatz zur Mauer-Öhling, keinen anstaltseigenen Friedhof gab.

An ihrer westlichen Seite ist die Prosektur durch einen mit Bäumen bepflanzten Grünstreifen vom Rest der Anlage abgeschottet. An der Ostseite wurde ein halbkreisförmiger, von einer Mauer umgebener Vorgarten angelegt, der Richtung Straße durch eine mit drei Portalen durchbrochene Vergitterung versehen ist.

Im Grundriss setzt sich der Pavillon aus einem länglichen Trakt im Westen und einem Trakt im Osten zusammen, die durch einen quergelagerten Gang voneinander getrennt sind. Direkt in die zentrale Kapelle führte der von der Reizenpfenninggasse aus erreichbare Besuchereingang. Der eigentliche Haupteingang lag hingegen an der Rückseite des Gebäudes und diente ausschließlich der innerbetrieblichen Erschließung. Er ist durch ein Vordach wettergeschützt und von zwei kleinen Buntglasfenstern mit den Buchstaben Alpha und Omega überhöht. Neben diesem von der Anstalt aus erreichbaren Eingang befand sich jener zum Leichenaufzug, der vom Untergeschoß bis in den ersten Stock führte und so den schnellen Transport der Verstorbenen ermöglichte. Der Pavillon war von Westen nach Osten nach seinen Funktionen gegliedert. Im Westtrakt lagen die Räume für medizinische und betriebliche Zwecke, im Osten jene für die Aufbahrung der Verstorbenen. Ein zentrales Stiegenhaus beim Haupteingang erschließt alle Stockwerke.

Den in Sichtziegelbauweise ausgeführten zweigeschoßigen Pavillon, der im Sockelbereich bis zum ersten Stock weiß verputzt und durch horizontale Gesimse gegliedert ist, schließt ein allseitig leicht vorkragendes, abgewalmtes Flachdach ab. Ein Blendgiebel verdeckt weitgehend das mittlere, die Fassade deutlich überragende, dreiseitige Walmdach der Kapelle, über dem sich ein Eisentürmchen mit Kreuz erhebt. Den Kapellenraum flankiert seitlich eine Arkade aus jeweils drei Rundbögen. Die Trauergäste betraten die Einsegnungskapelle entweder über die dem Mittelportal vorgelagerte, von ornamentierten Geländern eingefasste Treppenanlage, deren Anfangspostament gusseiserne Dreifüße schmücken, oder über die seitlichen Freitreppen, die von den Loggien zu einem der Aufbahrungsräume oder gleichfalls in die Kapelle führten. Das von Pilastern mit stuckiertem Kreuzdekor eingefasste und von einem mächtigen Rundbogen mit einem Thermenfenster überragte Portal wird von zwei monumentalen, sich nach oben zu verjüngenden Wandpfeilern begrenzt, die ehemals Urnen trugen. Über dem Abschlussgesims ist ein abgeflachter Giebel mit der Inschrift „Memento Mori“ eingesetzt, der von zwei knienden, das Kreuz anbetenden Engelsfiguren des Wiener Bildhauers Artur Kaan (1867–1941), einem Schüler des Akademieprofessors Edmund Hellmer (1850–1935), bekrönt wird.

Die längsrechteckige, tonnengewölbte Kapelle hatte eine Größe von circa 100 m², eine Höhe von 10 m und besaß an der Schmalwand vis-à-vis des Portals einen Wandaltar, der von einer Kreuzigungsgruppe des Hellmerschülers Jakob Znider (1862–1945) ausgeschmückt wurde.[2] Über einem schmalen Marmorsockel stehen zuseiten des Gekreuzigten die bunt bemalten Figuren von Maria und Johannes, die von einem vergoldeten, mosaizierten Rundbogen hinterfangen werden. Der ehemals vor der Kreuzigungsgruppe auf Stufen platzierte Altar ist, wie diese selbst, nicht mehr vorhanden. Die ursprüngliche Möblierung bestand aus zwei aus Eichenholz gezimmerten und mit Messing beschlagenen Betstühlen, die einander gegenüber an der Längsseite Aufstellung fanden. Die Trauern-

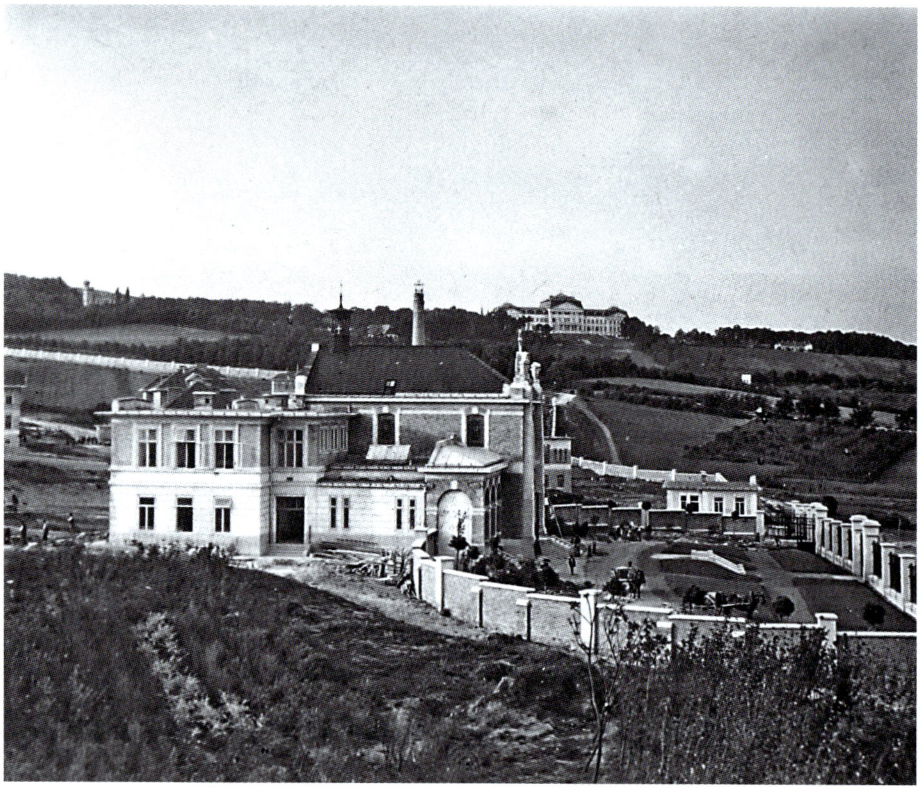

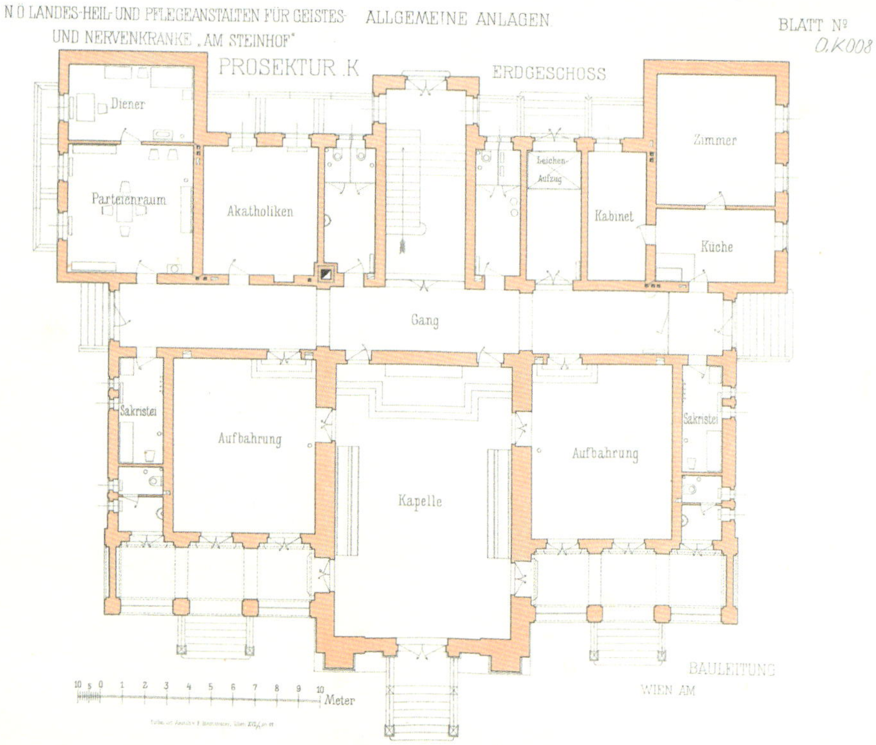


↑ K Die Prosektur war zugleich ein Sakralbau und Ort des Gedenkens wie der medizinischen Forschung. Wie bei anderen Krankenhäusern wurde auch in Steinhof die Randlage gewählt.

← K Der Grundriss zeigt die durch den Quergang geschiedenen Funktionen. Im vorderen Bereich lag die Kapelle, flankiert von den Aufbahrungsräumen. Ein eigener Raum für „Akatholiken“ wurde an die Rückseite verlegt, wo sich Nebenräume und der Zugang zum Leichenlift befanden.

den blickten nicht in Richtung des Altars, sondern zur Raummitte, wo der Tote aufgebahrt wurde. Die Raumdekoration war sehr schlicht gehalten. Neben den aufwendig beschlagenen Türen zuseiten des Altars, die in den Erschließungskorridor oder in die Aufbahrungsräume für Katholiken führten, war die Wand durch „Schnürlputz" strukturiert und im oberen Bereich mit Stuckornamenten und bunten Glasfenstern versehen. Die mit einem einfachen Kreuz und stilisierten Pflanzenmotiven dekorierten Buntglasfenster stammen von Andreas Seipl, der bereits die Kirche des Hl. Karl Borromäus des Versorgungshauses Lainz ausgestattet hatte.

Die angrenzenden Aufbahrungsräume, deren kapellenseitige Wände nicht mehr vorhanden sind, waren deutlich kleiner und niedriger. Ihr Flachdach wurde von einem Oberlicht durchbrochen. Zwei schmale Räume, die vom Korridor aus begehbare Sakristei und die von den Loggien erschlossenen Besuchertoiletten, begrenzten jeweils die Aufbahrungsräume nach außen. Ein dritter Aufbahrungsraum, zu dem man über einen der Nebeneingänge am Korridorende gelangte, war im rückwärtigen Trakt der Prosektur, neben dem Parteienraum vorhanden und Nicht-Katholiken vorbehalten.

Im Obergeschoß lagen die ausschließlich zu medizinischen Zwecken genutzten Obduktions- und Präparationsräume sowie ein Bad, ein Zimmer für den zuständigen Anstaltsprosektor sowie drei Laboratorien für „Chemie und bakteriologische Untersuchungen". Die Fußböden sowie die Wände waren zur einfachen Reinigung bis zu einer Höhe von circa 2 m mit Fliesen versehen. Das Untergeschoß des Gebäudes beherbergte einen Heizraum, Lagerräume, ein Sarg-Depot sowie gekühlte Räume zur Aufbahrung von Leichen. Ab den Sechziger-Jahren erfolgten diverse Umbauten im Inneren und kleinere Zubauten.

Neben der Kirche war die Prosektur der zweite bedeutende Sakralraum der Anstalt. Während das Innere den damaligen Anforderungen einer modernen Prosektur entsprach, muss man ihre architektonische Formensprache als eklektizistisch bezeichnen, indem man sich beispielsweise bemühte, mit dem Thermenfenster oder den die Fassade durchstoßenden Pylonen auf Wagners Kirche in Steinhof oder jene in Mauer-Öhling Bezug zu nehmen, diese jedoch mit renaissanceartigen Loggien flankierte. Hier liegt der große Unterschied

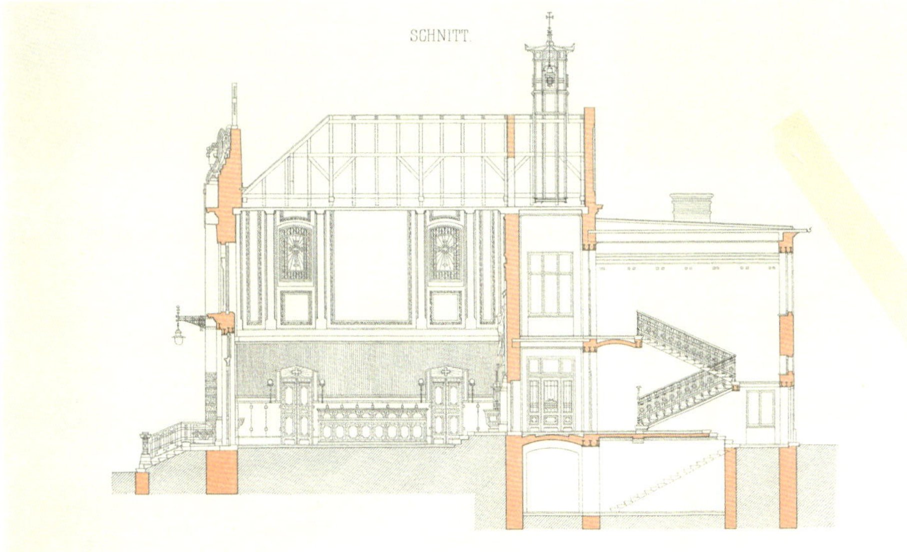


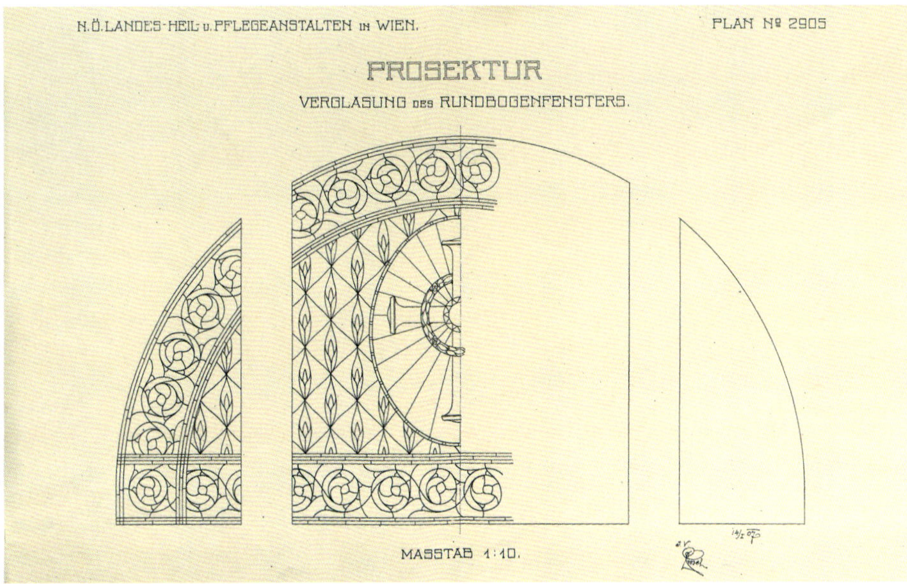


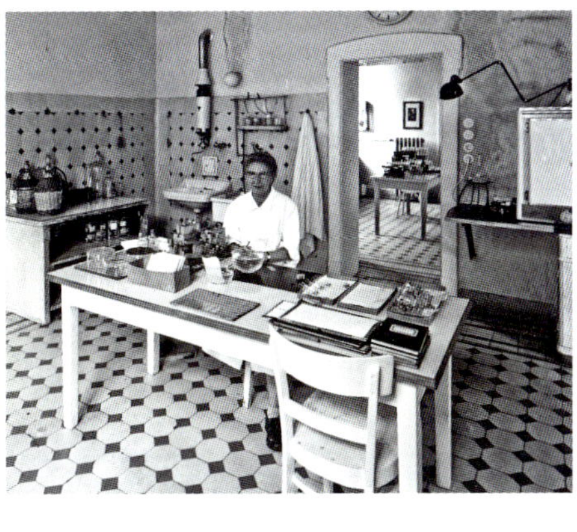

↑ K Der Schnitt vermittelt einen guten Eindruck von der ehemaligen Ausstattung der Kapelle. An der Schmalseite stand der Wandaltar mit der Kreuzigungsgruppe von Jakob Znider, entlang der Längsseite die zur Raummitte orientierten Betstühle, wo der Verstobene aufgebahrt wurde.

↑ K Entwurf von Adolf Prosch für die Verglasung der Prosektur. Die Ausführung der erhaltenen Buntglasfenster übernahm Andreas Seipl.

← K Die Räume im Oberschoß dienten medizinischen Zwecken. Hier befanden sich Obduktions- und Präparationsräume sowie Laboratorien. Foto nach 1945.

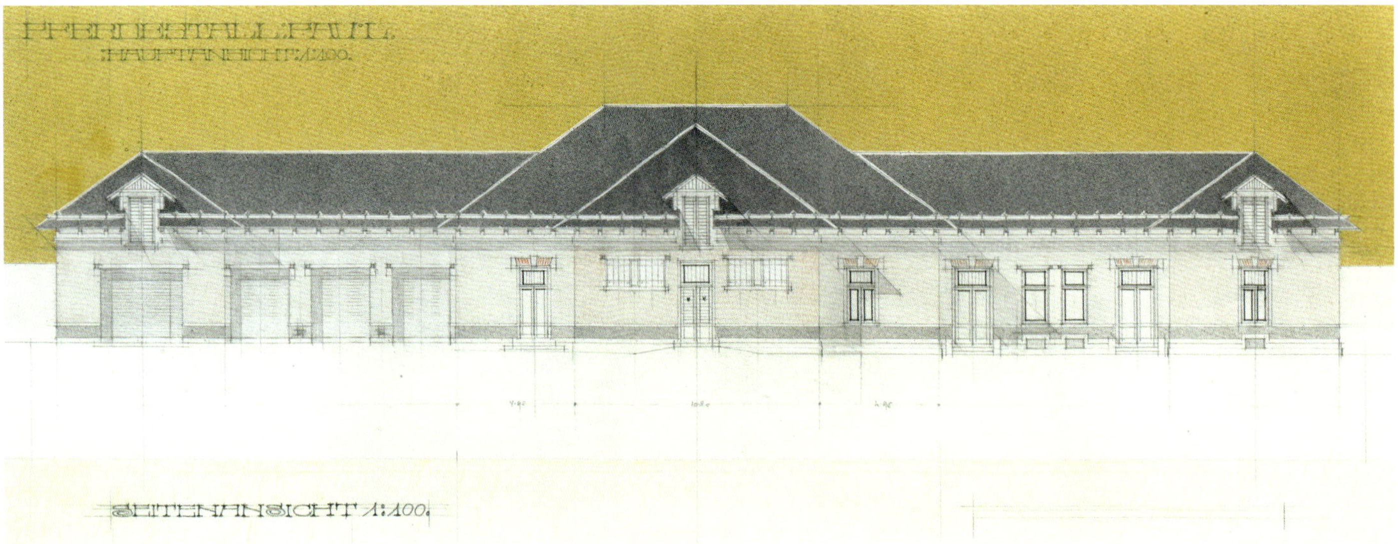

zu Otto Wagner, dem eine überzeugende Synthese in künstlerischer und auch funktionaler Hinsicht im Zeichen der Moderne gelang.

Wie Herwig Czech in seinem Beitrag beschreibt, lagerten in der Prosektur bis in die 1990er-Jahre Gehirnpräparate der „Spiegelgrund-Opfer".[3] Erst im Jahr 1988 wurde im Keller ein „Gedenkraum" samt Gedenktafel installiert. Die letzten sterblichen Überreste wurden erst 2012 bestattet. (TMS/SPF)

1 TOPP 2012.
2 Ein nicht ausgeführter Entwurf Franz Bergers zur Kapelle aus dem Jahre 1905 verdeutlicht, dass man diese ursprünglich wesentlich reicher ausgestalten wollte. Die Zeichnung zeigt kniende Engel zuseiten eines großen Kreuzes über dem Altar und darüber figurale Friese.
3 Vgl. Beitrag Herwig Czech.

**L**

## Pferdestall

Im südöstlichen Teil des Wirtschaftsareals befand sich der Pferdestall. Der langgestreckte, vollständig unterkellerte Baukörper bestand aus einem quergestellten Mittelteil und zwei, nach Norden und Süden ausgerichteten, streng symmetrisch angeordneten Seitenflügeln. Den oberen Abschluss des Gebäudes bildete ein traufständiges Satteldach, während der Mitteltrakt und die Eckrisalite mit einem giebelständigen Walmdach abgeschlossen wurden.

Der 135 m$^2$ große Stall war im Mitteltrakt situiert und bot Platz für zwölf Pferde. Acht mit je einem inneren und äußeren Klappflügel ausgestattete, hochsitzende kleine Fenster belichteten den 3,4 m hohen, mit einer Eisenbetondecke überspannten Raum. Neben den Stallungen waren die Futter- und Geschirrkammer, ein Aufsichtsraum und das Kutscherzimmer angeordnet. Der Nordflügel enthielt die zweiteilige Wagenremise. Im Südflügel waren zwei Wohneinheiten für Kutscher und ein über den Korridor erreichbarer Abort untergebracht. Die Pläne weisen vier Eingänge an der Westseite des Gebäudes auf: zwei erschlossen den Korridor im Südflügel, einer den Stall und ein weiterer die Futterkammer. Von dieser bzw. vom Korridor aus gelangte man ins Dachgeschoß, das teilweise als Stroh- und Futterlager diente, wovon das im Dachgeschoß eingeschnittene zentrale Fenster zum Futterauswurf zeugt. Die vier Öffnungen zu den beiden Wagenremisen waren jeweils 2,4 m breit, um das Abstellen von Kutschen zu ermöglichen.

Aufgrund des abfallenden Terrains wurde der Ostzugang wesentlich anders ausgebildet. Man lagerte ihm eine circa 20 m lange bis 2,6 m hohe, sanft ansteigende Rampenanlage vor, über die man die Pferde in den Stall führen bzw. das Areal durch den nahe gelegen Wirtschaftseingang verlassen und mit den Kutschen zufahren konnte. Ein seitlicher Zugang führte in das Kellergeschoß.

Nach dem Einstellen des Kutschenbetriebes wurde die Futterkammer vermutlich ab der Zwischenkriegszeit als Treibstofflager, die Geschirrkammer als Reifenlager, der Stall teils als LKW-Abstellfläche und teils als Bad umgenutzt. Die Wohnräume im Südflügel dienten als Aufenthalts- und Bereitschaftsräume. Um Platz für den Bau des orthopädischen Rehabilitationszentrums zu schaffen, hat man das Gebäude 2011 abgetragen. (PW)

**Z**

## Wagenremise und Schmiede, Geräteschuppen

Die Wagenremise lag westlich des Pferdstalls. Das circa 21,0 x 8,80 m große gemauerte und gegen den Pferdestall hin offene Gebäude wurde seitlich von zwei Raumeinheiten begrenzt und mit einem traufständigen Satteldach gedeckt. Der linke Raum diente als Wagenwaschanlage. Die Wägen, Kutschen und später Autos konnten über das zentrale 2,50 m breite Tor einfahren. Der rechte, mit einer Kappendecke versehene, gut durchfensterte Raum

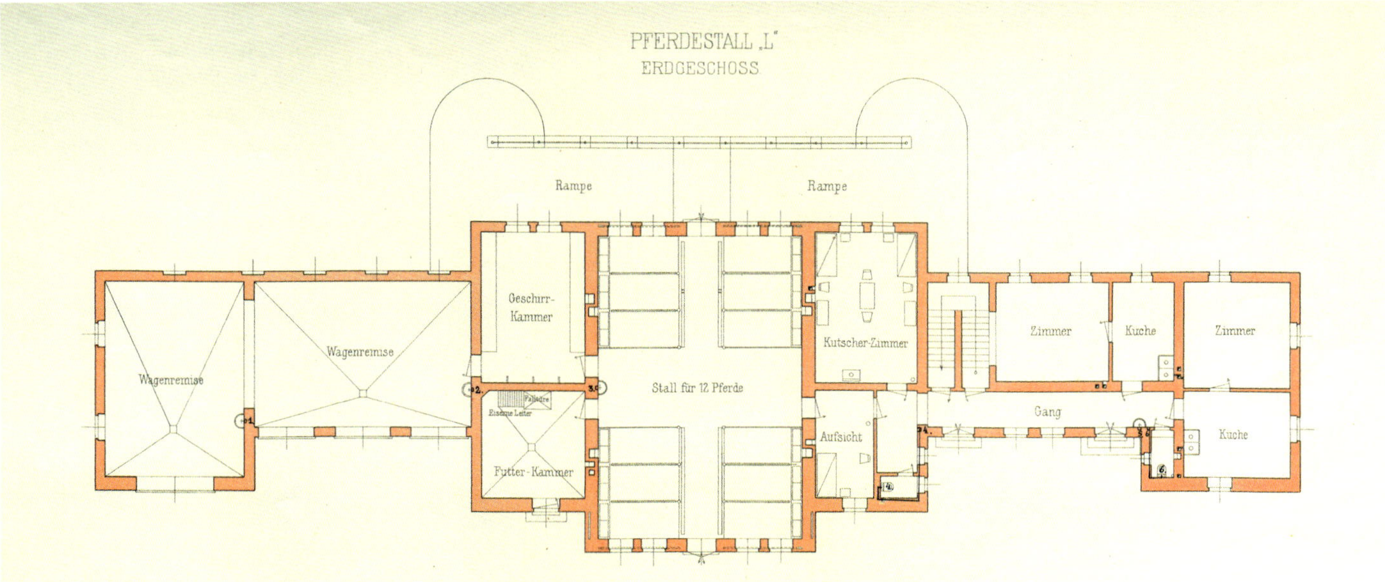


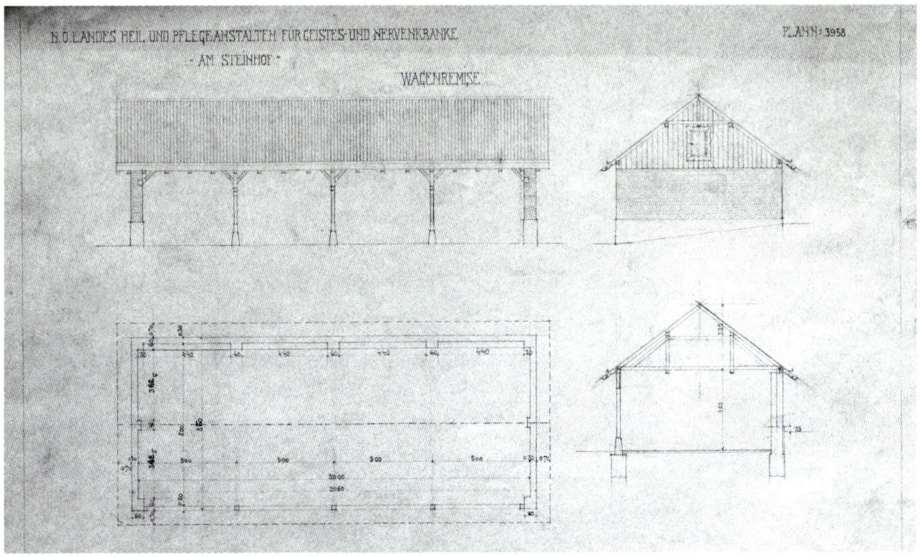


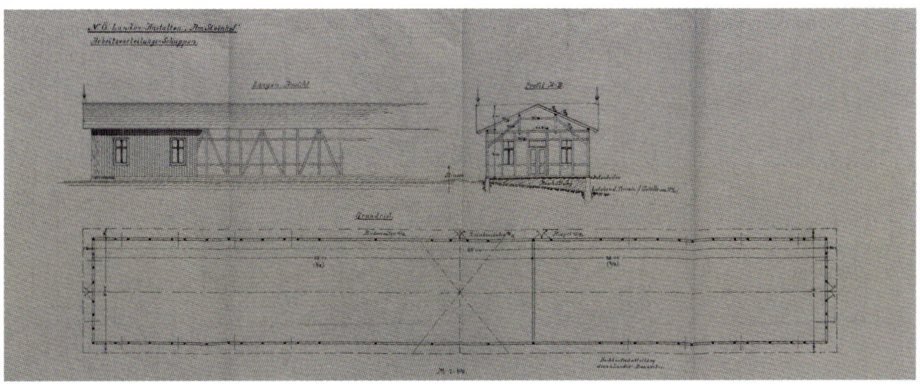

↖ L Der langgestreckte, 2011 abgetragene Pferdestall bot im zentralen Raum einen Stellplatz für zwölf Pferde. Die großen Öffnungen im linken Trakt geben einen Hinweis darauf, dass dieser als Remise für Kutschen genutzt wurde, der rechte hingegen als Personalwohnraum (Adolf Prosch).

↑ L Aufgrund des abfallenden Terrains wurde hangseitig eine Rampe angelegt, über die die Pferde in den Stall gelangen konnten. Das Geschoß über dem Stall diente als Stroh- und Futterlager.

↗ Z Die vermutlich erst 1909 fertiggestellte Remise war ursprünglich ein vorne offener Bau zum Unterstellen für Kutschen und Autos, in den alsbald eine Schmiede eingebaut wurde.

→ Z Dieser in Holzriegelbauweise errichtete Geräteschuppen lag westlich der Remise. Er diente zur Gerätelagerung und war Ort der Arbeitsverteilung.

verdankt sich dem erst im Zuge der Planungen aufkommenden Bedarf an einer anstaltseigenen Schmiede, damit die Pferde vor Ort beschlagen werden konnten. Für den benötigten Schmiedeofen samt Blasebalg wurden in die seitliche Außenmauer zwei Kamine eingefügt.

Ursprünglich war die Remise als eine Richtung Pferdestall vollkommen offene Halle mit vier Holzpfeilern, die sich über Betonsockeln erhoben, geplant. Mit der Entscheidung, das Gebäude teilweise als Schmiede zu nutzen, mussten zumindest die Holzsäulen durch gemauerte ersetzt und die Nebenräume mit massiven Mauern abgetrennt werden.

Auf den frühen Lageplänen von 1906/07 ist die Remise noch nicht verzeichnet,[1] sie dürfte jedoch spätestens 1909 gestanden haben, da sie im Schlussbericht erwähnt wird. Auf dem Modell von Pendl und späteren Lageplänen ist westlich der Remise ein weiteres langgestrecktes Gebäude zu erkennen. Vermutlich handelt es sich dabei um den 65 x 9 m großen Geräteschuppen in Holzriegelbauweise, für den sich ein Plan erhalten hat. Der ebenfalls mit einem Satteldach versehene, ausgedehnte Bau ist in der Mittelachse von einem giebelständigen Satteldach aufgelockert. Der Geräteschuppen diente zur Aufbewahrung von Werkzeugen und Geräten für den Gartenbau, und trägt im Plan die Überschrift „Arbeitsverteilungs-Schuppen“. Die als geräumig beschriebene Halle bot den zur Arbeitsaufteilung versammelten Patienten bei Schlechtwetter Schutz und Unterstand. Obwohl im Schlussbericht steht, dass der Schuppen nördlich des Schweinestalls errichtet worden wäre,[2] wurde er jedoch letztendlich in der Achse von Pferdestall und Remise situiert, wo genügend Platz vorhanden war.

Die Wagenremise wurde wie der Pferdestall und der Geräteschuppen 2011/12 im Zuge der Errichtung des orthopädischen Rehabilitationszentrums abgerissen. (SPF)

1 KORTZ 1906, S. 257.
2 SCHLÖSS 1912, S. 187. – SCHLUSSBERICHT 1909, S. 154.

P

## Wäscherei

Die Wäscherei ist neben dem Kesselhaus sowohl technisch als auch architektur- und sozialhistorisch betrachtet, eines der spannendsten Gebäude. Das mit seinen 58 x 43 m große, äußerst kompakte Bauwerk liegt am tiefsten und somit östlichsten Punkt des Wirtschaftsareals. Ihm vorgelagert befindet sich das Desinfektions- und Badehaus, das ursprünglich in die Wäscherei integriert werden sollte. Im Laufe der Planungen musste man aber erkennen, dass die Unterbringung beider Funktionen den Umfang des Gebäudes gesprengt hätte und eine separate Errichtung aus administrativen und hygienischen Gründen sinnvoll war.

Die Situierung der Wäscherei ist im Vergleich zu anderen psychiatrischen Anstalten der Kronländer ungewöhnlich. Obwohl die Platzierung im Wirtschaftsareal zweckmäßig erscheint, erfolgte diese sonst durchwegs in der Hauptachse. Die unterschiedliche Kombination von Administration, Kirche, Küche und Wäscherei war die häufigste, wobei die Wäscherei zusammen mit Bädern, einem Desinfektionshaus, einer „elektrischen Zentrale“, einem Maschinen- oder einem Kesselhaus errichtet wurde. Die Energieversorgung im gleichen oder angrenzenden Gebäude unterzubringen, lag auf der Hand. Die prominente Situierung entlang der Hauptachse erklärt sich zum einen aus der Monumentalität des zu planenden Gebäudes, das meist eine zweigeschoßige Halle besaß, sowie seiner notwendigen regelmäßigen, ja täglichen Frequenz. Anders entschied man sich in Steinhof, wo das freistehende und bedeutende Gesellschaftshaus nicht mit der Administration oder der Kirche verbunden wurde, was die Hauptachse mit den vier zentralen Gebäuden besetzte. Aufgrund der Anstaltsbahn, die an der Rückseite der Wäscherei eine dreigleisige Remise anfuhr, konnte das Gebäude entlegener angeordnet werden. Von zentraler Bedeutung war die Frage der Wasserversorgung. Diese erfolgte aus Ersparnisgründen nicht mit Hochquellenwasser, sondern mit Nutzwasser, das aus der ehemaligen Brunnenstube der Arenberg'schen Wasserleitung im Ameisbachtal gewonnen wurde. Das über Drainageanlagen zugeführte Wasser pumpte man in den zweiten Stock des westlichen Mitteltraktes der Wäscherei, wo drei große Wasserreservoirs für 240 m³ Aufstellung fanden.

Das Gebäude setzt sich aus zwei großen Baukörpern zusammen, dem langgestreckten 17-achsigen Westflügel, dessen neunachsiger Mitteltrakt dreigeschoßig ausgebildet und von je zwei neunachsigen, zweigeschoßigen Seitentrakten flankiert ist. Die Mitte betont ein Risalit mit Vordach sowie zusätzlich die dreiteilige Fensterausbildung. Die Erdgeschoßzone ist bis über das Hauptgesims unterschiedlich rau verputzt, während das darüber liegende Sichtmauerwerk sich in horizontalen Streifen zwischen den Fenstern um das Gebäude zieht. Die Fenster des Erd- und Kellergeschoßes besitzen rundbogig gemauerte Überlager.

An den vier Fensterachsen umfassenden Eingangstrakt schließt an der Rückseite die eigentliche Wäscherei als nahezu quadratischer Baukörper an. Aufgrund des Richtung Reizenpfenninggasse steil abfallenden Geländes tritt das Kellergeschoß an drei Seiten als Vollgeschoß hervor. Dieser gut belichtete Keller fungierte als Maschinenhalle. Darüber erhebt sich die zentrale zweigeschoßige, in drei längsrechteckige Haupträume unterteilte Halle, die von eingeschoßigen Seitenflügeln eingefasst wird.

Die Konstruktion und die dadurch gewährleistete Belichtung der großen Wäschereihalle verdient besondere Aufmerksamkeit. Das stark geneigte Dach der zentralen Halle wird von massiven Betonbalken gebildet, die aus einem zweiachsigen System von Haupt- und Nebenträgern bestehen. Im zentralen „Mangel- und Trockenraum“ überspannt diese sichtbar gelassene Konstruktion frei eine Länge von 13 m bei einer deutlich differierten Raumhöhe, die von West nach Ost von 7,0 auf 5,5 m abfällt. Über dieser rasterartigen Deckenkonstruktion liegen auf einer Länge von je 31 m sieben Streifen satteldachförmiger Oberlichter, die auf einer Holz-Eisen-Unterkonstruktion angebracht sind.[1] Diese Form der verglasten, aufsitzenden Satteldächer fand beispielsweise auch zur Belichtung der Ausstellungsräume der Secession Anwendung, wo das Licht zusätzlich über einen Nesselstoff gefiltert wurde. In Steinhof waren die Oberlichtstreifen über den Seitenflügeln jeweils paarweise, über der zentralen Halle jedoch dreifach angebracht. Die Aus-

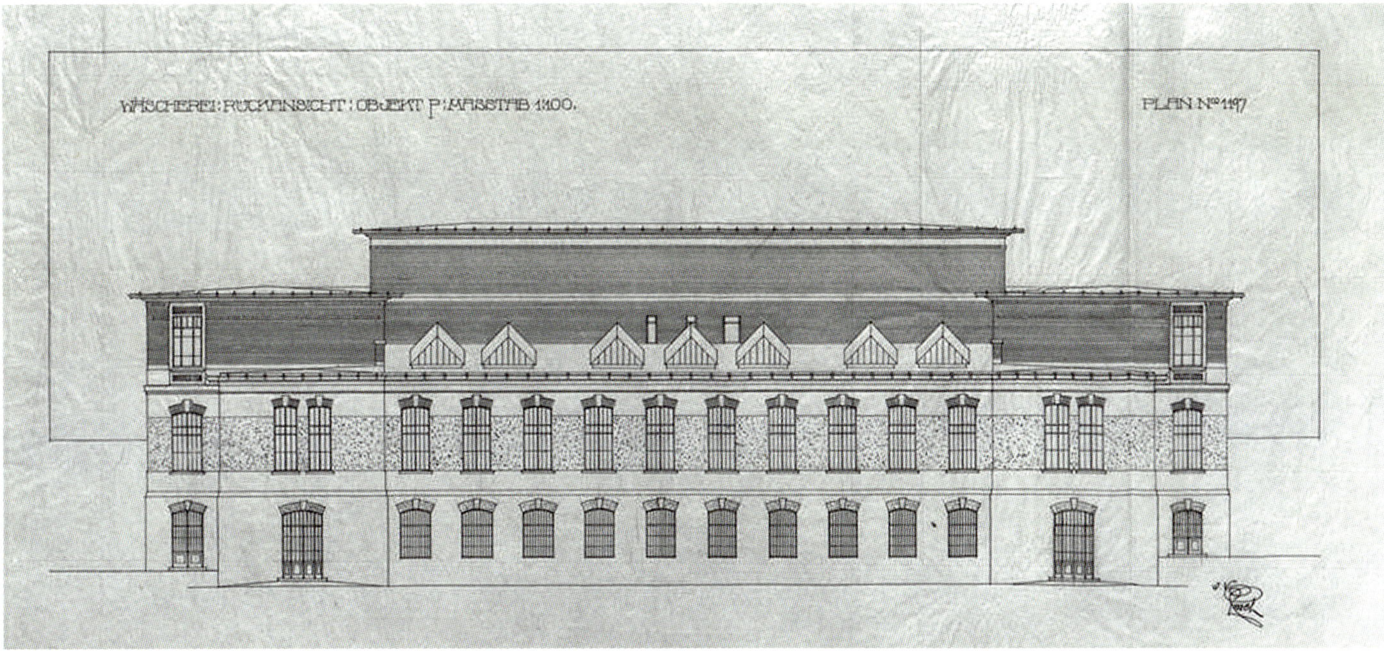


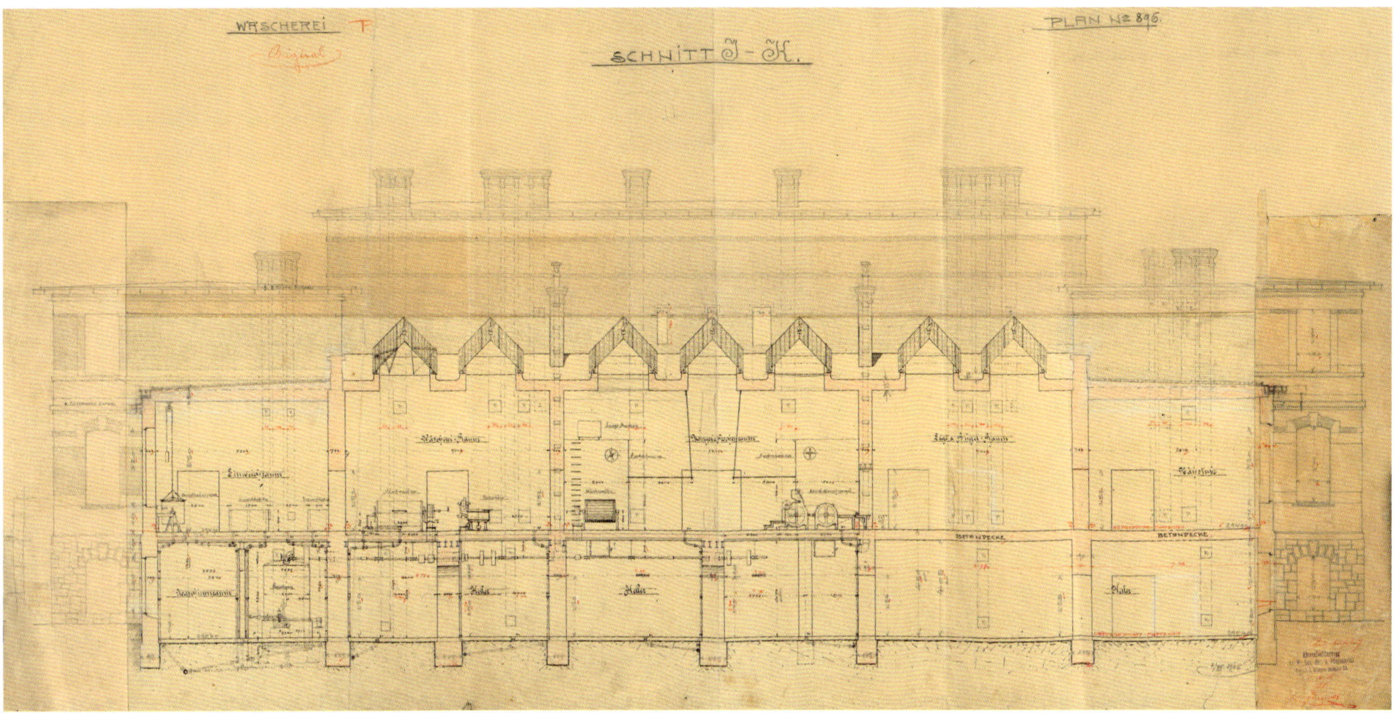


↑ P Auf der Rückseite der Wäscherei sind die satteldachartigen Glasdächer gut zu erkennen (Adolf Prosch).

↑ P Die funktionale Anlage der Räume erfolgte nach dem Prinzip des Wäschekreislaufs: Von der Annahme, dem Sortieren, Einweichen, Waschen, Trocknen, Bügeln, Ausbessern, Legen bis zur Ausgabe der Wäsche.

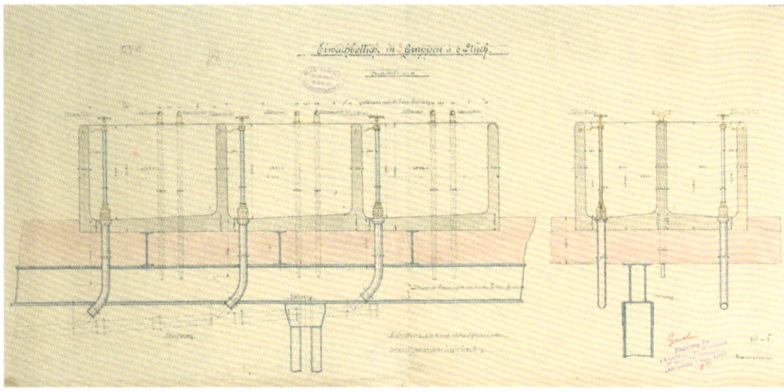

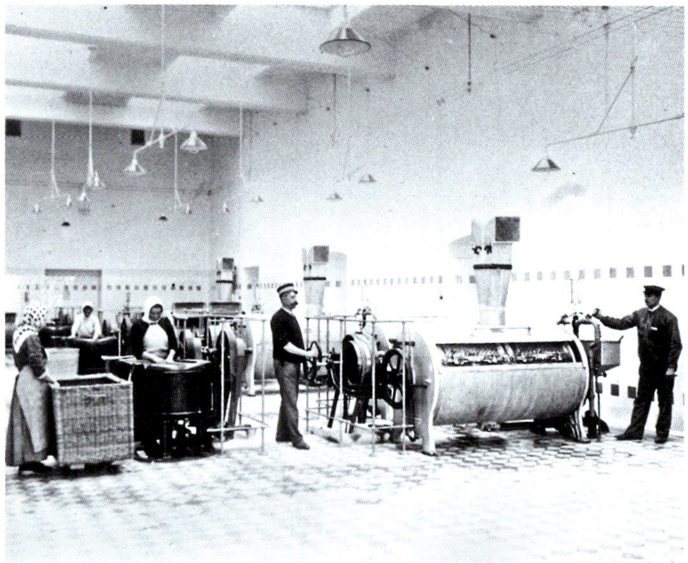

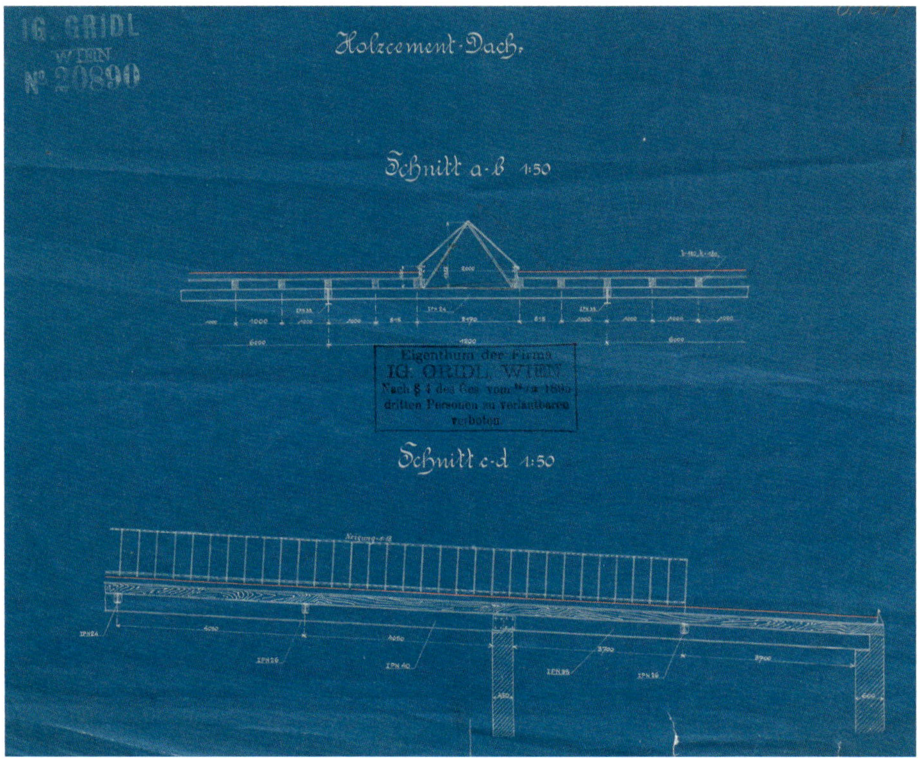


↑ P Konstruktionszeichnung der Einweichbottiche mit den Zu- und Ableitungen (Ingenieur Max Temme).

↑ P Die sieben satteldachartigen Glasdächer der Haupt- und Nebenhallen waren streifenartig angeordnet. Ihre Konstruktion übernahm die Ingenieurfirma Ignaz Gridl.

↗ P Die Waschmaschinen im Wäscherei-Raum wurden von den Männer bedient, die Zentrifugen von den Frauen.

führung übernahm die Firma Ignaz Gridl.

Um der Dampfentwicklung entgegenzuwirken und Hitzestaus zu unterbinden, konnten die Oberlichten mit Zugbändern und Lüftungsgriffen, die in erreichbarer Höhe entlang der Mauern verliefen, geöffnet werden. Aufgrund des feuchten Raumklimas besaßen alle Türen und Fenster Eisenrahmen, und waren zudem mit Kipp- und Drehflügeln versehen. Die mit großen Durchgangsöffnungen untereinander verbundenen Hallen waren am Boden und den Wänden bis in circa 2,5 m Höhe verfliest. Der Vorteil der Oberlichtlösung zeigt sich im Vergleich mit anderen Großwäschereien, wie beispielsweise in den Anlagen von Triest (1904–08) oder Bohnitz bei Prag (1906–11). Ihre ebenfalls zweigeschoßigen Hallen sind relativ dunkel, auch wenn sie durch eine doppelte Fensterreihe oder eine obergadenartige Lichtzufuhr erhellt wurden.

Der Keller war als zentraler Technikraum ausgebildet, über den die Maschinen angesteuert wurden. Ein Ziegelkappengewölbe deckte ihn ein, jedoch wurde dieses noch mit einer darüber liegenden Betondecke verstärkt. Die Energieversorgung erfolgte durch den vom Kesselhaus zugeleiteten Dampf, mit dem das Warmwasser aufgewärmt und die Transmissionsanlage mechanisch angetrieben wurde. Im Gegensatz zu anderen Wäschereien oder Fabriken verliefen die Transmissionswellen nicht an der Hallendecke, sondern unterhalb des Bodens an der Kellerdecke. Der

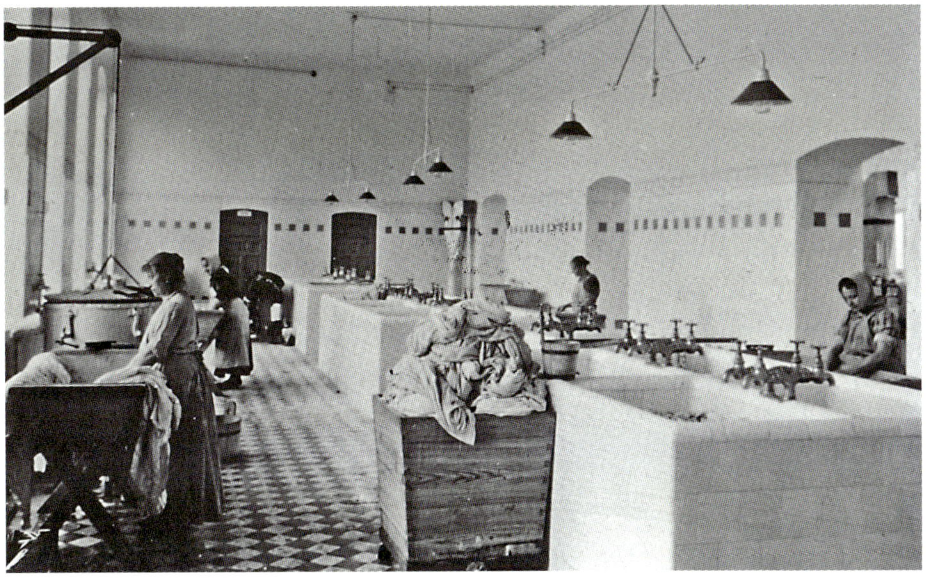

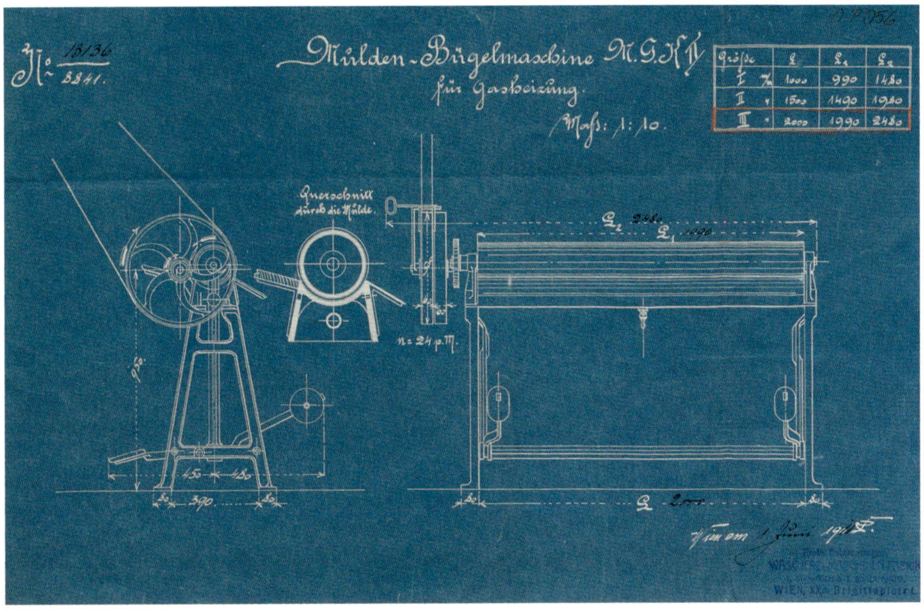


↑ P Foto von der Arbeit an den Einweichbottichen, einem der ersten Arbeitsschritte. Anschließend kam die Wäsche in die Waschmaschinen.

↑ P Konstruktionszeichnung einer gasbetriebenen Mulden-Bügelmaschine.

Kraftfluss lief über einen Dampfspeicherkessel und weiter über zumindest sechs Riemenscheibenachsen, der Antrieb der einzelnen Maschinen erfolgte zumeist mit Ketten. Die größten und schwersten Maschinen standen in den beiden südlichen Hallen und im zentralen „Mangel- und Trockenraum“: In den beiden nördlichen, dem Lege- und Bügelraum sowie der Nähstube waren keine Maschinen mehr vonnöten. Detaillierte Planungen erforderten die zahlreichen Warm- und Kaltwasser-, die Laugenleitungen und die Abflüsse über Kanäle im Keller. Neben der Transmissionsanlage befanden sich im Keller diverse Werkstätten, die drei Geleise der Bahnremise sowie eine Rosshaarkrempelei.

Der Kreislauf, den die Wäsche von der Abgabe der verschmutzten bis zur Ausgabe der sauberen nahm, bestimmte die funktionale Anlage der Räume und dauerte in der Regel zwei Stunden. Täglich wurden circa 10.000 Wäschestücke, die an die 5.500 kg wogen, gereinigt. Pro Jahr waren das schätzungsweise mehr als drei Millionen Wäschestücke, worunter sich auch die Privatwäsche des Sanatoriums befand, die gegen Selbstkostenersatz mitgereinigt wurde. Der Gesamtbedarf der Wäscherei war auf 4.000 Personen ausgelegt.

Die Anlieferung der Wäsche erfolgte über das Vestibül im Westflügel. Eine geräumige, halbgewendelte Treppe mit dekorativen Vergitterungen führte in das Obergeschoß, wo sich mehrere Wäschemagazine zum Lagern der nicht benötigten Wäsche befanden, welche mithilfe eines mit der Transmissionsanlage betriebenen elektrischen Aufzuges dorthin befördert wurde. Der oberste Stock war ausnahmsweise nicht für Wohnungen vorgesehen, sondern nahm die drei schon erwähnten Wasserreservoirs auf. Südlich des Vestibüls erfolgte die „Eingabe“ der Schmutzwäsche, die in zwei anschließenden Räumen nach dem Verschmutzungsgrad sortiert und dann im nördlich gelegenen Saal in einen der 18 Einweichbottiche oder in den „Dampfkochapparat“ eingelegt wurde. (Die gebräuchlichen Reinigungsmittel waren Schmierseife, Kernseife oder Soda.) Der nächste Arbeitsgang erfolgte schon im ersten, mit Oberlicht versehenen „Wäscherei-Raum“. Hier standen elf Waschmaschinen und zehn Zentrifugen, die das Wasser aus der Wäsche schleuderten. Anschließend wurde die Wäsche in Wägen in den angrenzenden „Mangel- und Trockenraum" transportiert, wo das Trocknen durch drei „Doppeldampfmangeln", eine der drei „Wäschewalken" sowie in einem der vier noch erhalten Trockenapparate erfolgte. In den als „Kulissentrockenapparaten" bezeichneten, an der Wand angebauten 3,6 m hohen Kammern wurde die Wäsche auf Stangen aufgehängt und durch erwärmte Luft, die über am Boden angebrachte Radiatoren (Rippenrohre) einströmte, getrocknet, während das Kondenswasser im Fundament abgeführt wurde. Die acht Kulissen jeder Kammer konnten separat auf Rollen ausgezogen werden. Die dafür notwendigen Schienen wurden mittels Flacheisen an der Decke montiert. Auf den beiden südlichen Trockenkammern waren zusätzlich Laugenreservoirs aufgestellt. Bei Schönwetter konnte die Wäsche auch auf dem südlich der Wäscherei gelegen Platz zum Trocknen aufgehängt werden. Im „Lege- und Bügelraum" wurde die Arbeit abgeschlossen. Für das effiziente Bügeln wurde eine Gasbügelanlage angeschafft, deren Gasleitungen über Putz verliefen.

Während für die bisherigen Arbeitsvorgänge angestellte Arbeiterinnen und Arbeiter, die die großen Maschinen betätigten, Beschäftigung fanden, kamen hier erstmals 25 Patientinnen zum Einsatz, die unter Aufsicht von zwei Pflegerinnen die Wäsche zusammenlegten. Schadhafte Stücke wurden sofort ausgeschieden und in den zwei angrenzenden Nähstuben, die im nördlichsten Flügel lagen, von 60 beaufsichtigten Patientinnen ausgebessert. Nur für das Tragen und andere schwere Arbeiten wurden männliche Patienten herangezogen. Der letzte Raum im Wäschekreislauf war jener der Wäscheausgabe, die nördlich des Vestibüls und einer Kanzlei erfolgte.[2]

Die Anlage der Wäscherei in Steinhof war hinsichtlich der technischen Ausrüstung, der Konstruktion und Belichtung der Halle, und der Organisation des Arbeitsablaufes exemplarisch und könnte durchaus als historisches Vorbild der späteren Zentralwäschereien- und -bäder des Roten Wien gesehen werden, wenngleich der ideologische Ansatz ein grundverschiedener war. Fungierten die Wäschereien in Anstalten als unverzichtbare Bestandteile zur Einhaltung der Hygiene und Unterstützung der Gesundung, sollten die Zentralwäschereien in den Großwohnanlagen oder Siedlungen der Zwischenkriegszeit als Gemeinschaftseinrichtungen kollektiv genutzt werden, um den inneren Zusammenhalt der Bewohnerinnen und Bewohner zu fördern, und einer potentiellen Verbürgerlichung entgegenwirken. Dennoch, die Wäscherei als Ort weiblicher Arbeit blieb unverändert. Waren es in Steinhof die Arbeiterinnen und Patientinnen, die hier im Sinne einer Therapie Beschäftigung fanden, sollte im kommunalen Wohnbau den mittlerweile berufstätigen Frauen die Hausarbeit erleichtert werden, indem sie ihre Wäsche in den modernsten Waschmaschinen reinigten, sie nach wie vor in Kulissenräumen trockneten und an den Bügelgeräten plätteten.

Die Fortschrittlichkeit der Deckenkonstruktion der Wäscherei in Steinhof verdeutlicht ein Vergleich mit jener der Zentralwäscherei im Karl Marx-Hof von Karl Ehn 1926–1933. Der dem sachlichen Zeitstil angepasste abgetreppte Baukörper dort besaß im Inneren sichtbare Betonunterzüge, die nun aber mit einem flachen Glasdach eingedeckt wurden. Mittlerweile war es eben möglich, verglaste Flachdächer fachgerecht zu isolieren. (SPF)

1 Siehe Beitrag von Stefan Melwisch.
2 JAHRESBERICHT 1909, S. 153.

## U Desinfektions- und Badehaus

Schon im Zuge der Ausarbeitung des ersten Projektes für den Steinhof hatte sich die Erkenntnis durchgesetzt, dass „das übliche alte Centralbad in den Irrenanstalten [...] durch den Pavillonstil eine beträchtliche , Änderung erfahren"[1] hat. Mittlerweile waren alle Pavillons mit Bädern ausgestattet, weshalb in diesem Gebäude die Desinfektion eine größere Rolle spielte als die Körperreinigung.

Der langestreckte, in der Mitte dreigeschoßig ausgeführte, durch Risalite gegliederte Baukörper schließt mit traufseitigen Walmdächern ab. Die im Parterre untergebrachten Baderäume, im Wesentlichen neun Badekabinen mit einem Wäsche- und Ruheraum sowie Duschen, standen den in der Wäscherei Beschäftigten zur Verfügung. Abgetrennt von den Baderäumen erfolgte die Desinfektion von Gegenständen der Infektionskranken im nördlichen Seitenrisalit. Hier war, neben einem Bad, zwischen zwei Räumen ein „Dampf-Desinfektionsapparat" eingefügt. Im ersten, vom Westen her zu betretenden Raum, wurden die Objekte angenommen, im zweiten, östlich gelegenen, ausgefolgt. Über eine Außentreppe konnten die gereinigten Gegenstände von einem „Diener", der zuvor ein Bad nehmen musste, abgeholt werden.

Im ersten Obergeschoß waren Schlafräume für 44 Kranke, Tagräume, Spülküchen, Wasch- und Baderäume sowie Bereiche für vier Pfleger vorgesehen. Das zweite Obergeschoß verfügte über zusätzliche Kranken- und Pflegerzimmer. Die Nischen der Westseite sind heute mit durchgängig verglasten Anbauten versehen, um einen Lift sowie ein Stiegenhaus aufzunehmen. (NSA)

1 SCHLUSSBERICHT 1909, S. 148.

## M Wirtschaftswohnhaus

Zwischen dem Desinfektions- und Badehaus und dem Beschäftigungshaus, liegt das Wirtschaftswohnhaus, in dem 43 in der Ökonomie beschäftigte Kranke sowie ihre Betreuer wohnten. Der langgestreckte zweigeschoßige Baukörper mit den im Osten und Westen vorspringenden Seitenflügeln variiert hinsichtlich seiner Grundrissform die Krankenpavillons der Hauptanstalt; besaß jedoch – anders als diese – Eingänge an allen vier Seiten. Das östlich gelegene Haupttreppenhaus führt zu dem quer durchlaufenden Korridor, über den die Haupträume erschlossen werden. Dieser mündet beiderseits in einen Ausgang mit einer kleinen Freitreppe. Ein weiterer ebenerdiger Zugang war von Westen her über einen Vorbau möglich. Das Wohnhaus hebt sich durch seine Dachform von den flach gedeckten Krankenpavillons

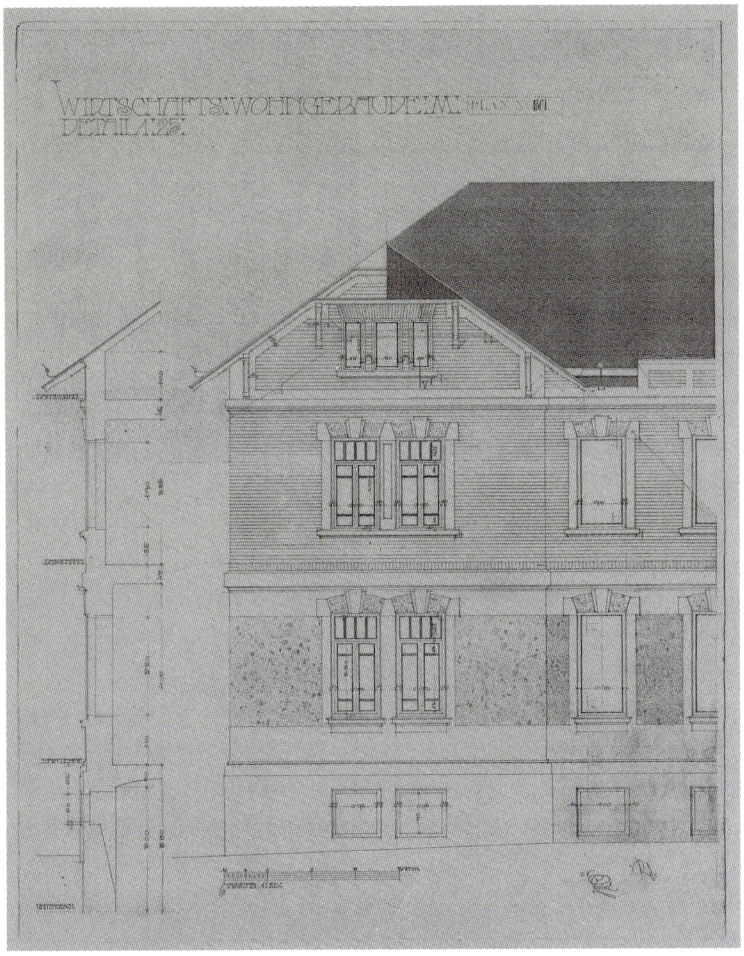

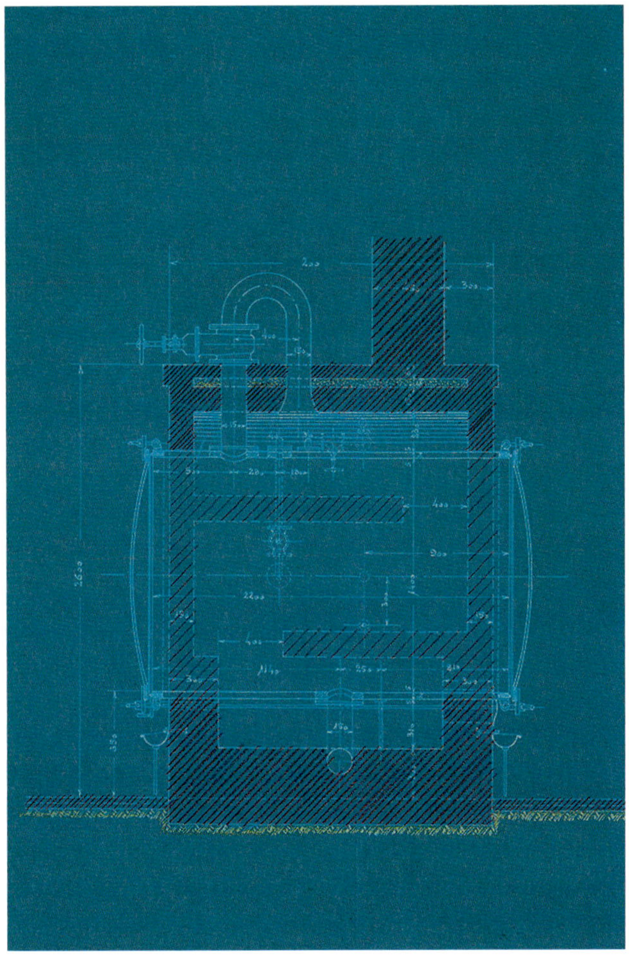

ab. Es besitzt ein hohes Walmdach und der über die Traufe ragende Mittelrisalit bzw. die Eckrisalite werden mit eigenständigen, über die Hauptfassade giebelartig auskragenden Walmdächern akzentuiert.

Die differenzierte Innenraumgliederung sowie die allseitige Zugänglichkeit geben einen deutlichen Hinweis darauf, dass hier nicht Kranke betreut oder streng kontrolliert wurden, sondern dass sich die Bewohner frei und eigenständig im Areal bewegen konnten. Im Erdgeschoß gab es zwei große Schlafsäle, aber auch zwei Tagräume, eine Kanzlei, Räume für die Pfleger, ein großes Badezimmer und Nebenräume. Im Obergeschoß lagen weitere Drei- bis Sechsbettzimmer, Pflegerwohnungen, ein Speiseraum und eine Spülküche. 1930 wurden die Schlafräume im Erdgeschoß und die Lagerräume im Keller zu Werkstätten umgewidmet und umgebaut. Aktuell dient das Gebäude als Notunterkunft für obdachlose Menschen. (SPF)

↑ U Die im Desinfektions- und Badehaus eingerichteten Bäder standen den Angestellten der Wäscherei zur Verfügung. Von zentraler Bedeutung war ein zwischen zwei Räumen eingebauter riesiger Dampf-Desinfektionsapparat für Gegenstände.

← M Die im Wirtschaftswohnhaus untergebrachten Angestellten unterlagen nicht der ärztlichen Kontrolle und Aufsicht, weshalb dieses Gebäude vier Ein- und Ausgänge besaß, die ein freies Kommen und Gehen ermöglichten (Adolf Prosch).

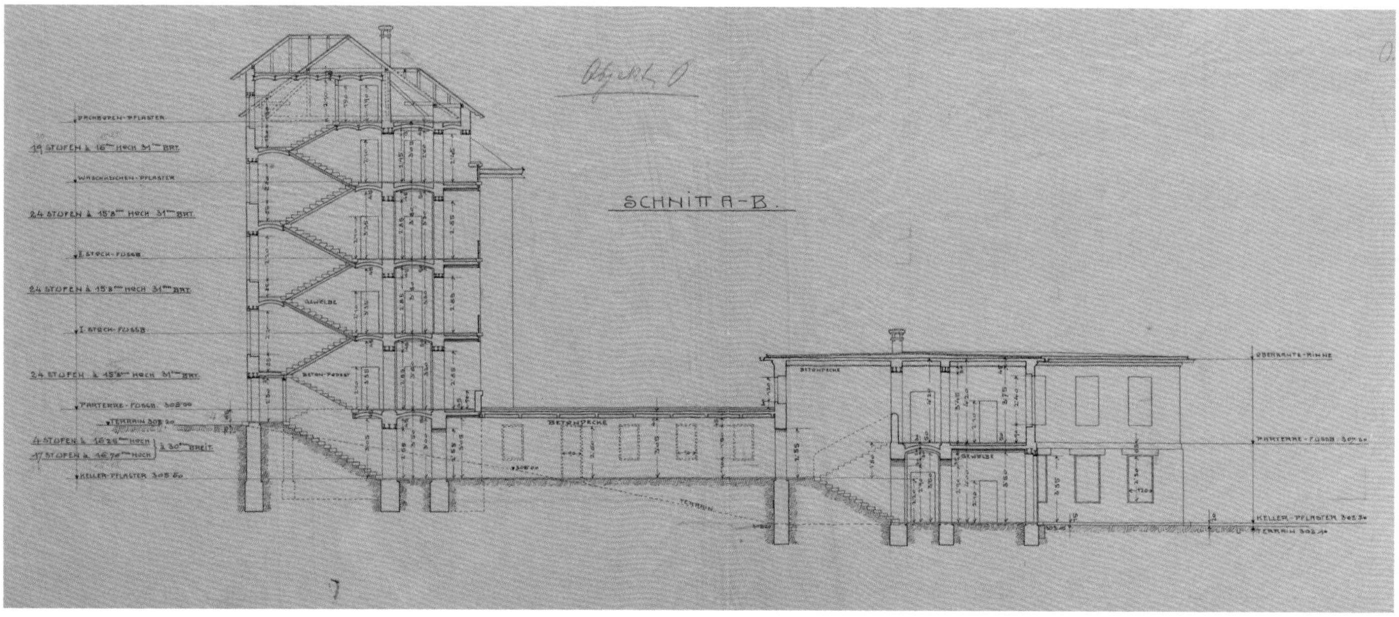


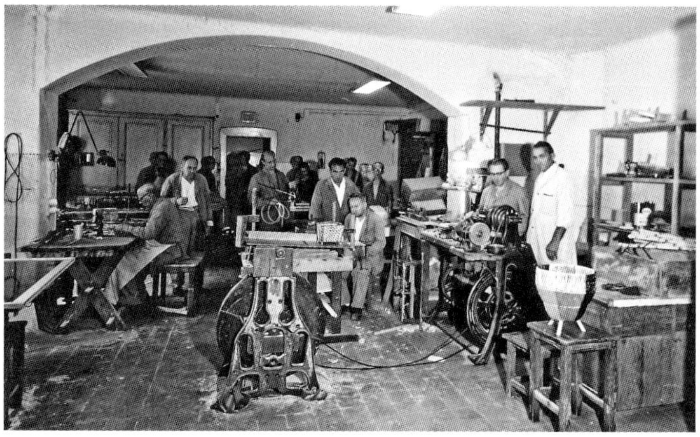

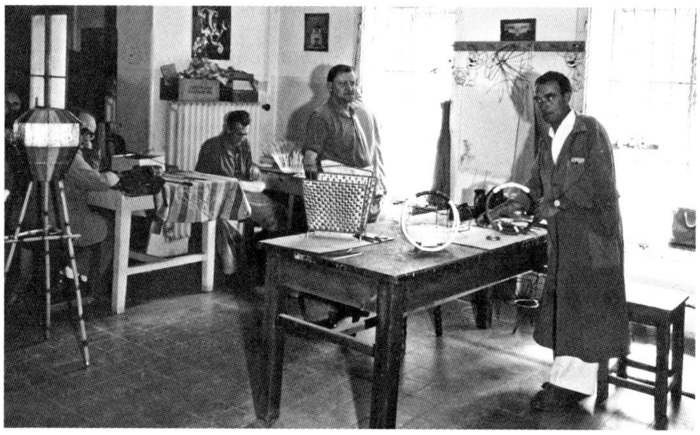

**O**

## Beschäftigungshaus

Das Beschäftigungshaus ist das letzte Gebäude der zentralen Wirtschaftsachse. Es besteht aus zwei Bauteilen, die über einen 17 m langen flachgedeckten und durchfensterten Gang verbunden sind: Dem eigentlichen zweigeschoßigen, U-förmigen Beschäftigungshaus und einem drei- bzw. viergeschoßigen Wohngebäude, das aufgrund seiner Höhe und Position die anderen Bauten deutlich überragt.

Bei dem Beschäftigungshaus handelt es sich um eines der zentralen Gebäude der Beschäftigungstherapie. Im Statut von 1907 war deutlich festgelegt, dass die Betätigung der Kranken als Beruhigungs- und Heilmittel zu betrachten ist, wobei darauf geachtet wurde, eine Betätigung entsprechend den jeweiligen beruflichen Fertigkeiten anzubieten. Arbeitszwang gab es keinen, auch keine spezielle Entlohnung (ausgenommen war eine Kostaufbesserung in geringem Ausmaß). Die Entscheidung über die Arbeitsfähigkeit eines Patienten oblag dem jeweils zuständigen Primar- und Wirtschaftsarzt.

Der Hauptzugang zu dem U-förmigen Baukörper erfolgt über einen dreiachsigen Vorbau. Über den gewölbten Quergang gelangte man zu den einzelnen, eigentlich im Keller gelegenen Werkstätten, die jedoch aufgrund des abfallenden Terrains großzügig mit Fenstern versehen sind. Hier arbeiteten unter Aufsicht und Mithilfe der Werkpfleger und Professionisten täglich an die 100 Patienten. Die flächenmäßig größten und material- und lärmintensivsten Werkstätten wie die Tischlerei, Schmiede und Schlosserei nahmen die Seitenflügel ein, die an den Stirnseiten für den Materialtransport eigene Zu- und Ausgänge besaßen. Entlang des Ganges reihten sich eine Spenglerei, Korb- und Mattenflechterei und im oberen, noch besser belichteten Geschoß, eine Schuhmacherei, Schneiderei sowie Räume für Uhrmacher, Elektriker, Glaser, Buchbinder, Laubsäger und Bildhauer sowie eine Druckerei. Das Beschäftigungshaus hat seine Funktionstüchtigkeit bis heute bewahrt.

← O Das Beschäftigungshaus bestand aus drei Bauteilen, dem westlich gelegenen sehr hohen Wohnhaus, das über einen eingeschoßigen Gang mit dem Werkstättenhaus verbunden war.
↙ O Einblick in einen der gewölbten Werkstättenräume im Erdgeschoß, in denen arbeitsfähige Patienten Beschäftigung fanden.
↙ O Beschäftigung von Patienten in der Korbflechterei.
→ Q Die Giebelaufmauerung beim Kesselhaus zeigt die sorgfältige Ziegelsetzung der weißen Sandsteinziegel und den schmiedeeisernen Maueranker.

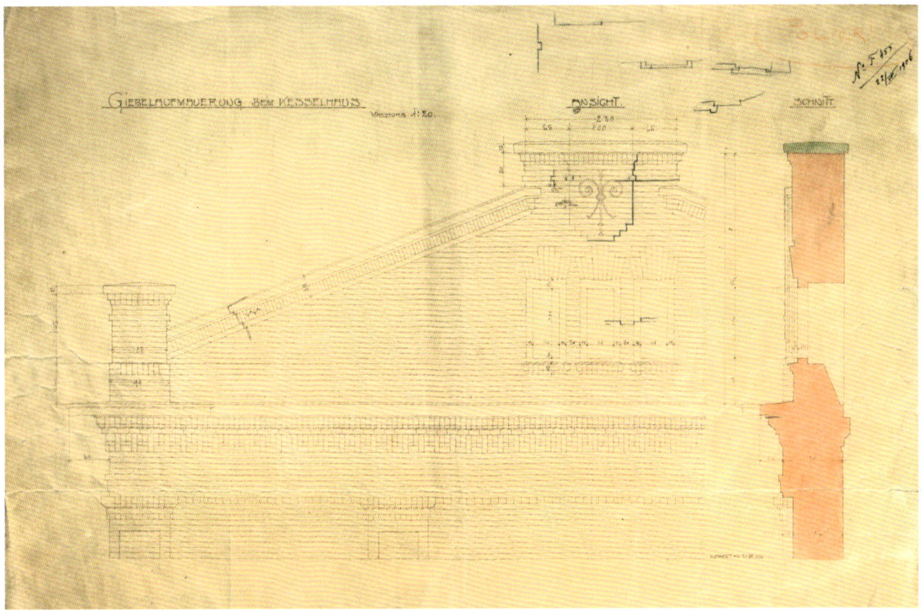

Über eine Treppe gelangte man in den Verbindungsgang, der das Beschäftigungshaus mit dem ihm zugeordneten Wohngebäude verband. Vor seinem westlich gelegen Haupteingang trafen mehrere interne Straßen aufeinander, sodass sich hier ein wichtiger Kreuzungspunkt ergab, der die Wegeführungen der Hauptanstalt mit jenen des Wirtschaftsareals verband. Der Zugang zum zentralen Treppenhaus des Wohngebäudes erfolgte über einen viergeschoßigen, einachsigen Mittelrisalit, der von zweiachsigen, dreigeschoßigen Rücklagen und Eckrisaliten, die mit hohen Walmdächern abschließen, eingefasst wird. Das Wohngebäude diente zwölf „Professionistendienern", die als Bedienstete die Aufsicht in den Werkstätten übernahmen, als Unterkunft. Über einen Gang wurden im ersten und zweiten Stock je vier Wohnungen erschlossen. Jede Wohneinheit bestand aus einem Zimmer, einer Küche und einem Kabinett, die WCs lagen hingegen am Gang beidseits des rückwärtigen Mittelrisalits. Im dritten Geschoß befanden sich eine Waschküche und ein Bügelraum, und im erhöhten Mitteltrakt die Trockenböden. (SPF)

Q Y

## Kesselhaus und Verbrennungsofen

Das 1906 errichtete Kesselhaus (Q) befindet sich am nordöstlichen tiefsten Punkt des Wirtschaftsareals. In erster Linie wurde dadurch die Wäscherei, welche südlich an das Kesselhaus angrenzt, mit Dampf und Heißwasser versorgt. Da dieses Gebäude für den Wasch- und Trockenbetrieb sowie für den Antrieb der Transmissionsanlage einen sehr hohen Energiebedarf hatte, gab es eine direkte Verbindung zwischen beiden Gebäuden auf kurzem Wege: Ein freiliegender Rohrleitungsschacht, der den Transport des „Betriebsdampfes" zwischen dem Kesselhaus und der Wäscherei gewährleistete, ist heute noch vorhanden. Im Zuge der angestrebten Maximalausnutzung der Anlage wurde auch eine Ferndampfheizung realisiert, um weitere, vom Kesselhaus nicht allzu entfernt liegende Objekte der Heil- und Pfleganstalt mit Dampf beheizen zu können. Zu den über eine schmiedeeiserne, in einem Betonkanal verlaufende Rohrleitung mit einer Gesamtlänge von 57 km versorgten Bauten gehörte der Großteil des Wirtschaftsareals, die zentrale Anstaltsküche, deren Dampfkochkessel und Kühlanlage auf diese Weise betrieben wurden, sowie mehrere Krankenpavillons.[1] Alle anderen Gebäude wurden durch Niederdruckdampfheizungen, deren Dampfkessel sich in den jeweiligen Untergeschoßen befanden, beheizt, die Wohnungen der Pfleger in den Traktaufbauten mit Einzelöfen. Für die Kirche wurden, wie es im Schlussbericht hieß, alle „notwendigen Vorkehrungen getroffen, um dieselbe im Bedarfsfalle ohne Adaptierung an die Ferndampfleitung anschließen zu können".[2] Die Kirche blieb jedoch bis heute unbeheizt.

Das über das Wirtschaftstor in der Reizenpfenninggasse erschlossene Kesselhaus basiert auf einem rechteckigen Grundriss in der Größe von 24,6 x 13,0 m und erreicht 8,0 m Raumhöhe. Das aufgehende Mauerwerk weist eine ziegelsichtige Fassadenstruktur auf. Lediglich der Sockel wurde rundumlaufend mit einer Putzschicht versehen. Im Unterschied zu den anderen Pavillons kamen beim Kesselhaus weiße Sandsteinziegel zur Anwendung, wodurch es sich hinsichtlich der Materialität von allen anderen, ziegelsichtigen, rötlichen Fassaden unterscheidet und sich damit klar als reiner Zweckbau zu erkennen gibt. Die Ostfassade des niedrigen, an das Kesselhaus angefügten flachgedeckten Anbaus für die Anlage der „Krippel"-Feuerung, einer 1900 patentierten niederösterreichischen Feuerungsanlage, gliedert sich durch große Fenster mit bogenförmigen Überlagern und eine doppelflügelige Tür. Rahmen und Beschläge wurden aus Eisen gefertigt und besitzen nicht

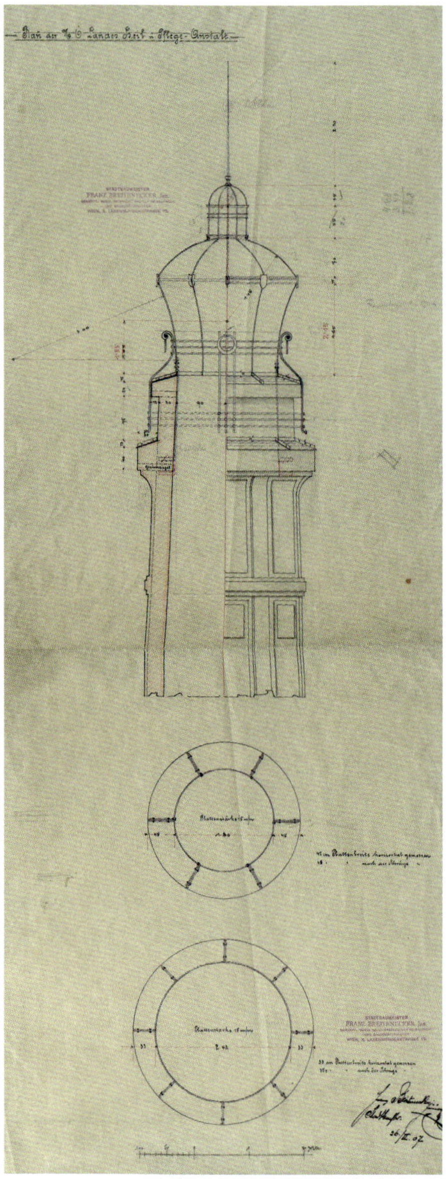

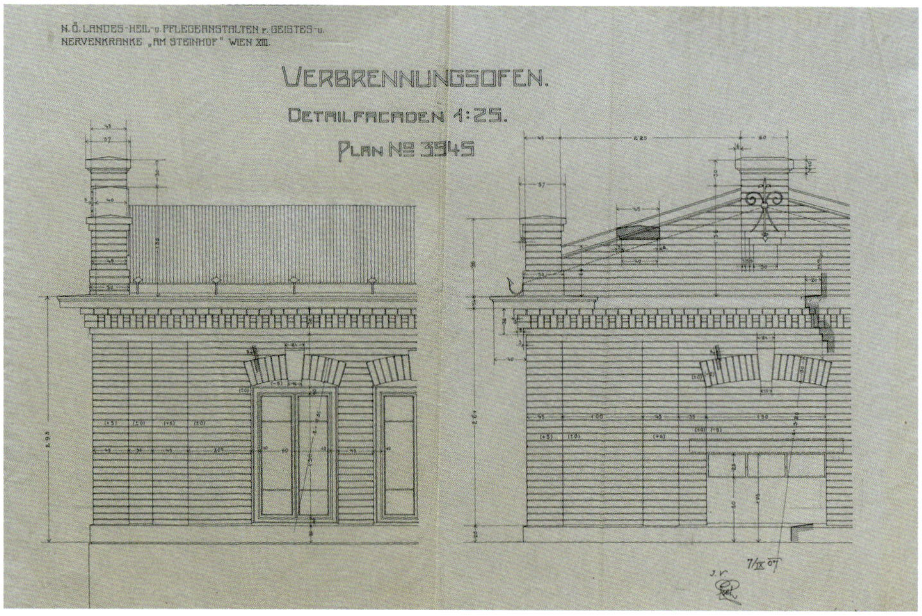


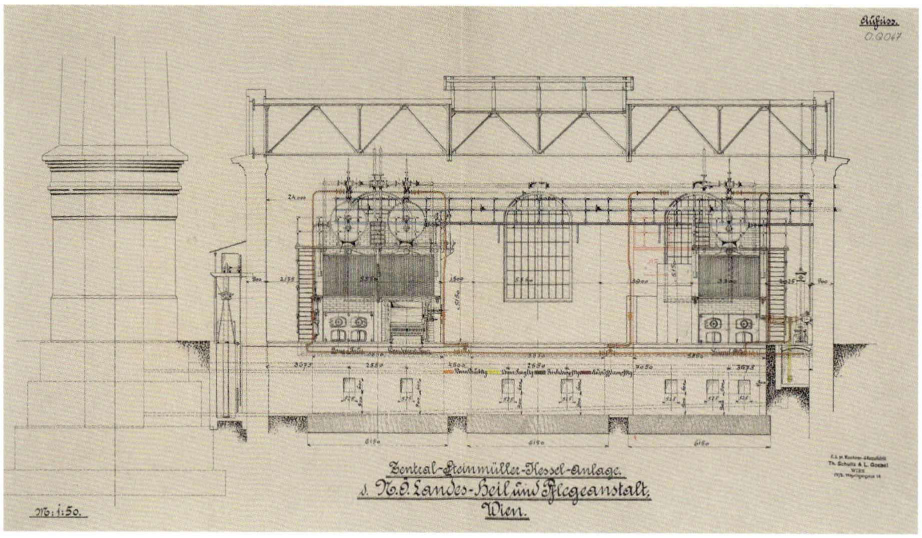


nur zweckmäßigen, sondern auch dekorativen Charakter. Die Fensterflächen sind in einzelne Flügel unterteilt, von denen pro Fenster jeweils zwei als Kippflügel ausgeführt wurden. Diese Einteilung lässt sich auch bei allen anderen Fenstern dieser Fassadenseite erkennen.

Ein rundumlaufendes Gesims trennt an der Ost- sowie an der Westseite die Außenmauern vom darüber liegenden Traufbereich der Dachkonstruktion. Nord- und Südseite weisen über diesem Gesimse des eigentlichen Kesselhauses ein Giebelmauerwerk mit einem schmiedeeisernen Maueranker auf. Die Konstruktion des mit einer Laterne versehenen Satteldaches besteht bis heute aus Fachwerkeisenträgern als Primärtragwerk und quer darauf liegenden Eisen-T-Profilen als Sekundärtragwerk. Darüber befand sich eine Holzschalung, an der Stahlwinkelprofile befestigt wurden, um die Holzträme zu stützen, die die Dacheindeckung tragen. Ob dieser Teil des Aufbaus nach wie vor im Originalzu-

↖ Q Der 44 m hohe Schlot aus Sichtziegel besaß einen schmiedeeisernen korbartigen Funkenfänger und war neben der Kirche das zweite von Weitem sichtbare aufragende Wahrzeichen der Anstalt.

↑ Y Neben dem Kesselhaus wurde ein niedrigeres Gebäude für den Verbrennungsofen angeschlossen (Adolf Prosch).

↑ Q Querschnitt durch das Kesselhaus mit der Zentral-Steinmüller-Kesselanlage.

stand vorhanden ist, war nicht zu eruieren.

Ursprünglich wurde die Anlage mit Kohle befeuert, deren Lagerplatz im Westen an das Gebäude angrenzte. Da dieser Bereich ein höheres Niveau als die Bodenoberkante im Inneren des Kesselhauses aufwies, war es möglich das Feuergut über Kipp-Loren in das Gebäude zu befördern, wo die vier „Hochdruck-Dampfwasserkessel" nach dem System „Steinmüller" standen. Vor der nördlichen Schmalseite des Kesselhauses erhob sich der für die Abfuhr von Rauchgasen benötigte Schlot aus Sichtziegelmauerwerk. Für den 44 m hohen, sich über einer mächtigen Sockelkonstruktion erhebenden Schlot wurde ein 6 m tiefes Fundament angelegt. Eine Besonderheit an dem sich nach oben konisch verjüngenden Rauchabzug war der an der Spitze angebrachte „Funkenfänger". Diese schmiedeeiserne Korbkonstruktion wurde mit kunstvollen Details versehen. In seiner Erscheinung erinnerte dieser Funkenfänger, der sich formal an die Laterne der Kirche oder den Aufsatz der Standuhr im Eingangsbereich anlehnt, an den oberen Abschluss von Leuchttürmen. Da der „Dampfschornstein" alle anderen Gebäude überragte, war er neben der Kirche ein von weitem sichtbares Wahrzeichen oder zumindest ein klarer Orientierungspunkt für die Lage der Anstalt. Nördlich an den Schlot wurde 1907 ein 5 x 6 m großes, niedriges Gebäude aus Sichtziegeln mit Satteldach angefügt, das einen Verbrennungsofen (Y), der den über einen Einfüllschacht an der Schmalseite angelieferten Abfall der Anstalt entsorgte, umschloss.

Um 1909 fanden Umbauarbeiten zur Erweiterung der Energieerzeugung auf Heizölbasis statt. Zu diesem Zweck wurde in der Achse des Verbrennungsofens, aber bereits im Areal der Gärtnerei, ein weitgehend im Boden versenktes „Naphta-Reservoir", ein runder Vorratstank für Heizöl, errichtet und spätestens 1956 mit einer Stahlbetonschale versehen. Diese Maßnahmen hatten im Inneren naturgemäß Anpassungen zur Folge, da die Feuerung mit Heizöl eine andere Verbrennungssystematik und Lagerung nötig machte.

1955 wurde das alte Kesselhaus in Richtung Westen erweitert. Dieser markant höhere Zubau weist ebenfalls einen rechteckigen Grundriss auf. Die Außenwände sind an allen vier Seiten mit Putz versehen und besitzen groß dimensionierte, verglaste Wandöffnungen. Den oberen Abschluss des Gebäudes stellt ein flach geneigtes Satteldach dar. Das Hochtanklager wurde an der Südostecke positioniert.

Betritt man das heutige Kesselhaus, durchschreitet man zuerst die Bereiche, in denen früher die Dampfkessel untergebracht waren. Erst im Innenraum nimmt man die enorme Höhe der sich noch immer in Betrieb befindlichen Verbrennungsöfen wahr, zu denen man über eine eingebaute Galerie gelangt.

Die meisten technischen Einbauten entstammen der jüngeren Vergangenheit. Einzelne Bereiche sind jedoch noch im Originalzustand erhalten. Dazu zählen die zweifarbig gestalteten Wandfliesen aus der Errichtungszeit oder ein Teil des Bodens, der aus Gründen der Beständigkeit und Robustheit 1935 mit Panzerplatten ausgelegt wurde. Der Schlot sowie der Verbrennungsofen an der Nordseite sind heute nicht mehr vorhanden und dürften vermutlich 1955 abgetragen worden sein. (MG/SPF)

1 Folgende Gebäude waren an die Ferndampfheizung angeschlossen: Wäscherei (P), Küche (E), die Pavillons W, 22, 23, 24, Beschäftigungshaus (O), Wirtschaftswohnhaus (M), Desinfektions- und Badehaus (U), Fleischerei (X), Schweinestall (N) und die Gewächshäuser (R).

2 SCHLUSSBERICHT 1909, S. 156.

X

## Fleischerei und Selcherei

Die Fleischerei lag im nördlichen Teil des Wirtschaftsareals in einer Achse mit dem Schweinestall und ist heute das einzige im Areal noch vorhandene Objekt, das die einstige ökonomische Eigenversorgung der Anstalt dokumentiert.

Die Pläne vom Juni 1907 und das Modell Erwin Pendls zeigen ein freistehendes kompaktes, eingeschoßiges 12,10 x 9,50 m großes Gebäude, dessen Eingang im Westen direkt auf den Schweinestall ausgerichtet ist. Über einen Vorraum gelangte man in den Abstechraum und von diesem in einen längsrechteckigen Raum mit den erforderlichen technischen Geräten für die „Selch-, Fettschmelz- und Wurstherstellung". Die Arbeitsräume wurden durch jeweils drei Fenster mit natürlichem Licht versorgt. Den oberen Abschluss des Gebäudes bildete ein umseitig vorkragendes, abgeflachtes Walmdach.

Bereits im Juni 1908 wurde die Fleischerei im Süden mit einem unterkellerten zweigeschoßigen, mit einem Walmdach versehenen Zubau erweitert, um Platz für einen weiteren 10,45 x 7,4 m großen Wurstherstellungsraum zu schaffen – immerhin erzeugte man täglich 1.000 kg Wurst. Der neue Zugang im Süden führte zu der das Obergeschoß erschließenden gewendelten Treppe. Hier war eine Wohneinheit mit Küche, Zimmer, Kabinett und einem Abort untergebracht.

An der Fleischerei am Steinhof ist besonders hervorzuheben, dass sie nicht als Zubau zur Küche (wie in Kierling-Gugging und Mauer-Öhling), sondern als eigenständiges Gebäude errichtet und im Zuge des hohen Fleisch- und Wurstbedarfs im Areal sogleich erweitert wurde. (PW)

N

## Schweinestall

Der laut Schlussbericht von 1909 „nach dem bewährten Muster von Mauer-Öhling"[1] erbaute Schweinestall befand sich im Norden des Wirtschaftsareals gegenüber der Fleischerei.

Das langgestreckte, unterkellerte Gebäude wies eine dreiteilige Gliederung mit zwei eingeschoßigen, die Stallungen aufnehmenden Seitenflügeln und einem quergestellten, erhöhten Mitteltrakt auf. Der Sichtziegelbau war bis in Parapethöhe der Fenster verputzt. Den oberen Abschluss bildete ein Satteldach mit 35° Neigung, das über dem Mitteltrakt giebelständig ausgeführt wurde. Der Schweinestall, der mittels Ferndampfleitung vom Kesselhaus aus beheizt wurde, verfügte über insgesamt vier Rauchfänge in den Wänden zwischen Mittelteil und Stall.

In den Seitenflügeln befanden sich die 52 „Koben", einzelne Abteilungen für Gruppen von Schweinen, die jeweils 6,0 bis 7,35 m$^2$ groß waren. Die Abgrenzung der über einen Mittelgang erschlossenen Koben erfolgte mit Rosten aus Lärchenholz. Beiderseits der Gebäudelängsseiten waren Auslaufställe angeordnet. In die beiden 34,30 m langen und 8,05 m breiten Stallräume gelangte man über

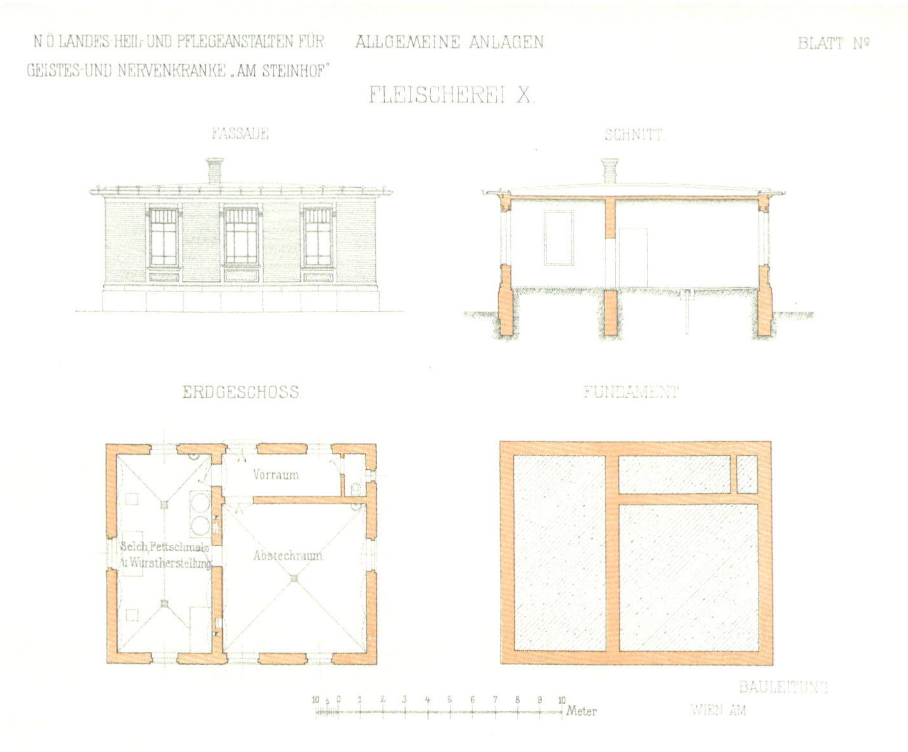


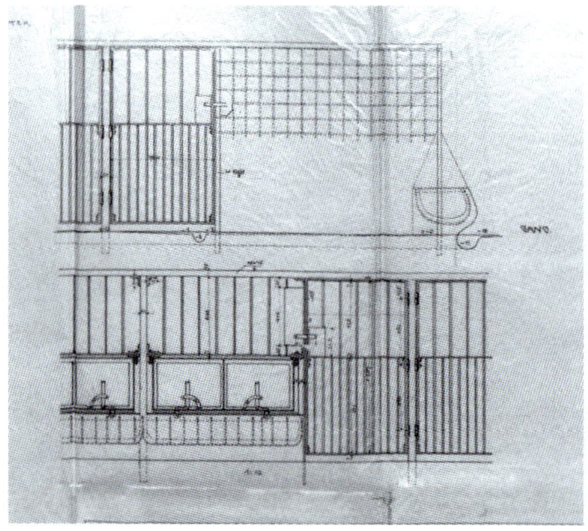

← X Die ursprünglich freistehende Fleischerei erhielt 1908 einen zweigeschoßigen Zubau. Hier wurden die Schweine abgestochen und das Fleisch zu Wurstprodukten verarbeitet.

↓ N Detailzeichnung einer vergitterten Kobe für die Schweine (Adolf Prosch).

→ 23 Dieser geschlossene Pavillon für „geisteskranke Verbrecher“ besitzt eine Sonderstellung. Er lag abseits der Hauptanstalt im Wirtschaftsareal und unterlag speziellen Sicherheitsbestimmungen. Hier gab es vorwiegend Einzelzellen.

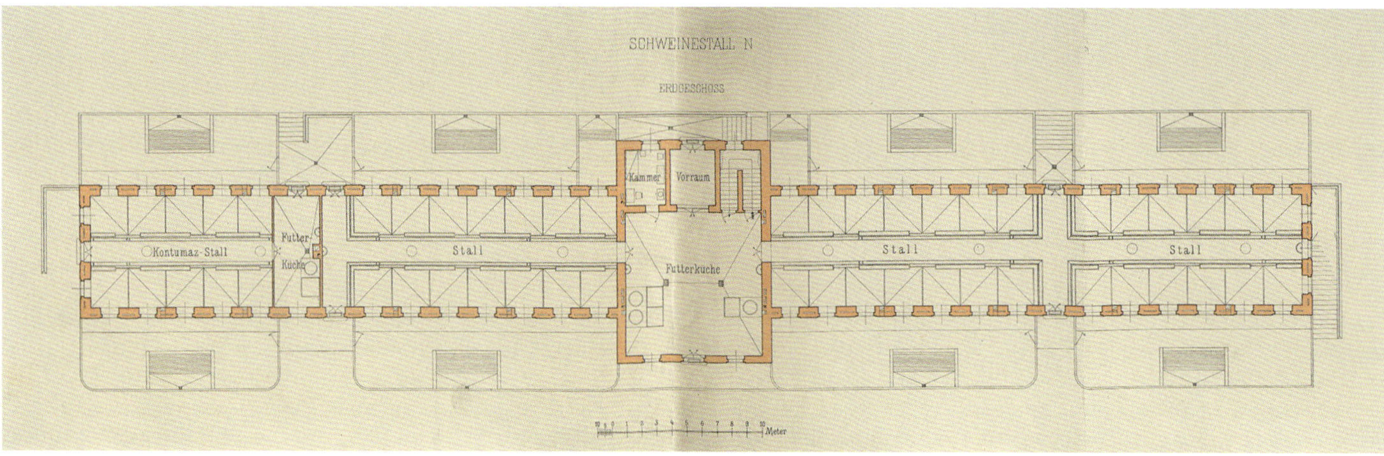


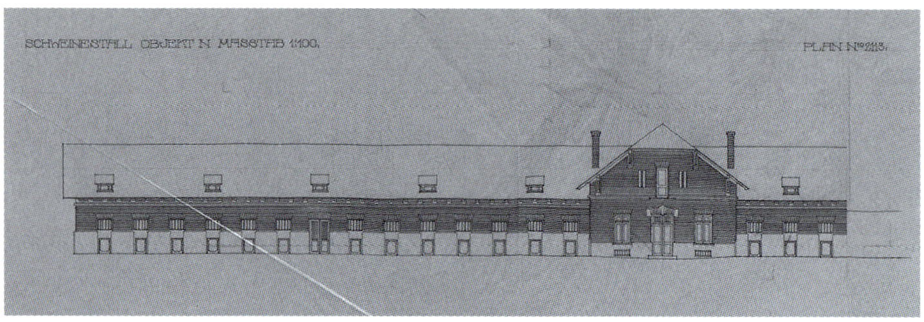


↑ N Die einzelnen Koben wurden über einen Quergang erschlossen, in der Mitte befand sich die Futterküche.

← N Der 1983 abgetragene, langgestreckte Schweinestall lag vis-à-vis der Fleischerei (Adolf Prosch).

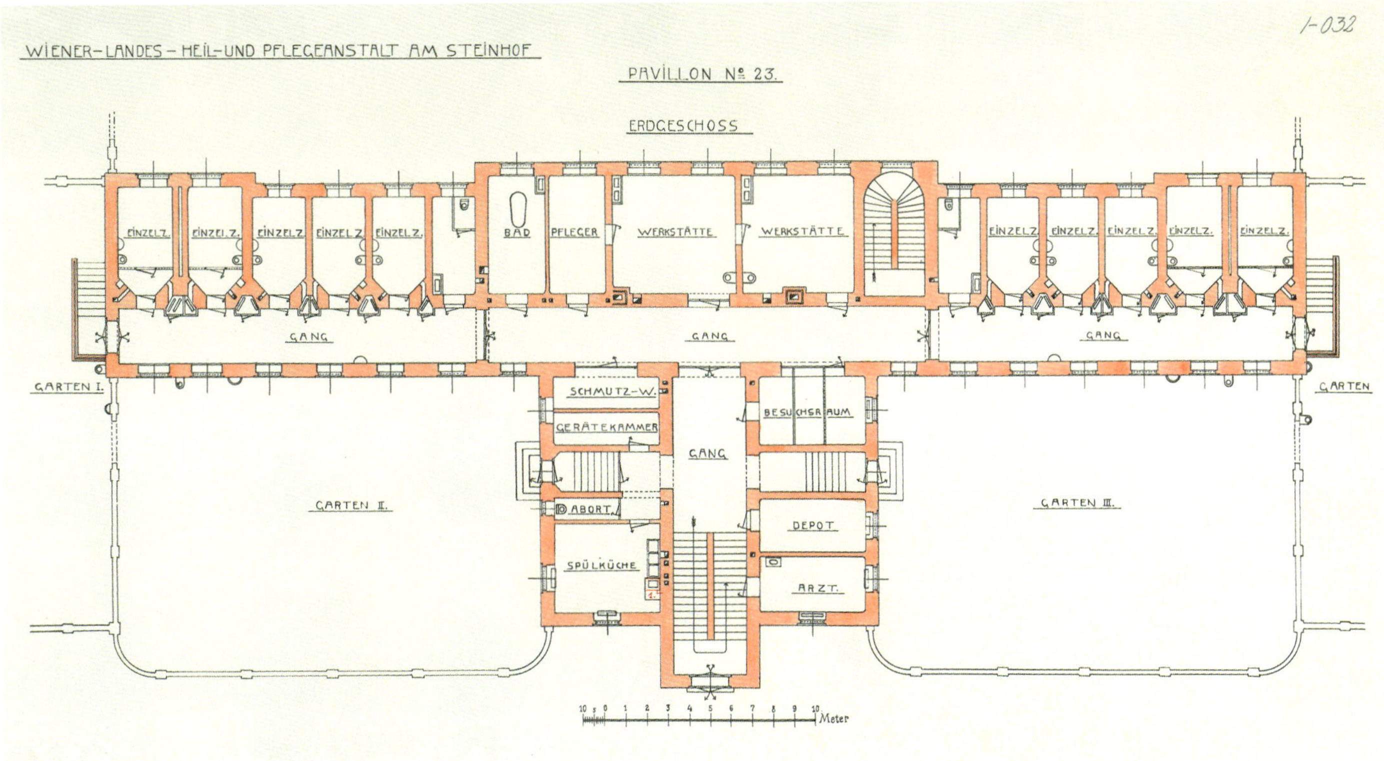


je drei Eingänge in den Seitenflügeln oder über den Mitteltrakt. Jeweils 26 Fenster, die mit einem äußeren und einem inneren Kippflügel geöffnet werden konnten, versorgten die Stallungen mit Tageslicht. Der 147 m² große Mitteltrakt enthielt neben einer gegenläufigen Treppe eine große Futterküche sowie Nebenräume, wie den Wohnraum für einen Knecht. Der Keller diente als Gemüsedepot.

Von der detailreichen Planung des Schweinestalls zeugen die von Adolf Prosch unterzeichneten Pläne über die Gestaltung der Türen, Fenster, der Mauern um die einzelnen Ausläufe, der hölzernen Abtrennungen zwischen den Koben oder der Anordnung und Ausführung der Futtertröge. Das ehemals 200 Schweine fassende Gebäude wurde 1983 abgetragen, um an seiner Stelle einen 1987 eröffneten Containerkindergarten aufzustellen. (PW)

1 SCHLUSSBERICHT 1909, S. 153.

23

## „Geschlossener Pavillon für geisteskranke Verbrecher und besonders gefährliche Geisteskranke"

Der Pavillon 23 ist als einziger Krankenpavillon nicht entlang der Hauptachse zwischen Eingang und Kirche situiert, sondern liegt am westlichen Rand des stark abfallenden Wirtschaftsareals. Er diente als geschlossene Pflegeanstalt für männliche gewalttätige Kranke. Vorbildhaft könnte der in Kierling-Gugging errichtete, besonders gesicherte, gefängnisartige „Tobpavillon für Männer" (1894) gewesen sein, der von einer hohen Mauer umgeben war. Eine Folge der um 1900 konträr geführten Diskussionen um Isolierzellen und Zwangsmaßnahmen dürfte den damaligen fortschrittlich gesinnten Direktor der Anstalt Josef Krayatsch bewogen haben, Maßnahmen zur Reduzierung der zellenartigen Strukturen und zur optischen Auflockerung der massiven Mauern zu veranlassen.[1] In Mauer-Öhling verzichtete man auf die Errichtung eines Pavillons für gewalttätige Kranke, dafür gab es vier Pavillons für „streng zu überwachende Pfleglinge", in denen auch Isolierzimmer vorhanden waren.[2] 1908 wurde der Pavillon 23 als letzter Krankenpavillon in Steinhof mit Ausnahme des noch als Bauleitungsbüro fungierenden Pavillons 8 fertiggestellt.

Das dreigeschoßige Gebäude schließt mit einem allseits leicht vorkragenden, abgewalmten Flachdach ab, für das eine Eisenbetonkonstruktion zur Anwendung kam. Das grau verputzte Untergeschoß aus Bruchsteinmauerwerk bildet den Gebäudesockel. Darüber erheben sich die weiteren Geschoße in Sichtziegelmauerwerk. Putzgesimse gliedern die Sichtziegel-Fassade horizontal zwischen den oberen zwei Geschoßen. So unterscheidet sich das Gebäude in seiner Außenerscheinung kaum von den anderen Pavillons der Heil- und Pflegeanstalt, deutlich jedoch hinsichtlich seiner funktionsbedingten Struktur.

Das Gebäude musste absolut ausbruchssicher konstruiert werden. Um Handgreiflichkeiten der Patienten untereinander zu vermeiden, wurden Einzelzellen geplant. Man gruppierte die Patienten zu vier Kategorien, denen je ein separater, mit einer 4 m hohen,

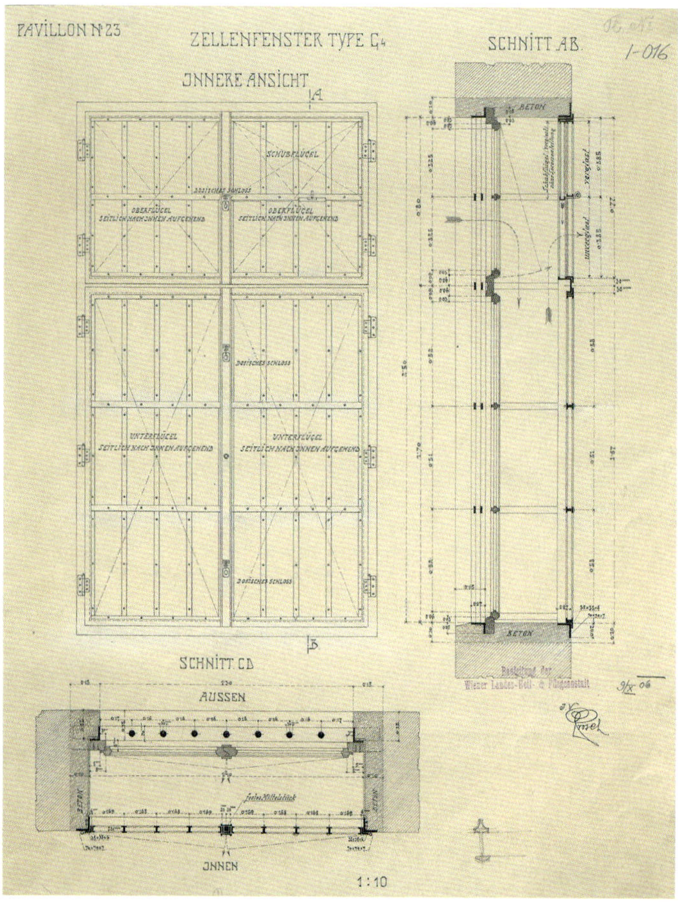


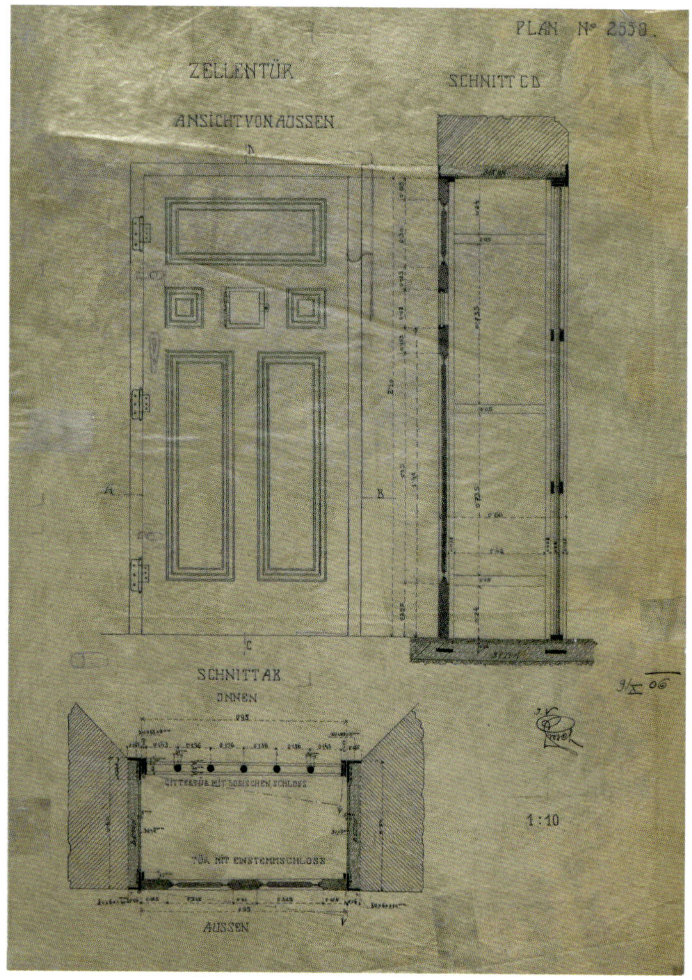


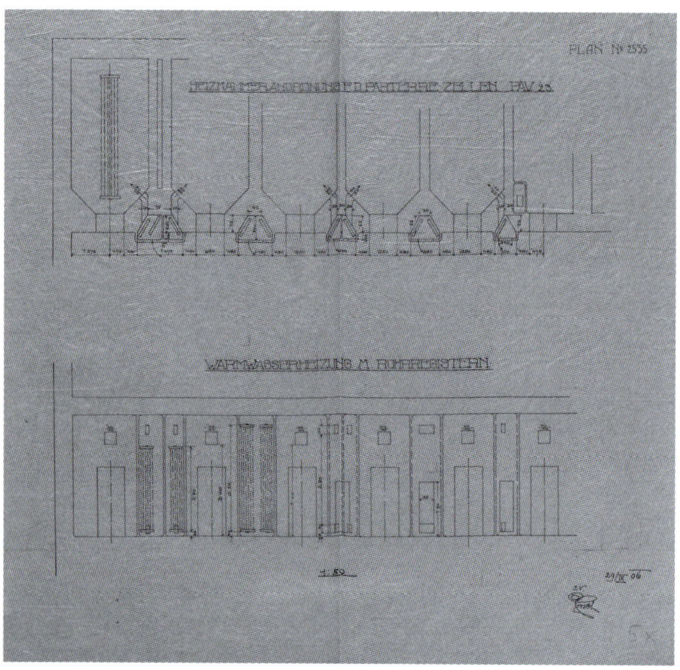


↖ 23 Beispiel eines ausbruchsicheren vergitterten Zellenfensters, das nur von außen mit einem Dreikantschlüssel geöffnet werden konnte.

↑ 23 Die Detailzeichnung einer Zellentür, die durch gangseitig liegende Eisengitter zusätzlich gesichert war (Adolf Prosch).

← 23 Die Beheizung in den Zellen erfolgte über eine Fußbodenheizung bzw. ein vor den Zellen angebrachtes Heizrohrsystem. Die erwärmte Luft wurde über Schläuche in die Zellen eingeleitet (Adolf Prosch).

glatten Betonmauer umgebener Hof mit Asphaltboden zugeteilt war. Im Osten des Pavillons diente ein zusätzlicher ummauerter und nur von außen zugänglicher Hof zur „vollständigen“ Absicherung der Patienten.

Der Grundriss des Pavillons, der aus einem länglichen, von einem durchlaufenden Korridor erschlossenen Krankentrakt im Osten und einem Mitteltrakt im Westen besteht, unterscheidet sich prinzipiell nur gering von den anderen Krankenpavillons. Jedoch befinden sich durch die gedrehte Positionierung der Haupteingang und die Zufahrtsstraße im Westen.

Im Erdgeschoß brachte man die „kompliziertesten“ Patienten unter. Um die Erschließungsströme zwischen Patienten und Pflegern zu trennen, wurden zwei separate Stiegenhäuser geplant. Das Hauptstiegenhaus liegt im westlichen Mitteltrakt und verbindet das Erdgeschoß mit dem ersten Stock. Das zweite, im östlichen Krankentrakt situierte Stiegenhaus führte vom Keller direkt ins zweite Obergeschoß. Es bot so den Pflegern Zugang zu ihren Zimmern, ohne mit den Patienten in Kontakt treten zu müssen. Über Abgänge an den Schmalseiten des Korridors gelangten die Kranken in einen der seitlichen Gärten. Der den Pflegerbereich erschließende Mittelrisalit war vom Krankentrakt zusätzlich durch eine versperrbare Türe getrennt.

Im Erdgeschoß reihten sich die als Einzelzellen konzipierten Krankenzimmer entlang des Hauptkorridors. Gesichert wurden die zehn Zimmer durch Eichentüren und gangseitig liegende Stahlgitter. Diese außen liegenden Gittertüren konnten gegebenenfalls offen gehalten werden, um den Patienten eine vermehrte Licht- und Luftzufuhr zu ermöglichen. In den Zimmern befanden sich ein aus Beton gegossenes Bett, ein in Gusseisen ausgeführter, mit Betonumhüllung versehener Abort und eine kleine Waschmulde, deren Wasserfluss nur durch den Pfleger vom Gang aus regulierbar war. Alle Raumkanten wurden wegen der akuten Verletzungsgefahr abgerundet. Die Beheizung der Räume erfolgte teils mittels Fußbodenheizung, teils durch außerhalb der Räume im Korridor angebrachte Heizkörper, die Warmluft über Schläuche in die Zellen führten. Die doppelten Zellenfenster der Zimmer mit einer außenseitigen Vergitterung und einer verstärkten Innenverglasung entsprachen dem als besonders ausbruchsicher geltenden „Fenstertyp 4“ der Anstalt.

Im Mitteltrakt des Erdgeschoßes befanden sich neben dem Besuchs- und Arztzimmer eine Spülküche, eine Toilette, eine Geräte- und Wäschekammer sowie ein Depot. Besondere Aufmerksamkeit wurde der Gestaltung und Sicherung der Besuchsräume gewidmet, die Glaswände mit Sprechöffnungen besaßen. Die Besucher betraten das Zimmer über den Vorraum im Mittelbau, das Personal und die Patienten über gesonderte Zugänge vom Hauptkorridor aus. Eine zusätzlich eingezogene Brüstung schuf die räumliche Distanz zwischen Patienten und Besuchern und verhinderte das Austauschen von Gegenständen. Im Krankentrakt waren zudem zwei Werkstätten für die Beschäftigungstherapie situiert, in denen sich die Kranken die meiste Zeit des Tages über aufzuhalten hatten.

Die räumliche Aufteilung des ersten Stockes ist ähnlich konzipiert, nur dass nun anstelle von Einzelzimmern jeweils zwei Räume mit vier bzw. zehn Betten, getrennt durch je ein Pflegerzimmer, vorgesehen waren. Im zweiten Stock, der ausschließlich aus dem ausgebauten Mittelteil besteht, befanden sich neben einer Traktpflegerwohnung und dem Stiegenhaus vier weitere Pflegerzimmer mit einer Sanitäranlage und zwei Lagerräume. Das Untergeschoß enthielt den Kesselraum für die Heizung und weitere Lagerräume.

1941 wurde die „Arbeitsanstalt für asoziale Frauen“ im Pavillon 23 eingerichtet.[3] Im Zuge eines späteren Umbaus überdachte man den Hof im Osten, um ihn mit zwei Werkhallen auszustatten. Die Glasbausteine zur seitlichen Belichtung der Hallen könnten ein Hinweis auf einen Umbau in den Sechziger- oder Siebziger-Jahren des 20. Jahrhunderts sein. (TMS)

1 PLAKOLM-FORSTHUBER 2009, S. 103–105.
2 Gegen Mauer-Öhling wurde sogar der Vorwurf erhoben, „dass sie Isolierräume überhaupt nicht enthalte“. SCHLUSSBERICHT 1909, S. 96.
3 Vgl. Beitrag von Herwig Czech.

R S

## Gewächshäuser und Gärtner-Wohnhaus

### Gewächshäuser

Die Gewächshäuser (R) und das Wohnhaus des Gärtners (S) liegen im nordwestlichen, abschüssigen und deshalb terrassierten Gelände des Wirtschaftsareals. Glashäuser in Krankenhausarealen dienten nicht der Züchtung oder der Überwinterung exotischer Pflanzen oder Früchte, sondern erfüllten ausschließlich ökonomisch bedingte Aufgaben. Zum einen wurden Blumen und Pflanzen, die in den Repräsentationsbauten und Pavillons zum dekorativen Schmuck der Räume (vorwiegend Palmen) und Balkone Verwendung fanden, kultiviert und überwintert, zum anderen mussten die aufwendigen Gartenanlagen bestückt werden, wofür ungefähr 150.000 Pflanzen notwendig waren. Schätzungsweise wurden jährlich eine halbe Million Pflanzen, darunter auch zahlreiche Nutzgewächse – Gemüsepflanzen, Obstbäume –, aber auch Busch- und Baumsetzlinge herangezogen. Die Beschäftigung der Patientinnen und Patienten in der Gärtnerei und der Landwirtschaft wurde als besonders positive therapeutische Maßnahme gesehen, welche den Hauptzweck habe, „das Los der Kranken durch den Segen der Arbeit zu verschönern und den Ernst ihres Aufenthalts zu mildern, wenn nicht zu verwischen“[1]: Diese Betätigung wurde sogar den im Sanatorium untergebrachten Personen angeraten.

Ausgehend von Alt-Scherbitz spielte die therapeutisch verordnete Betätigung psychisch Kranker im Freien im Laufe des 19. Jahrhunderts eine immer bedeutendere Rolle, was zur Einrichtung ganzer landwirtschaftlicher Kolonien führte (Haschhof, Mauer-Öhling). Ein positiver Nebeneffekt war zudem die autarke Versorgung mit Fleisch, Obst und Gemüse, was die materielle Unabhängigkeit der Anstalten beförderte. Interessanterweise schenkte man der Spargelzucht, die neben der großen Obstplantage nordwestlich der Gärtnerei angelegt wurde, besondere Aufmerksamkeit. Die Stadtrandlage unterband jedoch den Unterhalt eines größeren landwirtschaftlichen Betriebs.

Aufgrund der für Glashäuser optimalen Südlage wurden die Bauten für die Gärtnerei

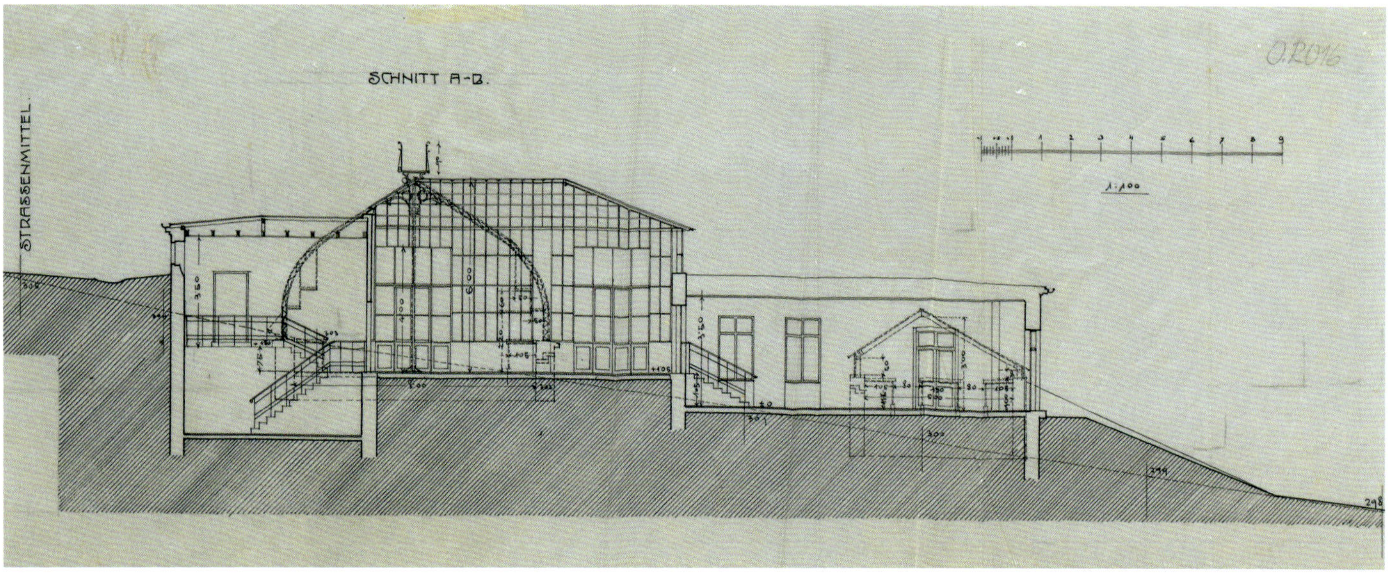


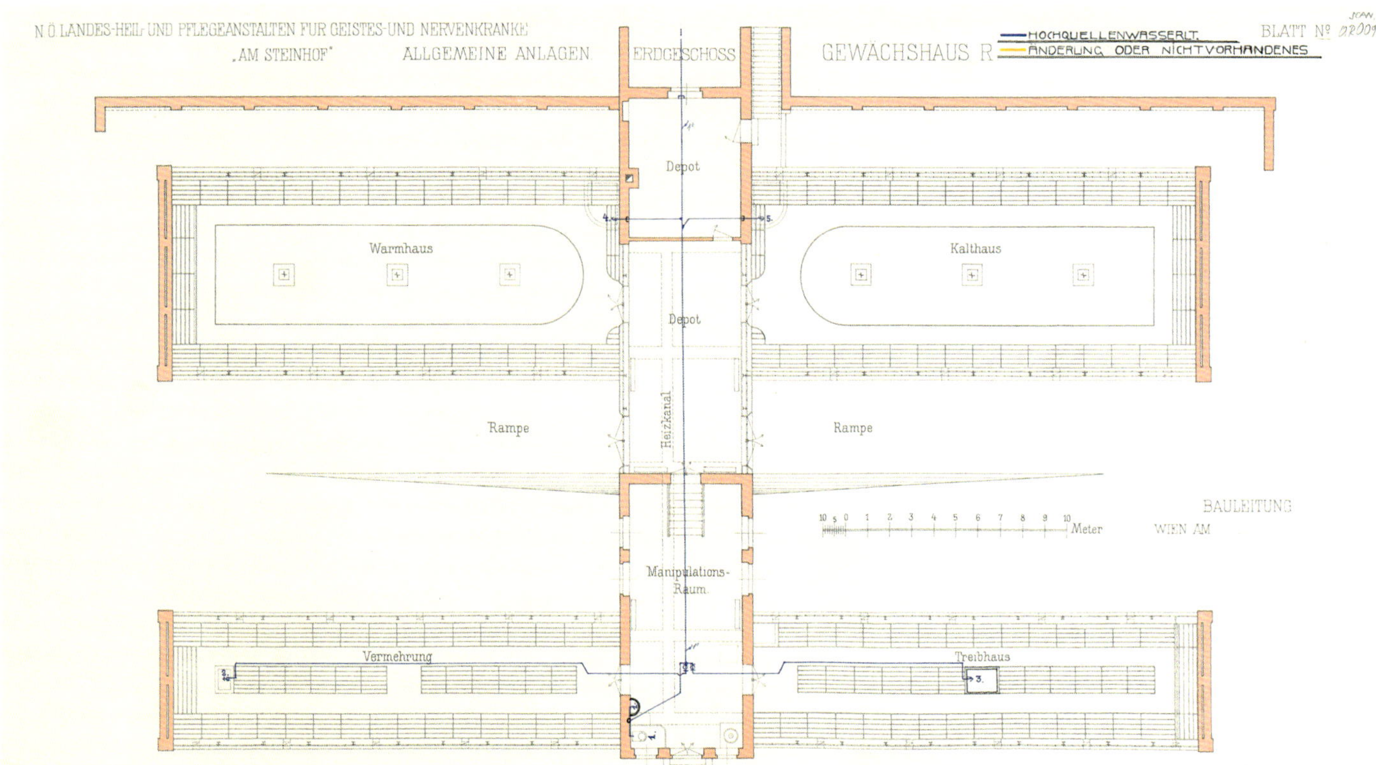


↑ R Die Nord-Süd orientierten Glashäuser der Gärtnerei situierte man auf einem terrassierten abschüssigen Hang. In der Längsachse eingefügte, gemauerte Depot- und verglaste Manipulationsräume (Bäumedepot) sorgten für die interne Verbindung.

↑ S Fundamentierungsplan für die Errichtung der Glashäuser und des Heizkanals. Aus statischen Gründen musste zwischen beiden Glas-Eisenbauten eine Rampe eingefügt werden, die das Gefälle überbrückte.

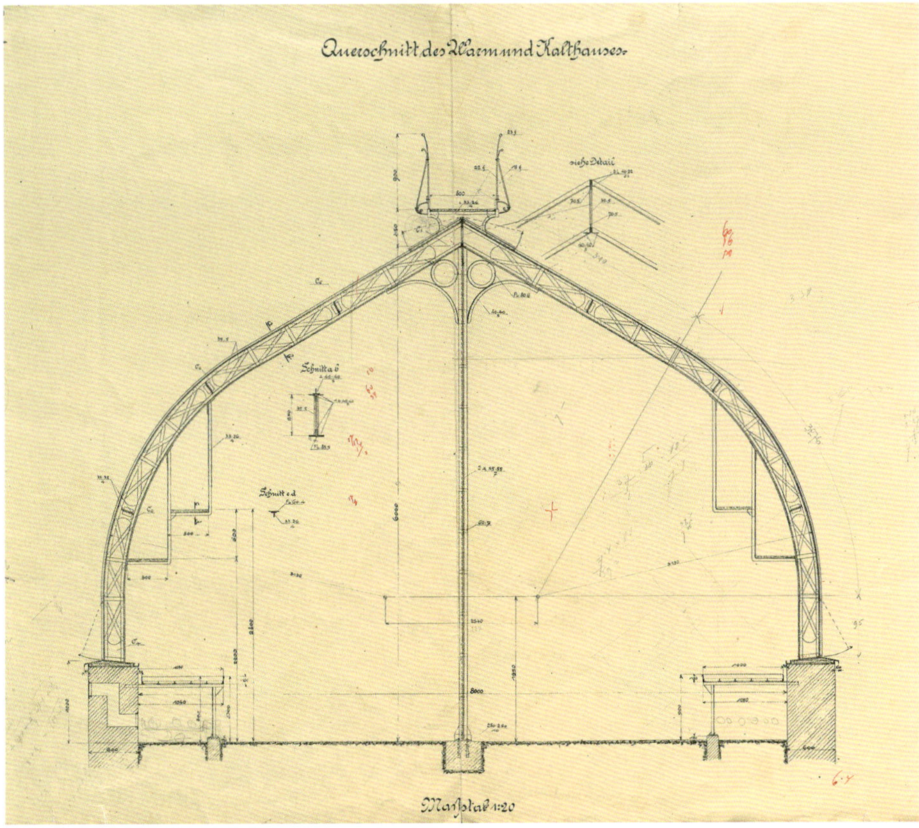


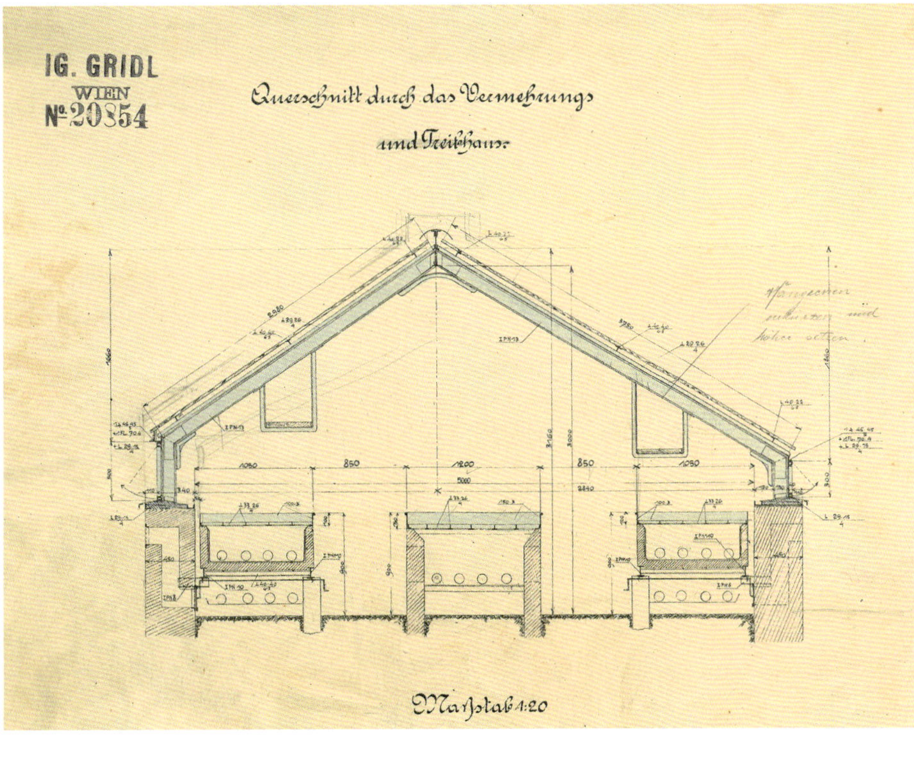


← R Der Querschnitt des Kalt- und Warmhauses zeigt eine elegant geschwungene Spitztonne. Die Konstruktion übernahm die renommierte Ingenieursfirma Ignaz Gridl, die sich auf den Bau von Gewächshäusern spezialisiert hatte.

↙ R Die Glashäuser bestanden aus dem oberen, geschwungenen Kalt- und Warmhaus und einem unteren, niedrigen Vermehrungs- und Treibhaus, das einen asymmetrischen, satteldachartigen Querschnitt aufwies.

nicht wie die anderen Wirtschaftsgebäude Ost-West orientiert, sondern zur Sonne ausgerichtet. In Boogs Lageplan von 1903 war das Gewächshaus noch nördlich des Sanatoriums vorgesehen und wurde erst nach den Überarbeitungen Wagners und Goldmunds in den Wirtschaftsbereich verlegt, wo es zwar auf dem heutigen Grundstück, jedoch noch schräg zu den Wirtschaftsgebäuden stand. Die endgültige Positionierung, Terrassierung und axiale Ausrichtung verdankt man vermutlich dem Eingreifen Franz Bergers.

Die Glashäuser, die aus dem nördlich situierten Warm- und Kalthaus sowie dem südlichen Vermehrungs- und Treibhaus bestanden, zeigen eine H-förmige Bauform, die in das steil abfallende Gelände eingepasst wurde. Eine zwischen beiden Glasflügelbauten aus statischen Gründen eingefügte horizontale Rampe überbrückt das Gefälle. Die vertikale Erschließung der Glashäuser erfolgt durch einen teils gemauerten, teils in Glas aufgelösten Gang. Für das je 20 m lange, 8 m breite und 6 m hohe Kalt- und Warmhaus (für Temperaturen von 4–6°C bzw. 15–17°C) wurde eine Glas-Eisenkonstruktion in Form einer elegant geschwungenen Spitztonne, die sich über einem niedrigen gemauerten Sockel erhebt, gewählt, die an den Schmalseiten mit Abschlussmauern versehen ist.

Der Zugang zu den beiden Glashäusern erfolgt auf halber Höhe über ein 6 m hohes und mit einem verglasten Walmdach versehenes Glashaus, das auf der Terrasse liegt und als Baumdepot genutzt wurde. Nördlich schließt der gemauerte, mit einem unterirdischen Kohlendepot versehene Kesselraum an, von dem die Heizkanäle bis in die Vermehrungs- und Treibhäuser reichen. Die Temperatur in den Glashäusern wurde über die Fernheizung des Kesselhauses reguliert. Vom

Baumdepot gelangt man über einige Stufen in den gemauerten, durchfensterten Depot- und Manipulationsraum, der die südlichen, nur 3 m hohen Treib- und Vermehrungshäuser (für Temperaturen von 10–12°C bzw. 18–20°C) trennt. Ihr asymmetrisches Glassatteldach ruht ebenfalls auf einer niedrigen Ziegelmauer und ist an der Schmalseite vermauert. Von diesem Verbindungsraum führt eine Treppe in den weitläufigen, mit mehreren Reihen von Treib- und Mistbeeten versehenen Garten. Seine dreiachsige Stirnfront ist verputzt, die Türe und die beiden Fenster zeigen, ebenso wie alle Wanddurchbrüche der Gärtnerei oder auch der Wäscherei, den flachen, ziegelsichtigen Segmentbogen mit Schlussstein. Über der Dachzone erhebt sich eine mit Mönch und Nonne gedeckte, abgestufte Attika.

Das Glashaus ist eine Glas-Eisenkonstruktion der renommierten Firma Ignaz Gridl, eine 1862 gegründete Eisenkonstruktionsfirma, die sich ab 1866 auf den Bau von Gewächshäusern spezialisiert hatte und damit international erfolgreich war.[2] Ihr verdankt man so bekannte, repräsentative Gewächshäuser wie das Palmenhaus in Schönbrunn (1881) und das im Botanischen Garten in Graz (1887–1888) sowie eine Vielzahl von größeren und kleineren Nutzgewächshäusern, zu denen auch diese Anlage zählt. Ab 1900 experimentierte die Firma mit unterschiedlichen kurvilinearen Bauformen, die beim Warm- und Kalthaus am Steinhof zum Einsatz kamen. Die spitzbogige Form war aus statischen Gründen vorteilhaft und erleichterte zudem das Abrutschen des Schnees.

Direkte Sonneneinstrahlung und die daraus resultierende Hitzeentwicklung erforderte das Einfügen von Ventilationsklappen. Trotzdem kam es zu Schwitzwasserbildungen, Materialdeformationen und infolgedessen zu Korrosionserscheinungen, die den eisernen Tragkonstruktionen zusetzen. Während die Kalt- und Warmhäuser zwischen 1993–98 bereits saniert und die vermutlich ehemalige Doppelverglasung durch eine bauphysikalisch optimierte, heutige Konstruktion ersetzt wurde, zeigt das Treib- und Vermehrungshaus deutliche Korrosions- und Rostschäden. Die Glashäuser sind nach wie vor in Betrieb.

**Gärtner-Wohnhaus**
Das Wohn- und Verwaltungsgebäude des Gärtners liegt am nördlichsten Punkt der Anlage in der Nähe der Anstaltsmauer, und ist von der Straße durch eine dekorative Toranlage getrennt. Da das Terrain hier ziemlich steil abfällt, steckt der Baukörper an seiner Rückseite fast vollständig im Hang. Für die zum Haus führende Straße musste eine Stützmauer in Abgrenzung zu den Glashäusern angelegt werden. Der Terrainsprung wurde über eine Treppe neben dem Kesselraum überbrückt.

Dem siebenachsigen, zweigeschoßigen Rechteckkörper ist ein einachsiger Mittelrisalit vorgeblendet, der die Fassade deutlich überragt. Der spitzauslaufende Knauf des vorkragenden Sparrensatteldaches korrespondiert mit dem Giebel über dem Haupteingang. Über dem verputzten Bruchsteinmauerwerk des Erdgeschoßes, das analog zu den Gewächshäusern Fenster mit flachen Segmentbögen aus Ziegel besitzt, erhebt sich das ebenfalls ziegelsichtige Obergeschoß. Im Erdgeschoß lagen diverse Magazine, Depots und Werkstätten, im ersten Stock die Wohnung des Gärtners sowie eine Kanzlei. Der kleine Bau erinnert in seiner idyllischen Lage und seiner Gestaltung an die regionale Landhausarchitektur. (SPF)

1 JAHRESBERICHT 1909, S. 27.
2 FORGARASSY 2011.

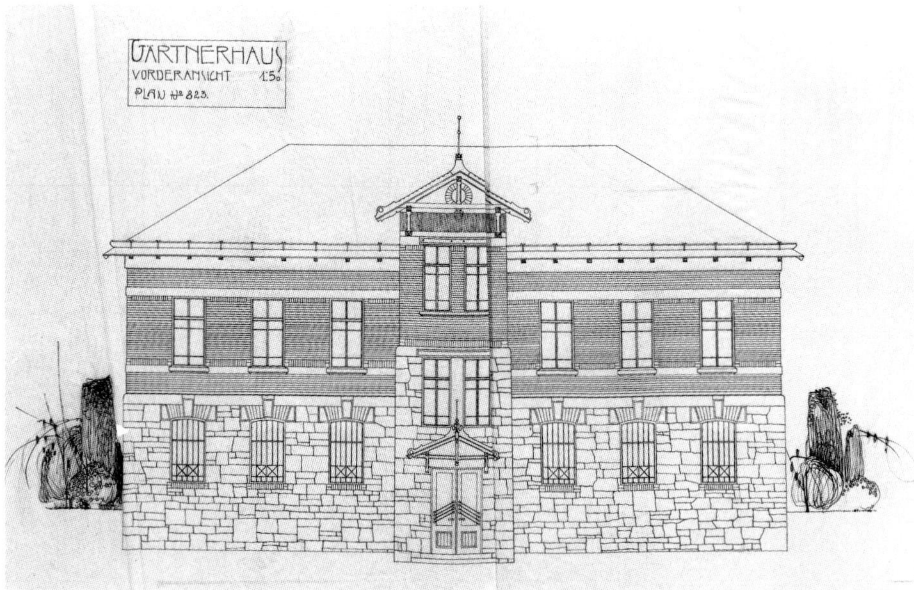


Bh

## Bienenhaus

Im Ostareal muss sich ein eingeschoßiges Bienenhaus befunden haben, dessen genauer Standort heute nicht mehr feststellbar ist.

Das für bis zu 48 Bienenstöcke ausgelegte, als Holzständerkonstruktion auf einem Betonfundament errichtete Objekt setzte sich aus der fünfeckigen Gerätekammer in der Mitte und zwei jeweils 6 m langen, 2 m breiten und bis zu 2,76 m hohen, mit einem Pultdach versehenen Seitenflügeln zusammen. Als einziges Gebäude am gesamten Areal hatte das Bienenhaus um je 30° aus der Achse gedrehte Seitenflügel. Den Bestandsplänen ist zu entnehmen, dass die Holzständerkonstruktion beidseitig mit senkrecht angebrachten, durch Dachvorsprünge vor der Witterung geschützten Holzlatten beplankt war, was unter den sonst einheitlich ziegelsichtigen Gebäuden des Geländes eine weitere Besonderheit darstellte. (PW)

I

## Kegelbahn

Kegeln, eine der ältesten Sportarten überhaupt, zählte spätestens seit der Neuzeit zu einer der beliebtesten Freizeitbeschäf-

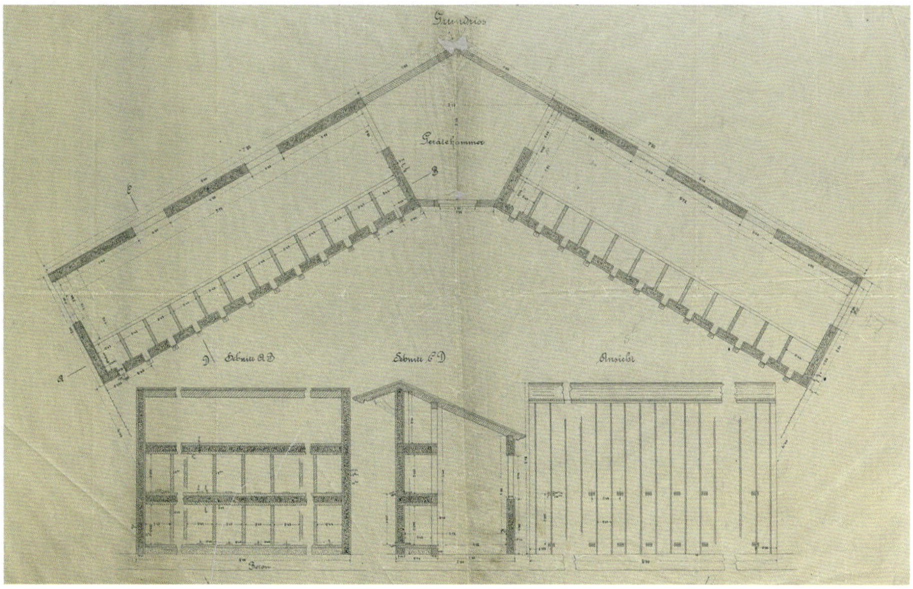

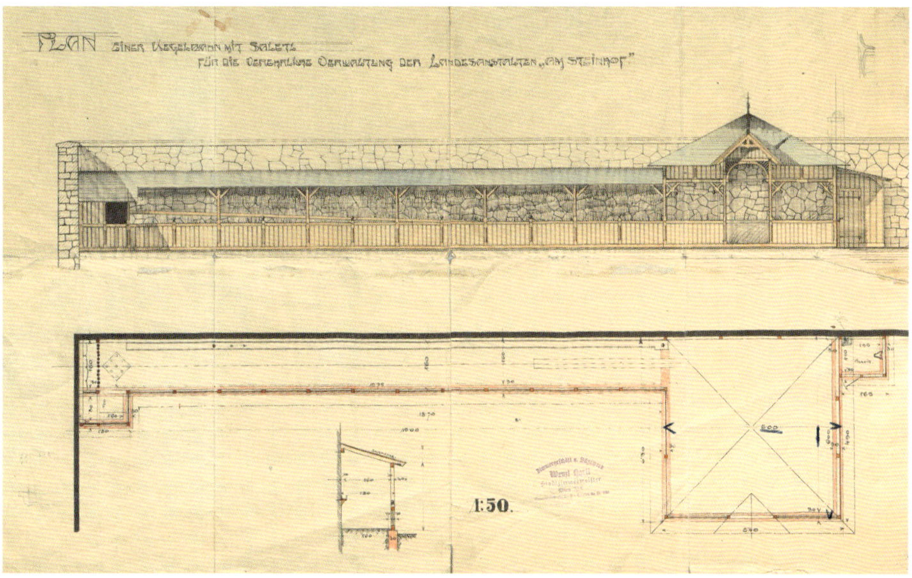


↖ S Das Wohn- und Verwaltungshaus der Gärtnerei wurde im Landhausstil errichtet.

↑ Bh Bienenhäuser oder Kleintierställe unterstützten die Eigenversorgung im Anstaltsareal.

↑ l In der Anstalt gab es zwei Kegelbahnen, die beide entlang der Anstaltsmauern Aufstellung fanden. Diese von Wenzl Hartl geplante Kegelbahn wurde in der Nähe der Prosektur aufgebaut, die zweite (k) im Sanatorium beim Tennisplatz.

tigungen des Bürgertums. Kegelbahnen errichtete man bei Gasthäusern, Bahnhöfen, in Vergnügungsvierteln, aber ebenso häufig in Krankenhausanlagen und Sanatorien.

Am Steinhof gab es zwei Kegelbahnen, eine befand sich im Wirtschaftsareal südlich der Prosektur entlang der Anstaltsmauer (l), die zweite im Sanatorium beim Tennisplatz (k). Beide Kegelbahnen erstreckten sich längs der jeweiligen Außenmauer und öffneten sich zum Gartenbereich. Für die Kegelbahnen haben sich zwei Pläne erhalten, eine Skizze von Franz Berger (30.4.1908) mit der Beschriftung „Kegelbahn Sanatorium“ und ein detaillierter Ausführungsplan des bekannten Stadtzimmermeisters Wenzl Hartl, die bei der Prosektur ausgeführt wurde.

Letzterer zeigt eine „Kegelbahn mit Saletl“. In dem circa 41 m² großen, von einem Zeltdach überspannten und über eine Bogenöffnung zugänglichen, luftigen, quadratischen Holzpavillon versammelten sich die Kegler; rückseitig war sogar ein Pissoir angefügt. Eine 19 m lange, von einem Pultdach überdeckte 1,60 m breite Bahn ist zwischen den Holzstützen mit einer halbhohen Brüstung versehen. Am Ende der Kegelbahn mussten die neun Kegel jeweils händisch aufgestellt werden. Für diese von einem „Kegelbuben“ zu bewerkstelligende Aufgabe gab es einen kleinen Anbau mit separatem Zutritt. Ihm oblag es auch, die Kugeln auf der seitlich der Außenmauer angebrachten, abschüssigen Kugelbahn zu den Spielern zurückzurollen.

Im Sanatorium wurde hingegen eine „21 Meter lange, betonierte Kegelbahn [...] mit gedecktem Standplatz und angebauter Gerätekammer in Eigenregie“ hergestellt, die der in den Planunterlagen erhaltenen Detailzeichnung Hartls vermutlich sehr ähnlich war.[1]

Akten zufolge wurde jedoch 1907 die Kegelbahn der „Wr. Irrenanstalt“ am Brünnlfeld der „Nö Landes-Heil- und Pflegeanstalt“ gegen einen Ablösebetrag von 250 Kronen überlassen.[2] Für welchen der beiden Standorte diese adaptiert wurde oder ob sie überhaupt zur Aufstellung gelangte, ließ sich ebenso wenig eruieren wie die Frage, wie lange die Kegelbahnen in Betrieb waren. Eine gute Vorstellung vom Aussehen einer historischen Kegelbahn in einer ehemaligen „Irrenanstalt“ vermitteln jene, die sich in Mauer-Öhling und im Areal von Kierling-Gugging erhalten haben. Diese folgen jedoch dem freistehenden Typus. (SPF)

1 JAHRESBERICHT 1909, S. 140.

2 Wiener Stadt- und Landesarchiv, M.Abt. 209, Otto Wagner-Spital (Baumgartner Höhe; Steinhof) Direktionsregistratur, A1/2, 1907, Z. 12377 vom 9.10.1907.

# Anhang

Literaturverzeichnis
Abbildungsnachweis
Autorinnen, Autoren und Mitwirkende
Impressum

# Literaturverzeichnis

ACHLEITNER 1983
Achleitner, Friedrich: Österreichische Architektur im 20. Jahrhundert. Bd. II Kärnten, Steiermark, Burgenland, Salzburg 1983.

ACHLEITNER 1990
Achleitner, Friedrich: Österreichische Architektur im 20. Jahrhundert. Ein Führer in vier Bänden. Bd. III/1 Wien 1.–12. Bezirk, Salzburg/Wien 1990.

ACHLEITNER 1995
Achleitner, Friedrich: Österreichische Architektur im 20. Jahrhundert. Ein Führer in vier Bänden. Bd. III/2 Wien 13.–18. Bezirk, Salzburg/Wien 1995.

ACHLEITNER 2010
Achleitner, Friedrich: Österreichische Architektur im 20. Jahrhundert. Ein Führer in vier Bänden. Band III/3 Wien 19.–23. Bezirk, Salzburg/St. Pölten 2010.

AIGNER 2010
Aigner, Kerstin: Die Tuberkulose während der Ersten Republik. Unter besonderer Berücksichtigung der Situation im Roten Wien, Dipl.-Arb. Wien 2010.

ALY 1985
Aly, Götz: Der saubere und der schmutzige Fortschritt, in: Aly, Götz/Masuhr, Karl Friedrich/Lehmann, Maria (Hrsg.): Reform und Gewissen. „Euthanasie“ im Dienst des Fortschritts, Berlin 1985, S. 9–78.

ARCHITEKTENKONGRESS 1909
Bericht über den VIII. Internationalen Architekten-Kongress Wien 1908, Wien 1909.

AST 1904
Ast, Eduard: Der Eisenbeton im Hochbau, in: Neuere Bauweisen und Bauwerke aus Beton & Eisen, 3. Jg. (1904), H. 3, S. 132–137.

AUBÖCK/KÁRÁSZ/MAURI/REISSBERGER 2001
Auböck, Maria/Kárász, János/Mauri, Annalisa/Reissberger, Mara: Otto Wagner-Spital Aussenanlagen. Untersuchung zum Zwecke der Erfassung und Restaurierung der Außenanlagen, im Auftrag des Bundesdenkmalamtes, Landeskonservatorat für Wien, Wien, im Jänner 2001 (unveröffentlicht).

AUBÖCK/REISSBERGER 2002
Auböck, Maria/Reissberger, Mara: Die Gärten des Otto Wagner-Spitals in Wien. Ein Bericht zur Untersuchung der Gartengeschichte, in: Die Gartenkunst, 14. Jg. (2002), H. 1, S. 91–121.

BAUMGARTNER 2003
Baumgartner, Andreas: „Die Kranken sind dann vergast worden“. Die Ermordung von KZ-Häftlingen in Hartheim, in: Institut für Gesellschafts- und Sozialpolitik an der Johannes Kepler-Universität Linz u. a. (Hrsg.): Der Wert des Lebens: Gedenken/Lernen/Begreifen. Begleitpublikation zur Ausstellung des Landes OÖ in Schloss Hartheim 2003, Linz 2003, S. 74–79.

BAUMGARTNER/MAYER 1990
Baumgartner, Gertrud/Mayer, Angela: Arbeitsanstalten für sogenannte „asoziale Frauen“ im Gau Wien und Niederdonau. Forschungsprojekt im Auftrag des BM für Wissenschaft und Forschung, Endbericht, Wien 1990.

BAUTECHNIKER 1908
Die n.-ö. Landes-Heil- und Pflegeanstalt „Steinhof“ in Wien XIII, in: Der Bautechniker, 28. Jg. (1908), Nr. 9, S. 161–162; Nr. 10, S. 181–183; Nr. 11, S. 202–204.

BEHAL 1988
Behal, Vera J.: Wiener Möbel des Jugendstils, München 1988, 2. Auflage.

BÉKÉSI 2014
Békési, Sandor: Auf dem Weg zur Stadtmaschine? Zur Infrastrukturentwicklung Wiens in der frühen Gründerzeit, in: Kos, Wolfgang/Gleis, Ralph (Hrsg.): Experiment Metropole. 1873: Wien und die Weltausstellung, Aust.-Kat. Wien Museum, Wien 2014, S. 94–105.

BENTHAM 1843
Bentham, Jeremy: Panopticon; or, the Inspection House, in: Bowring, John (Hrsg.): The Works of Jeremy Bentham, Bd. IV, Edinburgh/London 1843, S. 37–172.

BERGER 2004
Berger, Eva, Historische Gärten Österreichs. Garten- und Parkanlagen von der Renaissance bis um 1930, Bd. 3 Wien, Wien 2004.

BERGER 1900
Berger, Franz: Über Bedürfnisse moderner Krankenanstalten, in: Zeitschrift des österreichischen Ingenieur- und Architekten-Verein, LII. Jg. (1900), Nr. 19 und 20, S. 305ff und 325ff.

BERGER 1907
Berger, Franz: Baubeschreibung der n-ö. Landes-Heil- und Pflegeanstalt für Geistes- und Nervenkranke am Steinhof in Wien XIII, in: Die niederösterreichischen Landes-Heil- und Pflegeanstalten für Geistes- u. Nervenkranke „am Steinhof“ in Wien (= Festnummer der Psychiatrisch-Neurologischen Wochenschrift aus Anlaß der Eröffnung obiger Anstalten am 8. Oktober 1907), Wien 1907, S. 21–27.

BERICHT BÖHM. LANDESIRRENANSTALTEN 1899
Bericht über die königlich böhm. Landesirrenanstalten für das Jahr 1897. Berichte des Landesausschußes des Königreiches Böhmen über die Landeshumanitätsanstalten und über den Stand des öffentl. Sanitätswesens im Königreiche, Prag 1899.

BERNHARD 1982
Bernhard, Thomas: Wittgensteins Neffe. Eine Freundschaft, Frankfurt a. M. 1982, 2. Auflage.

BERZE 1907
Berze, Josef: Bauliche Beschreibung und Geschichte der alten Anstalt, in: Die niederösterreichischen Landes-Heil- und Pflegeanstalten für Geistes- u. Nervenkranke „am Steinhof“ in Wien (= Festnummer der Psychiatrisch-Neurologischen Wochenschrift aus Anlaß der Eröffnung obiger Anstalten am 8. Oktober 1907), Wien 1907, S. 9–14.

BLACKSHAW/TOPP 2009
Blackshaw, Gemma/Topp, Leslie (Hrsg): Madness & Modernity. Kunst und Wahn in Wien um 1900, Ausst.-Kat. Wien Museum, Wien 2009.

BM FÜR SOZIALE VERWALTUNG 1935
Bundesministerium für Soziale Verwaltung (Hrsg.): Wiener allgemeines Krankenhaus 1784–1934, Innsbruck/Wien 1935.

BNÖLA 1896
Bericht des niederösterr. Landesausschusses über seine Amtswirksamkeit vom 1. Juli 1895 bis 30. Juni 1896, Wien 1896.

BNÖLA 1898
Bericht des niederösterr. Landesausschusses

über seine Amtswirksamkeit vom 1. Juli 1897 bis 30. Juni 1898, Wien 1898.

BNÖLA 1899
Bericht des niederösterr. Landesausschusses über seine Amtswirksamkeit vom 1. Juli 1898 bis 30. Juni 1899, Wien 1899.

BNÖLA 1901
Bericht des niederösterr. Landesausschusses über seine Amtswirksamkeit vom 1. Juli 1900 bis 30. Juni 1901, Wien 1901.

BNÖLA 1903
Bericht des niederösterr. Landesausschusses über seine Amtswirksamkeit vom 1. Juli 1902 bis 30. Juni 1903, Wien 1903.

BOLLEREY 1991
Bollerey, Franziska: Architekturkonzeptionen der utopischen Sozialisten. Alternative Planung und Architektur für den gesellschaftlichen Prozeß, Berlin 1991.

BOYER 2010
Boyer, John W.: Karl Lueger (1844–1910). Christlichsoziale Politik als Beruf. Wien/Köln/Weimar 2010.

BRAMBILLA 1790
Brambilla, Giovanni Alessandro: Discorso Per La Morte Dell' Augusto Giuseppe II., Vienna 1790.

BRESLER 1907
Bresler, Johann: Zur Eröffnung der niederösterreichischen Landes-Heil- und Pfleganstalten für Geistes- und Nervenkranke „am Steinhof" in Wien XIII, in: Die niederösterreichischen Landes-Heil- und Pflegeanstalten für Geistes- u. Nervenkranke „am Steinhof" in Wien (=Festnummer der Psychiatrisch-Neurologischen Wochenschrift aus Anlaß der Eröffnung obiger Anstalten am 8. Oktober 1907), Wien 1907, S. 1–3.

BRIGGS 1909
Briggs, L. Vernon: „Am Steinhof." Hospital and Sanatoria in Vienna for Mental and Nervous Patients of Lower Austria, in: American Journal of Insanity, Vol. 65 (1909), No 4, S. 707–716.

BÜCHLEROVÁ 2013
Büchlerová, Lucia: Funktionale Analyse der Heilanstalts-Pavillonstrukturen. Vergleich der Anstalt in Kremsier mit der Heil- und Pflegeanstalt „Am Steinhof", Bachelorarbeit an der Technischen Universität Wien 2013.

CALTANA 2008
Caltana, Diego: Psychiatrische Krankenanstalten in der Provinz der Monarchie: Görz und Triest, in: Psychopraxis 11. Jg. (2008), Nr. 5, S. 10–18.

CALTANA 2011
Caltana, Diego: Wien und der Anfang einer sozialen Stadtplanung, Frankfurt a. M. 2011.

CANETTI 1984
Canetti, Elias: Die Fackel im Ohr. Lebensgeschichte 1921–1931, Darmstadt 1983, 4. Auflage.

CHARTA VON VENEDIG 1964
Internationale Charta über die Konservierung und Restaurierung von Denkmälern und Ensembles (Denkmalbereiche) 1964, online verfügbar unter: http://www.bda.at/documents/455306654.pdf [zuletzt abgerufen am 29.09.2014].

CHROBAK/SCHAUTA 1911
Chrobak, Rudolf/Schauta, Friedrich: Geschichte und Beschreibung des Baues der Neuen Frauenkliniken in Wien, Berlin/Wien 1911.

COLOMINA 1997
Colomina, Beatriz: Krankheit als Metapher in der modernen Architektur, in: Daidalos, 17. Jg. (1997), Nr. 64, S. 60–71.

CZECH 2002a
Czech, Herwig: Forschen ohne Skrupel. Die wissenschaftliche Verwertung von Opfern der NS-Psychiatriemorde in Wien, in: Gabriel, Eberhard/Neugebauer, Wolfgang (Hrsg.): Von der Zwangssterilisierung zur Ermordung. Zur Geschichte der NS-Euthanasie in Wien Teil II, Wien/Köln/Weimar 2002, S. 143–163.

CZECH 2002b
Czech, Herwig: Selektion und Kontrolle. Der „Spiegelgrund" als zentrale Institution der Wiener Jugendfürsorge zwischen 1940 und 1945, in: Gabriel, Eberhard/Neugebauer, Wolfgang (Hrsg.): Von der Zwangssterilisierung zur Ermordung. Zur Geschichte der NS-Euthanasie in Wien Teil II, Wien/Köln/Weimar 2002, S. 165–187.

CZECH 2003
Czech, Herwig: Erfassung, Selektion und „Ausmerze". Das Wiener Gesundheitsamt und die Umsetzung der nationalsozialistischen „Erbgesundheitspolitik" 1938 bis 1945, Wien 2003.

CZECH 2012a
Czech, Herwig: Nationalsozialistische Medizinverbrechen in der Heil- und Pflegeanstalt Gugging, in: Erker, Linda/Salzmann, Alexander/Dreidemy, Lucile/Sabo, Klaudija (Hrsg.): Update! Perspektiven der Zeitgeschichte. Zeitgeschichtetage 2010, Innsbruck/Wien/Bozen 2012, S. 573–581.

CZECH 2012b
Czech, Herwig: Jenseits von Hartheim. Dezentrale Krankenmorde in Österreich während der NS-Zeit, in: Arbeitskreis zur Erforschung der nationalsozialistischen Euthanasie und Zwangssterilisation (Hrsg.): NS-Euthanasie in der „Ostmark". Fachtagung vom 17. bis 19. April 2009 im Lern- und Gedenkort Schloss Hartheim, Münster 2012, S. 37–60.

CZECH 2014
Czech, Herwig: Der Spiegelgrund-Komplex. Kinderheilkunde, Heilpädagogik, Psychiatrie und Jugendfürsorge im Nationalsozialismus, in: Österreichische Zeitschrift für Geschichtswissenschaft, 25. Jg. (2014), Nr. 1/2, S. 194–219.

CZEIKE 1995
Czeike, Felix: Historisches Lexikon Wien, in 5 Bänden, Bd. 4, Wien 1995.

DAHL 1998
Dahl, Matthias: Endstation Spiegelgrund. Die Tötung behinderter Kinder während des Nationalsozialismus am Beispiel einer Kinderfachabteilung in Wien, Wien 1998.

DAS NEUE WIEN 1927
Das Neue Wien, Städtewerk, Bd. II, Wien 1927.

DAS WOHLFAHRTSWESEN 1937
Das Wohlfahrtswesen der Stadt Wien, Wien 1937.

DEHIO 1996
Bundesdenkmalamt (Hrsg.): Dehio-Handbuch, Wien, X. bis XIX und XXI. bis XXIII. Bezirk, Wien 1996.

DIE WIENER LANDES-HEIL- UND PFLEGE-ANSTALTEN 1934
Die Wiener Landes-Heil- und Pflegeanstalten für Geistes- und Nervenkranke „Am Steinhof" und in Ybbs an der Donau, Wien 1934.

EMPERGER 1904
Emperger, Friedrich: Deckenkonstruktionen aus Eisenbeton, verglichen mit I-Trägern, in: Neuere Bauweisen und Bauwerke aus Beton & Eisen, 3. Jg. (1904), H. 3, S. 147–148.

ERLÄUTERUNG 1907
Erläuterung zur Bauvollendung der Kirche der Niederöst. Landes- Heil- und Pflegeanstalten. Wien, im Okt. 1907 (Reprint, Wien 1983).

FAULSTICH 1998
Faulstich, Heinz: Hungersterben in der Psychiatrie 1914–1949. Mit einer Topographie der NS-Psychiatrie, Freiburg 1998.

FESTSCHRIFT 1902
Die Kaiser Franz Joseph- Landes-Heil- und Pflegeanstalt in Mauer-Öhling, Festschrift, Wien 1902.

FESTSCHRIFT 1948
25 Jahre Lungenheilstätte der Stadt Wien Baumgartner Höhe 1923–1948, Festschrift, Wien 1948.

FISCHEL 1853
Fischel, Jakob: Prag's k. k. Irrenanstalt und ihr Wirken seit ihrem Entstehen bis incl. 1850, Erlangen 1853.

FOGARASSY 2011
Fogarassy, Alfred (Hrsg.): Ignaz Gridl, Eisenkonstruktionen. Ingenieurbaukunst und Innovationen im späten 19. Jahrhundert, Wien 2011.

FORTIER 1979
Fortier, Bruno: Le camp et la forteresse inversée, in: Foucault, Michel/Barrett Kriegel, Blandine/Thalamy, Anne/Beguin, Francois/Fortier, Bruno: Les Machines à guérir: aux origines de l'hôpital moderne, Bruxelles 1979, S. 45–50.

FOUCAULT 1994
Foucault, Michel: Überwachen und Strafen. Die Geburt des Gefängnisses, Frankfurt a. M. 1994.

FRANK 1802
Frank, Johann Peter: Biographie des D. Johann Peter Frank, k. k. Hofrathes, Spitaldirectors und Professors der praktischen Arzneywissenschaft auf der Hohenschule zu Wien, Mitgliedes verschiedener gelehrten Gesellschaften. Von ihm selbst geschrieben, Wien 1802.

FÜRNSINN 2002
Fürnsinn, Werner: Denkmalschutzrecht, Wien 2002.

GABRIEL 2007
Gabriel, Eberhard: 100 Jahre Gesundheitsstandort Baumgartner Höhe, Wien 2007.

GABRIEL 2009
Gabriel, Eberhard: Psychiatrie in Wien um 1900, in: Schriftenreihe der Deutschen Gesellschaft für Geschichte der Nervenheilkunde, Bd. 15, Würzburg 2009, S. 65–77.

GANTNER 1991
Gantner, Christian: Vom Bach zum Bachkanal. Die Als. Die Geschichte eines Wasserlaufes (=Wiener Geschichtsblätter Beiheft 4), Wien 1991.

GARTENZEITUNG 1958
Zum Gedenken des Gartenarchitekten Ökonomierates Ferdinand Müller, in: Gartenzeitung der Österreichischen Gartenbau-Gesellschaft, 25. Jg. (1958), H. 2, S. 11.

GOTHEIN 1926
Gothein, Marie Luise: Geschichte der Gartenkunst, 2 Bde., Jena 1926, 2. Auflage (Reprint Hildesheim/New York 1977).

GRAF 1985
Graf, Otto Antonia: Otto Wagner. Das Werk des Architekten 1860–1902, Bd. 1, Wien/Köln/Graz 1985.

GRAF 1994
Graf, Otto Antonia: Otto Wagner. Das Werk des Architekten 1903–1918, Bd. 2, Wien/Köln/Weimar 1994.

GRÖGER 1997
Gröger, Helmut/Gabriel, Eberhard/Kasper, Siegfried: Zur Geschichte der Psychiatrie in Österreich, Wien 1997.

GROIS 1965
Grois, Bernhard: Das Allgemeine Krankenhaus in Wien und seine Geschichte, Wien 1965.

GROSS 2000
Gross, Johann: Spiegelgrund. Leben in NS-Erziehungsanstalten, Wien 2000.

GROSSMAIER 1980
Grossmaier, Eduard: „Wohnen hinterm „Guglhupf", Arbeiterzeitung, 27.6.1980, S. 4.

HAIKO 1985
Haiko, Peter: Otto Wagner: Die Postsparkasse und die Kirche am Steinhof. Des Architekten Traum und des Baukünstlers Wirklichkeit, in: Traum und Wirklichkeit. Wien 1870–1930, Ausst.-Kat. Historisches Museum der Stadt Wien, Wien 1985, S. 88–105.

HAIKO/LEUPOLD-LÖWENTHAL/REISSBERGER 1981
Haiko, Peter/Leupold-Löwenthal, Harald/Reissberger, Mara: „Die weiße Stadt". Der „Steinhof" in Wien. Architektur als Reflex der Einstellung zur Geisteskrankheit, in: kritische berichte, 9. Jg. (1981), H. 6, S. 3–37.

HAUSNER 1998
Hausner, Ernst: Das pathologisch-anatomische Bundesmuseum im Narrenturm des alten Allgemeinen Krankenhauses in Wien, Wien 1998.

HEGELE 1907
Hegele, Max: Die bauliche Ausgestaltung des Wiener Zentralfriedhofes, in: Zeitschrift des österreichischen Ingenieur- und Architekten-Vereines, 58. Jg. (1907), S. 1–7.

HEIGHTON 2009
Heighton, Luke: Josef Karl Rädler, in: Blackshaw, Gemma/Topp, Leslie (Hrsg.): Madness & Modernity. Kunst und Wahn in Wien um 1900, Ausst.-Kat. Wien Museum, Wien 2009, S. 113–119.

HELLWIG 1904
Hellwig, A.: Bauprogramm für die in Kremsier zu errichtende 3. Irrenanstalt des Landes Mähren, Sonderabdruck a. d. Prager Med. Wochenschrift, 29. Jg. (1904), Nr. 9–11.

HEVESI 1909
Hevesi, Ludwig: Otto Wagners moderne Kirche, in: Hevesi, Ludwig: Altkunst – Neukunst. Wien 1894–1908, Wien 1909 (Reprint, Klagenfurt 1986), S. 249–254.

HIRSCH 2012
Hirsch, Elin: Das Gesellschaftshaus am Steinhof in Wien. Eine Baudokumentation des Jugendstiltheaters von Carlo von Boog, Bachelorarbeit an der Technischen Universität Wien 2012.

HOCKAUF 1906
Hockauf, Anton: Eine Studienreise zum Besuche der Irren- und verwandten Anstalten in den Vereinigten Staaten Nordamerikas, in: Psychiatrisch-neurologische Wochenschrift 1906, Nr. 40–52.

HOFBAUER 1861
Hofbauer, Carl: Die Alservorstadt mit den ursprünglichen Besitzungen der Benediktinerabtei Michelbeuern am Wildbache Als. Historisch-topographische Skizzen zur Schilderung der alten Vorstädte Wiens, Wien 1861.

HOFMOKL 1910
Hofmokl, Eugen: Wiener Heilanstalten. Darstellung deren baulichen Anlage und Einrichtung. Nebst Beiträgen von Bartholomäus Piekniczek, Wien 1910.

HOFMOKL 1913
Hofmokl, Eugen: Heilanstalten in Österreich. Darstellung der baulichen, spitalshygienischen und ärztlich-administrativen Einrichtungen in den Krankenhäusern, Entbindungsanstalten und Irrenanstalten ausserhalb Wiens, Wien/Leipzig 1913.

HOLUB 1912
Holub, Edmund: N.Oe. Landes-Heil-und Pflegeanstalten für Geistes- und Nervenkranke am Steinhof in Wien, XIII, in: Schlöss, Heinrich (Hrsg.): Die Irrenpflege in Österreich in Wort und Bild, Halle a. S. 1912, S. 178–189.

ICOMOS 2012
ICOMOS (Hrsg.): Internationale Grundsätze und Richtlinien der Denkmalpflege. Deutsche Übersetzungen, 2012.

JÄGER-KLEIN 2009
Jäger-Klein, Caroline: Die ehemalige niederösterreichische Landesirrenanstalt Kierling-Gugging: Eine architekturhistorische Einordnung, in: Stadtgemeinde Klosterneuburg (Hrsg.), Klosterneuburg. Geschichte und Kultur. Sonderband 3 – Von der Anstalt zum Campus. Geschichte und Architektur des Krankenhauses in Maria Gugging, Klosterneuburg 2009, S. 63–92.

JÄGER-KLEIN 2010
Jäger-Klein, Caroline: Österreichische Architektur des 19. und 20. Jahrhunderts, Wien/Graz 2010 2. Auflage.

JAHRBUCH 1892
Jahrbuch der Wiener k. k. Krankenanstalten, Wien 1892.

JAHRESBERICHT 1908
Die niederösterreichischen Landes-Irrenanstalten und die Fürsorge des Landes Niederösterreich für schwachsinnige Kinder, Jahresbericht über die Zeit vom 1. Juli 1906 bis 30. Juni 1907, Wien 1908.

JAHRESBERICHT 1909
Die niederösterreichischen Landes-Irrenanstalten und die Fürsorge des Landes Niederösterreich für schwachsinnige Kinder, Jahresbericht über die Zeit vom 1. Juli 1907 bis 30. Juni 1908, Wien 1909.

JAHRESBERICHT 1910
Die niederösterreichischen Landes-Irrenanstalten und die Fürsorge des Landes Niederösterreich für schwachsinnige Kinder, Jahresbericht über die Zeit vom 1. Juli 1908 bis 30. Juni 1909, Wien 1910.

JAHRESBERICHT 1912
Die niederösterreichischen Landes-Irrenanstalten und die Fürsorge des Landes Niederösterreich für schwachsinnige Kinder, Jahresbericht über die Zeit vom 1. Juli 1911 bis 30. Juni 1912, Wien 1912.

JAHRESBERICHT 1914
Die niederösterreichischen Landes-Irrenanstalten und die Fürsorge des Landes Niederösterreich für schwachsinnige Kinder, Jahresbericht vom 1. Jänner bis 31. Dezember 1913, Wien 1914.

JUDTMANN/RISS 1931
Judtmann, Fritz/Riß, Egon: Der neue Tuberkulose-pavillon im Krankenhaus der Stadt Wien, in: Blätter für das Wohlfahrtswesen, 30 Jg. (1931), S. 34–38.

KASSAL-MIKULA 1999a
Kassal-Mikula, Renata: Cajetan Schiefer nach Johann Nepomuk von Raimann 1823, Irren-Heil-anstalt auf dem Brünnlfeld, in: Das ungebaute Wien 1800 bis 2000, Projekte für die Metropole, Ausst.-Kat. Historisches Museum der Stadt Wien, Wien 1999, Kat. 1.19–1.20, S. 44–47.

KASSAL-MIKULA 1999b
Kassal-Mikula, Renate: Otto Wagner 1898–1910. Akademie der bildenden Künste auf der Schmelz, in: Das ungebaute Wien. Projekte für die Metropole 1800 bis 2000, Ausst.-Kat. Historisches Museum der Stadt Wien, Wien 1999, S. 248–253.

KAUFMANN 1991
Kaufmann, Alois (Hrsg.): Totenwagen. Kindheit am Spielgrund, Wien 1991.

KEPLINGER 2010
Keplinger, Monika: Die „Neuen Kliniken" des Wiener Allgemeinen Krankenhauses. Situierung – Bautypen – Formensprachen, Diss. Wien 2010.

KIERDORF/HILSDORF 2010
Kierdorf, Alexander/Hilsdorf, Hubert K.: Zur Geschichte des Bauens mit Beton, in: Hassler, Uta (Hrsg.): Was der Architekt vom Stahlbeton wissen sollte. Ein Leitfaden für Denkmalpfleger und Architekten, Zürich 2010, S. 11–52.

KLEE 2010
Klee, Ernst: „Euthanasie" im Dritten Reich. Die „Vernichtung lebensunwerten Lebens", Frankfurt a. M. 2010.

KNOEDL 1935
Knoedl, Michael: Das Wiener Allgemeine Krankenhaus und die Universitätskliniken im Wandel von 150 Jahren, in: Bundesministerium für Soziale Verwaltung (Hrsg.): Wiener allgemeines Krankenhaus 1784–1934, Innsbruck/Wien 1935, S. 73–110.

KOLLER-GLÜCK 1980
Koller-Glück, Elisabeth: Carlo von Boog und Mauer-Öhling. Landesbeamter baute Jugendstil-Juwel, in: Kultur NÖ Berichte. Monatszeitschrift für Kultur und Wissenschaft, Juli/August (1980), S. 1–4.

KOLLER-GLÜCK 1984
Koller-Glück, Elisabeth: Otto Wagners Kirche am Steinhof, Wien 1984.

KOLLER-GLÜCK 1988
Koller-Glück, Elisabeth: Carlo von Boog und Mauer-Öhling. Die Kaiser Franz Josef-Landes-Heil- und Pflegeanstalt Mauer-Öhling, St. Pölten 1988.

KONOPITZKY 2002
Konopitzky, Natascha: Der Turm für die Narren und das Schloss am Brünnlfeld. Eine Diskursanalyse, Dipl.-Arb. Wien 2002.

KORTZ 1906
Kortz, Paul (Red.)/Österreichischer Ingenieur- und Architektenverein (Hrsg.): Wien am Anfang des XX. Jahrhunderts. Ein Führer in technischer und künstlerischer Richtung, Bd. 2, Wien 1906.

KRAFFT-EBING 1909
Krafft-Ebing, Richard: Ueber gesunde und kranke Nerven, Tübingen 1909, 6. Auflage.

KRAUS 1991
Kraus, Wolfgang: Zur Hygiene – Eine medizingeschichtliche Betrachtung, in: Lachmayer, Herbert/Mattl-Wurm, Sylvia/Gargerle, Christian (Hrsg.): Das Bad. Eine Geschichte der Badekultur im 19. und 20. Jahrhundert, Salzburg/Wien 1991, S. 95–107.

KRAYATSCH 1888
Krayatsch, Josef: Reisebericht über den Besuch einiger deutscher Irrenanstalten, Wien 1888

KRISTAN 2011
Kristan, Markus: Hubert Gessner. Architekt zwischen Kaiserreich und Sozialdemokratie 1871–1943, Wien 2011.

KUNERTH 2009
Kunerth, Peter H.: Kaiser Franz Josef-Landes-Heil- und Pflegeanstalt Mauer-Öhling, in: Gabriel, Eberhard/Gamper, Martina (Hrsg.): Psychiatrische Institutionen in Österreich um 1900, Wien 2009, S. 99–108.

KUNERTH 2010
Kunerth, Peter H.: Carlo von Boog (1854–1905). Die Planung der Kaiser Franz Joseph-Landes-Heil- und Pflegeanstalt Mauer Öhling, Diss. Graz 2010.

KUNERTH 2013
Kunerth, Peter H./Schurz, Peter H. (Hrsg.): Carlo von Boog. Die Planung der psychiatrischen Krankenanstalten Mauer-Öhling und Steinhof, Graz 2013.

LEDEBUR 2011
Ledebur, Sophie: Das Wissen der Anstaltspsychiatrie in der Moderne. Zur Geschichte der Heil- und Pflegeanstalten Am Steinhof in Wien, Diss. Wien 2011.

LEHMANN/SCHMIDT 2001
Lehmann, Oliver/Schmidt, Traudl: In den Fängen des Dr. Gross. Das misshandelte Leben des Friedrich Zawrel, Wien 2001.

LEHNINGER 2012
Lehninger, Anna: Mapping the Sanatorium. Heinrich Obersteiner and the Art of Psychiatric Patients in Oberdöbling around 1900, in: Blackshaw, Gemma/Wieber, Sabine (Hrsg.): Journeys into Madness. Mapping Mental Illness in the Austro-Hungarian Empire, New York/Oxford 2012, S. 162–181.

LEITKONZEPT 1997
Leitkonzept Projekt 5+ 1997: Beneder/Fischer/Prantl/Runser/Sarnitz/Soyka, Architektonisches Gesamtgestaltungskonzept. Krankenhaus- und Pflegeheim-Standort Baumgartner Höhe, Wien 1997.

LETT 2012
Lett, Isabella: Umbauten im denkmalgeschützten Areal des Otto-Wagner-Spitals 1998–2002, Bachelorarbeit an der Technischen Universität Wien 2012.

LOEW 1898
Loew, Anton: Die Oesterreichische Jubiläums-Wohlfahrts-Ausstellung Wien 1898, Separatabdruck aus dem Werke: „Oesterreichische Wohlfahrts-Einrichtungen 1848–1898", herausgegeben von der Commission der Wohlfahrts-Ausstellung, Bd. IV, Wien 1898.

LOOS 1981
Loos, Adolf: Ins Leere gesprochen, 1897–1900, hrsg. von Adolf Opel, Wien 1981.

LOOS 1997
Loos, Adolf: Die Potemkinsche Stadt. Verschollene Schriften 1897–1933, hrsg. ,von Adolf Opel, Wien 1997.

LORENZ 1984
Lorenz, Hellmut: Die bauliche Entwicklung des Allgemeinen Krankenhauses bis zu Joseph II, In: Wycklicky, Helmut/Skopec, Manfred (Hrsg.): 200 Jahre Allgemeines Krankenhaus in Wien, Wien 1984, S. 31–46.

LORENZ 1998
Lorenz, Hellmut: Das Alte Allgemeine Krankenhaus in Wien. Baugestalt und Baugeschichte, in: Ebenbauer, Alfred/Greisenegger, Wolfgang/Mühlberger, Kurt (Hrsg.): Historie und Geist. Universitätscampus Wien, Bd. 1, Wien 1998, S. 37–55.

LUX 1904
Lux, Joseph August: Biedermeier als Erzieher, in: Hohe Warte, 1. Jg. (1904/05), S. 145–155.

LUX 1914
Lux, Josef August: Otto Wagner, München 1914.

MAGISTRATSDIREKTION 1985
Magistratsdirektion – Stadtbaudirektion der Bundeshauptstadt Wien: 1835–1985: 150 Jahre Wiener Stadtbauamt, Wien 1985.

MALINA 2007
Malina, Peter: NS-Fürsorge in Wien, in: Berger, Ernst (Hrsg.): Verfolgte Kindheit. Kinder und Jugendliche als Opfer der NS-Sozialverwaltung, Wien 2007, S. 119–123.

MALINA/NEUGEBAUER 2000
Malina, Peter/Neugebauer, Wolfgang: NS-Gesundheitswesen und -medizin, in: Tálos, Emmerich/Hanisch, Ernst/Neugebauer, Wolfgang (Hrsg.): NS-Herrschaft in Österreich. Ein Handbuch, Wien 2000, S. 696–720.

MANN 1960
Mann, Thomas: Der Zauberberg, Gesammelte Werke in zwölf Bänden, Bd. III, Oldenburg 1960.

MARTIN 1832
Martin, Anselm: Die Kranken- und Versorgungs-Anstalten zu Wien, Baaden, Linz und Salzburg in medizinisch-administrativer Hinsicht betrachtet, München 1832.

MASCHEK 1935
Maschek, Josef: Die bauliche Entwicklung des Wiener Allgemeinen Krankenhauses in 150 Jahren, in: Bundesministerium für Soziale Verwaltung (Hrsg.): Wiener allgemeines Krankenhaus 1784–1934, Innsbruck/Wien 1935, S. 111–118.

MEDER 1934
Meder, Eduard: Denkschrift zum 25-jährigen Dienstjubiläum als Direktor des Wiener Allgemeinen Krankenhauses, Wien 1934.

MENDE 2000
Mende, Susanne: Die Wiener Heil- und Pflegeanstalt „Am Steinhof" im Nationalsozialismus, Frankfurt a. M./Berlin/Bern u. a. 2000.

MERKBÜCHLEIN 1930
Merkbüchlein der Lungenheilstätte Baumgartner Höhe der Stadt Wien, Wien 1930.

MODERNE VERGANGENHEIT 1981
Moderne Vergangenheit, Wien 1800–1900, Ausst.-Kat. Künstlerhaus, Wien 1981.

MÜLLER 2004
Müller, Thomas: Reisende Psychiater. Zum Transfer medizinischen Wissens unter europäischen Ärzten im späten 19. Jahrhundert, in: Bauerkämper, Arnd: Die Welt erfahren. Reisen als Kulturkontakt, Frankfurt a. M. 2004, S. 265–292.

NÁVRAT 1908
Návrat, Vincenc: Die Entwicklung des Irrenwesens in Mähren und die neue Kaiser Franz Josef I. Landes-Heilanstalt in Kremsier, Prag 1908.

NEUGEBAUER 1982
Neugebauer, Wolfgang: Zur Psychiatrie in Österreich 1938–1945. „Euthanasie" und Sterilisierung, in: Bundesministerium für Justiz (Hrsg.): Justiz und Zeitgeschichte. Symposium zum „Schutz der Persönlichkeitsrechte am Beispiel der Behandlung von Geisteskranken 1780–1982", Wien 1982, S. 197–285.

NEUGEBAUER 1988
Neugebauer, Wolfgang: Von der „Rassenhygiene" zum Massenmord, in: Ganglmair, Siegwald (Hrsg.): Wien 1938, Ausst.-Kat. Historisches Museum der Stadt Wien, Wien 1988, S. 262–285.

NEUGEBAUER 1996/97
Neugebauer, Wolfgang: Die Klinik „Am Spiegelgrund" 1940–1945. Eine „Kinderfachabteilung" im Rahmen der NS-„Euthanasie", in: Studien zur Wiener Geschichte. Jahrbuch des Vereins für die Geschichte der Stadt Wien (1996/97), S. 289–305.

NEUGEBAUER 2003
Neugebauer, Wolfgang: Jüdische Opfer der NS-Euthanasie in Österreich, in: Arbeitskreis zur Erforschung der Nationalsozialistischen „Euthanasie" und Zwangssterilisation (Hrsg.): Beiträge zur NS-„Euthanasie"-Forschung 2002, Ulm 2003, S. 129–146.

NEUGEBAUER/CZECH 1998
Neugebauer, Wolfgang/Czech, Herwig: Die „wissenschaftliche" Verwertung der Opfer der NS-Kindereuthanasie. Die Gehirnpräparatesammlung im Psychiatrischen Krankenhaus der Stadt Wien, in: Wien, Akademischer Senat der Univ. (Hrsg.): Untersuchungen zur anatomischen Wissenschaft in Wien 1938–1945. Senatsprojekt der Universität Wien, Wien 1998, S. 477–506.

NEUGEBAUER/SCHWARZ 2005
Neugebauer, Wolfgang/Schwarz, Peter: Der Wille zum aufrechten Gang. Offenlegung der Rolle des BSA bei der gesellschaftlichen Reintegration ehemaliger Nationalsozialisten, herausgegeben vom Bund sozialdemokratischer AkademikerInnen, Intellektueller und KünsterInnen (BSA), Wien 2005.

NIERHAUS 2014
Nierhaus, Andreas: Ein imperialer Bau „im modernsten Styl der Gegenwart". Otto Wagners Hofpavillon als mediale Architektur, in: Nierhaus, Andreas/Wehdorn, Manfred (Hrsg.): Der Pavillon des k. u. k. Allerhöchsten Hofes. Eine Stadtbahnstation für den Kaiser, Wien 2014, S. 26–37.

OELSCHLÄGER 2003
Oelschläger, Thomas: Zur Praxis der NS-Kinder-„Euthanasie" am Beispiel Österreichs, in: Monatsschrift für Kinderheilkunde, Bd. 151 (2003), Nr. 10, S. 1033–1042.

OWEN 1818
Owen, Robert: New View of Society, Tracts relative to this subject, London 1818.

PAETZ 1893
Paetz, Albrecht: Die Kolonisirung der Geisteskranken in Verbindung mit dem Offen-Thür-System, ihre historische Entwickelung und die Art ihrer Ausführung auf Rittergut Alt Scherbitz, Berlin 1893.

PAUL 1910
Paul, Martin: Technischer Führer durch Wien, hrsg. vom Österreichischen Ingenieur- und Architekten-Verein, Wien 1910.

PAUSER 1994
Pauser, Alfred: Eisenbeton 1850–1950. Idee, Versuch, Bemessung, Realisierung. Unter Berücksichtigung des Hochbaus in Österreich, Wien 1994.

PAUSER 2007
Pauser, Alfred: Eisenbeton in der ersten Jahrhunderthälfte, in: Österreichische Vereinigung für Beton- und Bautechnik (Hrsg.): Vom Beton-Eisen zum Spannbeton. Eine Entwicklungsgeschichte unter besonderer Berücksichtigung der Verhältnisse in Österreich, Wien 2007, S. 9–82.

PEHNT 2009
Pehnt, Wolfgang: Ein Ende der Wundpflege? Veränderter Umgang mit alter Bausubstanz, in: Die Alte Stadt, 36. Jg. (2009), H. 1, S. 25–44.

PLAKOLM-FORSTHUBER 2009
Plakolm-Forsthuber, Sabine: Eine vollkommene Irrenanstalt. Zur Baugeschichte der „Irrenanstalt Kierling-Gugging“, in: Von der Anstalt zum Campus. Geschichte und Architektur des Krankenhauses in Maria-Gugging (=Klosterneuburg. Geschichte und Kultur, Sonderband 3), Klosterneuburg/Wien 2009, S. 93–146.

POSPISCHIL 1936
Pospischil, Anton: Kunstmöbelfabrik Anton Pospischil, Wien/Leipzig 1936.

PRELOVŠEK 1992
Prelovšek, Damjan: Josef Plečnik 1872–1957. Architectura perennis, Salzburg/Wien 1992.

QUARIN 1784
Quarin, Joseph von (Hrsg.): Nachricht an das Publikum, über die Einrichtung des Hauptspitals in Wien bei dessen Eröffnung von der Oberdirektion herausgegeben, Wien 1784.

RIEDEL 1858
Riedel, Joseph Gottfried: Ärztliche Berichte über die Kaiserlich-Königliche Irren-Heil- und Pflege-Anstalt zu Wien in den Jahren 1853, 1854, 1855 und 1856, Wien 1858.

ROSCHITZ 1989
Roschitz, Karlheinz: Wiener Weltausstellung 1873, Wien/München 1989.

ROTH 1923
Roth, Joseph: Die Insel der Unseligen, in: Westermann, Klaus (Hrsg.): Joseph Roth, Das journalistische Werk, Bd. 1, 1915–1923, Köln 1989, S. 23–27.

ROTH 2007
Roth, Gerhard: Am Abgrund. Die Archive des Schweigens, Bd. IV, Frankfurt a. M. 2007, 2. Auflage.

SCHÄFER 2012
Schäfer, Gustav: Die Entwicklung der Krankenhausarchitektur in Wien und Niederösterreich um 1900 – Erkenntnisgewinnung und Wissensaustausch von 1880–1914, Dipl.-Arb. Wien 2012.

SCHEIDL 1999
Scheidl, Inge: Otto Wagner 1898. „Die Moderne im Kirchenbau“ – Pfarrkirche in Währing, in: Das ungebaute Wien. Projekte für die Metropole 1800 bis 2000, Ausst.-Kat. Historisches Museum der Stadt Wien, Wien 1999, S. 152–155.

SCHEIDL 2003
Scheidl, Inge: Schöner Schein und Experiment. Katholischer Kirchenbau im Wien der Jahrhundertwende, Wien/Köln/Weimar 2003.

SCHIFFCZYK 1985
Schiffczyk, Dieter: Die intellektuelle Revolution im europäischen Krankenhausbau um 1800. Zur systematischen Entwicklung neuzeitlicher Bauformen vor dem Hintergrund des mittelalterlichen Hospitaltypus. Europäische Hochschulschriften Reihe XXXVII Architektur, Bd. 4, Frankfurt a. M./Bern/New York 1985.

SCHLIMP 1878
Schlimp, Carl: Ueber Bauausführung der kön. Böhm. Landes-Irrenanstal zu Dobřan, in: Wochenschrift des Ingenieur und Architektenvereines, 3. Jg. (1878), S. 220–222, S. 225–226.

SCHLÖSS 1912
Schlöss, Heinrich: Die Irrenpflege in Österreich in Wort und Bild, Halle a. S. 1912.

SCHLUSSBERICHT 1909
Schlussbericht des Landesausschusses für das Erzherzogtum Österreich unter der Enns über die Errichtung der niederösterreichischen Landes-Heil- und Pflegeanstalten für Geistes- u. Nervenkranke am Steinhof, Wien, XIII. (= 50. Beilage zu den stenographischen Protokollen des Landtages X. Wahlperiode, I. Session), Wien 1909.

SCHMIDT 1998
Schmidt, Gabriela: Die Wiener Medizinische Fakultät und das Allgemeine Krankenhaus, in: Ebenbauer, Alfred/Greisenegger, Wolfgang/Mühlberger, Kurt (Hrsg.): Historie und Geist. Universitätscampus Wien, Bd. 1, Wien 1998, S. 7–35.

SCHNABERTH/KOBLIZEK 2012
Schnaberth, Gernot/Koblizek Ruth: 100 Jahre Neurologisches Zentrum Rosenhügel. Eine Nathaniel Freiherr von Rothschild Stiftung, Wien 2012.

SCHÖNTHAL 1908
Schönthal, Otto: Die Kirche Otto Wagners, in: Der Architekt, 14. Jg. (1908), S. 1–5.

SCHWAHN 2008
Schwahn, Michael: Gartenarchitekt und Baumschulgründer Ferdinand Müller (1858–1945) – zum 150. Geburtstag, in: Historische Gärten. Mitteilungen der Österreichischen Gesellschaft für historische Gärten, 14. Jg. (2008), H. 2, S. 15–17.

SCHWARZ 2002
Schwarz, Peter: Mord durch Hunger. „Wilde Euthanasie“ und „Aktion Brandt“ in Steinhof in der NS-Zeit, in: Gabriel, Eberhard/Neugebauer, Wolfgang (Hrsg.): Von der Zwangssterilisierung zur Ermordung. Zur Geschichte der NS-Euthanasie in Wien Teil II, Wien/Köln/Weimar 2002, S. 113–141.

SENARCLENS DE GRANCY 2001
Senarclens de Grancy, Antje: „Moderner Stil“ und „Heimisches Bauen“. Architekturreform in Graz um 1900, Wien/Köln/Graz 2001.

SPITZER 1902
Spitzer, Josef Anton: Entwicklung des Betoneisenbaues vom Beginn bis zur Gegenwart, in: Zeitschrift des Oesterreichischen Ingenieur- und Architekten-Vereines, 54. Jg. (1902), H. 5, S. 73–79.

STADTBAUDIREKTION WIEN 1985
Magistratsdirektion – Stadtbaudirektion der Bundeshauptstadt Wien: 1835–1985: 150 Jahre Wiener Stadtbauamt, Wien 1985.

STEADMAN 2007
Steadman, Philip: The Contradictions of Jeremy Bentham's Panopticon Penitentiary, in: Journal of Bentham Studies, Vol. 9 (2007), S. 1–31, online verfügbar unter http://discovery.ucl.ac.uk/1324519/1/009_Steadman_2007.pdf [zuletzt abgerufen am 20.04.2014].

STEADMAN 2012
Steadman, Philip: Samuel Bentham's Panopticon, in: Journal of Bentham Studies, Vol. 14 (2012), S. 1–30, online verfügbar unter http://discovery.ucl.ac.uk/1353164/2/014%20Steadman%202012.pdf [zuletzt abgerufen am 20.04.2014].

STEINER 1905
Steiner, Leopold: Neubau der n.ö. Landes-Heil-und Pfleganstalt in Wien, in: Steiner, Leopold: Wohlfahrtsangelegenheiten (= Bericht des Landesausschusses des Erzherzogtums Oesterreich unter der Enns über seine Amtswirksamkeit (etc.) 1903/04, 6a), Wien 1905, S. 651–704.

STERK 1985
Sterk, Harald: Industriekultur in Österreich. Der Wandel in Architektur, Kunst und Gesellschaft im Fabrikszeitalter 1873–1918, Wien/München 1985.

STOHL/PATZAK 2000
Stohl, Alfred/Patzak, Beatrix (Hrsg.): Der Narrenturm oder die dunkle Seite der Wissenschaft, Wien u. a. 2000.

STOLLBERG/TAMM 2001
Stollberg, Gunnar/Tamm, Ingo: Die Binnendifferenzierung in deutschen Krankenhäusern bis zum Ersten Weltkrieg, Medizin, Gesellschaft und Geschichte (= Jahrbuch des Instituts für Geschichte der Medizin der Robert Bosch Stiftung, Beiheft 17), Stuttgart 2001.

STPNÖ 1903
Stenographische Protokolle des Niederösterreichischen Landtages, IX. Wahlperiode – 34. Sitzung der I. Session am 12. November 1903.

STPNÖ 1904
Stenographische Protokolle des Niederösterreichischen Landtages IX. Wahlperiode – 8. Sitzung der II. Session am 18. Oktober 1904.

STPNÖ 1909
Stenographische Protokolle des Niederösterreichischen Landtages X. Wahlperiode – 17. Sitzung der I. Session am 12. Oktober 1909.

SWITTALEK 2011
Swittalek, Markus: Das Josephinum: Aufklärung, Klassizismus, Zentrum der Medizin, Diss. Wien 2011.

TAYLOR 1836
Taylor, Thomas: Memoirs of John Howard, London 1836.

THE PROVINCIAL SANATORIUM [1910]
The Provincial Sanatorium of „Steinhof" in Vienna (Austria) XIII. Prospectus, Wien o. J. [1910?].

TILKOWSKY 1900
Tilkowsky, Adalbert: Die Irrenanstalten in Österreich. Soziale Verwaltung in Österreich am Ende des 19. Jahrhunderts, Bd. 2: Gesundheitswesen, Wien 1900.

TOPP 1997
Topp, Leslie: An Architecture for Modern Nerves: Josef Hoffmann's Purkersdorf Sanatorium, in: Journal of the Society of Architectural Historians, Vol. 57 (1997), S. 414–437.

TOPP 2005
Topp, Leslie: Otto Wagner and the Steinhof Psychiatric Hospital: Architecture as Misunderstanding, in: Art Bulletin, Vol. 87 (2005), S. 130–156.

TOPP 2007a
Topp, Leslie: Psychiatric institutions, their architecture, and the politics of regional autonomy in the Austro-Hungarian monarchy, in: Studies in the History and Philosophy of Biological and Biomedical Sciences, Vol. 38 (2007), S. 733–755.

TOPP 2007b
Topp, Leslie: The modern mental hospital in late nineteenth-century Germany and Austria. Psychiatric space and images of freedom and control, in: Topp, Leslie/Moran, James E./Andrews, Jonathan: Madness, Architecture and the Built Environment. Psychiatric Spaces in Historical Context, New York 2007, S. 241–261.

TOPP 2009
Topp, Leslie: Erwin Pendl. Modell der Niederösterreichischen Landes-Heil- und Pflegeanstalten für Geistes- und Nervenkranke „Am Steinhof", um 1907, in: Blackshaw, Gemma/Topp, Leslie (Hrsg.): Madness & Modernity. Kunst und Wahn in Wien um 1900, Ausst. Kat. Wien Museum 2010, Wien 2009, S. 103–111.

TOPP 2012
Topp, Leslie: Complexity und Coherence: The Challenge of the Asylum Mortuary in Central Europe, 1898–1908, in: Journal of the Society of Architecural Historians, Vol. 71 (2012/1), S. 8–41

ÜBLACKNER 2007
Üblackner, Susanne: „... unordentlich, unwirtschaftlich und zur Erziehung ihrer Kinder ungeeignet." Die Arbeitsanstalt für „asoziale" Frauen „Am Steinhof" unter besonderer Berücksichtigung der Verfolgung normabweichenden Verhaltens im Reichsgau Wien zwischen 1938 und 1945, Dipl.-Arb. Wien 2007.

VAMED 1994
VAMED (Vereinigte Österreichische Eisen- und Stahlwerke-Alpine Medizintechnik)/Johanna Daucher (Red.): Das Wiener Allgemeine Krankenhaus, Universitätskliniken, Wien 1994.

VISZÁNIK 1845
Viszánik, Michael (Hrsg.): Leistungen und Statistik der k. k. Irrenheilanstalt zu Wien seit ihrer Gründung im Jahre 1784 bis zum Jahre 1844, Wien 1845.

WAGNER 1898
Wagner, Otto: Moderne Architektur. Seinen Schülern ein Führer auf diesem Kunstgebiete, Wien 1898, 2. Auflage.

WAGNER 1906a
Wagner, Otto: Die Kirche der Niederösterr. Landes-Heil- und Pflege-Anstalten, in: Wagner, Otto: Einige Skizzen, Projekte und ausgeführte Bauwerke, Bd. 3, H. 5–7, Nr. 35, Wien 1906, S. 3–9.

WAGNER 1906b
Wagner, Otto: Zur Studie Die Moderne im Kirchenbau, in: Wagner, Otto: Einige Skizzen, Projekte und ausgeführte Bauwerke, Bd. 3, H. 2, Nr. 8, Wien 1906, S. 3–11.

WAGNER 1906c
Wagner, Otto: Beschreibung der Studie für den Neubau der k. k. Akademie der bildenden Künste, in: Wagner Otto: Einige Skizzen, Projekte und ausgeführte Bauwerke, Bd. 3, H. 1, Nr. 4, Wien 1906, S. 3–11.

WAGNER 1909
Wagner, Otto: Projekt für die Stiftung „Heilstätte und Heim für Lupuskranke", in: Der Architekt, 15. Jg. (1909), S. 13–14.

WAGNER 1914
Wagner, Otto: Die Baukunst unserer Zeit, Wien 1914, 4. Auflage (Reprint Wien 1979).

WEHDORN 1979
Wehdorn, Manfred: Die Bautechnik der Wiener Ringstraße, Wiesbaden 1979.

WEIHSMANN 2002
Weihsmann, Helmut: Das Rote Wien. Sozialdemokratische Architektur und Kommunalpolitik 1919–1934, Wien 2002.

WEISS 1865
Weiss, Karl (Red.): Alt- und Neu-Wien in seinen Bauwerken, hrsg. vom Österreichischen Ingenieur- und Architektenverein, Wien 1865, 2. Auflage.

WETTBEWERB MAUER-ÖHLING 1897
Der Wettbewerb für die Siechenanstalt in Mauer-Oehling bei Amstetten, in: Wiener Bauindustrie-Zeitung, 14. Jg. (1897), S. 152–154.

WIENER KRANKENANSTALTEN 1892
Geschichtliche Angaben über die Entstehung und Entwicklung der Wiener k. k. Krankenanstalten, I. k. k. Allgemeines Krankenhaus, in: Jahrbuch der Wiener k. k. Krankenanstalten, Wien/Leipzig, 1. Jg. (1892), S. 3–42.

WIENER MEMORANDUM 1995
UNESCO Welterbezentrum (Hrsg.): Wiener Memorandum. „Welterbe und zeitgenössische Architektur – Vom Umgang mit der historischen Stadtlandschaft", online verfügbar unter https://www.wien.gv.at/rk/msg/2005/0512/022.html [zuletzt abgerufen am 29.09.2014].

WITTELSHÖFER 1856
Wittelshöfer, Leopold: Wien's Heil- und Humanitäts-Anstalten. Ihre Geschichte, Organisation u. Statistik. Nach Amtlichen Quellen, Wien 1856.

WUNDER 2000
Wunder, Michael: Die Euthanasie-Morde im „Steinhof" am Beispiel der Hamburger Mädchen und Frauen, in: Gabriel, Eberhard/Neugebauer, Wolfgang (Hrsg.): NS-Euthanasie in Wien, Wien/Köln/Weimar 2000, S. 93–105.

WYKLICKY 1997
Wyklicky, Helmut: Zur Geschichte der Psychiatrie in Österreich, in: Gröger, Helmut/Gabriel, Eberhard/Kasper, Siegfried: Zur Geschichte der Psychiatrie in Österreich, Wien 1997, S. 9–13.

WYKLICKY/SKOPEC 1984
Wyklicky, Helmut/Skopec, Manfred (Hrsg.), mit Beiträgen von Leitner, Helmut: 200 Jahre Allgemeines Krankenhaus, Wien 1984.

ZINTZEN 2000
Zintzen, Christiane: Am Steinhof – Anamnese eines Ortes, in: Neue Zürcher Zeitung, Nr. 288, 9.12.2000, S. 81.

# Abbildungsnachweis

– ALLGEMEINE BAUZEITUNG 67. Jg. (1902): 110 (u.)

– DER ARCHITEKT 8. Jg. (1902): 100 (u.r.)
– DER ARCHITEKT 9. Jg. (1903): 42 (o.), 114 (o.r.)
– DER ARCHITEKT 15. Jg (1909): 115 (o.)

– ARCHIV DER STADT KLOSTERNEUBURG 42 (u.l.)

– BAUER, KATHARINA 260–261, 306–307, 328–329

– BENEDER, ERNST/FISCHER, ANJA 203 (o.)

– BENTHAM 1843 17 (r.)

– BERICHT BÖHM. LANDESIRRENANSTALTEN 1899 27 (u.)

– BEZIRKSMUSEUM PENZING 43 (u.), 53 (M.), 58 (o.), 67 (u.), 71 (alle), 103 (o.), 127 (u.l., u.r.), 142 (u.), 169 (u.r.), 170 (o.l.), 184 (u.l.), 264 (u.l., u.r.), 267 (u.r.), 275, 288 (u.), 310 (l.), 320 (u.), 322 (M.), 324 (o.), 332 (r.)

– BÜRO HARRY GLÜCK 213 (u.l.)

– DIEXER, GEORG 108 (u.)

– DONT, JAKOB Das Wiener Versorgungsheim, Gegenschrift zur Eröffnung, Wien 1904: 63 (o.)

– ENTWICKLUNGSPLANUNGSVERFAHREN Otto Wagner-Spital 2013, © Architekten: 215 (o.)

– ENTWICKLUNGSPLANUNGSVERFAHREN Otto Wagner-Spital 2013, © schreinerkastler: 215 (u.l., u.r.)

– FESTSCHRIFT 1948 176 (o.)

– FLUGBLATT PROPONENTENKOMITEE „Wienerwald statt Nobelcottage" 1981: 213 (r.M.)

– HOFMOKL 1913 40 (u.)

– IMAGNO BRANDSTÄTTER IMAGES 115 (u.)

– JÄGER-KLEIN, CAROLINE 45 (u.l., u.r.), 114 (u.)

– JAHRESBERICHT 1908 51 (u.l.), 55 (u.r.)

– JAHRESBERICHT 1910 42 (u.r.)

– KOLLER-GLÜCK 1988 108 (o.)

– LANDESKLINIKUM MAUER 28 (u.)

– MA 21, ARCHIV 213 (o.)

– MAK – Österreichisches Museum für angewandte Kunst/Gegenwartskunst 139 (o.l.)

– MELWISCH, STEFAN 120 (u.l.)

– NÁVRAT 1908 33 (o.)

– NIEDERÖSTERREICHISCHE LANDESBIBLIOTHEK 45 (r.), 67 (o.), 272 (u.), 276 (o.), 279 (o.), 319

– NIEDERÖSTERREICHISCHES LANDESARCHIV 64, 110 (o.), 127 (o.)

– NIEDERÖSTERREICHISCHES LANDESMUSEUM 263

– OESTERREICHISCHE ILLUSTRIRTE ZEITUNG 6.10.1851: 21 (o.)

– ÖSTERREICHISCHE NATIONALBIBLIOTHEK Bildarchiv 111, 112, 178 (o.), 184 (o.), 213 (u.r.), 277 (o.)

– ÖSTERREICHISCHES PATENTAMT 123 (u.)

– OWEN 1818 18 (u.r.)

– PAETZ 1893 63 (u.r.)

– RIEDEL 1858 21 (u.)

– RUNSER / PRANTL architekten 208 (o.)

– SARNITZ-SOYKA/SILBER/SOYKA 206 (u.l.)

– SCHLÖSS 1912 27 (o.), 28 (o.), 29 (alle), 32 (o.), 34, 35, 36 (o.)

– SPILUTTINI, MARGHERITA 203 (u.l., u.r.), 206 (o., u.r.), 207, 208 (u.l., u.r.)

– STEINER 1905 55 (o.)

– TECHNISCHES MUSEUM WIEN 331

– THALER, WOLFGANG 32 (u.), 40 (o.), 74, 76–82, 84–93, 96 (o.), 100 (o.r.), 103 (u.), 144, 146–156, 158–163, 188 (o.), 218, 220–257

– THE PROVINCIAL SANATORIUM [1910] 309, 311 (u.)

– VIRIBUS UNITIS Österreich-Ungarn und der Weltkrieg 1914–15, Wien 1919: 176 (u.)

– OTTO WAGNER Einige Skizzen, Projekte und ausgeführte Bauwerke, Bd. 1, Wien 1889: 114 (o.l.)

– WAGNER 1906a 100 (u.l.)
– WAGNER 1906b 96 (u.)

– OTTO WAGNER-SPITAL 45 (l.), 51 (u.M., u.r.), 53 (o., u.), 55 (u.l., u.M.), 58 (u.), 63 (u.l.), 69 (r. alle), 119 (u.), 128 (o.r., u.l.), 131 (o.l., u.), 136 (u.r.), 140 (u.r.), 169 (o.), 178 (M., u.), 181 (u. alle), 265 (o.l.), 267 (u.l.), 271 (o., u.), 277 (u.), 282 (u.l., u.r.), 284 (o.r, u.r.), 289 (o., u.), 293 (u.l.), 297 (u.), 300 (u.r.), 305 (u.r), 310 (r.), 314 (u.), 316 (u.), 321, 322 (u.), 323, 325 (u.), 326 (l., r), 332 (l.), 334 (o.), 335 (u.), 340 (o.r.), 341 (o.), 344 (u.l., u.r.)

– OTTO WAGNER-SPITAL „Projekt Museum am Steinhof": 133 (o.), 137 (o.), 290 (u.r.)

– WIEN MUSEUM 17 (l.), 18 (o., u.l.), 54, 66, 99, 104, 137 (u.), 139 (u.r.), 280, 313 (u.l., u.r.), 314 (o.l., o.r.), 318 (u.r.), 320 (o.l., o.r.)

– WIENER BAUINDUSTRIE-ZEITUNG 29. Jg. (1911): 100 (o.l.)

– WIENER STADT- UND LANDESARCHIV M.Abt 209, Otto Wagner-Spital (Baumgartner Höhe; Steinhof), A1–Direktionsregistratur: Schachtel 5, Akt v. 12.07.1911, Fotografie der „Irrenanstalt Bohnitz" bei Prag": 33 (u.)

– ZEITSCHRIFT DES ÖSTERREICHISCHEN INGENIEUR- UND ARCHITEKTEN-VEREINS 54. Jg., H. 5 (1902): 120 (u.r.)

Alle nicht eigens ausgewiesenen Planunterlagen stammen aus dem Besitz des Otto Wagner-Spitals, die im Wiener Stadt- und Landesarchiv verwahrt werden.

# Verzeichnis der Autorinnen, Autoren und Mitwirkenden

NINA S. ADOLPH (NSA)
Geboren 1989 in Bad Reichenhall/Deutschland, 2009–2013 Studium der Innenarchitektur an der FH Rosenheim, 2011/12 Praxissemester bei SFA Design/Kalifornien, anschließend Studium der Architektur an der TU Wien, Nebentätigkeit in verschiedenen Architektur- und Innenarchitekturbüros.

MARIA AUBÖCK
Landschaftsarchitektin in Wien, Atelier mit János Kárász, Professur für „Gestalten im Freiraum" an der Akademie der bildenden Künste München, Ziviltechnikerin, Mitglied ÖGLA, ÖGHG, BDA und DASL, Vizepräs. ZV Österreich, Veröffentlichungen und Forschung zu historischen Gärten und deren Erhaltung.

KATHARINA BAUER
Geboren 1988 in Linz, seit 2006 Studium der Architektur an der TU Wien, seit 2010 Tutorin am Inst. für Kunstgeschichte, Bauforschung und Denkmalpflege, Mitautorin der Publikation „Schulbau in Österreich 1996–2011, Wege in die Zukunft", Teammitglied des Projektes L.I.S.I. beim SolarDecathlon 2013 (1.Platz).

HERWIG CZECH (HC)
Studium an den Universitäten Graz, Wien, Paris VII und Duke (North Carolina), seit 1999 Mitarbeiter am DÖW, 2007 Promotion zum Thema Wiener Gesundheitswesen im Nationalsozialismus, Lehraufträge an den Universitäten Wien, Wroclaw und Newcastle, 2011–2014 APART-Stipendiat der Österreichischen Akademie der Wissenschaften.

NATALIE DIETRICH
Studium: Grafik-Design und Neue Medien in Wien. Lebt und arbeitet als Designerin in Wien – seit 2008 zusammen mit Michael Jung unter dem Namen METAPHOR.

MARIA-LUISE FEHER
Geboren 1985 in Wien, 2004–2013 Studium der Kunstgeschichte an der Universität Wien, 2008–2011 Tutorin an der Universität Wien, 2009 Auslandsstudium an der Universidad de Zaragoza/Spanien, 2010–2014 Studienassistentin am Inst. für Kunstgeschichte, Bauforschung und Denkmalpflege der TU Wien, derzeit Mitarbeiterin an der Österr. Nationalbibliothek.

MATHIAS GROISBÖCK (MG)
Geboren 1981 in Wien, Studium der Architektur an der TU Wien seit 2009, zeitgleich dazu in unterschiedlichen Planungsbüros beschäftigt, derzeit bei Silberpfeil Architekten tätig. Aktueller Forschungsschwerpunkt: Stadtentwicklung in Hamburg.

BENEDIKT HANSER (BH)
Geboren 1989 in Tirol, Studium der Architektur in Wien, derzeit nebenberuflich beschäftigt in einem Architekturbüro in den Bereichen Ausbau und Sanierung. Fachliche Schwerpunktsetzung: Wohnbau und urbaner Raum.

CAROLINE JÄGER-KLEIN, HRSG. (CJK)
Studium der Architektur an der TU Wien und an der University of Michigan. Promotion 2000 und Habilitation 2005 in Architekturgeschichte; Gastprofessuren und Forschungskooperationen im Kosovo, in Saudi Arabien und in Brasilien; zahlreiche Publikationen zur Österreichischen Architektur des 19. und 20. Jhdts. und zum Bauen im Bestand; Sachverständige für Ortsbildschutz, Altstadterhaltung und Denkmalpflege sowie ICOMOS Expertin für den Bereich Südost-Europa.

MICHAEL JUNG
Studium der Kunstpädagogik, Philosophie und Grafik-Design in Hamburg und Wien. Lebt und arbeitet als Grafik-Designer in Wien – seit 2008 zusammen mit Natalie Dietrich unter dem Namen METAPHOR

MONIKA KEPLINGER
Studium der Kunstgeschichte an der Universität Wien. Tätig am Wien Museum, der Technischen Universität Wien, der Kulturabteilung der Stadt Wien und dem Architekturzentrum Wien, seit 2012 Assistentin am Inst. für Wohnbau der Technischen Universität Graz. Forschungsschwerpunkt: Planen und Bauen für das Gemeinwohl.

RICHARD KURDIOVSKY (RK)
Architekturhistoriker am Inst. für kunst- und musikhistorische Forschungen der ÖAW, 1997–2004 freier Mitarbeiter der Architektursammlung der Albertina Wien, Lehrtätigkeit an der Universität Wien. Forschungsschwerpunkte: Wiener Hofburg im 19. Jhdt., zentraleurop. Architektur und Gartenkunst vom 16. bis 20. Jhdt., urbane Kultur in der Habsburgermonarchie.

FRANZISKA LEEB
Geboren 1968, freiberuflich tätig als Architekturpublizistin, Journalistin, Architekturvermittlerin und Moderatorin in Wien. Architekturkritikerin für das Samstagsfeuilleton „Spectrum" der Tageszeitung „Die Presse", freie Mitarbeiterin bei architektur.aktuell.

CHRISTIAN LEHNER (CL)
Geboren 1988 in Baden bei Wien, seit 2007 Studium der Architektur- und Raumplanung an der TU Wien. Derzeit außerdem tätig in einem Architekturbüro und als Tutor für Bauaufnahme an der TU Wien.

STEFAN MELWISCH
Geboren 1976, Germanistikstudium von 1995–2002, anschließend Universitätslektor für Literatur- und Kulturwissenschaft in Timişoara/Rumänien und Sprachlehrer in Wien. Seit 2008 Studium der Architektur an der TU Wien, derzeit Mitarbeiter in einem Bauingenieurbüro.

LISA MITTELBERGER (LM)
Geboren 1986 in Bregenz/Vorarlberg, nach dem Schulabschluss Teilnahme am zweijährigen Kolleg für Innenraumgestaltung und Möbelbau an der HTL Mödling, seit 2008 Studium der Architektur in Wien.

SABINE PLAKOLM FORSTHUBER, HRSG. (SPF)
Kunstgeschichte- und Italienischstudium in Wien und Perugia, Promotion 1986 an der Universität Wien, 2000 Habilitation im Fachbereich Kunstgeschichte an der TU Wien: Publikationen zur österr. Kunst und Architektur des 19. bis 21. Jhdts., insb. über Künstlerinnen und Architektinnen, zur Architektur ital. Frauenklöster im 15. und 16. Jhdt. und zum zeitgenössischem Schulbau in Österreich.

GUSTAV SCHÄFER
1967–2007 Mitarbeiter der Stadt Wien (Gesundheitsbereich), 1991–1994 Studium der BWL an der WU Wien, 1982–2000 Verwaltungsdirektor im Geriatriezentrum Liesing, 2000–2007 Verwaltungsdirektor im Otto Wagner-Spital, 2006–2007 Leitender Direktor des Pflegezentrums im Soz.med. Zentrum Baumgartner Höhe, 2007–2012 Studium der Kunstgeschichte an der Universität Wien.

MARTIN SCHNEIDER (MS)
Geboren 1988, Schulabschluss an einer HTL für Hochbau, anschließend Geschichts- und Architekturstudium. Parallel dazu beschäftigt in der Bauprojektentwicklung einer Sozialmedizinisch tätigen NPO, Engagement in der Kinder- und Jugendarbeit.

TITA MARIA STRAKE (TMS)
Geboren 1994 in Tulln, seit 2012 Studium der Architektur an der TU Wien. Fachliche Schwerpunkte: Architektur der Wiener Moderne, Kunst und Innenraumdesign.

WOLFGANG THALER
Geboren 1969 in Salzburg, 1991 Abschluss an der Bayerischen Staatslehranstalt für Photographie/ München. Lebt und arbeitet als Fotograf in Wien; Seither Realisierung verschiedener Dokumentationen zu architektur- und kulturgeschichtlichen Themen.

PETRA WEGERTH (PW)
Geboren 1985, zunächst Ausbildung zur Kindergartenpädagogin, anschließend Studium der Architektur an der TU Wien – derzeit im Masterprogramm. Forschungsinteressen: Design for All sowie Bauforschung und Denkmalpflege im Speziellen der Vernakulären Architektur.

# Impressum

FOLGENDE FÖRDERGEBER UND SPONSOREN ERMÖGLICHTEN DURCH IHRE GROSSZÜGIGE UNTERSTÜTZUNG DIE UMSETZUNG DIESER PUBLIKATION.

BUNDESKANZLERAMT ÖSTERREICH
KUNST

KULTUR NIEDERÖSTERREICH

TECHNISCHE UNIVERSITÄT WIEN
Vienna University of Technology

Fakultät für Architektur und Raumplanung

BAUGESCHICHTE BAUFORSCHUNG

WIEN KULTUR

ziegel

HERAUSGEBERINNEN
Caroline Jäger-Klein, Sabine Plakolm-Forsthuber

FOTOGRAFIEN
Wolfgang Thaler, A-Wien

REDAKTION
Caroline Jäger-Klein, Sabine Plakolm-Forsthuber, A-Wien

© DER TEXTE
Autorinnen und Autoren

LEKTORAT
Maria Feher, A-Wien

LITHO
Wolfgang Streic, METAPHOR (Natalie Dietrich, Michael Jung), A-Wien

LAYOUT UND COVERGESTALTUNG
METAPHOR (Natalie Dietrich, Michael Jung), A-Wien

Cover unter Verwendung eines Panoramas von Steinhof, um 1907 (Bezirksmuseum Penzing) und einem Lageplan von Steinhof, 1904 (Otto Wagner-Spital).
Vor- und Nachsatz: Fliesen aus der Prosektur, Steinhof (Foto: Wolfgang Thaler).

SCHRIFT: Korpus (N. Thoenen)

DRUCK: Holzhausen Druck GmbH, A-Wolkersdorf

Library of Congress Cataloging-in-Publication data
A CIP catalog record for this book has been applied for at the Library of Congress.

BIBLIOGRAFISCHE INFORMATION DER DEUTSCHEN NATIONALBIBLIOTHEK
Die Deutsche Nationalbibliothek verzeichnet diese Publikation in der Deutschen Nationalbibliografie; detaillierte bibliografische Daten sind im Internet über http://dnb.dnb.de abrufbar.


Postfach 44, 4009 Basel, Schweiz
Ein Unternehmen von Walter de Gruyter GmbH, Berlin/Boston

Gedruckt auf säurefreiem Papier, hergestellt aus chlorfrei gebleichtem Zellstoff. TCF∞

Printed in Austria

ISBN 978-3-0356-0630-0

9 8 7 6 5 4 3 2 1
www.birkhauser.com

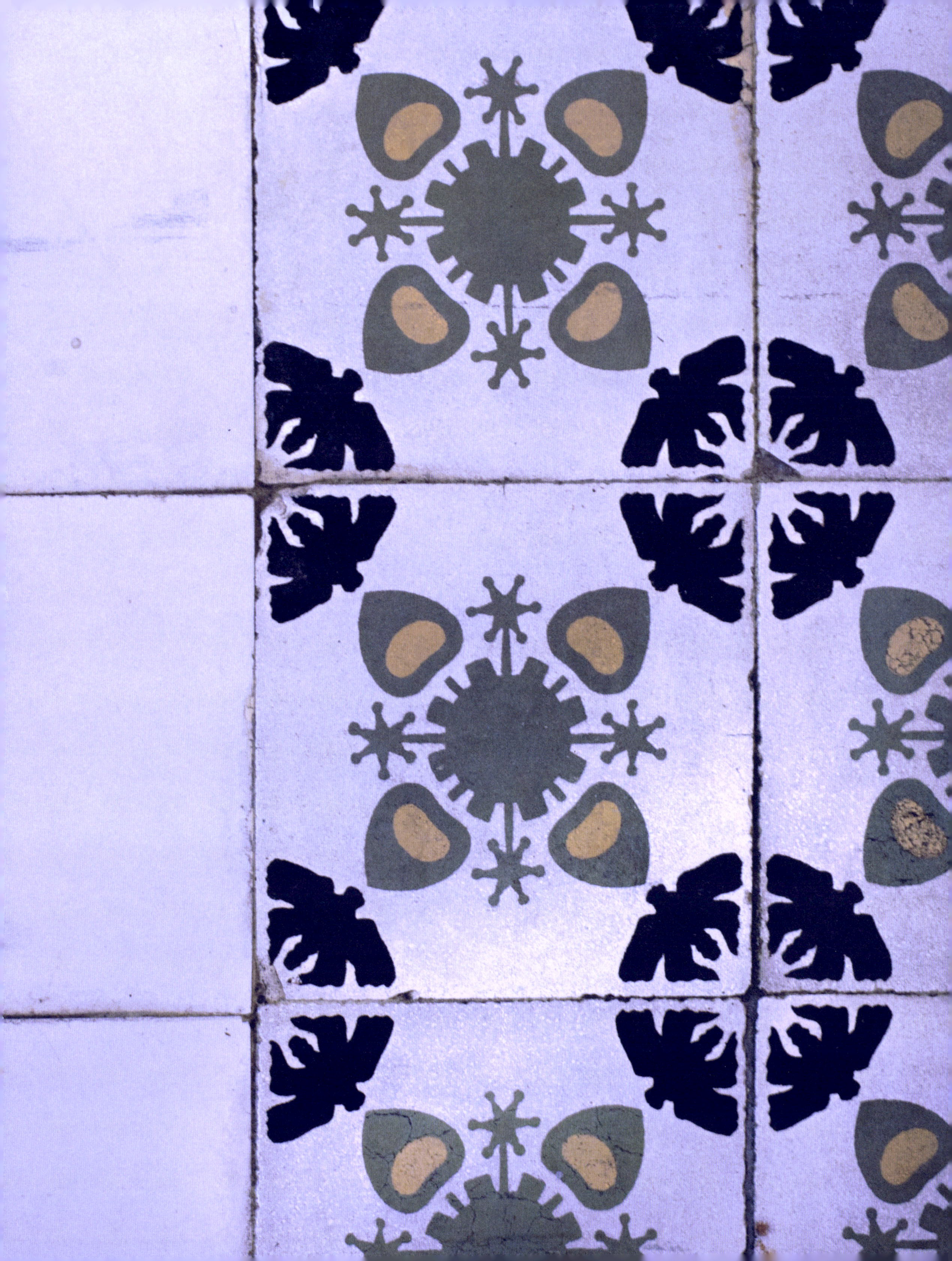

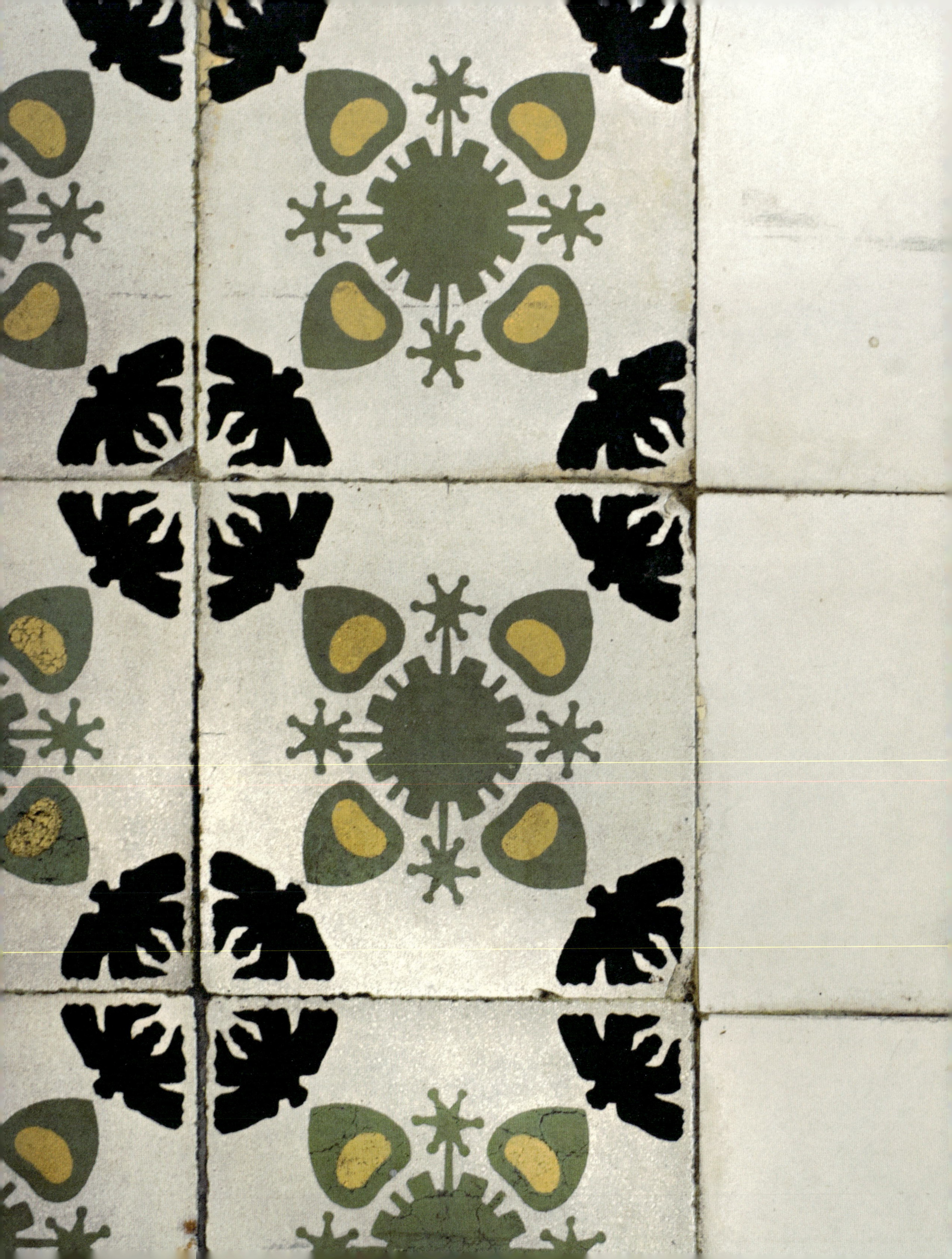